한국인 영양섭취기준(KDRIs, Dietary Recommended Intakes for Koreans, 2015)
– 지용성 비타민

보건복지부, 한국영양학회, 2015

성별	연령	비타민 A(μg RE/일)				비타민 D(μg/일)				비타민 E(mg α-TE/일)				비타민 K(μg/일)			
		평균 필요량	권장 섭취량	충분 섭취량	상한 섭취량	평균 필요량	권장 섭취량	충분 섭취량	상한 섭취량	평균 필요량	권장 섭취량	충분 섭취량	상한 섭취량	평균 필요량	권장 섭취량	충분 섭취량	상한 섭취량
영아	0-5(개월)			350	600			5	25			3				4	
	6-11			450	600			5	25			4				7	
유아	1-2(세)	200	300		600			5	30			5	200			25	
	3-5	230	350		700			5	35			6	250			30	
남자	6-8(세)	320	450		1,000			5	40			7	300			45	
	9-11	420	600		1,500			5	60			9	400			55	
	12-14	540	750		2,100			10	100			10	400			70	
	15-18	620	850		2,300			10	100			11	500			80	
	19-29	570	800		3,000			10	100			12	540			75	
	30-49	550	750		3,000			10	100			12	540			75	
	50-64	530	750		3,000			10	100			12	540			75	
	65-74	500	700		3,000			15	100			12	540			75	
	75 이상	500	700		3,000			15	100			12	540			75	
여자	6-8(세)	290	400		1,000			5	40			7	300			45	
	9-11	380	550		1,500			5	60			9	400			55	
	12-14	470	650		2,100			10	100			10	400			65	
	15-18	440	600		2,300			10	100			11	500			65	
	19-29	460	650		3,000			10	100			12	540			65	
	30-49	450	650		3,000			10	100			12	540			65	
	50-64	430	600		3,000			10	100			12	540			65	
	65-74	410	550		3,000			15	100			12	540			65	
	75 이상	410	550		3,000			15	100			12	540			65	
임신부		+50	+70		3,000			+0	100			+0	540			+0	
수유부		+350	+490		3,000			+0	100			+3	540			+0	

한국인 영양섭취기준(KDRIs, Dietary Recommended Intakes for Koreans, 2015) – 수용성 비타민

보건복지부, 한국영양학회, 2015

성별	연령	비타민 C(mg/일)				티아민(mg/일)				리보플라빈(mg/일)				니아신(mg NE/일)[1]				
		평균필요량	권장섭취량	충분섭취량	상한섭취량	평균필요량	권장섭취량	충분섭취량	상한섭취량	평균필요량	권장섭취량	충분섭취량	상한섭취량	평균필요량	권장섭취량	충분섭취량	상한섭취량[2]	상한섭취량[2]
영아	0-5(개월)			35				0.2				0.3				2		
	6-11			45				0.3				0.4				3		
유아	1-2(세)	30	35		350	0.4	0.5			0.5	0.5			4	6		10	180
	3-5	30	40		500	0.4	0.5			0.5	0.6			5	7		10	250
남자	6-8(세)	40	55		700	0.6	0.7			0.7	0.9			7	9		15	350
	9-11	55	70		1,000	0.7	0.9			1.0	1.2			9	12		20	500
	12-14	70	90		1,400	1.0	1.1			1.2	1.5			11	15		25	700
	15-18	80	105		1,500	1.1	1.3			1.4	1.7			13	17		30	800
	19-29	75	100		2,000	1.0	1.2			1.3	1.5			12	16		35	1,000
	30-49	75	100		2,000	1.0	1.2			1.3	1.5			12	16		35	1,000
	50-64	75	100		2,000	1.0	1.2			1.3	1.5			12	16		35	1,000
	65-74	75	100		2,000	1.0	1.2			1.3	1.5			12	16		35	1,000
	75 이상	75	100		2,000	1.0	1.2			1.3	1.5			12	16		35	1,000
여자	6-8(세)	45	60		700	0.6	0.7			0.6	0.8			7	9		15	350
	9-11	60	80		1,000	0.7	0.9			0.8	1.0			9	12		20	500
	12-14	75	100		1,400	0.9	1.1			1.0	1.2			11	15		25	700
	15-18	70	95		1,500	1.0	1.2			1.0	1.2			11	14		30	800
	19-29	75	100		2,000	0.9	1.1			1.0	1.2			11	14		35	1,000
	30-49	75	100		2,000	0.9	1.1			1.0	1.2			11	14		35	1,000
	50-64	75	100		2,000	0.9	1.1			1.0	1.2			11	14		35	1,000
	65-74	75	100		2,000	0.9	1.1			1.0	1.2			11	14		35	1,000
	75 이상	75	100		2,000	0.9	1.1			1.0	1.2			11	14		35	1,000
임신부		+10	+10		2,000	+0.4	+0.4			+0.3	+0.4			+3	+4		35	1,000
수유부		+35	+40		2,000	+0.3	+0.4			+0.4	+0.5			+2	+3		35	1,000

성별	연령	비타민 B_6(mg/일)				엽산(μg DFE/일)[3]				비타민 B_{12}(μg/일)				판토텐산(mg/일)				비오틴(μg/일)			
		평균필요량	권장섭취량	충분섭취량	상한섭취량	평균필요량	권장섭취량	충분섭취량	상한섭취량	평균필요량	권장섭취량	충분섭취량	상한섭취량	평균필요량	권장섭취량	충분섭취량	상한섭취량	평균필요량	권장섭취량	충분섭취량	상한섭취량
영아	0-5(개월)			0.1				65				0.3				1.7				5	
	6-11			0.3				80				0.5				1.9				7	
유아	1-2(세)	0.5	0.6		25	120	150		300	0.8	0.9					2				9	
	3-5	0.6	0.7		35	150	180		400	0.9	1.1					2				11	
남자	6-8(세)	0.7	0.9		45	180	220		500	1.1	1.3					3				15	
	9-11	0.9	1.1		55	250	300		600	1.5	1.7					4				20	
	12-14	1.3	1.5		60	300	360		800	1.9	2.3					5				25	
	15-18	1.3	1.5		65	320	400		900	2.2	2.7					5				30	
	19-29	1.3	1.5		100	320	400		1,000	2.0	2.4					5				30	
	30-49	1.3	1.5		100	320	400		1,000	2.0	2.4					5				30	
	50-64	1.3	1.5		100	320	400		1,000	2.0	2.4					5				30	
	65-74	1.3	1.5		100	320	400		1,000	2.0	2.4					5				30	
	75 이상	1.3	1.5		100	320	400		1,000	2.0	2.4					5				30	
여자	6-8(세)	0.7	0.9		45	180	220		500	1.1	1.3					3				15	
	9-11	0.9	1.1		55	250	300		600	1.5	1.7					4				20	
	12-14	1.2	1.4		60	300	360		800	1.9	2.3					5				25	
	15-18	1.2	1.4		65	320	400		900	2.0	2.4					5				30	
	19-29	1.2	1.4		100	320	400		1,000	2.0	2.4					5				30	
	30-49	1.2	1.4		100	320	400		1,000	2.0	2.4					5				30	
	50-64	1.2	1.4		100	320	400		1,000	2.0	2.4					5				30	
	65-74	1.2	1.4		100	320	400		1,000	2.0	2.4					5				30	
	75 이상	1.2	1.4		100	320	400		1,000	2.0	2.4					5				30	
임신부		+0.7	+0.8		100	+200	+220		1,000	+0.2	+0.2					+1				+0	
수유부		+0.7	+0.8		100	+130	+150		1,000	+0.3	+0.4					+2				+5	

[1] 1 mg NE(니아신 당량) = 1 mg 니아신 = 60 mg 트립토판 [2] 니코틴산/니코틴아미드 [3] Dietary Folate Equivalents, 가임기 여성의 경우 400 μg/일의 엽산보충제 섭취를 권장함, 엽산의 상한섭취량은 보충제 또는 강화식품의 형태로 섭취한 μg/일에 해당됨.

CENGAGE Learning

Nutrition and Diet Therapy, 7th Edition
Linda Kelly DeBruyne, Eleanor Noss Whitney, Kathryn Pinna

This edition first published in 2008 jointly by Cengage Learning Korea Limited and Jigu Publishing Co.

ISBN-13: 978-89-7006-557-1

Cengage Learning Korea Ltd.
Suite 1801 Seokyo Tower Building
353-1 Seokyo-Dong Mapo-Ku
Seoul 121-837 Korea
Tel: (82) 2 322 4926
Fax: (82) 2 322 4927

Cengage Learning products are represented in Canada by Nelson Education, Ltd.

For product information, visit cengageasia.com

Printed in Korea
1 2 3 4 11 10 09 08

지구문화사
JIGU PUBLISHING Co.

Nutrition & Diet Therapy

식이요법

DeBruyne / Pinna / Whitney

김혜영 / 고성희 / 권순형 / 김명희 / 김지명
김현주 / 라혜복 / 박영심 / 박유신
변기원 / 서광희 / 송경희 / 이경자
이미숙 / 이복희 / 이상업 / 이영남
이홍미 / 진효상 / 한경희 / 한정순

CENGAGE Learning™

Australia, Brazil, Japan, Korea, Mexico, Singapore
Spain, United Kingdom, United States

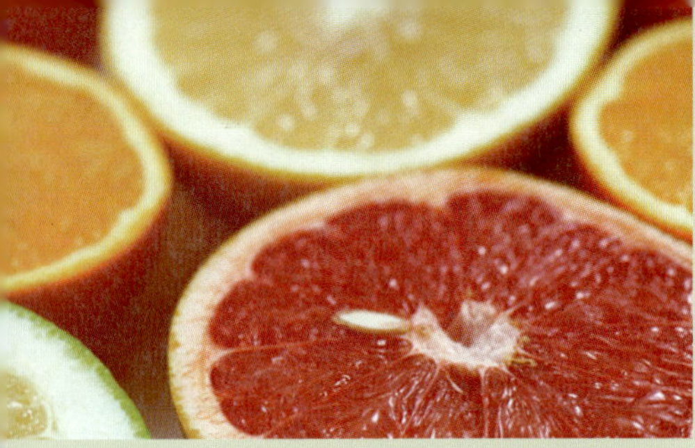

역자 서문

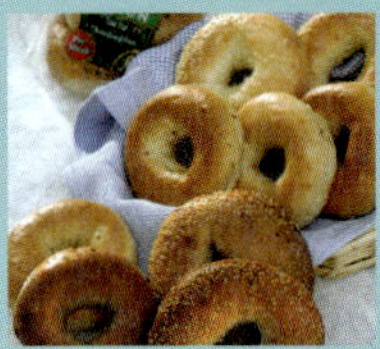

건강의 기본은 올바른 식생활에서 출발합니다. 올바른 식생활은 음식을 통해서 생명체에 필요한 영양소를 균형있게 섭취하여 질병없는 생활하는 것을 뜻합니다.

건강하기 위해서는 질병으로부터 자유로워야 합니다. 인간의 질병은 유전적인 질환 이외에는 대체로 잘못된 식생활과 생활습관에 기인합니다. 이로 인해 생기는 각종 질환에는 영양소 부족으로 인한 결핍증, 불균형한 영양섭취로 인한 영양과다나 활동부족에 의한 비만 · 당뇨 · 고혈압 · 동맥경화 · 고지혈증 · 암 · 골격계 질환 · 통풍 등의 각종 대사질환이 있습니다. 최근에는 환경호르몬이나 기타 외부 요인도 식생활을 통해 체내대사에 바람직하지 못한 영향을 주어 건강을 위협하고 있습니다.

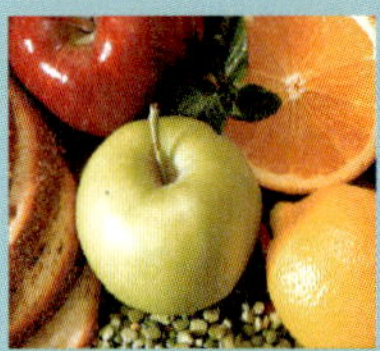

의학의 발달로 질병은 많이 치유되고 있으나 아직도 완치되지 않는 질병도 있으며, 새로운 질병도 생겨나고 있습니다. 그리고 오랜 식생활과 생활습관에 의해 발생되는 질병은 치료도 중요하지만 올바른 식생활 조절을 통해 호전될 수 있습니다. 질병없이 노화를 늦추어 건강하게 삶을 영위하는 것은 인간만이 누릴 수 있는 가장 소중하고 큰 행복입니다.

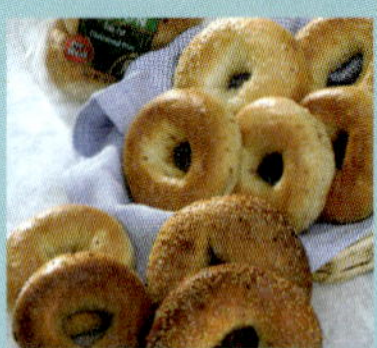

식생활로 질병을 예방하고 질환을 호전시키는 식이요법에 관한 책은 여러 가지가 출판되었습니다만, 현대인은 질환치유를 위해 많은 약을 복용하는 환경에서 좀 더 구체적인 질환별 식사요법과 치료에 도움을 줄 수 있는 식사요법에 관심이 많습니다.

이러한 요구에 부응하여 여러 교수들이 함께 뜻을 모아 식이요법에 관한 최신 개정판인 "Nutrition & Diet Therapy Principles and Practice"(DeBruyne, Pinna, Whitney 7th edition)을 번역하게 되었습니다.

이 책은 세계인들이, 건강에 위협이 된다고 생각하는 비만과 비만관련 질환 및 대사증후군에 관한 식이요법에 대한 최신 정보와 자료를 담고 있습니다. 또한 실제적으로 가정이나 임상에 쉽게 적용할 수 있는 많은 다양한 자료와 정보를 제시하고 있습니다.

PART I 기초영양(Basic Nutrition)에서는 우리 체내에서 이루어지는 대사와 에너지 균형, 체 구성 성분, 과체중과 비만의 위험 등에 대해 다루고 있으며, Nutrition practice에서는 식이장애 극복 등에 대해서도 다루고 있습니다.

최근 세계인들에게 또 하나의 관심사가 되고 있는 운동할 때 영양의 중요성과 영양 지식을 운동에 실제적으로 활용할 수 있게 하는 많은 정보를 제공하고 있습니다.

PART II 건강관리를 위한 영양(Nutrition in Health Care)에서는 건강관리에 있어서의 영양의 중요성과 영양평가, 영양관리의 적용 등에 대해 다루고 있습니다. 또한 질병에 대한 약제의 사용, 허브 보충제의 영향, 식이와 약물 등의 상호작용과 특수 영양지원에 대해서도 자세한 정보와 실제적인 적용 방법을 알려주고 있습니다.

PART III 영양 치료(Medical Nutrition Therapy)에서는 위장질환, 영양소 흡수불량 질환, 간과 담도계 질환, 당뇨병, 심혈관 질환, 신장 질환, 호흡기계 질환, 암, HIV 감염에 대한 식이요법으로서 최근 정보를 실제적으로 적용할 수 있도록 다루고 있습니다.

이 책은 영양학을 전공한 분들뿐만 아니라 의학, 약학, 간호학, 건강 기능성 식품 등 건강과 영양에 관련된 분야에 관심을 가지고 있고 모든 분들에게 도움이 될 것으로 생각됩니다.

이번 번역작업은 원문이 의도하는 내용을 충실히 표현하려고 노력하였으며, 용어 등을 통일하는 데도 중점을 두는 한편, 한국인의 식생활과 동떨어져 있거나 한국에서 그다지 상용하고 있지 않은 음식 등은 한국인의 영양권장량에 따라 식품, 음식으로 대체 · 보완하였습니다.

번역에 참여한 모든 역자들이 오랜기간 동안 노력하고 고심하였으나 아직도 미흡한 부분들이 있습니다. 이 부분은 앞으로도 계속 · 수정 보완하겠습니다.

이 책이 나오기까지 오랜시간 많은 도움을 주신 지구문화사 가족 여러분께도 진심으로 감사드립니다. 이 책의 번역에 참여한 모든 교수들은 앞으로도 식이요법을 통해 질환을 치료하는 데 도움을 주고 이를 통해 건강증진에 도움이 되는 좋은 안내서를 쓰고자 계속 노력할 것입니다.

2008년 8월

역자 대표

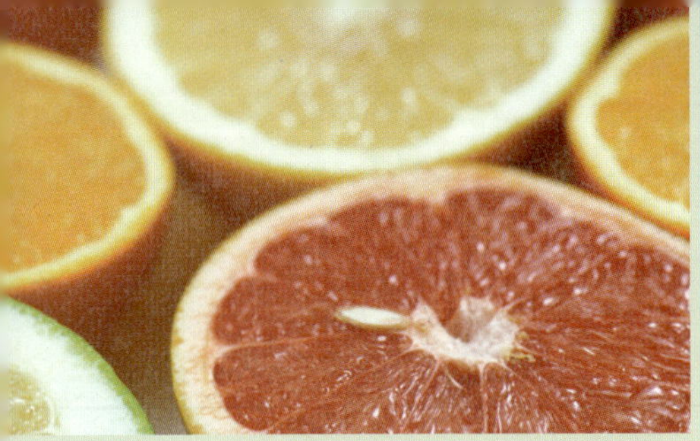

머리말 PREFACE

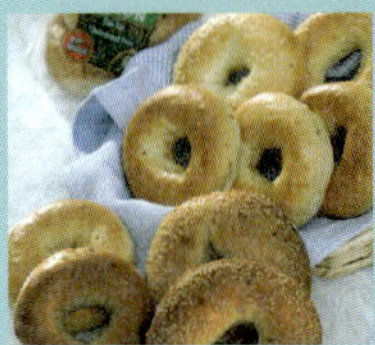

영양학은 오늘날 건강에 대한 관심이 늘어나면서 그 영역이 빠르게 확대되고 있는 과학입니다. 이번 "Nutrition & Diet Therapy" 제7판은 지금까지 영양과학 분야에서 일어난 많은 변화들을 반영하고 있습니다.

이 책의 목적은, 첫째 기본적인 영양정보를 제공하고 이 정보들을 일상 생활에 어떻게 적용할지에 대해 조언해 주는 것이며, 둘째는 학생들에게 영양에 대한 새로운 연구내용을 알리고 연구에 대한 이해를 높이는 데 있습니다.

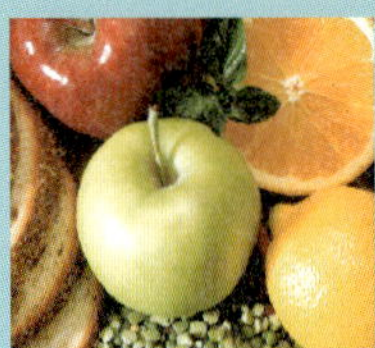

이 책의 구성은, 첫번째로 '영양학의 기초'를 소개하고, 영양이 건강을 어떻게 도움을 주는지에 대해 알려주고 있습니다. 그 다음에 생애주기에 따라 영양소들의 요구가 어떻게 변화되는지를 설명해 줍니다.

두번째는 저영양이 질병을 유발할 수 있음에 대해 여러 면에서 알려주고 있으며, '질병에 대해 영양적 건강과 영양소 요구에 따른 영양치료'에 대해 설명하고 있습니다.

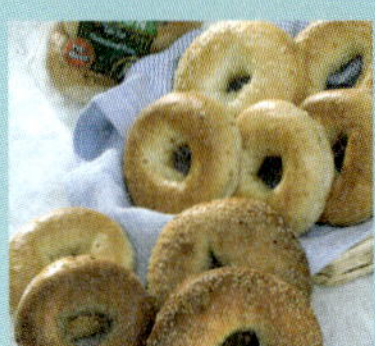

또한 '의학적 영양치료와 의료 상황에 대한 영양의 다양한 역할'에 대해 초점을 맞추고 있습니다.

각 장은 영양학을 가르치기 쉽고 배우기 쉽도록 많은 유용한 지침들을 실었습니다. 주된 용어정의는 각 장 끝부분에 정리하였으며 좌우 여백에는 영양지식을 명확히 해주는 내용을 정리하여 학생들에게 이미 정의된 다른 용어들을 정리, 참고가 되는 내용들이 기록되어 있습니다.

'How to'는 독자들에게 영양지식을 실질적인 제안이나 계산을 통해서 적용할 수 있게끔 도와줍니다. 'Self Check'는 각 장의 마지막에 실어서 이해한 정도를 시험해 보고 다시 복습하게 합니다. 'In Summary'는 각 장의 뒷부분에 실어서 학생들의 이해를 돕고 평가하도록 기술되어 있습니다.

각 장의 개념들을 적용하도록 돕고 수업내용을 풍부하게 하기 위한 특징들로는 각 장마다 'Analysis: Your Diet'란을 두어 학생들이 각 장으로부터 배운 지식을 자신들이 식사에 적용해 보는 연습을 하게 합니다.

장의 마지막에 있는 'Case studies'는 학생들이 임상적 상황에 지식을 적용시키기 위한 것입니다.

또한 'Clinical Applications'는 학생들에게 수학적인 계산 연습을 하게 하고 전문적인 건강관리에 대한 영양과 관련한 쟁점을 이해하는데 도움을 줍니다.

마지막 장의 'Nutrition Assessment Check List'는 생애주기의 각각 다른 단계에 관련된 여러 가지 변수와 여러 질병에 대해 요약하였습니다. 'Dietdrug Interaction'에서는 각 장에 기술된 약물과 관련한 상호작용에 대해 지적하고 있습니다.

각 장 맨 마지막에 있는 'Nutrition in Practice'는 이 책의 또 하나의 특징입니다. 이 부분은 현재 화제가 되고 있는 연구 토픽과 진보적인 주제, 혹은 영양이나 치아 건강같은 특별한 분야에 대한 정보를 제공합니다.

이번 제7판에 새로이 포함된 'Nutrition in Practice' 분야는 지질의 여러 가지 종류와 건강에 미치는 영향, 식품안정성, 일시적으로 유행되는 다이어트, 영양 유전, GI(Glycemic Index)를 실질적으로 영양치료에 적용할 때 건강에 미치는 영향에 대한 내용을 포함하고 있습니다.

이 책의 부록에는 다양한 정보가 담겨 있습니다. 부록은 식품의 영양소 함량, 영양 섭취권장량과 교환 체계, 에너지 필요량, 영양평가에 관한 정보를 제공합니다.

우리는 이 책을 통해 독자들이 영양에 대한 재미있는 내용을 많이 발견하고 개념들을 전문적으로나 개인적으로 잘 적용할 수 있기를 바랍니다.

영양에 대해 좀 더 새로운 정보를 원하거나 다른 자료를 원한다면 웹 사이트 http:www.wadsworth.com/nutrition을 방문해 주시기를 바랍니다.

필자 대표

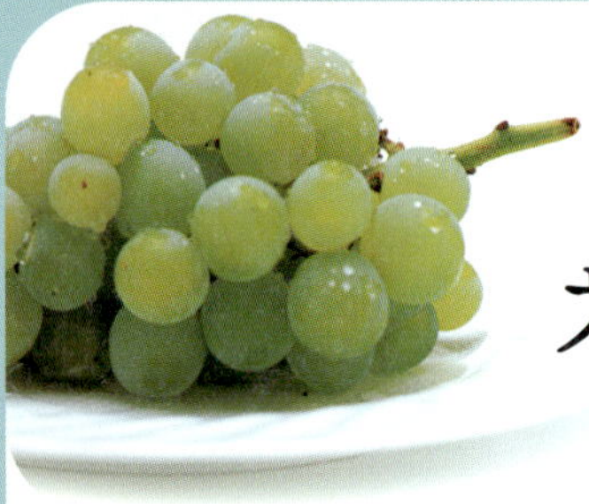

차례

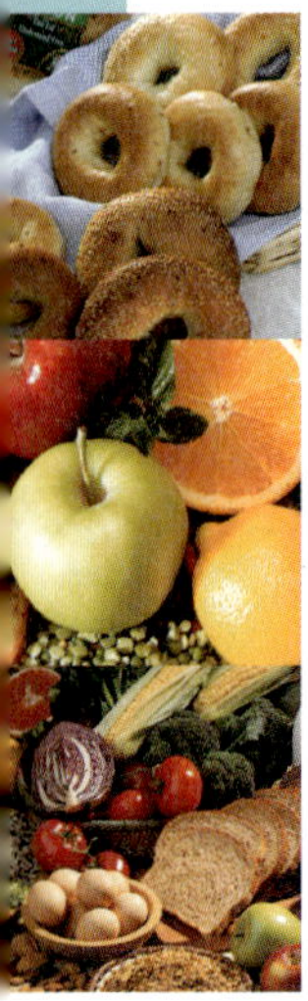

CONTENTS

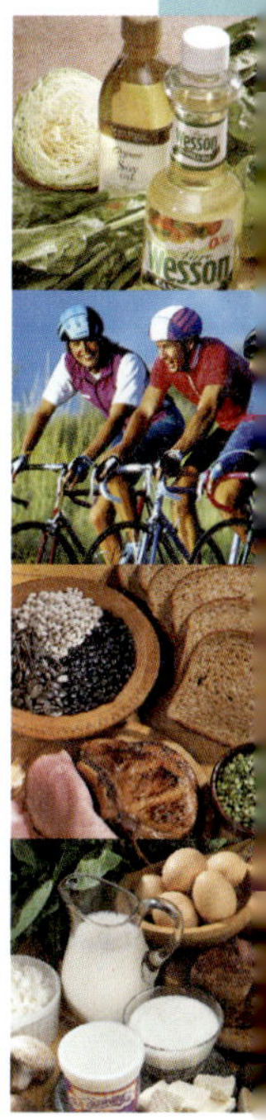

PART II 건강관리를 위한 영양

Chapter 4 질병과 영양관리

Chapter 5 약제, 허브 보충제, 식이와 약물의 상호작용

Chapter 6 특수영양지원 : 경장영양과 정맥영양

차례

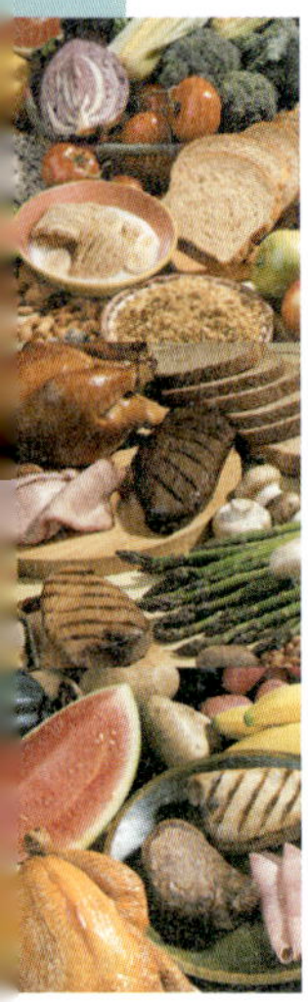

PART III 영양 치료

Chapter 7 상부 위장질환을 위한 식이

Chapter 8 위장장애를 위한 섬유소 조절 식이

Chapter 9 영양흡수불량을 위한 탄수화물, 지방 조절 식이

Chapter 10 간과 담낭 질환 식사요법

CONTENTS

Chapter 11 당뇨병을 위한 탄수화물 조절 식사

Chapter 12 심장혈관계 질환을 위한 지방 무기질 조절 식이

Chapter 13 신장질환을 위한 단백질 · 무기질 · 수분 조절 식사요법

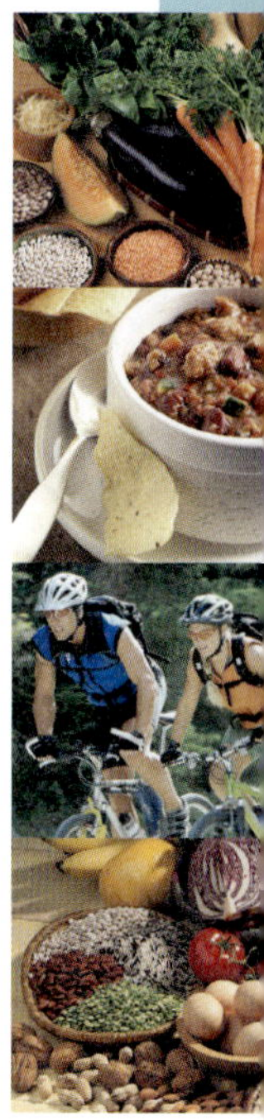

차례

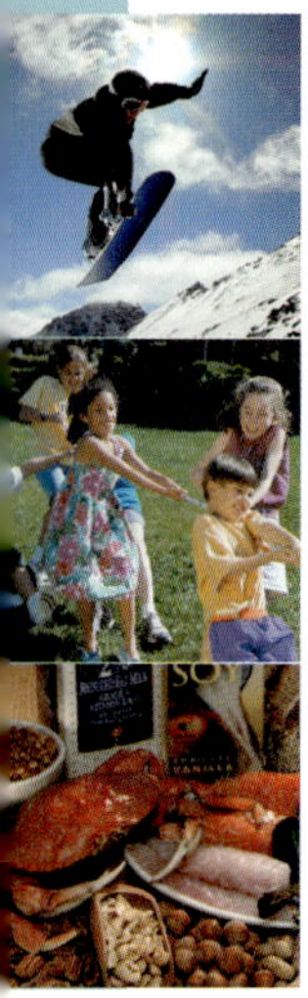

BASIC NUTRITION

PART I
기초 영양

Chapter

1

대사, 에너지 균형, 체 구성성분

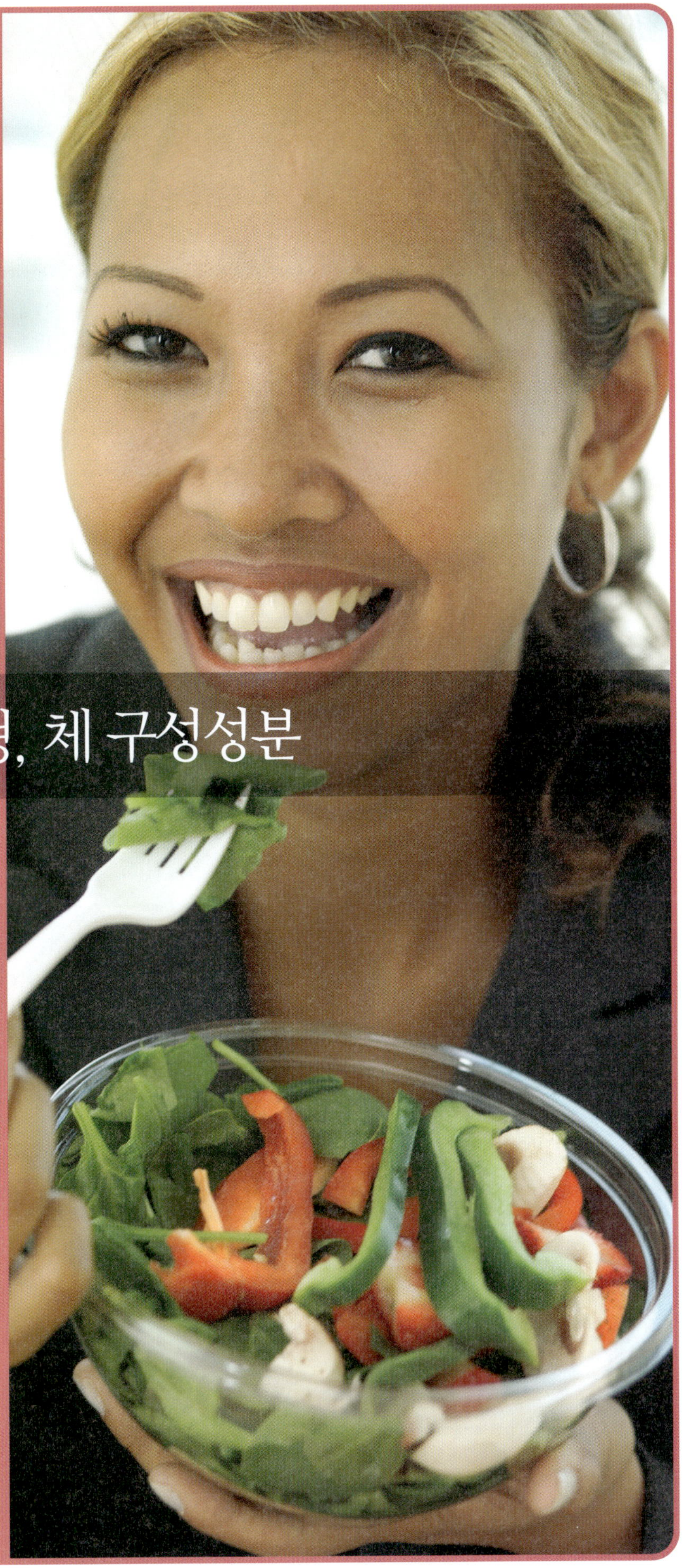

신체의 모든 기관 · 조직 · 세포들은 **대사작용**에 관여하며, 이때 대사작용이란 에너지 생성 · 분해 · 합성 등의 화학반응을 말한다. 신체는 공장처럼 필요한 물질을 생산하고, 노폐물을 처리하기 위해 효율적으로 활동한다. 이러한 모든 과정은 수요와 공급을 조절하는 호르몬 신호가 조절한다.

질병이 있을 때 대사과정은 교란되며, 이러한 대사 장애로 인해 일부 질병이 발생한다. 이번 장에서는 기본적인 신체기관, 그 기관들의 대사적인 역할, 열량영양소의 대사, 에너지 균형, 신체 구성성분, 체지방량이 늘어날수록 위협받는 건강에 대해 설명하고 있다. 다음 장에서는 체지방이 너무 많거나 적을 때 일어날 수 있는 문제에 대해 해결책을 제시하고 있다.

기관과 그 대사적인 역할

모든 신체기관의 대사반응은 신체가 정상적 기능을 하여 건강을 유지하도록 하는 역할을 한다. 또한 에너지를 사용 · 생성하며, 체중에 영향을 주어 건강을 유지할 수 있도록 한다.

기본적인 신체기관

대사와 관련하여 중요한 기관은 소화기관, 간, 췌장, 순환계, 신장이다. 이 기관들은 함께 화합물을 분해하며, 새로운 것을 만든다. 또한 신체에 영양소와 산소를 운반해 주며, 대사과정에 의해 생성되는 노폐물을 제거하는 많은 일들을 수행 한다.

소화기관 소화계는 위장관을 통해 식품을 운반한다. 소화액과 효소를 제공하고, 영양소를 흡수한다. 또 신체의 모든 장소로 지질과 비타민을 운반하기 위한 운반단백질을 제공하고, 염과 액체를 재흡수한다. 또한 소화계는 신체 중 가장 급격하게 증가하는 세포를 가지고 있다. 건강할 경우, 이 세포들은 며칠 단위로 교체된다. 위장관에 영향을 미치는 질병은 섭취, 소화, 흡수, 영양소 대사를 방해한다(7장, 8장 참고).

간 혈류를 통한 첫 영양소 흡수는 간에서 이루어진다. 간은 신체 중 가장 활동적인 대사기관 중의 하나로 영양소를 흡수하여 대사시킨다. 또 화합물을 합성 · 저장하거나 혹은 다른 기관에서 사용하도록 영양소를 보낸다. 간은 대부분의 비타민과 많은 무기질들을 대사시키고 저장하며, 지방의 소화와 흡수에 유화제로 사용되는 담즙을 생산한다.

간에서는 약물의 대사 및 해독작용이 일어나고 노폐물 생성, 철의 재이용, 혈액세포 생산 등이 일어난다. 또한 간은 면역인자, 운반 단백질, 응고인자를 포함한 건강에 중요한 많은 단백질을 만든다. 간의 이상으로 인해 일어나는 대사장애는 영양상태와 건강상태 모두에 큰 영향을 미친다(10장 참고).

췌장 췌장은 위장관에 소화액을 제공할 뿐만 아니라, 다른 대사 기능도 한다. 먼저 췌장은 신체의 포도당 사용을 조절하는 인슐린, 글루카곤과 같은 호르몬을 생산한다. 식사 후 혈당이 상승하면, 췌장은 인슐린을 분비하고, 인슐린은 포도당을 받아들이는 세포를 자극시켜 포도당을 사용한다. 또한 인슐린은 글리코겐처럼 포도당을 저장하기 위해 간세포를 자극한다. 식간에 혈당이 떨어지면 췌장은 혈액으로 글루카곤을 분비한다.

글루카곤은 저장된 글리코겐을 분해하는 신호를 보냄으로써 혈당을 상승시키며 다른 모든 신체 세포들에서 사용하게 하기 위해 포도당을 혈액으로 방출시킨다. 포도당은 뇌세포, 신경세포, 적혈구를 위해 꼭 필요한 원료이다. 따라서 포도당의 이용능은 정상적인 신경계 활동과 혈액성상에 중요하다. 췌장의 소화기능과 관련된 이상은 10장에서, 그 호르몬 기능과 관련해서는 11장에 설명하였다.

심장과 혈관 심장과 혈관은 혈액이 찌꺼기를 버리고 다른 모든 신체 세포로 영양소와 산소를 운반하도록 한다. 따라서 심장과 동맥 질환은 몸 전체 건강에 영향을 미친다. 심장과 혈관에서 가장 중요한 대사반응은 지단백질의 합성과 운반, 콜레스테롤과 그 외의 지방을 간에서 다른 조직으로, 그리고 다시 간으로 운반하는 것이다.

혈중 저밀도지단백질(LDL)과 초저밀도지단백질(VLDL)의 수준이 높아지면 이상 위험을 증가시키거나 혹은 심근경색과 뇌졸중으로 인한 사망을 증가시키는 죽상동맥경화를 촉진시킨다. 12장에서 이에 대해 설명하고 있다.

신장 신장은 대사가 매우 활발한 기관이다. 하루 24시간 동안 쉴 새 없이 필요한 영양소를 재흡수하고 소변으로 배출하기 위해 혈액의 노폐물을 거른다. 그래서 자칫 깨지기 쉬운 혈액의 화학 균형을 유지한다. 또한 신장 세포는 혈압조절을 돕는 화합물을 생산하고, 비타민 D 전구체를 활성형 비타민 D로 전환시킴으로써 뼈의 건강유지를 돕는다. 신장 이상은 심장과 골격 이상과 관련되어 있으며, 13장에서 살펴보겠다.

신체의 대사작용

신체 세포의 대사작용은 다른 작용과 마찬가지로 에너지를 필요로 하며, 식품은 에너지를 공급한다. 식품은 직접적으로(탄수화물을 만드는 광합성 작용의 경우) 혹은 간접적(식물을 먹는 동물의 경우)으로 태양에서 에너지를 얻는다. 세포에서 열량영양소로부터 저장된 에너지를 발생시키는 화학반응이 일어날 때, 에너지는 세포가 일을 할 수 있도록 돕는다.

열에너지와 체온 각 기관의 세포들은 기관에 따라 다른 대사 활동을 보인다. 게다가 모든 세포는 스스로 생명을 유지해야 하며, 많은 세포들이 재생산되어야 한다. 이를 위해 열량 영양소, 비타민, 무기질, 물 등 모든 필수 영양소들이 이용된다. 대사작용을 하는 모든 세포와 같이 화학반응은 열이 발생되며 이 열은 체온을 유지시킨다. 이러한 대사작용이 열에너지 발생률을 조절함으로써 체온이 약 37°C로 항상 일정하게 유지된다.

대사항진 신체가 심각한 스트레스를 받는 동안, 대사는 빨라진다. 열병이 때때로 발생하는데, 대사항진은 원료가 정상보다 더 빠른 속도로 사용된다는 것을 의미한다. 이때 치명적으로 제지방조직이 손실되며, 체중 감소가 일어나고, 신체기관이 파괴된다. 14장에서는 심각한 스트레스로 인한 대사반응을, 15장에서는 소모성 질환의 대사반응을 살펴본다.

화합물 생성과 분해 세포가 에너지를 필요로 하지 않을 때, 열량영양소의 기본 단위는 체내 화합물을 합성하는 데 사용된다. 이때 체내 화합물 합성을 **동화작용**이라 부른다(그림 1-1 참고).

포도당 기본 단위는 글리코겐으로 합성된다. 글리세롤과 지방산은 중성지방이 되며, 아미노산은 단백질을 만든다. 작은 화합물이 더 복잡한 구조의 더 큰 형태가 되기 위해 동화작용이 일어나며, 이때 ATP에 의해 제공된 에너지를 필요로 한다.

대사작용(metabolism) 살아있는 세포에서 일어나는 모든 화학 반응의 총체

동화작용(anabolism) 작은 분자에서 더 큰 분자가 되는 반응. 동화작용은 에너지를 필요로 한다.

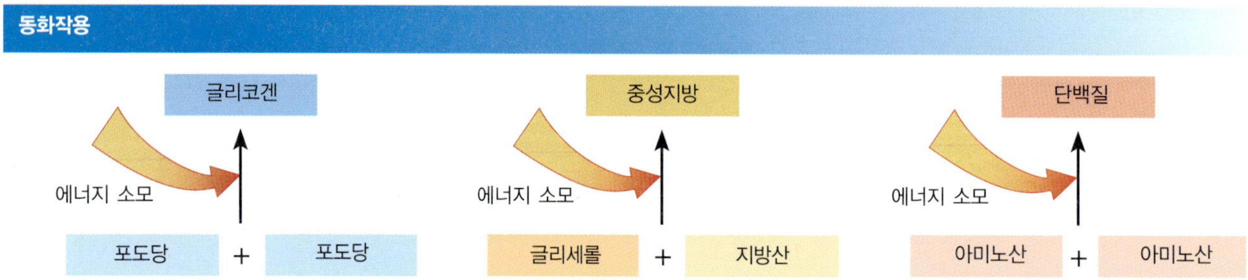

동화작용은 글리코겐 · 중성지방 · 단백질을 합성하는 것이며, 이를 위해 에너지를 소모한다.

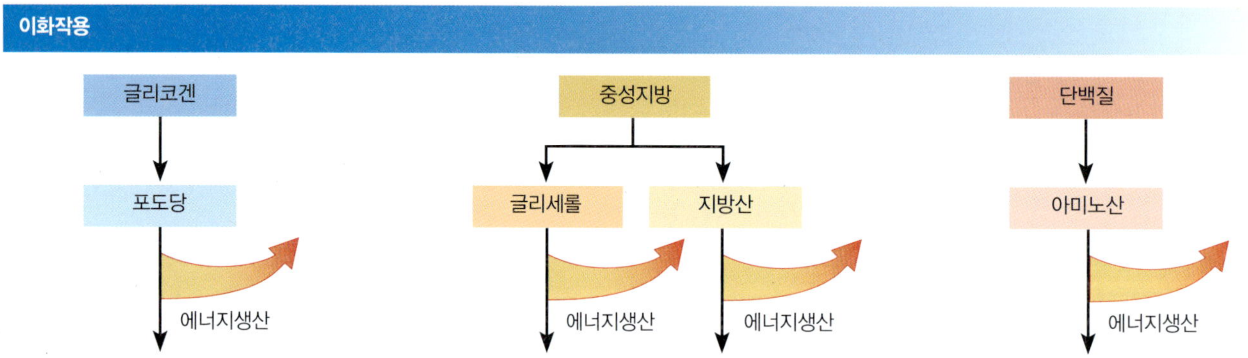

이화작용은 글리코겐 · 중성지방 · 단백질을 분해하는 것으로, 포도당, 글리세롤 · 지방산, 아미노산으로 분해되는 중에 서로 다른 양의 에너지가 발생된다. 발생된 다량의 에너지가 아데노신 3인산(ATP)의 결합에 이용된다.

그림 1-1 동화작용과 이화작용

이화작용(catabolism) 큰 분자에서 작은 분자로 분해되는 반응이다. 이화작용 시 에너지가 방출된다.
kata = *down*

체내 화합물의 분해는 **이화작용**이라 부른다. 이화작용은 보통 에너지를 발생시키며, 글리코겐은 포도당으로, 중성지방은 지방산과 글리세롤로, 단백질은 아미노산으로 분해될 수 있다(그림 1-1 참고).

핵심정리

- 대사과정은 항상 몸 전체에서 일어나며, 건강을 유지하도록 도와준다. 식품은 신체의 대사작용에 필요한 에너지를 공급한다.
- 에너지가 필요하지 않을 때, 세포는 체내 화합물을 합성하기 위해 열량영양소의 기본 단위를 사용한다(동화작용).
- 에너지가 필요할 때, 세포는 에너지 발생을 위해 열량영양소를 기본단위로 더 많이 분해한다(이화작용).

신체가 사용하는 원료

우리의 몸은 모든 세포 활성을 유지하기 위해 우리가 먹은 음식에서 필요한 에너지를 어떻게 얻을까? 이 질문에 대한 답은 모든 살아 있는 세포들에서 일어나는 화학적 반응 대사를 이해하는 것에 있다.

에너지 대사

우리 생활은 모든 측면에서 에너지에 의존하고 있지만 에너지는 보거나 만질 수 없

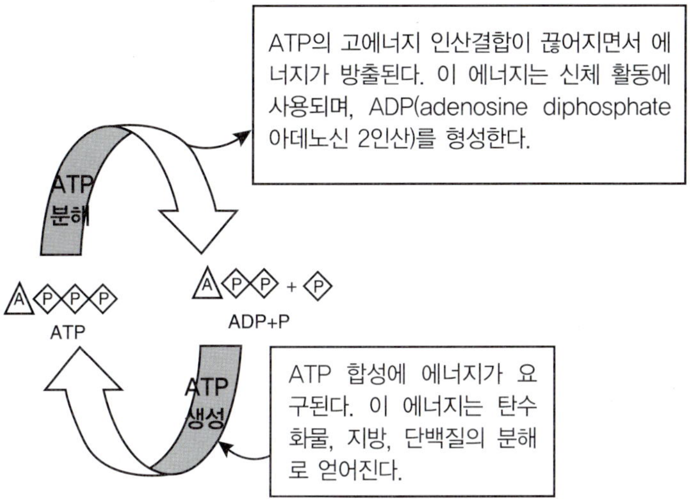

그림 1-2 ATP
ATP는 고에너지화합물로서 화학반응을 촉진시키기 위해 에너지를 가지고 있거나 전달할 수 있다.

고 열, 물리적 · 전기적 · 화학적 에너지를 포함한 다양한 형태로 나타나기 때문에 그것의 개념을 이해하기는 어렵다. 신체에서 열에너지는 일정한 체온을 유지시키고 전기적 에너지는 신경자극을 보낸다.

예를 들어 에너지는 식품과 신체에 화학적 에너지로 저장되어 있다. **에너지 대사**란 신체에서 식품에서 얻거나 소비된 에너지를 사용하는 모든 화학반응을 말한다.

- 탄수화물로부터 포도당
- 중성지방으로부터 글리세롤과 지방산
- 단백질로부터 아미노산

이러한 영양소들이 어디에서 얻어지고 무엇이 되는지를 살펴보고자 한다.

고에너지화합물인 **ATP(아데노신 3인산)**는 근육이 움직이는 데 필요한 소량의 에너지를 전달하고, 효소의 화학반응을 촉진시키는 데 필요한 에너지를 제공한다. 그림 1-2는 ATP가 어떻게 사용되는지를 보여준다. ATP가 분해되어 1개의 인산기가 방출되면서 생성된 소량의 에너지는 신체에서 화합물을 생성하는 데 이용된다. 인산기가 떨어지면서 ATP는 ADP가 된다(아데노신 2인산). 에너지 대사 중에 ADP에 인산기가 결합하여 다시 ATP를 생성하는데, 생성되는 에너지를 통해 열량영양소가 분해되면서 ATP가 계속 생성된다.

에너지 생성을 위한 영양소 분해 ATP를 생산하기 위해 신체는 4개의 기본 단위(포도당, 지방산, 글리세롤, 아미노산)를 더 작은 단위로 분해한다. 이러한 영양소는 각각 다른 경로로 이동되지만 결국 모두 아세틸 CoA가 되어 TCA 회로로 들어가고 전자전달계에 수소를 제공한다.

포도당(6개의 탄소화합물)이 2개의 **피루브산**(3개의 탄소화합물)으로 분해되는 것을 **해당과정**이라 하며, 이때 이용 가능한 2개의 ATP를 생산한다. 포도당의 탄소는 분해되어 피루브산을 생산하고 수소원자는 전자전달계에서 **조효소**에 의해 운반되어 탄소에 결합한다. ■ 따라서 해당과정의 이러한 반응들은 소량의 ATP, 피루브산, 수소가 많은 조효소들을 생산하며, 에너지 대사에 이용된다. 해당과정 후에 피루브산은 2개의 탄소와 1개의 조효소로 구성된 **CoA**라고 불리는 **아세틸 CoA**로 전환된다.

■ 에너지 대사에 이용되는 조효소로는 비타민 B가 있으며, 비타민 B는 ATP 생성에 매우 중요하다.

에너지 대사(energy metabolism) 신체가 식품에서 에너지를 얻거나 사용하는 모든 반응들

ATP 또는 아데노신 3인산(ATP or adenosine(triphosphate) 일반적으로 높은 에너지 화합물로 3개의 인산기를 포함하고 있다. 인산기 사이의 결합이 에너지를 방출할 수 있기 때문에 "고에너지" 화합물로 설명된다.

피루브산(pyruvate) 탄소 3개의 화합물로 에너지 대사에서 중요한 역할을 한다.

해당과정(glycolysis) 이 대사는 포도당에서 피루브산으로 분해된다.
glyco = glucose
lysis = breakdown

조효소(coenzymes) 작은 분자는 효소와 함께 작용하여 효소활성을 쉽게 한다. 대부분의 효소는 구조 부분에 비타민 B를 가지고 있다.

CoA 조효소는 비타민 B군인 판토테닉산으로 만들고 에너지 대사에 중요하다.

아세틸 CoA(acetyl CoA) 2개의 탄소화합물에 1개의 CoA 분자가 붙는다.

아세틸 CoA는 피루브산뿐만 아니라 다른 열량원들에서도 생산된다. 지방산은 2개의 탄소조각과 CoA가 결합되어 아세틸 CoA로 전환될 수 있다. 지방산의 탄소가 분해되어 아세틸 CoA를 생산하고, 수소원자는 조효소에 의해 방출되어 전자전달계로 이동된다.

글리세롤 또한 쉽게 피루브산으로 전환되어 아세틸 CoA를 생산할 수 있다. 아미노산은 다양한 경로를 가지고 있는데 어떤 것들은 피루브산으로 전환되거나 아세틸 CoA로 전환될 수 있고, 바로 TCA 회로로 들어가기도 한다.

■ TCA는 *tricarboxylic acid*의 약어로서 이 경로의 화합물들의 화학 구조에 따라서 붙여진 이름이다.

TCA 회로 열량에너지의 분해는 효소가 아세틸 CoA 분자를 분해하기 때문에 ■ **TCA 회로**에서 계속된다. 수소원자는 조효소에 의해 전자전달계로 이동되고 결과적으로 이러한 반응의 노폐물은 이산화탄소를 만든다.

전자전달계 에너지 대사의 마지막 단계는 **전자전달계**에서 일어난다. 이 과정에서 효소에 의해 ADP에 인산기가 결합하여 ATP를 생성한다(그림 1-2). 조효소에 의해 모여진 수소는 해당과정, 지방분해, TCA 회로에서 ATP 생성에 이용되며 화학적 에너지를 제공하게 된다.

호기성 대사 및 혐기성 대사 전자전달계를 통한 ATP의 생성은 **호기성** 대사의 마지막 단계에서 산소를 필요로 한다. 해당과정은 산소 없이 ATP을 생산하는데 이것을 **혐기성** 대사라고 한다. 강도 높은 운동을 할 때에는 더 많은 ATP가 필요한데(산소나 다른 요인이 한정되어 있어서), 혐기성 대사인 해당과정을 통해 얻어지는 ATP와 포도당이 운동 시 근육에 중요한 원료로 이용될 수 있다. 3장에서는 호기성과 혐기성 활성 원료의 이용 및 그 영향을 살펴본다.

포도당 생산

■ 포도당 ↔ 피루브산 → 아세틸 CoA → 에너지

포도당 농도가 떨어지면 **포도당신생합성**을 통해 몇 개의 다른 화합물로부터 포도당이 생산된다. 그림 1-3에서 포도당와 피루브산 사이에 있는 2개의 화살표와 피루브산과 아세틸 CoA 사이에 있는 1개의 화살표를 볼 수 있는데 이 화살표는 피루브산이 다시 포도당으로 전환 될 수는 있지만 아세틸 CoA로는 전환될 수 없음을 보여 준다. 어떤 화합물은 피루브산으로 전환되어 포도당을 만드는 데 이용되고, 또 다른 화합물은 아세틸 CoA로 전환은 되지만 포도당을 만드는 데는 이용되지 못하기도 한다. ■

중성지방과 포도당 생산 중성지방은 3개의 지방산과 1개의 글리세롤로 구성되어 있다. 중성지방의 지방산은 아세틸 CoA로 분해되어 포도당을 만드는 데 이용될 수 없지만, 글리세롤은 피루브산으로 전환되어 포도당을 만들 수 있다. 글리세롤은 중성지방 분자 무게의 5%밖에 되지 않고, 지방산은 중성지방의 95%를 차지하지만 포도당으로 전환되지 못하기 때문에 지방은 포도당의 비효율적 원료이다. *포도당을 생산하는 것은 체단백질이 분해되어 나오는 아미노산의 역할이다.

아미노산과 포도당 아미노산의 첫 번째 역할은 체단백질의 필요를 지속적으로 충족시키는 것이다. 만일 에너지를 지나치게 많이 소비하여 에너지를 생성하기 위해서는 먼저 아미노산으로부터 **탈아미노반응**이 일어나 질소가 떨어져야 한다.

TCA회로 또는 3카르복실산 회로(TCA cycle or tricarboxylic acid cycle) 일련의 대사반응은 아세틸 CoA 분자에서 이산화탄소와 수소 원자로 분해된다. Kreb's 회로라고 불리기도 한다.

전자전달계(electron transport chain) 수소에서 산소로 전자를 이동시키고, 고에너지화합물인 ATP의 결합에서 방출된 에너지를 가지고 있는 에너지 대사의 마지막 경로

포도당신생합성(gluconeogenesis) 비탄수화물 원료로부터 포도당을 만드는 과정

탈아미노반응(deamination) 아미노산과 같은 화합물로부터 아미노기가 제거되는 반응이다.

* 글리세롤(탄소 3개)과 지방산(탄소 16~18개) 3개는 중성지방과 같다. 그러므로 중성지방의 50개 정도의 탄소 중 작은 글리세롤 분자에서 나오는 탄소는 단 3개 뿐이다.

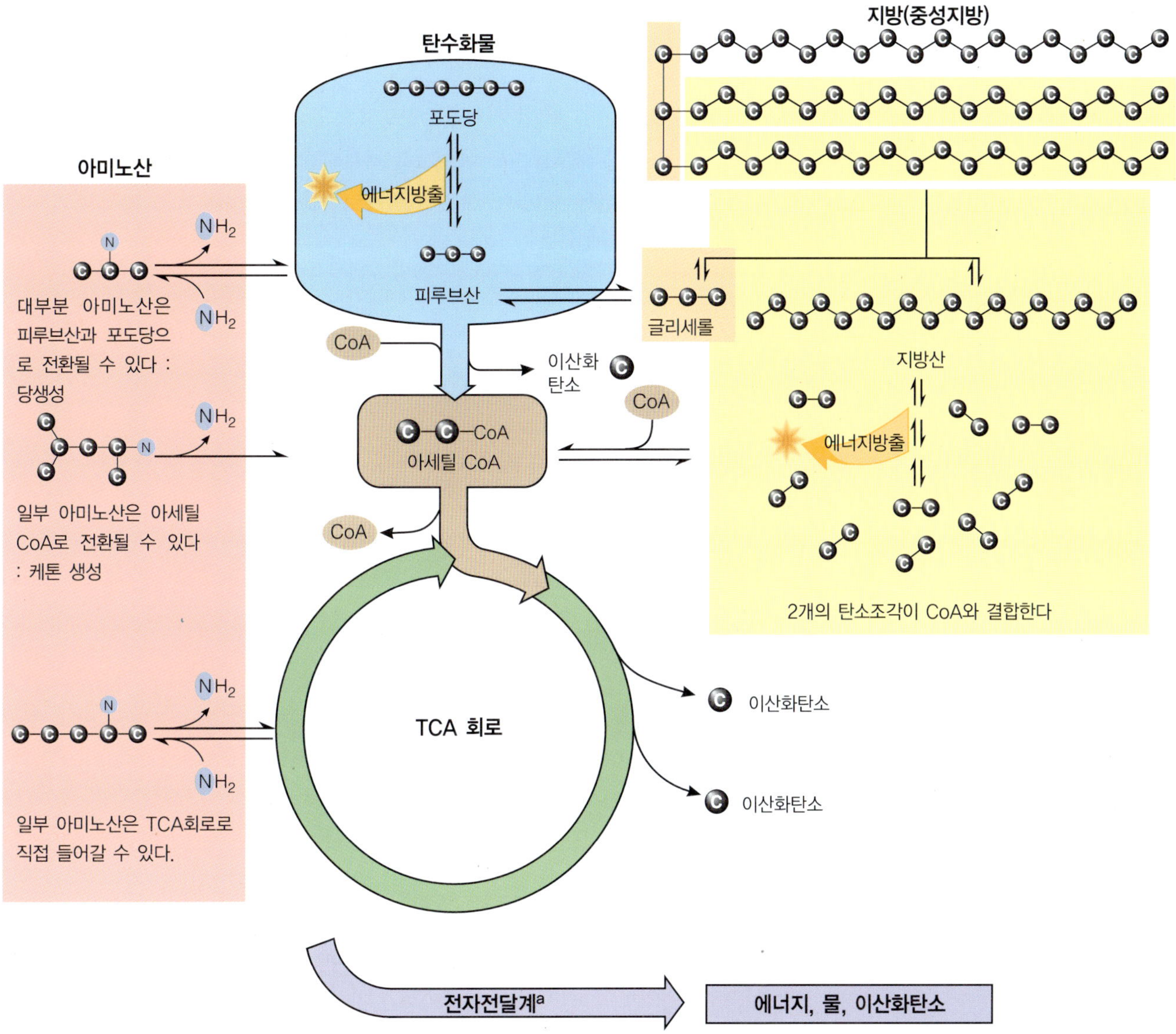

[a]조효소는 영양소가 분해되면서 나온 수소를 전자전달계에 가져다 준다.

그림 1-3 **에너지 대사의 주요경로**

떨어져 나온 질소는 불필수 아미노산을 포함한 다른 화합물을 만들거나 배설된다. ■ 질소가 제거되면서 아미노산의 대부분은 피루브산으로 전환되어 포도당을 제공한다. 하지만 일부 몇 개의 아미노산은 아세틸 CoA로 전환되지 못하여 포도당을 생산할 수 없는 것도 있다. 따라서 단백질은 지방과 달리 탄수화물을 이용할 수 없을 때 포도당의 효과적인 원료가 된다.

■ 주요 질소 배설 대사 형태는 **요소**이다.

핵심정리

- ATP는 열량에너지원의 분해를 통해 생성되고 우리 몸의 세포에 화학적 에너지로 이용된다.
- ATP를 생산하는 화학적 경로에는 해당과정, TCA 회로, 전자전달계가 있다.
- 포도당은 해당과정에 의해 피루브산으로 분해되어 아세틸 CoA로 전환될 수 있다. 지방산도 아세틸 CoA로 분해되며, 아미노산도 아세틸 CoA로 전환될 수 있다.

요소(urea) 단백질 대사의 주요 질소 배출 산물

- TCA회로에서는 아세틸 CoA 분자를 분해하며 노폐물로 이산화탄소를 발생시키고, 수소원자를 조효소에 방출하여 전자전달계에 전달한다.
- 열량 영양소에서 나온 수소 원자가 전자전달계로 들어가 ATP가 생성된다.
- 포도당은 글리세롤과 대부분의 아미노산을 포함하여, 피루브산으로 전환될 수 있는 화합물들에서 생산될 수 있다. 지방산은 에너지를 생성하는 데만 이용되고, 포도당을 제공하지는 못한다.

에너지 불균형

칼로리의 섭취량과 소비량이 같을 때 체중은 그대로 유지된다. 다시 말해, 신체의 에너지가 균형을 이루게 된다. 하지만 많은 양의 칼로리를 섭취하게 되면 살이 찌게 되고 너무 적은 양을 섭취하게 되면 체중이 감소하게 된다. 두 가지의 극단적인 경우인 과식과 단식에 대해 살펴본다.

과식

소비량보다 많은 양의 에너지를 섭취하게 되면 대부분의 에너지는 체내 지방의 형태로 저장이 된다. 이처럼 지방은 과다한 열량영양소로 만든다. 또한 알코올로 섭취한 과다한 에너지도 지방으로 저장된다. 알코올은 몸이 지방을 연료로 이용하지 못하게 하고 오히려 많은 양의 지방이 저장되도록 한다. 지방 조직의 지방 세포는 지방의 양이 늘어날수록 크기가 커지게 된다(그림 1-4 참고).

탄수화물 과다 여분의 탄수화물(포도당)은 처음엔 글리코겐 형태로 간과 근육에 저장되지만, 글리코겐을 저장하는 세포의 저장량은 한정되어 있다. 글리코겐으로 저장되고 남은 여분의 탄수화물은 체지방 대신 에너지원으로 사용되며, 체지방으로 축적된다. 따라서 많은 양의 탄수화물 섭취는 비만을 초래한다.

지방 과다 식이로 섭취한 잉여의 지방은 체내 지방으로 저장되기 쉽다. 식사 후 지방은 체내 지방조직으로 보내지며, 에너지로 전환되기 전까지 저장된다. 따라서 식이로부터 과다한 지질을 섭취하면 체지방량이 쉽게 증가한다.

그림 1-4 지방세포의 증대

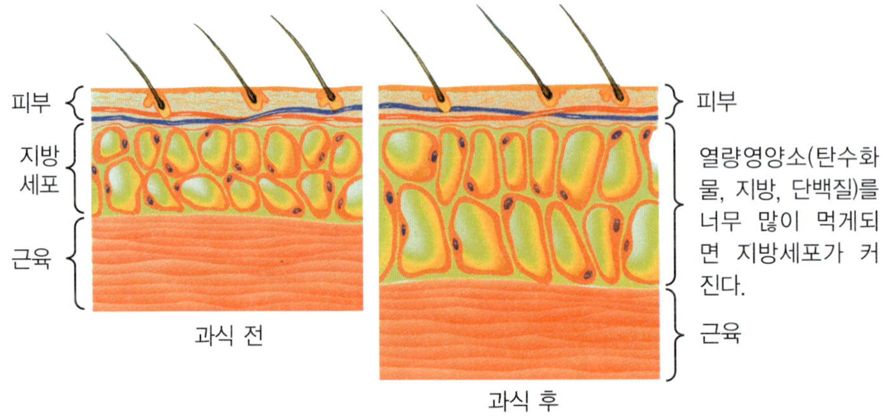

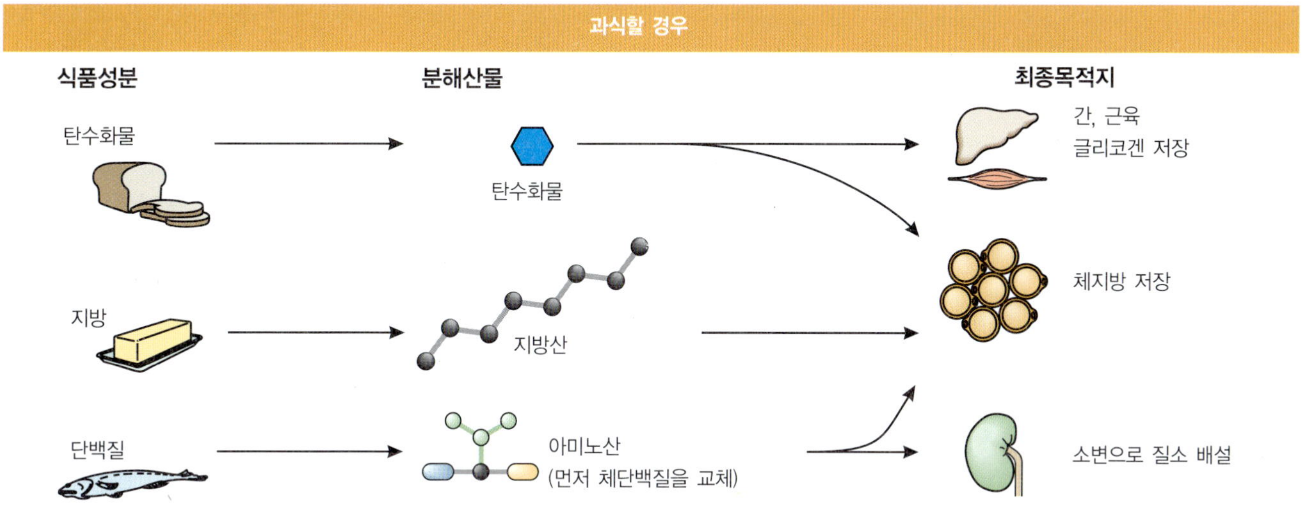

그림 1-5 과식
과식을 하면 에너지로 저장된다.

단백질 과다 잉여의 단백질 또한 체지방을 증가시킨다. 체단백질을 구성하거나 에너지를 생성할 필요가 없다면, 아미노산은 질소가 떨어지면서 일련의 반응을 거쳐 중성지방으로 전환된다. 이들 또한 지방세포로 흡수되어 체중을 증가시킨다. 그림 1-5는 과식의 대사적 반응에 대해 설명하고 있다.

핵심정리

- 탄수화물, 지방, 단백질, 알코올로 인한 과다한 양의 에너지는 체내 지방으로 축적된다.

단식

신체는 항상 에너지를 소비한다. 잠을 자거나 완전히 휴식을 취하는 상태에서도 체내 많은 기관의 세포들은 계속 일을 한다.

에너지 부족 신체의 가장 중요한 역할은 끊임없이 일어나는 세포반응에 필요한 에너지를 충족시키는 것이다. 에너지 요구를 충족시키기 위한 일반적인 방법은 주기적으로 연료를 다시 공급하는 것, 다시 말해 하루에 여러 번의 식이를 섭취하는 것이다. 먹을 것이 없는 상태라면, 신체는 체조직에 저장되어 있는 연료를 사용한다.

자기 의지로 먹지 않는 것을 단식(fasting)이라 한다. 또 선택의 여지 없이 굶을 수밖에 없는 상태를 기아(starvation)라고 부른다. 신체는 이 두 가지 상황에 대해 구별을 하지 못한다. 대사적으로 볼 때 단식과 기아는 같다. 두 상황에서 모두 신체는 저장된 탄수화물과 지방을 모두 이용하며, 하루만에 체내의 중요한 단백질 조직까지도 이용하는 소비적 대사를 한다.

제일 먼저 이용되는 글리코겐 단식의 시작과 동시에 글리코겐 형태로 간에 저장되어 있던 포도당과 지방조직에 저장되어 있던 지방산은 세포 내로 이동하여 연료를 생산한다. 몇 시간 내에 간의 글리코겐은 고갈되며, 대부분 포도당으로 이용되는데, 이때 저혈당은 더 많은 양의 지방이 분해되도록 하는 신호가 된다.

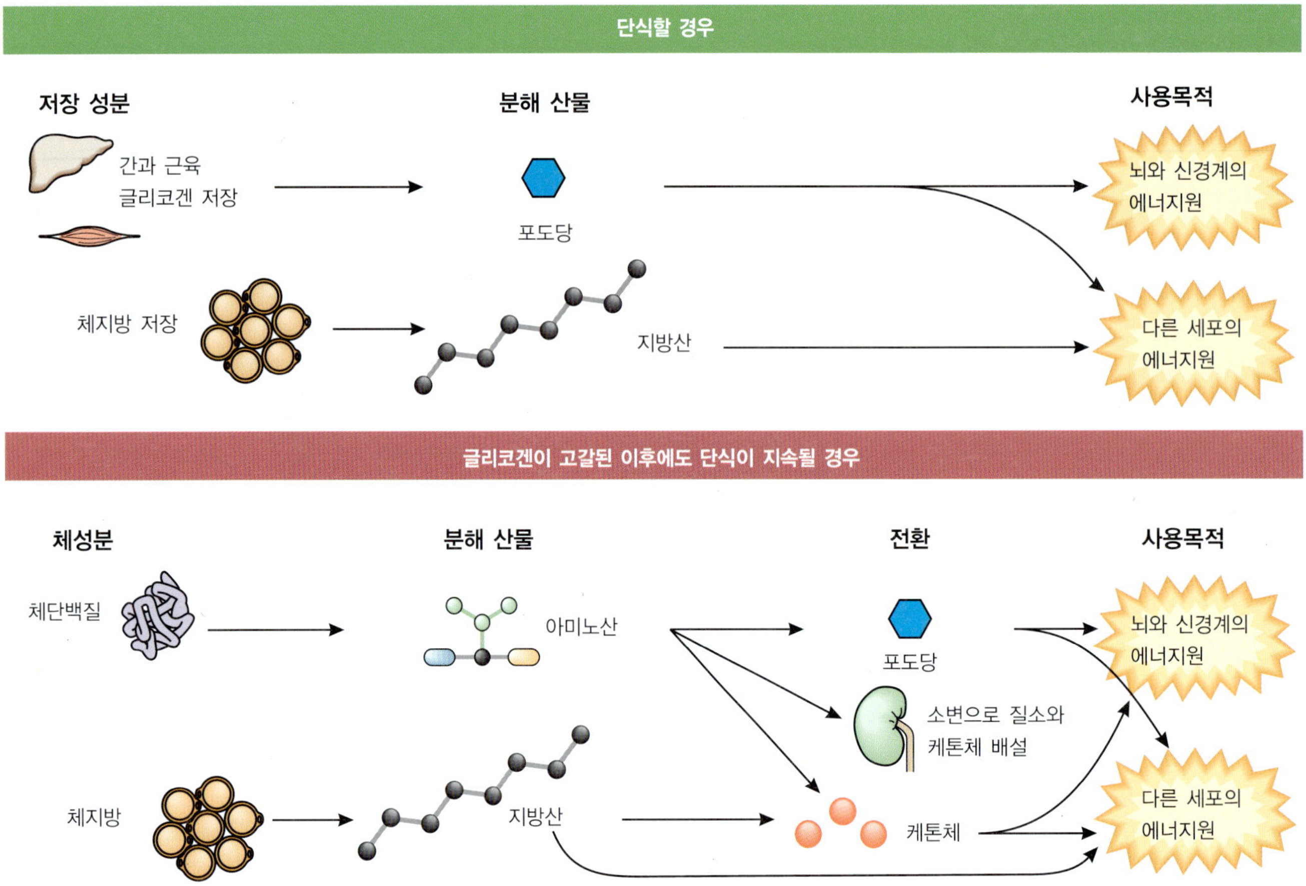

그림 1-6 단식
단식을 하면 저장된 에너지를 끌어온다.

■ 글리세롤 : 중성지방 분자량의 5%밖에 되지 않는다. 중성지방(글리세롤에 결합되어 있는 지방산)의 약 95%는 포도당으로 전환될 수 없다.

■ 케톤체 : 탄수화물이 부족할 때 지방이 불완전하게 분해되면서 형성되는 산성의 지방 관련 화합물이다. 소량의 케톤체는 에너지 대사 중에 정상적으로 생성되나, 혈중 케톤체의 농도가 증가하면 뇨에서도 검출된다. 케톤체가 혈액(ketonemia, 케톤혈증)과 소변(ketonuria, 케톤뇨증)에서 높은 농도로 검출되는 것을 케토시스라 한다.

■ 단식 시, 근육과 체지방 조직은 단백질을 포도당으로 전환하기 위해 아미노산으로 분해된다.

뇌에 필요한 포도당 단식이 시작된 지 몇 시간이 지나면 대부분의 세포들이 지방산에 의존하여 연료를 제공받는다. 하지만 앞서 말했듯이, 신경계(뇌와 신경)와 적혈구 세포는 지방산을 이용할 수 없다. 이들은 뇌의 에너지 대사에 필요한 연료를 제공해 주는 포도당을 필요로 한다. 일반적으로 신경계는 하루 동안 쓰이는 양의 약 1/4 정도를 사용한다(약 400~600 kcal).

단백질 분해와 케토시스 저장된 지방으로는 뇌, 신경, 적혈구 세포에 필요한 포도당을 제공할 수 없으므로 단식을 하는 기간 동안에는 일부 체조직(간과 근육)이 분해된다. 단식이 진행되는 처음 며칠간은 필요한 포도당의 90% 정도를 체단백질에서 제공하며, 글리세롤은 10% 정도를 제공한다.

■만약 체단백질의 손실이 이러한 상태로 지속된다면 약 3주 안에 사망할 것이다. 하지만 단식이 지속되면서 우리 몸은 지질을 이용하여 뇌에 연료를 제공하는 방법을 찾는다. 또한 지방산으로부터 나온 조각들이 모여 ■케톤체(ketone body)를 생산하도록 적응한다. 여전히 뇌는 포도당에 의존하며, 체단백질은 지속적으로 분해되어 포도당을 만들게 된다. 그림 1-6은 단식을 하는 동안 일어나는 대사적 반응에 대한 설명이다.■

느려지는 대사 단식이 지속되고 신경계가 에너지 공급을 케톤체에 의존하게 되면 신체는 에너지 방출(대사율)이 저하되어 지방조직 및 제지방 조직을 보존하게 된다. 그리고 느려진 대사로 인해 에너지 이용이 저하된다.

단식의 위험 단식 시 신체의 적응으로 생명을 장기간 유지할 수 있게 되고, 정신적 측면이나 활동 에너지도 놀라울 정도로 장기간 유지된다. 하지만 단식에는 여전히 위험이 따르는데, 많은 변화들 가운데 신체에 일어나는 변화는 다음과 같다.

- 제지방 조직의 소모
- 면역력 저하
- 체온 저하
- 체액과 전해질 불균형

체중을 줄이고 싶은 사람의 경우, 단식은 최선의 방법이 아니다. 신체의 제지방 조직이 계속 분해되어, 어떤 경우에는 단식을 시작한 첫 주만에 체중의 50%에 달하는 몸무게가 빠질 수도 있다. 장기적으로 볼 때 적절한 에너지제한식이를 하는 것이 단식하는 것에 비해 **체지방**을 줄이고 제지방 조직을 유지시킬 수 있다.

핵심정리

- 단식을 하는 경우, 신체는 적응 반응을 보인다. 많은 지방을 분해하여 대부분의 세포에 에너지를 공급하며, 글리세롤과 아미노산을 이용하여 적혈구 세포와 중추신경계에 필요한 포도당을 생산하고, 대사율을 낮춘다.
- 이러한 조절 반응들은 에너지를 보존하고 손실을 최소화한다.
- 장기간 적절한 에너지제한식이를 하는 것이 체지방을 줄이고 제지방 조직을 유지시키는 좋은 방법이다.

에너지 균형

장기간 동안 건강한 체중을 유지한다는 것은 에너지 균형 상태에 있다는 것을 말해준다. 식품으로부터 섭취하는 에너지가 소비하는 에너지량과 같다는 것이다. 다시 말해, 신체는 지방을 에너지의 저장고로 활용한다. 하지만 지방이 많은 것은 좋지 않고, 적절한 양이 정해져 있다.

하루 에너지 균형은 아래와 같이 설명될 수 있다 : 저장된 에너지의 양은 식이로 섭취한 에너지에서 기초대사 및 육체활동을 통해 소비된 에너지를 뺀 값이다.

저장된 에너지의 양 = 에너지 섭취량 − 에너지 소비량

에너지 섭취량

식품과 음료로 얻는 에너지는 "에너지 섭취량"에 해당한다. 식품성분표(부록 A)를 보면 식품과 음료로 얻는 에너지량이 칼로리로 제시되어 있다. 또 다른 방법은 컴퓨터 프로그램을 통해 이러한 정보를 접해보는 것이다.

식품성분표를 보면 사과는 약 70 kcal를 탄수화물로 제공하고, 사탕의 250 kcal는 지방과 탄수화물에서 제공한다는 것을 알 수 있다. 7,800 kcal를 초과할 때마다 1 kg의 체중이 늘어난다. ■반대로 1 kg의 지질은 7,800 kcal를 소모할 때마다 손실된다. 건강체중을 유지하는 성인이라도 많은 양의 에너지(50,000~200,000 kcal)를 체지방으로 보유하고 있음을 뜻한다.

■ 1 kg 체지방 = 7,800 kcal
체지방 또는 지방 조직은 대부분의 지방, 약간의 단백질과 물의 혼합물로 구성된다. 1 kg 체지방(1,000 g)은 대략 87%가 지방으로, (1,000 g × 0.87)870 g × 9 kcal/g = 7,830 kcal이다.

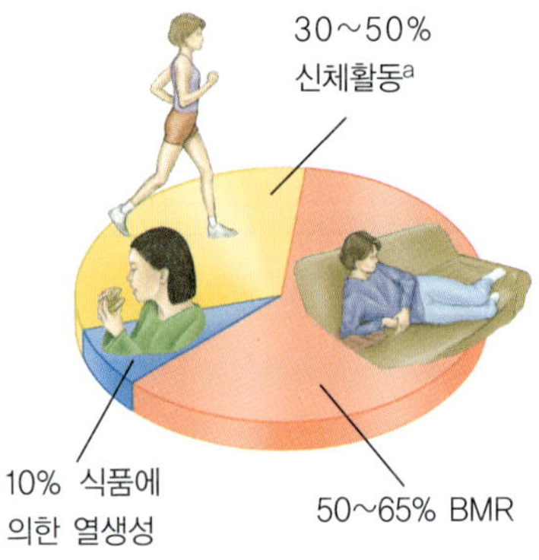

그림 1-7 에너지 소비의 구성요소

대개 기초대사량이 가장 크고, 그 다음으로는 활동에너지, 식품에 의한 열생성이 있다.

[a] 활동량이 적은 사람은 신체활동이 기초대사량의 반에도 못 미치고, 매우 활동적인 사람의 활동대사량은 기초대사량 만큼의 에너지가 소모된다.

에너지 소비량

신체는 크게 두 가지의 경로로 에너지를 소비한다. 즉, **기초대사**와 **자발적 활동**이다. 자발적 활동 정도에 따른 1일 에너지 소모량은 변할 수 있으며, 기초대사도 제지방 조직을 늘리면 변할 수 있다. 이에 대해서는 2장에서 설명하고 있다.

기초대사량 기초대사란 우리가 의식하지 않아도 신체대사가 유지되어, 심장 박동, 호흡, 체온유지, 신경전달, 호르몬의 신호 전달 등 생명을 유지하는 데 필요한 기본적인 과정을 수행하는 것을 말한다. 기초대사는 좌식생활을 하는 사람의 하루 총 에너지의 2/3 가량을 차지한다. 실질적으로 하루 필요한 총 에너지가 2,000 kcal인 사람의 경우 1,000~1,300 kcal 정도를 기초대사의 활동을 돕는 데 쓴다(그림 1-7 참고).

기초대사량(BMR)은 이런 활동에 소비되는 에너지를 말한다. 이것은 사람에 따라 다르며, 신체적인 상태에 따라 변화가 있을 수 있다. 기초대사량은 방해를 받지 않고 잠을 자는 상태에서 가장 낮은 상태이지만, 일반적으로 적정온도가 유지되는 방 안에서 휴식이 될 만한 잠을 자거나 밤에 잠을 잔 후(12~14시간) 깨어 있는 상태로 가만히 누워 있을 때 측정한다. 이때 소모되는 에너지를 측정하면－**휴식대사량**(RMR)이라 부른다－식품섭취기준과 육체적인 활동이 엄격하게 제한되지 않았기 때문에 기초대사량보다는 약간 높은 수치를 나타낸다.

표 1-1 기초대사량에 영향을 미치는 요인

요인	기초대사량에 미치는 영향
나이	제지방량이 나이에 따라 감소함, 기초대사량이 낮아짐[a]
신장	신장이 크고, 마르면 기초대사량이 높음[b]
성장	어린이와 임신부는 기초대사량이 높음
체구성 (성별)	제지방 조직이 많을수록 기초대사량이 높음(남성이 여성보다 기초대사량이 높음). 지방조직이 많을수록 기초대사량이 낮음
열	열이 나면 기초대사량이 높아짐[c]
스트레스	스트레스(질병과 특정 약물 포함)가 기초대사량을 높임
환경적인 온도	고온과 저온에서는 기초대사량이 높음
단식/기아	단식/기아 시 기초대사량이 낮아짐[d]
영양불량	영양불량 상태는 기초대사량을 낮춤
호르몬(성별)	예) 갑상선 호르몬인 티록신은 기초대사량을 낮추거나 높일 수 있음. 월경 전 호르몬은 기초대사량을 약간 높임[e]
흡연	니코틴은 에너지 소비를 높임
카페인	카페인은 에너지 소비를 높임
수면	수면 상태에서 기초대사량이 가장 낮음

[a] BMR은 (성장과 발달이 멈춘) 성인기 초기에 10년마다 2%씩 감소하기 시작한다.
[b] 두 사람의 체중이 같더라도, 키가 크고 마른사람의 체표면적이 더 넓고, 피부를 통해 발산되는 열 에너지 양이 더 많으므로 기초 대사율이 더 높다.
[c] 열은 섭씨 1도마다 7%의 BMR을 증가시킨다.
[d] BMR 감소가 체손실만으로도 그 정도보다 더 빠르게 더 크게 일어남을 설명할 수 있지만, 장기간의 기아 상태는 대사활성이 높은 체지방 조직의 총량을 감소시킨다. 무엇보다, 단식시 신경과 호르몬 변화가 BMR을 변화시킨다.
[e] 갑상선에서 분비되는 호르몬은 세포로 전달되어 세포 대사에 영향을 미친다. 갑상선 호르몬활성은 대사율을 50%정도 높이거나 낮출 수 있다.

기초대사(basal metabolism) 완전히 소화된 상태에서 육체적으로 심리적으로 휴식을 취하고 있을 때 생명을 유지하는 데 필요한 에너지. 기초대사는 일반적으로 하루 에너지 소비의 가장 많은 부분을 차지한다.

자발적 활동(voluntary activities) 의식적으로 노력을 기울인 근육 활동으로 하루 에너지 소비의 구성요소-걷기, 들어올리기, 올라가기, 다른 육체적인 활동들. 일반적으로 자발적 활동은 기초대사보다 하루 필요 에너지량이 적다.

표 1-1에서와 같이 기초대사량은 성장기(어린이, 청소년, 임신부)에 높으며, 제지방량이 많은 사람들(육체적으로 건강한 사람들)도 높다. 기초대사량을 높이는 방법 중에 하나는 주기적이고 지속적으로 근력 운동을 하여 제지방 조직을 최대로 끌어올리는 것이다.

체표면적이 큰 사람과 열이 나거나 스트레스를 받은 사람, 특정 약을 복용하고 있는 사람, 갑상선의 활성이 높은 사람은 기초대사량이 높은 반면 제지방 조직이 손실될 때, 질병으로 인해 갑상선의 활성이 낮아졌을 때, 활동이 없을 때 단식 혹은 기근 상태에는 기초대사량이 낮아진다.

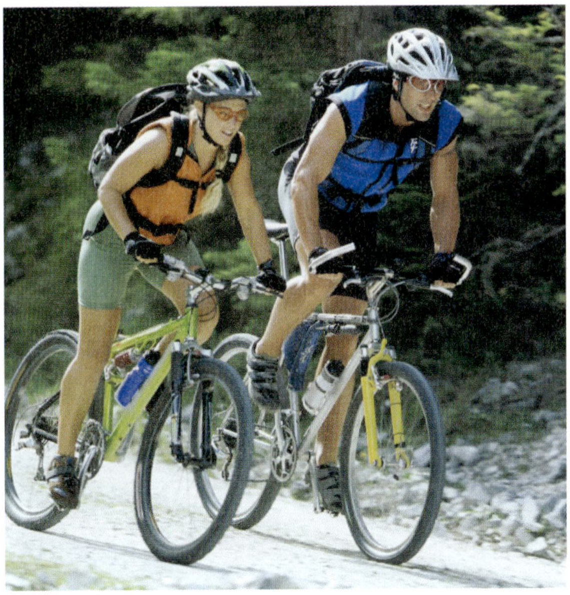

신체활동은 에너지를 소모하고 다양한 방법으로 건강에 유익을 준다.

활동대사량 활동을 통해 소비되는 에너지에 영향을 미치는 요인으로는 근육량, 체중, 신체 활동이 있다. 활동하는 데 필요한 근육량이 많을수록, 체중이 많이 나갈수록 더 많은 칼로리가 소모된다. 활동을 지속하는 정도, 빈도, 강도 또한 에너지의 소비량에 영향을 준다. 긴 시간 동안 더욱 자주, 더 강도있는 활동을 했을 경우 칼로리의 소모는 더욱 많아진다.

표 1-2는 다양한 활동을 할 경우 평균적인 에너지 소모량을 체중별로 나타내었으며, 같은 활동을 했을 때에 체중이 많이 나가는 사람이 1분 동안 사용하는 에너지의 양이 체중이 적게 나가는 사람보다 높은 것으로 나타났다.

식품에 의한 열생성 식품이 신체 내로 흡수되면, 쉬고 있던 세포들이 활동한다. 식품이 소장을 통해 흡수될 때 근육의 주기적인 수축이 빠르게 진행되며, 소화를 돕는 액이 여러 세포에서 생산 · 분비된다. 식품의 소화 · 흡수 · 대사에 관여하는 세포들은 추가적인 에너지가 필요하다. 이와 같이 세포의 활성은 열을 발생시키며 이것을 **식품에 의한 열생성**이라 한다. 식품에 의한 열생성은 총 섭취한 식품 에너지의 약 10%에 해당된다. 대략적인 추정을 할 때에는 식품에 의한 열생성을 포함시키지는 않는다.

에너지 필요량 추정

에너지 필요량을 추정할 때에는 아래의 요인들이 에너지의 소모에 어떠한 영향을 미치는지를 고려해 DRI 위원회가 공식을 설정하였다.■

- **성별** : 일반적으로, 남성이 여성보다 제지방량이 많기 때문에 여성은 남성보다 기초대사량이 낮다. 여성은 월경 호르몬이 월경 전에 다량 분비되기 때문에 기초대사량에 영향을 준다. 따라서 성별에 따른 에너지 소모량을 고려하기 위해 두 가지의 에너지 공식이 설정되어 있다.
- **성장** : 성장기에는 기초대사량이 높다. 따라서 임신한 여성, 어린이, 청소년을 대상으로 한 에너지 공식이 따로 설정되어 있다.
- **나이** : 성인기에는 제지방량이 감소하여 기초대사량이 낮아진다. 육체적 활동 또한 줄어드는 경향을 보이기 때문에 10년마다 평균적으로 에너지 소모량이 5%씩 낮아진다. 기초대사량이 낮아지는 것은 활동이 줄어들어 제지방량이 줄어들었음을 의미하며, 육체적인 활동을 계속 하면 기초대사량이 낮아지는 것을 예방할 수 있다. 이처럼 나이는 에너지 소모량에 영향을 주기 때문에 에너지 공식에서도 나이를 고려하게 되었다.

■ 표 1-1(p.22)에서 제시한 요인들은 BMR에 영향을 미쳐 궁극적으로 에너지 소비에 영향을 미친다.

기초대사량(basal metabolic rate ; BMR) 12시간 동안의 단식 후 충분한 수면을 취한 뒤, 어떠한 육체적인 활동이나 감정적인 흥분이 없는 편안한 상태에서 대사에 이용되는 에너지량. 일반적으로 체중 kg당 시간당 kcal로 나타냄.

휴식대사량(resting metabolic rate ; RMR) 편안한 상태로 휴식을 취할 때의 에너지 소비량을 측정. 기초대사량과 비슷하나 식품 섭취나 육체적인 활동에 대해 기초대사량보다는 엄격하지 않음. 결과적으로 휴식대사량은 기초대사량보다 높은 수치를 나타냄.

식품에 의한 열생성(thermic effect of food) 식품의 소화, 흡수, 이동, 대사 및 저장을 위해 요구되는 에너지 추정량

표 1-2 **다양한 활동별 에너지 소비량**

다음은 활동대사량과 기초대사량을 모두 반영한 값이다.

활동	kcal/kg/min[a]	체중별 kcal/min				
		50 kg	60 kg	70 kg	80 kg	90 kg
에어로빅 댄스(격렬한)	0.137	6.9	8.2	9.6	11.0	12.3
농구(격렬하게, 풀 코트)	0.214	10.7	12.8	15.0	17.1	19.3
자전거						
13 mph	0.099	5.0	5.9	6.9	7.9	8.9
15 mph	0.108	5.4	6.5	7.6	8.6	9.7
17 mph	0.126	6.3	7.6	8.8	10.1	11.3
19 mph	0.168	8.4	10.1	11.8	13.4	15.1
21 mph	0.198	9.9	11.9	13.9	15.8	17.8
23 mph	0.240	12.0	14.4	16.8	19.2	21.6
25 mph	0.306	15.3	18.4	21.4	24.5	27.5
카누, 잔잔한 물결, 보통속도	0.099	5.0	5.9	6.9	7.9	8.9
크로스컨트리 스키						
8 mph	0.229	11.5	13.7	16.0	18.3	20.6
골프(클럽운반)	0.099	5.0	5.9	6.9	7.9	8.9
핸드볼	0.172	8.6	10.3	12.0	13.8	15.5
승마(속보)	0.115	5.8	6.9	8.1	9.2	10.4
노 젓기(격렬한)	0.214	10.7	12.8	15.0	17.1	19.3
달리기						
5 mph	0.134	6.7	8.0	9.4	10.7	12.1
6 mph	0.163	8.2	9.8	11.4	13.0	14.7
7.5 mph	0.207	10.4	12.4	14.5	16.6	18.6
9 mph	0.227	11.4	13.6	15.9	18.2	20.4
10 mph	0.251	12.6	15.1	17.6	20.1	22.6
11 mph	0.289	14.5	17.3	20.2	23.1	26.0
축구(격렬한)	0.214	10.7	12.8	15.0	17.1	19.3
공부	0.024	1.2	1.4	1.7	1.9	2.2
수영						
20 yd/min	0.071	3.6	4.3	5.0	5.7	6.4
45 yd/min	0.128	6.4	7.7	9.0	10.2	11.5
50 yd/min	0.154	7.7	9.2	10.8	12.3	13.9
탁구(숙련된)	0.099	5.0	5.9	6.9	7.9	8.9
테니스(초보)	0.071	3.6	4.3	5.0	5.7	6.4
걷기(활발하게)						
3.5 mph	0.077	3.9	4.6	5.4	6.2	6.9
4.5 mph	0.106	5.3	6.4	7.4	8.5	9.5
역도						
경중도	0.053	2.7	3.2	3.7	4.2	4.8
강도높음	0.106	5.3	6.4	7.4	8.5	9.5
휠체어 농구	0.185	9.3	11.1	13.0	14.8	16.7
자기 휠체어 운전	0.066	3.3	4.0	4.6	5.3	5.9

[a] 자신의 체중에서 활동량을 분당 소비한 칼로리로 계산하려면, 자신의 정확한 체중에 kcal/kg/min 값을 곱하고, 그 값에 신체 활동을 한 시간(min)을 곱한다. 예를 들면, 체중이 65 kg이고 격렬한 에어로빅 댄스를 30분 동안 했을 때 소비한 칼로리는 0.137 × 65 = 8.9 kcal/min; 8.9 × 30(min) = 총 267 kcal이다.

How To

적정에너지 필요 추정량

적정에너지 필요추정량(EER)을 알아보기 위해서는 정확한 공식을 사용해야 한다. 나이는 세(yr), 체중은 kg, 신장은 m로 계산하고, 활동계수(PA)는 표에서 선택하여 방정식에 대입한다.

- 19세 이상의 남성일 경우 :

EER = [662 − (9.53 × 나이)] + PA × [(15.91 × 체중) + (539.6 × 신장)]

- 19세 이상의 여성일 경우 :

EER = [354 − (6.91 × 나이)] + PA × [(9.36 × 체중) + (726 × 신장)]

예를 들어, 신장이 1.8 m이고, 체중이 80.9 kg인 30세 남자의 적정에너지 필요추정량을 구해 보도록 한다.

하루 동안 운동하는 정도를 측정하고, 아래 표를 참고하여 활동계수를 선택한다. (예시의 경우 1.25를 대입한다)

그 다음 나이, 활동계수, 체중, 신장을 공식에 대입한다.

EER = [662 − (9.53 × 30)] + 1.25 × [(15.91 × 80.9) + (539.6 × 1.8)]

계산해 보면

EER = [662 − (9.53 × 30)] + 1.25 × (1,287 + 971)

EER = [662 − (9.53 × 30)] + (1.25 × 2,258)

EER = 662 − 286 + 2,823

EER = 3,199

신장이 1.8 m이고, 몸무게가 80.9 kg인 30세 남자의 적정에너지 필요추정량(EER)은 3,200 kcal/day이다. 실제 필요량은 계산된 적정에너지 필요추정량의 ±200 kcal이다.

적정에너지 필요추정량의 신체활동추정치(physical activity)

	남성	여성	신체활동
활동량이 적은 사람	1.0	1.0	일상생활
활동량이 보통인 사람	1.11	1.12	일상생활 +30~60분 보통활동
활동적인 사람	1.25	1.27	일상생활 +≥60분 보통활동
매우 활동적인 사람	1.48	1.45	일상생활 +≥60분 보통활동 + 60분 격렬한 활동(또는 120분 보통활동)

* 보통활동은 5.6~7.2 km/hr로 걷는 것과 같음

- **육체적인 활동** : 다양한 육체적인 활동에 대해 개인적인 기준을 매기는 것은 시간이 걸리는 작업이다. 따라서 표 1-2와 같이 다양한 육체적인 활동을 활동 강도에 따라 분류하였다.
- **신체 구성과 신체 크기** : 기초대사량은 키가 큰 체표면적이 넓은 사람에게서 높게 나타난다. 또한, 체중이 많이 나가면 기초대사로 소모되는 에너지의 양도 많아진다. 이러한 이유 때문에 에너지 공식은 키와 체중에 따른 에너지 필요량을 추정하였다.

이처럼 에너지 요구량은 성별, 성장, 연령, 활동량, 체성분, 신체 크기에 따라 다르다. 비록 비슷한 성향을 갖고 있는 두 사람이 있어도 유전적으로 다르기 때문에 실제 그들의 에너지 요구량은 다르다. 언젠가는 개인 간의 요구량을 추정할 수 있는 방법을 찾을 수 있겠지만 현재는 DRI와 활동계수를 이용하여 적정에너지 필요 추정량을 구하는 방법을 적용해야 한다.

핵심정리

- 사람은 식품을 통해서 에너지를 공급받는다. 대부분의 에너지는 기초 대사에 사용되고, 어느 정도는 활동하는 데 사용되며, 10% 정도는 식품의 대사에 사용되어 열을 발생한다.
- 사람마다 에너지 필요량은 각각 다르다. 성별 · 성장 · 연령 · 체성분 · 신체 크기와 같은 요인들은 기초 대사에 사용되는 에너지 요구량을 구할 때 고려되어야 하고, 운동의 강도나 지속력은 요구량을 계산할 때 활동계수를 통해서 반영된다.

체중, 체 구성성분, 건강

체중은 구성물질(뼈, 근육, 지방, 체액, 다른 조직의 비율)을 반영한다. 이러한 모든 신체 구성요소는 다양할 수 있다. 뼈는 밀도가 높거나 구멍이 뚫려있을 수도 있고, 근육은 잘 발달되어 있기도 하고 발달되어 있지 않을 수도 있으며, 지방은 많을 수도 있고 거의 없을 수도 있다.

단연 가장 가변적인 조직은 체지방이다. 건강을 위해서 체중관리를 하고자 한다면 신체구성을 향상시키는 식습관과 활동습관에 초점을 맞추어야만 한다.

건강체중의 정의

사람의 체중은 어느 정도가 적당할까? 자신의 체중이 키와 나이에 적절한지는 어떻게 알 수 있을까? 자신의 체중이 건강을 위협하는지를 어떻게 알 수 있을까? 이러한 질문은 꽤 간단해 보이지만 대답은 복잡하며, 누구에게 질문하느냐에 따라 답이 다양할 수 있다.

유행의 기준 대부분 사람들은 이상적인 체중에 대해 질문을 받으면 유행을 따라서 대답하게 된다. 우리 사회는 특히 여성에게 비현실적인 이상체중의 기준을 정해놓고 있다. 잡지, 영화, 텔레비전 모두 마른 것이 아름답다는 메시지를 전한다.

그 결과 미디어는 모든 연령대의 사람들(아이들과 청소년에게 가장 비극적으로)에게 체중에 대한 걱정과 다이어트 유형에 지대한 영향을 미치고 있다. 심지어 다섯 살짜리들도 자신의 체중에 대해 걱정한다. 사춘기 직전 소녀들의 50%와 소년들의 33%가 자신의 체중과 외형에 만족하지 못한다.

중요한 것은 인식된 신체이미지가 실제 체중이나 크기와 거의 상관이 없다는 것이다. 사람들은 대상의 외형, 신체크기, 연령과 관계없이 "과체중"은 좋지 않다고 배워왔다. 자신의 신체 이미지에 대한 불만족은 금식 다이어트, 약물남용 다이어트를 무리하게 진행하게 만들고, 결국에는 건강관리에 실패하게 된다.

건강한 신체를 만들기 위한 첫 번째 단계는 자기 자신을 받아들이는 것이다. 유행은 변하기 쉽다는 것을 명심해야 한다. 체형에 대한 인식은 시대에 따라 달라질 수 있으며, 사회마다 다르게 나타난다. "이상적인 것"을 정의하는 기준은 주관적이고, 건강의 측면과는 전혀 다르다(표 1-3 참고).

건강의 기준 만약 우리 사회가 살찐 것을 아름다운 것으로 인식하게 된다 해도, 비만은

표 1-3 건강체중으로 판단하는 방법

- 체중으로 사람을 판단하는 것은 인종, 지역, 성별에 따라 사람을 판단하는 것 만큼이나 위험한 것임을 깨달아야 한다.
- 자신의 신체를 묘사하는 데 있어서 긍정적인 사고를 하며 개인적 판단은 자제한다.
- 주변의 의견을 긍정적으로 받아들인다.
- 지성과 사회적인 미덕, 전문적 · 학문적 성취 등을 포함한 전체적인 자신의 이미지에 초점을 맞춘다.
- 매직 다이어트에 대한 기대를 버린다.
- 체중 감량을 목적으로 한 다이어트를 중단한다. 건강한 식습관과 육체적인 활동을 통한 영구적인 삶의 패턴을 개선한다.
- 식사지침을 이용한다. 영양학적으로 필요한 최소 섭취량 이하로 식품을 제한하는 것은 매우 위험하다.
- 운동은 마른 체형을 개선시켜 줄 뿐만 아니라 기분을 좋게 하며 건강을 강화시키는 데 도움을 준다.
- 가장 좋아하는 것을 찾아보자. 이는 건강한 삶을 계획하는 데 도움이 된다.
- 체중 감량뿐만 아니라, 자신감을 확립하는 데 도움이 되는 전문가와 상담한다.

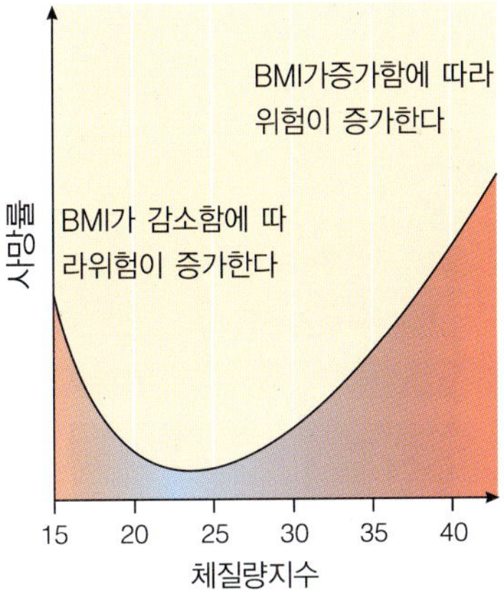

그림 1-8 체질량지수와 사망률
J-shape 곡선은 BMI와 사망률과의 관계를 보여주는 것이며, 저체중과 과체중인 경우 사망률의 위험도가 증가한다.

여전히 심각한 생명을 위협하는 질병의 주요 위험요소이다. 이러한 이유로, 체중이 얼마나 나가야 하고, 어느 정도의 지방을 필요로 하는지를 결정짓는 가장 중요한 기준은 외모가 아니라 건강과 장수이다. 건강체중의 범위는 일반적인 체중과 신장 측정—체질량지수(BMI)—을 사용하여 확인한다.

체질량지수(body mass index ; BMI) 사람의 신장에 대한 체중 지표. 체중(kg)을 신장(m)의 제곱으로 나눈다.

체질량지수(BMI) **체질량지수**는 신장에 대한 체중을 설명하며, 비만도에 따른 질병의 위험과의 상관관계를 보인다. BMI 공식은 다음과 같다 :

$$\text{BMI} = \frac{\text{체중(kg)}}{[\text{신장(m)}]^2}$$

저체중, 정상체중, 과체중, 비만을 정의하기 위하여 다양한 신장과 체중에 대한 BMI를 보여준다. 정상체중은 BMI 18.5~24.9 일 때이다. 이 범주에 속한 대부분의 사람들은 건강 위험율이 거의 낮다. BMI가 18.5 이하로 떨어지거나 24.9 이상 될 경우 위험율이 증가되고(그림 1-8), 저체중과 과체중은 건강 상태를 위협하는 요인이다.

BMI는 비만도를 측정하는 가장 정확한 지표이나 신체 비만 상태를 평가하는 데는 비효율적이다. 또한 BMI로는 체지방량과 체지방 분포를 알 수 없기 때문에, 질병의 위험도를 나타내는 데는 별 소용이 없다. 따라서 체 구성성분을 측정하는 것이 필요하다.

체 구성성분

표준체중과 비교하여 지방이 많으면 과체중으로 판단한다. 그러나 골밀도가 높고 근육이 잘 발달된 운동선수들의 경우는 예외이다. 이들은 과체중이 되어도 신체 지방량이 낮다. 이와는 반대로, 비활동적인 사람은 적절한 체중이더라도 지방량이 매우 높고, 지방의 분포 측면에서 심각한 문제가 있을 수도 있다.

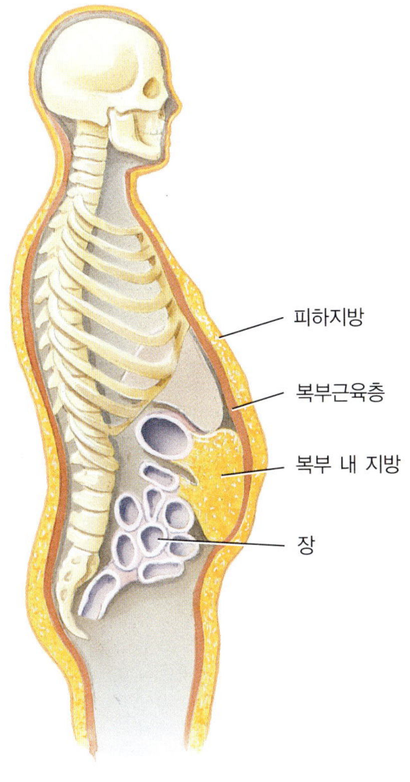

그림 1-9 복부 내 지방과 피하지방
복강에 깊이 있는 지방은 특히 건강을 위협하는 요인으로 자리잡고 있다.

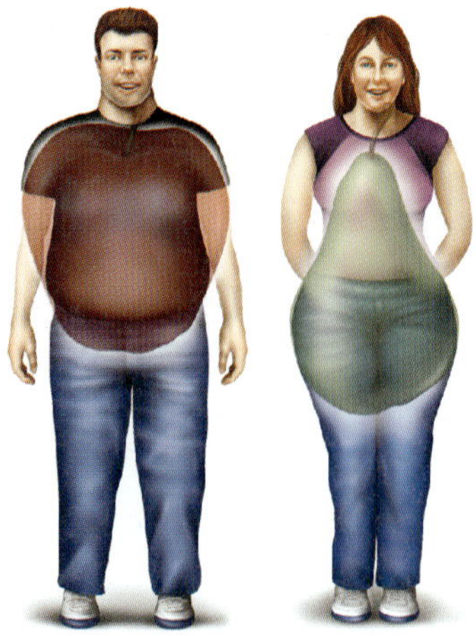

그림 1-10 '사과형'과 '서양배형' 체형
상체 비만은 남성에게 더 많고, 심장병과 뇌졸중, 당뇨병, 고혈압, 각종 암과 관련이 있다. 반면 하체 비만은 여성에게 더 많고, 보통 만성적인 질병과는 관련이 없다.

흔히 상체 비만을 사과형 또는 남성형으로, 하체 비만을 서양배형 또는 여성형 비만으로 일컫는다.

중심성 비만 신체 총 지방량 이상으로 신체 복부 안쪽으로 지방이 쌓이게 되면 당뇨병, 뇌졸중, 고혈압, 동맥경화와 같은 질환이 나타난다(그림 1-9). 사망의 위험은 도처에 도사리고 있지만, **중심성 비만**은 다른 부위에 지방이 축적되는 것보다 훨씬 위험하다.

피부 바로 아래의 피하지방층과는 달리, **복부 내 지방**은 세포에서 방출될 때 간문맥을 통해 바로 간으로 유입되고 다시 VLDL 형태로 중성지방이 분비된다. 다른 부위의 지방은 순환계를 따라 한 바퀴를 돌아 간으로 유입되어, 주로 다른 조직에서 먼저 지방이 대사된다.

복부에 지방이 많은 중심성 비만인 사과형과 엉덩이와 허벅지에 지방이 있는 서양배형이 있다(그림 1-10). 복부지방은 폐경기의 여성 및 남성에게서 흔히 나타난다. 총 지방량은 유사하지만, 특히 남성이 폐경기 전후의 여성보다 복부의 지방이 더 많다. 복부지방을 가진 여성의 경우, 심혈관계 질환의 위험률과 사망률이 남성만큼 증가한다. 흡연자 역시 체지방이 복부로 더 많이 모인다.

흡연자가 비흡연자보다 체중은 덜 나가지만 허리둘레가 더 굵은 것으로 나타나 흡연이 체지방 분포에 직접 영향을 미치는 것으로 보고 있다. 체지방 분포에 영향을 주는 다른 요인으로는 알코올 섭취와 육체활동이 있다. 적당량 이상의 알코올 섭취는 중심성 비만이 되기 쉬운 반면, 규칙적인 육체활동은 복부 지방의 축적을 예방할 수 있다.

피부두겹두께 측정 피부두겹두께 측정은 총 체지방량을 정확하게 측정할 수 있고, 지방이 분포한 위치를 측정할 수 있다. 신체 지방의 절반 가량이 피부 아래에 위치하고 있고, 피하지방의 두께는 신체 총 지방량을 반영하는 것으로 본다. 복부 근처의 중심부를 측정하는 것이 팔이나 등의 상체에서 측정하는 것보다 지방량의 변화를 더 잘 반영한다. 숙련된 담당자가 **피부두겹두께**를 정확하게 측정하여 기준치와 비교하도록 한다.

허리 둘레 **허리 둘레**는 복부의 비만 정도를 나타내 준다(그림 1-11). 예전에는 허리-엉덩이 둘레의 비율을 주로 이용하였으나, 허리 둘레만으로도 남성과 여성 모두에서 타당한 지표로 간주하고 있다. 일반적으로 여성과 남성이 각각 88 cm, 102 cm 이상이 되면 비만과 관련된 건강 문제의 위험도가 높아진다.

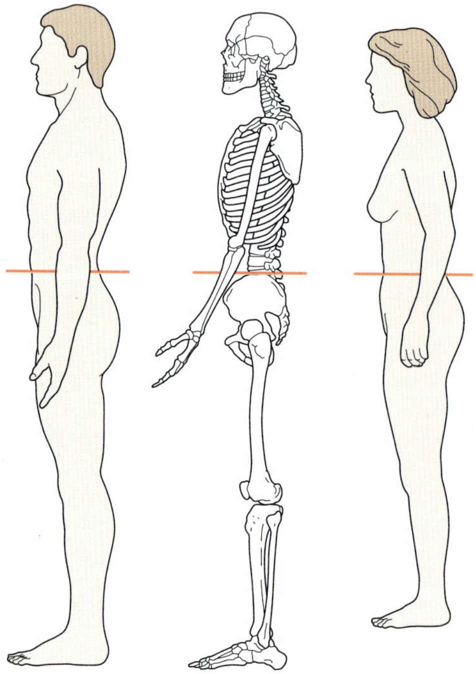

그림 1-11 허리둘레 측정
줄자를 사용하여 엉덩이 뼈 바로 윗부분의 둘레를 측정한다. 호기 때에 측정한다. 건강한 남성과 여성의 허리 사이즈는 각각 102 cm, 88 cm 이하이다.

어느 정도의 체지방이 많은 것일까? 사람들은 종종 어느 정도의 체지방이 적당한가에 대해 궁금해 한다. 신체는 기초적인 필요량을 충족시킬 만큼의 충분한 양의 지방을 가지고 있지만, 이 정도의 양은 건강에 위협이 되지 않는다. 이상적인 체지방량은 사람에 따라 달라지며, 남성은 13~21%, 여성은 23~31%로 권고된다. ■

■ 남성보다 여성의 체지방률이 더 높은 것이 정상이며 이는 재생산을 위해 필요하다.

운동선수들은 지방의 분포도가 더 낮다. 하지만 이는 연료제공, 체온보호, 신경자극전달, 정상적인 호르몬 작용에 필요한 최소의 양으로서 근육에 부담을 줄 정도는 아니다. 남성 운동선수들은 5~10%, 여성 운동선수들은 15~20% 정도이다.

지방은 추운 날씨에 열이 손실되는 것을 방지하는 데 도움을 주기 때문에 알래스카 어부들은 체지방이 평균 이상으로 많다. 여성은 임신을 하기 위하여 충분한 지방이 필요한데, 이것은 착상을 하고 태아가 성장하는 데 도움을 주기 때문이다.

체지방이 필요 이하의 양으로 존재하면 불임이 될 수 있으며, 우울증으로 발전되기도 한다. 비정상적인 배고픔을 느끼고, 체온을 유지할 수 없게 된다. 이러한 역치는 각 기능마다, 개개인마다 차이가 있다.

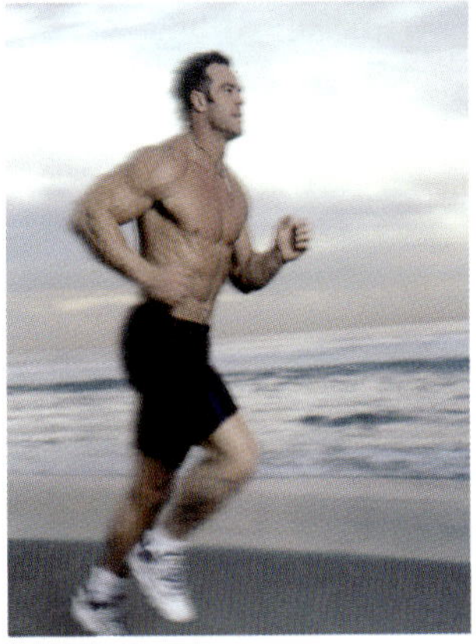

신장 193 cm, 체중 113 kg의 이 달리는 사람은 일반 기준대로라면 과체중으로 분류된다. 그러나 이 사람은 확실히 과지방 상태가 아니다.

핵심정리

- 적절한 지방량의 가장 중요한 기준은 건강이다.
- 체중에 대한 현 기준은 BMI로서, 이 지표는 신장에 대한 체중의 관계이다.
- BMI 18.5 이하, 24.9 이상에서 건강의 위험도가 증가한다.
- 중심성 비만은 신체의 몸통에 과도한 지방이 축적되어 있는 경우이며, 이는 하체 비만보다 건강의 위험도가 높다.
- 허리둘레 측정, 피부두겹두께 측정 등 체 구성성분 측정에는 여러 기법이 있다.

과체중과 비만 위험

신체 이미지와 체중 감소를 위한 국가의 노력에도 불구하고, 과체중과 비만은 계속적으로 증가하고 있다(그림 1-12). 지난 10년 동안, 성별, 나이, 인종, 교육 수준과는 관계없이 비만율이 계속 증가하고 있다. 미국 성인의 65% 이상이 **과체중**과 비만이다. 과체중의 이환율은 특히 여성, 빈곤한 사람, 소수인종집단에서 더 높게 나타나고 있다. 즉, 비만은 그 이환율이 날로 높아지고 있는 중대한 공중 보건 문제이다.

비만의 건강 위험 과체중과 비만의 이환율 증가 시 건강의 위험도가 증가되기 때문에 이는 매우 심각한 문제이다. 사실상 **비만**은 질병이 유발될 가능성이 높은 건강상의 위험 요인이다. 고혈압이 발생하는 이유의 반 이상이 과체중으로 인한 것이며, 따라서 심장마비와 뇌졸중의 위험도가 증가하게 된다. 종종 체중이 감소하여 비만인 사람의 혈압이 정상화되기도 한다.

또한 과도한 체중은 제 2형 당뇨병의 위험도를 증가시킨다. 대부분 성인의 제 2형 당뇨병은 과체중이나 비만으로부터 유발되며, 정상체중인에 비해 비만인에서 제 2형 당뇨병의 유병률이 3배 이상이나 높다. 또한 제 2형 당뇨병인 사람은 복부 비만이 많다. 신체 중앙의 지방 세포는 하체의 지방 세포보다 **인슐린 저항성**이 높다. 인슐린 저항성과 비만은 밀접한 관련성을 가지며, 제 2형 당뇨병을 유발시키는 위험 요인이다.

당뇨병은 체중 증가에 의한 영향을 받는다. 18세 이후에 체중이 5 kg 이상 증가하면 당뇨병의 위험도가 2배 높아진다. 반면에 체중 감소는 포도당의 내성과 인슐린 저항성을 효과적으로 개선시킨다.

중심성 비만(central obesity) 신체 중앙 부근에 과도한 지방이 있음. 복부지방 혹은 상체지방이라고 함.

복부내 지방(intra-abdominal fat) 지방이 복부 내부의 기관과 복강 내 저장됨. 피하지방의 반대 개념 ; 내장지방이라고도 함.

피부두겹두께(skinfold measure) 총 체지방의 임상지표로서, 삼두근, 견갑골하, 이외 다른 부위의 피부가 잡히는 두께를 캘리퍼로 측정함.

허리 둘레(waist circumference) 복부 지방을 측정함.

과체중(overweight) 정상 이상의 과지방. BMI 23.0~24.9로 정의함.

비만(obesity) 건강에 해로운 과지방, 신뢰할 만한 측정법으로 의학적인 판단을 내림. 비만은 공식적으로 BMI 25 이상으로 정의함.

인슐린 저항성(insulin resistance) 인슐린이 근육, 지방세포, 간세포에서 제대로 작용하지 못하여 공복 시 혈당이 증가됨. 비만은 제 2형당뇨병을 유발함.

그림 1-12 미국의 비만 유병률 증가

자료 출처 : http://www.cdc.gov/nccdphp/dnpa/obesity/trend/maps/index.htm

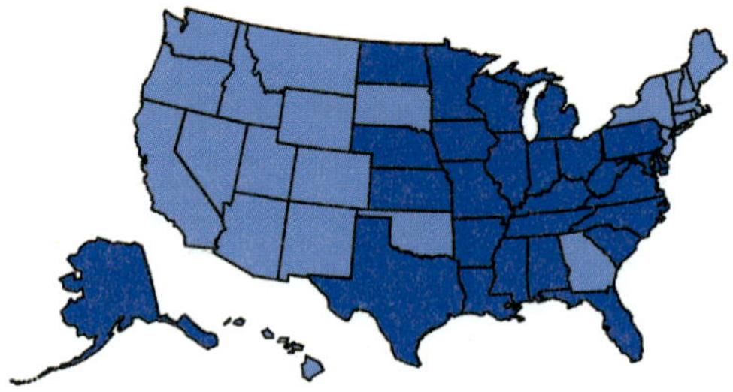

1995 : 미국의 반 이상의 주(states)에서 ≥15%의 비만유병률을 보였으나 ≥20%의 유병률을 보이는 곳은 단 한군데도 없었다.

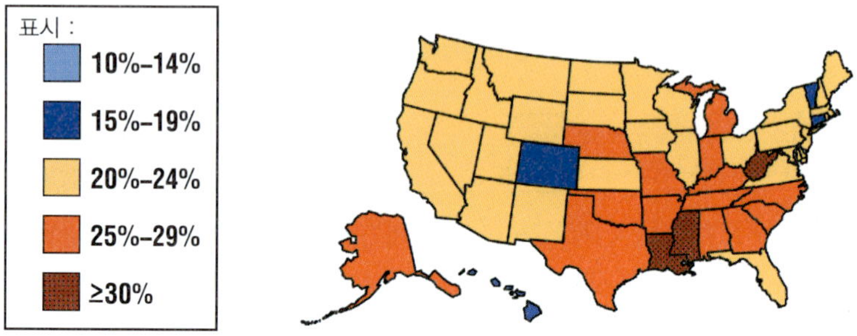

2005 : 단 4개의 주만이 ≥20%의 유병률을 보였으며,약 1/3의 주에서 ≥25%의 유병률을 보였고, ≥30%의 유병률을 보이는 주도 3개나 된다.

당뇨병과 고혈압 외에도, 다른 위험 요인들이 비만인들을 위협하고 있다. 이 중에는 고지혈증, 심장병, 수면무호흡증(수면 동안 호흡이 비정상적으로 중지하는), 골관절염, 탈장, 암, 하지정맥류, 통풍, 담낭질환, 신장결석, 호흡곤란, 간 기능 이상, 임신 합병증과 외과적 처치, 평발, 높은 사고율 등이 있다. 비만인들은 다른 사람들보다 2배가량 일찍 사망하며 미국의 경우 예방 가능한 사망원인 중 비만이 두 번째이다.

한편, 일부 비만인 중에서는 건강하게 오래 사는 경우도 있다. 신체적 비만에도 불구하고 철저한 체력관리를 하면 질병으로 인한 조기 사망을 막을 수 있다. 또한 유전인자, 흡연과 같은 위험 요인이 과체중인 사람들 중에서 누가 질병에 걸리기 쉽고 누가 건강한 상태를 유지할지에 영향을 주게 된다.

그러나 여전히 대부분의 비만인에게는 건강 문제가 발생할 수 있으며, 다음의 지침이 비만의 위험성을 확인하는 데 도움이 될 수 있다.

비만의 위험성을 확인하는 지침 과체중과 비만으로부터 건강을 위협하는 요소를 식별하고 측정하는 지침으로서 다음의 세 가지 지표에 의존한다. 첫 번째 지표는 BMI(표 1-4)이다. 일반적으로 BMI가 23~24.9는 과체중, 25 이상은 비만으로 정의한다.

두 번째 지표는 비만의 비율에서 복부내지방의 정도를 반영하는 허리둘레이다. 표 1-4를 보면, 허리둘레가 여성의 경우 88 cm 이상, 남성은 102 cm 이상일 때 그 범위 이하인 여성과 남성에 비해 제 2형 당뇨병, 고혈압, 심장병의 위험성이 더 커진다.

- 국제 심장, 폐, 혈액 연구소에서는 임상적으로 비만인 사람(BMI ≥ 25)이 아래에 사항 중 하나라도 포함되는 사람은 적극적인 치료가 긴급히 요구된다고 한다.
  - 만성 심혈관질환(CVD)
  - 만성 제2형 당뇨병, 또는 당 내성 손상(당뇨병 전증)
  - 수면 무호흡, 일시적 호흡 정지

다음의 CVD 위험 요인을 가지는 비만인은 긴급한 치료가 요구된다.

- 고혈압
- 흡연
- 고 LDL 콜레스테롤
- 저 HDL 콜레스테롤
- 주로 앉아서 생활하는 양식
- 45세 이상(남성) 또는 55세 이상(여성)
- 55세(남성) 또는 65세(여성) 이전에 직계 가족 구성원의 심장병

표 1-4 BMI와 허리둘레에 따른 병의 위험정도

위험성의 정도는 특정한 질환 또는 혈중 LDL 콜레스테롤의 증가나 흡연 같은 다른 위험 요소로 인해 높아진다.[a]

BMI	허리둘레 ≤ 102 cm(남성) 또는 ≤ 88 cm(여성)	허리둘레 > 102 cm(남성) 또는 > 88 cm(여성)
18.5 이하(저체중)	낮음	–
18.5~22.9(정상)	낮음	–
23.0~24.9(과체중)	증가	높음
25.0~29.9(비만, Ⅰ)	높음	아주 높음
>30(비만, Ⅱ)	아주 높음	아주 높음
≥40(비만, Ⅲ)	매우 높음	매우 높음

[a] 제 2형 당뇨병, 고혈압, 심혈관 질환의 위험.

세 번째 지표는 질병 위험 분석표이다. 한 가지 이상의 질병이 있거나 ■ 또는 세 가지 이상의 심혈관질환의 위험요인을 가진 사람은 매우 높은 합병증의 위험률과 사망률을 보이므로, 병의 적극적인 치료 또는 위험요인 조절 등의 관리가 필요하다.

비만의 다른 위험성 비록 일부 비만인은 건강 문제가 없는 것처럼 보이지만, 대부분은 우리 사회에서 사회적 · 경제적 장애를 피할 수 없다. 우리 사회는 마른 체형에 대해 유별난 가치를 두고 있다. 비만인 사람들은 연애, 취업, 대학 입학허가 시 종종 무시를 당하게 된다. 보험이 할증되거나 옷을 구매하는 데 더 많은 비용을 지불하기도 한다. 이러한 사회 경제적 부당함은 심리적으로도 마찬가지이다. 비만인 사람들은 거부당하는 당혹감을 느끼며 자존심에 상처를 입는다.

핵심정리

- 비만은 건강 위험성이 매우 높고 심각하다.
- 과체중과 비만의 건강 위험성을 식별하기 위한 지침은 BMI, 허리둘레, 질병 위험 분석에 기초한다.
- 비만은 사회적, 경제적, 심리적 위험을 초래한다.

이 장에서는 에너지 대사, 에너지 균형, 비만의 건강 위험성을 설명하였다. 다음 장에서는 저체중의 건강 위험성, 비만의 원인, 체중 감소, 유지 또는 증가를 위한 전략에 대해 논의할 것이다.

분석

임상 적용

1. 다양한 신체 활동을 하는 사람의 에너지 소비량을 비교해 본다. 표 1-2를 이용하여, 몸무게 65 kg인 사람이 에어로빅 댄스를 하였을 경우 활동에너지를 살펴보고, 자신의 체중에 기초해 다양한 활동들과 비교해 본다.

   30분간의 격렬한 에어로빅 댄스

   0.137 kcal/kg/min × 65 kg = 8.9 kcal/min

   8.9 kcal/min × 30 min = 267 kcal

   a. 클럽을 들고 2시간 골프치기
   b. 9mph의 속도로 20분 동안 달리기
   c. 20 yd/min으로 45분 수영
   d. 3.5 mph의 속도로 1시간 동안 걷기

2. 자신의 적정에너지 필요추정량(EER)을 계산해 본다.

해답

1. (a) 0.099 kcal/kg/min × 65 kg
   = 6.4 kcal/min, 6.4 kcal/min × 120 min = 768 kcal.
   (b) 0.227 kcal/kg/min × 65 kg
   = 14.8 kcal/min, 14.8 kcal/min × 20 min = 296 kcal.
   (c) 0.071 kcal/kg/min × 65 kg
   = 4.6 kcal/min, 4.6 kcal/min = 45 = 207 kcal.
   (d) 0.077 kcal/kg/min × 65 kg
   = 5 kcal/min, 5 kcal/min × 60 min = 300 kcal.

자가 평가

1. 에너지를 생산하는 영양소는 TCA 회로에 들어가기 전에 ____ 으로 분해된다.
   a. 암모니아
   b. 피루브산
   c. 전자
   d. 아세틸 CoA

2. 단식, 기아 시 체내 저장된 탄수화물과 지방이 고갈되면 ____ 을 연료원으로 사용한다.
   a. 알코올
   b. 단백질
   c. 포도당
   d. 중성지방

3. 기아 상태에서 탄수화물이 고갈되어 뇌에 에너지를 공급하지 못할 때 _____으로부터 케톤체를 생산한다.
   a. 포도당
   b. 글리세롤
   c. 지방산
   d. 아미노산

4. 단식의 세 가지 위험 요소는?
   a. 수분 손실, 정신적 민첩성의 감소, 제지방조직의 소비
   b. 수분 증가, 병에 대한 저항성 손상, 체온 저하
   c. 수분 증가, 정신적 민첩성의 감소, 병에 대한 저항성 손상
   d. 제지방 조직 손실, 병에 대한 저항성 손상, 신체의 나트륨과 수분 균형의 장애

5. 다음 중 기초대사량과 관련된 두 가지 활동은?
   a. 걷기와 달리기
   b. 심박 유지와 달리기
   c. 체온 유지와 걷기
   d. 심박 유지와 체온유지

6. 신체의 기초 대사량에 영향을 주는 세 가지 요인은?
   a. 신장, 체중, 에너지 섭취
   b. 연령, 체성분, 신장
   c. 열, 체성분, 고도
   d. 체중, 열, 환경적 기온

7. 에너지 소비의 가장 큰 구성요소는?
   a. 기초대사
   b. 신체 활동
   c. 간접 열량 측정법
   d. 식품에 의한 열생성

8. 다음 중 신장과 체중을 반영하는 것은?
   a. 체질량지수
   b. 중심성 비만
   c. 허리둘레
   d. 체 구성성분

9. 건강 위험성과 연관성이 가장 적은 BMI의 범위는?
   a. 16.5~18.4   b. 18.5~22.9
   c. 23.0~24.9   d. 25.0~29.9

10. 과체중과 관련이 없는 건강 문제는?
   a. 고혈압
   b. 심장병
   c. 제 1형 당뇨병
   d. 담낭질환 이상

정답은 부록을 참조.

CHAPTER 1 **실전 영양**

식이장애

식이장애(용어설명 참고)로 고통을 받는 사람의 수를 정확히 알 수는 없지만, 18~30세의 젊은 여성의 약 3%와 이보다 낮은 비율의 남성에게서 **신경성 거식증, 신경성 폭식증, 폭식증**이 나타나는 것으로 보고 있다. 게다가 다른 많은 사람들도 이와 유사한 장애로 고통받고 있으며 건강을 위협당하고 있다.

절제된 음식섭취, 폭식, 토하기, 살찌는 것에 대한 두려움, 왜곡된 신체이미지와 같은 식이장애의 특성이 일반적이며, 특히 중산층의 여자아이들에게 많이 나타난다. 그러나 대부분의 사회에서는 흔치 않은 편이다.

왜 우리 사회의 많은 젊은이들이 식이장애로 고통받는가?

전문가들은 다양한 요인을 들고 있다. 사회적, 문화적, 심리적 요인, 신경 화학물질 등. 젊은이들은 날씬해야 한다는 강박관념으로 비관에 빠지기도 한다. 저체중을 목표로 하게 되면, 정상체중의 사람들은 건강한 신체를 비만으로 여기게 된다. 또한 체중을 감량하기 위해 올바르지 않은 식행동을 하게 된다.

음식을 지나치게 절제하면 강한 배고픔을 느끼게 되고 결국에는 폭식을 하게 된다. 이러한 이론은 젊은 여성들이 잘못된 다이어트 뒤에 종종 폭식을 보인다는 연구에서 뒷받침되고 있다.

지나친 식이제한 뒤에 따르는 폭식은 **체중 주기** 패턴의 변화를 가져오고, 체중감량 및 감량된 체중을 유지하기도 어려워진다. 또 시간이 더 많이 소요된다.

강도 높은 체중감량을 시도하는 사람들은 자신의 몸에 만족하지 못하고 사회적 근심으로 고통을 받거나 의기소침해진다. 체중감량은 점점 더 어려워지고, 정신적 문제가 악화되고 식이장애를 겪게 된다.

신경성 거식증은 지나친 체중감량으로 건강뿐 아니라 생명까지도 위협하게 된다. 폭식증은 폭식과 심각한 다이어트를 반복하는데, 이런 환자들은 폭식에 이어서 토하거나 설사제, 이뇨제 등을 남용하여 해를 초래한다.

소녀나 젊은 여성들 외에도 거식증과 폭식증의 위험 집단이 있을까?

있다. 특히 여자 운동선수들이 심각한 식이장애의 위험에 노출되어 있다. 운동선수들은 종종 운동경기를 위해 체중을 줄여야 하며, 많은 운동선수들이 전형적인 식이장애의 행동을 보인다고 한다.

이들은 살찌는 것을 두려워하고 음식 때문에 괴로워하며 체중조절을 위해 설사약을 먹는다고 한다. 특히 무용가, 경마기수, 체급별 경기선수, 장거리주자, 보디빌더, 다이버, 피겨 스케이트 선수, 체조선수, 그 밖에 체중과 외모가 비교 · 판단되는 사람들에게서 이런 문제가 나타나기 쉽다. 이들은 체중감량을 위해 강도 높은 훈련, 장기간의 기아, 구토, 다이어트 약 복용, 발한을 목적으로 한 사우나 등을 시도하다가 사망하는 경우도 있다.

남자들은 일반적으로 약 20명 중에 1명 정도로 식이장애가 있는 것으로 알려져 있으나, 운동선수와 댄서들에게서 더 많이 나타난다. 10대의 남자아이들은 대개 체중의 15%가 지방이지만, 고등학교 운동선수의 경우 체중의 5% 정도만이 지방이다.

이러한 체중감량은 실제 운동능력을 떨어뜨린다. 근력, 지구력, 산소 수용량이 감소하고 기운이 떨어지며, 운동수행능력이 손상된다. 이러한 현상은 음식과 물을 섭취한 후에도 며칠간 지속된다.

용어정리

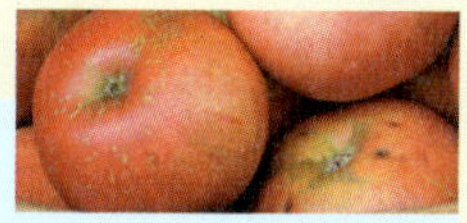

구토제 : 구토를 일으키는 물질

폭식증 : 과식증과 유사한 증상인 식이장애, 구토 또는 보상행동을 포함한다.

무월경증 : 월경을 건너뛰거나 중단됨. **1차 무월경증**은 16살이 지나도록 초경이 없는 사람, **2차 무월경증**은 3~6회 연속해서 월경이 없는 상태를 뜻한다.

변통제 : 강력한 하제

식이장애 : 사람의 육체적, 정신적 건강을 위태롭게 할 정도로 식행동에 문제가 있는 것

신경성 거식증 : 체중유지를 거부하고 정상적인 체중보다 적게 유지하려고 하는 특징이 있다. 심각할 정도로 굶고 체중과 외형에 대한 왜곡된 견해를 가지며, 청소년기의 소녀 및 젊은 여성에서 주로 발견된다.
식욕감퇴 = 식욕이 없음
거식증 = nervous(신경의)의 어원임

신경성 폭식증 : 폭식증을 포함하는 비만에 대한 병적인 두려움으로 주로 스스로 구토를 유도함

여성 운동선수의 3가지 증상 : 잠재되어 있는 치명적인 문제점 – 식이장애, 무월경증, 골다공증

정신치료 : 심리적인 치료. 거식증의 경우, 체중, 식사, 건강 증진에 대한 잘못된 인식을 바꾸는 것을 목적으로 함

체중 주기 : 체중증감의 주기적 반복. 주기가 반복될수록 체중 감소율이 떨어지며, 요요현상이라고 부르다.

운동선수들 중에서도 특히 여성들은 식이장애의 위험이 매우 높다. 많은 여성 운동선수들은 겉으로는 건강해보이지만 실제로는 3가지 관련 증상을 겪는 경우가 있다 : 식이장애, 무월경(3회 이상 연속으로 월경이 없는 것), 골다공증.

여성 운동선수의 3가지 증상이 어떻게 나타나는가?

감독이 부적절한 체중 관리방법으로 여성 운동선수들을 지도하기 때문에, 많은 여성 운동선수들은 자기 파괴적인 식행동(식이장애)을 하게 된다. 운동선수의 뼈와 근육은 밀도가 높기 때문에, 운동선수가 아닌 사람들보다 신장에 비해 더 무겁다. 일반인에게 적용되는 표준 체중의 개념을 운동선수에게 적용하는 것은 바람직하지 않다. 피하지방 측정과 같은 기준은 체 구성성분의 정보를 아는 데 있어 유용하다.

많은 젊은 여성 운동선수들이 운동수행능력을 개선 및 발휘하거나 그들의 특정운동의 체중 기준을 충족시키기 위해 에너지 섭취를 심각하게 줄인다. 그러나 에너지 제한과 함께 제지방조직의 손실로 그들의 운동수행능력도 손상된다는 것을 깨닫지 못하고 있다. **여성 운동선수의 3가지 증상**은 다음과 같은 위험 요소를 가지고 있다.

- 어린나이(청소년기)
- 선택적 육체 활동에서 뛰어나고자 하는 중압감
- 이상적인 체지방률이나 체중에 도달하는 것을 목적으로 함
- 체조, 피겨 스케이트 또는 댄스 같은 외형으로 수행능력을 판단하기 위해 경쟁해야 하는 운동에 참여하고 있는 사람
- 어린 나이에 다이어트하고 있는 사람
- 통제되지 않은 다이어트를 하는 사람

미국은 가임여성 중 약 2~5% 정도가 **무월경증**이며, 운동선수 중에서는 66%가 넘을 것으로 보고 있다. 이전의 개념과 반대로 무월경은 격렬한 신체훈련에 인한 정상적으로 적응하는 것이 아니라 몸에 문제가 생겼다는 징후이다. 무월경은 혈중 저에스트로겐, 불임, 뼈의 무기질 손실 등을 초래한다.

일반적으로 체중을 늘리는 신체활동, 식이 칼슘, 에스트로겐 호르몬은 골다공증에 대항하여 골 손실을 막는다. 그러나 여성의 식이장애와 무월경, 지나치게 활발한 활동들은 골 건강을 손상시킬 수 있다. 에너지 섭취량을 줄인 상태에서 하는 격렬한 훈련과 늘어나는 스트레스는 생리불순이 보이지 않더라도 분명히 골 손실을 증가시킨다. 골 손실은 골절의 위험이 있으며, 후에 골다공증이 될 위험이 높다(그림 NP1-1).

젊은 여성들 중에서도 저체중 여성들의 골밀도가 50~60대의 여성과 유사하게 감소하고 있다. 젊은 운동선수들에게는 하루에 적어도 1,300 mg 칼슘 섭취를 권장하고 있고, 영양밀도가 높은 음식을 먹을 것, 육체활동을 하는 데 필요한 충분한 에너지를 포함한 음식을 먹을 것이 권장되고 있다.

운동선수나 댄서의 식이장애를 막을 방법은 무엇인가?

운동선수와 댄서의 식이장애를 막기 위해서는 운동선수 및 감독들이 체중관리에 적합하지 않은 교육, 부적절한 체중감소 테크닉, 식이장애로의 발전, 적절한 영양, 안전한 체중조절방법에 대해 배워야만 한다. 감독과 댄스 지도자들은 결코 건전하지 못한 체중조절 방법을 권해서는 안 된다.

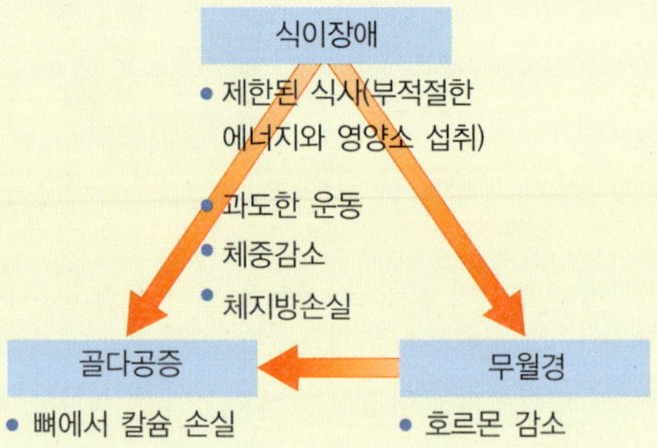

그림 NP1-1 여성운동선수의 세 가지 증상

너무 자주 체중을 측정하는 것도 좋지 않다. 굶어서 체중이 빠진 것을 확인한 이후에는 다시 통제할 수 없이 먹게 되고, 이런 일의 반복은 자기 존중감을 파괴시켜 십대에 정상적인 정신발달을 이루지 못하게 되고 후에도 지속적인 문제가 남게 된다.

다음으로 이들이 식이장애를 극복할 수 있도록 몇 가지 방안을 제시하였으며, 이러한 식이장애가 누구의 문제도 될 수 있음을 계속해서 살펴보고자 한다.

거식증의 특징은 무엇인가?

대부분의 거식증 환자들은 중산층 이상 가정의 여성이다. 거식증이 있는 사람들의 특징은 부모를 기쁘게 하기 위해 힘들게 일하는 완벽주의자이며, 부모의 이상과 목표를 강하게 동일시하는 경향이 있다. 때로는 자기 스스로 결정내리는 자아를 가지고 있지 않다고 느끼기도 한다.

권위에 순종적이고 때로는 로봇 같다고 느끼기도 하며, 매우 공손하다. 또한 통제되어 있으며, 융통성이 없고, 의존적이다. 이들은 자신의 운명을 스스로 통제하기를 바라지만, 실제로는 사람들에 의해 통제되고 있다고 느낀다. 오직 스스로 먹지 않을 때 통제력을 얻었다고 생각한다.

다이어트가 심해질 때 사람들은 어떻게 아는가?

사람들이 적정 체중 이하로 체중을 감량하고도 날씬하다고 생각하지 않는데, 그때는 이미 너무 날씬해서 체중조절을 그만두어야 할 때이다. 너무 무리하게 체중조절을 했지만, 자신이 얼마나 날씬한가와는 무관하게, 거울을 보면서 계속 스스로를 뚱뚱하다고 생각한다. 거식증 진단의 중점은 자신의 비만한 정도를 과대평가하여 신체의 형상을 왜곡하는 것이다.

표 NP1-1은 거식증의 전문적인 판별기준을 보여준다. 거식증은 중독과 비슷하다. 특징적인 행동은 망상에 사로잡힌 듯 강박관념에 사로잡힌 사람 같다는 것이다.

극단적으로 날씬하거나 매우 조금 먹는 사람들이 거식증인지를 결론을 내기 전에 거식증의 진단법은 전문적인 기준을 요구한다.

How To

식이장애에 대한 논쟁

다음은 식이장애를 극복하기 위한 지침이다.

- "식사지침서"에서 적절하다고 제시하는 양보다 과도하게 식이를 제한하면 절대 안 된다.
- 자주 먹도록 한다. 사람들은 시간에 제약을 받아 자주 먹을 수가 없다. 그러나 식사는 공부나 대화를 하면서 스낵을 먹는 것과 같이 다른 활동과 함께 할 수 있다. 자주 먹는 사람들은 배고픔을 느끼지 않는다.
- 만일 정상체중이 아니라면, 적절한 체중과 건강한 체 구성성분을 목표로 설정한다.
- 목표기간을 정한다. 적절한 체지방 감량은 일주일에 체중의 1%이다.
- 체중 – 조절에 관심을 공유하는 사람이 있는 그룹을 만들도록 한다.

댄서와 운동선수 등을 위한 특별한 가이드라인

- 체중에 기초했던 목표에서 활동량에 기초한 목표로 바꾼다.
- 식이장애는 육체적 능력을 손상시킨다는 것을 기억한다. 만일 필요하다면 믿을만한 도움을 청할 곳을 찾아라.
- 운동경기 기간이 아닐 때에는 체중감량 활동을 제한한다.
- 적절한 영양에 중점을 두어라 – 훈련만큼이나 영양에서도 적절한 기술이 중요하다.

매우 마른 사람은 어떠한 위험이 있나?

거식증은 매우 극한 기아상태이기 때문에 신체에 위해를 준다. 젊은 사람은 성장이 중단되고 약해진다. 너무 많은 제지방조직이 손실되고 기초대사량은 매우 낮아진다. 게다가, 심장박동은 약해지고 불규칙해진다.

심장근육은 얇아지고 약해지고 심방의 크기는 감소하고 혈압은 떨어진다. 심장박동을 조절하는 미네랄이 불균형을 보이고, 심장, 신장, 간 기능의 정지 등의 다양한 신체 기관의 이상으로 사망하게 된다.

기근 · 기아는 뇌조직의 손실, 면역체계의 기능저하, 빈혈, 소화기능 상실로 인한 영양불량의 심화 등의 신체적인 변화를 겪게 된다. 소화기능이 감퇴되고 위가 더부룩하며 장관은 수축된다. 건강하지 못한 소화관은 섭취한 음식을 잘 소화시키지 못한다. 췌장에서는 소화효소의 생성이 감소되고, 설사로 고생하게 되며, 심각한 영양실조가 나타난다.

어떤 종류의 치료가 신경성 거식증에 걸린 사람들을 도울 수 있을까?

신경성 거식증의 치료는 식품과 체중에 관련된 이슈들과 자신과 타인과의 관계에서 나타나는 행위에 관하여 다각도로 접근한다. 외과의사, 간호사, 정신과의사, 가족치료사, 영양학자들이 함께 팀을 이루어 신경성 거식증 환자를 치료해야 한다.

적절한 식이는 체중을 정상화하는 데 매우 중요하여, 개인의 요구에 따라 맞추어져야 한다. 환자 스스로 먹으려고 하는 경우는 거의 없다. 만일 환자들이 스스로 먹으려는 의지만 있다면 다른 중재 없이도 회복할 수 있다.

전문가들은 영양불량 정도에 따라 환자들의 위험정도를 분류한다. 위험정도가 낮은 환자들은 가족상담(family counseling), **심리치료**(cognitive therapy), 행동수정, 영양지침서 등을 통해 치료될 수 있다.

위험정도가 높은 환자들은 다른 형태의 심리치료가 필요하며 보충식이를 처방하여 추가적인 영양소와 에너지를 제공해야 한다.

위험정도가 높은 환자는 병원치료가 요구되며, 초기에 경관영양을 제공함으로써 사망을 막을 수 있다.

이 단계는 쇼크성 장애를 일으킬 수 있다. 약물치료는 일반적인 방법으로 처방되지만, 치료효과는 제한적이다.

표 NP1-1 거식증 진단법

거식증이 있는 사람은 다음과 같은 증상이 있다.

A. 연령이나 신장 대비 최소한의 정상체중이나 그 이상이 되는 것을 받아들이지 못함. 예를 들면, 기대체중의 85%에 못 미치도록 체중을 감소시키거나, 성장기에 체중 증가가 일어나지 않을 경우.

B. 심지어 체중 미달인데도 비만이 되거나 체중이 느는 것에 대해 극심한 두려움이 있다.

C. 저체중으로 인한 문제의 심각성을 부정함

D. 과거 사춘기에 무월경이였던 여성 : 적어도 3회 연속하여 월경이 없는 여성(에스트로겐과 같은 호르몬을 복용할 때만 월경이 나타난다면 무월경으로 봐야 한다.)

두 가지 타입 :

- **제한하는 타입 :** 거식증 동안에는 폭식 후에 토하는 행동 등을 규칙적으로 하지는 않는다(토하기, 설사제, 이뇨제, 관장제 남용).
- **폭식 / 토하는 타입 :** 거식증 동안에도 폭식 후에 토하는 행동을 규칙적으로 한다(토하기, 설사제, 이뇨제, 관장제 남용).

자료 출처 : Diagnostic and Statistical Manual of Mental Disorders, 4th ed., American Psychiatric Association, 2000.

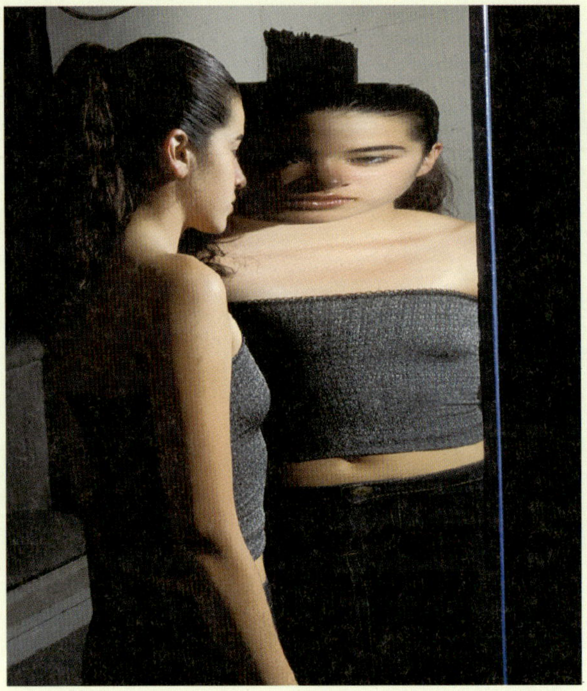

신경성 거식증이 있는 여성은(위험할 정도로 저체중일 때 조차도) 자신을 뚱뚱하다고 여긴다.

스스로를 부정하는 행위는 신경성 거식증을 가진 사람들에게서 많이 나타난다. 자기 스스로 치료법을 찾는 사람들은 거의 없다. 치료받은 여성들의 절반 가량은 정상체중의 15% 이내로 체중을 유지한다. 이 중에서는 월경이 다시 시작되기도 한다. 나머지 절반의 상태는 나쁘거나 양호한데, 이 중 2/3는 식품과 체중에 대한 병적인 생각들이 재발하게 된다.

많은 사람들이 다시 비정상적인 섭식장애에 빠지게 되며 죽음에 이르기도 한다. 신경성 거식증은 정신질환을 앓고 있는 사람들 중에서 사망률이 가장 높다. 약 1,000명의 여성들이 매년 신경성 거식증으로 사망한다. 이들 대부분은 자살이나 영양불량으로 인한 심장 합병증이 원인이다.

신경성 폭식증은 신경성 거식증과 어떻게 다른가?

신경성 폭식증은 신경성 거식증보다 발생빈도가 높다. 남성들은 신경성 거식증보다 신경성 폭식증으로 더 많이 고통 받고 있으나, 폭식증은 여전히 여성에게서 더 일반적이다.

드러나지 않는 폭식행동은 문제의 진단을 어렵게 만든다. 폭식증 진단은 표 NP1–2에 기록된 기준에 근거한다.

폭식증을 가지고 있는 전형적인 여성은 대부분 교육을 잘 받았고 20대 초반에는 이상체중에 가깝다. 강한 성취욕의 소유자이며, 부모에게 의존하는 경향을 보인다. 또 사회적 근심이 있고, 인맥 형성에 어려움을 겪기도 한다. 때때로 우울해 하거나 격렬한 행동을 한다.

폭식증을 가진 여성도 신경성 거식증을 가지고 있는 사람처럼 자신의 체중과 음식에 대해 생각이 많고, 마구먹기 행위와 구토, 단식, 설사제, 이뇨제 등을 이용한다.

이러한 행위는 다양한 다이어트의 실패를 경험하면서 사춘기 후반에 시작된다. 폭식증을 가지고 있는 사람들은 폭식행동과 식이를 제한하는 변화된 패턴을 보이며, 단기간에 5 kg 이상의 체중 감량 혹은 증가와 같은 체중변동을 보인다.

폭식증에 걸린 사람은 신경성 거식증에 걸린 환자와는 달리 자신의 행동에 대해 인식하고 있으며 이러한 행동이 비정상적이며 매우 부끄러운 일이라고 생각한다.

그러나 적절하지 못한 행동임을 느끼면서도 자신의 섭식행동을 통제할 수가 없다. 그래서 더욱 소극적으로 되며 자기존중감을 확인하기 위해 사람들을 찾는다.

거식증 환자는 현실 혹은 상상 속에서 무언가에 대해 거절당하게 되면 폭식증세는 더욱 심해진다. 우울증세가 더 깊어지면 기분전환으로 약이나 술을 남용하거나 다른 폭식행동을 하게 된다.

많은 연구는 신경성 폭식증과 약물 혹은 술의 의존성의 상관관계를 보여주고 있다.

표 NP1-2 신경성 폭식증의 진단을 위한 기준

신경성 폭식증을 가진 사람들은 다음과 같은 행동을 보인다.

A. 폭식(binge eating)의 반복적 발생
   1. 비슷한 상황, 비슷한 시간에 일반적으로 먹는 양보다 훨씬 많이 섭취한다.
   2. 과식을 통제할 수 없음(예를 들면 섭식행위를 멈출 수 없거나 먹는 양을 조절할 수 없음).

B. 체중이 증가하지 않도록 구토 또는 설사제, 이뇨제, 관장제 혹은 다른 약물의 오용, 단식, 과도한 운동 등의 적절하지 못한 보상행동을 반복함.

C. 평균적으로 석 달 동안 최소 일주일에 두 번의 폭식과 적절하지 못한 보상행동이 발생한다.

D. 체형과 체중에 크게 영향을 받는지 자가평가

E. 신경성 거식증을 가진 환자에게만 혼란, 동요가 일어나는 것은 아니다.

두 가지 유형

- **식품제거형(Purging type)** : 구토, 설사제, 이뇨제 관장제를 오용하는 사람
- **식품비제거형(Nonpurging type)** : 단식, 과도한 운동과 같이 적절하지 못한 보상행동을 하지만 구토나 약물을 오용 하지는 않는 사람

자료 출처 : Diagnostic and Statistical Manual of Mental Disorders, 4th ed., American Psychiatric Association, 2000

폭식이란 정확히 무엇인가?

폭식은 정상적인 섭식과 다르다. 폭식을 하는 사람은 영양섭취를 위해서가 아닌 강박관념에 의한 섭식을 한다. 전형적인 폭식은 주기적으로 주로 사람들 몰래 밤에 한 시간 이상 먹는 것이다.

심한 다이어트 후의 배고픔은 폭식을 자극한다. 이때 섭취하는 식품은 섬유질이나 물이 거의 없는 지방과 당을 많이 함유한 것으로 부드러운 질감과 저작감이 매우 적어 빠른 시간안에 많은 양을 섭취할 수 있다. 이때 무려 수천 칼로리까지 섭취할 수도 있다.

폭식의 결과는?

폭식 후 **변통제**(위장관 하부를 손상시킬 수 있는 강한 설사제)와 **구토제**를 사용하여 먹은 것을 배출한다. 언뜻 보기에 변통제나 구토제를 사용하는 행위(purging)는 칼로리의 섭취나 체중의 증가를 막을 수 있는 빠르고 쉬운 방법처럼 여겨 많은 사람들은 이러한 행동을 자연스럽게 혹은 긍정적으로 받아들이고 있다.

사실 폭식과 식품제거행위는 심각한 결과를 초래한다. 구토와 설사 때문에 생기는 체액과 전해질의 불균형은 대사적 알칼리 중독을 일으켜, 무감각, 혼란, 근육경련 등을 수반한다. 구토는 인두, 식도, 침샘의 감염, 치아의 부식, 충치 등을 초래한다.

식도는 파열되거나 찢어질 수 있으며, 위 또한 그렇다. 구토제의 남용은 칼륨을 고갈시킬 수 있을 뿐 아니라 심장마비에 의해 사망에 이르게 할 수도 있다.

신경성 폭식증의 치료는 무엇인가?

신경성 거식증을 가진 환자들에게 제공되는 방법처럼 전문가 팀 구성의 접근방식이 폭식증 환자의 치료에 가장 효과적이다. 폭식증 환자들의 치료는 선택의 여지가 많기 때문에 거식증 환자에 비해 용이하다. 폭식증 환자는 자신의 행동이 비정상적이라는 것을 알고 있기 때문에 치료에 협조적이다.

폭식증을 치료하기 위한 식사계획은 규칙적인 섭식패턴을 형성하여 환자들이 통제력을 획득할 수 있도록 돕는 것을 목적으로 한다. 또한 영양적으로 건강함을 회복시켜주는 것이다. 에너지 섭취는 심각하게 제한하지 않으며 환자가 몸을 건강하게 유지하고 배고픔을 충족시킬 수 있을 정도로(최소한 하루에 1,600 kcal 섭취) 영양이 풍부한 식품을 섭취하는 법을 익히도록 한다. 규칙적인 운동 프로그램을 통해서도 폭식증을 개선시킬 수 있다.

신경성 거식증과 신경성 과식증은 별개의 섭식장애이나 유사한 증세를 보이기도 한다. 두 가지 질환(거식증, 폭식증) 모두는 체중 증가를 지나치게 걱정하며, 섭식을 무리하게 제한하고자 한다. 동일한 사람에게서 두 가지 질환이 함께 나타나기도 하고, 하나의 질환이 다른 질환을 초래하기도 한다. 어떤 사람들은 신경성 거식증이나 신경성 폭식증에는 미치지 못하나 체지방에 대한 두려움과 같은 유사한 특징을 보이기도 한다. 이러한 특징 중 하나가 폭식증(Binge eating disorder)이다.

폭식증과 신경성 폭식증은 어떻게 다른가?

때때로 체중을 줄이기 위해 식이를 제한하는 사람들 중 반 이상이 식품제거행위 없이 폭식을 하는데, 이 중 1/3에서 주기적인 폭식행동이 시작된다. 이러한 섭식장애는 비만한 사람에게서만 나타나는 것은 아니다. 표 NP1–3항목은 폭식증에 대한 공식적인 진단 기준이다.

임상의가 설명하는 폭식증과 신경성 폭식증의 차이점으로서, 폭식증을 가진 환자들은 폭식하는 동안 조금 덜 먹거나, 식품제거행위를 하거나, 먹는 것을 자제하지도 않는다.

공통점으로는 두 질환 모두 폭식증세로 인한 통제불능, 혐오, 우울증, 당황감, 죄의식, 고민 등의 감정을 느낀다는 것이다. 폭식증은 다른 섭식장애보다 치료가 더 용이하며, 이러한 잘못된 식행동을 바로 잡는 것이 진정한 체중 조절의 첫 단계라 하겠다. 이러한 치료를 통해 육체적, 정신적으로 건강을 되찾게 되고, 급격한 체중 증감의 주기에서 벗어날 수 있게 된다.

아름답게 성장하고 있는 정상체중의 12살 소녀들은 벌써 자신이 너무 뚱뚱하다고 걱정하며 "다이어트"를 시도하고 있다. 또 많은 잡지, 신문, TV에서는 "마른 체형이 아름다운 것"이라는 메시지를 전하고 있다. 신경성 거식증과 폭식증은 이러한 비합리적인 기대에 반항하는 것이 아니라, 오히려 이러한 메시지를 지나치게 수용한 결과이다.

체형에 대한 불만족이 바로 섭식장애를 진행시키는 주요 요소이다. 아마도 이러한 섭식장애에 대항하는 최고의 방법은 우리 모두 자신의 고유성을 인정하는 방법을 배우는 것일 것이다.

표 NP1-3 폭식증의 진단기준

폭식증을 가진 사람들의 특징은 다음과 같다.

A. 반복적인 폭식은 다음과 같은 특징이 있다.
   1. 비슷한 상황, 비슷한 시간 동안 일반적으로 먹는 음식의 양보다 훨씬 많이 섭취한다.
   2. 과식을 통제할 수 없음(예를 들면 섭식행위를 멈출 수 없거나, 먹는 양을 조절할 수 없음)

B. 폭식증은 다음 중 최소 세 가지 증상이 나타난다.
   1. 정상보다 더 많이 먹는다.
   2. 배가 불러 불편함을 느낄 때까지 먹는다.
   3. 배고픔을 느끼지 않을 때도 음식을 많이 먹는다.
   4. 주위에서 당혹해 할 정도로 음식을 너무 많이 섭취하므로 주로 혼자 먹는다.
   5. 과식 후 스스로 혐오감, 우울감, 죄의식을 느낀다.

C. 폭식으로 인해 고민한다.

D. 폭식은 평균적으로 6달 동안 일주일에 최소 두 번은 발생한다.

E. 폭식은 적절하지 못한 보상 행동을 주기적으로 반복하는 것과는 무관한다. 신경성 거식증과 폭식증을 겪는 동안에만 발생하는 것도 아니다.

자료 출처 : Diagnostic and Statistical Manual of Mental Disorders, 4th ed., American Psychiatric Association, 2000

How To

건강한 섭식패턴을 만드는 방법

다음은 폭식증을 개선하는 데 도움이 된다.

규칙 정하기

- 식사와 간식을 계획한다. 먹기 전에 식사일지에 계획을 미리 기록한다.
- 식탁에서 그릇과 수저를 이용하여 먹을 수 있는 음식과 간식을 계획한다.
- 손으로 집어먹는 음식은 피한다.
- '다이어트' 나 굶는 행동은 자제한다.

영양규칙

- 균형잡힌 식사를 하고 다양한 식품군으로 구성된 식사를 정해진 시간에 한다.
- 식사시간을 늘여서 천천히 식사하고 싱싱한 야채, 샐러드 혹은 과일을 섭취한다.
- 식품의 부피를 늘리기 위해 전곡, 고섬유질, 파스타, 쌀, 씨리얼 등을 선택한다.
- 음료, 특히 물을 적절하게 섭취한다.

기타

- 포만감을 주는 단백질, 지방, 섬유질이 풍부한 탄수화물을 선택한다.
- 식품지침서에서 제시하는 식품의 양을 섭취한다.
- 1인분으로 나눠진 식품을 선택한다. 접시에 넘치게 담을 수 있는 쌀과 파스타보다는 감자 한 개를 선택하고, 낱개 포장단위의 요구르트와 치즈를 이용한다. 손질되어 있는 소량의 스테이크나 닭을 이용한다. 계량된 냉동식품을 선택한다.
- 매일 30분씩 운동을 한다. 운동은 폭식을 조절하는 중요한 도구이다.

Chapter

2

체중조절 : 과체중과 저체중

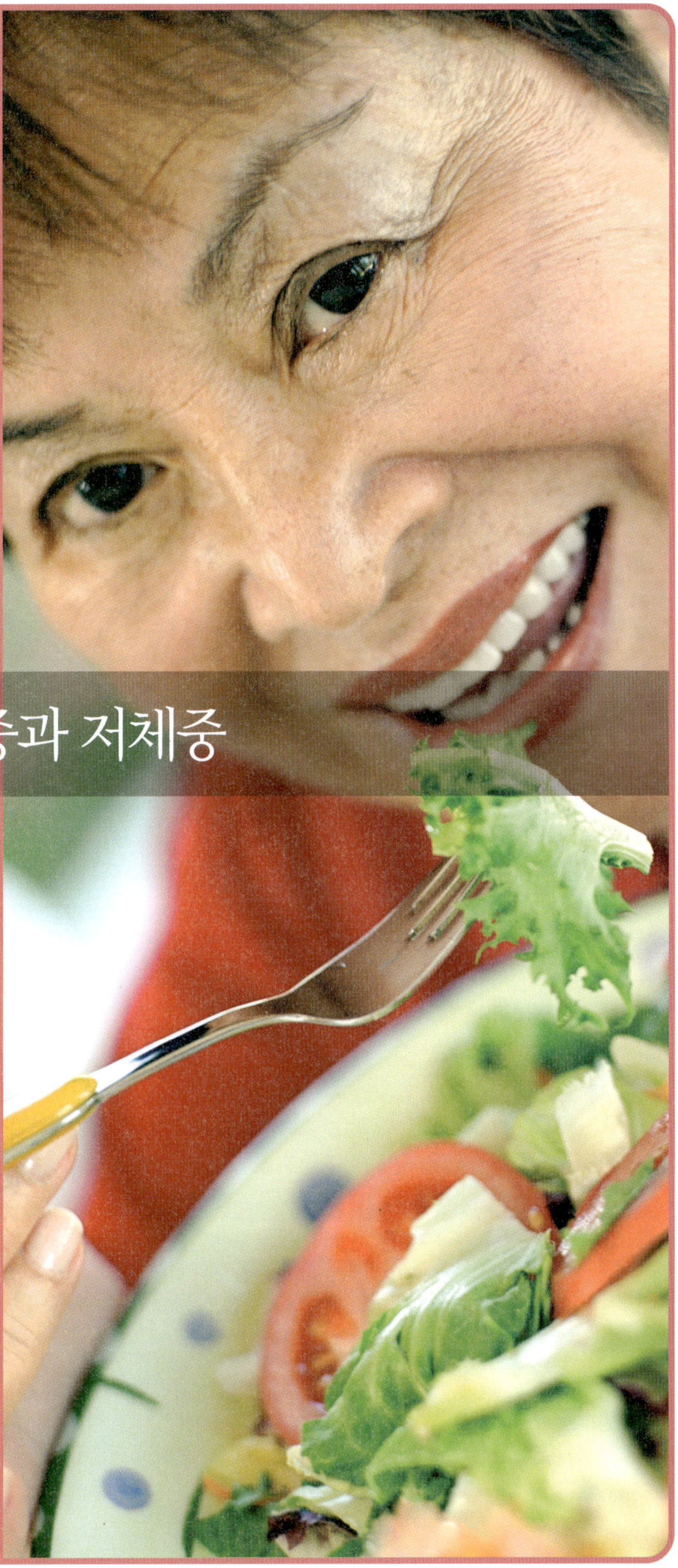

- 비만의 원인
- 비만 치료 : 감량 대상은?
- 부적절한 비만 치료
  - 무처방 체중감량 보조제 및 약제
  - 식물 제품과 식이보조제
  - 다른 방책
- 적극적 비만 치료
  - 비만 치료제
  - 수술
- 합리적 체중감량 전략
  - 건강식 계획
  - 신체활동
  - 행동 및 태도
- 저체중
- 체중증가 전략
- 실전 영양
  - 유행식

당신은 자신의 체중에 만족하는가? 그렇다고 한다면 당신은 매우 보기 드문 사람이다. 우리 사회의 거의 모든 사람들이 자신의 체중을 늘리든가 감소시켜야 한다고 생각한다. 가장 큰 이유는 외모 때문이지만 자신의 체중이 건강과 관계가 있다는 것을 잘 알고 있다. 과체중이 건강에 대해 위험하지만 저체중 또한 건강의 위험이 따른다.

과체중과 저체중은 모두 에너지 불균형에서 초래된다. 과체중인 사람들은 소비한 양 이상으로 식품 에너지를 섭취하여 여분이 체지방으로 저장된다. 체지방을 감소시키려면 음식으로 섭취하는 양 이상으로 에너지를 소비해야 한다. 반대로 저체중인 사람들은 자신의 활동량을 지탱하기에 너무 적은 식품 에너지를 섭취하여, 저장된 체지방이 고갈되고 또한 제지방조직의 일부까지 소모된다. 체중을 늘리려면 소비량 이상으로 더 많은 식품 에너지를 섭취해야 한다.

이 장의 목표는 과잉되거나 결핍된 체지방 문제 해결을 위한 전략을 제시하고, 적절한 신체구성이 달성된 후의 유지 방법을 알리는 데 있다. 이 장에서 과체중을 강조하는 이유는 지금까지 과체중이 집중적으로 연구되어 왔으며, 선진국에서 더 널리 퍼져 있는 건강문제이기 때문이다.

비만의 원인

비만은 체지방이 과잉 축적된 것을 말한다. 소비한 에너지량보다 식품 에너지를 더 많이 섭취할 때 체지방이 과잉 축적된다. 그렇다면 사람들이 소비한 에너지량보다 식품 에너지를 더 많이 섭취하는 이유는 무엇일까? 유전적인가? 대사적인가? 심리적인가? 습관인가? 아니면, 이 모든 것 때문일까? 비만에는 많은 원인들이 있다.

유전과 체중 신체가 과잉의 에너지를 섭취 혹은 저장하거나 또는 너무 적게 소비하려는 경향에는 유전적 기질이 영향을 미친다. 부모가 모두 비만이면 자녀가 비만이 될 가능성이 매우 크고(80%까지), 부모 모두 비만이 아니면 이러한 가능성은 비교적 작다(10% 이하).

체중에 대한 유전적 · 환경적 인자의 상대적 기여도를 결정하기 위해 함께 혹은 떨어져서 양육된 일란성과 이란성 쌍둥이를 연구하였다. 이전의 연구에서와 마찬가지로 이 연구에서도 일란성 쌍둥이는 떨어져서 양육되어도 이란성 쌍둥이에 비해 비슷한 체중을 갖는 경우가 두 배나 많았다. 이것은 유전적 요인이 사람의 비만 감수성을 결정하는 데 매우 중요한 역할을 한다는 것을 말해준다.

또한 유전은 에너지가 저장되는 방식에도 영향을 미친다. 일란성 쌍둥이에게 매일 여분의 1,000 kcal를 100일간 섭취시켰을 때, 어떤 쌍은 체중이 10파운드(약 5 kg)증가하는 반면 다른 쌍은 30파운드(약 15 kg) 증가하였다. 그리고 각 쌍둥이들은 서로 체중증가량, 체지방률, 체지방 분포가 비슷하였다.

유전적 요인은 또한 신체의 에너지 소모량에도 영향을 미친다. 예를 들면 유전적 요인으로 인한 개인간 기초대사율(BMR)의 차이는 나이와 성, 신체조성만으로 설명될 수 있는 것보다 더 크다. 가족 내 유사성은 기초대사율에 대한 유전적 영향을 암시해 준다. 낮은 기초대사율은 체중증가의 주요 위험요인이다.

지단백질 지방분해효소 비만에 대한 유전적 영향을 조사하는 연구에서 **지단백질 지방분해효소**(lipoprotein lipase ; LPL)에 대해 연구하였는데, 이 효소는 지방세포와 근육세포에 지방의 저장을 촉진한다. 일반적으로 비만한 사람은 마른 사람보다 근육세포에서의 LPL 활성이 비슷하나 지방세포에서의 LPL 활성은 훨씬 높다. LPL 활성이 높으면 효율적으로 지방을 저장한다. 결과적으로 비만한 사람은 마른 사람에 비해 에너지 섭취량이 조금만 증가되어도 큰 영향이 나타나게 된다.

렙틴 연구자들은 연구과정에서 비만유전자를 발견하였다.■ 비만유전자는 **렙틴**(leptin) 단백질의 유전정보를 가진다. 렙틴은 주로 비만세포에서 저장된 지방량에 비례하여 생성 분비되는 호르몬으로, 체지방이 증가하면 생성이 촉진된다. 이러한 렙틴은 뇌하수체를 통해 식욕을 억제하고 에너지 소비를 증가시켜 체지방 감량을 초래한다.

■ 유전자는 세포가 단백질을 만들도록 지시하고, 각 단백질은 특유의 기능을 수행한다.

체지방이 감소하면 반대의 효과가 나타나 렙틴 생성이 억제되고, 식욕이 증진되며 에너지 소비가 감소한다. 오른쪽 그림에서처럼 비만유전자가 결핍된 쥐는 렙틴을 생성하지 않고, 정상 쥐보다 3배까지 체중이 증가한다. 또한 렙틴을 주사하면 쥐의 체중은 감소한다. 렙틴은 단백질이기 때문에 구강으로 섭취하면 소화과정에서 파괴되므로 주사로 투여해야만 한다.

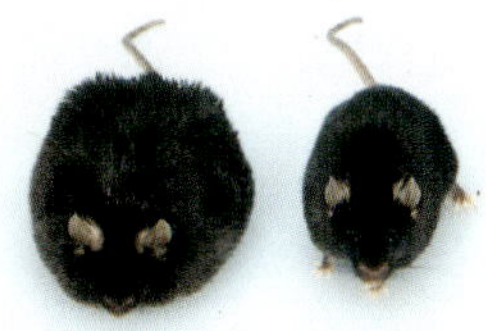

왼쪽의 쥐는 유전적으로 비만하다–렙틴을 생성하는 유전자가 결핍되어 있다. 오른쪽의 쥐도 또한 유전적으로 비만하지만 렙틴을 투여하여 덜 먹고 에너지를 더 많이 소비하여 렙틴을 투여하지 않았을 때보다 비만이 덜 하다.

극히 드물지만 인간에게서도 렙틴의 유전적 결손이 있음이 밝혀졌다. 혈중 렙틴 함량이 거의 없는 두 명의 고도비만 어린이에게서 렙틴의 유전정보를 가진 유전자의 결함이 있음이 발견되었다. 렙틴이 없는 어린이들은 식욕조절이 안 되어 지속적으로 배가 고팠고, 형제나 동료에 비해 상당히 더 많이 먹었다. 이 어린이들에게 매일 렙틴을 주사한 결과 체중이 상당량 감소되었으며, 식욕과 체중조절에서 렙틴의 역할이 확인되었다.

그러나 비만한 사람들의 대부분은 렙틴 결함이 없다. 실제로 비만한 사람에게는 체지방이 많을수록 렙틴이 많다. 연구자들은 지방세포가 많아지면 식욕을 억제하고 지방의 저장을 저해하기 위해 렙틴이 증가된다고 생각한다. 렙틴 농도가 높은 비만인은 포만효과에 저항이 있을 수 있다. 비만에서 렙틴이 없거나 렙틴 저항을 보이는 것은 당뇨병에서 인슐린의 경우와 유사하다. 일부는 인슐린이 결핍되어 있지만(제 1형), 다른 많은 사람들은 인슐린 농도는 높지만 포도당 저장 효과에 저항을 보인다(제 2형).

렙틴에 대한 연구가 지속되고 있으며, 과학자들은 렙틴이 언젠가는 인간의 비만 치료에 도움이 될 가능성을 탐색하고 있다. 지금까지는 렙틴으로 비만을 치료하고자 하는 노력들이 결실을 보지 못하였다. 비록 렙틴이 항비만치료제로써의 유용성이 입증되지 못한다 해도 렙틴의 발견은 인체의 복잡성을 이해하는 데 많은 기여를 하였다. 예를 들어 과학자들은 더 이상 지방조직을 대사가 부진한 지방저장고로 보지 않고, 신체에 광범위한 효과를 주는 호르몬 활성을 가진 조절조직으로 볼 수 있게 되었다. 렙틴은 식욕 기능 외에도 면역과 생식, 골격형성, 성적 성숙 역할도 가지고 있는 것으로 보인다.

그렐린 최근 주로 뇌하수체에서 호르몬 기능을 하는 또 다른 단백질을 발견하였는데, 이것은 렙틴과 반대 방향으로 작용한다. **그렐린**(ghrelin)으로 알려진 이 단백질은 주로 위세포에서 합성되고 분비되어, 식욕을 촉진하고 효율적인 에너지 저장을 하여 양의 에너지 균형을 초래한다. 식품섭취와 체중조절에서 그렐린의 역할은 매우 중요한 연구 대상이다.

지단백질 지방분해효소(lipoprotein lipase ; LPL) 세포에 흡수되도록 혈중 중성지방을 지방산과 글리세롤로 가수분해하는 효소. 분해물은 세포에서 대사되거나 저장을 위해 재결합된다.

렙틴(leptin) 유전자의 지시에 따라 지방세포에서 생성되는 호르몬. 이것은 식욕을 감소시키고 에너지 소비를 증가시킨다.

그렐린(ghrelin) 주로 위 세포에서 생성되는 호르몬. 뇌의 시상하부에서 식욕과 식품섭취를 촉진하도록 신호한다.

제약회사에서는 소모성 조건을 치료하기 위한 그렐린 모방 제품뿐만 아니라 비만을 치료하기 위한 그렐린의 역기능 제품을 개발하기 위해 노력 중이다.

그렐린은 강력하게 식욕을 유발한다. 혈중 그렐린 농도는 식전에 올라가고 식후에 급속히 떨어져 식사 전후의 배고픔과 포만감을 반영한다. 더욱이 그렐린 농도의 상승과 감소는 칼로리 섭취량에 따라 다르게 나타난다. 즉 식사량이 많으면 식사량이 적을 때에 비해 그렐린을 더 크게 억제한다.

■ 신경성 거식증(anorexia nervosa)은 실전 영양 1장에서 논의된 식사장애이다.

일반적으로 공복 시 혈중 그렐린의 농도는 체중과 역의 상관관계가 있어서 마른 사람은 그렐린 농도가 높고, 비만한 사람은 농도가 낮다. 흥미로운 것은 저체중 사람들에게서 그렐린 농도가 높고 신경성 거식증에서■ 이례적으로 높은데, 영양중재에 의해 정상 농도로 돌아오는 것을 보면 체중과 영양상태 모두 그렐린 농도에 영향을 미치는 것을 알 수 있다.

또한 주목할 만한 것으로 극심한 비만 증세를 보이는 희귀한 유전질환인 프라더-윌리 증후군(Prader-Willi syndrome)은 그렐린 농도가 현저히 높은데, 이것은 식후에도 높게 유지되어 이 장애에서 흔한 지나친 식욕과 식품섭취를 설명할 수 있다. 이와 유사하게 비만한 사람에게서 식후 그렐린 농도는 마른 사람만큼 크게 감소되지 않는 것으로 보인다.

그렐린은 안정된 체중을 유지하고자 노력한다. 대체로 저열량식을 하는 동안 나타나는 신체의 음의 에너지 균형 때마다 그렐린 농도는 높다. 이러한 반응은 왜 그렇게 체중 감소가 유지되기 어려운지를 설명하는 데 도움이 된다. 그렐린 농도는 또한 체중 증가 시 나타나는 신체의 양의 에너지 균형 때마다 감소한다.

지방세포 발생 비만의 또 다른 원인은 유년기의 과도한 지방세포 발생이다. 신체의 지방량에는 지방세포의 수와 크기가 모두 반영된다. 지방 세포의 수는 유년기 후반과 사춘기 초반의 성장기에 급속히 증가한다. 또한 마른 어린이보다 비만 어린이에게서 더 빠르게 증가하여, 10대에 진입한 비만 어린이는 이미 정상 체중 성인의 지방세포 수만큼 많은 지방세포를 갖게 된다.

그리고 지방세포의 크기는 팽창할 수 있다. 지방세포가 최대 크기에 도달한 후에는 더 많은 지방을 저장하기 위하여 더 많은 세포가 발생한다. 따라서 지방세포의 수와 크기 또는 양자 모두가 증가할 때 비만이 된다(그림 2-1 참고).

지방이 감소되면 지방세포의 크기는 줄어들지만 그 수는 감소하지 않는다. 이러한 이유로 지방세포 수가 많은 사람은 감량된 체중이 신속히 회복되는 경향이 있다. 따라서 비만의 예방은 지방세포 수가 증가하는 성장기에 가장 중요하다.

그림 2-1 지방세포 발생
지방세포의 크기는 20배까지, 수는 수 천 배까지 증가할 수 있다.

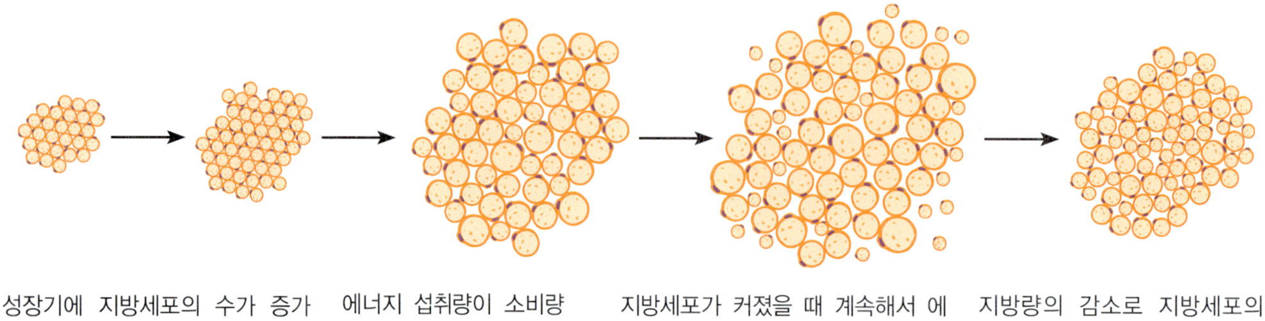

체중조절점 이론 사람이 왜 과도하게 많은 지방을 저장하는지에 관한 이론 중 체중조절점 이론(set-point theory)이 있다. 이 이론에서는 체중이 체온처럼 생리적으로 조절된다고 한다. 연구자들은 감량식으로 체중을 줄인 많은 사람들이 신속하게 이전 체중으로 회복되는 점을 지적하였다. 이것은 신체가 어떻게 해서든지 자신이 원하는 체중을 선택하고 식행동이나 호르몬 작용을 조절하여 그 체중을 지키는 것을 의미한다.

체중조절점 이론(set-point theory) 신체가 자신의 내적 조절수단으로 특정 체중을 유지한다고 제안하는 이론

연구에 의하면 신체는 체중이 증가되면 에너지 소비를 증가하고, 체중이 감소되면 에너지 소비를 감소하는 식으로 초기의 체중으로 되돌아가는 방향으로 신체대사를 조절한다는 것을 확인하였다. 이러한 에너지 소비의 변화는 신체조성에 기초해 예측되는 것보다 크며, 비만한 사람이 감량을 유지하기가 왜 그렇게 어려운지를 설명하는 데 도움이 된다. 개인의 체중조절점은 생리학적 변화와 유전, 식사 및 기타 요인들에 대응하여 일생을 통해 조정된다.

환경적 자극 유전적 요인이 사람의 비만에 대한 감수성을 결정짓는데 부분적인 역할을 하지만, 비만을 완전하게 설명하지는 못한다. 최근 수십 년간 번영과 풍성함을 누리는 곳마다 비만율이 극적으로 증가되었지만 사람의 유전자 저장고는 변함없이 유지되었다. 그러므로 환경의 역할이 있는 것이 분명하다. 바꿔 말하면 유전에 의해 비만이 될 수 있지만 생활태도나 환경조건이 비만이 발현되는 정도를 결정하게 된다.

사람들은 주변의 자극, 주로 많은 맛있는 식품에 반응하여 과식하게 된다. 많은 미국 사람들은 구하기 쉽고 비교적 저렴하며, 많이 광고되고, 맛있는 고칼로리 식품을 쉽게 접한다. 주로 패스트푸드 덕분에 언제 어디서고 식품을 구할 수 있다. 패스트푸드점은 고속도로변을 따라 줄지어 있고, 소도시나 대도시의 재래식당을 밀어내고 있다. 편의점, 주유소, 할인점, 공항과 심지어 학교에서까지 패스트푸드를 제공한다.

가장 놀라운 것은 보통 이상의 초대형 크기의 1인 분량 조합으로 이루어진 세트메뉴이다. 사람들은 세트메뉴로 인해 실은 필요량 이상으로 많이 먹게 된다. 연구에 의하면 많은 양을 대접받을수록 더 많이 먹는다고 한다.

지난 수 십 년간 모든 식품과 음료의 1인 분량이 크게 증가되었는데, 패스트푸드 음식점에서 가장 현저하게 증가되었다. 미국에서는 1인 분량이 1970년대에 증가하기 시작하여 1980년대와 1990년대에 급격히 증가하였고, 지금도 증가하고 있는데 이는 과체중과 비만 이환율의 증가와 병행하고 있다.

패스트푸드는 대개 지방이 많은데, 지방은 특별히 맛있게 인식된다. 사람들은 지방이 많은 음식을 과식하기 쉬운데, 맛있는 미각이 음식섭취를 자극하고 음식의 칼로리가 농축되어 있기 때문이다. 지방은 단백질이나 탄수화물보다 두 배 이상의 칼로리를 낼 뿐만 아니라 신체에 우선적으로, 또한 대단히 효율적으로 저장될 수 있다. 고칼로리, 고지방의 패스트푸드를 꾸준히 섭취하면 비만이 조장된다.

많은 세트메뉴와 농축 에너지 식사가 결합되면 이중충격이 가해진다. 음식량을 줄이는 것이 도움은 되지만, 칼로리를 줄이려면 에너지 밀도를 낮추어야 한다. 과일이나 채소 같은 저에너지 밀도의 식품으로 충분량 식사한다면 체중 감량에 도움이 된다.

학습된 행동 일부의 사람들에게는 생리적인 자극 또한 부적절한 식행동을 유발한다. 적절한 식행동은 배고픔에 대한 반응이고, **배고픔**(hunger)이란 사람들에게 유전으로 장치된 충동이다.

배고픔(hunger) 먹고자 하는 생리적 요구. 식품을 얻으려는 충동으로 경험됨 ; 해소되기를 바라는 불쾌한 감각

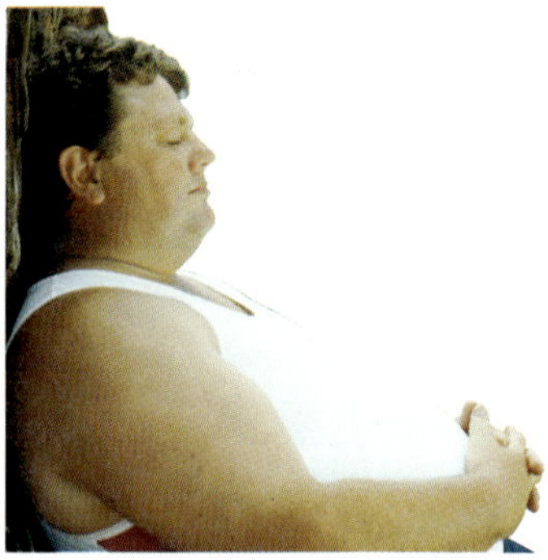

신체활동이 결핍되면 비만이 강화된다.

식욕(appetite) 먹고자 하는 심리적 욕구 ; 먹고 싶은 식품의 시각, 후각이나 생각을 동반하는 유쾌한 감각으로 경험되는 학습된 동기

반대로 **식욕**(appetite)은 학습된 것으로 배고픔을 무시하거나 또는 그것에 과잉 반응하도록 한다. 배고픔은 생리적인 반면 식욕은 심리적이고, 이 둘이 항상 일치하는 것은 아니다.

또한 식행동은 기아에 대한 원시적 공포 같은 깊은 감정적인 욕구와 직접 관련되어 있다. 심오한 심리학적 중요성을 갖는 열망, 갈망, 중독이 사람들의 식행동에서 발현될 수 있다. 정서적으로 불안정한 사람은 친구를 부르거나 위험을 거부하는 대신 음식을 먹기 쉽다. 또 다른 사람들은 지루함을 해소하거나 우울함을 없애기 위해 음식을 먹는다.

신체적 비활동 지금까지 말한 비만이 가능한 원인들은 모두 에너지 균형의 투입부분과 관계된다. 그렇다면 에너지의 배출은 어떠한가? 사람들은 너무 많이 먹어서가 아니라 에너지를 너무 적게 소비해서 비만이 될 수 있다. 과체중 집단의 1/3 이상이 여가시간에 아무런 신체활동을 하지 않는다고 한다.

비만한 사람들을 자세히 관찰해보면 마른 사람들에 비해 덜 먹는 것으로 보이지만, 지나치게 비활동적이어서 에너지 과잉분이 축적될 수 있다. 하지만, 식사량을 줄이면 건강을 악화시키고 영양결핍을 초래하게 된다. 신체활동은 영양적 건강(nutritional health)의 필수 요소이다. 유해한 체중증가 없이 필요한 영양소를 모두 공급하기 위한 충분한 음식을 먹으려면 반드시 신체활동을 해야 한다.

그러나 우리의 환경은 신체활동을 덜 요구하고 있다. 100년 전에는 농장과 공장에서 사용된 에너지의 30%가 근력으로부터 공급되었으나 오늘날에는 오직 1%만 공급되고 있다. 현대의 기술이 가정과 일터, 운송에서 신체활동을 대신하였다. 또 이러한 비활동으로 인해 비만과 좋지 못한 건강이 초래되었다. 이제 텔레비전(TV) 시청은 신체 비활동에 가장 크게 기여할 것이다.

TV 시청은 몇 가지 면에서 비만에 기여한다. 첫째, TV 시청은 휴식대사율 이상의 에너지가 필요하지 않다. 둘째, 보다 활발하게 활동할 시간을 대체한다. 셋째, TV는 가족의 식품구매에 영향을 주어 시청자는 간식을 먹거나 프로그램에서 광고하는 고칼로리 식품을 먹기 쉽다.

핵심정리

- 유전, 지방세포 발생, 체중조절점 이론과 과식은 모두 비만에 대한 가능한 설명이지만 아직도 불완전하다.
- 비만은 한 가지 원인만이 아니라 사람마다 서로 다른 원인과 복합적인 원인 때문에 발생한다.
- 일부의 원인은 사람들이 조절할 수 있지만 조절할 수 없는 것도 있다.
- 비만의 다른 모든 원인들처럼 비활동만으로 비만을 충분히 설명할 수 없다.

비만 치료 : 감량 대상은?

모든 미국 여성의 약 35~45%(모든 미국 남성의 20~30%)는 일정 기간에 체중을 감량하려 하고, 여기에 연간 400억 달러(약 40조 원)를 소비한다. 이들 중 일부는 전혀 감량할 필요가 없는 체중을 가지고 있다.

체중감량이 필요하지만 성공하지 못하는 경우도 있다. 반면에 성공하는 사람도 있다. 일반적인 통념으로는 실제로 아무도 장기간 감량한 체중을 유지하지 못한다고 하나 그렇지 않다는 보고가 있다.

과체중자의 약 20%는 장기적인 체중감량을 성공적으로 달성하여 그들이 "최소한 체중의 10%를 의도적으로 감량하여 1년 이상 유지했음"을 보여주고 있다.

많은 사람들이 과체중인 사람은 누구나 날씬해질 수 있고, 그 목표를 추구해야 한다고 생각한다. 그러나 대부분의 과체중자들은 날씬해질 수 없다는 것을 고려해야 한다. 사람들의 신장이나 건강 상태가 다양한 것처럼 체중도 다양한 경향이 있다.

누가 감량해야 하는가의 문제에는 과체중의 정도와 나이, 건강 및 유전 같은 많은 요인들이 관여한다. 체중 감량의 문제는 모든 과체중인 사람들에게 똑같이 적용되지 않는다. 어떤 사람들은 과체중인 상태보다 감량과정에서 더 많은 위험할 수 있고, 어떤 사람들은 단지 적당한 체중 감량만으로도 상당한 건강상 이득을 얻을 수 있다.

핵심정리

- 체중 감량 권고는 모든 과체중 사람들에게 똑같이 적용되지 않는다.
- 어떤 사람들은 단지 적당한 체중 감량으로 이익을 얻는 반면 일부 사람들은 잘못된 감량으로 인해 과체중일 때보다 더 위험하게 된다.

부적절한 비만 치료

사람들이 체중감량 시도에서 겪는 위험은 어떻게 그것에 임하는가에 달려 있다. 체중 감량 계획과 비만치료법은 많지만 대다수의 방법은 효과가 없고 위험할 수 있다. 이번 절에서는 다른 부적절한 비만 중재들을 소개하고자 한다. 의학적인 위험한 문제가 있어서 신속하게 체중을 감량해야 하는 비만한 사람들을 위한 적극적인 접근에 대해서는 다음 절에서 논의된다. 안전하고 점진적인 체중감량을 추구하는 사람들을 위한 과체중에 대한 합리적인 시도는 비만치료 논의의 후반부에서 논의된다.

무처방 체중감량 보조제 및 약제

미국의 수백만 명이 무처방 체중감량 제품을 사용하며, 이것을 구매하는데 매년 20억 달러(약 2조 원)를 소비한다. 무처방 체중감량 보조제를 사용하는 대부분의 사람들은 여성, 특히 젊은 비만 여성들인데 이들 중 10% 정도는 정상체중이다.

체중감량 제품을 팔고 유통시키는 사람들은 이익을 위해 그들의 제품을 위한 온갖 종류의 선전을 한다. "먹고 싶은 대로 다 먹으면서 감량한다", "취침 전 3알을 먹고 지방이 사라지는 것을 보라", "탄수화물 차단제", "지방 차단제" 같은 구호와 더 많은 유혹으로 아마도 이번에는 이 제품이 진짜로 효과가 있을지 모른다고 믿도록 사람들을 유혹한다.

2000년에 미국식품의약품국(FDA)에서는 제조자들에게 자발적으로 식욕억제제에 흔히 사용하는 성분인 페닐프로파놀아민 함유 제품의 판매를 중지하도록 권고했다.■ 보고된 부작용은 구강건조, 심박 항진, 초조함, 불면증, 고혈압, 부정맥, 신부전, 발작과 심장마비 등이다.

■ 무처방 제품에 페닐프로파놀아민이 함유되어 있는지 확인하려면 성분표시를 읽어 보십시오.

식물 제품과 식이보조제

마술 같은 체중감량 방법을 찾던 중 일부 소비자들은 "천연" 식물 제품(herbal product)과 식이보조제에 주목하였는데, 거의 효과가 없는 것으로 판명되었다. 사람들은 "천연" 식물이 인체에 해가 없을 것으로 잘못 믿고 있는데, 많은 식물들은 독소를 가지고 있다. 벨라도나(belladonna)와 헴록(hemlock)이 악명 높은 예이지만, 덜 알려진 많은 식물들, 예를 들어 사사프라스(sassafras)도 독소를 지니고 있다.

더욱이 식물들은 식이보조제로 판매되기 때문에, 제조자는 판매하기 전 FDA에 안전성이나 효과에 관한 과학적 증거를 제시할 필요가 없다. 이것의 안전성에 관한 증거는 오직 이것을 먹고 죽거나 아파본 소비자들의 보고를 통해서만 얻어진다.

비슷한 예가 마황으로 불리기도 하는 에페드라(ephedra)인데, 예비연구에서 체중감량 약제로서의 전망을 보였던 식물이다. 즉각적으로 식이자들과 운동선수들을 위한 에페드라 함유 제품들이 시장에 범람하였다. 하지만 이 제품을 사용한 많은 사람들에게서 심장정지, 비정상적 심장박동, 고혈압, 심장마비, 발작 등의 부작용이 나타났고, 이 제품은 일부 사망과도 관련되었다.

이러한 이유로 FDA는 에페드라와 그 활성성분인 에페드린을 함유하는 식이보조제의 판매를 금지하였다.† ■ 표 2-1은 에페드린과 다른 몇 가지 감량보조제의 주장과 배후의 위험을 제시하고 있다.

■ 에페드린은 중국의 에페드라 식물인 마황에서 추출한 암페타민 유사 물질이다.

센나(senna), 알로에(aloe), 대황뿌리(rhubarb), 카스카라(털갈매나무 일종, cascara), 피마자유(castor oil)와 벅쏜(털갈매나무, buckthorn), 또는 이들 혼합물을 함유하는 식물 하제는 흔히 "다이어트용 차"로 판매되고 있다. 이들 조제물은 구토, 메스꺼움, 설사, 복통과 기절을 일으킨다.

사람들은 하제가 영양소의 흡수를 감소시키고 칼로리 섭취를 줄일 것이라고 잘못 믿고 있다. 그러나 영양소의 흡수는 소장 상부에서 일어나고, 이들 하제는 대장 하부에 작용한다는 것을 기억해야 한다. 실전 영양 5장에서는 식물 제품과 기타 대체요법의 가능한 이점과 위험가능성을 알아본다. 식이보조제를 체중감량에 사용하는 사람은 누구나 의사와 먼저 상담해야만 한다.

다른 방책

다른 방책들 또한 체중 감량에 도움이 되지 않는다. 뜨거운 목욕으로 대사가 촉진되어 수시간 내에 몇 kg씩 체중이 빠지는 일은 없다. 증기와 사우나 목욕으로 신체의 지방을 녹여낼 수 없고, 단지 탈수에 의해 수분량만 감소될 뿐이다. "**셀룰라이트**"를 이동시키고, 태우고, 깨뜨리기 위해 솔이나 스폰지로 닦고, 비닐로 싸고, 크림을 바르고, 마사지를 하는데, 셀룰라이트라는 것이 없기 때문에 아무 소용이 없는 행동이다.

셀룰라이트(cellulite) 지방의 덩어리 형태로 추측되지만 실제는 허구임. 지방이 두꺼운 곳에서는 피부와 기저근육을 접합시키는 결체조직 가닥이 당겨져서 지방조직이 덩어리 형태로 보일 수 있다. 지방 그 자체는 신체의 다른 어느 곳에 있는 지방과 똑같은 것이다. 이 부분의 지방이 감소되면 덩어리 형태는 사라진다.

핵심정리

- 무처방 약제나 식물보조제 같은 현명하지 못한 체중감량 기술로 감량을 시도하는 것은 신체적으로나 심리적으로 위험할 수 있다.

† 마황(에페드린)은 캐나다에서는 불법이다.

표 2-1 체중감량 목적으로 판매되고 있는 식물 제품 및 식이보조제품

제품	제조업자의 주장	연구결과	부작용
광귤[a](Bitter orange ; Citrus aurantium, 에피네프린과 유사한 구조물인 시네프린을 함유한 천연향료)	체중감량 촉진 ; 에페드라 대체물임	유효한 증거 없음	혈압상승 및 약물에 영향을 줄 수 있음
키토산[b](Chitosan, 가재, 게 등 갑각류의 껍질 구성성분인 키틴 유도체)	식이지방과 결합하여 소화 및 흡수 방해	효과 없음	지용성 비타민의 흡수장애
크롬(Chromium)	체지방 제거	효과 없음 ; 운동하지 않으면 체중이 증가 된다는 보고 있음	두통, 수면장애, 기분 변화 ; 6가형은 독성과 발암성 있음
복합 리놀레산(Conjugated linoleic acid ; CLA. cis-, trans- 구조가 다른 리놀레산 관련 지방산 그룹)	체지방 감소와 식욕억제	동물연구에서 일부 인정되나 사람에게는 효과 없음	알려진 것 없음
에페드린[c](중국의 에페드라 식물인 마황에서 추출한 암페타민 유사물질)	신체대사 촉진	체중감량과 위험한 부작용 효과	불면증, 진전, 심장마비, 사망 ; FDA는 이 제품의 판매를 금지하였음
수산화 구연산[d] (Hydroxycitric acid, 열대과일인 가르시니아 캄보기아 껍질에서 추출한 활성성분)	구연산을 지방으로 전환하는 효소 저해 ; 식욕 억제	효과 없음	동물연구에서 중독 증상이 보고됨 ; 사람에게는 두통, 호흡기와 위장관 증상이 나타남.
피루브산[e](Pyruvate, 해당과정에서 생성되는 3탄소 화합물)	신체대사 촉진	과량 복용 시 다소 감량됨	위장관 통증
요힘빈(Yohimbine, 서아프리카 나무 껍질에서 추출)	감량 촉진	효과 없음	초조, 불면, 불안, 현기증, 진전, 두통, 메스꺼움, 구토, 고혈압

Note : FDA에서는 이들 제품의 어느 것도 사용 승인하지 않았음. 대부분의 제품들은 1,000~1,800 kcal 식사와 함께 사용되고 있음

[a] 판매되고 있는 상표 이름은 Xenadsine EFX, metabolite ultra, NOW Diet Support

[b] 판매되고 있는 상표 이름은 Chitorich, Exofat, Fat Breaker, Fat Blocker, Fat Magnet, Fat Trapper, Fatsorb

[c] 판매되고 있는 상표 이름은 Diet Fuel, Metabolite, Nature's Nutrition Formula One

[d] 판매되고 있는 상표 이름은 Ultra Burn, Citralean, CitraMax, Citrin, Slim Life, Brindleslim, Medislim, Beer Belly Busters

[e] 판매되고 있는 상표 이름은 Exercise in a Bottle, Pyruvate Punch, Pyruvate-C, Provate

적극적 비만 치료

일부 비만인에게는 비만으로 초래된 의학적 문제 때문에 위험할 수도 있는 치료가 필요하다. 체중감량으로 얻어지는 건강상 이점은 이들 위험을 감수할 만하게 한다.

비만 치료제

수년간 체중감량을 위한 몇 가지 약물처방이 시행되어 왔다. 약물치료가 장기적인 종합적 체중감량 프로그램의 일부로 사용될 때 비만한 사람들의 체중을 약 10% 감량하고, 최소 1년간 감량을 유지할 수 있다. 약물치료를 중단하면 체중이 다시 증가되기 때문에 장기적으로 치료해야 한다.

장기적 약물사용은 위험을 수반한다. 의학전문가는 10년간 투약으로 20파운드(약 10 kg)의 체중감량을 유지하는 것과 체중이 20파운드(약 10 kg) 초과된 상태로 있는 것 중 어느 것이 더 유리한지에 대해 아직 모른다.

남용 가능성이나 나쁜 부작용 없이 장기간 사용할 수 있는 효과적인 약물을 개발하기 위해 도전하고 있으나 현재로서는 그런 약물은 존재하지 않는다. 그러나 두 가지 처방약물이 현재 사용되고 있고 렙틴을 포함한 다른 약물도 연구 중에 있다.

시부트라민 시부트라민*(sibutramine, 상표명은 Meridia)은 뇌의 신경전달 물질에 작용하는 식욕억제제이다. 이 약은 저열량식과 운동을 겸비해서 사용할 때 가장 효과적이다. 시부트라민은 포만감을 증진시키고 에너지 소비를 상승시킨다.

부작용은 구강건조와 심박수 증가, 불면증, 두통, 고혈압이다. FDA에서는 고혈압인 사람이 이 약을 사용하는 데 대해 경고하고 있다. 시부트라민을 복용하는 사람은 누구나 주의하여 혈압을 점검해야 한다.

올리스타트 올리스타트†(orlistat, 상표명은 Xenical)는 체중감량에 다른 접근을 한다. 올리스타트는 식욕억제제가 아니고, 위장관에서 지방분해 효소의 작용을 저해하여 지방 소화와 흡수를 약 30% 감소시킨다. 지방 흡수가 감소되어 체중이 감량된다.

소화되지 않은 지방은 인체에 흡수되어야 할 지용성 비타민과 식물성 화합물을 가지고 소화관을 그대로 통과하게 되는 문제가 발생한다. 올리스타트의 부작용은 유사지방 올레스트라 같이 설사와 소화 장애이다.

수술

체중감량 수단으로의 수술은 일부 특수한 **임상적 고도 비만**에서 필요하며, **위 우회술**과 **위 결박술**을 널리 이용하고 있다. 이러한 두 과정 모두 위의 용량을 효과적으로 줄이고, 그렐린 생성을 감소시켜 배고픔을 억제함으로써 식품섭취를 제한한다.

위 우회술 후에 대부분의 사람들은 과체중의 50% 이상의 지속적 감량을 달성한다. 또한 연구에 의하면 체중감량 수술은 혈중지질, 당뇨, 수면 무호흡과 고혈압이 개선되는 것을 돕는다.

복강경 체중감량 수술기법은 위 우회술과 다른 체중감량 수술이다. 복강경 체중 감량수술은 상당한 장기감량 효과가 있고, 회복이 빠르며, 개방 수술보다 조직의 손상이 적다. 위 수술의 장기 안전성과 효과는 대부분 식사처방에 대한 순응에 달려있다.

수술 후 흔한 급성 합병증은 감염과 메스꺼움 · 구토 · 탈수이고, 장기적으로는 비타민 · 무기질 결핍과 심리적 문제가 있다. 수술을 선택한 사람들에게는 평생에 걸쳐 의학적 관리가 필요하지만 수술이 적합할 경우 체중감량의 건강상 이득이 위험을 감수할 만한 가치가 있음이 증명될 것이다.

* 시부트라민의 상표명은 메리디아(Meridia)이다.

† 올리스타트의 상표명은 제니칼(Xenical)이다.

임상적 고도 비만(clinically severe obesity) BMI가 40 이상 또는 BMI가 35 이상이고 고혈압 같은 위중한 상태가 하나 이상 있는 경우. 병적비만(morbid obesity)으로 사용되기도 함.

위 우회술(gastric bypass) 위의 크기를 제한하고 위로부터 소장의 하부로 음식물을 우회시키는 수술. 영양소의 정상적인 소화와 흡수가 방해되어 평생 만성적인 흡수불량을 겪게 된다.

위 결박술(gastric banding) 압축 밴드로 위의 크기를 제한하여 체중을 감량하는 수술. 고도 비만이 극심한 건강상 위험을 초래하는 사람들에게 사용된다.

복강경 체중감량 수술(laparoscopic weight-loss surgery) 몇 개의 작은 절개를 통해 복강으로 진입하는 절차. 한쪽 절개에 소형 비디오카메라를 넣고 다른 쪽 절개로 수술기구를 삽입한다. 외과의사는 큰 화면의 모니터로 자신의 작업과정을 관찰하면서 수술한다.

핵심정리

- 매우 위험한 의학적 문제가 있는 비만인들은 약물이나 수술을 포함하는 적극적인 치료가 필요하기도 하다.

합리적인 체중감량 전략

성공적인 체중감량 전략은 작은 변화, 적절한 감량과 합리적인 목표를 채택하는 것이다. 영양이 풍부한 식품을 선택하고 규칙적인 신체활동을 꾸준히 하여 1년에 약 5~10 kg의 체중을 감량하는 사람은, 최신 유행식을 하면서 더 짧은 시간에 더 많이 감량하는 경우에 비해 감량된 체중을 유지하고 건강상 이익을 거둘 가능성이 더 크다.

적절한 체중감량은 비록 여전히 과체중일지라도 당뇨 조절을 개선하고, 특히 복부비만일 경우 혈압과 혈중 콜레스테롤을 낮추어 심장병 위험을 감소시킬 수 있다.

물론 건강을 개선시키는 식사 및 활동 습관도 똑같이 더 건강한 체중과 신체조성을 갖게 해준다. 성공적인 체중감량은 빠진 몸무게가 아니라 획득한 건강으로 정의된다. 질병위험이 적은 사람들은 아이들과 놀 수 있게 되거나 숨차지 않게 계단을 오르는 것 같은 개인적인 체력상승 목표를 설정하는 것을 더 선호할 수 있다.

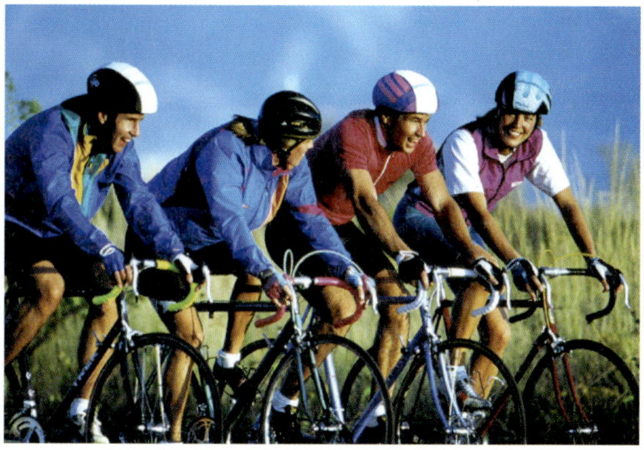

건강한 신체에는 건강을 유지하기 위한 충분량의 제지방조직과 신체의 필요에 부응하는 적량의 지방이 분포되어 있다.

목표가 건강이든 체력이든 체중감량 기대치는 합리적일 필요가 있다. 도달하기 힘든 목표에는 반드시 좌절과 실패가 따른다. 합리적인 목표를 설정하면 체중을 관리할 때 원하는 결과를 달성하는 데 도움이 된다.

예를 들어 건강위험을 더 낮추기 위해 감량해야만 하는 비만인들은 다음 세 가지의 폭넓은 목표를 설정할 수 있다.

1. 반년에 걸쳐 체중의 약 10% 정도를 감량한다.
2. 감량된 체중을 장기간 유지한다.
3. 최소한 더 체중이 늘지 않게 한다.

건강을 위한 식사지침

- 체중감량이 필요한 사람 : 충분한 영양섭취를 유지하고, 신체활동을 늘리면서 열량섭취를 감소시켜 완만하고 꾸준한 체중감량을 목표로 하자.

건강식 계획

많은 유행식의 주장과는 반대로 체중관리에는 특별한 마술 같은 식사계획도 없고, 꼭 먹어야 하거나 먹지 말아야 할 특정 식품도 없다. 식사계획을 실천할 사람은 바로 당신이기 때문에 식사계획표 작성에 참여하는 것이 좋다.

식사계획은 오직 건강한 체중을 유지할 수 있을 때 성공적이다. 또 당신이 평생 취할 식사계획으로 생각해야 한다. 그것은 당신이 좋아하고, 쉽게 구할 수 있고, 구매할 능력이 되는 식품들로만 구성되어야 한다.

현실적인 에너지 섭취 체중감량식의 주된 특징은 현재의 체중을 유지하는 데 필요한 양보다 더 적은 에너지를 공급하는 것이다. 식품 에너지를 너무 극심하게 제한하면 충분한 영양소를 섭취할 수 없고 제지방조직을 잃을 수 있다.

신속한 체중감량은 대개 지나친 제지방조직의 소실, 더 낮은 기초대사율과 이후의 급속한 체중회복을 의미한다. 제한적인 식사는 또한 건강하지 못한 식사장애를 초래할 수 있다(1장 실전 영양에 설명되어 있음).

표 2-2에는 체중감량식의 권장량이 요약되어 있다. 에너지 섭취량은 과잉되지 않으면서 충분한 영양을 공급할 수 있어야 한다. 또한 성인의 경우 활동량을 늘리고 식품섭취량을 줄여 하루에 500~1,000 kcal가 부족하도록 하는 것이 적당하다. ■ 이것으로 일주일에 1~2파운드(약 0.5~1 kg)의 체중이 감량된다.

대부분 여자의 경우 하루 1,000~1,200 kcal, 남자의 경우 1,200~1,600 kcal가 섭취량이다. 표 2-3은 1,000~1,600 kcal의 균형식단을 구성할 수 있는 1일 식품량을 제시하고 있다. 하루 800 kcal 이하의 에너지를 섭취하는 극저열량식(very low calorie diet ; VLCD)은 지속적인 체중감량을 달성하는 데 실패하는 것으로 위험할 수 있기 때문에 권고되지 않는다.

■ 체지방 1 kg = 약 7,700 kcal 1주일에 1파운드(약 0.5 kg)를 감량하려면 하루에 500 kcal를 줄여야 한다.

충분한 영양섭취 하루에 1,200 kcal 이하의 에너지로는 충분한 영양을 섭취하기 어렵기 때문에 대부분의 건강한 성인은 이 이상으로 섭취해야 한다. 충분히 섭취할 수 있는 식사계획이 제한적인 식사계획보다 더 건강하고 성공적으로 체중감량을 할 수 있도록 해준다. 제한적인 식사계획은 굶주림과 박탈감을 주고 마음껏 먹고 싶은 충동을 불러일으키기 때문이다.

표 2-3의 1,200 kcal 식단을 보자. 이와 같이 섭취하면 대부분의 사람들은 체중을 감량시키는 것과 동시에 영양이 풍부한 식품을 주의 깊게 선택함으로써 영양소 필요량도 충족시킬 수 있다(여성일 경우 칼슘과 철 보충이 필요하다). 과일, 채소, 전곡, 살코기나 고기대용품, 저지방이나 탈지유 제품으로 구성된 균형 잡힌 식단은 비록 체중이 감량되지 않더라도 건강에 많은 도움을 준다.

적은 분량 과체중인 사람은 항상 매끼 식사에서 좀 더 적게 먹는 것을 배워야 한다. 예를 들면 저녁식사에 닭고기를 두 쪽 먹던 것을 한 쪽만 먹고, 채소에 버터를 한 큰술 넣던 것을 한 작은술만 넣고, 디저트로 쿠키 여섯 개 먹던 것을 하나만 먹는 등이다.

목표는 에너지와 영양소, 그리고 즐거움을 위해 충분한 음식을 먹되 더 먹지 않는 것이다. 이러한 양은 충족감은 주지만 결코 포만감을 주지는 않는다. 저지방 음식도 과량 섭취하면 많은 열량을 줄 수 있다는 점을 기억해야 한다.

탄수화물 · 지방 · 단백질의 균형 신선한 과일과 채소, 저지방 유제품, 콩류, 살코기, 생선, 닭고기, 육류대용품, 전곡류를 바탕으로 한 건강한 식단은 탄수화물이 많고, 식이섬유와 단백질이 충분하며, 질병과 관계되는 지방의 종류가 적다. 이들 식품은 또한 체중관리에도 가장 좋다. 앞장에서는 에너지 제공 영양소의 건강에 대한 중요성에 대해 기술하였다. 그러므로 체중관리를 위한 식단은 DRI 위원회에서 권장한 범위 내에서 이 세 가지 모두를 제공해야 한다. ■

■ 한국인 영양섭취기준에 의한 성인의 에너지 적정 섭취비율

- 탄수화물 55~70%
- 지질 15~25%
- 단백질 7~20%

통째로 먹을 수 있고, 고섬유이며, 가공되지 않거나 약간 가공된 식품들은 부드럽고 빨리 먹을 수 있는 정제식품에 비해 열량은 적으면서 부피가 크고 포만감을 준다.

표 2-2 체중감량식을 위한 권장량

영양소	하루 권장섭취량
열량	
BMI ≥ 35	보통의 섭취량보다 500~1,000 kcal 감소
27 < BMI < 35	보통의 섭취량보다 300~500 kcal 감소
총 지방	총 열량섭취량의 30% 이하
포화지방산[a]	총 열량섭취량의 8~10%
단일불포화지방산	총 열량섭취량의 15%까지
다불포화지방산	총 열량섭취량의 10%까지
콜레스테롤[a]	<300 mg
단백질[b]	총 열량섭취량의 약 15%
탄수화물[c]	총 열량섭취량의 55% 이상
소금[d]	나트륨 2,300 mg 이하, 소금으로 약 6 g 이하
칼슘	1,000~1,500 mg
식이섬유	20~30 g

[a] 고콜레스테롤혈증인 경우 포화지방산으로부터 섭취열량의 7% 이하, 콜레스테롤 200 mg 이하를 목표로 해야 한다.
[b] 단백질은 식물성 급원과 동물성 단백질의 제지방 급원으로 해야 한다.
[c] 탄수화물과 식이섬유는 채소, 과일, 전곡에서 섭취한다.
[d] *2005년 미국인을 위한 식사지침*: 나트륨 상한치는 2,300 mg이다.

표 2-3 1,000~1,600 kcal 식단을 위한 각 식품군의 1일 섭취량

식품군	1,000 kcal	1,200 kcal	1,400 kcal	1,600 kcal
과일	1 C	1 C	1 1/2 C	1 1/2 C
채소	1 C	1 1/2 C	1 1/2 C	2 C
곡류	85 g	113 g	142 g	142 g
육류 및 콩류	57 g	85 g	113 g	142 g
우유	3 C	3 C	3 C	3 C
유지	3 tsp	3 tsp	3 tsp	4 tsp

Note : 1,000-, 1,200-, 그리고 1,400-kcal 식사를 위한 USDA 식사지침 패턴은 어린이를 위한 것으로 우유 2컵을 공급하도록 설계되어 있다. 여기에서는 우유 한 컵을 추가하는 것으로 변경하여 하루 우유 3컵을 성인을 위해 권장한다. 이 패턴에서 임의로 조정할 수 있는 열량 허용량은 약 100 kcal이다.

따라서 정제된 곡류와 지방과 설탕 첨가 식품 대신 전곡류와 섬유소가 많은 채소를 선택하면 체중과 영양 모두에서 유익하다. 포화지방이나 트랜스 지방을 피하고, 건강에 좋은 지방을 충분히 포함하여 포만감을 주되 열량을 과잉 공급하지 않도록 지방을 현명하게 선택해야 한다. 살코기나 다른 저지방 단백질 급원도 또한 포만감을 준다. 이러한 식품은 제한하되 완전히 제거하지는 말아야 한다.

저에너지 밀도 앞서 논의한대로 에너지 섭취를 낮추기 위해 사람들은 더 적은 분량을 선택하거나 먹는 식품의 에너지 밀도를 감소시킬 수 있다.

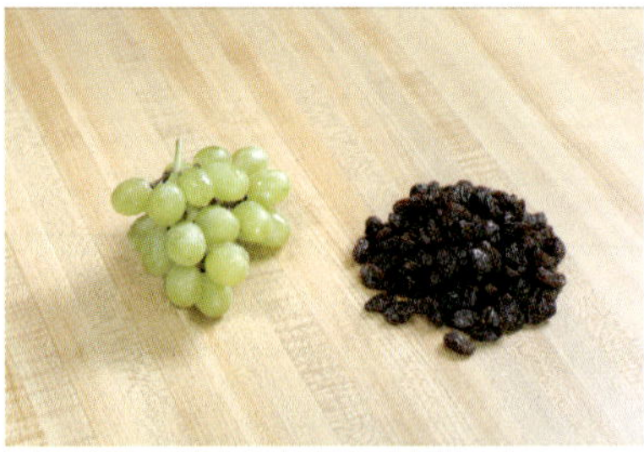

건포도 대신에 수분함량이 많은 포도를 선택하면 부피가 증가하여 에너지 섭취를 절반으로 줄일 수 있다.

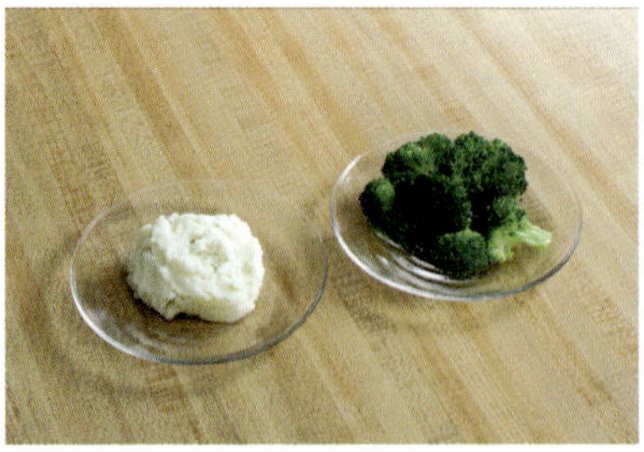

같은 중량에 1인 분량도 비슷하지만 섬유소가 풍부한 브로콜리는 감자보다 섬유소는 두 배이면서 에너지는 1/4이다.

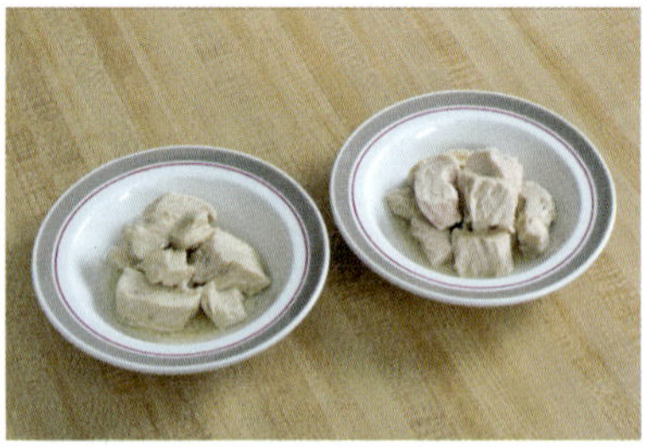

기름에 채워진 참치 대신 수분에 채워진 참치(오른쪽)를 선택하면 적은 열량으로 같은 양을 즐길 수 있다.

그림 2-2 에너지 밀도
식품의 에너지 밀도(energy density)를 낮추면 에너지 섭취를 줄이면서 만족스러운 분량을 섭취할 수 있다. 에너지 밀도를 낮추려면 수분과 섬유소가 많고, 지방이 적은 식품을 선택해야 한다.

연구에 의하면 에너지 밀도가 낮은 식품, 예를 들어 과일, 채소와 국물 위주의 스프를 충분히 먹는 것은 에너지 섭취를 줄이는 동시에 포만감을 유지할 수 있다. 물이나 섬유소가 상당량 포함된 식품과 지방이 적은 식품은 식사의 에너지 밀도를 낮추어준다(그림 2-2). 이 장의 끝 부분인 임상 적용(Clinical Application)에서는 식품의 에너지 밀도를 계산하는 방법을 기술하고 있다.

설탕과 알코올 건강한 체중을 달성하거나 유지하려는 사람은 지방뿐 아니라 설탕과 알코올 섭취에도 주의해야 한다. 간혹 이것을 즐길 때에는 건강을 위하여 매일 영양이 풍부한 식품을 선택하여 섭취해야 한다.

식사 간격 하루에 세 번 식사하는 것이 우리사회의 표준이지만 조금씩 네다섯 번 식사할 수도 있다. 또한 이렇게 소량씩 자주 식사하는 것이 체중유지와 감량에 성공적이라는 연구가 있다. 우리는 식욕이 아니라 적당한 배고픔이 먹는 것을 자극한다는 것을 알아야 한다. 규칙적으로 먹고 너무 지나치게 배고프기 전에 먹어야 한다.

충분한 수분섭취 갈증이 나면 물을 마시도록 해야 한다. 물은 식간에 위를 채워 전에는 여분의 식품을 먹어서 달성되었던 수분필요량을 충족시켜 준다. 하루에 약 75~150 kcal가 가당음료로 섭취된다. 가당음료를 단순히 물로 대체하는 것으로 1년에 15파운드(약 7 kg)의 체중을 줄일 수 있다. 또한 물은 위장관이 고섬유식에 적응하도록 도와준다.

신체활동

식사요법이나 신체활동만으로도 일부 체중을 줄일 수 있다. 그러나 분명한 것은 두 가지를 함께 하면 가장 효과적이라는 것이다. 식사요법과 신체활동을 함께 하면 식사요법만 할 때보다 체지방 감량이 더 많고, 더 많은 근육이 보유되며, 체중의 재증가가 덜 일어나게 된다.

체중증가를 방지하고 체중감량을 지원하기 위하여 2005년 미국인을 위한 식사지침, DRI 위원회와 기타 체력관리 전문가들은 일상생활 외에 추가로 60분간의 적당한 강도, 즉 시간당 3.5~4.5마일(5.6~7.2 km)의 속도로 걷거나 뛰는 신체활동을 권고하였다. ■ 신체활동은 과체중의 건강에 대한 부정적 효과를 상쇄하는 데에도 도움이 된다.

■ 신체활동을 위한 DRI : 1일 60분(적당한 강도)

예를 들면 신체활동은 복부비만을 낮추어주고, 체중감량이 없을 경우에도 혈압 · 인슐린 저항, 심장과 폐의 건강을 개선해 준다.

건강을 위한 식사지침

- 성인이 체중을 조절하고 건강하지 못한 체중증가를 방지하려면 : 열량섭취 필요량을 초과하지 말고, 중강도의 운동을 일주일의 대부분에 약 60분씩 하자.

에너지 소비 신체활동은 체중감량과 유지에 많은 도움이 된다. 첫째로 그것은 근육과 심혈관계에 의한 에너지 배출을 증가시킨다. 체중이 150파운드(약 75 kg)인 사람이 시간당 4마일(6.4 km)의 속도로 30분을 걸으면 그것으로 185 kcal를 추가로 소비하게 된다. 축구선수는 훈련을 강하게 하는 날 수천 칼로리를 추가로 소비한다.

기초대사율 또한 활동은 기초대사율을 증가시켜 간접적으로 에너지 배출에 기여한다. 이것은 즉시 또는 장기적으로 일어난다. 어느 날 강렬하고 지속적인 운동을 하고나면 수 시간 동안 기초대사가 상승되어 있다.

몇 주간에 걸쳐 장기적으로 매일 왕성한 활동을 하면 점차 신체조성에서 제지방조직이 많게 전환되는데, 이것은 지방조직보다 대사적으로 더 활발하다. 따라서 진행 중인 대사율은 증가하게 되고, 지속적인 체중감량과 유지에 기여하게 된다.

상승된 대사율은 규칙적으로 신체활동을 하는 한 지속된다. 대사활동으로 많은 에너지가 소비될수록 에너지 요구량은 더 증가한다. 이것은 체중증가 없이 더 먹을 수 있음을 의미한다.

- 체중관리 프로그램에서 신체활동의 이점
  - 신체조성의 개선
  - 질병의 위험에 대한 이로운 효과
  - 운동과 기초대사율의 상승으로 인한 단기적인 에너지 소비 증가
  - 장기적인 기초대사율 상승
  - 식욕조절
  - 스트레스 감소와 스트레스로 인한 섭취 조절
  - 신체적, 심리적 건강과 행복
  - 자긍심 상승

식욕조절 신체활동은 식욕조절에도 도움을 준다. 사람들은 운동을 하면 더 먹고 싶어진다고 생각하지만 전적으로 옳은 것은 아니다. 물론 활동적인 사람은 건강한 식욕이 있다. 그러나 충분히 운동한 직후에는 대부분의 사람들은 먹고 싶은 생각이 없다. 목욕하고 싶고 갈증이 나지만 먹고 싶어 하지는 않는다. 그 이유는 신체가 활동 스트레스에 대응하여 저장했던 연료를 이동시켜 혈액 중에 포도당과 지방산이 많아졌기 때문이다.

심리적 이점 신체활동은 심심하고 불안하거나 우울할 때 먹도록 충동하는 부적절한 식욕을 특별히 억제하는 데 도움이 된다. 체중조절 프로그램에서는 실제로는 배고프지 않은데 무엇인가 먹고 싶을 때 밖에 나가 활동할 것을 권고한다.

또한 신체활동은 스트레스 감소에도 도움이 된다. 스트레스 그 자체가 많은 사람들에게 부적절한 식사행동에 대한 계기가 되기 때문에 활동이 역시 도움이 된다.

활동은 여전히 더 많은 심리적 이점을 준다. 튼튼한 사람은 건강하게 보이고 건강하다고 느끼므로 자긍심을 높여 준다. 높은 자긍심은 체중조절 노력을 지속하고자 하는 결심을 지지하여 유익한 순환이 가동된다. ■

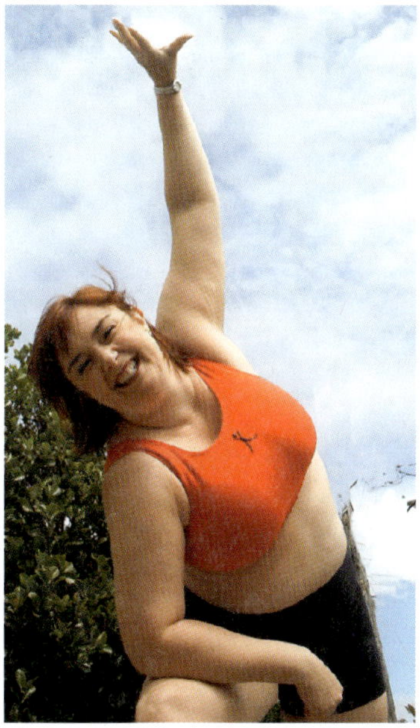

과체중일지라도 활동을 하는 것은 앉아 있는 것보다 더 건강에 좋다. BMI가 36인 에어로빅 강사 제니퍼 포트닉은 비만하지만 매일 꾸준히 운동함으로써 좋은 건강을 유지하고 있다.

신체활동 선택 어떤 종류의 신체활동이 가장 좋을까? 체중감소를 목표로 할 경우에는 자신이 좋아하면서 규칙적으로 할 수 있는 활동을 선택해야 한다. 건강관리 전문가들은 체중을 관리하고 체지방을 줄이려는 사람들에게 한 시간 정도 빠르게 걷기와 같은 저급에서 중급강도의 활동을 장기적으로 수행하라고 충고한다.

그렇게 충고하는 이유는 저급에서 중급강도의 운동이 더 장기간 지속될 수 있고 부상도 덜 받을 수 있다는 것이다.

그러나 중강도 활동하는 사람에 비해 *강도 높은* 신체활동(예를 들어, 자전거 빠르게 타기나 지구적 달리기)을 규칙적으로 하는 사람의 체지방량이 더 적다.

강하고 지속적인 호기적 활동으로 적응되어 단련된 신체는 활동할 때뿐만 아니라 하루 종일 더 많은 지방을 사용한다. 신체활동과 체중 또는 지방감량에 있어서의 기본은 방법과 무관한 총 에너지 소비가 주요인자로 보인다.

걷기와 자전거타기 같은 활동 외에 일상생활에 도입할 수 있는 에너지 소비활동은 수백 가지가 있다. 예를 들면 엘리베이터 대신 계단오르기, 전화걸기 대신 이웃 아파트에 걸어가기, 그리고 송풍기를 사용하는 대신 낙엽을 긁어모으는 것 등이다. 이러한 활동들은 적은 열량을 태울 뿐이지만 1년을 지내고 보면 상당한 양이 된다.

부위 감량 간혹 "부위 감량"에 대해 묻는데, 불행하게도 신체의 어느 부분도 다른 부분에 앞서 지방이 줄지 않는다. 신체 전반에 걸쳐 있는 지방세포가 필요에 따라 지방을 방출하고, 활동하는 근육이면 어느 것이든 상관없이 그 지방을 사용한다. 어떤 운동도 특정 부위에서 지방을 제거할 수 없고, 문제 부위의 지방을 없애준다고 주장하는 마사지 기계도 그렇게 할 수 없다.

신체활동이 다른 방식으로 문제 부위에 도움을 줄 수 있다. 문제 부위의 근육을 강화하면 그 부위의 상태를 개선할 수 있고, 유연성을 위한 스트레칭을 하면 몸매 문제에 도움이 될 수 있다. 따라서 심폐지구력, 강도, 유연성 운동 모두가 체력강화 프로그램에 포함된다.

행동 및 태도

> **행동수정(behavior modification)** 행동을 유발하는 신호나 환경인자 등의 선행요소와 행동 그 자체 그리고 행동에 가해진 상벌 등의 결과에 의해 다루어지는 행동의 변화

행동수정 **행동수정** 치료는 식사의 변화와 신체활동 증가에 대한 장벽을 극복하는 수단이 된다. 행동수정 치료는 사람들이 어떤 행동을 변화시켜야 하는지와 어떻게 변화시켜야 하는지에 대해 도움을 준다. 행동과 태도는 적절한 체중과 신체조성을 유지하고 달성하는 데 중요한 지원인자이다. 비만을 초래하고 이를 영구화하는 과식과 저운동 행동을 변화시키는 데에는 시간과 노력이 필요하다. 또한 행동할 것을 약속해야만 한다.

행동인식 문제를 일으키는 모든 행동을 알고 있는 사람은 해답을 구하는 데 한발 앞서 있다. 먼저 장래의 계획을 수립할 출발선(현재의 식사 및 신체 활동 행동의 기록물)을 설정할 필요가 있다. 식사 및 간식 시간과 장소, 먹은 음식의 종류와 양, 함께 식사한 사람들, 식사할 때의 개인의 느낌에 대한 기술 등을 포함하는 일지(그림 2-3)를 기록하는 것이 좋다.

또한 일지는 신체활동을 기록해야 하는데 활동의 종류, 강도수준, 지속시간과 그것에 대한 느낌 등이다. 이러한 기록물은 개인이 변화시켜야 할 행동을 인식하는 데 도움이 된다.

작은 변화주기 "How To"(p.57)는 체중관리를 돕기 위한 행동전략에 대해 기술하고 있다. 이 전략의 특별히 매력적인 특징은 누구를 비난하거나 혹평하지 않는 것인데, 이것은 자긍심을 강화하는 데 중요한 요소이다.

체중 유지 감량한 체중을 유지하기가 어렵다는 것을 알아야 한다. 수개월간 자제하고 새로운 습관을 길들여 목표체중에 도달하자마자 승리감에 도취되어 이전의 식습관으로 되돌아 가기 쉽다. 감량된 체중을 유지하려는 과체중자에게는 지속적인 체중조절 조직의 회원권과 규칙적이고 지속적인 신체활동이 절대적으로 필요하다.

그림 2-3 식품 및 활동 일지

시간	장소	활동 또는 섭취 식품	함께한 사람	기분
10:30-10:40	학교 자판기	땅콩 6개	혼자	배가 고팠음
		버터 크래커와 콜라		
		(340 ml)		
12:15-12:30	식당	샌드위치와 콜라	친구들	즐겁고 친근했음
		(340 ml)		
3:00-3:45	체육관	근력운동	운동 동료	피곤했음
4:00-4:10	간이음식점	소형	혼자	좋았음
		얼린 요구르트		

식품 및 활동 일지(food and activity diary)에 기록하는 사항에는 식사와 간식의 장소와 시간, 섭취한 음식의 종류와 양, 식사할 때의 개인의 기분 등이 포함된다. 또한 신체활동, 즉 활동의 종류와 강도, 지속시간, 활동 시의 기분 등을 기록한다.

개인적 태도 많은 사람들에게 과식과 과체중은 그들 자신에게 필수 부분이 되어 있을 것이다. 자의식은 주목하지 않고 식사와 활동 행동을 변화시킨다면 실패하기 쉽다.

How To

체지방 관리에 적용할 행동수정

1. 부적절한 행동을 하지 않는다.
   - 문제되는 식품을 사지 않는다.
   - 지정된 시간에 한 장소에서만 먹는다.
   - 배고프지 않을 때 장을 본다.
   - 자판기, 패스트푸드, 편의점을 피한다.
   - TV, 비디오 게임, 컴퓨터를 끈다.
2. 피할 수 없는 행동은 억제한다.
   - "가족식"이 아닌 개인접시로 식사한다.
   - 접시 위에 펼쳐 담아 적은 양을 많게 보이도록 한다.
   - 문제되는 식품을 랩으로 싸거나 얼리거나 쉽게 접할 수 없도록 한다.
   - 계획을 세우고 규칙적으로 식사하여 박탈감을 조절한다.
   - 단지 시간을 때우기 위한 TV 시청이나 컴퓨터 사용같은 앉아서 하는 활동에 쓰는 시간을 계획한다.
3. 적절한 행동을 강화한다.
   - 적절한 음식을 다른 사람과 나누어 먹는다.
   - 적절한 음식을 냉장고의 편리한 장소에 보관한다.
   - 적절한 분량의 크기를 알아둔다.
   - 적절한 간식 계획을 세운다.
   - 운동기구나 놀이기구를 문 옆에 둔다.
4. 바람직한 행동을 반복한다.
   - 천천히 식사하기 – 음식을 씹을 때는 수저를 내려놓는다.
   - 항상 수저나 젓가락을 사용한다.
   - 그릇에 음식을 조금 남긴다.
   - 더 움직이기 – 다리 흔들기, 왔다갔다 하기, 스트레칭 하기
   - 활동적인 사람들의 그룹에 끼어 참여한다.
5. 부정적인 행동에 대한 부정적인 결과를 나열해 본다.
   - 다른 사람들에게 당신의 탈선에 중립적으로 반응해 달라고 요청한다.(응답 안하기 – 부정적 관심도 보상이다.)
   - 실수했을 때 자신을 책망하지 않는다.
6. 긍정적인 행동에 개인적이고 즉각적으로 자신을 보상한다.
   - 스포츠 경기, 영화, 음악회나 음식이 아닌 공연의 표를 구매한다.
   - 새로운 소량 구매에 만족한다.
   - 마사지를 받고 꽃을 산다.
   - 뜨거운 물로 목욕하고 좋은 책을 읽는다.
   - 승마, 핸드볼, 테니스 같은 새로운 취미활동에 대한 교습을 받는다.
   - 자신을 칭찬하고 친구를 방문한다.
   - 낮잠을 자고 쉰다.

많은 사람들이 삶에서 오는 스트레스에 대처하기 위해 과식한다. 이러한 습관을 깨뜨리려면 먼저 과식 충동을 촉발하는 특정 스트레스의 원인을 규명해야만 한다.

그러고 나서 이러한 상황에 직면할 때의 문제해결 방법을 실천하도록 배워야 한다. 과식 충동을 촉발하는 문제를 바람직한 방법으로 해결할 때 덜 먹게 되는 것을 발견할 수 있다. 건전한 정서적 건강이 영양, 체중조절, 체력단련 등의 여러 방법으로 건강을 지킬 수 있게 한다.

건강을 위한 식사지침

- 성인의 체중감량을 지속하려면 열량섭취 필요량을 초과하지 않으면서, 매일 최소한 60~90분간의 중강도의 신체활동을 해야 한다. 일부 사람들은 이러한 수준의 활동에 참가하기 전에 건강관리사와 상담할 필요가 있다.

핵심정리

- "체중감량식"보다는 평생의 "좋은 건강을 위한 식사계획"을 채택하는 사람이 체중감량을 더 잘 유지할 수 있다. 표 2-4에 성공적인 체중관리를 위한 전략을 제시하였다.
- 신체활동은 체중관리 프로그램의 필수 부분이다.
- 신체활동은 에너지 소비를 늘리고, 신체조성을 개선하며 식욕조절을 돕고, 스트레스와 스트레스로 인한 섭취를 줄이며, 신체적 심리적 건강과 행복을 증진시킨다.
- 행동수정은 성공적인 체중조절에 대한 장벽을 극복하는 수단을 제공한다.

저체중

저체중(underweight)은 과체중보다 훨씬 적어서 미국성인의 5%를 넘지 않는다. 저체중과 관련된 건강위험성은 과체중에 수반되는 것보다 더 적다. 그러나 저체중인 여성이나 체중을 상당량 감소시킨 사람들은 모두 골다공증에 더 쉽게 걸린다. 저체중인 여성은 불임이 되거나 약한 아이를 낳을 수 있다. 그러므로 임신 전과 임신 중 또는 두 시기 모두에 체중을 증가시켜 건강한 아이를 낳을 수 있도록 해야 한다.

만약 저체중이면서 저영양 상태가 되면 더 위험하다. 영양과 에너지 공급이 불충분하면 많은 대사적 · 신체적 기능이 저해된다. 또 에너지 저장이 없는 사람은 특히 수술이나 암, 에이즈 같은 소모성 질병의 의학적 스트레스에 직면할 때 이겨내기 어렵다. 따라서 저체중인 사람들에게는 제지방 조직과 에너지 저장고로서의 체지방 및 저장 가능한 모든 영양소에 대해 신체를 보호할 수 있는 양만큼 저장하도록 권장하고 있다.

신경성 거식증으로 알려진 극심한 저체중 상태는 젊은 층에서 간혹 보이는데, 이들은 체중 조절을 위해 비합리적으로 자기부정적인 운동을 한다. 이들이 이런 극단에 빠지게 되어 극심한 저영양과 저체중 상태가 된다. 다른 마른 사람들과 달리 신경성 식욕부진증을 겪는 사람의 두드러진 특징은 기아가 의도적이라는 점이다.

신경성 식욕부진증은 오늘날 우리 사회에서 보이는 주요한 식사장애이다. 또 하나는 신경성탐식증인데 강박적 과식과 강제배출을 한다.

표 2-4 체중관리 전략

일반적으로
체중감량이나 증가가 아닌 건강한 식습관과 활동에 집중한다.
건강과 체력단련의 목표와 그 달성기간에 대해 합리적인 기대치를 채택한다.
충분한 영양을 최우선으로 한다.
평생 건강한 식사계획을 배우고, 실천하고, 따른다.
규칙적으로 신체활동에 참여한다.
건강한 체중을 달성하고 유지하기 위해서 항구적인 생활방식의 변화를 채택한다.
체중감량을 위해
에너지 소비량이 에너지 섭취량보다 하루에 약 500 kcal가 초과되도록 한다. 섭취한 식품에너지량보다 신체활동량을 더 많이 증가시킨다.
에너지 밀도는 낮고, 영양밀도는 높은 식품을 강조한다.
소량씩 먹는다. 식당에서 먹는 음식을 친구와 나누어 먹거나 내일 점심을 위해 절반을 집으로 가져온다.
천천히 먹는다.
고지방 음식을 제한한다. 콩, 전곡, 채소, 과일이 중심의 식단이 되도록 한다.
저지방 음식이라도 표지의 1인 분량 내로 제한한다.
농축당과 알코올, 음료를 제한한다.
식사 전에 물 한 컵을 마시고, 식사 중에 또 한 컵을 마신다. 하루에 8컵 이상 충분한 물을 마신다.
식사와 운동습관을 기록한다. 이것은 문제 부분을 알려주고 행동을 개선할 수 있는 첫 걸음이 된다.
정서와 스트레스를 다루는 다른 방법을 배운다.
지원단체에 정규적으로 참가하거나 다른 사람들과 지원관계를 수립한다.
체중증가를 위해
에너지 섭취량이 에너지 소비량보다 하루에 최소 500 kcal 이상 되도록 한다. 운동으로 소비한 에너지보다 더 많은 에너지를 저장할 수 있도록 식품섭취를 늘린다. 근육형성을 위해 운동하고 먹는다.
체중증가에는 시간이 필요하다(1개월에 0.5 kg이 합리적이다).
에너지 밀도가 높은 식품을 강조한다.
하루에 최소한 3회 식사한다.
많은 분량의 음식을 먹고 포만감이 느껴지기를 기대한다.
식간에는 간식을 먹는다.
주스와 우유를 많이 마신다.

핵심정리

- 저체중의 발생과 관련된 건강문제는 과체중과 그 문제만큼 흔하지는 않다.

체중증가 전략

체중증가는 체중감량처럼 개인적인 문제이다. 현재의 체중에서 건강한 사람들은 그 체중을 유지하겠지만 건강하지 못한 사람들은 체중을 늘리려 할 것이다.

어떤 사람들은 유전 또는 어린 시절의 영향으로 마른 경우도 있다. 외모나 운동능력 향상을 위해 체중을 증가시키려는 사람들은 건강한 체중은 오직 신체활동, 특히 근력강화 훈련을 고에너지식과 겸비해야만 달성할 수 있다는 점을 알아야 한다. 고열량 음식을 많이 먹으면 체중이 증가되겠지만 그것은 대부분 지방일 것이다.

이것은 약간 저체중일 때처럼 건강에 해로울 수 있다. 운동선수에게 그와 같은 체중증가는 운동 능력을 저해시킬 수 있다. 그러므로 체중증가에서도 감량에서처럼 신체활동이 바람직한 계획의 필수요소이다.

중량운동(weight training) 무거운 것이나 중량기기를 사용하여 근력과 지구력 발달에 필요한 저항을 제공하는 것. 또한 저항훈련이라고도 불림. 팔굽혀 펴기, 윗몸 일으키기, 다리 들어올리기 등은 자신의 체중을 저항으로 사용하는 것이다.

근육을 형성하는 신체활동 체중을 늘리려는 사람은 우선 **중량운동**(weight training)을 해야 한다. 또한 활동이 증가할수록 그 활동을 지원할 수 있는 에너지 섭취가 증가되어야 한다. 충분한 식사를 하면 근육과 지방이 모두 증가되는 데 도움이 된다.

에너지 농축 식품 성공적인 체중감량식에서 제외되었던 에너지 농축식품이 체중증가에 열쇠를 쥐고 있다. 그러므로 각 식품군에서 가장 에너지가 높은 품목을 선택해야 한다. 즉 탈지유 대신 밀크셰이크, 살코기 대신 땅콩버터, 오이 대신 아보카도, 통밀 빵 대신 통밀 머핀 등을 선택한다. 지방은 설탕에 비해 티스푼당 열량이 두 배나 많기 때문에 양을 많이 늘리지 않고도 에너지를 부가할 수 있다.

일반적인 미국인들에게는 가장 큰 건강문제가 과체중과 심장병이기 때문에 건강전문가들은 의례 적정 지방식을 권유한다는 점을 알아야 한다. 대부분의 사람들에게 고에너지, 고지방식은 건강에 좋지 못하지만 체중을 증가시키려는 저체중 사람들에게는 필수적이다.

신체 활동을 하면서 영양이 충분한 식사를 하는 저체중자는 지방에서 충분한 에너지를 얻을 수 있다. 건강을 위해서는 포화지방이나 트랜스 지방 식품보다는 단일불포화나 다불포화지방 식품을 선택하는 것이 좋다. 예를 들면 버터나 수소가 첨가된 마가린 대신 올리브 오일로 조리한 샐러드 등이다.

하루 3회식사 체중을 늘리려는 사람은 최소한 하루에 세 번의 충실한 식사를 해야 한다. 많은 저체중인 사람들은 단순히 너무 바빠서(때로는 몇 달 동안) 체중을 유지하거나 증가시킬 정도의 충분한 식사를 하지 못하고 있다. 그러므로 식사에 우선권을 부여하고 미리 계획을 세울 필요가 있다.

식사를 준비하고 식사시간을 넉넉히 갖도록 하고, 식사를 할 때 포만감을 느끼기 전 20분 내에 더 많은 음식을 먹도록 한다. 또한 고기가 포함된 전채 음식과 주요리를 먼저 먹고, 스프나 샐러드는 나중에 먹는다.

많은 분량 저체중인 사람은 매끼 더 많은 음식을 먹는 것이 중요하다. 예를 들면 점심에 샌드위치를 한 개 대신 두 개를 먹고, 큰 컵으로 우유를 마시며, 큰 그릇으로 시리얼을 먹는 것 등이다.

배가 부를 것을 예상하자. 대부분의 저체중자들은 음식을 소량 먹는 데 익숙해져 있다. 이들은 평소보다 더 먹기 시작하면 불편함을 느낀다. 하지만 이것은 정상적 증상이고 시간이 지나면 해소된다.

여분의 간식 매 끼니에 더 많은 음식을 먹더라도 더 많은 에너지 섭취가 필요하기 때문에 자주 먹는 것이 필요하다. 예를 들어 학생이면 아침에 샌드위치 세 개를 만들어 하루 세 번의 정규식사 외에 수업 사이사이에 샌드위치를 먹는다.

주스와 우유 음료는 에너지 섭취를 증가시키는 좋은 방법이다. 크랜베리 주스 6컵은 하루 섭취량에 거의 1,000 kcal를 더해준다. 우유에 분유나 즉석 조식가루를 타면 열량을 부가시킬 수 있다.

질병으로 저체중인 사람에게는 농축 조제음료를 권유하는데, 이는 환자가 잘 삼킬 수 있기 때문이다. 영양사는 저체중자가 체중을 유지하거나 늘리는 데 도움이 되도록 고단백, 고열량 조제식을 추천할 수 있다. 정규식사에 추가로 사용하면 이들 조제식은 상당히 도움이 된다.

핵심정리

- 체중을 증가시키려면 신체를 단련하고, 에너지 농축식품을 선택하며, 규칙적인 식사를 하여야 한다. 또한 더 많은 분량을 섭취하고, 여분의 간식과 음료를 섭취하여 에너지 섭취를 증가시켜야 한다. 표 2-4에는 체중증가를 위한 정보가 제시되어 있다.

분석

당신의 식사

좋은 건강을 즐기고 합리적인 체중을 유지하려면 현명한 식습관과 정규적인 신체활동을 함께 해야만 한다. 이 연습은 당신의 현재 체중을 평가하고, 체중관리에 중요한 생활태도 요인을 고려하게 해준다.

먼저 당신의 현재 체중이 BMI 표에서 "건강한 체중" 범위 안에 있는지 확인한다. 표의 왼쪽 칸에서 신장을 찾고 그 줄의 오른쪽에서 체중을 찾는다. 당신의 BMI가 초록색으로 표시된 건강한 범위 내에 있는가?

다른 방법으로는 27쪽에 있는 방정식을 사용하여 당신의 BMI를 계산할 수 있다. 건강한 체중은 보통 BMI가 18.5~24.9 범위 안에 있다.

당신의 BMI : ______________

만일 당신의 BMI가 저체중, 과체중, 또는 비만의 범위에 있다면 당신은 건강을 위해 체중을 늘리거나 줄이고 싶을 것이다. 당신의 BMI가 건강한 범위 안에 있을지라도 식습관이나 체력단련 수준을 개선하고 싶을 수 있다. 그림 2-3을 복습하고 건강한 체중달성에 도움이 되거나 방해되는 일상적인 습관에 대한 정보를 밝히기 위하여 최소 24시간 동안의 섭취식품과 활동기록을 완성하라.

시간	장소	활동, 먹은 음식	함께한 사람	기분

- 건강한 체중을 유지하거나 달성하는 것을 돕는 습관을 열거하라. 예를 들면 음료수 대신 물을 마시고, TV 시청이나 컴퓨터 게임시간을 제한하는가?
- 건강한 체중을 유지하거나 달성하는 데 도움 되지 않는 습관을 열거하라. 예를 들면 아침식사를 거르고 대신 즉석식품이나 자판기 식품을 먹는가?
- 당신의 건강과 영양을 개선하기 위해 당신의 일상습관에서 바꾸고 싶은 것은 무엇인가?

임상 적용

1. 식품의 영양밀도(nutrient density)는 칼로리당 영양기여도를 말한다. 식품을 평가하는 또 다른 방법은 에너지 밀도(energy density)인데, 즉 그램(g)당 에너지 기여도를 관찰하는 것이다.
   - 당근 72 g은 31 kcal의 에너지를 낸다.
   - 에너지 밀도를 계산하려면 열량을 그램으로 나눈다. 31 kcal를 72 g으로 나누면 = 0.43 kcal/g
2. 50 g에 167 kcal의 에너지를 내는 프렌치프라이에 대해서 같은 계산을 수행하라.
   167 kcal를 50 g으로 나누면 ________ kcal/g
   - 그램당 열량이 더 높을수록 에너지 밀도는 더 크다.
   - 어떤 식품의 에너지 밀도가 더 높은가? 결론은 예상하기 쉽지만 계산법을 이해하면 에너지 밀도에 대한 개념을 잘 이해할 수 있게 된다.

- 프렌치프라이의 에너지 밀도가 더 높고 그램 당 3.34 kcal를 제공한다. 즉, 그램당, 1회분당 에너지가 더 많다.

3. 식품의 에너지 밀도를 고려하면 특히 체중관리를 위한 식사를 계획하는 데 유용하다. 고에너지 밀도의 식품은 체중증가에 도움을 줄 수 있는 반면, 저에너지 밀도의 식품은 체중감량을 도울 수 있다. 체중을 늘리려는 고객에게 제안할 수 있는 식품의 예와 체중을 줄이고자 하는 고객에게 적당한 식품의 예를 몇 개 들어보시오.

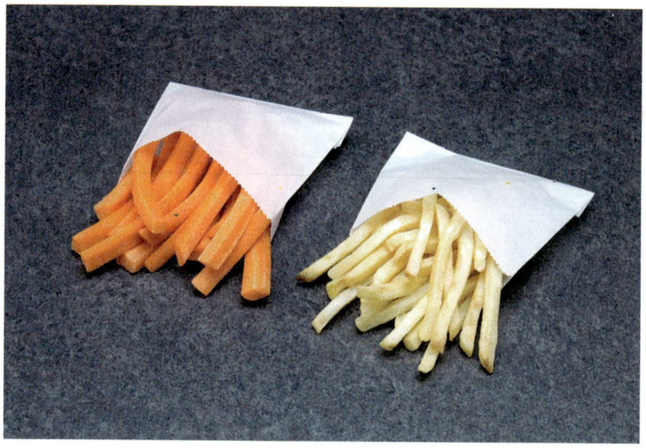

자가 평가

1. 비만의 두 가지 원인은?
   a. 체중조절점 이론과 BMI
   b. 유전과 신체활동
   c. 유전과 저탄수화물식
   d. 무기질 불균형과 지방세포 불균형

2. 비만유전자(ob gene)의 지시 하에 지방세포에서 만들어지는 단백질은?
   a. 렙틴
   b. 올리스타트
   c. 시부트라민
   d. 지단백 지방분해효소

3. 다음 중 지방세포에 대한 설명으로 틀린 것은?
   a. 신체에서 지방이 제거되면 그 수가 감소된다.
   b. 지방의 저장능력은 세포수와 크기 모두에 의존한다.
   c. 정상 체중 사람보다 비만한 사람의 지방세포 크기가 더 크다.
   d. 성장기에는 그 수가 몇 배로 증가하고 성인이 되면 점차 감소한다.

4. 신체가 특정 체중에 있는 것을 선택한다는 비만 이론은?
   a. 지방세포 이론
   b. 효소 이론
   c. 체중조절점 이론
   d. 외부정보 이론

5. 비만치료에서 처방약을 사용할 때의 가장 큰 문제는?
   a. 비용
   b. 장기 복용 필요성
   c. 효과 없음
   d. 부작용

6. TV 시청이 비만에 기여하는 이유가 아닌 것은?
   a. 비활동을 유도하기 때문
   b. 식간 간식을 유발하기 때문
   c. 먹는 데 소비되는 시간을 대체하기 때문
   d. 광고에 나오는 에너지 농축 식품에 자주 노출되기 때문

7. 체중감량에 가장 좋은 방법은?
   a. 탄수화물 함유 식품을 피한다.
   b. 식사에서 지방을 모두 제거하고 물 섭취를 줄인다.
   c. 신체 단백질 손실을 방지하기 위해 단백질 섭취를 크게 증가시킨다.
   d. 매일의 에너지 섭취를 줄이고 에너지 소비를 늘린다.

8. 체지방 증가를 방지하기 위해 DRI 위원회에서 권장하는 매일의 중강도 신체활동 시간은?
   a. 20분
   b. 60분
   c. 1 1/2 시간
   d. 3시간

9. 성공적인 체중조절을 위한 행동의 변화로 권장되는 것은?
   a. 배고플 때만 장보기
   b. TV를 보면서 음식 먹기
   c. 적정 분량의 크기 알기
   d. 빨리 먹기

10. 저체중인 사람이 체중을 증가시키는 데 도움되는 전략이 아닌 것은?
    a. 운동하기
    b. 물 많이 마시기
    c. 식간에 간식 먹기
    d. 많은 양의 음식 먹기

정답은 부록을 참조.

유행식(fad diet)

윌리엄 셰익스피어식으로 말하자면 "다른 어떤 이름으로도 유행식은 여전히 유행식일 것이다." 이름은 수없이 많다 : Atkins 새식사혁명, South Beach식, 당신의 형태에 맞는 바른 식사, 궁극적 체중해결식, Zone식. 매년 "새롭게 개선된" 식이가 서점에 나오고 친구들 사이에서 유행한다.

간혹 유행식이 일시적으로 효과가 있는 것처럼 보이지만 성공은 보통 일시적이다. 그 후에는 또 다른 유행식이 주목을 받는다.

이러한 현상에 대해 비만연구가인 예일대학의 브라우넬 박사는 다음과 같이 설명하고 있다. "내가 최신의 유행식에 대한 전화를 받을 때는 켰다가 꺼야만 하는 생일케이크의 가짜 양초를 생각한다."

건강전문가들은 왜 유행식 선전에 대해 함구하는가?

건강전문가들은 많은 유행식이 안전하고 효과적인 체중감량 계획을 제공하지 않는다는 것을 알고 말하지만 양초를 영원히 불어 끄지는 않는다. 새로운 유행식은 그들의 주장을 증명할 필요가 없기 때문에 터무니없는 주장을 계속할 수 있다.

유행식 전문가는 유행식의 유익성과 위험성에 대해 믿을 만한 연구를 수행할 필요가 없다. 그들은 단순히 권고를 하고 문제가 생기면 나중에 그들이 이미 내린 결론을 증명해주는 연구들을 찾는다. 그것은 거꾸로 된 것이다.

식이와 건강에 대한 권고는 대중에게 제공되기 전에 과학자들에 의해 검토된 수년간의 건전한 연구를 따라야만 한다.

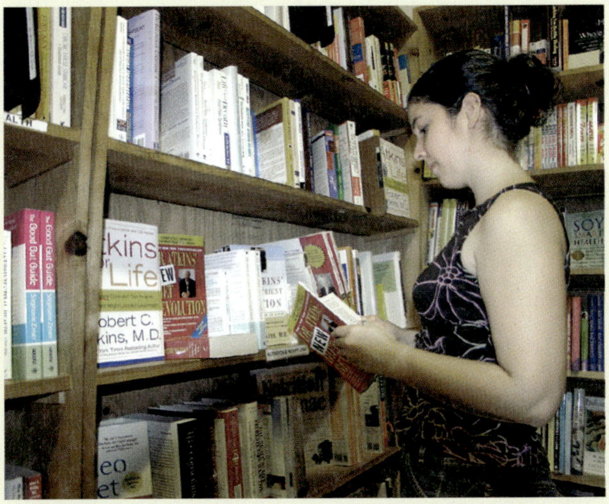

유행식 판매자들은 어떻게 과장된 주장들로부터 무사할 수 있는가?

누구나 책이나 인터넷으로 무엇이든지 발간할 수 있기 때문에 유행식 판매자들은 근거 없는 진술들을 할 수 있지만 모르는 사람들에게는 솔깃하게 들린다.

이들은 때로 적법한 연구의 부분들을 왜곡해서 제시한다. 그들은 한 가지나 그 이상의 실제적 사실을 가지고 출발하지만 곧 하나의 잘못된 결론에서 다음으로 도약한다.

이러한 주장들을 믿고 싶은 사람은 누구나 어떻게 비만을 연구하는 수천 명의 과학자들이 지난 세기 동안 그런 분명한 진실을 말하지 않았는지에 대해 의문을 가져야만 한다. 표 NP2-1은 유행식의 주장과 진실의 일부를 제시하고 있다.

표 NP2-1 유행식의 주장과 진실

주장 :	"특별히 쉬운 규칙"으로 체중을 감량할 수 있다.
진실 :	대부분의 유행식단은 복잡한 규칙을 갖는데, 예를 들면 단백질 필요량 계산, 탄수화물 그람 수 세기, 특정 식품 혼합하기, 식사간격 시간 계획, 특별한 제품 구매, 1일 식단 계획과 식사량 측정하기 등이다.
주장 :	탄수화물, 단백질, 지방의 특수한 비율로 체중을 감량할 수 있다.
진실 :	체중감량은 에너지 영양소의 비율에 달려 있는 게 아니라 섭취 에너지량 이상으로 에너지를 소비하는 데 달려 있다.
주장 :	이 "혁명적 식이"가 "당신의 유전암호를 재설정"할 수 있다.
진실 :	유전자는 부모로부터 물려받은 것으로 유전암호를 변경할 수 없다.
주장 :	고단백식이 효과가 있기 때문에 인기가 있고, 2천만 권의 책이 팔린다.
진실 :	체중감량 서적은 사람들이 체중문제에 대해 간단한 해답과 빠른 교정방법을 주장하기 때문에 인기가 있다. 만일 책 판매 부수가 체중감량 성공의 지표라면 미국은 날씬한 사람들이 사는 나라일 것이다. 그러나 그렇지 않기 때문에 미국은 날씬하지 않다.
주장 :	사람들이 저지방식으로 체중이 증가한다.
진실 :	지방을 줄이면서 탄수화물과 단백질을 과잉으로 섭취하면 체중이 증가할 수 있다. 저지방식이 반드시 저열량식은 아니지만 지방과 함께 열량을 줄인다면 저지방식으로 체중을 감량할 수 있다.

표 NP2-1(계속)

주장 :	고단백식사는 뇌에 활력을 준다.
진실 :	뇌는 에너지를 포도당에서 얻는다. 포도당의 주요 급원은 탄수화물이지 단백질이 아니다.
주장 :	수천 명의 사람들이 이 계획으로 성공하였다.
진실 :	유행식 저자들은 과학 잡지에 연구결과를 게재한 적이 없다. 성공예화는 일화적이고 실패는 보고되지 않는다.
주장 :	탄수화물은 혈중 포도당 농도를 높이고, 인슐린 생산과 지방저장을 촉발한다.
진실 :	인슐린은 에너지 섭취가 필요량을 초과하면 지방의 저장을 촉진한다. 더욱이 인슐린은 신체의 에너지 균형과 건강을 유지하는 복잡한 과정에 관여하는 유일한 호르몬이다.
주장 :	당신은 운동하거나 열량을 계산하지 않고도 체중을 줄일 수 있다. 왜냐하면 식이가 대사를 바꾸기 때문이다.
진실 :	운동과 식사조절 없이 체중을 감량할 수 있는 방법은 없다.

대부분의 인기 있는 식이는 탄수화물을 표적으로 삼는다-예를 들면 탄수화물은 적게 단백질은 더 많이 먹자거나 "나쁜 탄수화물" 대신 "좋은 탄수화물"을 먹자 등인데 이것이 사실일까?

일단 당신이 오늘날 유용한 많은 식이 서적을 뒤적이기 시작하자마자 그런 책을 찾는 사람들이 다양한 만큼 많은 유행식이 있다는 점을 알 수 있다.

어떤 것은 지방이나 탄수화물을 제한하고, 어떤 것은 분량의 크기를 제한하고, 어떤 것은 당신의 유전 형태와 혈액형이 체중관리나 질병예방을 위해 먹어야 하거나 먹지 말아야 할 식품을 결정한다고 주장한다.

표 NP2-2는 인기있는 일부의 식이를 비교하고, 그들 중 많은 것이 탄수화물 섭취를 제한하는 데 초점을 둔다는 것을 보여준다. 예외적인 것으로는 고탄수화물, 매우 적은 지방식을 주장하는 오르니쉬 식단과 프리티킨 프로그램 같은 식이이다.

오늘날 이들 식이는 예전만큼 인기가 없는데, 왜냐하면 건강을 지지하는 탄수화물이 풍부한 식품이 많고, 지방이 많은 특정 식품을 제한하는 식사요법에 관한 정보가 무료로 USDA 식사지침과 2005년 미국인을 위한 식사지침 같은 국가적 권고와 지침의 수단이 가용하기 때문이다.

표 NP2-2 인기있는 식이의 비교

식이	선전하는 주요 전제	강점	약점
고탄수화물, 저지방식 오르니쉬식 (Ornish Diet).	■ 동물성 및 식물성 지방을 모두 엄격히 제한하면 음식섭취를 줄이지 않고도 열량섭취를 줄일 수 있다.	■ 고섬유, 저지방 식품이 콜레스테롤과 혈압을 낮출 수 있다.	■ 지방이 너무 적어 필수지방산이 결핍될 수 있다. ■ 심장병을 막을 수 있는 생선, 견과류, 올리브오일이 들어 있지 않다.
프리티킨 프로그램 (Pritikin Program)	■ 주로 식물성 식품을 기본으로 하는 저지방식으로 더 많은 음식을 먹을 수 있고 포만감을 느낄 수 있다.	■ 이 고섬유, 저지방식 프로그램에서는 완전히 제외된 식품군은 없다. ■ 일부 오메가-3 지방산이 풍부한 식품을 사용하도록 권장한다.	■ 어떤 사람에게는 심한 저지방식이 불만스럽고 따라서 지속하기가 어렵다.
저탄수화물, 고단백식 아트킨스식 (Atkins Diet)	■ 탄수화물을 너무 많이 먹어서 대사적 불균형이 생기고 과체중이나 비만이 된다. ■ 탄수화물을 제한함으로써 이런 대사적 불균형을 바로잡을 수 있다. ■ 열량섭취량을 낮추지 않고도 체중을 감량할 수 있다.	■ 단기간에 빠르게 체중이 감량된다.	■ 케톤증을 유발할 정도로 탄수화물을 제한한다. ■ 케톤증은 메스꺼움, 현기증, 피로를 유발한다. ■ 케톤증은 신장질환 같은 현재 있는 의학적 문제를 악화시킬 수 있다. ■ 아트킨스 같은 지방이 많은 식이는 심장병과 일부 암의 위험을 증가시킨다.

표 NP2-2(계속) 인기있는 식이의 비교

식이	선전하는 주요 전제	강점	약점
저탄수화물식 존식 (Zone Diet)	■ 탄수화물, 지방, 단백질을 정확한 비율로 섭취하면 호르몬 균형, 체중감소, 질병방지, 활력증가 효과가 있다.	■ 저열량식이므로 체중 감량을 증진시킨다.	■ 식이가 경직되고, 제한적이고, 복잡하여 대부분의 사람들이 정확하게 따르기 어렵다. ■ 식이 제안자가 주장하는 과잉된 건강은 과학을 오해하는 데 원인이 있으며, 구체적인 증거가 없다.
탄수화물 변형식 사우스비치식 (South Beach Diet)	■ 채소, 통밀, 파스타, 현미 같은 "좋은 탄수화물"은 포만감을 유지하고,백미와 감자 같은 "나쁜 탄수화물"을 갈망하는 것을 견디어낸다.	■ 채소, 살코기, 생선과 조리시 단일불포화지방 사용을 권장한다. ■ 사탕뿐 아니라 지방이 많은 육류와 치즈도 제한한다. ■ 대부분 건강식품을 강조한다.	■ 처음 2주간에는 전분질 탄수화물과 모든 과일이 완전 배제된다. ■ 건강을 위한 운동의 이점을 강조하지 않는다.
궁극적 체중해결식 (The Ultimate Weight Solution Diet)	■ 준비하고 섭취하는 데 노력이 많이 드는 식품은 영양이 농후하다. ■ 이런 종류의 식품(생채소, 채소스프, 전곡, 콩, 육류, 가금류, 생선)을 먹으면 체중이 감소된다. ■ 준비하고 섭취하는 데 노력이 들지 않는 식품은 영양소에 비해 열량이 더 많다. ■ 이런 종류의 식품(패스트푸드, 푸딩, 고열량 편이식품, 조리하기 쉬운 가공식품)은 식사조절이 안되고 체중이 증가하게 된다.	■ 살코기, 생선, 전곡, 채소, 과일, 저지방 우유, 요구르트와 치즈를 권장한다. ■ 사탕뿐 아니라 지방이 많은 육류와 치즈도 제한한다. ■ 대부분 건강식품을 강조한다.운동을 격려한다.	■ 정확히 어떤 식품을 얼마나 먹어야 하는지 혼란스럽다.
대사형 당신의 형태에 맞는 바른 식사	■ 혈액형이 먹어야 할 식품과 먹지 말아야 할 식품을 결정한다.	■ 없음	■ 혈액형에 따라 식품군이나 개별 식품이 배제된다. ■ 혈액형과 식품선택과의 관계에 대한 아무런 과학적 자료가 없다.

따라서 이름이 무엇이든지 간에 오늘날 가장 인기 있는 많은 식이는 저탄수화물식이이다. 대부분의 저탄수화물식은 비교적 단백질이 많다.

일부의 식이는 극심하게 탄수화물을 제한하면서 단백질을 강조하는 반면, 다른 것은 여전히 어느 정도 탄수화물 총 섭취량을 제한하면서 특정의 "나쁜" 탄수화물을 "좋은" 탄수화물(변형된 탄수화물)로 대체하는 데 더 주력한다.

"나쁜" 탄수화물과 "좋은" 탄수화물은 무엇을 의미하는가?

이것이 유행식 서적들의 추세인데, 그 주장을 요약하면 다음과 같다.

- 설탕, 흰 밀가루, 감자 같은 "나쁜" 탄수화물은 혈중 인슐린 농도를 상승시키는 혈당의 급격한 상승을 유발한다.
- 혈중 인슐린 농도가 높으면 지방저장을 촉진하므로 체중이 증가한다.
- 혈중 인슐린 농도가 높으면 혈당을 낮추어 배고프게 되고 음식을 더 먹게 되므로 체중이 증가한다.
- 전곡, 채소, 콩 같은 "좋은" 탄수화물은 혈당을 서서히 상승시켜 인슐린 반응이 적절히 일어나고, 체중증가나 배고픔을 촉진하지 않는다.

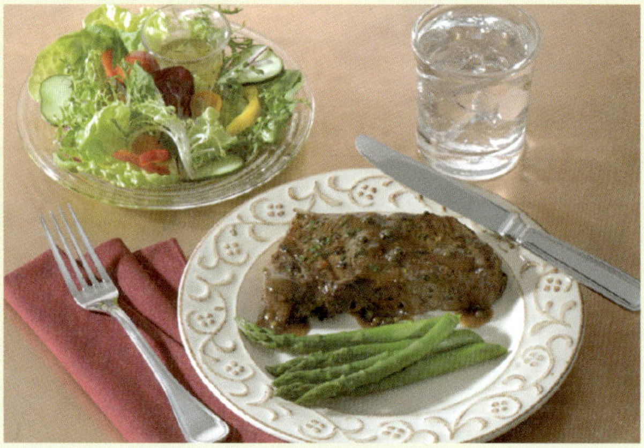

저탄수화물 식사는 육류, 생선, 가금류, 달걀과 치즈를 너무 강조하고, 빵, 파스타, 과일과 채소는 피한다.

지금까지의 연구에 의해 밝혀진 내용은 다음과 같다.

- '좋은' 탄수화물과 '나쁜' 탄수화물식의 전제는 식품의 혈당효과(glycemic effect)에 기초한다. 식품의 혈당효과는 식품의 원숙, 가공, 조리 방법, 하루 중 식품 섭취 시간, 함께 섭취한 다른 식품, 2형 당뇨병 같은 특정질병의 존재여부에 따라 달라진다. 따라서 특정식품의 혈당효과는 변화되는 것이지만, 유행식 서적에서는 각 식품이 정해진 혈당효과가 있는 것처럼 주장하여 사람들을 오도한다.
- 모든 전곡식품이 혈당효과가 낮고, 모든 정제된 곡물이 혈당효과가 높은 것은 아니다. 예를 들어 파스타는 통밀이든 흰 밀가루든 혈당효과가 낮지만 가는 파스타는 굵은 파스타보다 혈당효과가 더 높다. 따라서 유행식 서적들은 이러한 관점에서도 소비자들을 오도한다.
- 건강한 사람의 경우 높은 혈중 인슐린 농도가 식품섭취나 체중증가를 상승시킨다는 분명한 증거가 없다.
- 혈당효과가 낮은 식품이 체중감량을 촉진한다는 증거가 없다. 지금까지의 증거를 살펴본 결과 아직 이상적인 장기적 연구가 수행된 적이 없다고 결론을 내린다.

"좋은" 탄수화물 대 "나쁜" 탄수화물을 판촉하는 식이는 건강에 위험한가?

일반적으로 그렇지 않다. 실제로 그런 식이가 권유하는 대부분의 식품은 건강식품인 살코기, 무지방 또는 저지방 우유, 요구르트, 채소, 전곡, 콩, 과일 등이다.

식사지침은 또한 소비자에게 포화지방 섭취를 줄일 것을 충고하지만 일부 저탄수화물 식이는 포화지방이 많을 수 있다. 일부 탄수화물 조정식처럼 식사지침은 또한 섬유소가 풍부한 탄수화물 식품이 많은 식사를 장려한다.

식이 서적들은 사람들이 어떤 종류의 탄수화물 식품을 먹다가 다른 것으로 바꿨기 때문에 체중이 감량된다고 주장하지만 사실은 열량섭취량이 더 적기 때문에 체중이 감량된다.

일부 식이는 단일식품에 대한 혈당효과의 중요성을 부풀려 당근이나 바나나 같은 건강식품을 제한하거나 배제한다. 더 나쁜 것은 일부식품이 배제되고 제한되기 때문에 특별한 보조제, 예를 들면 '에너지 바'나 기타 제품들을 식이와 함께 병용하라고 권장하는 일이다. 그럼에도 불구하고 사우스비치식이나 필박사의 궁극적 체중해결식 같은 탄수화물 조정식에는 대부분 건강식품이 포함되어 있다.

심한 저탄수화물식, 고단백식이 주장하는 것은 무엇인가?

아트킨식 같은 심한 저탄수화물식, 고단백식의 가장 큰 매력은 아마도 현행의 식사 권고를 뒤집어 놓은 것일 것이다. 포화지방을 제한하기 위해 신중하게 선택해야 할 육류와 유제품 같은 식품을 이제 마음 놓고 먹을 수 있다.

많이 먹으라고 들어왔던 곡류, 콩, 채소와 과일은 이제 무시할 수 있다. 감자 없는 스테이크, 양배추 샐러드 없는 갈비, 파스타 없는 미트볼 등 일부의 사람들에게 이것은 꿈이 현실화된 것이다. 좋아하는 음식을 마음껏 먹으면서 체중을 감량할 수 있다는 약속에 누가 저항할 수 있겠는가?

몇몇 사람들이 이러한 식이로 체중감량에 성공했다고 들었는데, 이것이 사실일까?

만일 일부 사람들이 주장하는 것처럼 저탄수화물 · 고단백질 식이가 효과적이라면, 그것을 시도한 소비자들은 체중이 많이 줄고 우리의 비만 문제는 해결될 것이다. 그러나 그렇지 않다. 마찬가지로 다른 사람이 주장하는 것처럼 고단백식이가 효과가 없다면 소비자들은 결국 그것을 시도하지 않을 것이다.

분명히 이러한 일도 벌어지지 않는다. 이들 식이는 일부의 사람들에게 적어도 단기간의 효과가 있겠지만 대부분의 사람들에게 장기적인 결과를 내는 데는 실패한다.

연구에 의하면 저탄수화물, 고단백식을 한 사람들의 체중이 감소한다고 한다. 실제로 그들은 전통적인 고탄수화물, 저지방식을 하는 사람들보다 체중이 더 감소하지만 오직 처음 6개월 동안이다. 나중에는 체중이 증가하여 차이가 보충되고 1년 후 총 체중감량은 아무런 차이가 없게 된다.

비록 일시적이지만 심한 저탄수화물식, 고단백식 계획을 몇 개월간 시행한 사람들의 체중이 감소되었는데, 이 식이도 해로운가?

건강한 사람들에게는 단백질을 강조하고 탄수화물을 제한한 식이를 잠시 동안만 사용하면 해롭지 않으나 기간이 오래되면 최적의 건강을 유지할 수 없다. 일부의 유행식은 단백질을 늘리고 탄수화물을 줄이는 데 너무 집중하여, 많은 고단백식품에 동반하는 지방을 처리하는 데 실패한다.

아침식사로 베이컨과 계란, 점심으로 햄과 치즈, 그리고 저녁식사로 갈비 바비큐를 먹으면 단백질 100 g에 지방은 무려 121 g이나 공급된다. 그렇지만 땅콩 간식과 함께 먹어도 이날 식사는 오직 1,600 kcal를 제공할 뿐이다.

단백질이 풍부한 식사는 주의 깊게 선택하지 않으면 LDL 콜레스테롤과 심장병 위험을 증가시키는 식이인자인 포화지방과 콜레스테롤이 지극히 높을 수 있다.

종합적으로 저탄수화물, 고단백식을 따른 사람들은 심장병의 위험인자인 혈압이나 혈중지질에 거의 아무런 변화가 없다. 일부 연구자들은 이 식이로 인한 체중감량이 포화지방이 높고 과일과 채소가 낮은 식이의 해로운 효과를 상쇄한다고 생각한다.

일부 사람들은 서로 다른 단백질 급원이 심장병 위험인자에 서로 다른 효과를 가진다고 지적한다. 예를 들어 닭고기나 생선의 백색 고기의 효과는 적색 고기의 효과와 다르다.

다량의 적색고기가 포함된 식사는 심장병 위험을 증가시키는 것으로 나타난다. 반대로 동물성 단백질원을 식물성 단백질원으로 바꾸면 건강에 도움이 될 수 있다.

저탄수화물, 고단백식의 또 다른 단점은 무엇인가?

탄수화물을 제한하면 식사의 질이 나빠진다. 과일, 채소, 전곡이 없는 고단백식은 탄수화물만 결핍된 것이 아니라 질병을 예방하는 식이인자인 섬유소, 비타민, 무기질과 식물화학물질 모두가 결핍된다. 이러한 것을 보충하기 위해 유행식은 종종 일상 보조제를 권유한다.

편리하게도 많은 유행식 판매 회사에서는 이러한 보조제도 함께 판매한다. 그러나 식품은 어떤 보조제보다도 더 많은 건강유익을 준다. 간단히 말해, 식사가 불충분하면 보충할 것이 아니라 개선해야 한다.

저탄수화물, 고단백식으로 사람들이 배고프지 않다는 것이 사실인가? 만일 그렇다면 이것에 대한 과학적 근거가 있는가?

열량공급 영양소 세 가지 중에서 단백질이 가장 포만감이 크다. 따라서 고단백식은 배고픔을 억제하고 다음 식사의 시작을 지연시킬 수 있다. 더욱이 연구에 의하면 사람들은 저단백식보다는 고단백 식사 후에 덜 먹는 경향이 있었다.

한 연구에서 탄수화물을 총 에너지의 50%로 고정시키고, 단백질 섭취를 총에너지의 15~30%로 증가시켰을 때, 사람들의 에너지 섭취가 줄고 체중과 체지방이 감소되었다. 연구자들은 저탄수화물, 고단백식에서 종종 나타나는 지방섭취의 증가에 주목하지 않고 탄수화물 제한을 강조해서는 안된다고 제안한다.

다른 연구는 지방을 총 에너지의 30%로 고정하고, 단백질을 총 에너지의 12% 또는 15%로 하였을 때 더 높은 단백질 식사에서 체중감량과 복강 내 지방감량이 더 많았음을 보여준다. 실제 생활 상황에서는 사람의 단백질 섭취와 BMI 사이에 강한 연관이 있어서 단백질 섭취가 많을수록 BMI가 더 높다. 이러한 연관은 에너지 섭취와 신체활동을 조정한 후 조차도 분명하게 남아 있다.

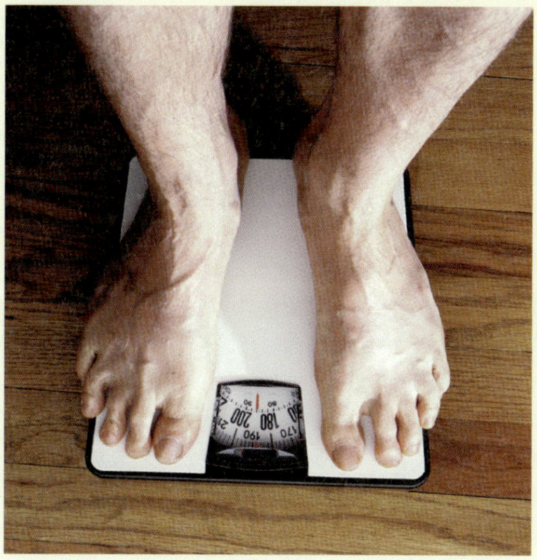

주의 깊은 소비자는 체지방 감량과 체중감량을 구별한다.

따라서 DRI 위원회의 지침이 이전의 권고보다 더 높은 단백질 섭취(총 에너지의 10~35%)를 포함할지라도 그러한 식단의 건강에 대한 영향을 확인하려면 고단백식에 대한 장기적인 연구가 필요하다.

그러한 연구가 한 가지 진행 중인데, DiOGenes(식사, 비만과 유전자) 과제는 체중증가와 재증가를 방지하는 데 있어서 고식이 단백질 섭취, 식품의 혈당효과, 유전과 행동인자 간의 상호작용을 조사하고 있다. 이 연구는 유럽 8개국의 700명의 과체중 또는 비만 성인과 그들의 어린이에 초점을 맞추고 있고, 미국도 포함될 것이다.

저탄수화물, 고단백식을 수행하는 동안에 사람의 대사가 변화되는가?

사람이 저탄수화물식사를 하면 기아 때와 비슷한 대사가 나타난다. 식이탄수화물이 거의 섭취되지 않으면 신체는 뇌, 신경, 혈액세포에 포도당을 공급하기 위해 글리코겐 저장분을 사용한다. 글리코겐 저장량이 고갈되면 단백질의 아미노산으로부터 포도당을 만들기 시작한다.

저탄수화물식은 식품으로부터 충분한 아미노산을 공급하지만 신체는 체조직으로부터 일부 단백질을 사용한다.

저탄수화물식은 케톤증을 유발하여 소변에서 케톤이 검출될 수 있다. 케톤은 포도당이 결핍되고 지방분해가 불완전할 때 형성된다. 많은 유행식이 케톤증을 체중감소에 대한 증거로 보지만 체중감량식을 비교한 연구에서 케톤증과 체중감량 사이에 아무런 관계가 발견되지 않았다. 케톤증을 겪는 사람은 식욕부진과 처음 며칠간 극적인 체중감소를 경험할 수 있다.

만일 그들이 이렇게 많은 체중감량이 다량의 체액과 중요한 무기질과 함께 글리코겐과 단백질의 손실을 반영한다는 것을 알면 환상이 깨질 것이다. 그들은 체지방 감량과 체중 감량의 차이를 평가하는 것을 배울 필요가 있다.

케톤생성식에서의 체지방 감량은 같은 열량을 제공하는 다른 식사보다 많지 않다. 식이자가 충분한 에너지, 탄수화물, 지방, 단백질, 비타민과 무기질을 공급하는 잘 균형된 식사로 복귀하면 신체는 바로 이렇게 필요한 영양소를 열심히 보유한다. 체중은 자주 초기 출발치보다 더 높은 수준으로 되돌아갈 것이다. 표 NP2-3은 케톤생성식의 다른 영향에 대해 열거하였다.

소비자들은 왜 식이 책과 제품에 집착하는가?

미국 성인의 반 이상이 과체중이고, 많은 사람들이 자신들의 체중을 걱정하는 상태에서 체중감량 서적과 제품, 프로그램을 위한 시장은 매우 크다. 미국인들은 체중감량 서적과 제품구입에 연간 330억 달러(약 33조 원) 정도를 소비한다. 심지어는 최소한의 체중감량에 성공하는 계획조차도 쉽게 추종자를 부른다.

탄수화물 조정식과 저탄수화물, 고단백식 계획은 일부의 사람들에게 단기간 동안 조금의 성공을 준다. 여기에 그 이유가 있다.

표 NP2-3 저탄수화물, 케톤생성식의 부작용

메스꺼움
피로(특히 신체적으로 활동하면)
변비
저혈압
요산 증가(신장병을 악화시키고 통풍에 걸리기 쉬운 사람에게 관절염을 일으킬 수 있다.)
퀴퀴하고 나쁜 입냄새(구취)
임신부에게는 태아가 손상을 입고 사산된다.

누가 열량을 따지고 싶어 하겠는가? 경험이 많은 식이자에게도 열량을 계산하는 것은 지겹고 번거로운 일이다. 그들은 새롭고 쉬운 체중감량 방법을 원하고, 탄수화물 조정식과 저탄수화물, 고단백식 계획은 이러한 요구를 제공한다.

표 NP2-4 유행식과 기타 체중감량 사기를 확인하는 지침

1. 극적이고 신속한 체중감량을 약속한다. 체중감량은 점진적이어야 하고 1주일에 1 kg을 초과해서는 안 된다.
2. 영양적으로 불균형 되고 극히 열량이 낮은 식이를 판매한다. 식이는 다음을 제공해야 한다.
   - 합리적인 수치의 열량(여자는 1,000 kcal 이상, 남자는 1,200 kcal 이상)
   - 적절한 양의 단백질(RDA와 2배의 RDA 사이)
   - 적절한 양의 지방(지방을 통한 에너지 섭취가 20~35% 사이)
   - 단백질 절약과 케톤증 방지를 위한 충분한 탄수화물(최소 하루 100 g)과 식품급원으로 부터 20~30 g의 섬유소
   - 각 식품군의 여러 가지 식품으로부터 균형 잡힌 비타민과 무기질
   - 하루 최소 1 L 또는 1 kcal당 1 ㎖의 물 – 어느 쪽이든 더 많은 쪽으로
3. 식품보다는 액상조제식을 더 사용한다. 식품은 개인의 인종, 맛에 대한 기호, 그리고 재정적 능력에 맞아야 한다.
4. 고객들을 특별한 식품이나 방책에 의존시키려고 한다. 프로그램은 고객들이 전통적인 식품 공급으로부터 좋은 선택을 하는 방법을 가르쳐야만 한다.
5. 영구적이고 실제적인 생활양식의 변화를 격려하지 못한다. 프로그램은 하루에 최소 300 kcal를 소비하는 신체활동 계획과 나쁜 식습관을 교정하는 행동수정 전략을 제공해야 한다.
6. 판매원을 영양이나 건강을 지도하는 자격을 갖춘 "상담가"로 위장한다. 적절히 훈련되어 있을지라도 그런 "상담가"는 있을 수 없다. 왜냐하면 공급자가 추천하고 파는 제품들로부터 직접 이익을 볼 때는 분명히 이해관계가 충돌하기 때문이다.
7. 시작할 때 많은 돈을 내거나 비싼 장기 프로그램을 위한 계약에 서명하도록 요구한다. 프로그램 가격은 합리적이어야 하고, 진행하면서 지불하는 방식으로 운영되어야 한다.
8. 일반적인 체중감량이나 판촉하는 특수 프로그램과 관련된 위험사항을 고객에게 알리지 못한다. 탈락률이나 장기 성공률, 가능한 부작용들에 대한 정보를 제공해야 한다.
9. 증명되지 않거나 가짜의 체중감량 보조제를 판매한다. 예를 들면 융모막성 성선자극호르몬(HCG), 전분차단제, 이뇨제, 사우나벨트, 신체 싸개, 수동운동, 귀거리, 침술, 전기근육자극장치(EMS), 녹조류, 아미노산 보조제(예를 들면 아르기닌, 오르니틴), 당중합체(글루코만난), 메틸셀룰로오스("부형제"로), "독특한" 원료, 기타 등등.
10. 프로그램이 끝난 후의 체중유지 방법을 제시하지 못한다.

그러나 이러한 식사가 종종 열량을 무시하라고 주장하지만 이들 계획은 전형적으로 낮은 에너지 섭취를 보장한다. 이 식이가 제공하는 대부분의 표본 메뉴계획은 특히 초기 단계에서는 하루 평균 1,200 kcal를 공급하도록 설계되어 있다.

체중감량은 에너지 영양소의 비례가 아니라 낮은 에너지 섭취 때문에 발생한다. 성공은 제한된 섭취에 의존하지 단백질의 마법이나 탄수화물의 해악에 달려있지 않다. 이것은 중요한 점이다. 어떤 식이도 섭취를 제한하면 최소한 일시적으로 체중이 감량된다.

식이의 진정한 가치는 장기적으로 체중감량을 유지하고 좋은 건강을 지탱할 수 있는 능력에 의해 결정된다. 목표는 단순한 체중감량이 아니고 건강증진인데, 탄수화물 조정식이나 저탄수화물, 고단백식이 장기적으로 최적의 건강을 지탱할는지는 아직 모른다.

표 NP2-4는 유행식과 기타의 체중감량 사기를 확인하는 지침과 합리적인 체중감량 프로그램의 특징을 나타내었다.

많은 사람들이 체중감량을 위해 어떤 종류의 식사 변화가 필요한지에 대해 혼란스러워 한다. 무엇을 해야 하는지 알려주는 식이 책들은 아마도 단순히 그들이 찾고 있는 것일 수 있다. 동의하는가?

그렇다. 대부분의 사람들은 식사의 변화를 위한 특별한 지시나 실례가 필요하다. 인기 있는 식이는 식이자에게 하나의 계획을 제공한다. 사용자는 먹을 식품과 조리방법, 먹을 분량을 결정할 필요가 없다. 불행하게도 이러한 지시들은 오직 단기간 감량이 필요한 경우를 위한 것이다. 이것들은 체중유지나 건강목표를 지지할 생활양식의 장기적인 변화를 제공하지는 않는다.

2장은 체중조절을 위한 합리적인 접근을 설명하고, 이상적인 식이는 당신이 여생을 건강하게 살 수 있는 것이라고 결론을 내린다. 이 기준을 다음에 오는 "최신의 가장 위대한 체중감량식"을 평가할 때 기억하자.

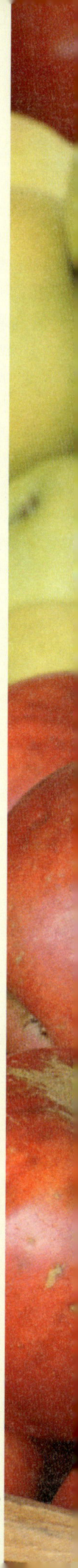

Chapter

3

휘트니스와 영양

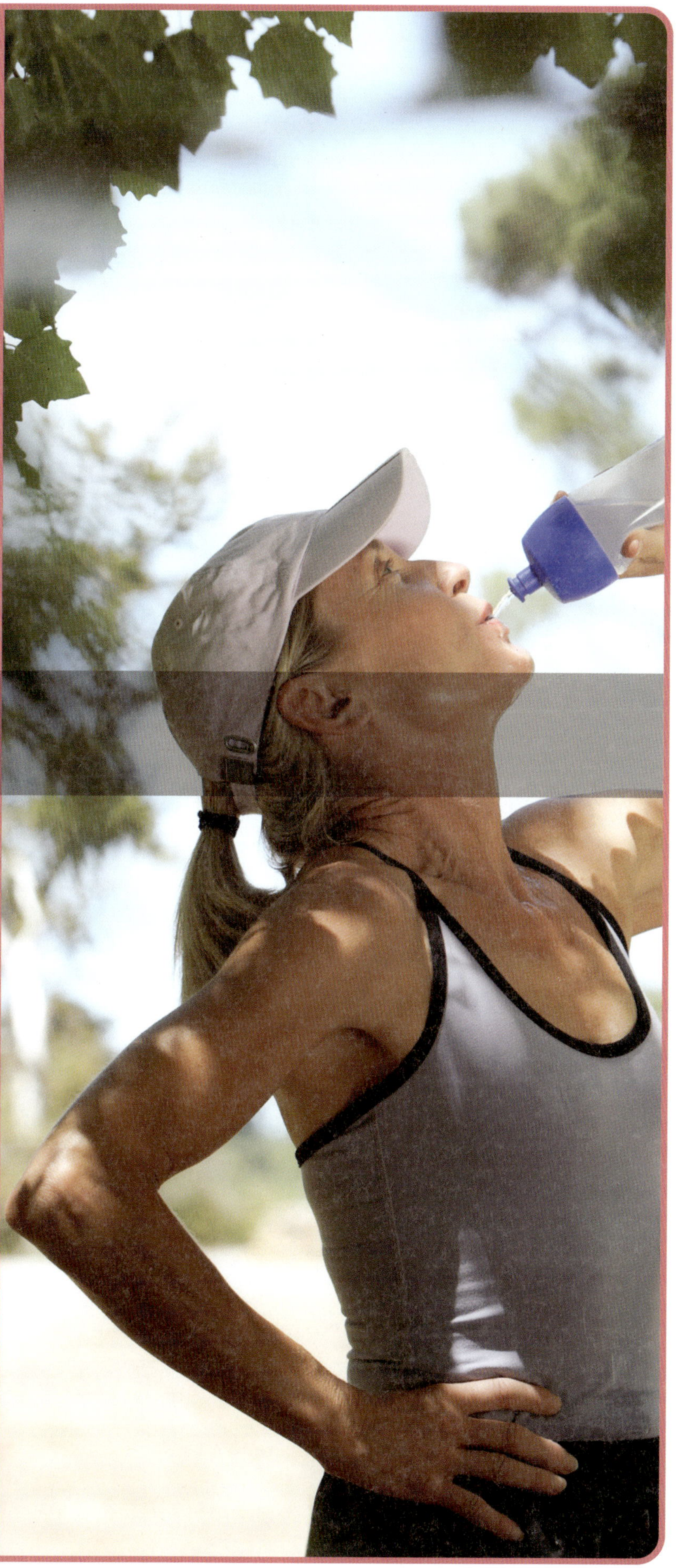

휘트니스
- 휘트니스의 이점
- 휘트니스의 필수요소

운동 중 신체의 에너지원 이용
- 포도당의 이용과 저장
- 운동 중 지방의 이용
- 운동 중 단백질의 이용

운동을 뒷받침하는 비타민과 무기질
- 보충제
- 관심거리가 되는 영양소

육체운동에 있어서 수분과 전해질
- 체온 조절
- 운동 중의 수분 필요량
- 다른 음료들

신체적으로 활동적인 사람들의 식사

실전 영양
- 운동선수들이 이용하는 보충제와 운동능력향상제

우리 몸에서 영양과 신체활동은 상호작용으로 서로 영향을 준다. 신체는 활동에 필요한 연료를 공급하기 위해 탄수화물, 지방 및 단백질의 세 가지 열량영양소가 모두 필요하다. 또한 우리 몸은 제지방조직을 구성하기 위해 단백질과 여러 가지 영양소들이 필요하다.

육체적 활동은 열량영양소 이용의 조절을 도와주고, 신체 조성을 근육질 쪽으로 변화시키며, 1일 칼로리 권장량을 증가시킴으로써 신체의 영양을 좋게 한다. 칼로리가 더 높을수록 식품 중에 함유된 영양소와 다른 좋은 성분이 많이 섭취되기 때문이다.

휘트니스 증진을 막 시작하는 사람들은 휘트니스가 점점 향상될 수 있을 뿐 아니라, 꾸준한 운동의 당연한 결과임을 확신하라. 신체적인 휘트니스를 증진시킴에 따라, 당신은 기분이 더 좋아지고 더 강해진 것을 느낄 뿐 아니라 외모도 더 나아지게 된다. 신체적으로 단련된 사람은 자세와 자기 신체상이 신체적 휘트니스와 함께 개선되기 때문에 자신감과 목적의식을 갖고 걷게 된다.

만약 당신이 벌써 신체적으로 단련되었다면 다음 특징이 보일 것이다. 편안하고 균형 있게 걷고, 지구력이 있어서 수시간 동안 에너지가 지속되며, 강인하기 때문에 일상의 육체적 도전에 대처하면서도 피곤함을 느끼지 않는다. 더구나 신체적 휘트니스는 정신적이거나 감정적인 에너지와 회복력 또한 북돋우므로 정신적 · 감정적 위기에 대해서 잘 대처하게 해준다.

이 장은 운동선수나 운동선수처럼 훈련을 하는 활동적인 사람들을 위해 쓰여졌다. 스스로의 목표와 경쟁하는(casual) 운동선수와 다른 사람과 경쟁하는 경기(competitive)의 운동선수는 그들의 음식이나 수분 요구량이 다르지 않다. 이 장에서는 학문적인 견해와 개인적인 선택 사이의 연결고리를 만들기 위해 '당신'이라는 용어를 사용하겠다. 육체적 활동과 영양 사이의 상호작용을 이해하기 위해서는 우선, 휘트니스 및 그 이점 그리고 휘트니스에 도달하기 위한 **훈련**을 알아야 한다.

■ 만성질환과 사망에 영향을 주는 생활습관의 비교

- 격렬한 운동 : 최소한의 운동
- 건강 체중 : 20% 초과 체중
- 금연 : 흡연(매일 1갑)

휘트니스(fitness) 육체가 신체적 활동을 수행할 수 있는 특징. 넓은 의미에서 신체적 도전까지 올라갈 수 있는 여분의 에너지를 가지고 일상의 신체적 요구를 해낼 수 있는 능력, 모든 종류의 스트레스를 견딜 수 있는 육체의 능력

훈련(training) 한 가지 활동의 규칙적인 연습으로서, 유연성과 체력 및 지구력을 증진하면서 신체적으로 적응을 초래하는 것

신체활동(physical activity) 에너지 소비량을 충분히 증가시키는 근 수축에 의해 생성되는 신체의 움직임

연습(exercise) 신체적 휘트니스를 증진시키거나 유지하는 계획적이고 체계적이며 반복적인 신체적 움직임

정적인(sedentary) 육체적으로 비활동적인(많이 앉아 있는), 앉으려드는

휘트니스

휘트니스(fitness)는 정해진 최소량의 신체적 활동, 즉 운동에 달려있다. **신체적 활동**과 **운동**은 둘 다 신체 이동, 근육 수축과 에너지 소비의 증가를 의미하지만, 정의에 따르면 두 용어 사이에는 차이가 있다. 운동이란 조직화되고 계획된 형태의 격렬한 신체적 활동으로 간주될 때가 많다. 이 장에서는 신체의 열량영양소 이용에 집중하므로—자전거 페달을 밟아 학교 교정을 가로질러 지나가거나 체육관에서 정지상태의 자전거를 타거나 간에—**신체적 활동**과 운동을 구별없이 사용할 것이다.

휘트니스의 이점

규칙적으로 적당량의 신체 활동을 하는 사람은 신체적으로 비활동적인 사람보다 평균적으로 더 오래 산다. 그러나 신체적 활동이 주는 건강 이점에 대한 인식이 증가함에도 불구하고, 미국인의 25%는 완전히 비활동적이다. **정적인** 생활습관은 이 시대의 주요 사망원인 질환—심혈관계질환, 몇 가지 종류의 암, 당뇨 및 고혈압—발병의 강력한 위험인자로서 흡연이나 비만과 위험성이 비슷하다. ■

사람이 점점 활동적이 되면 전신 건강이 증진된다. 신체적으로 단련된 사람은 덜 단련된 사람에 비해 다음과 같은 것들을 즐기게 된다.

- **숙면** 신체적 활동을 한 후에는 휴식과 수면이 자연스럽게 온다. 휴식하는 동안 신체는 손상을 회복하고, 활동 중에 일어난 노폐물을 처리하며, 새로운 체조직을 형성한다.
- **보다 나은 영양상태** 신체적 활동은 에너지를 소비하고 결과적으로 사람들이 충분한 음식을 먹게 해준다. 활동적인 사람은 더 많은 영양소를 섭취하여 영양결핍의 가능성이 줄어들게 된다.
- **신체조성의 증진** 균형 잡힌 신체활동은 체지방을 제한하고 근육조직의 양을 유지시킨다. 그러므로 신체적으로 활동적인 사람은 같은 체중의 정적인 사람들보다 상대적으로 체지방률이 낮다.
- **골격의 비중의 증가** 무게가 실리는 육체적 운동은 골격에 내구력을 생기게 하고 골다공증으로부터 보호한다.
- **감기와 다른 감염성 질환에 대한 회복력의 증진** 휘트니스는 면역력을 증강시킨다.*
- **일부 종류의 암에 걸릴 위험률 감소** 평생에 걸쳐 운동을 하는 것은 대장암, 유방암 및 다른 몇 가지 암으로부터 보호한다.
- **순환계와 호흡계의 기능 개선** 심장과 폐에 자극을 주는 신체적 활동은 순환계와 호흡계 양쪽을 강하게 한다.
- **심혈관계질환의 위험률 감소** 신체활동은 혈압을 낮추고, 안정시 맥박을 느리게 하며, 혈중 콜레스테롤을 낮추고, HDL－콜레스테롤을 높여줌으로써 심장마비와 뇌졸중의 위험률을 낮춘다. 신체활동은 또 다른 방법으로(복부 내장지방축적량을 감소시킴으로써) 심혈관계질환의 위험률을 감소시킬 수 있다고 주장하는 연구자들도 있다.
- **제 2형 당뇨병의 위험률 감소** 신체활동은 당내응력을 정상화한다. 규칙적인 신체활동은 제 2형 당뇨병의 발병위험률을 감소시키고, 이미 그 병을 가진 사람에게도 이롭다.
- **담석증 위험률의 감소(여성)** 체중조절을 쉽게 하고 혈중 지질 수준을 낮추기 때문에 규칙적인 신체활동은 여성의 담석증 위험률을 감소시킨다.
- **불안 및 우울증의 발병과 정도 저하** 신체활동은 우울증과 근심을 덜어줌으로써, 기분을 좋게 하고 생활의 질을 높여준다.
- **자아상의 강화** 육체적 도전에 대처하는 성취감은 자신감을 증진시킨다.
- **수명연장과 노년기 생활의 질 향상** 활동적인 사람은 정적인 사람들보다 더 건강하게 장수한다. 하루 3 km씩만 걸어도 사람의 수명이 수년간 연장된다. 장수를 연장할 뿐만 아니라, 넘어질 위험을 낮춰주고, 넘어졌을 때 상해 위험을 최소화함으로써 신체활동은 노년기 독립생활과 이동성을 뒷받침한다.

신체활동에 대한 건강상의 보상을 얻기 위해 마라톤까지 할 필요는 없다. '2005년 미국인을 위한 식생활 지침'에서 구체적으로 제시한 것을 보자.

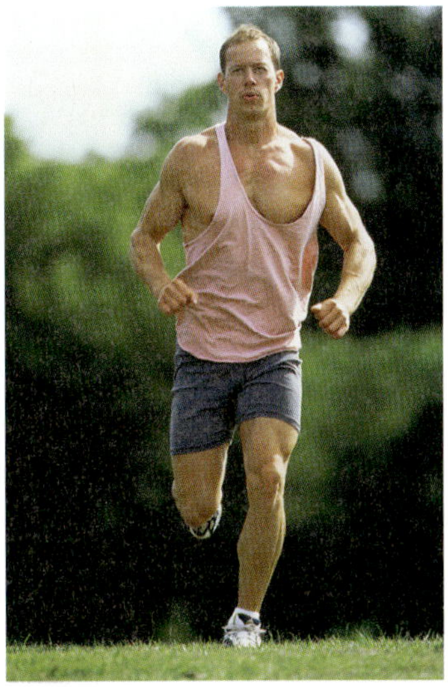

신체활동 혹은 그 결핍은 모든 사람의 영양과 전반적인 건강에 광범위하고 지대한 영향을 준다.

* 중간 정도의 신체활동은 면역기능을 촉진시킬 수 있다. 그러나 마라톤과 같은 지속적이면서 격렬한 고강도의 활동은 면역기능을 손상시킬 수 있다.

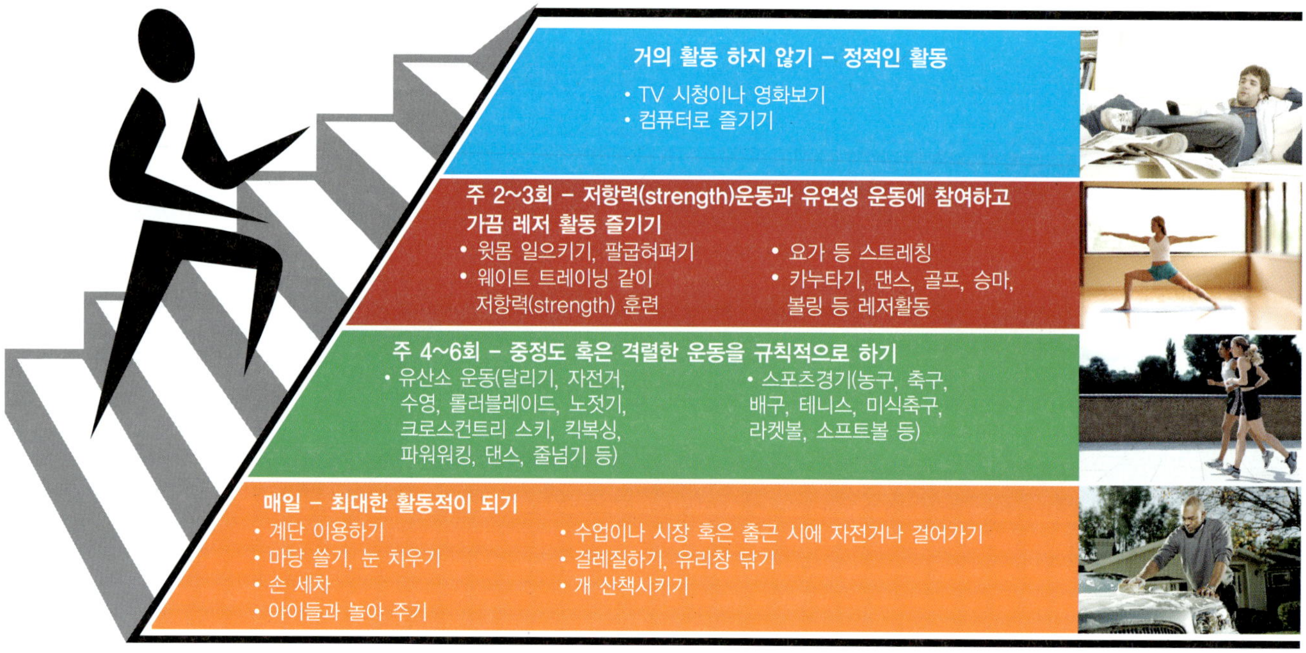

Note: Tips for increasing physical activity every day can be found at MyPyramid.gov.

그림 3-1 신체 활동 피라미드

건강해지기 위한 신체적 운동 시간의 합은 30분/일 이상이 일주일에 대부분이 되어야 한다는 것이다(그림 3-1). 그러나 2005년 미국인을 위한 식생활지침이나 DRI 위원회는 하루 30분간의 운동시간이 성인에게 건강 체중(BMI 18.5~22.9)을 유지하는 데 충분하지 않다고 충고하면서, 걷기나 조깅 같은 중간 정도의 강도에서 최소한 60분을 권장한다. 한 시간 혹은 그보다 긴 시간을 좀 더 짧은 토막으로 나누어 종일에 걸쳐 할 수도 있다(예를 들어 30분짜리 두 번 혹은 15분씩 네 번으로).

규칙적이고 적당한 신체활동은 장점이 많다. 건강상 이득 뿐 아니라, 신체적 휘트니스나 스포츠의 성적을 높이는 종류나 양의 신체활동을 추구하는 사람도 있다. 휘트니스에 도달하고 유지하기 위한 신체활동의 종류와 양으로서, 미국 스포츠의학회에서 권장하는 것이 표 3-1에 제시되어 있다.

신체적 휘트니스를 증진시키는 신체활동의 종류와 양은 더 많은 이점을 제공한다(예를 들어 심혈관계질환 위험률을 더 감소시키고 신체조성을 더욱 개선시킨다).

유연성(flexibility) 관절이 완전하게 움직일 수 있는 능력, 손상을 입지 않고 굽히고 되돌리는 능력

근력(muscle strength) 근육이 저항에 대항하여 일할 수 있는 능력

근지구력(muscle endurance) 근육이 일정 시간 안에 탈진하지 않고 반복적으로 수축할 수 있는 능력

심혈관계 지구력(cardiorespiratory endurance) 중간 혹은 고강도에서 큰 근육이 역동적인 운동을 지속적으로 수행할 수 있는 능력

핵심정리

- 신체활동과 휘트니스는 사람의 신체적 및 정신적 건강에 유익하고, 질병에 대한 저항력을 길러준다.
- 육체적 휘트니스를 증진시키는 신체활동은 여러 이점을 제공한다.

휘트니스의 필수요소

신체적으로 건강하기(fit) 위해서는 **유연성 · 근력 · 근지구력 · 심혈관계 지구력**을 충분히 증가시켜 매일의 필요량을 맞추고도 여유가 있어야 하며, 적절한 신체조

표 3-1 신체적 휘트니스를 위한 지침

	심폐	저항력	유연성
	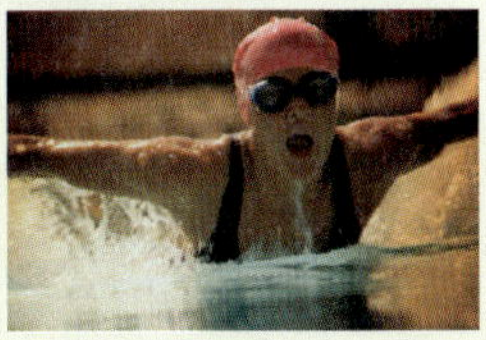	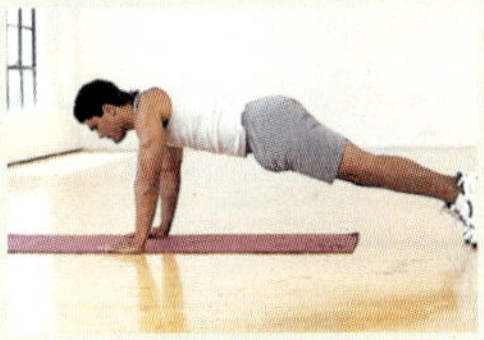	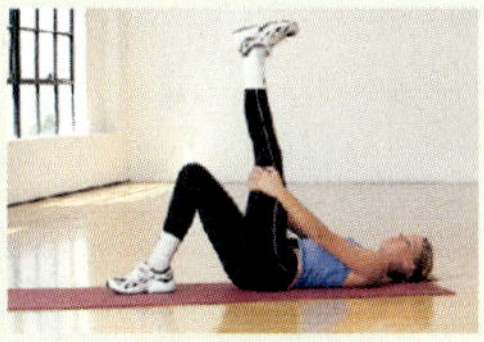
활동의 종류	큰 근육 무리를 사용하고 계속적으로 유지할 수 있는 유산소 운동	조절가능한 속도로 넓은 범위를 통해 수행되는 저항력 운동	주요 근육 무리를 사용하는 스트레칭 운동
빈도	3~5회/주	2~3회/주	2~7/주
강도	최대심박수의 55~90%	근력을 증진시키고 신체조성을 개선시킬 수 있기에 충분할 정도	완전한 범위까지 동작을 할 수 있고 유지하기에 충분할 정도
지속시간	20~60분	최소한 8~10가지의 각기 다른 운동을 각각 8~12회 반복	각 근육군당 15~30초간을 2~4회 반복
종류	달리기, 자전거타기, 수영, 인라인 스케이팅, 노젓기, 파워워킹, 크로스 컨트리 스키, 킥복싱, 줄넘기; 스포츠 경기(농구, 축구, 라켓볼, 배구 등)	팔굽혀펴기, 턱걸이, 역도, 필라테스	요가

자료 출처 : 미국 스포츠의학회(ACSM)의 운동처방 일반원칙에서 각색함. *ACSM's Guidelines for exercise testing and prescription* 7차 개정(Philadelphia, PA: Lippincott Williams & Wilkins, 2006), pp. 133-173.

건강을 위한 식생활지침

- 건강, 정신적 웰빙, 그리고 건강체중을 이루기 위해, 규칙적인 신체활동을 하고 정적인 행동을 줄여라.
- 일주일에 거의 모든 날에 최소한 30분간, 집에서나 직장에서 일상생활 외에 중간정도 강도의 신체활동을 더 하라.
- 대부분의 사람에게, 신체활동은 강도와 지속시간이 증가될수록 건강에의 이점이 더 크다.
- 심혈관계의 컨디션 조절, 유연성을 위한 스트레칭 운동, 그리고 근력 및 근지구력을 위한 저항성운동을 포함함으로써 신체적 휘트니스에 도달하라.

성을 갖추어야 한다. 신체활동을 한 번 수행한 사람은 각 세션을 마칠 때마다, 다음에는 더 큰 유연성과 강도 및 지구력을 가지고 동일한 활동을 더 잘 수행할 수 있도록 적응된다.

휘트니스에 도달하기 근육세포와 근육조직은 신체적 활동의 **과부하**에 반응함으로써 근력과 사이즈가 정해진다(**비대**). 그 반대도 마찬가지이다 : 만약, 근육운동을 하지 않으면 그 크기가 줄어들고 약해진다(**위축**). 그래서 싸이클 선수들은 다리근육은 잘 발달해 있지만 팔과 가슴의 힘은 덜 발달된 경우가 종종 있다.

다양한 신체적 활동은 전신 휘트니스를 최상으로 만들기 때문에, 이를 위해 매일 각기 다른 근육군을 사용해야 한다. 균형잡힌 휘트니스(표 3-2)를 위해, 스트레칭은 유연성을 증가시키고, 웨이트 트레이닝은 근력과 근지구력을 발달시키며 **유산소 운동**은 심폐지구력을 높여준다.

과부하(overload) 신체에 가해주는 물리적 요구량의 초과분 ; 활동의 빈도, 지속기간 혹은 강도의 증가. 인체 시스템이 개선되기 위해서는 빈도와 지속시간 및 강도가 끊임없이 증가되면서 몸이 움직여야 한다는 것이 훈련의 원칙이다.

비대(hypertrophy) (근육 등을) 사용한 결과 초래되는 크기의 증가

위축(atrophy) (근육 등의) 사용을 중지함으로 인해 초래되는 크기의 감소

유산소(aerobic) 산소를 필요로 하는 유산소활동은 여러 조직에 평상시보다 더 많은 산소를 공급하기 위해서 심장과 폐가 더 세게 일을 하게 요구함으로써 심폐를 강화한다.

표 3-2 균형잡힌 휘트니스 프로그램의 보기

월, 화, 수, 목, 금
■ 5분간 준비운동 ■ 45분간 유산소 운동 ■ 10분 마무리 운동과 스트레칭
화, 목, 토
■ 5분간 준비운동 ■ 30분간 웨이트 트레이닝 운동 ■ 10분 마무리 운동과 스트레칭
토, 일(혹은 주말에 하루)
■ 스포츠, 산책, 하이킹, 자전거 혹은 수영

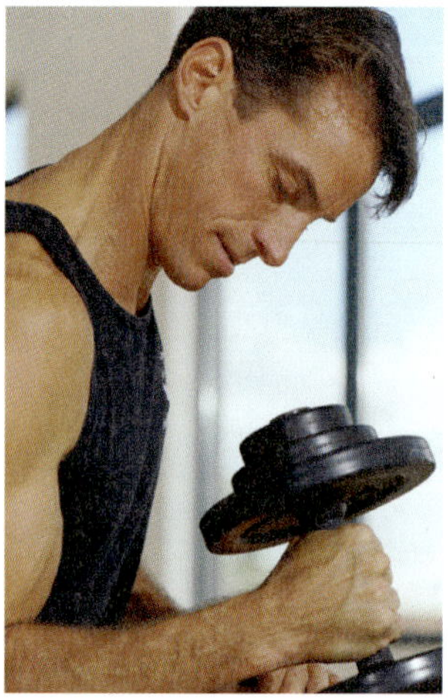
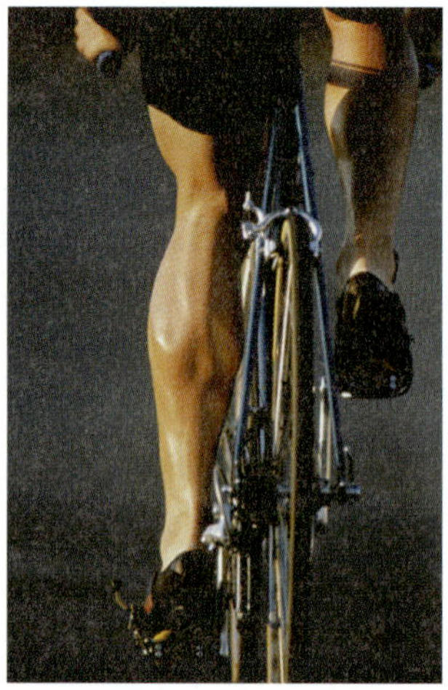

인체는 그 사람이 수행하는 활동에 의해 체형이 잡혀진다.

신체활동에 의해 닳고 다친 근육을 회복시키고 근육의 연료공급을 재충전하려면 1~2일이 소요되기 때문에 근육에 휴식을 주는 것도 당연히 필요하다.

주기적인 휴식은 근육이 한 가지 활동에 적응할 시간을 제공한다. 휴식 중에 근육은 휴식 바로 전에 했던 운동을 수행하는 데 필요한 세포 조직을 더 만들어 낸다. 예를 들어 성공적으로 훈련된 역도선수는 이 기간에 글리코겐을 추가로 저장하고, 결합조직을 더 강하게 만들며, 근육을 수축하는 특별한 단백질을 많이 덧붙여서 근육의 능력을 높인다.* 마찬가지로, 장거리 수영선수의 근육세포는 아주 오랜 시간을 버틸 수 있도록 지방을 연소할 수 있게 적응된다.

그러므로 당신이 좀 더 훌륭하게 조깅이나 수영 혹은 자전거 탈 수 있기를 원한다면, 조깅이나 수영 혹은 자전거 타기를 주로 훈련해야 한다. 당신의 근육이 특정 운동을 하는 데 적응되어감에 따라, 그에 해당하는 수행능력이 증가될 것이다.

핵심정리

- 휘트니스의 구성요소는 유연성, 근력, 근지구력 및 심폐지구력이다.
- 휘트니스를 이루기 위해 사람은 신체적 운동에 시간을 투자해야 한다. 근육은 반복적으로 일을 하게 불리어지는 바로 그 활동에 적응한다.

웨이트 트레이닝(weight training) 근력과 지구력 발달을 목적으로 저항력을 주기 위해(역도의) 웨이트나 기계를 이용하는 것. 팔굽혀펴기, 턱걸이 및 윗몸일으키기(*저항력 운동*이라고도 불림)를 할 때, 사람이 자신의 체중이 저항력을 제공할 수 있다.

웨이트 트레이닝은 제지방을 늘리고 근력과 지구력을 발달 · 유지하는 방법으로 오래 전부터 이용되어 왔다. 최근들어 웨이트 트레이닝의 추가적인 이점이 새로이 부각되고 있다; 점진적인 웨이트 트레이닝은 심혈관계질환과 같은 몇 가지 만성 질환을 예방하고, 정신적인 건강을 증진시킨다.

등과 복부 근육을 강화하면 웨이트 트레이닝의 자세를 개선시키고 등뼈의 상해 위험을 줄일 수 있다.

* 모든 근육은 다양한 근육섬유로 이루어져 있지만, 두 가지 주요 형태가 있다—느린 연축(붉은 근육으로 불림)과 빠른 연축(흰색 근육으로 불림). 느린 연축 근육은 지방을 연소시키는 유산소 일을 수행하기 위한 추가적인 대사 장치를 가지고 있다; 빠른 연축 형태는 무산소 운동을 위한 추가적인 글리코겐을 저장한다. 한 형태의 근육섬유는 운동에 대해 적응함에 따라 다른 형태 근육의 특성을 취하게 된다.

웨이트 트레이닝은 노화와 노화에 따른 신체이동성의 저하를 방지하는 데에도 도움이 될 수 있다. 80대 노인도 웨이트 트레이닝 프로그램에 참여하면, 근력뿐 아니라 근지구력이 증가되어, 훨씬 더 오래 걸을 수 있게 된다. 다리 힘과 걷는 지구력은 노인의 신체적 능력의 강력한 지표이다.

웨이트 트레이닝의 또 다른 이점은 골질량을 최대화하고 유지하는 데 도움이 된다는 것이다. 대부분의 여성은 골질량이 줄어드는 폐경 후에 1년간 웨이트 트레이닝을 하면 골밀도가 증가한다. 또한 중량이 더 무거운 것으로 훈련할수록 골밀도 증가 정도는 더 크다. ■

웨이트 트레이닝은 근육 강도나 근지구력에 초점을 맞출 수 있다. 근력에 비중을 두려면 높은 저항력(무겁게 들기)을 적은 반복한다. 근지구력에 비중을 두려면 낮은 저항력(가볍게 들기)을 더 많이 반복한다. 웨이트 트레이닝은 다른 스포츠의 수행능력 또한 증가시킨다. 웨이트 들기를 훈련할수록, 수영선수는 더 효율적으로 팔다리를 저을 것이고, 테니스선수는 더 강력한 서브를 날리게 될 것이다.

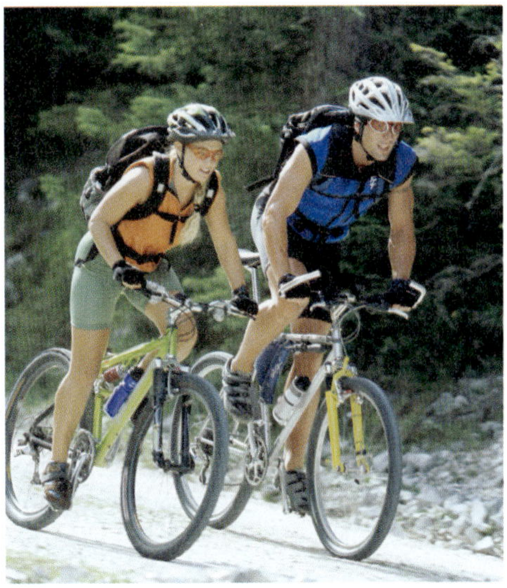

규칙적인 신체운동의 핵심은 당신이 즐길 수 있는 운동을 찾는 것이다.

핵심정리

- 웨이트 트레이닝은 어른에게 건강과 휘트니스의 이점을 제공한다.
- 웨이트 트레이닝은 심혈관계질환 위험률을 감소시키고, 노인의 신체적 이동성을 높여주며 골질량을 최대화하고 유지하는 데 도움을 준다.

■ 극심한 운동은 초저열량식과 함께 할 때 젊은 여성의 골격 건강에 치명적일 수 있다. 그런 여성들은 '여자운동선수의 triad(위협삼박자)'(실전 영양 1)를 유발할 위험이 있다.

심폐지구력 웨이트 트레이닝이 심혈관계에 몇 가지 이점을 제공하지만 심장 건강에 가장 유익한 신체적 활동의 종류는 심폐지구력 훈련이다. 심폐지구력은 빨라진 심박수에서 오랫동안 운동할 수 있게 한다. 즉 심장과 폐가 일정한 신체적 요구를 지탱할 수 있는 능력이다. 심장, 폐 그리고 혈관이 각 세포에 산소를 공급하고, 노폐물을 배출하는 능력은 심폐 훈련을 통해 강해진다.

규칙적인 유산소 운동의 요구에 대한 신체 적응은, 심장을 튼튼하게 하는 일련의 복잡한 사건들을 포함한다. 심폐지구력이 증가될수록, 신체는 산소를 더 효율적으로 배달한다. 한 개인의 심폐 휘트니스의 척도로 검증된 것은 최대 산소 섭취량(VO_2 max)이다. 심폐지구력과 함께 총 혈액량과 적혈구 수가 증가해서 혈액은 보다 많은 산소를 운반할 수 있게 된다. 심근은 더 튼튼해지고 **심박출량**은 증가한다.

한 번의 심장 박동으로 심장은 1회 박동시에 더 많은 혈액을 뿜어낸다. 즉 **1회 박출량**이 증가한다. 결과적으로 1분당 박동수가 적어지는 것이 가능하므로 맥박수가 감소한다.

폐를 부풀리고 수축하게 하는 근육은 강도와 지구력을 얻게 되어, 호흡이 보다 효율적이 된다. 심근이 강력하게 수축하고 골격근의 수축이 혈액을 정맥으로 밀어내기 때문에 혈관을 통해 혈액은 쉽게 이동한다. 그러한 개선이 안정시 혈압을 정상으로 유지하게 한다. 그림 3-2는 심장, 허파 그리고 근육 사이의 주요한 상호관계를 보여준다. 심폐지구력과 함께 오는 또 다른 개선점은 심장병의 위험률 감소와 관련된 지단백인 HDL을 증가시키키는 것이다. ■

■ 심폐지구력의 특징은 다음과 같다.

- 심박출량과 산소 운반의 증가
- 심장이 강해지고 1회 박출량이 증가
- 안정시 맥박수의 감소
- 호흡의 효율성 증가
- 순환계의 개선
- 혈압 강하

VO_2max (해발고도에서 측정한) 한 개인에서 최대 산소소모량

심박출량(cardiac output) 심장으로부터 뿜어지는 분당 혈액량

1회 박출량(stroke volume) 심장이 1회 수축함에 따라 심장에서 체조직으로 내보내지는 산소로 충만된 혈액의 양

그림 3-2 심장과 폐에 의한 근육으로의 산소 운반

심장호흡계는 근육의 산소요구량에 반응하여 산소를 전달하는 심폐 능력을 축적한다. 한 사람이 운동을 하는 동안 1분간 소비하는 최대 산소량(VO_2max)을 측정함으로써 그 사람의 심폐 휘트니스 정도를 평가할 수 있다.

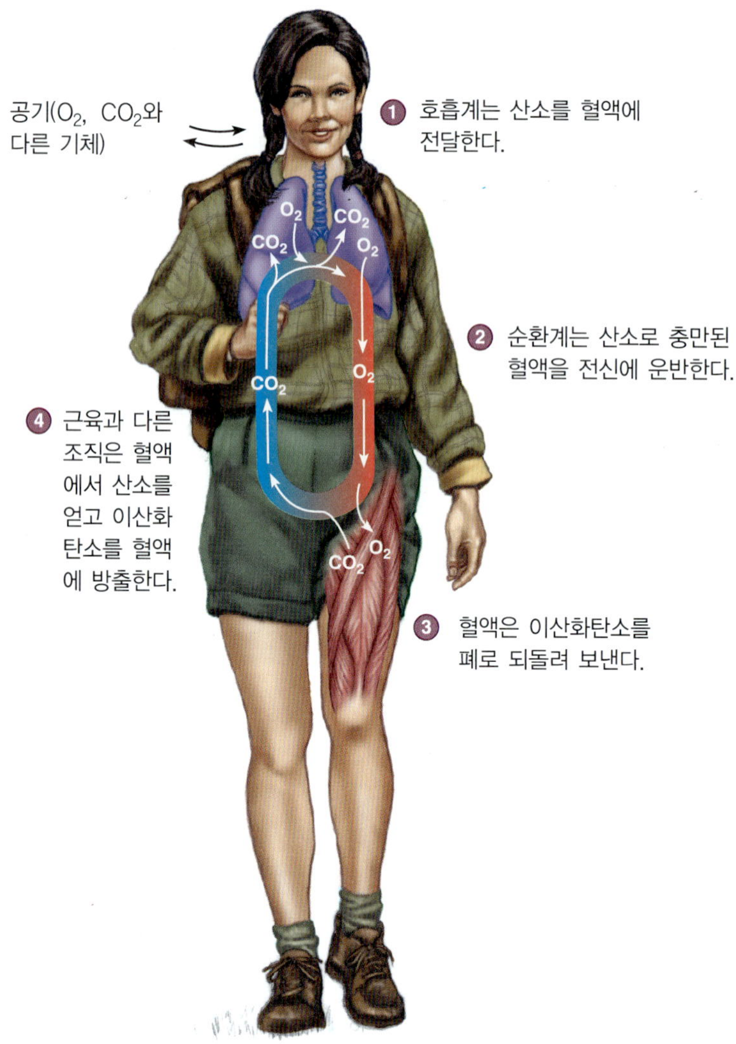

■ 안정 시 맥박 측정 방법 :

앉아서 5분간 기다리며 안정을 취한다. 한 손으로 시계를 쥐고 다른 손을 심장에 얹거나, 손가락을 손목 아래쪽 동맥이나 턱뼈 아래 목 측면에 단단히 얹는다. 초시계 바늘이 원하는 위치에 있을 때 맥박 수 세기를 시작하고, 10초간 계속한다. 정확히 10초째에 맥박이 막 시작했다면 1/2 맥박으로 계산한다. 6을 곱하여 분당 맥박수를 계산한다.

정확한 맥박수가 측정되었는지 확신하기 :

맥박이 뛰는 지점 위에 엄지손가락 이외의 손가락을 이용하기(엄지손가락은 그 자체의 맥박이 있으므로). 맥박을 느낄 수 있을 만큼만 단단히 누르기(그 이상의 압력은 맥박을 방해하므로)

어떤 운동이 이런 좋은 변화를 초래하는가? 효과적인 운동은 심박수를 높이고, 20분 이상 유지되며, 신체 대부분의 큰 근육군(다리, 허벅지 및 복부 등)을 사용한다. 예를 들자면 수영, 크로스컨트리 스키, 노젓기, 경보, 조깅, 빠른 자전거 타기, 축구, 하키, 농구, 인라인 스케이트, 라크로스 및 럭비이다. 심폐 휘트니스를 발달시키고 유지하기 위한 ACSM 지침은 표 3-1에 있다.

맥박수를 약식으로 측정하는 것은 당신의 심장이 얼마나 훈련되었는지 지표가 될 수 있다. 안정시 평균 맥박수는 어른의 경우 분당 70인데, 활동적인 사람은 맥박수가 50 혹은 그 이하일 수도 있다. 맥박 수 측정은 왼쪽에 있는 설명을 따라하라. ■

핵심정리

- 심폐지구력훈련은 심장과 폐가 산소를 근육에 전달하는 능력을 증진시킨다.
- 심폐지구력훈련으로 심장은 더 강해지고, 호흡은 더 효율적으로 되며 전신건강은 더욱 좋아진다.

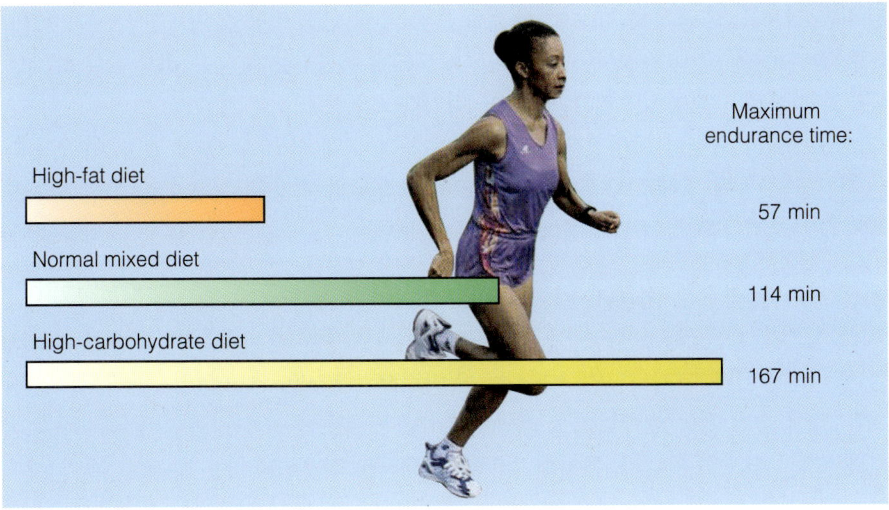
Maximum
endurance time:
High-fat diet
57 min
Normal mixed diet
114 min
High-carbohydrate diet
167 min

그림 3-3 신체 지구력에 미치는 식사의 영향
고당질 식사는 선수의 지구력을 증가시킬 수 있다. 이 연구에서의 고지방식은 칼로리의 94%가 지방, 6%가 단백질로부터 공급된 것이었다 ; 정상혼합식은 55%의 칼로리가 당질에서 ; 고당질식은 칼로리의 83%가 당질에서 공급되었다.

휘트니스와 운동능력이 영양 양만으로는 얻어질 수 없지만, 올바른 정신자세와 함께라면 당신의 노력은 효과가 있을 것이다. 반대로 현명하지 못한 식품선택은 당신의 나아갈 길을 방해할 것이다.

운동 중 신체의 에너지원 이용

신체활동에 쓰이는 연료는 포도당(탄수화물로부터), 지방산(지방으로부터), 그리고 소량의 아미노산(단백질로부터)이다. 우리 몸은 그 운동의 지속시간과 각 개인의 기존 훈련 정도에 따라 다른 에너지원의 혼합물을 이용한다.

안정 시에 신체는 1/2을 약간 넘는 양의 에너지를 지방산에서 얻고, 나머지의 대부분을 포도당, 그리고 약간을 아미노산에서 얻는다. 운동 중에 신체는 이러한 에너지원의 혼합 비율을 변동시키면서 근육 글리코겐에 저장된 포도당을 이용한다. 운동 시작 후의 몇 분간은 그 활동을 개시하는데 근육이 이용하는 에너지의 대부분을 근육 글리코겐이 제공한다.

운동이 계속됨에 따라, 호르몬인 **에피네프린**과 같은 물질이 혈류에 흘러들어 간과 지방세포로 신호를 보냄으로써 그 속에 저장된 열량영양소를 유리시킨다. 그리하여 호르몬은 근육이 에너지를 사용하기 위한 준비를 하는 것이고, 근육은 연료가 혈액을 통과하여 지나가도록 함으로써 에너지를 효율적으로 사용한다.

에피네프린(epinephrine) 스트레스 반응을 유발하는 주요 호르몬

포도당의 이용과 저장

간과 근육은 포도당을 글리코겐으로 저장한다. 간은 다른 영양소로 포도당을 합성할 수도 있다. 근육은 저장된 글리코겐을 보존할 뿐이고, 포도당을 혈류에 방출해서 다른 체조직과 나눠 쓰는(간이 하는 것처럼) 일이 없다. 이는 다행한 일이다. 왜냐하면, 글리코겐 저장량을 다른 조직과 나누어 쓴다면 위급시에 포도당이 부족해지기 때문이다.

식사는 글리코겐 저장량과 이용에 영향을 미친다 신체는 끊임없이 글리코겐을 이용하고 재충전한다. 한 사람이 당질을 더 많이 먹으면, 근육은 더 많은 글리코겐을(상한선까지는) 저장하고, 운동을 지원하는 데 더 오래 버틸 것이다.

달리기 선수를 세 군으로 나누어, 육체적 운동 중에 연료 이용을 비교한 연구가 있다. 테스트 전 며칠에 걸쳐 한 군은 정상혼합식(55% 당질식), 둘째 군은 고당질식(83%당질식), 셋째 군은 고지방식(94%지방식)을 먹었다.

그림 3-3에서 보듯이 고당질식은 운동선수가 더 오래 달릴 수 있게 했다. 이 연구와 많은 다른 연구들에 의해 고당질식이 글리코겐을 충분히 저장할 수 있어 운동선수의 지구력을 향상시킨다는 것이 알려졌다.

운동 강도가 글리코겐 이용에 영향을 미친다 신체의 글리코겐 저장량은 지방저장량에 비해 훨씬 적다. 글리코겐 공급은 평소의 활동에는 충분하지만 2,000 kcal의 열량까지로 제한되어 있다. 그러나 지방저장량은 일반적으로 70,000 kcal 이상을 공급할 수 있고, 수시간에 걸친 운동에 에너지를 제공할 수 있다. 운동 중에 글리코겐이 얼마나 오래 지속하는지는 식사뿐 아니라, 운동의 강도에 의해서도 좌우된다.

가벼운 조깅과 같은 중간 정도 강도(호흡이 꾸준하고 편안할 정도)의 운동은 글리코겐을 천천히 이용한다. 유산소 운동을 하면 폐와 순환계는 근육의 산소 요구를 맞추는데 어려움이 없고 편안히 호흡하며 심장은 꾸준하게 박동한다. 근육은 포도당과 지방산에서 에너지를 얻는다. 부분적으로 지방산에서 에너지를 얻음으로써 중간 정도 강도의 유산소 운동은 글리코겐 저장량을 보존할 수 있다.

격렬한(약 400 m 달리기와 같이 숨이 가쁜 정도의 강도) 운동은 글리코겐을 빠르게 이용한다. 근육은 포도당을 더 많이 사용하기 시작해야 하는데, 이 포도당은 부분적으로 **무산소**대사에 의해 분해될 수 있다. 에너지를 유산소적으로 제공할 수 있는 신체의 능력보다 에너지요구량이 클 때, 글리코겐의 무산소적 분해로 근육조직에 에너지를 주는데, 그렇게 함으로써 근육 글리코겐 저장량은 소모된다.

젖산 격렬한 운동 중에 무산소적인 포도당의 분해는 **젖산**을 생성한다. 근육은 운동 중에 생성된 젖산을 혈액으로 방출하고, 이것은 간으로 이동한다. 거기에서 간의 효소는 젖산을 다시 포도당으로 전환한다. 그러면 포도당은 근육으로 돌아가서 또 다른 운동에 연료를 공급한다. 젖산은 강도가 낮은 운동에서 혈액으로부터 간에 의해 쉽게 제거되지만 강도가 높아지면, 젖산이 축적된다.

젖산 생성이 그 제거속도를 넘어서면(400~800 m 경주나 권투시합처럼), 격렬한 운동은 1~3분만 지속할 수 있다. 젖산의 축적은 근육 피로를 초래하는 한 원인으로 오랫동안 알려져 왔지만 최근에는 여기에 논란이 있다. 어떤 형태의 피로에 근육이 젖산을 생성하는 것이 사실이기는 하지만 젖산이 피로의 원인은 아니라는 것이다.

운동 지속시간이 글리코겐 이용에 영향을 미친다 운동 중 글리코겐 이용은 운동의 강도뿐 아니라 지속시간에 의해서도 좌우된다. 첫 20분 정도는 주로 움직이는 근육 자체에 저장된 글리코겐이 거의 전적으로 에너지를 제공한다. 중간 정도 강도의 운동에서 첫 20분 정도까지는 이용가능한 글리코겐의 1/5 정도를 이용해버린다. 자체 글리코겐을 써버리게 됨에 따라 근육은 글리코겐이 더 필요하게 되고, 이에 간이 반응하여 간의 글리코겐을 보내주게 된다.

중간 정도 강도 운동을 20분 이상 지속하면, 포도당을 점점 덜 이용하고 지방을 연료로 더 이용하게 된다. 그러나 만약 운동이 더 오래 지속되거나, 강도가 높아진다면 포도당 이용은 계속되고, 근육과 간의 글리코겐 저장량은 고갈된다.

무산소(anaerobic) 산소를 필요로 하지 않은. 무산소 운동은 힘을 필요로 하지만, 심장과 폐를 매우 힘들게 장시간 일하게 하지는 않는다.

젖산(lactate) 무산소대사를 통해 포도당이 분해되는 과정에서 생성되는 물질

탄수화물 부하(carbohydrate loading) 고당질식와 중등도 강도의 연습 처방. 이것은 근육이 글리코겐을 평상시 용량보다 일시적으로 많은 글리코겐을 저장하게 한다 ; '글리코겐 부하' 혹은 'glycogen supercompensation'이라고도 불린다.

How To

글리코겐 저장량을 극대화하는 법: 탄수화물 부하

경기 전	훈련 강도	훈련 지속 시간	식사 당질
6일 전	중강도(VO_2max의 70%)	90분	정상(5 g/kg 체중)
4~5일	중강도(VO_2max의 70%)	40분	정상(5 g/kg 체중)
2~3일	중강도(VO_2max의 70%)	20분	고당질식(10 g/kg 체중)
1일	휴식	—	고당질식(10 g/kg 체중)

경기 전에 근육의 글리코겐 저장량을 최대화하기 위해 탄수화물 부하라는 테크닉을 이용하는 운동선수들이 있다. 탄수화물 부하는 근육내 글리코겐 농도를 거의 두 배에 이르게 할 수 있다. 일반적으로 운동선수들은 시합이 있기 전 주에 훈련을 점점 줄이고 시합 직전 3일간은 고당질식을 섭취한다.[a]

선수들은 옆의 표와 같은 탄수화물부하 플랜에서 글리코겐 저장은 서서히 일어나고 운동선수들은 시합 전 며칠간의 훈련에 변화를 주어야 한다.

반면에 한 집단의 연구자들은 희망적인 예비결과를 보여주는 탄수화물부하의 간편법을 고안했다. 그 연구자들은, 선수들이 짧지만(3분) 격렬한 훈련을 한 차례 한 후에 고당질식(10 g/kg 체중)을 섭취함으로써 근육 글리코겐의 농도를 평소 수준 이상으로 만들 수 있다는 것을 발견했다.[b] 또 강도나 지속시간이 덜한 훈련이 같은 결과를 낼 수 있는지에 대해서는 더 많은 연구가 필요하다.

탄수화물 부하로 얻어진 초과의 글리코겐은 90분 이상 버텨야 하는 선수들에게 유리하다. 그보다 짧은 시간 운동을 하는 선수들은 그저 보통의 고당질식만 필요하다.

더운 날씨에서는 초과분의 글리코겐이 또 다른 장점을 제공한다 : 글리코겐이 분해됨에 따라 수분을 방출하고 이것은 선수들의 수분 요구량을 충족시키는 데 도움이 된다.

[a] E. Coleman, 탄수화물과 운동, *Sports Nutrition, 전문가를 위한 실제 매뉴얼*, 4차 개정판, M. Dunford(시카고: 미국 영양사협회 2006) pp. 14–32.
[b] T. J. Fairchild 공저, 최대 강도 에 가까운 운동을 짧게 한 바탕한 후 신속한 탄수화물 부하, *스포츠와 운동에서 의학과 과학*, 34 (2002): 980–986.

운동은 긴 시간 동안 지속될 수 없는데, 이것은 간이 젖산이나 특정 아미노산으로부터 최소량의 포도당(완전고갈을 잠시 막기 위해)을 생성하기 때문일 뿐이다. 글리코겐 고갈은 대개 격렬한* 운동을 두 시간 정도 했을 때 일어난다. 글리코겐 고갈이 일어나면 신경계 기능이 거의 정지되어 같은 강도로 계속 뛰는 것이 거의 불가능할 정도에 이르는데 이를 마라톤 선수들은 '벽에 부딪히는 것'으로 부른다.

■ 60 g의 탄수화물을 공급하는 간식들
- 작은 베이글과 스포츠음료 450 ㎖
- 우유 450 ㎖와 오트밀건포도 쿠키 4개
- 파인애플 주스 220 ㎖와 그라놀라 바

운동을 위한 혈당 유지 지구력 운동선수들은 힘이 빠지는 것을 막기 위해 최대한 오래 혈당농도를 유지하려고 노력한다. 다음의 지침이 지구력 운동선수들이 혈당 공급을 최대화 하는 데 도움이 될 것이다.

- 충분한(약 8 g/kg 체중 혹은 에너지의 70% 정도) 탄수화물을 규칙적으로 섭취하라.†
- 45분 이상을 지속하는 운동 중에는 주기적으로 포도당(주로 스포츠음료)을 섭취하라.
- 가능한 많은 글리코겐을 저장할 수 있도록 근육을 훈련시켜라. ■

이 장의 마지막 부분인 '신체적으로 활동적인 사람의 식생활'에서는 운동능력을 위한 고당질식을 고안하는 방법을 논의하였고, 현재 페이지의 'How to'에는 장시간의 지구력 시합을 위한 글리코겐 저장을 극대화시키는 데 이용되는 테크닉인 **탄수화물 부하**를 설명하였다.

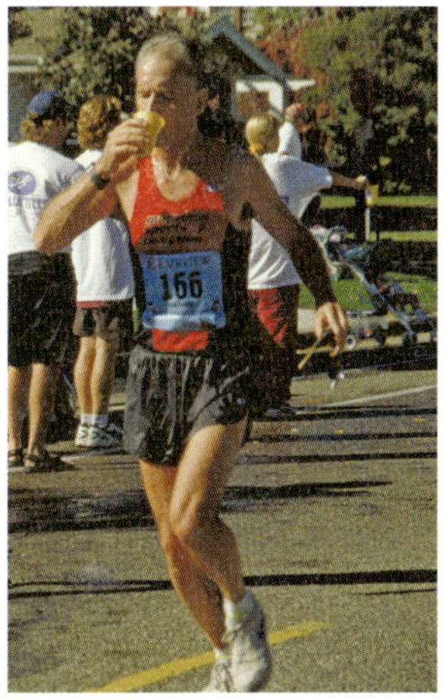

지구력 운동을 시합하는 사람은 수분과 탄수화물 연료가 필요하다.

* 여기서 격렬한 운동이란 VO_2max의 75% 에서의 운동을 의미한다.

† 에너지 섭취량의 비율은 총 에너지 섭취량을 알 때에만 의미가 있다. 고열량식(5,000 kcal)의 경우에 있어서, 중당질식(40%가 당질)만해도 500 g의 당질—62 kg 운동선수가 격렬한 훈련을 하기에 충분한 양— 을 제공한다. 보통정도의 에너지 섭취량(2,000 kcal/일)의 경우에는 고당질식(70%가 당질)이 350 g의 당질 — 대부분의 사람에게 충분하지만 고된 훈련을 하는 운동선수에게는 충분하지 않은 양— 을 제공한다.

운동 중 포도당 45분 이상 지속되는 운동 전이나 운동 중에 섭취한 포도당은 소화관에서 운동 중인 근육으로 이동함에 따라, 근육과 간의 저장 글리코겐에서 공급되는 양이 점점 줄어들고 있는 포도당을 보강해준다. 특히 축구나 하키 같은 경기(수 시간 지속되고 격렬한 운동이 반복적으로 몇 차례나 계속되는) 중에는 선수들이 운동하는 도중에 당을 함유하는 음료를 마시는 것이 좋다.

포도당이 자신의 운동수행에 도움이 되는지를 결정하기 전에 우선 당신이 하는 운동이 **지구력** 운동인지를 확인해야 한다. 달리기 · 수영 · 자전거 · 스키를 한 번에 45분 이상 빠른 속도로 하는지, 혹은 수 시간에 걸친 경기에서 시합을 하는지, 그렇지 않다면 포도당에 대한 필요가 다르다.

매일 45분 이하로 하는 조깅이나 수영을 위해서는 포도당이 운동수행능력에 도움이나 해가 되지 않는다. 피로가 혈당과 무관한 스포츠(100 m 달리기, 배구, 보통 농구나 역도) 중인 경우, 운동선수들에게도 추가적인 탄수화물은 이익을 주지 않는다.

운동 후의 포도당 운동 직후의 고당질식 섭취도 글리코겐 저장량을 증가시킨다. 정상적으로 훈련하라. 그리고 운동 후 두 시간 내에 고당질 식사(오렌지 주스 2잔과 함께 크래커, 토스트 혹은 시리얼 같은 것)을 섭취하라. 이 방법은 글리코겐 저장 속도를 한동안 300% 정도나 높여줄 것이다. 매일 한 번 이상 고되게 훈련하는 선수들에게 특히 중요하다. 타이밍이 중요한데 두 시간 지난 후에 섭취하는 것은 글리코겐 합성 속도를 거의 절반으로 떨어뜨린다. 운동 직후 식욕이 없는 선수들은 **고당질의 에너지음료**를 이용할 수 있다. 여기서 말하는 에너지음료는 칼로리와 탄수화물 함량이 이 장의 후반부에 설명되는 보통 스포츠음료보다 높은 것이다.

2장에서 혈당상승 효과(glycemic effect)와 혈당지수(glycemic index)가 낮은 식품의 섭취가 주는 이점을 설명하였다. 그러나 격렬한 운동 후에 근육 글리코겐 합성을 최대화하기를 원하는 선수들에게는 혈당지수가 높은 식품을 먹는 것이 더 유리하다.■ 혈당지수가 높은 식품은 혈당지수가 낮은 식품에 비해 글리코겐의 재합성 속도가 더 빠르다.■

훈련이 글리코겐 이용에 영향을 주는 정도 훈련은 적어도 두 가지 방법으로 운동 중 포도당 이용에 영향을 미친다. 첫째, 저장되었던 글리코겐이 운동을 통해 고갈된 근육은, 그 운동을 지원하기 위한 글리코겐 양보다 더 많이 저장하도록 적응이 된다.

둘째, 훈련되지 않은 근육에 비해서 훈련된 근육은 더 많은 지방을 더 빠르게 태우게 되어, 같은 양의 일을 하는 데에 포도당을 덜 필요로 하게 된다. 어떤 운동을 처음으로 시도하는 사람은 그 일을 수행하도록 훈련된 사람에 비해 분당 더 훨씬 더 많은 포도당을 이용한다. 훈련된 사람은 동량의 글리코겐을 이용하면서도 훈련되지 않은 사람에 비해 더 오랫동안 더 높은 강도에서 일을 할 수 있다.■

고당질에너지음료(high-carbohydrate energy drinks) 운동 후에 근육 글리코겐을 재충전하거나 운동 전 음료로 이용되는, 과일향이 나는 상업적 음료

■ 혈당지수가 높은 식품

콘플레이크, 으깬 감자, 찹쌀, 와플, 수박, 흰빵

■ 시중 잡지나 인터넷 상에서 혈당지수가 높은 식품은 'high impact carbs'로, 낮은 혈당지수 식품은'low impact carbs'로 불린다.

■ 운동 중 포도당 이용에 영향을 주는 요인 :

- 탄수화물 섭취량
- 운동의 강도와 지속시간
- 훈련 정도

핵심정리

- 포도당은 식사의 탄수화물로부터 공급되거나 간에서 합성된다.
- 포도당은 간과 근육에서 글리코겐으로 저장된다.
- 총 글리코겐 저장량은 운동선수의 지구력에 영향을 준다.
- 운동이 격렬할수록, 더 많은 포도당이 필요하다.
- 무산소대사 중에 신체는 포도당을 신속하게 이용하고 젖산을 축적한다.

- 장시간 지속되는 육체운동은 신체의 글리코겐 저장량을 필요로 한다.
- 장시간 지속되는 운동 전과 운동 중에 섭취한 탄수화물은 피로를 막는 데 도움이 된다.
- 탄수화물 부하는 선수의 근육에 평소보다 많은 양의 글리코겐을 저장하여 지구력을 연장시키려는 신체운동과 식사 처방이다.
- 격렬한 훈련 후에 혈당지수가 높은 식품을 섭취하는 것은 최대한 빠르게 글리코겐을 재충전하는 데 도움이 된다.
- 고도로 훈련된 근육은 훈련되지 않은 근육에 비해 같은 일을 수행하는 데에 포도당은 덜 쓰고 지방은 더 쓰게 되어 근육 내 글리코겐이 더 오래 유지되게 한다.

운동 중 지방의 이용

지구력 운동선수가 고지방 저당질식사를 1~3일간 섭취함으로써 '지방 부하'를 하면 글리코겐 저장량이 빨리 고갈되므로, 그들의 운동능력은 손상된다. 그러나 고지방 저당질식을 일주일 이상 계속하는 지구력 운동선수는 운동에 에너지를 공급하기 위해 지방에 더 많이 의존하도록 적응되지만 그러한 지방 적응에 의한 운동능력의 이점은 확실하지 않다. 경우에 따라 고지방식을 하는 운동선수들은 고당질식을 하는 선수들에 비해 피로를 더 느끼고 운동을 더 격렬하다고 느낀다.

포화지방이 많은 식사는 심장병에 대한 위험율도 높다. 육체운동은 심혈관계 질환에 대한 보호작용도 있지만 보통 사람들과 마찬가지로 운동선수도 심장마비와 뇌졸중을 겪을 수 있다. 대개의 영양전문가들은 지속적인 고지방식에서 오는 건강유해효과의 가능성 때문에 고지방식이 운동선수들에게 현명하지 못한 선택이라는 데 입을 모은다.

과도하게 지방을 제한하는 식사도 권장되는 것은 아니다. 지방을 총 에너지의 20% 아래로 제한하는 운동선수는 충분한 열량과 영양소를 섭취하는 것이 불가능할 수 있다. 스포츠 영양 전문가들은 지구력 운동선수들이 지방에서 얻는 에너지 비율이 20~30%가 되도록 권장하고 있다. 이 메시지는 '그 정도 고지방식이 운동능력을 좋게 한다는 것이 아니라 초저지방식은 운동능력을 떨어뜨린다'는 의미로 보아야 한다.

식사 지방과 달리, 저장된 체지방은 운동이 지나치게 격렬해지기 전까지는 육체적 운동 중에 매우 중요하다. 우리 몸의 글리코겐 저장량은 한정되어 있는 반면에, 지방 저장량은 고갈되지 않고 수시간 동안 운동에 에너지를 공급할 수 있다.

운동을 시작한 초기에, 근육은 두 가지 공급원—운동 중인 근육 내에 저장된 지방과 피하지방과 같은 저장지방—으로부터 지방산을 사용하기 시작한다. 가장 많은 저장 지방이 있는 부분에서 가장 많은 지방산을 혈액으로 내보낸다. 이것이 바로 '부위별 체형 관리'가 효과가 없는 이유이다.

근육은 자기 주위의 지방을 사용하는 것이 아니다. 지방세포가 지방산을 혈액으로 방출하여 모든 근육에 나누어 준다. 테니스 선수의 팔에서 증거가 나왔는데, 한쪽 팔은 다른 팔보다 근육이 더 발달되어 있었지만 양 팔의 지방두께는 동일하게 측정되었다. 그러나 근력운동을 포함하는 균형잡힌 휘트니스 프로그램은 피하지방 아래의 근육을 단단하게 함으로써 전신 외모를 개선시킨다. 적절한 체지방이 건강에 필수요소임을 명심하자.

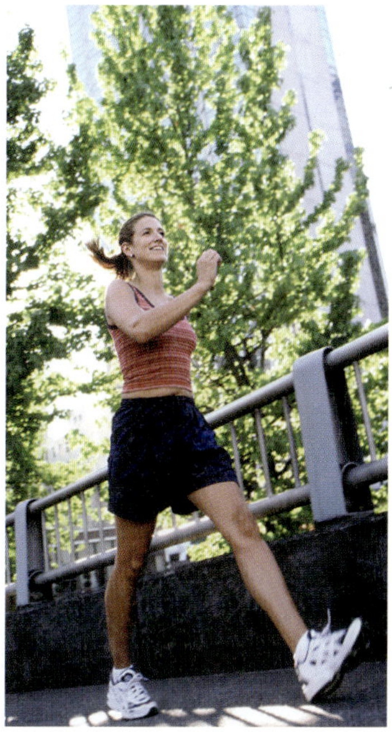

20분 이상의 장시간 지속될 수 있는 저-중강도 유산소 운동은 약간의 포도당과 그보다 많은 양의 지방을 연료로 이용한다.

지방 이용에 영향을 주는 강도와 지속시간 육체운동의 강도는 지방 이용에 영향을 준다. 운동의 강도가 증가할수록, 지방은 연료혼합비율에서 점점 더 비중이 줄어든다. 지방은 유산소대사에 의해서만 분해되어 에너지를 낼 수 있다. 사람이 운동을 하는 동안에는 근육에서 필요로 하는 산소를 얻고 있다.

운동의 지속시간도 지방 이용에 영향을 준다. 운동의 초반부에는 근육이 지방산을 이용함에 따라 혈액 농도가 내려간다. 운동이 수 분 이상 지속되면 호르몬인 에피네프린이 지방세포에 신호를 보내 거기에 저장된 중성지방을 분해하여 혈액으로 지방산을 방출한다. 운동을 20분 정도 하면 혈액의 지방산 농도는 휴식 시 정상농도를 넘어선다. 그 후에 지속되는 중간 정도 강도의 운동은 주 연료로서 저장된 체지방을 이용한다. ■

■ 육체운동 중 지방 이용에 영향을 주는 요인
- 지방섭취량
- 운동의 강도와 지속시간
- 훈련 정도

훈련이 지방 이용에 영향을 주는 정도 반복적인 유산소 운동은 신체가 연료 충당을 위해 지방을 더 많이 사용할 수 있게 적응되도록 하는 것이다. 유산소적으로 훈련된 근육은 훈련되지 않은 근육에 비해 지방을 더 쉽게 태울 수 있다.

유산소적 훈련으로 심장과 폐 또한 더 강해지고, 고강도 운동 중에 산소를 근육에 더 잘 운반할 수 있게 된다. 이후 이러한 강화된 산소 공급이 근육으로 하여금 더 많은 지방을 태울 수 있게 한다. 이러한 적응은 훈련된 운동선수뿐 아니라 모든 활동적인 사람들에게 효과가 있어 장거리 달리기나 사이클 같은 유산소 운동을 의해 훈련된 사람은 그 운동을 더 잘 하게 된다. ■

핵심정리

- 고지방식을 섭취하는 운동선수는 지구력 운동 중에 더 많은 지방을 태울지는 모르지만, 건강에 미치는 위험부담이 운동능력의 향상 가능성보다 크다.
- 운동의 강도와 지속시간은 훈련 정도와 마찬가지로 지방 이용에 영향을 준다.

운동 중 단백질의 이용

운동선수는 근육과 제지방조직을 구성하고 유지하기 위해 단백질을 이용하고, 운동에너지에는 그보다 적은 양을 제공한다. 우리 몸은 운동하는 동안 휴식할 때와는 다르게 단백질을 이용한다.

근육조직 구성을 위한 단백질 육체운동 후에 휴식하는 동안 근육은 단백질 합성 속도에 박차를 가해서 그 운동을 수행하는 데에 필요한 단백질을 더 많이 합성한다. 운동 직후 양질의 단백질 섭취는 근육 단백질 합성을 자극한다는 것이 밝혀지기도 하였다.

우리 몸이 한 부분을 재구성할 때는 언제나 오래된 조직을 분해하여 새 조직을 위한 길을 마련한다. 육체운동은 약간의 과부하로라도 각 근육으로 하여금 단백질을 분해하고 재합성—결과적으로 근육을 리모델링—하도록 한다.

식사 단백질은 새로운 근육 단백질을 합성하기 위해 필요한 아미노산을 제공한다. 근육 단백질 합성의 진정한 지휘자는 육체운동 그 자체이다. 반복되는 운동은 근육 세포의 유전물질에 신호를 보냄으로써, 즉시 쓸 수 있도록 그 일을 수행하는 데 필요한 단백질을 더 많이 생성하기 시작하게 한다. 근육세포의 핵 안에 있는 단백질 합성 유전 장치는 단백질이 필요할 시기를 예측한다. 또한 각 타입의 신체활동을 지원하기 위해 어떤 단백질이 필요한지를 안다. 근육 수축의 강도와 형태가 신호를 개시하여 그 신호가 근육의 유전물질로 하여금 특정 단백질을 합성하도록 지휘하는 것으로 보인다.

예를 들어 역도 선수의 연습은 근섬유가 추가적인 힘을 필요로 하고, 글리코겐 합성과 이용에 관여하는 효소를 더 많이 필요로 한다는 정보를 내보낸다. 조깅하는 사람이 연습을 하게 되면 지방과 포도당의 유산소적 산화에 필요한 단백질이 생성되도록 자극한다. 근육세포는 단백질에 대한 요구에 정교하게 반응하고, 필요할 때만 신중하게 단백질을 합성한다.

마지막으로 근육세포가 어떤 단백질을 언제 합성할지를 결정한 후에 단백질 영양이 작동을 한다. 활발한 근육합성단계에 있는 역도선수는 기존의 근육량에 매일 7~28 g의 단백질을 추가한다. 이러한 추가적인 단백질은 보통의 식사로 얻는 것이다.

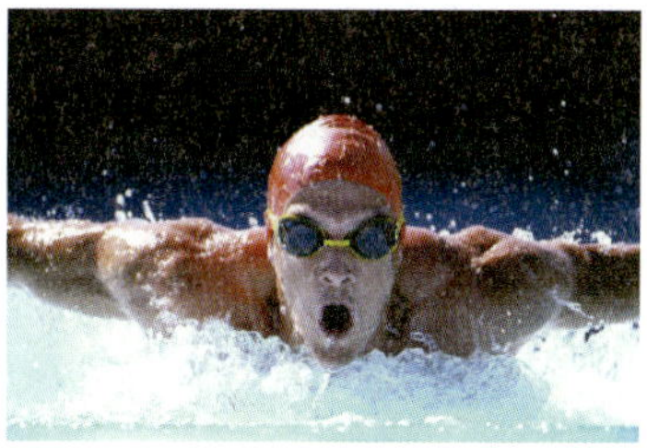

완벽한 기능을 위해서는, 모든 영양소가 필요하다.

■ 운동 중 단백질 이용에 영향을 주는 요인들
- 탄수화물 섭취량
- 운동의 강도와 지속시간
- 훈련의 정도

연료로서의 단백질 운동선수들은 더 많은 단백질을 보유할 뿐 아니라, 연료로 사용하는 단백질의 양이 약간 더 많다. 근육은 신체적 운동을 하는 동안 포도당과 지방산을 이용하는 속도를 빠르게 하는 것과 마찬가지로, 아미노산을 에너지로 이용하는 속도를 가속화한다. 그래도 단백질은 휴식 중이나 운동 중에 총 에너지 이용량의 약 10% 정도를 기여할 뿐이다. ■

식사가 운동 중 단백질 이용에 영향을 준다 운동 중에 얼마나 많은 단백질이 이용되는지를 조절하는 요인은 포도당과 지방 이용을 조절하는 것과 동일한 것 같다. 그 한 가지가 식사다. 에너지가 적당하고 탄수화물이 충분한 식사를 섭취하는 사람은 단백질과 지방이 풍부한 식사를 섭취하는 사람보다 단백질을 덜 사용한다.

필요할 때 포도당 합성을 위해 단백질이 분해되지 않도록 탄수화물이 단백질 절약작용을 한다는 것을 기억하라. 육체운동은 포도당을 필요로 하기 때문에, 탄수화물이 부족한 식사는 아미노산을 포도당으로 전환시키는 것이 필요하다.

운동 강도와 지속시간이 단백질 이용에 영향을 준다 운동의 강도와 지속시간 또한 단백질 이용에 영향을 준다. 중강도로 장시간 유산소 운동을 하는 것처럼, 하루에 한 시간 이상 훈련하는 지구력 운동선수들은 훈련이 끝나는 시점에는 글리코겐 저장량이 고갈되고 에너지를 위해 체단백질에 더욱 의존하게 된다. 반면에 무산소적 근력 훈련은 에너지를 위해 더 많은 단백질을 이용하지는 않지만 근육을 구성하기 위해 더 많은 단백질을 요구한다. 따라서 지구력 운동이나 근력 운동선수의 단백질 필요량은 정적인 사람들보다 더 높지만 많은 운동선수들이 섭취하고 있는 것만큼 높지는 않다.

훈련정도가 단백질 이용에 영향을 준다 마지막으로 훈련 정도 또한 단백질 이용에 영향을 준다. 특히 보디빌딩선수와 같은 근력운동선수의 경우, 훈련정도가 높을수록 특정 강도의 운동 중에 더 적은 단백질이 이용된다.

활동적인 사람들의 단백질 권고량 대부분의 운동선수들은 정적인 사람들에 비해 단백질이 다소 많이 필요하지만 미국의 평균 단백질 섭취량은 그 필요량을 충족하기에 충분히 높다. 그러므로 훈련 중인 운동선수는 자신의 단백질 필요량에 주의를 기울여야 하고, 충분한 탄수화물로 단백질을 뒷받침해야 한다.

운동선수들에게 있어서 보통사람 이상의 단백질 섭취를 DRI가 권장하고 있지 않지만, 그것을 권장하는 전문가도 있다. 이렇게 권장하는 부류들은 각 운동에 따라 서로 다른 단백질 섭취량을 구체적으로 권장한다(표 3-3).

이 장의 후반부에서는 이러한 단백질 권장량을 식생활계획으로 실었는데, 단백질 권장량을 충족시키기 위해 그 누구도 단백질 보충제나 혹은 고기를 1인분 이상 먹을 필요가 없다는 것을 제시한다.

핵심정리

- 육체운동은 근육세포를 자극해서 분해하고 단백질을 합성함으로써 운동에 근육이 적응되는 결과를 초래한다.
- 운동선수는 근육조직을 구성하기 위해서뿐 아니라, 에너지를 위해서 단백질을 이용한다. 식사, 운동의 강도와 지속시간 그리고 훈련은 운동 중의 단백질 이용 정도에 영향을 준다.
- 운동선수가 정적인 사람들보다 단백질을 더 많이 필요로 할지는 몰라도 균형 잡힌 고당질식은 운동선수의 필요량을 충족시키기에 충분한 단백질을 공급한다.

운동을 뒷받침하는 비타민과 무기질

열량영양소로부터 에너지를 방출하고 산소를 운반하는 데 도움을 주는 비타민과 무기질이 많다. 이런 지식은 많은 사람들로 하여금 비타민과 무기질 **보충제**가 신체적으로 활발한 사람들에게 건강 혜택과 운동능력 향상을 제공한다고 오해하도록 만들었다.

10장의 실전 영양을 보면 사람들이 운동능력 향상을 기대하며 사용하는 보충제와 다른 제품들에 대한 내용이 있다.

보충제

많은 운동선수들은 자신의 운동수행능력을 개선하고자 하는 희망으로 보충제를 섭취한다. 15가지 종목에 관련된 모든 수준의 운동선수 10,000명 이상에 대한 메타연구는 운동선수의 반 정도가 비타민-무기질 보충제를 먹는다고 보고했다.

엘리트 운동선수는 대학 운동선수들보다, 대학 운동선수는 고교 운동선수들보다 더 광범위하게 보충제를 사용하는 것으로 나타났다.

표 3-3 운동선수를 위한 단백질 섭취량

	권장량 (g/kg/day)	단백질 섭취량 (g/day)	
		남자	여자
성인을 위한 RDA	0.8	56	44
근력 혹은 스피드 운동선수를 위한 권장섭취량	1.6~1.7	112~119	88~94
지구력 운동선수를 위한 권장섭취량	1.2~1.6	84~112	66~88
미국 평균 섭취량	—	95	65

Note : 1 일 단백질 섭취량은 70 kg 남자와 55 kg 여자를 기준으로 하였다.

자료 출처 : 영양섭취기준위원회. *열량, 탄수화물, 식이섬유소, 지방, 지방산, 콜레스테롤, 단백질 및 아미노산에 대한 영양섭취기준*(워싱턴 D. C. : National Academies Press, 2005). pp 660-661; 미국영양사협회, 캐나다 영양사 및 미국 스포츠 의학회의 입장 : 영양과 운동수행능력, *미국영양사협회지* 100(2000): 1543-1556.

여성의 보충제 사용은 남성보다 많고 운동선수들의 보충제 이용은 일반대중을 능가했으며, 보충제를 이용하는 가장 흔한 이유는 '운동능력 향상'이었다.

영양소 보충제가 영양상태가 좋은 운동선수나 활동적인 사람의 운동능력을 향상시키지 않지만, 비타민과 무기질의 결핍은 운동능력을 방해한다. 규칙적이고 격렬한 육체운동은 에너지 필요량을 증가시키지만 영양소 밀도가 높은 식품을 충분히 섭취하여 에너지 필요량을 충당하는 운동선수와 활동적인 사람은 비타민과 무기질을 충분히 섭취하고 있는 것이다.

■ 엄격한 체중 요건은 섭식장애를 발병할 위험이 있다(실전 영양 6장 참조).

그러나 낮은 체중 요건을 맞추기 위해 체중을 감량하는 운동선수는 식품을 너무 적게 섭취하여 필요한 영양소를 모두 얻는 것이 어려울 수 있다. ■ '체중 만들기' 시도는 많은 건강단체나 휘트니스단체에서 반대하고 있다. 그러나 이런 시도를 선택한 운동선수들이 각 영양소의 DRI 권장량을 넘지 않는 종합 비타민–무기질 알약을 날마다 한 개씩 먹는 것은 유익할 수 있다. 더구나 강력한 훈련이나 경기 시즌 중에는 체중을 유지하기에 충분한 식품을 섭취하지 않는 운동선수들도 있다. 이런 운동선수들에게도, 매일 섭취하는 종합 비타민–무기질 보충제는 도움이 될 수 있다.

비타민이나 무기질 보충제를 시합 직전에 섭취하는 것이 운동능력을 증진시킬 것이라고 믿는 운동선수들도 있다. 이러한 믿음은 과학적 사실과 모순된다. 대부분의 비타민과 무기질은 보조적인 기능을 한다. 혈액에 들어간 후 이들은 자신의 임무를 수행하기 위해 적절한 다른 요소와 결합하기를 기다려야 한다. 이것은 수시간에서 며칠이 소요된다. 어떤 사람이 실제로 그 영양소의 결핍증으로 시달렸다 해도, 시합 직전에 섭취한 비타민 혹은 무기질이 운동능력을 높이지 않는다.

관심거리가 되는 영양소

일반적으로 균형이 잘 잡힌 식사를 하는 활동적인 사람은 비타민이나 무기질 보충제가 필요하지 않다. 그러나 두 가지 영양소, 즉 비타민 E와 철분은 각기 다른 이유로 특별한 관심을 받을 만하다. 비타민 E는 너무 많은 운동선수들이 그 보충제를 섭취하기 때문에 논란이 되는 것이다. 철분은 여성 운동선수들 중에서 보충제가 필요하다는 사실을 인지하지 못하는 사람들이 있기 때문에 지적된다.

비타민 E 장기간의 고강도 육체운동을 하는 동안, 근육의 산소 소비는 10배 이상으로써, 우리 몸에 해로운 자유라디칼 생성을 증가시킨다. 비타민 E는 산화적 손상으로부터 세포막을 보호하는 강력한 지용성 항산화제이다. 근육에 미치는 산화적 손상을 방지하려는 바램으로 대용량의 비타민 E를 섭취하는 선수들도 있다.

■ 비타민 E의 1일 상한섭취량(UL)은 1,000 mg이다.

비타민 E의 보충이 산화적 스트레스에 대한 보호작용을 하는 것을 보고한 연구도 있는 한편, 산화적 스트레스에 영향이 없다는 연구도 있고 또한 몇 연구에서는 ■ 비타민 E 보충 후에 스트레스가 증가되기도 했다.

철분과 운동능력 신체적으로 활발한 젊은 여성, 특히 장거리 달리기와 같은 지구력 운동에 종사하는 사람들은 철분 결핍이 되기 쉽다. 철분이 풍부한 식품을 적게 섭취하는 습관이 있고, 월경으로 많은 철분을 손실할 뿐 아니라, 유산소 대사의 철 함유 분자와 근육 단백질인 미오글로빈을 만들기 위한 근육의 철분 요구량이 많은 점 등이 젊은 여자 선수들에서 철분 결핍이 자주 일어나는 이유이다.

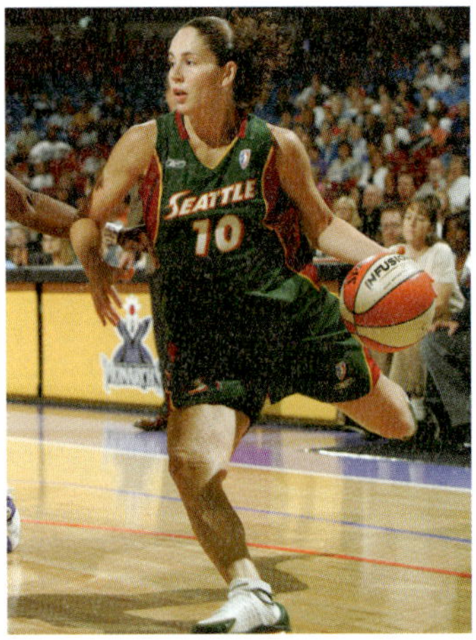

여자 선수들은 철분 결핍에 걸리기가 특히 더 쉽다.

채식을 하는 사춘기 여자 선수는 특히 철분 결핍에 취약하다. 식물 위주의 식사는 섬유소와 피틴산 함량이 높고 식물성 식품의 비헴철은 동물성 식품의 헴철만큼 흡수가 잘 되지 않기 때문에 철분의 생체이용률은 낮은 경우가 많다.

그러나 채식주의자의 식사는 대체로 비타민 C가 풍부하고, 이러한 비타민 C는 철분의 흡수를 돕는다. 철분결핍을 방지하려면 채식주의 선수들은 우수한 철분 급원식품(강화 시리얼, 대두, 견과류와 씨앗)을 섭취할 필요가 있다. 채식주의 선수들은 모든 다른 운동선수들처럼 영양소 밀도가 높은 식품을 섭취하기만 한다면, 그 누구만큼 운동을 잘 할 수 있다.

철분은 근육의 산소를 전달하는 데 도움을 주기 때문에 철분 결핍은 운동능력을 손상시킨다. 충분하지 못한 산소 공급은 유산소 운동능력을 감소시키고, 그러면 우리 몸은 쉽사리 피곤해진다. 임상적인 빈혈증상이 없이도 약간의 결핍이 신체적 운동능력을 방해하는지는 명백하지 않다.

훈련 초기의 운동선수는 혈액의 헤모글로빈 농도가 낮을 수 있다. 이러한 현상은 '스포츠 빈혈'로 불리는데 진정한 철결핍 상황은 아니다. 격렬한 훈련은 약해지고 오래된 적혈구의 파괴를 촉진함에 따라 청소작업이 체내의 철분 함량을 일시적으로 감소시킨다. 격렬한 운동은 혈액의 액체량의 증가를 촉진하고 액체가 많아짐에 따라 단위혈액당 적혈구 수는 감소한다. 대부분의 연구자는 스포츠 빈혈을 지구력 훈련의 순리적인 일시적 반응으로 여긴다. 진정한 철결핍빈혈은 철분보충제 처방으로 치료를 요하지만 스포츠 빈혈은 훈련이 계속되더라도 저절로 없어진다.

철분과 관련한 최상의 전략은 각 개인의 요구량을 측정하는 것이다. 월경을 하는 많은 여성들은 추가적인 철분 요구나 육체운동으로 초래된 손실 없이도 철분 결핍의 위험에 처해 있다. 10대 남녀는 모두 성장기에 있으므로 철분 필요량이 높다. 모든 여성과 10대 남성은, 검사를 거쳐 확인된 철분 결핍증상을 교정하기 위해서 보충제 처방이 필요할 수 있다(내출혈이나 암과 같이 식생활과 무관한 빈혈 원인을 제거하기 위해서는 병원에서 검사가 필요하다).

핵심정리

- 철분의 예외는 있지만, 영양상태가 좋은 활동적인 사람과 운동선수들은 영양소 보충제가 필요하지 않다.
- 여성 운동선수들은 자신의 철분 필요량에 특별한 주의를 기울일 필요가 있다.
- 철분은 혈액의 산소 운반체이므로 철결핍빈혈은 신체적 운동능력을 손상시킨다.
- 스포츠 빈혈은 육체운동에 대한 일시적이며 무해한 적응현상이다.

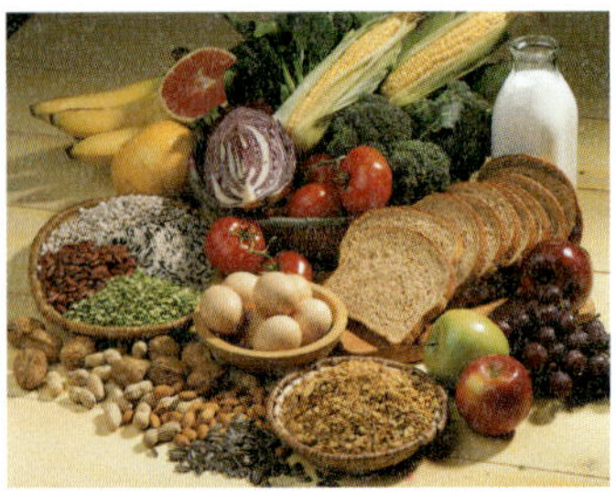

이런 식품은 활동적인 사람들이 필요로 하는 영양소로 꽉 채워있다.

육체 운동에 있어서 수분과 전해질

수분에 대한 인체의 요구는 다른 어느 영양소에 대한 요구를 훨씬 능가한다. 우리 몸이 과도하게 수분을 잃게 되면 생명을 유지시키는 화학반응이 위태롭게 된다.

운동 중에는 주로 땀을 통해 수분을 배출하고, 호흡하는 수증기로 수분을 내쉰다. 이 두 가지는 모두 상당히 많은 양일 수 있고 탈수는 위험하다. 탈수의 첫 증상은 피로이며,

체중의 2% 이상에 해당하는 수분 손실은 사람이 근육운동을 할 수 있는 능력을 감소시킬 수 있다. 약 7% 이상의 수분을 손실한 사람은 쓰러질 가능성이 크다. 약간이라도 탈수되어 시합에 임하는 선수는 경쟁에서 불리함을 안고 시작하는 것이다.

체온 조절

땀은 우리 몸을 식혀준다. 물을 수증기로 전환할 때에는 많은 열을 사용한다. 그래서 땀이 증발함에 따라, 피부 표면과 혈액을 식힌다.

고체온증 무더운 날씨에서는 주위의 공기가 벌써 물을 가득 품고 있기 때문에 땀이 증발할 수가 없다. **고체온증**에서 우리 몸의 열이 높아져서 최대의 발한을 개시하지만, 땀의 증발이 안 되기 때문에 거의 식혀지지 않는다. 이러한 상태에서, 육체적으로 활동적인 사람은 **열사병**을 피하기 위해 예방책을 취해야 한다.

열사병은 체수분 손실을 동반한 매우 위험한 체온상승이다. 열사병의 위험을 낮추기 위해 운동 전과 도중에 수분을 충분히 마시고, 힘들어지면 그늘에서 휴식을 취하며, 땀이 잘 증발될 수 있는 얇은 옷을 입어야 한다. 체중감량을 보장한다며 시판되는 고무로 된 무거운 옷을 입고 운동을 하는 것은 다량의 발한을 촉진시키고 땀의 증발을 방지하여 열사병을 자초하므로 위험하다. 만약 열사병의 증상 중에 어느 하나를 경험하게 된다면, 운동을 중지하고 찬 음료를 마신 후 그늘을 찾아서 도움을 청하라. ■ 이런 상태는 의사의 진찰을 필요로 하고 사망할 위험이 있다.

고체온증(hyperthermia) 정상 이상의 체온

열사병(heat stroke) 우리 몸에 열이 지나치게 축적된 것에 대한 치명적인 급성반응

저체온증(hypothermia) 정상 이하의 체온

시간당 발한 속도(hourly sweat rate) 운동한 한 시간 동안의 체중감소량에 마신 수분의 양을 합한 값

■ 열사병의 증상들

- 서투르고 눈치 없음
- 혼동 혹은 다른 정신적 변화, 의식 잃음
- 어지러움
- 두통
- 내부(직장) 체온이 40도 이상
- 메스꺼움
- 비틀거림
- 뜨겁고, 상기된 건조한 피부 혹은 창백하고 땀에 젖은 피부

저체온증 날씨가 추울 때는 **저체온증** 혹은 체온 손실이 더운 날씨에서 열사병처럼 심각한 위협이 될 수 있다. 춥고 습한 날씨에서 장거리 경주를 하는 초보 달리기 선수는 저체온증에 특히 취약하다. 느린 달리기 선수는 특히 옷이 적절하지 않다면 체온을 유지하기에 필요한 충분한 열을 발생할 수 없다.

저체온증의 초기 증상은 추위, 떨림, 무감각 및 사회적 움츠림이다. 체온이 내려갈수록 떨림이 사라지고 방향감각의 손실, 불분명한 말씨 그리고 행동과 외모의 변화가 나타난다. 이런 증상을 가진 사람은 곧 체온 손실로부터 더 이상 자신을 보호할 수 없게 된다. 추운 날씨에서도 인체는 땀이 나고 수분 섭취가 필요하지만, 저체온증을 막기 위해서는 그 수분이 따뜻하거나 실온이어야 한다.

운동 중의 수분 필요량

지구력 운동선수는 운동하는 매시간마다 1.4리터 이상의 수분을 잃는다. 운동선수는 수분손실에 대비하기 위해 운동 전에 수화되어야 하고, 손실되는 수분을 보충하기 위해서 운동 도중과 후에 재수화되어야만 한다(표 3-4는 육체운동을 위한 수화 스케쥴의 한 가지를 제시한 것이다).

그 후에라도 더운 날씨에서는 소화기관이 선수의 땀 손실과 보조를 맞출 만큼 빨리 물을 흡수하지 못할 수 있다. 자기 몸의 **시간당 발한 속도**를 알고 있는 운동선수는 탈수를 막기 위해 운동 중에 빼앗긴 총 수분량을 재충전하기 위해 노력할 수 있다.

경기를 준비하는 운동선수는 경기 전 훈련하는 며칠 동안 추가적으로 수분을 섭취하도록 충고받는다. 추가적인 수분은 몸에 저장되지는 않지만 경기 시작 시에 조직의 수화를 최대로 보장한다. 완전 수화는 훈련 중이거나 경기 중이거나 모든 선수에게 절대적으로 필요하다.

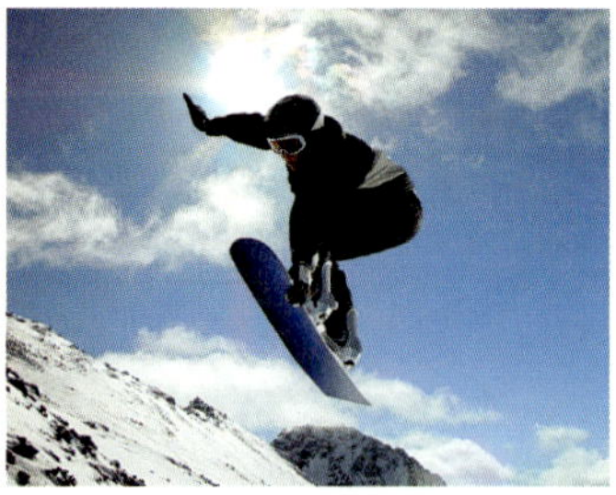

활동적인 사람은 추운 날씨에서도 추가적인 수분을 필요로 한다.

표 3-4 육체운동을 위한 수화 스케쥴

시기	액체의 양
운동 전 2 시간	2~3컵
운동 전 15분	1~2컵
운동 중 매 15분	0.5~2컵(체중 손실을 최소화하기에 충분할 만큼 마시되 지나치지 말기)
운동 후	손실된 체중 kg 당 1~1.5컵[a]

[a] 총필요량을 섭취할 때까지 20~30분마다 2컵의 음료를 마시는 것이 필요량을 한꺼번에 마시는 것보다 재수화에 더 효과적이다. 운동 후에 액체를 급하게 충전하는 것은 소변 생성을 자극하고 체수분이 덜 보유되게 한다.

어떤 이유에서라도 코치나 선수가 연습 중에 수분을 억제한다면 큰 모험을 하는 것이고 스포츠의학회로부터 재가를 받아야 한다.

수분섭취량을 조절하기 위해 갈증 감각에 의존하는 운동선수는 탈수되기 쉽다. 운동 중에 갈증은 수분의 저장량이 고갈 된 후에나 감지될 수 있다. 갈증을 느낄 때까지 물마시는 것을 미루는 일은 없어야 한다.

수분 육체운동을 지원하는 최선의 액체는 무엇인가? 가장 활동적인 신체에 대한 최선의 음료는 그냥 평범한 냉수이다. 그 이유는 두 가지이다.

① 물은 소화관을 빨리 통과해서 조직으로 유입된다.
② 물은 안쪽으로부터 몸을 식힌다.

지구력 운동선수는 예외인데 그들은 음료로 순수한 물 이상의 것이 필요하다.

지구력 운동에서 최우선은 항상 치명적인 열사병을 예방하기 위해 수분을 대체하는 것이어야 한다. 그러나 지구력 운동선수는 혈당 또한 중요하기 때문에 한정된 글리코겐 저장량을 보충하기 위해 탄수화물도 필요하다. p.91의 'How to'에서는 지구력 운동선수들의 수분 급원으로서 물과 스포츠음료를 비교하였다.

전해질 손실과 보충 육체운동 중에 우리 몸은 전해질—무기질인 소듐, 포타슘 및 염소—을 땀으로 잃는다. 초보자는 훈련된 운동선수들보다 더 많은 양의 전해질을 손실한다. 인체가 육체운동에 순응한다는 것은 이러한 전해질을 보다 더 보존한다는 것을 의미하기도 한다.

> **저나트륨혈증(hyponatremia)** 혈액의 소듐 농도 감소

스포츠음료는 45분 이상 지속되는 경기에서 수분과 전해질을 보충하기 위해 필요하다. 소금 정제는 탈수를 악화시키고 운동능력을 손상시킬 수 있다. 이것은 포타슘 손실을 증가시키고, 위를 자극하며 구토를 유발하므로 운동선수들은 이것을 피해야 한다.

소듐의 고갈 3시간 이상 지속되는 지구력 스포츠를 경기하는 경우, 운동선수들에게 전해질을 재충전하는 것은 결정적으로 중요하다. 만약 운동선수가 오랜 시간동안 엄청나게 땀을 흘리고 소듐 손실을 보충하지 않는다면 소듐고갈, 즉 **저나트륨혈증**이라는 위험한 상황이 초래된다.

저나트륨혈증의 증상은 탈수 증상과 완전히 같지는 않지만 비슷하다.■ 최근의 연구 결과에 따르면 땀을 많이 흘린 운동선수는, 다른 사람보다 그 땀으로 소듐을 더 많이 잃을 수 있고 열성경련이 일어나기 쉽다.

■ 저나트륨혈증의 증상들
- 구토
- 헛배 부름, 수분보유로 부은 느낌 (신발과 반지가 꽉 낀다)
- 혼돈
- 경련

이 선수들은 경련을 일으키지 않는 선수들보다 땀을 통해 두 배나 많은 소듐을 잃을 수 있다. 개인차, 운동 강도, 주위 온도 및 습도에 따라 다르기는 하지만 이런 선수들의 발한 정도는 시간당 1.8리터 이상일 수도 있다.

지구력 운동선수가 아주 많은 양의 물을 장시간의 시합 동안에 걸쳐 마시면, 소듐의 농도가 극히 낮아져 저나트륨혈증도 초래할 수 있다. 오랜 경기 중에는 심하게 땀을 흘림으로써 소듐을 잃게 되고, 특히 물과 같은 액체를 과도하게 섭취함으로써 저나트륨혈증이 일어나기 쉽다.

운동선수들 중에는 경기 중에 스포츠음료를 마실 때조차도 저나트륨혈증에 특히 취약한 경우가 있다. 스포츠음료는 소듐을 함유하고 있지만 아래의 'How to'에서 지적하였듯이, 그 함량이 낮다. 때로는 땀으로의 손실을 보충하기에 너무 낮은 경우도 있지만, 스포츠음료는 그냥 물보다는 많은 소듐을 제공한다.

저나트륨혈증을 예방하기 위해 지구력 운동선수는 경기 중에 소듐을 보충해야 한다. 그들은 물보다는 스포츠음료를 택하고 장기전의 경기 후반부에는 프레츨을 먹어야 한다.

시판 스포츠음료보다는 소듐의 농도가 더 높은 음료를 필요로 하는 경우도 있다. 시합 전 며칠간 특히 고온의 날씨에서는 운동선수들이 그들의 식사에 소금을 제한할 필요가 없다.

How To

스포츠음료의 평가법

수화는 최상의 운동 수행에 결정적으로 중요하다. 물은 대부분 사람의 수분 필요량을 가장 잘 충족시키지만, 육체적으로 활동적인 사람들을 위해 맛이 좋은 스포츠음료들이 다양하게 시판되고 있다. 스포츠음료의 조건은 다음과 같다.

- *수분* : 스포츠음료가 운동 중에 손실된 수분량을 보충하는 것을 돕기 위해 수분을 공급하지만 이것은 맹물로도 가능하다. 맹물보다 더 좋아한다면, 희석된 과일 주스나 향을 가한 물도 이용될 수 있다.
- *포도당* : 물이 하는 만큼이나 혹은 그 이상으로 수화 · 혈당의 유지 및 운동수행능력을 높이기 위해, 스포츠음료는 단순당 혹은 포도당 중합체를 공급한다.

  특히 45분 이상 지속되는 격렬한 지구력 운동과, 반복되는 간헐적인 운동을 요구하는 장기전의 시합경기 중에는 더 유리하다.[a] 45분보다 짧은 시합에서도 스포츠음료는 유리할 수 있는데, 맹물도 마찬가지 효과를 낼 수 있다.[b]

  수분을 음료로부터 조직으로 운반하는 속도는 음료의 포도당 농도가 최대 8%가 될 때까지는 빠르다. 대부분의 스포츠음료는 약 7%의 탄수화물(일반 소프트음료에 함유된 당의 절반 정도 혹은 336 ㎖당 5 작은술 정도의 당)을 함유하고 있다. 6%보다 적게 함유하면 운동수행을 높이지 못할 수도 있고, 8%보다 많으면 복부 경련, 메스꺼움과 설사를 초래할 수 있다.

  포도당은 중간 정도의 격렬한 경기에서 지구력 운동 수행을 증가시키지만, 체중 감소가 목표라면 역효과가 날 수 있다. 포도당은 단순당이고 사탕과 같이 빈칼로리(비타민이나 무기질 없이)를 제공할 뿐이다. 대부분의 스포츠음료는 1컵당 50~100 kcal를 함유한다.
- *소듐과 다른 전해질* : 스포츠음료는 소듐과 다른 전해질을 제공하여 신체적 운동 중에 손실된 양을 보충하는 데 도움이 된다. 스포츠음료에 함유된 소듐은 소화관에서 수분의 흡수속도를 증가시키고 운동과 회복시에 혈장량을 유지하는 데도 도움이 된다.

  신체적으로 활동적인 대부분의 사람들은 땀으로 손실된 무기질을 즉시 보충할 필요가 없다. 경기하기 수시간 전에 한 식사는 이런 무기질을 충분히 빠르게 보충할 수 있다. 그러나 대개의 스포츠음료는 소듐 농도가 비교적 낮아서 이것을 지나치게 섭취할 위험은 거의 없다.
- *좋은 맛* : 이러한 스포츠음료가 맛이 좋다면 사람들이 더 마시게 되어 충분한 수화를 확신할 수 있다고 말한다. 스포츠음료를 물보다 선호하는 운동선수들의 경우에는, 손실된 수분을 보충하기 위해 좋은 맛에 투자하는 것은 가치 있는 일일 수 있다.
- *심리적 강점* : 스포츠음료는 운동이나 스포츠를 음료와 연관짓는 사람들에게는 심리적인 강점을 제공할 수 있다. 소속의 필요는 타당한 것이다. 드링크가 사기를 진작시킨다면 그리고 조심스럽게 이용한다면, 해가 되지 않을 것이다.

  45분 이상 운동하는 선수들의 경우, 스포츠음료는 물보다 큰 장점이 있다. 그러나 신체적으로 활동적인 대부분의 사람들의 경우에는 손실된 체액을 보충하기 위해 가장 좋은 액체는 물이다. 가장 중요한 것은 당신이 갈증을 느끼지 않더라도 마시는 것이다.

[a] D. J. Casa, P. M. Clarkson, and W. O. Roberts, 미국 스포츠의학회의 수화와 신체활동에 대한 토론회: 공동성명서, *최신 스포츠의학보고서* 4(2005):115–127; E. Coleman, 운동선수의 fluid 보충, 스포츠 의학 다이제스트 25(2003):76–77; 외부 열사병 공동성명서. 협회간 대책위원회, NATA 뉴스, 2003년 6월.

[b] 미국영양사협회, 캐나다 영양사 및 미국 스포츠의학회의 입장: 영양과 운동수행능력, *미국영양사협회지* 100(2000): 1543–1556.

다른 음료들

■ 맥주의 효과

- 맥주는 탄수화물이 풍부한 식품이 아니다. 맥주는 열량이 풍부한 것이고, 맥주 kcal의 1/3만이 탄수화물로부터 온다. 나머지 2/3는 알코올로부터 온다.
- 맥주는 무기질이 빈약하다. 맥주는 무기질을 몇 가지 함유하지만 땀으로 손실된 무기질을 보충하기 위해서는 운동선수는 과일 주스와 같은 좋은 급원식품이 필요하다.
- 맥주는 비타민도 빈약하다. 맥주는 극소량의 비타민 B를 가지고 있지만 양질의 급원 식품과는 비교가 되지 못한다.
- 맥주는 체액 손실의 원인이 된다. 맥주는 액체이지만 알코올이 이뇨작용이 있어서 우리 몸이 맥주가 제공하는 체액보다 많은 양을 소변으로 배출하게 한다.

탄산수는 운동선수의 수분 필요량을 충당하기에 좋지 않다. 탄산수는 주로 물로 구성되어 있지만 탄산화로 생성된 공기방울은 사람이 쉽게 포만감을 느끼도록 하여 수분 섭취를 제한할 수 있다. 카페인이 운동능력에 미치는 영향은 이 장 '실전 영양' 부분에서 논의되어 있다.

운동선수는 알코올을 함유한 음료수를 마실 때도 있지만 이런 음료들은 체액의 보충 수단으로는 적당하지 않다. 알코올은 이뇨제이고 물과 티아민, 리보플라빈, 엽산과 같은 비타민과 칼슘, 마그네슘 및 포타슘과 같은 무기질의 배설을 촉진함으로써, 체액 균형과 영양에 대해 악영향을 미친다.

알코올은 체온조절을 어렵게 하여 저체온증이나 열사병의 위험을 크게 높인다. 또한 감각을 변화시키고 반응시간을 느리게 한다. 뿐만 아니라 근력과 지구력을 고갈시키고 사람들의 판단력을 빼앗음으로써, 스포츠에서 안전을 위태롭게 한다. 해마다 발생되는 많은 스포츠 관련 사망 및 상해는 알코올과 관련이 있다. ■

핵심정리

- 고체온증과 열사병은 무더운 날씨에 육체적으로 활발한 사람들에게 위협이 될 수 있다.
- 저체온증은 추운 날씨에 운동하는 사람들을 위협한다.
- 신체적으로 활동적인 사람은 체액을 손실하므로 탈수를 막기 위해 체액을 보충해야 한다.
- 물은 신체적으로 활발한 대부분의 사람들을 위한 최상의 음료이지만 지구력 운동선수들은 수분은 물론 포도당을 공급하는 음료수를 필요로 한다.
- 3시간 이상 지속되는 시합 중에는 운동선수들은 저나트륨혈증을 막기 위해 소듐 손실을 보충하는 데 특별한 주의를 기울여야 한다.
- 카페인 함유 음료는 지나치지 않으면 운동능력에 해를 끼치지 않지만 그보다는 맹물이나 과일 주스가 낫다.
- 알코올은 운동능력을 다양한 방법으로 손상시키므로 권장되지 않는다.

신체적으로 활동적인 사람들의 식사

운동능력을 최상으로 지원하는 식사가 딱히 존재하는 것은 아니다. 식사계획원리의 기본 안에서 식품을 선택하는 활동적인 사람들은 훌륭한 식사를 여러 가지로 고안할 수 있다.

영양소 밀도 신체적으로 활동적인 사람은 영양소 밀도가 높은 식품(에너지에 비해 비타민과 무기질을 최대한 공급하는)으로 주로 구성된 식사가 필요하다. 운동선수가 정제된 가공식품—여러 가지 영양소가 손실되고 과도한 단순당이 첨가된—을 주로 먹는다면 그들의 영양 상태는 나빠진다. 식품이 강화된다 하더라도, 제조업체는 정제 과정에서 손실된 영양소와 비영양물질을 모두 대체할 수는 없다.

예를 들어 밀가루 제분과정에서 식품의 원래 마그네슘과 크롬 등이 소실된다. 그러나 운동선수는 이를 보충하기 위해서 흰빵, 볼로냐 및 마요네즈를 바른 샌드위치를 선택해서는 안 되고, 주로 양이 많은 샐러드나 채소 혹은 전곡, 그리고 우유 한 잔을 마셔야 한다는 것을 의미한다. 영양밀도가 높은 식품은 마그네슘과 크롬을 공급하는 반면에 볼로냐 샌드위치는 추가적인 에너지를 주로 지방으로 공급한다.■

■ 매일 조금씩이라도 꾸준히 현명한 선택을 한다면 운동선수는 영양 상태를 개선시킬 수 있다.

탄수화물 운동선수들의 에너지 필요량은 엄청나게 높을 수 있다. 운동선수들은 글리코겐 저장량을 꽉 채워야 하고, 심장병과 암을 예방하기 위해 지방, 특히 포화지방의 섭취를 제한해야 한다. 이렇게 특별한 요구를 맞추기 위해서는 고탄수화물(총 kcal의 60~70%), 중지방(20~30%), 그리고 충분한 단백질(10~20%)이 가장 적당하다. 글리코겐을 고갈시키는 경기에서 시합하는 것이 아니더라도 그러한 풍부한 식사는 풍부한 영양소와 에너지를 제공하는 동시에 충분한 식이섬유소를 공급한다.

이 원리를 이용하여 오른쪽에 있는 500 kcal 짜리 샌드위치 식사 두 가지를 비교할 수 있다. ■ 탄수화물로 충분한 에너지를 얻기 위한 요령은, 적어도 이론적으로는 쉽다. 바로 단지 매끼 식사에서 지방과 육류의 양을 줄이는 대신 탄수화물이 풍부한 식품으로 채워 넣는 것이다.

■ 두 가지를 비교하고 당신의 요구를 가장 잘 충족시키는 것을 선택하라.

- 2 조각의 볼로냐 샌드위치, 2 조각의 흰빵, 2 작은술의 마요네즈(525 kcal, 9%단백질, 23% 탄수화물, 68% 지방)

혹은

- 저지방햄 2 조각, 통밀빵 4조각, 2 작은술의 마요네즈(503 kcal, 20% 단백질, 51% 탄수화물, 29%지방)

탄수화물이 풍부한 식품을 추가하는 것은 어느 선까지는 에너지 섭취량을 증가시키는 건전하고 합리적인 선택이다. 에너지 필요량을 채우기 위해서 충분한 식품을 섭취하지 못하는 것은 바람직하지 않다. 이 시점이 되면 정제당, 기름 혹은 액체 음식을 추가함으로써 식사에 식품에너지를 추가할 수가 있다. 그렇지만 영양소가 풍부한 선택을 우선으로 해야 하고 이러한 고열량 첨가는 추가적이어야 한다.

고된 훈련과 최상의 운동능력에 필요한 에너지와 탄수화물을 얻기 위해 농축된 고탄수화물의 액체 보충제를 이용하는 선수들도 있다. 이런 제품들은 대부분 **포도당 중합체**를 함유하고, 18~24%의 탄수화물을 포함한다. 이러한 보충제는 정상식품을 대신할 수는 없으며 정상식에 추가적으로 이용될 의도로 만들어진 것이다. p.91의 'How to'에서 논의한 스포츠음료와 달리 이러한 고탄수화물 보충제는 너무 탄수화물의 농도가 높아서 체액의 보충을 목적으로는 이용될 수 없다.

포도당 중합체(glucose polymers) 한 종류의 분자는 아니고, 마치 전분처럼 사슬로 연결되어 포도당을 공급하는 화합물. 체내로부터 소화관으로 수분을 덜 끌어들이는 것이 목적이다.

단백질 운동선수들은 탄수화물, 일부 지방(그리고 에너지)과 더불어 단백질을 필요로 한다. 육류와 유제품은 단백질 급원식품 목록에서 우선순위를 차지하지만 운동선수나 신체적으로 활동이 많은 사람들이 권장량 이상의 육류를 먹도록 제안하는 것은 근시안적인 충고이다. 활동적인 사람은 탄수화물이 풍부한 식사를 필요로 하는데 육류는 탄수화물이 함유되어 있지 않다. 두류, 전곡류, 그리고 채소는 탄수화물이 풍부한 단백질을 제공한다. 표 3-3은 단백질 섭취의 권장 수준을 제시한다.

운동선수 식사의 예 매일 격렬한 신체활동을 하는 70 kg의 사람은 1일 에너지 필요량이 3,000~3,500 kcal이다. 이 필요를 충족시키기 위해, 영양밀도가 높은 다양한 종류의 식품을 선택할 수 있다.

그림 3-4는 약 3,300 kcal를 제공하는 식사의 예를 제시한 것이다. 이 식사는 125 g의 단백질을 제공하는데 양은 72 kg인 운동선수의 권장섭취량의 상한선에 해당한다. 선택한 식품이 영양밀도가 높은 것을 가정한다면, 한 사람의 열량 섭취량이 높아질수록, 그 사람이 섭취하게 되는 단백질은 더 많아진다는 것이 분명하다.

그림 3-4의 식사는 그 열량의 63%를 탄수화물로 제공한다. 지구력 경기로 철저하게 훈련하는 운동선수들은 탄수화물 수준의 목표를 65%에서 75%로 좀 더 높게 잡기를 원할 수도 있다. 아침은 포화지방이 낮지만 영양가가 풍부하다.

최신 연구는 운동선수들에게 그러한 아침 식사가 도움이 된다는 이론을 뒷받침한다. 아침 일찍 훈련을 한다면 아침식사를 두 부분으로 나누자. 훈련 전 한 시간쯤 전에 토스트, 주스, 과일을 먹고, 연습이 끝난 후에 시리얼과 우유로 마무리하면 좋다.

운동선수들의 에너지와 탄수화물 섭취량을 최대화하기 위한 전문적인 스포츠영양사들의 방법 중 하나는 채소와 과일을 선택할 때, 영양소와 열량이 모두 최대한 밀도가 높은지를 확인하는 것이다. 한 컵의 양상치는 칼로리와 영양소가 거의 없지만 삶은 고구마 반 컵은 비타민, 무기질, 그리고 탄수화물 에너지가 충분하다.

이와 유사하게, 과일 통조림 반 컵의 열량과 탄수화물에 해당하는 열량과 탄수화물은, 잘게 자른 멜론 한 컵에 해당한다. 이러한 작은 선택을 꾸준히 실행한다면, 영양소, 열량 및 탄수화물 섭취량에 유의적으로 기여할 수 있다.

경기 전 식사(pregame meal) 운동경기 3~4시간 전에 섭취하는 식사

경기 전 식사 운동이 시작되기 전 운동선수는 심리적인 효과를 얻기 위하여 특정 음식을 먹거나 어떤 의식을 시도할 수 있다. 어떤 사람은 전날 밤에 스테이크를 먹고 어떤 사람은 시합 시작 시에 꿀을 먹는데, 이러한 식품이나 의식이 무해하다면 그것들은 존중되어야 한다. 한편, 과학자들에 의해 **경기 전 식사**(pregame meal)가 개발되었다.

이 식품은 탄수화물이 풍부하면서도 가볍다(300~800 kcal). 또한 소화되기 쉽고 수분이 포함되어 있다. 탄수화물이 풍부하면서 지방, 단백질 및 섬유소는 낮은 식품들인 빵, 감자, 파스타와 과일 주스 등으로 경기 전 식사가 구성되어 있다(그림 3-5 참고).

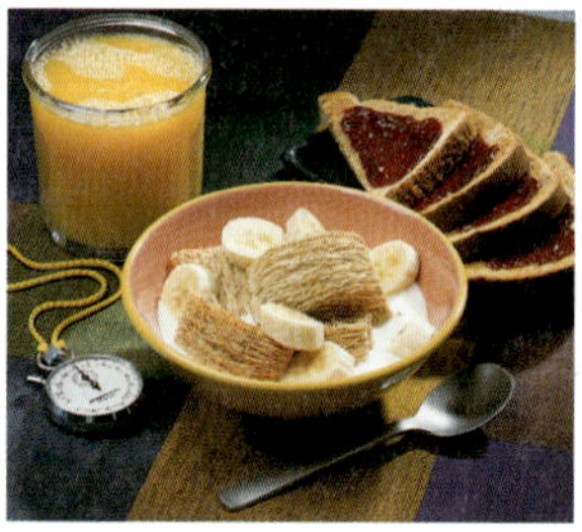

아침
슈레디드 휘트(시리얼의 일종) 1 컵과 저지방우유 및 바나나
통밀빵 토스트 2조각과 잼
오렌지주스 1.5컵

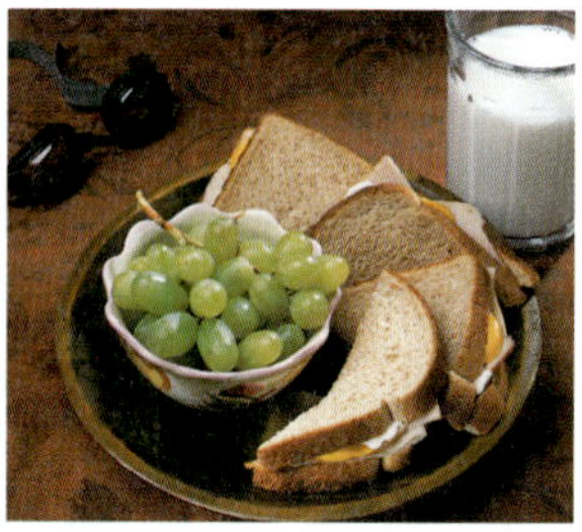

점심
터키 샌드위치 2
저지방우유 1.5컵
포도 큰 송이 하나

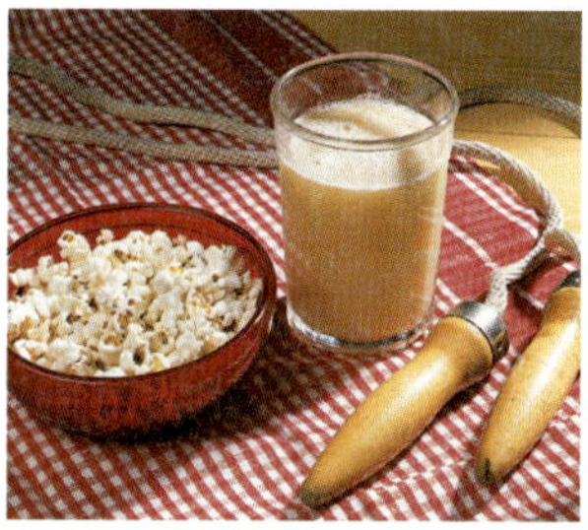

간식
보통 팝콘 3컵
스무디(1.5컵의 사과주스와 1.5컵의 냉동바나나)

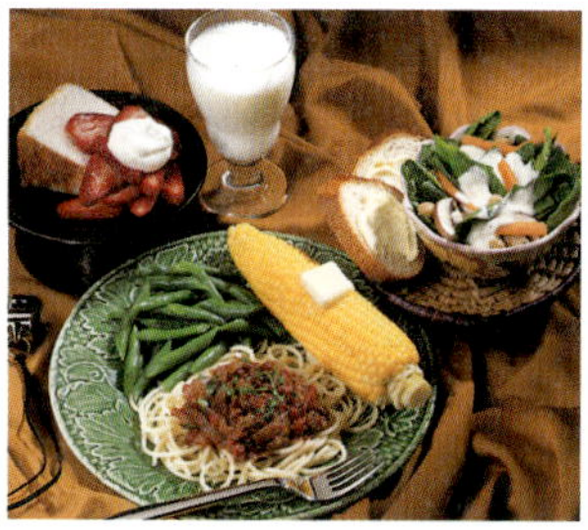

저녁
샐러드 1컵의 시금치, 당근, 버섯
가반조(garbanzo) 콩 1/2컵
해바라기 씨 1큰술
랜치 샐러드 드레싱 1 큰술
스파게티와 미트소스 1컵
덩굴강낭콩(green bean) 1컵
옥수수 1자루
이탈리아 빵 2 조각
버터 4 작은술
신선한 딸기와 생크림을 얹은 엔젤 케이크
저지방우유 1컵

총 칼로리 : 약 3,300
탄수화물로부터 63%
지방으로부터 22%
단백질로부터 15%
모든 비타민과 무기질 섭취량은 남녀 모두의 RDA를 초과한다.

그림 3-4 운동선수를 위한 고탄수화물 식사
이러한 메뉴는 약 3,300 kcal의 열량을 제공하며 탄수화물을 약 520 g(총 칼로리의 63%)와 단백질을 약 125 g(총 칼로리의 15%) 공급한다. 3,300 kcal가 필요한 운동선수의 탄수화물과 단백질 필요량을 충족시킬 뿐 아니라, 모든 비타민과 무기질 권장량도 충족시키거나 초과한다.

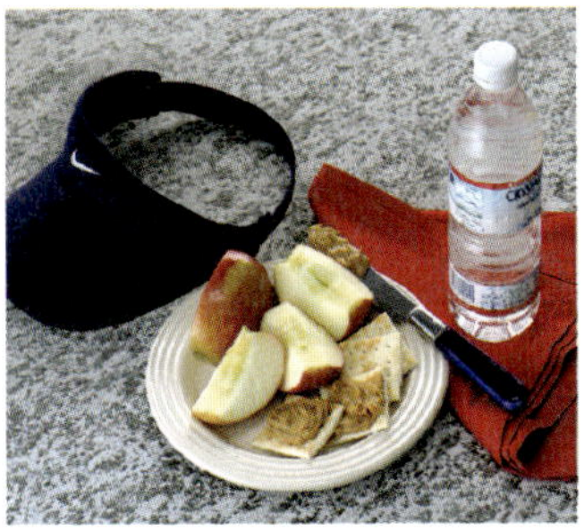

300 kcal 식사
큰 사과 1개
달지 않은 크래커 4
저지방 땅콩버터 1.5 큰술

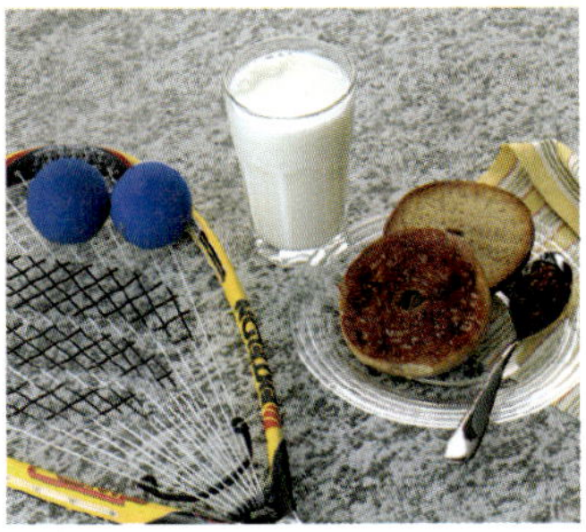

500 kcal 식사
통밀 베이글 大 1
젤리 2 큰술
저지방유 1.5컵

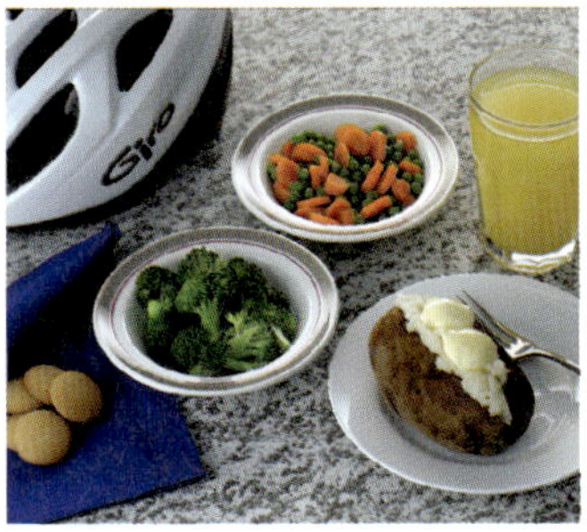

750 kcal 식사
구운 감자 大 1
부드러운 마가린 2 작은술
찐 브로콜리 1컵
당근과 채소콩 1컵
바닐라 과자 5
사과 혹은 파인애플 주스 1.5컵

그림 3-5 고탄수화물 경기 전 식사의 예
경기 전 식사는 시합 3~4시간 전에 먹어야 하고 주로 탄수화물이 풍부한 식품으로서, 300~800 kcal를 공급하여야 한다. 이 각각의 예는 적어도 총 열량의 65%를 탄수화물에서 공급한다.

생채소와 고섬유 시리얼과 같이 양이 크고 섬유소가 많은 것은 평상시에는 바람직한 건강식이지만, 경기 직전의 식사로는 피하는 것이 좋다. 경기자는 실전 시작 전에 위를 비워야 하므로 3~4시간 전에 식사를 끝내야 한다.

'완전한' 영양을 제공한다고 선전하는 드링크류나 사탕 같은 바 종류는 탄수화물, 단백질(주로 아미노산), 지방, 섬유소 약간과 특정 비타민과 무기질의 혼합물이다. 이것들은 맛이 좋고 경기나 체중 증가를 위한 추가적인 에너지를 제공할 수 있다.

그러나 이것들은 실제 음식의 영양소나 건강에 좋은 비영양물질들이 많이 결핍되어 있으므로 '완전한' 영양을 제공하기에는 부족하다. 이런 제품들은 활동적인 사람들에게 한 가지 장점을 주는데 경기 전 시간에 먹기 쉽다는 것이다.

액체식은 소화가 쉽고 ■ 많은 종류가 시판되고 있다. 대안으로서 운동선수는 무지방 우유나, 주스, 얼린 과일과 향료를 믹서에 넣고 혼합해도 된다. 날계란은 식중독을 유발할 수 있는 박테리아를 옮기기도 하므로 혼합해서는 안 된다.

■ 경기 전 액체형 고탄수화물 식사 아이디어 :
- 사과주스, 얼린 바나나와 계피
- 파파야 주스, 얼린 딸기와 민트
- 무지방유, 얼린 바나나와 바닐라

만약 신체적으로 남보다 뛰어나기를 원한다면, 엄격한 훈련을 하는 것과 동시에 가장 정확한 영양지식을 적용하여야 한다. 충분한 수분을 제공하고, 에너지 필요량에 맞도록 영양밀도가 높은 식품을 다양하게 포함하는 식사는 운동 수행능력뿐 아니라, 전반적인 건강도 증가시킬 것이다.

훈련과 유전이 동일하다면, 누가 경기에서 이기겠는가? 습관적으로 영양소 필요량보다 덜 섭취하는 사람이겠는가? 아니면 영양이 충분히 저장되어 있고 대사적 필요량을 장기간 유지한 상태에서 시합에 나선 사람이겠는가?

분석

당신의 식사

휘트니스와 영양

휘트니스는 일정한 최소량의 신체활동에 의해 좌우된다. 당신이 이상적으로 선택한 신체활동의 질과 양이 심폐지구력, 신체조성, 근력 및 유연성을 개선시킨다. 일주일간 당신의 활동 일지를 작성해서 당신이 선택한 운동을 평가하라.

각 신체활동에 대해 활동의 종류, 강도, 지속시간을 기록하는 것을 명심하라. 뿐만 아니라, 음료수를 섭취한 장소와 시간, 그리고 마신 음료의 종류와 양도 기록하라. 그런 후에 당신의 1주일간의 운동 일지를 신체적 휘트니스(표 3–1)의 지침과 비교하라.

- 심폐지구력 향상을 위해 당신은 얼마나 자주 유산소 운동을 했는가? 유산소 운동의 강도는 당신의 최대심박수의 55~90%에 해당되는가? 각 세션은 최소 20분을 지속했는가?
- 근력을 증가시키기 위해 당신은 얼마나 자주 저항운동을 하였는가? 강도는 근력을 증가시키고 신체조성을 개선시키기에 충분했는가? 각기 다른 8~10가지 운동을, 각각 8~12회 반복했는가?
- 유연성을 증가시키기 위해 당신은 얼마나 자주 스트레칭을 했는가? 강도는 모든 각도로 움직여서 유지할 수 있을 정도였는가? 각 스트레칭을 15~30초간 유지하고 2~4회 반복하였는가?
- 매일 충분량의 액체, 특히 물을 운동 전, 도중 혹은 후에 섭취하였는가?
- 당신의 휘트니스를 개선하기 위해 어떤 변화를 할 수 있는가?

임상 적용

1. 킴은 대학 신입생 시절에 피자, 버거 혹은 닭튀김을 먹으며 새로운 친구들을 사귀는 데 시간을 보냈다. 이제 2학년인 그녀는 늘어난 '7.8 kg'을 빠른 시간에 감량해서 휘트니스에 도달하기로 결심했다. 피자와 버거 대신에 단백질셰이크와 다이어트 탄산수를 마시며, 원기를 준다고 들은 적이 있는 비타민 보충제를 복용했다.

   킴은 힘겨운 학습요구량 때문에 주중에는 수업, 공부 그리고 과제 외에는 아무 것도 할 수 없게 되었다. 그래서 그녀는 일요일 오후에 역도, 수영, 족구를 하기로 했다. 그러나 킴은 새로운 식사와 휘트니스 프로그램을 몇 주간 한 후에 피곤을 느끼게 되었고, 대부분의 시간을 누워 있게 되었으며, 근육통이 생겼을 뿐 아니라, 공부를 하려고 할 때마다 잠이 들었다.

   - 킴이 더 건강해지고 더 활기 있게 되기 위해 어떤 식생활 충고를 제안하겠는가?
   - 킴이 느끼는 피곤함과 근육통을 예방하기 위해 어떤 휘트니스 전략을 제시하겠는가?

2. 잭은 대학 3학년인데 근력을 증가시키고 근육을 크게 하기 위해 작년에 주 4일 동안 역도를 해왔다. 이 훈련과 함께 정상혼합식으로부터 다량의 육류, 계란과 우유에 비중을 두는 식생활로 전환시켰다.

   잭은 근육을 더 많이 더 빠르게 만들려는 희망을 가지고, 아미노산 보충제도 복용했다. 잭의 식습관에 대해 어떠한 충고를 하겠는가? 그가 복용하고 있는 보충제에 대해 어떤 말을 하겠는가?

자가 평가

1. 규칙적인 신체적 운동이 예방하는 것은?
   a. 요통, 암, 폐기종
   b. 암, 당뇨, 심장병
   c. 비만, 신장병, 빈혈
   d. 고혈압, 암, 골부족증

2. 휘트니스가 건강에 이롭게 하는 기전은?
   a. 제지방조직을 증가시키고 감기나 다른 전염성 질환에 대한 저항력 증강함으로써
   b. 심장병 위험을 낮추고, 근육량을 낮추며 영양 상태를 개선시킴으로써
   c. 골격을 강하게 하고, 몇 가지 암의 위험을 낮추고 걱정거리를 증가시킴으로써
   d. 당뇨 위험을 낮추고, 폐의 기능을 약화시키며 강한 자아 이미지를 촉진함으로써

3. 휘트니스의 구성요소가 아닌 것은?
   a. 근지구력
   b. 컨디션 조절
   c. 유연성
   d. 근력

4. 운동을 시작한 초기 수분 동안에 근육이 이용하는 대부분의 에너지를 제공하는 것은 무엇인가?
   a. 지방
   b. 단백질
   c. 글리코겐
   d. 비타민

5. 'hitting the wall'은 달리기 선수들이 무엇을 묘사하기 위해 이용하는 용어인가?
   a. 탈수
   b. 경쟁
   c. 소화불량
   d. 포도당 고갈

6. 컨디션이 잘 조절된 근육은 에너지를 얻기 위해 ______에 덜 의존하고 ______에 더 의존한다.
   a. 단백질, 지방
   b. 지방, 단백질
   c. 글리코겐, 지방
   d. 지방, 글리코겐

7. 운동능력을 증진시키기 위한 목적으로 경기 직전에 복용하는 비타민이나 무기질 보충제가 무용지물이다. 그 이유는?
   a. 운동선수들은 경기 중에 영양소를 땀으로 내보내기 때문에
   b. 위장은 신체활동 중에는 보충제를 소화시킬 수 없으므로
   c. 영양소는 선수들이 마시는 스포츠음료에 의해 희석되므로
   d. 우리 몸은 영양소들이 작용을 하게 되기까지 수 시간 혹은 수일이 걸리기 때문에

8. 신체적으로 활동적인 젊은 여성, 특히 지구력 운동선수는 ________위험이 크다.
   a. 에너지 섭취 초과
   b. 철 결핍
   c. 단백질 과부하
   d. 요오드 결핍

9. 차가운 맹물은 신체적으로 활동적인 사람들에게 있어서 일상적으로 최선의 음료인 근거는?
   a. 신속하게 소화관을 떠나 조직으로 유입되어 우리 몸을 식히므로
   b. 맛이 좋아서
   c. 탄수화물을 제공하므로
   d. 소화관을 서서히 떠나므로

10. 경기 전 식사로 권장되는 식사는 충분한 수분과 무엇을 제공하는가?
    a. 지방이 풍부한 식품을 주로 하여 300~800 kcal
    b. 섬유소가 풍부한 식품을 주로 하여 50~1,000 kcal
    c. 단백질이 풍부한 식품을 주로 하여 1,000~2,000 kcal
    d. 탄수화물이 풍부한 식품을 주로 하여 300~800 kcal

정답은 부록을 참조.

운동선수들이 이용하는 보충제와 운동능력향상제

운동선수들은 컨디션 조절과 강한 체력을 위해 때로는 알약이나 가루, 혹은 한 잔을 복용하기만 하면 운동능력이 쉽사리 증진될 수 있다고 보장하는 것에 끌리게 된다. 운동선수는 의도는 좋지만 근거 없는 충고를 그들의 코치나 동료로부터 듣곤 하는데, 이들은 영양보충제나 약, 혹은 힘들이지 않고 결과를 좋게 하는 방법을 이용해보라고 조언한다.

이기려는 소망이 강력하기는 하지만 운동선수에게 팔리는 대다수의 보충제가 사기라는 사실은 변함없다. 시도해 본 제품이 효과가 없고 유해하지 않다면 돈 낭비에 그치는 것이다. 그러나 운동능력 향상보조제로 팔린 제품 중에는 유해하거나 실제로 운동능력을 손상시킨 경우도 있고 운동능력의 잠재 가능성을 소모시키는 것도 있다.

여기서는 운동선수들에게 팔리는 가장 흔한 식품보조제와 호르몬제제 몇 가지에 대한 찬성과 반대의 과학적 근거를 살펴보겠는데 용어해설 부분에서 그 정의가 요약되었다.

에르고제닉의 의미는 무엇인가?

에르고제닉(ergogenic)은 일의 효율을 높이거나 효과를 만드는 것을 의미한다. 운동능력향상과 관련하여 에르고제닉 보조제는 운동능력을 훈련만으로 가능한 정도 이상으로 증진시킨다고 주장하는 물질이나 시술이다.

그러나 연구결과는 대부분의 **에르고제닉 보충**의 주장을 뒷받침하지 않는다. 만약 어떤 제품이 에르고제닉이라는 선전을 듣게 된다면 그 주장의 출처가 어딘지와 그 것을 판매하여 누가 이득을 취하는지 꼭 염두에 두어야 한다. 실전 영양 1장에서는 허위 정보와 엉터리 치료를 골라내는 방법을 설명했다.

특히 지구력 운동을 하는 경우 카르니틴을 복용하는 운동선수들이 있다는 것을 알고 있는데 카르니틴은 무엇인가?

카르니틴은 비필수영양소이다. 지구력 운동선수 중에는 지구력 운동을 하는 중에 카르니틴이 지방을 더 많이 연소할 수 있게 함으로써 글리코겐을 절약할 수 있다고 믿는 경우도 있다. 카르니틴은 보디빌딩을 하는 사람들에게 '지방연소제'로 판촉되기도 한다.

체내에서 카르니틴은 지방산이 미토콘드리아 막을 통과하는 것을 도와준다. 영양보충제 제조업체에서는 카르니틴이 더 많을수록 지방산화가 증진될 것이라고 주장하지만 이것은 사실이 아닐 가능성이 많다.

카르니틴 보충제는 근육의 카르니틴 농도를 증가시키지도 않고 운동수행능력을 증가시키지도 않는다. 그러나 이것을 이용한 사람의 약 반 정도에게 설사를 유발하는 것은 사실이다.

용어정리

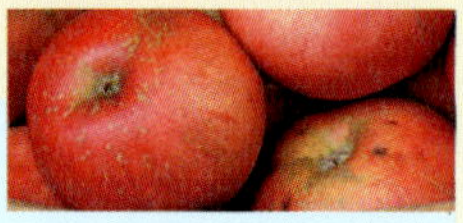

뒷면의 용어정리에 운동능력을 향상시키기 위해 많이 사용되는 보충제가 추가되었다.

동화스테로이드 : 체지방량의 발달을 자극하는 남성 성호르몬인 테스토스테론과 관련된 약물

동화 = 성장촉진
스테롤 = 화학적으로 콜레스테롤과 관련된

카페인 : 커피, 차 및 초콜릿을 포함한 많은 음식과 음료에 함유되어 있는 천연 흥분제. 다량 복용은 두통, 떨림, 심박 증가 및 다른 부정적인 부작용을 초래한다.

크롬 피콜리네이트 : 미량 무기질 보충제. 근육발달, 에너지 증진, 지방연소 작용을 한다고 과대 광고되었다. 피콜리네이트는 크롬의 흡수를 증가시키는 트립토판(아미노산)의 유도체이다.

크레아틴 : 근육에서 인산과 결합하여 고에너지화합물인 크레아틴인산(포스포크레아틴)을 형성하는 질소화합물. 크레아틴이 에너지 사용과 근력을 증진시킨다는 주장은 좀더 확인이 필요하다.

DHEA(dehydroepiandrosterone)과 androstenedione : 부신에서 합성되는 호르몬으로써 남성 호르몬인 테스토스테론의 전구체로 작용한다. 지방을 연소하고 근육을 형성하며 노화를 지연시킨다고 과대 광고되었다. 여드름, 공격성 및 간 비대가 부작용이다.

에르고제닉 보충 : 육체적 수행능력을 증진시키기 위해 사용되는 물질이나 시술

ergo = 일
genic = 생기게 하는

카르니틴 : 리진으로부터 체내에서 합성되는 비필수아미노산으로서 단백질 합성에 쓰이지 않음. 미토콘드리아 막을 가로질러 지방산을 운반하는 것을 도움. 카르니틴은 지구력 운동 중에 지방을 "연소"하고 글리코겐을 절약한다고 추정되고 있지만, 실제로 둘 중 어느 것에도 효과 없다.

공액리놀레산 : 자연적으로 존재하는 트랜스지방산으로서 탄소 18개와 이중결합 2개를 가짐. 체조성을 개선하기 위한 보충제로 섭취되기도 한다.

보디빌딩을 하는 한 친구가 크롬 피콜리네이트이라는 보충제를 복용한다. 잡지와 건강식품 판매점의 광고는 보충제의 여러 가지 효과를 주장한다. 이런 주장들이 사실인가?

크롬은 탄수화물과 지방 대사에 관련된 필수적인 미량무기질이다. 보디빌딩 잡지에서는 **크롬 피콜리네이트**가 크롬 자체보다 더 쉽게 흡수되며 근육을 만들고, 에너지를 증진시키고 지방을 연소한다고 주장한다.

그러한 주장들은 크롬에 대한 초기의 한두 연구에 의해 시작된 것이다. 그러나 대부분의 후속 연구에서는 크롬 피콜리네이트 보충제로부터 근력, 제지방량 및 체지방에 미치는 효과가 나타난 것이 없다.

많은 나의 친구들이 크레이틴을 복용하고 있는데 왜 그렇게 그것이 인기가 있는가?

크레아틴 모노하이드레이트에 대한 관심과 에너지를 많이 내기 위해서 격렬한 운동에 사용하는 것이 지난 수 년 동안 엄청나게 퍼져가고 있다. 역도선수 같이 많은 힘을 사용하는 선수들이 근육의 **크레아틴 포스페이트**(포스포크레아틴)라는 고에너지 화합물의 저장을 증가시키기 위해 크레아틴 보충제를 이용한다.

이론적으로 근육에 크레아틴 포스페이트가 많을수록 선수가 훈련할 수 있는 강도는 높아진다. 고강도 훈련은 근육이 적응되도록 하고 그로 인해 운동수행능력은 증진된다.

역도나 반복적인 단거리 경주 같은 단시간의 고강도 근력 운동을 수행하는 능력이 크레아틴 보충에 의해 증진된다는 연구 결과가 있다. 반면에 크레아틴 보충이 지구력 운동에는 어떠한 이득이 있는 것은 밝혀진 적이 없다. 크레아틴을 단기간 이용하는 것이 안전한지의 의문은 더 연구가 필요하겠지만, 현재로서 건강한 성인에게는 안전한 것으로 보인다.

기존의 많은 운동능력 증진제와 함께, 그 가치와 안정성에 대한 근거가 마련되기 이전에 크레아틴을 대용량(5~10 g/일)으로 복용하는 것을 의료진과 휘트니스 전문가들은 우려하고 있다. 이 양은, 붉은 고기(크레아틴함량이 높다)를 먹는 사람들의 크레아틴 섭취량보다 훨씬 많은 것이다.

이러한 불확실성에도 불구하고 국제 경기에 있어서 크레아틴 보충제는 불법이 아니다. 미국 소아과협회는 18세가 안 된 청소년이 다른 모든 운동수행능력 증진제와 함께 크레아틴 보충제를 이용하는 것을 강력하게 반대하고 있다.

공액리놀레산이 무엇이며 운동선수들이 이용하는 이유는 무엇인가?

공액리놀레산(conhygated linoliec acid ; CLA)은 필수지방산인 리놀레산에서 유도된 것이다. CLA는 쇠고기, 양고기 및 유제품에서 자연적으로 존재하는 다가불포화지방산의 한 종류이다.

동물연구로부터 CLA는 체지방을 감소시키고 제지방량을 능가시킨다는 것이 보여졌고, 이 발견은 운동능력향상제로서의 CLA에 대한 관심을 불러일으켰다. 인체의 신체조성에 미치는 CLA 보충제의 효과에 대한 연구는 많지 않고 그 결과가 별로 희망적이지 않다.

CLA보충과 저항훈련을 복합적으로 했을 때 남녀의 신체조성에 미치는 영향은 약간의 제지방량의 증가와 체지방의 감소였지만 근력의 증가는 없었다. 그 효과는 통계적으로 의미가 있었지만 그 효과가 소량이어서 비교적 고가인 CLA 보충제의 비용만큼은 가치가 없다고 지적했다.

카페인이 지구력 운동능력을 증가시킬 수 있을까?

일부 연구자들은 지구력 운동과 어느 정도의 단기간 고강도 운동능력을 증진시키기 위해 **카페인** 이용의 긍정적 효과를 지지한다. 카페인은 인체의 다양한 신체적 그리고 심리적 효과를 내는 자극제이다.

카페인 이용의 장점은 단점–복통, 신경과민, 과민성, 두통 및 설사–보다 많다. 카페인함유 음료를 마시더라도 양을 적절하게 조절해야 하고, 다른 방법으로 수분을 섭취한 후에 추가로 섭취할 뿐, 유일한 수분 보충 수단으로 사용할 수 없다.

대학, 전국 및 국제 운동경기는 경기 전 2시간 내에 5~6 잔의 커피를 초과하는 양의 카페인을 섭취하는 것을 금하고 있다. 이것을 초과하는 양의 카페인이 소변에서 탐지되면 그 선수는 경기에 출전자격이 박탈된다.

동화스테로이드이 위험하다는 것을 들었는데 한 친구가 그것을 이용하는데 의사인 그 친구 어머니는 아들이 스테로이드를 이용할 때 지속적으로 혈압을 모니터링한다. 이 경우 안전한가?

동화스테로이드는 그 누구에게도 안전하지 않다. 위험한 부작용을 유발할 뿐 아니라 불법이기도 하다. 전문적으로 말하자면 남성–동화 호르몬인데 남성호르몬인 테스토스테론의 유도체이다. 테스토스테론은 남성 성징과 제지방량을 발달시킨다. 운동선수들은 근육량 증가를 자극하기 위해 스테로이드를 택한다.

남보다 뛰어나기 위해 애쓰는 운동선수들에게 있어서, 훈련으로 생기는 근육보다 더 크고 강한 근육에 대한 기대는 귀를 솔깃해지게 한다. 야구 메이저리그나 전국풋볼리그와 같은 프로세계에서는 우수한 결과에 대한 금전적 보상이 매우 높기 때문에, 부작용과 불법임에도 불구하고 스테로이드의 이용이 흔하다.

운동선수들의 동화호르몬 사용은 미국 스포츠의학회와 미국 소아과학회에 의해 비난을 받고 있으며, 국제올림픽위원회는 그 이용을 금하고 있다. 이들 당국은 스테로이드의 유독한 부작용으로 알려진 것들을 열거하며 그것을 이용하는 것은 부정행위라고 주장한다.

표 NP3-1 동화스테로이드: 부작용과 역효과

정신

- '스테로이드 분노'라고 불리는 적대감을 가진 극심한 공격성, 기분이 수시로 변화, 근심, 어지러움, 졸림, 예측불허, 불면증, 정신병적 우울, 인성의 변화, 자살 충동

얼굴과 머리카락

- 부어 보임, 기름진 피부, 상처가 나는 심한 여드름, 입과 혀의 쓰라림, 노랗게 변하는 흰자위(황달)
- 여자에서 남자 형태의 탈모와 얼굴과 신체 털의 증가

음성

- 여자에서 목소리가 영구적으로 낮아짐

가슴

- 남자에서 호흡곤란과 유방의 발달
- 여자에서 유방의 위축

심장

- 심장병, 심박수의 증가 혹은 감소, 심장 마비, 뇌졸중, 고혈압, LDL의 증가, HDL의 감소

내장 기관

- 메스꺼움, 구토, 피가 섞인 설사, 통증, 부종, 간 종양(암 가능), 간의 손상, 질병 혹은 파열로 간부전 초래, 신장의 결석과 손상, 담석, 잦은 배뇨, 동맥류의 파열 가능 혹은 출혈

혈액

- 혈전, 혈액 중독 위험 높음, 주사기를 공유하는 사람들은 HIV(AIDS 바이러스)나 다른 병원균의 접촉을 감수함, (주사에 의한) 상처 화농에 의한 쇼크

생식기관

- 남성에서, 영구적인 정소 축소, 전립선의 비대로 암 위험률 증가, 성적 불능, 생식능력의 상실, 통증을 수반하는 과도한 발기
- 여성에서, 월경과 생식능력의 상실, 외성기의 영구적인 비대, 임신하면 claudwr인 손상

근육, 골격 및 결합조직

- 부상 위험이 증가되고 회복이 지연, 경련과 진전(떨림), 간질 같은 몸가짐, 주사 부위의 상처
- 사춘기에서 정상 체중으로 성장 못함

기타

- 피로, 암발생 위험 증가

용어정리

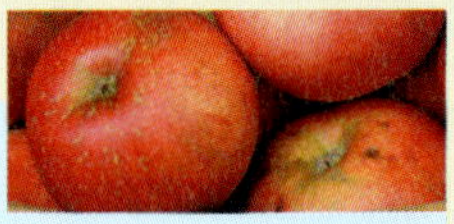

에르고제닉 보충제의 홍보문구에서 물질들의 용어설명에는 본문에 언급된 보충제에 대한 설명이 있다.

아르기닌 : 인간의 성장호르몬 분비, 지방분해 및 근육 발달을 증진시킨다고 근거 없이 팔리고 있는 비필수 아미노산

보론 : "천연의" 스테로이드 대체물질로 선전되는 비필수 무기질

조효소 Q10 : 심장병 환자의 운동능력은 개선시키지만 건강한 운동선수에게서는 효과가 없다는 것이 밝혀진 세포(미토콘드리아) 내에 발견된 지질

감마-오리자놀 : 동화호르몬과 같은 신체적 효과를 내지만 부작용은 없는 것으로 알려진 식물성 스테롤; 페룰릭산, 레룰레이트 혹은 FRAC로도 알려짐.

인삼 : 추출액이 에너지를 북돋우는 것으로 알려진 식물. 만성적인 복용의 부작용은 신경과민, 혼동 혹은 우울증이 있다.

HMB(베타-하이드록시-베타-메틸부티레이트) : 측쇄아미노산 로이신의 대사물질. HMB가 근육량과 근력을 증가시킨다는 주장은 HMB를 보충제로 개발한 실험실에서 나온 두 연구 결과에 근거를 둔 것이다.

피루브산 : 에너지 대사에 주요 역할을 하는 탄소 3개짜리 화학물질. 보충제는 지방을 연소하고 운동능력을 증진시킨다고 주장한다.

리보즈 : ATP 재생성을 증진시키고 그럼으로써 고강도 운동 후의 회복 속도를 빠르게 하는 것으로 근거 없이 선전되고 있는 탄소 5개짜리 물질.

로얄젤리 : 일벌에 의해 생산되고 여왕벌이 먹는 물질 ; 근력을 증가시키고 운동능력을 증진시킨다고 근거 없이 선전되고 있음.

탄산칼슘 : 식소다 ; 혈액의 젖산을 중화시켜 통증을 감소시키고 작업부하량을 증가시킨다고 근거 없이 믿어지고 있는 알칼리성 염

스피리루라 : 다량의 단백질과 비타민 B_{12}를 함유하고, 식욕을 저하시키며, 운동 수행능력을 증진시키는 것으로 알려진 조류의 일종("청록색의 만나"). 아무 효과도 없을 뿐 아니라 독성이 있을 가능성이 있다.

약을 남용하여 경쟁자로부터 불공평하게 이득을 취하는 것이나, 스테로이드를 사용하면서 해로운 부작용의 위험을 받아들이는 것을 묵인하게 함으로써도, 부정한 약을 쓰는 경쟁자는 상대선수에게 피해를 준다. 어린 선수들이 그런 선택을 하도록 강요해서는 절대로 안 된다.

스테로이드 사용의 위험은 아무리 강조해도 지나치지 않다. 의료전문가들은 이런 위험에 처한 선수들을 따뜻하게 대할 의무가 있다. 이때 단호하고 간단한 말투를 사용해야 한다. 스테로이드를 사용함으로써 경쟁에서 유리할지는 몰라도 그 대가는 매우 커서 생명이 위험할 수 있다.

스테로이드는 단지 근육을 키우는 단순한 약이 아니다. 그것은 인체가 여러 가지 방법으로 반응하는 복잡한 화학물질이고, 특히 보디빌더나 다른 운동선수가 다량을 섭취할 때 그렇다.

스테로이드가 유발할 수 있는 부작용과 악영향 중에서는 간암이 있는데, 간암은 파열과 출혈의 원인이 되기도 하고, 남성의 정소 수축과 여성의 남성화, 심혈관계 문제 및 불임 등도 유발하기도 한다.

코치나 의사가 아무리 면밀히 모니터링을 한다하더라도 그런 부작용을 일으킬 것이다. 근육을 키우는 가장 안전하고 효과적인 방법은 항상 그렇듯이 철저한 훈련이고, 앞으로도 그럴 것이다.

DHEA와 androstenedione은 무엇이며 일부 운동선수들은 왜 그것들을 이용하는가?

일부 운동선수들은 동화스테로이드의 대용물로서 **DHEA** (dehydroepiandrosterone)와 **androstenedione**을 이용한다. 야구 스타였던 Mark McGwire가 이용한 것이 매체를 통해 밝혀지면서 androstenedione 혹은 'andro'는 1990년대 말에 신문의 헤드라인을 장식했다.

DHEA와 androstenedione은 부신에서 만들어지는 호르몬으로 남성호르몬인 테스토스테론의 전구체로 작용한다. 광고에서는 '지방 연소', '근육발달' 및 '노화지연'을 주장하지만 그런 주장을 뒷받침하는 근거가 부족하다.

DHEA와 androstenedione의 단기 효과는 지성피부, 여드름, 체모 발달, 간비대 및 호전적 행동이다. DHEA와 androstenedione의 이용은 계속되고 있는데 근거가 확실해지려면 수년이 더 걸릴 것이다. 이런 보충제의 유해 가능성은 상당히 크므로 다른 사람들과 마찬가지로 운동선수들은 그것을 피해야 한다.

최근 미국의 식품의약품안정청(FDA)에 따르면, andro-stenedione을 함유하는 제품은 사기이고 그것을 파는 것은 불법이며 그러므로 판매를 계속하면 범죄가 된다. 전국 대학체육협회, 전국 풋볼리그와 국제올림픽위원회는 androstenedione과 DHEA를 경기에서 이용하는 것을 금지하였다.

미국 소아과학회와 많은 다른 의료 전문가 집단은 이것들과 다른 '호르몬 대체'물질의 이용을 금하도록 목소리를 높이고 있다.

카르니틴은 운동능력을 증진시키지 않으며, 크롬 피콜리네이트에 관한 연구결과들은 일관성이 없고, 전문가들은 크레아틴을 대용량으로 장기 복용하는 것을 우려한다.

카페인은 효과가 있을 수도 없을 수도 있지만 유해한 부작용이 있고 불법이다. 스테로이드는 심각한 건강상 위험이 있고 불법이다. 운동수행능력을 높이기 위해 운동선수들이 이용하는 물질 중 어느 것이 효력이 있는가?

답변은 대체로 '아니오'이다. 이들 물질 중 많은 것은 연구가 되어 왔고, 가치가 없다는 것이 밝혀졌다. p.98의 용어정리에는 에르고제닉 보조제로 시판되는 더 다양한 물질들의 목록과 설명을 제시하였다.

운동능력을 증진시키는 것을 돕는 방법을 강조함으로써, 건강전문가들은 운동선수들과 관심 있는 다른 사람들에게 긍정적인 영향을 줄 수 있다. 그 방법은 규칙적인 훈련과 건전한 영양섭취이다.

Nutrition in Healthcare

PART II

건강관리를 위한 영양

Chapter 4

질병과 영양관리

건강관리와 영양
- 질병이 영양상태에 미치는 영향
- 분야별 영양관리
- 영양 스크리닝
- 영양관리과정

영양상태 평가
- 영양평가에 사용하는 과거 정보
- 식품섭취자료
- 신체계측조사
- 생화학적 분석
- 임상적 관찰
- 데이터의 종합적 평가

영양관리의 적용
- 식이요법의 적용
- 에너지 요구량의 결정
- 영양관리의 접근
- 영양상담의 문서화
- 식사섭취 개선하기

실전 영양
- 영양학적 유전학

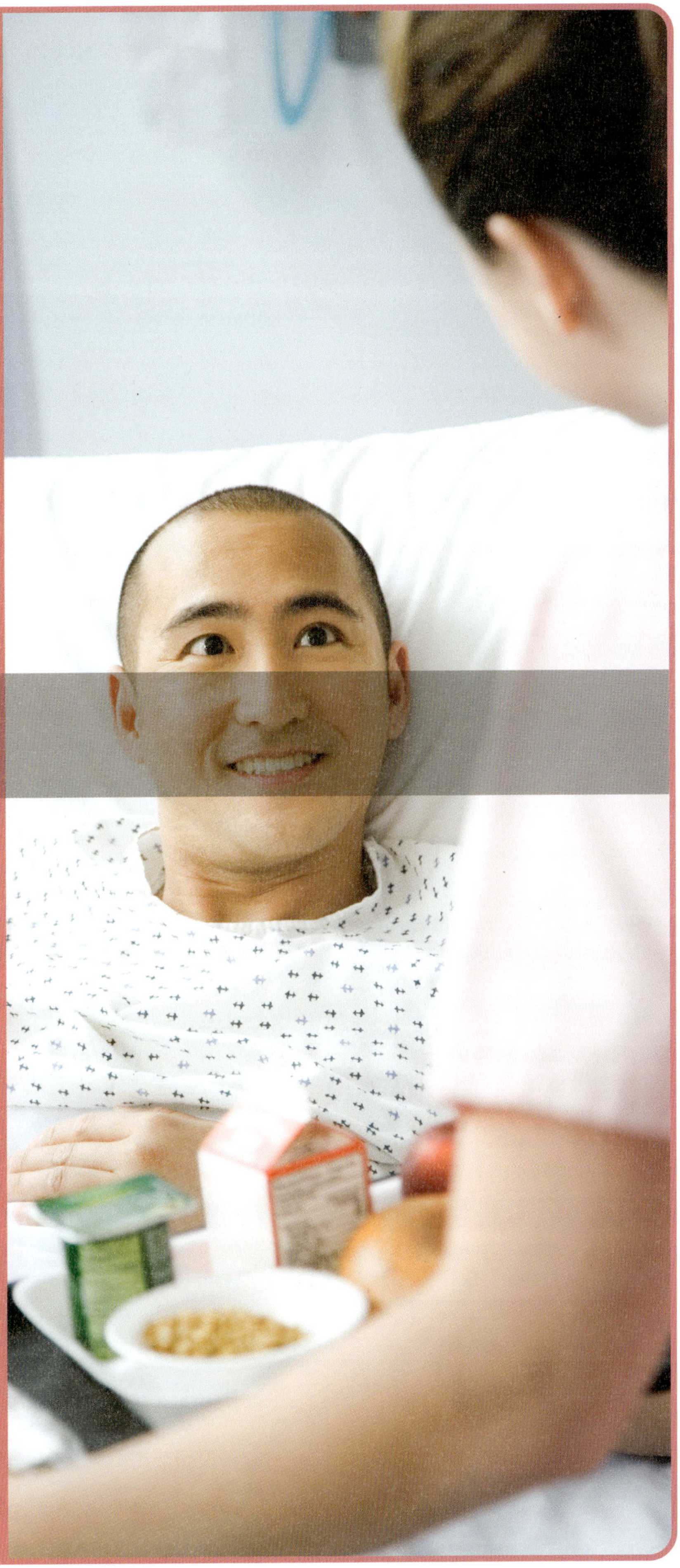

앞서 3장에서는 영양소와 건강 유지에 적합한 식이요법에 관하여 설명하였다. 이 장에서는 임상치료 시 필요한 영양관리와 적절한 실행방법에 대하여 설명한다. 특히 임상환자들의 영양소 요구량을 정확히 파악하는 것이 요점으로, 환자들의 에너지 요구량 평가를 위한 대표적인 방법들과 일상식을 바탕으로 응용한 치료식에 대하여 소개한다.

건강관리와 영양

많은 질병들은 체내에 필요한 영양 요구량의 변화를 가져오며, 나쁜 영양상태를 유발하게 되고, 불량한 영양상태는 질병의 진행 정도와 치료 효과 모두에 영향을 줄 수 있다. 조사에 따르면 급성질환을 치료받고 있는 환자의 40~60%가 영양불량 상태이며 아무런 영양문제가 없는 상태의 환자라 할지라도 입원하여 약물 등을 투여한지 3주가 지나면 영양상태에 문제가 발생하기 시작한다.

영양상태의 불량은 때로는 면역기능을 약화시키고 건강상태를 악화시킬 수 있다. 따라서 이러한 영양문제의 보완 및 예방은 약물치료나 질병의 합병증 발생률을 감소시킬 수 있으며, 환자들의 질병 상태에 따른 식이요법에 대해서 고려해야 한다.

질병이 영양상태에 미치는 영향

질병의 종류와 증상 및 치료방법은 식품의 섭취나 소화 및 흡수 장애 또는 영양소의 체내 대사 및 배설 능력에 영향을 주어 체내 영양 불량상태를 초래한다(그림 4-1).

예를 들면 특정 질환의 치료방법에 의해 유발되는 구토증상은 식욕감퇴 및 식품의 섭취감소를 초래하며, 구강이나 식도의 염증은 음식물 섭취를 어렵게 한다.

그림 4-1 질병과 영양상태의 변화

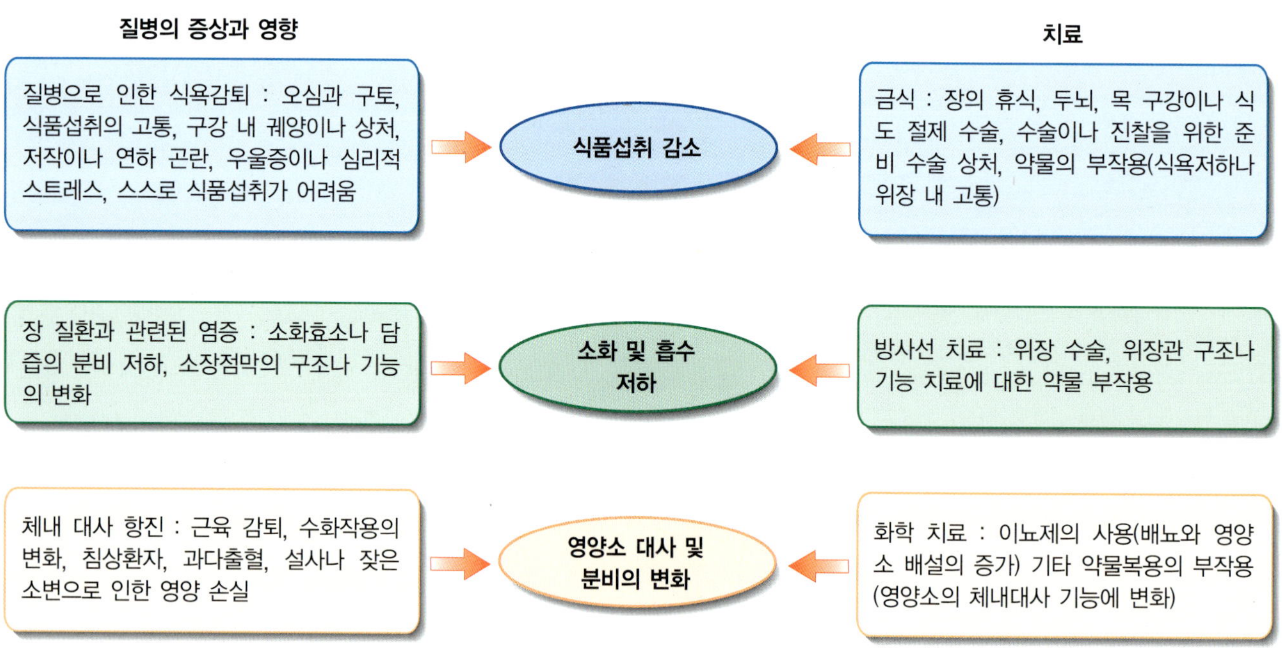

특히 특정 약물의 경우 거식증이나 소화기관 장애, 영양소의 체내 기능 및 대사 장애 등을 유발하기도 한다. 장기간 입원하는 환자의 경우에는 종종 **욕창**이 유발되는데, 이러한 경우에는 체내 대사 작용의 스트레스 증가와 체내 단백질 및 에너지 요구량의 증가를 초래한다.

급성질환으로 인한 식이섭취의 변화는 보통 일시적이고 개인의 취향이나 생활방식에 의해 다시 조절될 수 있다. 그러나 만성질환의 경우 장기간의 식이요법 치료가 필요하다. 예를 들어 당뇨병 치료 시 장기간의 식이섭취와 생활방식의 변화가 요구되며, 장기간의 식이요법 치료를 힘들어 하는 환자들도 많이 있다.

분야별 영양관리

건강관리 시 담당하는 여러 전문가들의 협력적 작업으로 질환에 의한 환자의 적절한 영양요구량이 결정된다. 영양관리에 있어서 이들의 역할은 서로 중복될 수 있으나 각 분야별 전문가들의 역할은 조금씩 다르다.

어떤 경우, 임상치료 계획안에 영양관리 단계가 포함되기도 하는데 이러한 계획을 **건강관리방안**이라 하며, 이는 질환에 대한 특정 임상 진단과 치료 및 실행 방법 등을 모두 포함하고 있다.

의사 의사는 영양적인 측면까지 고려한 약물요법을 처방해야 하며, 환자의 영양상담 및 영양상태 평가에 기초한 **식이 처방**을 내린다. 따라서 의사는 간호사, 영양사, 기타 건강관리 전문가들과 협력하여 환자의 영양문제 해결을 위한 영양 서비스를 제공하게 된다.

영양사■ 영양사야 말로 식품과 영양에 관한 전문가로써 올바른 **임상영양요법**을 하는데 중요한 사람이다. 먼저 영양사는 환자의 영양과 식습관 상태를 평가하고, 그에 따른 영양문제를 진단한 뒤 환자의 적절한 **영양관리계획**을 계획 · 실행하여 그 효과를 평가한다. 또한 새로운 메뉴 개발 및 환자들을 대상으로 적절한 영양교육을 실시하며, 건강관리 부서에서 식품과 식당의 관리자로서의 역할도 담당한다.

영양 조무사 영양 조무사는 종종 영양사와 한 팀원으로서 영양 서비스의 실행 및 평가를 담당한다. 그들의 현장 경험을 바탕으로 환자들의 영양문제를 살펴보고 환자들의 영양상담 및 식단의 메뉴나 레시피 개발, 알맞은 식사의 제공, 환자들의 식품 선택이나 섭취에 대한 상담을 해준다. 때로는 이들이 식품의 구매나 재고관리, 위생상태, 안전성 등을 담당하는 등 전반적인 식품 서비스의 과정을 총괄하기도 한다.

간호사 간호사는 환자와 가장 가까이 접하는 사람으로서 이러한 점들이 영양서비스의 효과를 더욱 높일 수 있는 장점을 갖고 있다. 따라서 영양문제를 나타내는 환자를 먼저 사정하여 그들의 영양상태 평가를 측정할 수 있다. 또한 환자들의 식사 섭취에 대한 동기부여, 음식섭취와 관련된 여러 문제들의 해결방안, 환자들의 식사 섭취량 조사, 특정 식품에 대한 환자들의 궁금점 들에 대한 답변과 같은 직접적인 영양관리 서비스를 제공할 수 있다.

특히 간호사는 **영양지원팀**의 일원으로서 경관영양이나 정맥영양에 대한 관리 책임도 갖고 있다. 따라서 영양사가 없는 병원에서는 간호사가 영양관리 분야에 대해 보다 많은 책임을 지게 된다.

욕창(pressure sores) 병상에 오래 누워 있는 환자의 등, 허리, 어깨, 팔꿈치가 바닥면과 접촉되어 압력을 오래 받아 생기는 피부 상해

건강관리방안(critical pathway) 다른 건강관리 전문가들의 관리 프로그램까지 고려하여 종합한 치료방안으로 임상치료방안(clinical pathway)이라고도 함.

식이 처방(diet orders) 식이 관리를 위한 특수 교육

임상영양요법(medical nutrition therapy) 환자의 질병 및 그에 따른 영양문제에 맞는 식이요법 계획과 영양교육을 실시하는 영양관리

영양관리계획(nutrition care plans) 각 개인의 영양 요구량에 맞도록 계획된 영양관리 방법

영양지원팀(nutrition support teams) 환자가 경관영양이나 정맥영양 시 필요한 영양소들을 제공하는 건강관리 전문가들이다.

■ 정규 영양사(registered dietitians) : 4년제 대학에서 영양과 식이요법에 관한 전공을 공부하고 인턴과정을 수료하여 국가에서 실시한 영양사 자격시험에 통과한 후에 미국 영양학회(또는 캐나다 영양학회)에서 발행한 영양사 자격증을 소지한 자

표 4-1 영양불량 상태의 위험을 나타내는 지표

나이, 병력, 질환 경험의 유무
신장, 체중, BMI, 최근의 체중 변화
건강하지 못한 상태를 알려주는 생화학적 지표들
최근 식이 섭취량이나 식욕의 변화
식품섭취를 어렵게 하는 증상이나 문제점들(저작이나 연하곤란, 오심, 구토)
식품 알레르기나 섭취 제한 식품
빈혈, 체내 조직량 감소, 욕창의 유무
당뇨병, 신장병, 기타 만성질의 병력
영양소 흡수를 저해하는 약물의 복용
우울증이나 자폐증의 유무

영양 스크리닝(nutrition screening) 영양결핍이나 영양불량 상태의 위험이 있는 환자들을 보다 빨리 구별할 수 있는 영양평가 방법

의료기관신임 합동위원회(joint commission on accreditation of healthcare organiza-tions ; JCAHO) 건강관리에 실행방안 및 안전성의 표준을 설정하고 이에 준하는 건강관리 단체에 허가증을 부여하는 미국의 비영리법인

영양관리과정(nutrition care process) 영양전문가들이 영양과 관련된 문제들을 평가하고 관리하기 위해 사용하는 문제해결 방법

기타 건강관리 전문가들 영양관리와 관련된 전문가들로서 약사, 물리치료사, 작업요법사(건강 회복에 적당한 가벼운 일을 시키는 요법), 언어치료사, 사회사업가, 간호조무사, 재택 건강 보조원(노인 · 병자 · 장애자를 집에서 돌보는 도우미) 등이 이에 해당된다. 이들은 환자들의 영양문제 및 건강상태나 개인적 요구사항과 같은 중요한 정보들을 영양사나 간호사에게 알려줄 수 있다.

영양 스크리닝

영양 스크리닝이란 영양결핍 상태에 놓인 환자들을 구별하거나 영양불량으로 인해 위험한 상황에 있는 환자들을 알아내기 위한 영양상태 평가의 한 방법이다. 이러한 스크리닝 시 조사되는 항목들에는 그 사람의 질병 진단, 병원기록, 신체 계측치, 치료 기간 동안의 생화학적 검사 결과 환자나 간호사로부터 얻은 상담내용 및 설문기록 등이 포함된다. 이에 대한 예시는 표 4-1과 같다.

의료기관신임 합동위원회(Joint Commission on Accreditation of Healthcare Organizations ; JCAHO)는 미국 내 의료기관의 수준을 평가하는 비영리법인으로 환자들에게 24시간 내 영양 스크리닝을 할 수 있는 병원이나 의료기관 등을 추천해준다. 또한 영양 스크리닝은 외래환자들을 대상으로 실시되기도 하고 지역사회 영양 프로그램에서도 실시된다.

그림 4-2 영양관리과정

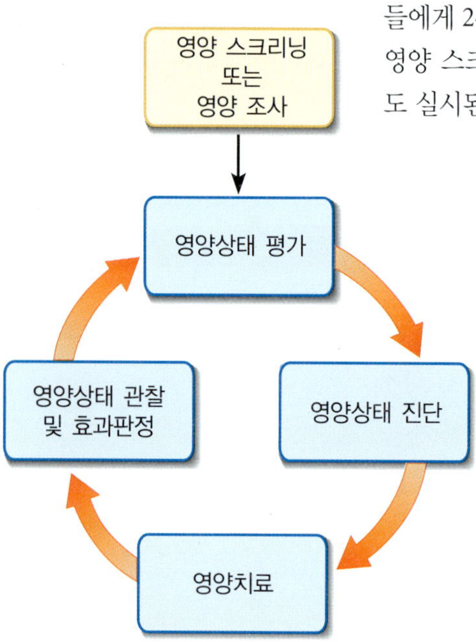

영양관리과정

영양사들은 영양관리과정이라 일컫는 임상 영양학적인 치료과정으로 환자의 질병을 치유하는 데 노력해야 한다. 그림 4-2와 같이 4단계의 영양학적 관리 과정을 거치게 된다.

① 영양상태 평가(nutrition assessment)
② 영양상태 진단(nutrition diagnosis)
③ 영양치료(nutrition intervention)
④ 영양상태 관찰 및 효과판정(nutrition monitoring and evaluation)

비록 영양관리과정의 단계별 정의는 매우 쉬워 보일지라도, 각 과정들의 단계별 개별진단과 치료 방법들이 재평가되고 수정되어야 하기 때문에 자주 관찰해야 한다.

영양상태 평가(Nutrition Assessment) 영양상태 평가의 단계는 환자의 영양상태 및 식이 요구량의 측정을 위한 정보수집의 단계로서 이는 의학적 · 사회적 식사 습관과 신체계수 및 생화학적 지표, 신체 대사량 측정 등을 통해 얻을 수 있다.

환자의 영양상태 평가는 영양사가 환자의 특정 영양적 문제와 잠재적 영양문제를 알아내는 데 필요한 단계이며, 환자의 영양불량 상태를 수정하고 예방할 수 있도록 계획하는 데 필요한 자료를 제공한다. 또한 더 나아가 영양사의 환자에 대한 영양관리가 잘 이루어지고 있는지를 알려 주기도 한다.

영양상태 진단 영양상태 평가에 의해 발견된 영양문제는 특정 영양문제, 그에 따른 원인 및 증상이나 증후 등이 포함된 단계 및 개별적 진단을 받게 된다. 예를 들면 불충분한 열량 섭취(원인)로 인해 지난 몇 개월 동안 체중의 8% 정도인 10파운드의 체중감소(증상)는 자신이 의도하지 않은 결과(영양문제)로서 이는 환자의 잠재적 영양문제를 야기시킬 수 있다. 또한 이러한 변화는 질병을 앓고 있는 동안 더 많이 나타날 수 있다.

영양조정(Nutrition intervention) 영양문제가 밝혀지면 적절한 치료법을 결정할 수 있다. 조정에는 식단변화, 영양교육 또는 의학적인 부분의 변화가 포함된다. 또한 개인의 식습관, 생활방식, 개인적인 요인을 고려해야 하며, 목표는 측정 가능한 결과로 나타나야 한다. 예를 들어 당뇨병을 앓고 있는 과체중인 사람은 혈중 포도당 농도와 체중의 변화가 있어야 한다.

바람직한 결과는 식습관, 생활방식의 변화이다. 당뇨병 환자가 탄수화물 섭취를 조절하는 것을 배우고, 규칙적으로 운동을 하게 된 경우가 바람직한 영양조정의 한 예이다.

영양상태 관찰 및 효과판정(Nutrition Monitoring and Evaluation) 영양관리는 정기적인 평가가 이루어져야 하는데 전 단계에 이루어졌던 평가 자료와 진단을 비교해 봄으로써 처음 계획했던 목표와 결과와의 차이를 분석해야 한다.

때로는 환자의 상태에 따라 영양적 요구량의 변화가 필요한데, 예를 들어 새로운 약물투여는 특정 영양소의 체내 내응력에 변화를 가져올 수가 있다. 따라서 영양관리에 대한 계획은 새로운 상황에 잘 적응할 수 있는 융통성을 가져야 할 것이다.

만약 환자가 이러한 변화에 대하여 잘 적응하지 못할 경우 영양관리 계획은 수정되어야 하며, 성공하지 못한 이전 계획은 실패 원인을 분석해야 한다. 새로운 계획에는 환자가 식사를 잘 할 수 있도록 동기부여나 추가적인 영양교육 부분이 포함되어야 하며, 환자들이 희망적이지 못하고 새로운 식행동 변화에 대하여 부정적 반응을 보이더라도 건강관리 전문가들은 환자들이 새로운 목표나 계획을 받아들일 때까지 노력해야 한다.

핵심정리

- 질병의 종류 및 치료방법들은 식품섭취 및 영양소 섭취량에 영향을 줄 수 있으며, 이는 영양불량 상태를 초래할 수 있다. 또한 환자의 적절하지 못한 영양상태는 임상치료의 효과를 감소시킬 수 있다.
- 각 분야의 건강관리 전문가들의 협력적 노력이 환자로 하여금 적절한 영양상태를 갖게 할 수 있다.

- 영양 스크리닝은 영양상태 평가와 그에 따른 영양관리를 필요로 하는 사람들을 구분하는 데 필요하다.
- 영양관리 과정은 '영양상태 평가, 영양상태 진단, 영양치료, 영양상태의 관찰 및 평가'의 4단계로 이루어진다.

영양상태 평가

영양상태 평가는 영양 문제를 규명하고 영양관리계획을 세우는 데 필요한 정보를 제공한다. 사후 평가는 관리계획이 효과적이었는지 결정하는 데 도움이 된다. 평가는 아주 작은 영양상의 문제를 발견할 수 있을 정도로 섬세해야 하고, 문제가 되는 영양소를 규명할 수 있도록 구체적이어야 한다. 이 장에서는 영양 평가를 할 때 가장 보편적으로 얻는 정보와 측정의 유형에 대해 알아보도록 한다.

영양평가에 사용하는 과거 정보

과거의 정보는 환자의 영양상태와 영양 필요에 대한 단서를 제공하고, 영양 관리 계획을 세울 때 고려해야 하는 개인적인 선호도를 알게 해준다. 표 4-2는 영양평가에 영향을 미치는 병력, 사회적 이력, 식사력을 요약한 것이다. 이러한 정보는 병원 기록이나 환자 또는 간병인의 인터뷰를 통해 얻을 수 있다.

병력(Medical History) 병력으로 음식물 섭취나 식이 변화 조정에 영향을 미치는 건강 문제를 밝힐 수 있다. 표 4-3은 영양문제와 관련되어 빈번히 일어나는 질병의 예이다. 질병으로 인한 영양결핍은 영양문제를 인식하지 못하거나 영양문제가 심각해지기 전에 치료되지 못하는 경우에 흔히 나타난다.

병력에는 개인의 약 처방, 처방전이 필요 없는 약, 식이 보충제의 복용여부를 조사하는 것이 포함된다. 특정 약물이 영양상태에 해로운 작용을 할 수도 있고, 어떤 식이 조합은 약의 흡수와 대사에 영향을 초래할 수도 있다. 15장에서는 영양관리 계획을 세울 때 고려해야 하는 음식-약의 상호작용에 대한 설명이 포함되어 있다.

표 4-3 영양실조와 관련이 많은 질병

질병
에이즈(AIDS)
알코올성 간 질환
신경성 무식욕증
흡인성 폐렴
과식증 · 폭식증
넓거나 심한 화상
암, 소아 지방변증
탈수증, 당뇨병(최근 진단받았거나 오래된)
임신성 당뇨병
뇌진탕, 저혈당증
염증성 장 질환
턱관절 골절
다발성 외상(multiple trauma)
간질환 : 간성뇌증, 임신 중 고혈압
신장질환(말기)
피부궤양
음식을 삼키기 어려움
심한 구토

표 4-2 영양평가에 사용하는 과거 정보

병력(medical history)	사회적 이력(social history)	식사력(diet history)
현재 건강상태	사회적 지위	식사 패턴
과거 건강상태	문화 / 종교	식이 제한
가족의 병력	교육 수준	평소 / 현재 체중
수술 유무	거주지	식품 알레르기
약물복용 유무	흡연/마약 여부	음주 여부
알레르기	거주지역내 구매여건	저작(씹는 것) / 삼키는 능력
식이보충제 / 허브 건강 보조식품 복용여부	부엌상태 / 조리시설 / 식사담당자	식사 시 도움이 필요한지의 여부

사회적 이력(Social History) 사회적 이력은 음식 선택뿐만 아니라 건강과 영양문제에도 영향을 미칠 수 있다. 예를 들어 문화적 배경은 음식 선호에 영향을 미칠 수 있다. 경제적으로 풍요롭지 않으면 건강관리에 많은 신경을 쓸 수 없을 것이고, 영양이 풍부한 음식을 먹기 힘들 것이다.

표 4-4 음식섭취 자료를 얻는 방법

방법	개요	장점	단점
24시간 회상법	24시간 동안 먹은 음식과 음료를 자세하게 인터뷰하는 방법	■ 응답자의 지식, 교육 정도와 관계없이 결과를 얻을 수 있다. ■ 식품을 모두 먹은 후 인터뷰하기 때문에 식품 선택에 간섭받지 않는다. ■ 비교적 쉽고 빠르게 평가 가능	■ 기억에 의존한다. ■ 음료, 소스, 양념 등이 결측될 가능성이 있다. ■ 식품섭취를 과소, 과대평가할 수 있다 ■ 소득에 따라 인터뷰 기술이 다를 수 있다. ■ 하루의 섭취자료가 응답자의 정확한 평소 섭취라고 할 수 없다. ■ 계절적인 차이가 나타나지 않는다.
식품섭취빈도조사법	특정 기간 동안 먹은 식품의 섭취 빈도를 조사	■ 오랜 기간의 식품섭취를 평가하므로 하루, 계절적인 변화를 고려하지 않아도 된다. ■ 음식이 완전히 소비된 후 조사하므로 식품 선택에 구애받지 않는다. ■ 조사 가격이 저렴	■ 기억에 의존한다. ■ 식품섭취의 단기간 변화를 관찰하는 데에는 적절하지 않다. ■ 도와주는 사람 없이 정확한 양을 측정하는 것은 어렵다. ■ 계산된 영양 섭취는 정확하지 않을 수 있다. ■ 식품 리스트는 지극히 평범한 음식이 전부이다. ■ 일반적인 대중을 위한 식품 리스트는 특정 인구의 제한적인 가치를 아는 데 한계가 있다.
식사 기록법	특정 기간(보통 며칠간) 동안 먹은 음식을 적게 하는 방법. 체중과 음식의 양을 알 때 정확성이 높아진다.	■ 기억력에 의존하지 않는다. ■ 먹은 음식을 그때그때 적기 때문에 정확한 식품섭취 자료를 얻을 수 있다. ■ 기록하는 방법이 식품선택에 대한 의식을 향상시켜 식품섭취를 조절할 수 있다.	■ 개인적인 식품선호의 다양성 때문에 자료분석 시 시간과 노력이 많이 든다. ■ 시간이 걸리고 귀찮기 때문에 높은 수준의 동기유발이 필요하다. ■ 누락시키는 경우가 많다. ■ 기록하기 위해서는 지식과 건강이 필요하다. ■ 계절적인 변화를 알 수 없다.
직접관찰법	식사 전후의 식판, 냉장고 등을 관찰 : 주거지가 있을 경우만 가능	■ 기억력에 의존하지 않는다. ■ 개인의 식품섭취를 방해하지 않아도 된다. ■ 지정된 식이를 받아들이는 능력을 평가할 수 있다.	■ 거주지가 있을 때만 가능하다. ■ 노동집약적이다.

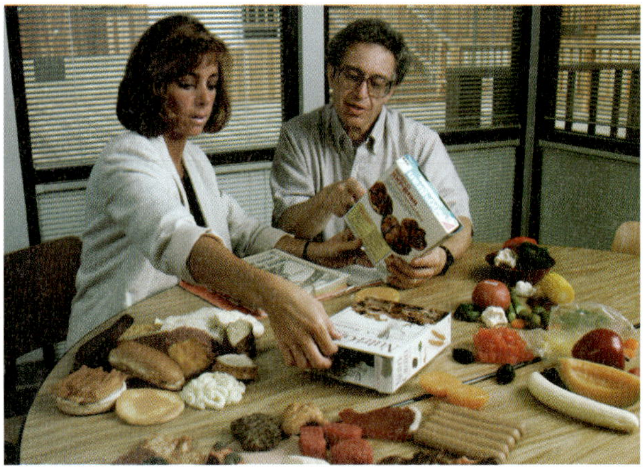

음식모형과 계량기구는 정확한 분량을 측정하는 데 도움이 된다.

영양은 가족구성원 중 음식을 준비하고 만드는 사람에 의해 좌우된다. 혼자 사는 사람이나 빈곤한 사람은 음식을 제대로 먹지 않을 것이고 복잡한 영양지시를 제대로 따르지 못할 수 있다.

식사력 **식사력**은 개인의 식습관에 대한 정보를 제공한다. 특히 섭취 음식, 식사 패턴, 생활 습관, 음식 선택 시 영향을 미치는 신체적인 문제 같은 정보를 포함한다(표 4-2). 자료를 얻는 다양한 방법이 있지만, 현재의 식품섭취에 대해서 인터뷰를 하는 것이 보통이고(예를 들면 24시간 회상법), 평소의 음식 선택에 대해 조사한다(음식 선택 빈도 조사). 이 다음 절에서는 식품섭취 정보를 얻는 가장 흔한 방법에 대해 설명한다.

식품섭취자료

식품섭취자료(Food Intake Data)는 개인의 기억과 정직성, 평가자의 기술과 교육에 의해 다양하게 나타날 수 있기 때문에 정확한 음식섭취 자료를 얻는 것은 어려운 일이다. 식품섭취조사 방법은 다양하며 각 방법마다 장단점을 갖고 있기 때문에 보다 정확한 자료 수집을 위해서는 한 방법만 사용하는 것보다는 여러 방법을 병행하여 사용하는 것이 바람직하다. 표 4-4는 일반적으로 사용되는 식품섭취조사방법과 그들의 장점과 단점을 요약한 것이다.

식사력(Dietary History) 개인의 식품섭취 및 식습관에 관한 기록

24시간 회상법(24-hour recall) 24시간 전에 섭취한 식품들의 기록

24시간 회상법 **24시간 회상법**은 본인이 그 전날 또는 24시간 전부터 지금까지 먹은 음식, 음료수를 모두 이야기하도록 유도하는 인터뷰하는 방법이다. 설문자는 음식을 먹은 시간, 양, 음식 준비 방법에 대해서도 질문한다. 먼저 "어제 아침에 처음으로 먹거나

그림 4-3 식품섭취 빈도조사법의 예

마 일	섭취빈도								섭취량			
	1개월에 1회 이하	1개월에 1회	1개월에 2~3회	1주일에 1회	1주일에 2회	1주일에 3~4회	1주일에 5~6회	매일	기본식단	식단 크기 S	식단 크기 M	식단 크기 L
EXAMPLE : 바나나	○	○	○	●	○	○	○	○	1 medium	○ 1/2	● 1	○ 2
바나나	○	○	○	○	○	○	○	○	1 medium	○ 1/2	○ 1	○ 2
사과	○	○	○	○	○	○	○	○	1 medium or 1/2 cup	○ 1/2	○ 1	○ 2
오렌지(주스 제외)	○	○	○	○	○	○	○	○	1 medium	○ 1/2	○ 1	○ 2
자몽(주스 제외)	○	○	○	○	○	○	○	○	1/2 medium	○ 1/4	○ 1/2	○ 1
메론	○	○	○	○	○	○	○	○	1/4 medium	○ 1/8	○ 1/4	○ 1/2
복숭아, 살구(fresh, in season)	○	○	○	○	○	○	○	○	1 medium	○ 1/2	○ 1	○ 2
복숭아, 살구(캔, 건조)	○	○	○	○	○	○	○	○	1 medium or 1/2 cup	○ 1/2	○ 1	○ 2
자두, 자두 주스	○	○	○	○	○	○	○	○	1/2 cup	○ 1/4	○ 1/2	○ 1
수박(in season)	○	○	○	○	○	○	○	○	1 slice	○ 1/2	○ 1	○ 2
딸기 등(in season)	○	○	○	○	○	○	○	○	1/2 cup	○ 1/4	○ 1/2	○ 1
기타(키위, 포도, 건포도, 망고)	○	○	○	○	○	○	○	○	1/2 cup	○ 1/4	○ 1/2	○ 1

마신 것은 무엇입니까?"라는 질문으로 시작한다. 첫 번째로 먹은 음식을 말하면 그 다음 질문은 "몇 시에 먹었습니까?"와 "얼마큼 먹었습니까?"일 것이다.

질문은 그 날의 섭취기록이 완성될 때까지 계속된다. 응답자가 어느 정도의 양을 먹었는지에 대해 잘 이해할 수 있도록 음식모형, 계량컵, 계량스푼을 사용할 수 있다. 하루 동안의 음식 섭취에 대해 이야기하면 질문자는 그 날의 음식 섭취가 평소와 같았는지 물어보고, 만약 아니라면 평소의 섭취와 어떤 점이 다른지를 질문한다.

회상법은 개인의 일반적인 식이를 더 잘 알아보기 위해 여러 번(연속하지 않은 날) 수행할 수 있다. 회상법은 만족스러운 영양관리계획을 수립하고 질병을 일으킬 수 있는 음식 종류를 찾는 데 필요한 자료를 얻을 수 있다. 하지만 이 방법은 계절적 다양성을 고려하지 않기 때문에 식이의 적절성을 결정하기에는 부족하다.

더욱이 설문 과정이 개인의 기억에 의존하기 때문에 음식섭취가 종종 적게 나타나기도 한다. 특히 사람들은 재촉하게 되면 음료수, 조미료, 간식에 대해 말하는 것을 잊어버리고 초콜릿, 버터, 육류 같은 음식을 먹었다고 말하는 것을 숨기는 경우가 있다.

식품섭취빈도조사법 **식품섭취빈도조사법**은 특정 기간 동안 평균적으로 소비되는 음식과 음료의 종류 및 양을 조사하는 것이다. 일반적으로 조사하고자 하는 목적에 따른 특정 식품목록을 만들고 제시된 식품의 섭취빈도를 하루, 일주일, 한 달 단위로 빈도수를 표시하도록 ㅁ 표시가 있다.

양적인 측면의 조사를 보완하기 위하여 반 정량적 식품섭취조사(semiquan titative food frequency questionnaire)를 실시하기도 하는데 그림 4-3은 지난 1년 동안 섭취한 과일에 대해 조사한 반 정량적인 질문의 예이다. 응답자는 종종 1년 이상의 음식 섭취에 대해 묻기 때문에 결과는 계절적인 변화에 영향을 받지 않는다. 이 방법의 단점은 최근 음식 섭취의 변화를 측정할 수 없다는 것이다.

식품빈도 질문법은 간단한 설명을 사람의 건강 상태에 관련된 음식 종류에 초점을 맞추는 것이다. 예를 들어 칼슘의 섭취상태를 평가하기 위해서는 칼슘 급원 식품, 칼슘 강화식품, 특정 과일, 채소, 칼슘 함유 식이 보충제에 의한 섭취빈도를 조사한다. 개인의 칼슘 섭취를 컴퓨터에 이미 프로그램화되어 있는 방법으로 빠르게 평가하고, 개인의 섭취량을 권장섭취량과 비교하여 영양상태를 평가하게 된다.

식품섭취빈도조사법(food frequency questionnaire) 평소 섭취하는 식품에 대한 조사로 섭취하는 식품의 형태를 묻는 식품섭취빈도조사와 식품의 섭취량까지 추정할 수 있는 반정량식품섭취빈도조사가 있음.

식사 기록법(food record) 보통 며칠 동안 섭취한 식품의 양을 그때 그때 기록하는 방법으로 질병의 증상이나 활동량, 약물 복용 등에 대한 기록까지 포함한다. 일명 식사일기라고도 함.

식사 기록법 **식사 기록법**은 일기를 쓰듯이 특정 기간(보통은 이어지는 며칠간) 동안 먹은 식품과 음료의 양을 그때그때 기록하는 방법이다. 가능한 가장 완벽하고 확실한 기록을 얻기 위해서 소비한 음식을 기록하는 것이다. 따라서 그 과정은 기억에만 의존하지 않는 장점이 있다. 자세한 음식 기록에는 먹은 음식과 음료의 양 및 종류, 먹은 시간, 준비 방법이 포함된다. 그것은 식품섭취뿐만 아니라 의학 영양 요법에 대한 개인의 식행동에 대한 정보를 제공한다.

불행히도 식사 기록법은 완성하는 데에 많은 시간이 소요되고, 정확한 기록을 하기 위해서는 강한 동기유발이 필요하다. 즉, 기록과정 자체가 음식섭취에 영향을 미칠 수 있다는 것이다. 게다가 다양하게 섭취한 음식의 영양 가치를 단 일주일 동안에 측정하기는 매우 어렵다.

직접 관찰법 식사를 제공하는 시설에서 음식 섭취를 직접 관찰하고 분석할 수 있다. 이 방법은 개인의 음식 선호, 식성의 변화, 처방된 식이 요법에 대한 문제점을 밝힐 수 있다.

How To

Length & Height의 측정법

누운 키(length) 측정방법

두 사람의 측정자가 필요한데 어린이를 똑바로 눕힌 후 한 사람은 얼굴을 잡고 얼굴이 정면을 향하도록 하며, 측정선과 몸이 일자가 되도록 한다. 다른 한 사람은 무릎이 반듯하게 펴지도록 잡고 발뒤꿈치를 측정판에 완전히 붙이도록 한 후 측정판에 표시된 키 측정값을 읽으면 된다.

선 키(height) 측정방법

측정 시 신발과 양말을 벗도록 하고 자세는 팔을 자연스럽게 내리고 무릎은 완전히 편 후 측정대에 뒤꿈치, 엉덩이 등을 붙인다. 눈은 정면을 향하게 하고 측정자는 눈을 눈금에 일치하는 높이로 맞추어 읽도록 한다.

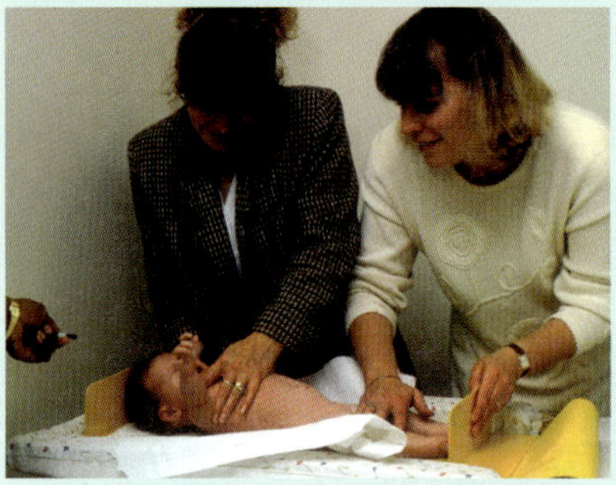

유아의 누운키를 측정하기 위해서는 두 명의 측정자가 필요하다.

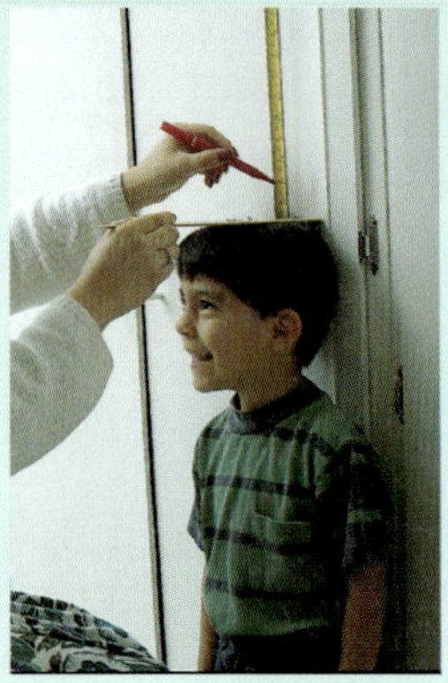

선키의 정확한 측정을 위해서는 똑바르게 서야 한다.

칼로리 산출(kcalorie counts) 하루 또는 그 이상 동안 환자가 섭취해야 할 식품 에너지량의 결정

신체계측(anthropometric) 신체의 활동량 측정과 관련된 요소들, 신장, 체중, 머리둘레, 체지방률

의료보조원들은 하루 또는 연속된 며칠간 소비하는 환자의 칼로리를 감독하기 위해 직접 관찰법을 사용한다. **칼로리 산출**을 수행하기 위해 의사들은 환자들에게 식이요법 음식을 식사로 주고, 식사 이후에 남아있는 음식 양을 계산해서 기록함으로써 음식 섭취량을 측정한다. 이 방법은 환자의 섭취량을 가장 정확하게 평가할 수 있는 장점이 있지만, 주기적이고 주의 깊은 기록을 요구하며, 노동집약적이고 비용이 들 수 있다.

신체계측조사

신체계측을 통한 영양상태 평가는 개인의 체조직 구성과 발육의 상태를 측정하고 표준 발육상태와 비교하여 영양상태를 판정한다. 신체계측값은 일반적으로 비만, 영양결핍증, 열량-단백질결핍을 판정하는 데 유용하다. 키와 몸무게는 가장 일반적인 인체측정 요소이고, 아이들의 성장과 어른들의 영양상태를 평가하는 데 도움을 준다. 이외에도 체지방과 머리, 허리, 팔, 다리의 둘레를 측정하기도 한다.

키 키의 측정값은 영아나 어린이의 영양, 건강정도를 나타내는 좋은 지표로 사용된다. 성인들에게 신장은 현재의 영양상태를 정확히 반영하지는 못하지만 적절한 체중이나 개인의 에너지 요구량 평가에 있어서 중요한 지표가 된다.

영아나 24개월 미만의 유아는 누워서 측정하는 형태로 전체 신장을 측정하고 24개월 이상의 어린이나 어른들은 똑바로 선채로 신장을 측정한다. 또한 다른 사람의 도움 없이 똑바로 설 수 없는 아이나 어른의 경우에도 누워서 신장을 측정한다. 누운 키와 선 키의 측정하는 방법은 다음과 같다.

키의 측정은 무릎 높이측정(knee height) 또는 팔 뻗기(arm span) 방법으로 대신 하기도 한다. 무릎 높이 측정과 팔 뻗기는 모두 선키와 깊은 연관성이 있다. 무릎 높이는 무릎 가장 위에서부터 발뒤꿈치까지인데 앉은 자세에서 측정한다. 무릎 높이의 측정은 몸져 누워있는 환자에게 자주 사용한다.

팔 뻗기 방법은 팔을 평행으로 벌렸을 때 가운데 손가락 끝부터 다른 쪽 가운데 손가락 끝까지의 거리이다. 몸이 불편하거나 성장장애가 있는 어린이의 경우, 쭉 뻗은 팔의

How To

어린이와 어른에 있어 체중 측정하는 방법

2살 이하의 경우(소아용 저울을 이용)

어린이를 눕혀 놓거나 앉혀 놓을 수 있도록 만든 보조기구를 이용할 때에는 어린이의 기저귀와 옷을 모두 벗긴 후 가운데에 놓도록 한다. 올려놓은 후 어린이가 움직이지 않을 때 10 g 단위까지 측정한다.

2세 이상의 어린이와 어른의 경우

측정 직전 저울이 평형상태 "0"인지 확인한다. 피측정자는 옷을 될 수 있는 한 가벼운 상태로 입고 저울의 가운데 부분에 똑바로 서서 편안한 상태를 유지하게 한 후 0.1 kg 단위까지 측정한다.

- BMI = 체중(kg)/신장(m^2)

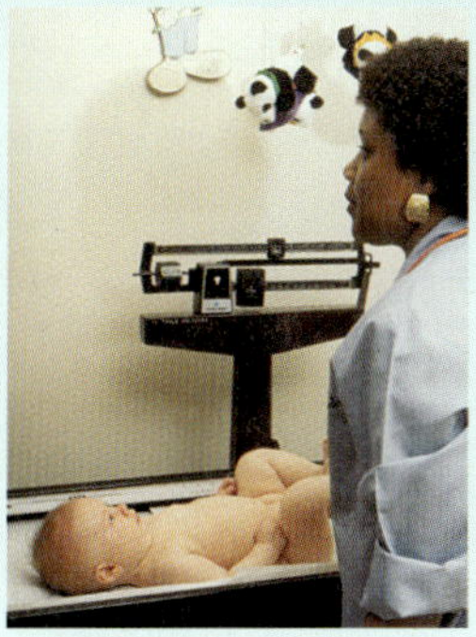

유아의 체중은 앉거나 눕혀서 측정한다.

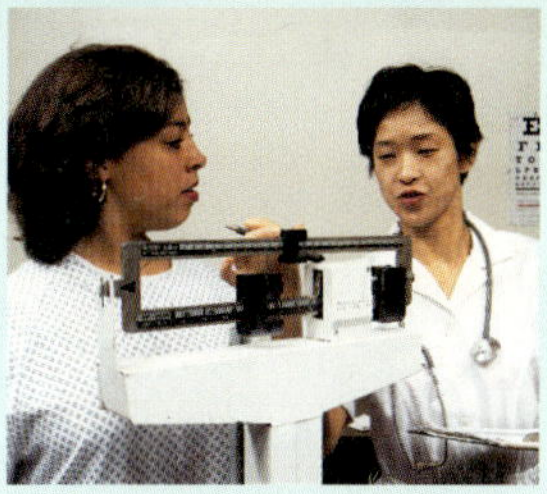

어린이와 어른은 저울을 이용하여 정확한 체중을 측정한다.

길이를 측정하거나 무릎부터 발뒤꿈치까지의 길이를 측정한다. 또한, 어깨부터 팔꿈치까지의 길이를 측정하여 평균 수치와 비교하기도 한다.

체중 체중은 영양상태 판정 시 중요한 지표로서 신체 내의 열량 섭취와 소비열량의 균형 상태를 잘 반영해 준다. 체중은 체내 수분균형에 의해 늘어날 수도 있으며, 이유 없는 체중 감소는 열량-단백질결핍의 전 증상이 될 수 있다.

체중은 키-체중 표, 성장 차트와 관련된 건강범위와 비교되거나 BMI(신체질량지수)를 산출하는 데 사용한다. 체중을 공복의 상태에서 매일 측정할 경우, 되도록 일정한 시간에 측정하도록 한다. 체중을 측정하는 방법은 다음과 같다.

머리 둘레 영양결핍인 아이의 머리둘레가 반드시 감소하는 것은 아니지만, 머리둘레의 측정은 3세까지의 아이들의 두뇌성장과 영양부족을 평가하는 데 유용하다. 머리둘레 치수는 태아기, 신생아기 아이들의 두뇌발달을 추정할 수 있으며, 생후 2년까지는 만성적인 단백질-열량결핍 여부 및 정도를 판정하는 지표로 사용할 수 있다. 줄자를 사용하여 머리 둘레 중 가장 큰 부분을 감아 측정하는데 이 자를 눈썹과 귀 위와 머리 후두부의 돌기 주위에 딱 맞추어 놓는다(아래 그림과 같이). 측정치는 가장 1/8 inch 또는 0.1 cm 단위까지 읽는다.

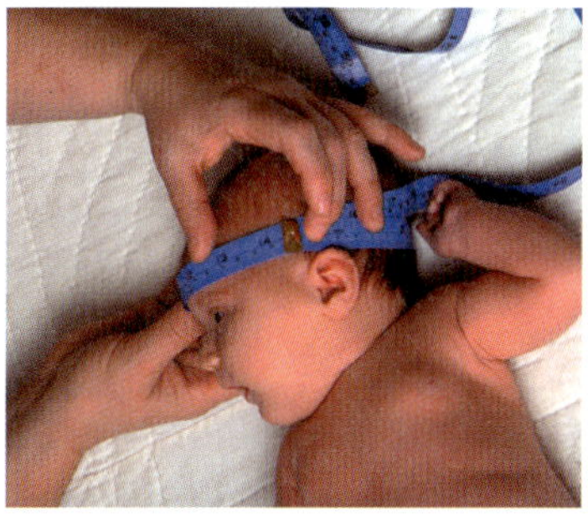

두위 측정은 두뇌 성장측정시 필요하다.

허리와 팔, 다리 둘레 허리와 팔, 다리 둘레는 체지방, 근육량을 알 수 있는 지표로 사용되며 허리 둘레는 내장지방과 관련이 있고 영양과잉을 판단하는 데 유용하다. 팔뚝·허벅지·종아리 둘레는 질병, 나이의 영향을 받으며, 골격근 함유량은 단백질-열량결핍을 평가하는 데 도움이 될 수 있다. 더욱 확실하게 진단하기 위해 신체둘레 및 피하지방 측정을 함께 사용한다.

유아와 어린이의 신체계측 평가 어린이의 성장 평가는 표준성장표를 이용하여 판정되는데 이 도표에는 어린이의 성, 연령별 몸무게, 키, 두위, 흉위 등이 기본 자료가 포함된다. 가장 흔히 사용되는 표준성장표는 키와 체중표, 나이와 체중표, 나이와 머리둘레표, 체중과 앉은키표, 나이와 신체질량지수(BMI)표이다.

어린이의 개인적 성장패턴은 다양하지만 일반적으로는 성장곡선의 변화가 크지 않고 일정한 곡선형으로 성장한다. 따라서 급격한 성장변화곡선이 나타나면 그 원인에 주의를 기울여야 한다. 표준성장곡선이 15분위수 미만의 곡선과 85분위수 이상 곡선을 정상기준치의 한계선으로 간주한다. 만약 어린이의 키 측정값이 그 어린이의 연령-키 표준성장표의 5분위수에 위치했다면 동일연령 어린이 키의 5%(5/100) 정도로 키가 작다는 것으로 판정되므로 이렇게 낮은 성장패턴은 유전적 영향으로 낮은 수치를 나타낸다고 가정하더라도 우려할 만한 원인이 될 것이다.

연령에 대한 BMI 백분위수를 나타낸 성장곡선은 두 살 이상의 아이들의 체중미달과 체중초과위험을 평가하는 데 사용될 수 있다. 10번째와 85번째 각각의 백분위수는 영양불량 또는 과잉영양의 아이들을 식별하는 한계기준으로 사용된다.

성인의 신체계측 평가 건강전문의는 대개 질병을 앓고 있는 사람들의 몸무게와 키를 기록하고 주시한다. 의도하지 않은 체중감소는 영양불량 상태를 나타내고, 체중의 증가는 영양과잉이 아닌 부종으로 인해 일어날 수도 있으므로 체중의 변화를 주의깊게 관찰해야 한다. 부종은 심부전, 간경변증, 신부전을 앓고 있는 환자의 병을 악화시킬 수 있고 단백질-열량결핍과 관련된 체중감소를 인지하지 못하게 할 수 있다.

체중감소에 있어 중요한 점은 그 정도와 속도이다. 6개월 동안에 체중의 10%가 감소했다면 단백질-열량결핍 위험이 있다. 또한 어떤 약물복용은 체중의 감소와 증가를 나타낼 수 있다. 많은 종류의 질병은 영양개선 효과를 억제하는 제지방조직(lean tissue)의 손실과 관련이 있다.

체중이 비교적 안정되게 유지되더라도 나이가 들면 제지방조직과 신장 모두 감소한다. 피하지방측정과 팔, 다리 둘레 측정과 같은 신체계측은 치료계획을 세우기 위해 필요로 하는 신체조직의 변화를 확인하는 데 도움을 줄 수 있다.

생화학적 분석

생화학적인 분석은 식이조사법이나 신체계측을 통한 영양상태 평가보다 훨씬 객관적이고 정확한 자료를 제공한다. 생화학적 분석은 단백질-에너지원, 비타민, 무기질 상태, 체액, 전해질 균형, 그리고 신체기관기능에 대한 영양평가정보를 제공한다. 대부분의 실험은 단백질, 영양소, 영양과 건강상태를 반영하는 대사산물을 함유하는 혈액과 소변 분석을 기본으로 한다. 표 4-7에는 중요한 혈액검사에 대한 것을 기술해 놓았다.

혈액검사 수치의 해석은 다수의 여러 요인들이 분석결과에 영향을 미칠 수 있다. 예를 들면 혈청의 단백질 수치는 체액 불균형, 임신, 약물복용, 운동에 의해 영향을 받을 수 있다. 이와 유사하게 비타민과 무기질의 혈청수치는 다수의 생리학적 요인에 의해 영향을 받을 수 있기 때문에 영양결핍의 지표로는 부적합하다. 그러므로 영양문제를 진단하기 위해서는 다양한 종류의 생화학검사가 필요하다. 혈액검사와 함께 식이조사나 신체계측 등을 함께 참고하면 좀 더 명확한 결과를 얻을 수 있다.

혈장단백질 혈장단백질 수치는 단백질 상태를 평가하는 데 도움이 된다. 예를 들면 단백질-열량결핍과 간질환을 앓은 환자들은 모두 혈장단백질이 감소할 수 있다. 스트레스, 임신, 신장 이상, 아연수치, 약물복용 등도 혈장단백질 수치를 변화시키는 요인이 될 수 있다. 혈장단백질은 이렇게 많은 원인에 의해 변화하기 때문에 그 수치는 영양상태를 평가한 다른 데이터와 함께 사용하는 것이 바람직하다. 다음의 표는 질병을 있을 때의 혈장단백질에 대한 설명이다.

표 4-5 영양상태를 나타내는 일반적 생화학적 검사

검사 지표	정상범위	진 단
1. 혈액검사		
적혈구 수	남자 : 4.3~5.7 백만/μℓ 여자 : 3.8~5.1 백만/μℓ	적혈구수 : 빈혈진단에 도움
헤모글로빈	남자 : 13.5~17.5 g/dℓ 여자 : 12.0~16.0 g/dℓ	적혈구의 Hb 함량 빈혈진단에 도움
헤마토크릿	남자 : 39~49% 여자 : 35~45%	총 혈액량의 적혈구 백분율 빈혈진단에 도움
평균 혈구 용적	80~100 fl	적혈구 크기 : 소구성저색소빈혈과 대구성고색소빈혈을 구분
평균 혈구 Hb 농도	31~37% Hb/cell	적혈구안의 Hb농도 : 철 결핍성 빈혈을 판별하는데 도움
백혈구 수	4,500~11,000 cells/μℓ	백혈구수 : 일반적인 면역력 평가
2. 혈액의 화학적 검사		
① 혈청단백질		
총 단백질	6.4~8.3 g/dℓ	단백질 수치는 질병에 특이하지 않거나 또는매우 예민하다. 체단백질, 질병, 감염, 수화, 신진대사, 임신, 약물투여에서의 변화를 반영
알부민	3.4~4.8 g/dℓ	질병 또는 PEM 반영. 질병의 개선 또는 악화에 느리게 반응
트랜스페린	200~400 mg/dℓ >60 yr : 180~380 mg/dℓ	질병, PEM 또는 철결핍을 반영. 알부민보다 변화에 좀 더 예민
프리알부민	10~40 mg/dℓ	질병 또는 PEM 반영. 알부민, 트랜스페보다 건강상태의 변화에 더욱 반응
C-반응성 단백질	68~8,200 ng/mℓ	염증 또는 질병에 지표
② 혈청효소		
크레아틴키나아제(CK)	남자 : 38~174 U/ℓ 여자 : 26~40 U/ℓ	근육, 두뇌, 심장에서 다른 형태의 CK가 발견. 혈액에서 높은 수치는 심장발작, 뇌조직 손상, 골격근 손상의 지표가 됨.
락테이트디하이드로게네이즈(LDH)	208~378 U/ℓ	LDH는 많은 조직에서 발견. 특별한 타입은 심장발작, 폐 손상, 간질환 후에 높아짐.
알카린 포스포타아제	25~100 U/ℓ	많은 조직에서 발견 : 간 기능 평가를 위해 측정
아스파테이트 아미노트랜스페라아제	10~30 U/ℓ	보통 간 손상평가를 위해 측정 : 간질환에서 상승. 근손상 후에 증가
알라닌 아미노트랜스페라아제(ALT)	남자 : 10~40 U/ℓ 여자 : 7~35 U/ℓ	보통 간 손상평가를 위해 측정 간질환에서 상승. 근 손상 후에 증가
나트륨	136~46 mEq/ℓ	수화상태, 신경근, 신장, 부신기능검사에 도움

표 4-5(계속)

검사 지표	정상범위	진단
③ 전해질검사		
칼륨	3.5~5.1 mEq/ℓ	산알칼리균형, 신장기능검사, 칼륨 불균형을 감지
염소	98~106 mEq/ℓ	수화, 산 알칼리 전해질 불균형을 평가는 데 도움
④ 기타		
포도당(공복 시)	74~106 mg/dℓ >60 yrs : 80~115 mg/dℓ	당불내인성, 당뇨, 저혈당의 위험을 감, 지당뇨치료에 도움
글리코실레이트 Hb	5.0~7.5% of Hb	1~3개월의 혈당조절능력 모니터에 사용
요소질소	6~20 mg/dL	초기 신장기능을 검사, 수치는 간부전, 탈수, 충격에 의해 변화
요산	남자 : 3.5~7.2 mg/dℓ 여자 : 2.6~6.0 mg/dℓ	통풍, 신장기능변화 감지에 사용 나이, 식사, 인종에 의해 영향을 받음
크레아티닌	남자 : 0.7~1.3 mg/dℓ 여자 : 0.6~1.1 mg/dℓ	신장기능을 검사

[a] Fasting glucose levels that repeatedly exceed 100 mg/dℓ suggest prediabetes.

알부민 혈장 단백질 중 가장 많은 알부민은 질병이 있어도 정상적인 수치로 측정된다. 여러 가지의 건강상태가 알부민 수치에 영향을 미칠지라도 신체 내 많은 양이 존재하고 감소하는 속도가 느리기 때문에 영양상태의 변화를 반영하는 것이 더디다.

만성 PEM 환자들은 체단백질이 고갈되었더라도 오랜시간 동안 정상상태의 수치를 유지하고 오랜 기간 동안의 영양불량상태 이후에만 수치가 감소된다. 영양불량이 치료되었을 땐 알부민의 농도가 다시 서서히 증가하기 때문에 효율적 치료요법의 정확한 지표는 될 수 없다.

트랜스페린 트랜스페린은 철을 운반함으로써 PEM과 철분의 상태에 따라 반응한다. 알부민보다 빠르게 신체에서 분해되지만, 상대적으로 식이요법에는 느리게 반응한다. 게다가 철이 결핍되었다면 단백질-열량상태를 평가하는 것은 어렵다. 트랜스페린의 수치는 철 결핍이 악화될수록 상승하고 철분수치가 향상되면 떨어진다.

프리알부민과 레티놀 결합 단백질(Retinol-Binding Protein) 프리알부민(트랜스사이레틴이라도 호칭되는)과 레티놀결합 단백질의 수치는 PEM상태에서는 급격하게 감소하고 단백질 섭취가 늘어남에 따라 빠르게 반응한다. 이런 단백질들은 알부민보다 더욱 더 미세하게 반응한다.

다른 혈장단백질과 마찬가지로 영양평가의 유용성은 신진대사적 스트레스, 아연결핍, 다양한 건강상태를 포함하여 다수의 다른 요인들에 의해 영향을 받기 때문에 제한적이다. 프리알부민과 레티놀결합 단백질은 알부민 측정보다 비용이 더욱 많이 들기에 영양평가에 거의 포함되지 않는다.

임상적 관찰

신체검사란 영양상태의 변화에 따라 나타나는 신체적 증상을 조사하는 것이다. 이 방법은 임상적인 증세의 관찰에 의해 영양상태를 판정하는 것이므로 의료 전문인의 임상판단을 요구한다. 대부분 신체적인 징후는 한 가지 영양소의 결핍에 의해 나타나는 것이 아니라 여러 영양소가 복합적으로 작용할 수 있으며, 영양과 관계없는 요인들에 의해서도 나타날 수 있으므로 주의를 요한다.

예를 들면 입술이 갈라진 것은 비타민 B군 결핍이 원인이지만 햇빛과 바람, 탈수에 의한 결과일 수도 있다. 식이조사 및 생화학 검사는 보통 의심이 되는 영양소결핍을 확인하기 위해 추가한다.

영양불량의 징후는 머리, 피부, 소화기관(입과 혀를 포함)과 같은 세포가 빠른 속도로 교체가 일어나는 신체 부위에서 자주 나타난다. 표 4-6은 영양결핍에 대한 임상판단 결과를 정리해놓았다. 정리된 증상들은 결핍상태에서만 일어난다. 8, 9장에서는 영양불량에 의한 임상증상에 대한 추가적인 예를 제시한다.

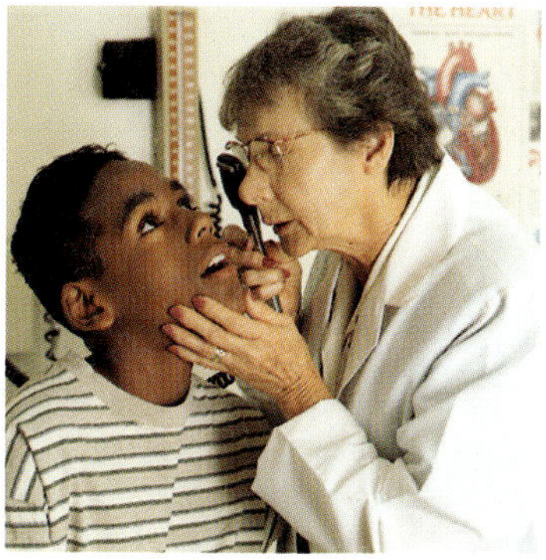

영양불량에 의한 신체적 증상들은 세포가 빠른 속도로 교체가 일어나는 신체 부위에서 자주 나타난다.

체액(수분)불균형 체액불균형은 약물복용으로 인한 결과이고, 많은 질병을 동반한다. 체액정체와 탈수의 신체적 징후는 혈액검사와 체중측정 결과를 적절히 판단하는 데 도움을 줄 수 있다. 체액정체(부종이라 불리는) 영양불량, 감염 EH는 상해를 동반할 수 있다. 그것은 혈액순환이 악화되어 발생할 수 있고 종종 심장, 신장, 간, 폐의 질병과 관련이 있다. 신체적 징후에는 체중증가, 숨 가쁨, 팔다리의 부종, 복부팽창, 신발을 신었을 때 꽉 조이는 느낌 등이 있다.

탈수는 발열, 땀, 구토, 설사, 많은 방뇨, 피부손상, 화상(피부손상으로 인한 체액손실)으로 발생할 수 있다. 징후로는 갈증, 건조한 피부와 입, 감소된 피부탄력 등이 있다.

표 4-6 영양결핍에 의한 임상적 징후

Body System	정상징후	영양실조 징후	다른 발생요인
머리카락	윤택이 나고 탄력 있는 두피	윤기가 없고 건조해보이며 쉽게 빠짐	과한 머리 염색, 연령증가, 화학 및 방사선치료에 의한 탈모
눈	밝고, 맑은 분홍색의 망막	눈 점막이 창백하고 건조하며 빛에 쉽게 적응염증이 있음. 야맹증(비타민 A), 주위에 홍조(비타민 B 복합체)	빈혈, 영양소과 관련 없는 안질환, 알레르기
입술	부드럽고 색깔이 좋음	건조하고 갈라지며 상처가 있으며 구각염 있음(비타민 B 복합체)	태양, 바람, 잘 맞지 않는 틀니로 인한 과량의 타액분비 또는 다른 질병
입과 잇몸	부풀지 않은 붉은 혀, 정상적인 미각, 충치 없는 치아, 출혈, 통증 없는 잇몸	밋밋하고 자홍색의 혀(비타민 B), 미각의 상실(아연), 붓고 출혈 있는 잇몸(비타민 C)	약물복용, 치주질환(열악한 치과위생 상태)
피부	부드럽고 탄력 있는 좋은 피부색	더딘 상처회복(PEM, 비타민 C, 아연) : 건조, 거칠고, 피부조직의 지방 부족(필수지방산, PEM, 비타민 B) ; 피부 밑 출혈(비타민 C, K)	서툰 피부 관리, 당뇨병, 연령, 약물복용
손톱	부드럽고 단단한 붉은색	파이고(PEM) : 숟가락모양, 엷은(철분)	
기타	—	치매, 말초신경장애(비타민 B) ; 갑상선비대,굽은다리(비타민 D)	노령장애(치매), 당뇨(말초신경장애)

소변은 짙은 노란색 또는 황갈색이고 소변량은 비정상적으로 적다. 탈수는 수분손실에 대한 갈증이 덜 느껴지는 나이가 많은 사람들에게 더욱 위험하다.

기능적 평가 영양소 결핍은 정상적인 생리기능을 악화시킨다. 예를 들면 아연결핍은 생리적 기능을 약화시키고 상처치유를 더디게 한다. 단백질-열량 영양실조는 체조직의 **소모**, 분해, 손실을 유발시킬 수 있다.

소모(wasting) 점진적인 신제조직의 쇠약; 단백질-에너지 영양불량이나 만성질환과 관계

기능적 평가는 생리학적인 기능의 변화와 영양불량 또는 질병을 동반하는 체력의 저하를 판단하는 데 유용하다. 예를 들면 면역력 검사는 면역기능이 충분할 때에 홍조와 부종의 원인이 되는 항원에 대한 피부반응검사가 포함될 것이다. 운동내성은 환자가 몇 분 동안 걸을 수 있는 거리를 측정하는 것으로 평가된다.

다음 장에서는 기능적 평가에 부수적인 예들을 포함한다. 함께 실린 사례연구는 영양평가의 다른 구성요소들을 재검토하는 데 도움이 될 수 있다.

데이터의 종합적 평가

환자력과 임상검사의 신체진단자료를 종합하면 개인의 영양평가의 정확성을 향상시킬 수 있다. 주관적종합판정(Subjective Global Assessment ; SGA)으로 알려진 이 평가는 환자력의 5가지 요소(최근의 체중감소, 평소 식사의 변화, 위장증상의 존재, 신체기능력, 대사변화) 와 신체진단 4가지 요소(피하지방의 손실, 근육손실, 부종, 복수)에 대한 주관적인 평가를 통해 얻은 정보로 영양상태의 등급을 정한다.

표 4-7 주관적 종합판정의 요소

건강, 식이 이력	■ 지난 6개월, 2주간의 체중의 변화
	■ 식이섭취변화와 변화 기간 ■ 현재식이 : 미달의, low-calorie, 물 또는 결핍된 식사인지 ■ 위장질환징후 : 구역질, 설사, 구토 또는 식욕감퇴 ■ 기능적 능력 : 최적 또는 미달, 보행가능인지 누워만 지내는지 ■ 현재의 건강진단 ■ 대사적스트레스 정도 : 낮은, 보통, 높은
신체검사	■ 피하지방 손실 : 삼두근 또는 가슴 ■ 근육 소실 : 대퇴부 또는 삼각근 ■ 발목부종 ■ 천골부종 ■ 복수
SGA 비율	■ 최근 체중이 증가하였다면 양질의 영양공급, 보통의 지방/근육 손실 이력의 개선 ■ 5%초과 체중감소(수분함량변화가 아닌)라면 보통의 영양불량, 음식섭취감소, 보통의 지방/근육 손실 ■ 10%초과 체중감소(수분함량의 변화가 아닌) 심각한 영양실조, 극심한 지방/근육 손실, 부종

자료 출처: A. S. Detsky and coauthors, What is subjective global assessment of nutritional status? *Journal of Parenteral and Enteral Nutrition* 11 (1987): 8 – 13.

객관적인 신체계측이나 생화학적 자료보다 더 정확하게 감염발생을 예측할 수 있을 것으로 생각되며 주로 신장질환이나 간 질환환자에게 적용되고 있다.

핵심정리

- 영양 평가는 이력정보, 신체계측 검사, 생화학적 분석, 신체검사를 포함한다. 건강관리자는 24시간 회상법, 식품섭취빈도조사법, 식사기록법, 직접관찰법 등을 통해 식품의 섭취상태를 평가한다.
- 신체계측은 성장패턴, 과잉영양, 영양부족 그리고 신체구성을 평가하는 데 유용하다.
- 알부민, 트랜스페린, 프리알부민과 같은 혈장단백질은 다양한 건강상태에 영향을 받긴 하지만 단백질 상태를 평가할 수 있다.
- 신체검사는 영양문제와 관련 있는 영양결핍, 체액 불균형, 기능 손상의 징후를 나타낸다.
- 영양상태의 정확한 평가를 위해서는 한 가지 방법을 적용하는 것 보다는 여러 영양상태 평가방법을 병행하는 것이 중요하다.

영양관리의 적용

건강관리를 위해서는 영양판정을 위한 정보를 수집해야 하며 이를 기초로 영양관리가 수행된다. 영양관리 계획에는 보통 식사조절(dietary modification)과 영양교육(nutrition education)이 포함되며, 영양관리의 양상에 따라 다른 건강전문가들의 도움이 필요하다.

식이요법의 적용

일반식과 **치료식**으로 나누어지는데 일반식은 일반 입원환자에게 주는 식이로 식사의 내용 · 형태 · 양에 특별한 제한이나 변경이 없고 건강인이 가정에서 먹는 식사와 동일한 식사를 말한다. 치료식은 일반식과 다르게 각 질환별로 다른 형태의 식사이며, 영양소의 조절이 이루어지 식사이다.

일반적으로 많이 이용되는 치료식에 대한 예는 표 4-8과 같다. 기계적 연식이나 유동식은 소화기관에는 장애가 없으나 씹는 데 곤란한 환자를 위해 쉽게 삼킬 수 있도록 식품을 다지고 걸러서 부드럽게 만든 음식이다.

> **일반식(standard diet)** 건강인의 영양소 요구량에 부합되는 모든 식품들이 포함된 식단
>
> **치료식(modified diet)** 음식의 농도, 에너지 및 영양소량, 특정 식품의 포함 또는 제한 등 조절된 식단

치료식은 질병으로 손상된 장기기능의 회복을 위해 영양소를 조절한 식사법이다. 예를 들어 저지방식이나 저섬유식이는 소화기관에 장애가 있는 환자를 위한 식사이며 저칼륨식이는 부종이 있는 환자에게 적당한 식사법이다. 한편 고열량 고단백식이는 심각한 영양결핍을 치료하거나 예방하기 위한 식사법이다.

치료식은 환자의 개인별 상태에 따라 영양소의 양과 질, 식품선택 등이 달라져야 효과가 있으므로 환자의 식습관을 파악하는 것이 무엇보다도 중요하다.

표 4-8 식사처방의 예

종류	식사설명	적용지침
일반식 (질감과 농도에 따라서)		
기계적 연식	음식의 질감을 바꾼 것으로 식품을 으깨거나, 다지거나, 갈거나, 체에 걸러 부드럽게 한 연식	삼키기 어렵거나, 구강이나 인두의 장애, 구강이 극도로 예민해 씹을 수 없는 경우
유동식 (Blenderized liquid diet)	액상이거나 반 액상 상태의 식품으로 구성	씹거나, 삼키기가 어렵고 연식을 극복할 수 없는 경우
맑은 유동식 (Clear liquid diet)	실온에서 맑은 액상이고 결장에서 최소한의 잔유물이 남을 수 있는 액상식품	장관 수술이나 대장 내시경 준비 시, 급성위경련(위수술 후), 정맥내영양 후 이행기 경우. 단기간만 이용
치료식(영양소의 조절에 따라서)		
저지방식이 (Fat-restricted diet)	식사에서 지방을 < 50 g/day로 낮추거나 < 25 g/day로 극히 제한	지방 불내증으로 인한 흡수불량장애, 설사, 복부팽만, 지방변증인 경우
저섬유식이 (Fiber-restrict diet)	섬유소를 〈10 g/day로 제한	장이 예민한 상태, 수술 전 변의 양을 줄이고자 할 때의 식사로 장기간 이용되지는 않아야 함
저칼륨식이 (sodium-restricted diet)	Na을 제한 : 증상과 질병의 정도에 따라 제한	체내 수분 잔류를 방지거나 수분 배출을 유도할 때 : 고혈압, 울혈성 심부전, 신장질환, 간질환
고열량, 고단백식이 (High-calorie, high-protein diet)	열량과 단백질이 농축된 식품	칼로리와 단백질량을 권장할 때(암, AIDS, 화상, 외상 및 다른 질환). 또한 영양불량이나 영양상태 개선시, 체중증가가 필요한 때 이용

자료 출처 : American Dietetic Association, *Nutrition Care Manual*(Chicago: American Dietetic Association, 2005); American Dietetic Association, *Manual of Clinical Dietetics*(Chicago: American Dietetic Association, 2000).

식사 매뉴얼(diet manual) 치료식에서 허용되는 식품과 제한되는 식품의 종류 및 식단에 대한 예를 설명해놓은 것

경장영양(tube feeding) 위나 장에 관을 직접 연결하여 영양액을 주입하는 방법

정맥영양(intravenous feedings) 정맥을 통해 영양소를 공급하는 방법

간접 열량측정법(indirect calorimetry) 휴식 시의 산소 소비량과 이산화탄소 배출량을 측정함으로써 휴식 시 에너지 소비량을 측정하는 방법

식사 매뉴얼(Diet Manual) 식사 매뉴얼에서는 각 치료식에 대해서 섭취해야 할 식품에 대하여 자세히 설명하고 있다. 영양사들은 영양사협회나 기관에서 제시하는 식품성분표 등을 이용하여 식사 매뉴얼을 작성하며, 작은 의료시설에서는 규모가 더 큰 병원이나 영양 기관에서 제공되는 매뉴얼을 맞게 적용시킨다.

음식물 섭취방법의 결정(Alternative Feeding Routes) 대부분의 환자들은 정상식사를 통해 영양소 섭취가 충족된다. 영양 요구량이 높거나 식욕이 저하된 경우 섭취를 보충하기 위하여 유동식의 형태가 적용될 수 있으나 때때로 환자의 건강상태에 따라서 구강으로 영양소 섭취가 어려운 경우 위장관으로 영양을 지원하는 **경장영양**이나 정맥으로 영양공급을 지원하는 **정맥영양** 방법을 이용한다.

- **경장영양** 관을 위나 장관에 직접 연결하여 영양적으로 완전한 영양액을 주입하는 방법이다. 위장관이 기능을 하는 환자의 경우 정맥영양보다 경장영양이 더 바람직하다(예 : 구강을 통해서는 음식물을 먹을 수 없는 혼수상태의 환자가 음식물을 정상적으로 소화시켜 흡수가 가능한 경우).
- **정맥영양** 환자의 건강상태가 악화되어 위장관을 통한 영양공급이 금지된 경우에 이용되는 방법이다. 즉, 환자가 영양결핍 상태나 위장관이 장기간 동안 기능이 어려운 경우 이용된다.

식사처방 의료기관에서의 식이 처방은 일차적으로 의사가 책임진다. 식사처방은 혼돈될 수 있는 부분(예: 'low-sodium diet'인 경우 sodium의 허용량)을 정확하게 명시되어

야 한다. 의사는 식사처방이 적절하지 못하고 시기적으로 바꾸어야 할 때 영양사 혹은 간호사에게 식사처방의 변경을 제안하고 그에 대한 대책을 마련한다.

금식(Nothing by Mouth ; NPO) 환자에게 음식물이나 음료, 약제를 전혀 주어서는 안 되는 경우에 금식처방이 내려진다. 예를 들어 '24시간 NPO' 혹은 'X-ray이후까지 NPO'라고 처방한다. NPO처방은 일반적으로 급성질환이거나 위장관 내를 포함한 진단검사 동안에 사용된다.

에너지 요구량의 결정

에너지 필요량은 환자의 건강문제, 치료법, 현재 영양상태 그리고 활동 정도에 따라 다르다. 입원환자인 경우, 휴식기간에 산소 소모량과 이산화탄소의 제거량을 통해 휴식대사량(resting metabolic rate ; RMR)을 측정한다.

이러한 과정은 활동량의 정도를 측정하는 방법으로, 임상의들이 종종 환자들의 평균 활동량을 측정하기 위해 사용한다.

RMR이 측정되면 RMR에 스트레스 정도, 활동 수준, 임상치료 시 발생될 수 있는 문제들에 의해 영향을 받게 되는 변수나 인자들을 곱하여 환자가 필요로 하는 에너지 요구량을 산출한다. 많이 사용되는 RMR 평가법에 대하여 표 4-9에 나타내었다.

특히 중환자들의 경우에는 에너지 요구량은 열이나 산소호흡기, 불면증 또는 상처의 정도에 따라 증가될 수 있다. 중환자들은 보통 침상에 누워있거나 거동이 불편한 관계로 활동량으로 인한 에너지 요구량의 변화는 극히 적다.

표 4-9 휴식대사량 평가을 위한 계산법

Harris-Benedict[a] 방법

여성 : RMR = 655.1+[9.563 × 체중(kg)] + [1.85 × 신장(cm)] − [4.676 × 나이(연령)]

남성 : RMR = 66.5+[13.75 × 체중(kg)] + [5.003 × 신장(cm)] − [6.755 × 나이(연령)]

Mifflin-St. Jeor 방법

여성 : RMR = [9.99 × 체중(kg)] + [6.25 × 신장(cm)] − [4.92 × 나이(연령)] − 161

남성 : RMR =[9.99 × 체중(kg)] + [6.25 × 신장(cm)] − [4.92 × 나이(연령)] + 5

WHO/FAO/UNU[a] 방법

여성(연령 구분) :

10~18 : RMR = [7.4 × 체중(kg)] + [482 × 신장(m)] + 217

18~30 : RMR = [13.3 × 체중(kg)] + [334 × 신장(m)] + 35

30~60: RMR = [8.7 × 체중(kg)] − [25 × 신장(m)] + 865

>60 : RMR = [9.2 × 체중(kg)] + [637 × 신장(m)] − 302

남성(연령 구분) :

10~18 : RMR = [16.6 × 체중(kg)] + [77 × 신장(m)] + 572

18~30 : RMR = [15.4 × 체중(kg)] − [27 × 신장(m)] + 717

30~60 : RMR = [11.3 × 체중(kg)] + [16 × 신장(m)] + 901

>60 : RMR = [8.8 × 체중(kg)] + [1,128 × 신장(m)] − 1,071

[a] Although these equations are sometimes used for estimating basal metabolic rate (BMR), they were derived from data measured during resting conditions in most cases.

How To

입원환자의 에너지 필요량을 구하는 방법의 예

입원환자의 에너지 요구량을 결정하기 위하여 환자의 휴식 대사량(RMR)과 질병에 노출된 부가적인 에너지 요구량인 부상계수(stress factor)를 구한다.

예 : WHO/FAO/UNU 공식(표 4-9)과 스트레스 지수 1.25를 이용하여 여자 54세, 신장 5 피트(feet), 체중 115 파운드(pounds) 환자의 에너지 필요량을 구하시오.

Step1 : 환자의 체중과 신장을 사용되는 단위로 환산한다.

체중[파운드(lb)를 킬로그램(kg)으로 환산] = 115 lb ÷ 2.2 lb/kg = 52.3 kg

키 [인치(inch)를 미터(m)로 환산] = 63 inch × 0.0254 m/in = 1.6 m

Step2 : WHO/ FAO/UNU 공식에 따라서 30~60대 여성들의 RMR을 계산한다.

휴식대사량(RMR) = [8.7 × 체중(kg)] − [25 × 키(m)] + 865
= (8.7×52.3) − (25×1.6) + 865
= 455 − 40 + 865
= 1,280 kcal

Step3 : RMR에 스트레스 지수를 곱한다.

휴식대사량(RMR) × 부상계수(stress factor) = 1,280 × 1.25
= 1,600 kcal

이 환자의 적정 칼로리 필요량은 약 1,600 kcal이다. 환자의 체중변화를 체크하여 좀 더 정확한 에너지 필요량을 산정하며, 환자의 상태가 호전됨에 따라서 에너지 필요량도 바꿔 주어야 한다.

에너지 요구량을 측정하는 또 다른 방법으로는 환자들의 체중에 질병 상태에 따른 적절한 인자들을 부가하여 평가하는 방법이 있다. 평균적으로 중환자들의 에너지 요구량을 보통 하루에 체중 kg당 25~30 kcal 정도로 보는데, 예를 들어 160파운드(72.7 kg)의 체중이 나가는 중환자에게 필요한 하루 에너지량은 1,818~2,128 kcal가 된다. 환자의 에너지 섭취량은 이러한 방법들로 결정되며 환자의 몸무게와 그 밖의 영양상태의 변화에 영향을 주는 요인들에 의해 조절된다.

영양관리의 접근

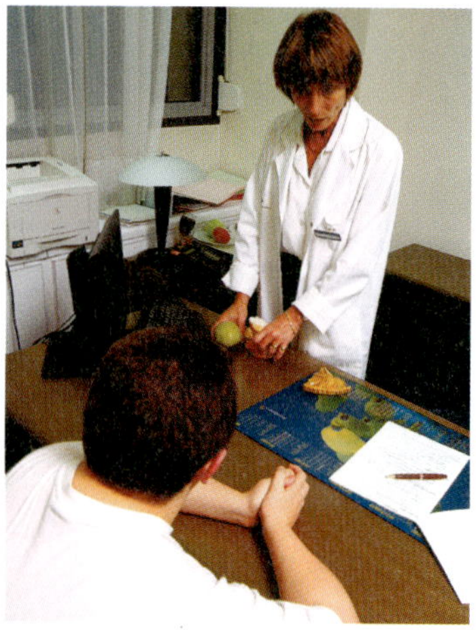

식이상담은 그 사람의 문화, 교육 수준 변화에 대한 동기부여에 대하여 민감하게 이루어져야 한다.

영양관리계획은 보통 식사조절과 영양교육을 포함한다. 개인의 영양상태는 개인이 위치한 주변사회나 개인의 식습관에 의해 좌우되므로 영양관리를 할 때에는 이러한 점에 대한 이해가 이루어져야 한다. 특히 장기간의 영양치료를 필요로 하는 사람에게는 이러한 노력이 더욱 필요하다.

장기간의 식사 중재(Long-term dietary intervention) 장기간의 변화가 필요할 때의 영양관리 계획 시에는 현재 식습관, 생활양식, 운동 정도를 고려해야 한다. 행동 변화는 중재기간 각 단계에서 일어나는 과정이다. 따라서 일반적으로 상담이 필요하다. 다음에 제시하는 예들은 장기간 영양교육 시 식사변화를 유도하기 위해 도움이 될 것이다.

- **변화를 위해 개인의 준비상태를 결정한다** 어떤 사람들은 자신의 식습관을 바꾸려는 의지가 약할 수 있으며, 의지가 강한 사람들조차도 필요한 단계를 받아들일 준비가 완전하지 않을 수 있다. 건강 상담자는 영양관리계획을 실천하기에 앞서 환자가 새로운 식사습관을 받아들일 준비가 되었는지를 고려해야 한다.
- **무엇을 먹지 않을까 보다는 무엇을 먹을 것인가를 강조한다** 제한 식품보다는 식사에 포함되는 식품들을 강조하는 것이 식습관 변화를 쉽게 유도할 수 있다. 예를 들어 환자에게 제한해야 할 버터, 크림 소스, 아이스크림을 말하는 것보다 섭취해야 할 과일류와 야채류를 강조하는 것이 식습관 변화에 더 유용한 메시지가 된다.

- **한 번에 한 가지나 두 가지 변화만 제안한다** 일상적인 식사로부터 너무 많은 식품들이 제한되지 않도록 한다. 만약 한 가지나 두 가지 변화의 제안이 성공했다면 계획에 강도를 높여 부가적인 제안을 하도록 한다. 더 엄격한 영양관리는 더 빠른 결과들을 볼 수 있으나 동기가 더 강한 사람들에게만 유용하다.

영양교육 영양교육은 환자들로 하여금 자신들의 특별한 내과적 상태에 영향을 미칠 수 있는 식이요인에 관하여 배울 수 있도록 한다. 이러한 지식은 환자 자신의 건강상태에 영향을 주는 식사나 생활양식을 변화시키는 동기가 된다.

영양교육 프로그램은 환자의 연령, 지적수준, 문화적 환경이 고려되어야 한다. 학습법 또한 고려되어야 한다. 어떤 사람들은 유인물을 통한 대화가, 어떤 사람들은 실제적으로 보이는 실물모형(음식 모형과 측량 도구)이 교육에 더 효과적일 수 있다.

정보는 개인면담 혹은 그룹토론 방식으로 제공될 수 있다. 또한 상담에서는 매체의 이해 정도와 식생활 변화 여부를 판정하여 식사관리 계획이 성공적으로 수행되었는지를 조사한다. 유당불내증 환자와 유제품을 싫어하는 여성의 영양상담의 예는 다음과 같다.

- 우유나 유제품이 제한되면서 영양적으로 적합한 식단을 제시한다. 피상담자는 영양사와 함께 자신의 기호도를 고려한 식단을 계획할 수 있다.
- 식단분석 소프트웨어를 이용하여 식품선택을 어떻게 바꾸느냐에 따라서 식사의 칼슘 함유량이 달라진다는 것을 보여준다.
- 포장식품의 칼슘함유량을 알아보기 위해 식품성분표에서 1일 칼슘섭취량의 퍼센테이지를 활용하는 방법을 설명한다.
- 칼슘보강식품의 장 · 단점에 관한 정보를 제공한다.
- 칼슘함유량이 높은 비유제품(non-milk products)에 관한 피상담자의 이해도를 판정한다.

영양사는 다음 영양 상담에서 피상담자의 식습관 변화에 대하여 모니터할 수 있다.

영양상담의 문서화

영양관리는 여러 가지 방법 중에서도 의무기록으로 설명되어진다. 가장 많이 쓰이는 것이 SOAP 형태이다. 이 서류는 환자의 영양관리를 위한 주관적 · 객관적 판정, 계획에 관한 정보를 준다. 주관적인 정보는 환자나 환자의 가족 면담 시 얻은 정보와 질환에 관련된 증상과 불편사항에 관한 내용이다.

객관적인 정보는 영양 스크리닝 혹은 검사자료(생화학적 검사, 신체계측 검사, 신체검사자료)를 말한다. 판정은 주관적 · 객관적 자료를 근거로 한 평가를 말하며 영양문제를 간단히 서술한 내용이다. 계획에는 식이처방이나 영양교육, 문제를 해결하기 위한 대책 등의 내용이 기록된다(그림 4-4).

이러한 영양상담에 대한 기록은 사용되는 특정한 서식보다 그 내용이 중요하다. 건강관리 전문가들은 환자들의 진료 기록을 기입하기에 앞서 각 의료시설에서 선호하는 자료의 도표화 과정을 습득할 필요가 있다.

일반적으로 진료기록은 다른 건강관리팀원들이 쉽게 읽고 빨리 이해할 수 있도록 가능한 간결하게 작성해야 한다. 이러한 표준화된 도표화 규격은 전산자료 시스템에서 사용된다.

그림 4-4 SOPA note의 예

SOAP NOTE

환자 이름 : 홍길동 **날짜 :** 2008. 8. 8

연령 : 58세 **성별 :** 남 **질환명 :** 고지혈증

Subjective :

최근에 고지혈증임을 알았으며 뚜렷한 증상이 없다. 수치를 감소시키기 위하여 식사요법 시도와 생활양식을 바꿀 필요성을 인지하고 있음. 체중감소에 대한 의지가 있음

Objective :

Total-Cholesterol : 288 mg/dL 공복시 혈당 : 101 mg/dL
HDL-C : 48 mg/dL HbA1C : 5.1%
LDL-C : 24 mg/dL 체중 : 268 lb 신장 : 6 ft
Triglycerides : 132 mg/dL 허리둘레 : 45″ BMI : 35.4

Assessment :

복부비만, LDL 수치가 높음, 체중감소와 생활양식의 변화로 고지혈증의 개선 요구됨 ; 의학적 치료 이전에 체중감소와 생활양식의 개선의 의지가 매우 고무적임

Plan :

목표 : 6개월간 체중 15 lb 이상 감소 ; 식품 1회 분량과 저칼로리 식품선택 지도, 환자에게 30분간 걷기운동 프로그램 시작
다음 방문 : 한달 후 ; 환자는 식품 1회 분량을 설명한다.
추천사항 : 8월 17일 심장 건강 워크숍 ; 부인과 함께 참석하도록 한다.

작성자 : 김정미 **직위 및 소속 :** 영양사, 영양과

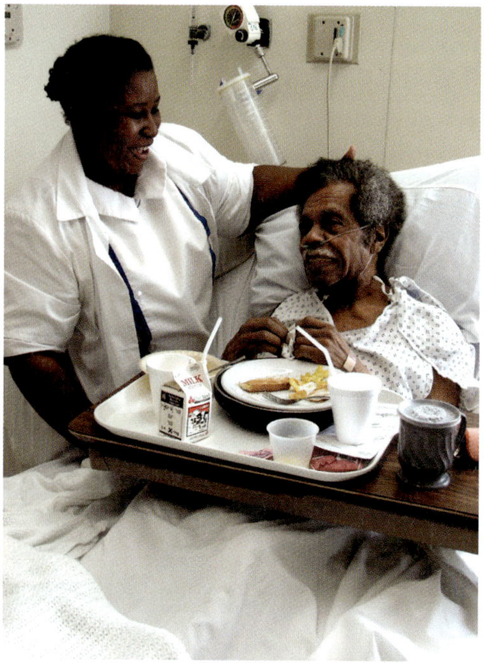

사람들은 안정되고 좋은 분위기에서 식사하기를 즐긴다.

식사섭취 개선하기

병원이나 의료시설에 있는 환자들은 질환상태, 치료 혹은 우울증으로 인해 종종 식욕을 잃는다. 게다가 일부 약들과 다른 치료요법들은 입맛을 크게 바꿀 수 있다. 일반적으로 환자들은 배고프거나 그렇지 않은 특정한 시간에 식사를 받고 동료들이 없는 침대에서 혼자 먹어야만 한다. 이러한 환경에서 식사를 하는 것은 즐거운 경험이라기보다는 하기 싫은 따분한 일이다. 또한 환자가 고통 중이거나 진정상태에 있는 중이라면 식사가 귀찮을 수도 있다.

영양사와 간호사는 환자의 식사를 돕는 중요한 역할을 한다. 만약 질환에 의해 식욕과 입맛을 잃는다면 건강 책임자는 환자가 가장 선호할 수 있는 음식이 무엇인지 찾도록 해야 한다. 음식이 제공 되었을 때 간호사는 식사 전에 환자가 손을 씻을 수 있도록 도와주고, 음식과 식기가 식욕을

자극할 수 있도록 배열되었는지를 체크한다. 다음으로 식사시간에 식사섭취를 돕기 위한 방법들을 열거해 보았다.

How To

환자의 식사섭취를 돕는 방법

1. 환자의 상태를 마음으로부터 공감한다. 먹는 것이 얼마나 어려운지를 이해하고 있다는 것을 보여주라. 너무 아파서 움직일 수 없고, 너무 지쳐서 앉을 수 없는 상태인가를 상상하라.
2. 동기부여를 하라. 환자가 회복되기 위해 영양이 얼마나 중요한지를 이해시켜라.
3. 환자가 좋아하는 음식과 적당한 메뉴들을 표시할 수 있도록 돕는다. 상태가 좋다면 친구나 가족들이 병원 밖에서 선호하는 음식을 가지고 오는 것을 허용한다.
4. 허약한 환자들을 위하여 먹기 쉬운 음식을 제안한다. 예를 들어 로스트 비프 샌드위치는 스테이크를 썰어서 먹는 것보다 간편하다. 컵에 담겨 마실 수 있는 스프는 스푼으로 떠먹는 것보다 쉽다.
5. 환자가 식사를 할 수 있도록 돕는다. 환자가 침대나 의자에 앉아서 편하게 식사를 할 수 있도록 돕는다. 테이블의 거리와 높이가 환자에게 편안한지 살피고 깨끗한지를 확인한다.
   식사가 도착하기 전에 이러한 것들을 확인하고 식사가 오면 즉시 배식되어 적온의 식사가 되도록 한다.
6. 식사 카트가 도착했을 때 환자의 식사인지를 확인한다. 환자가 올바른 식사를 받고 있는지, 메뉴에 정해진 음식들인지, 음식들이 외관상 좋아 보이는지를 확인한다. 식사가 적절하지 않다면 쟁반에 놓인 새로운 것을 주문한다.
7. 필요하다면 먹는 것을 돕는다. 환자가 그릇의 뚜껑을 열고 음식을 자를 수 있도록 도우며, 환자 스스로 먹을 수 없다면 먹여준다.
8. 먹는 문제는 해결하도록 노력한다. 환자가 식욕이 없더라도 가장 영양적인 음식을 먼저 먹을 수 있도록 격려하고 식사 사이에 음료를 마실 수 있도록 한다.
9. 병원음식에 대하여 긍정적인 태도를 가지도록 한다. "나는 이 음식을 먹을 수 없어"라고 말하는 대신에 "영양과에서 음식을 맛있게 만들려고 정말로 노력했구나. 우리는 해결책을 찾을 수 있으리라 확신해"라고 말 할 수 있도록 한다.

핵심정리

- 질병을 치료하기 위한 식사조절은 영양소의 함량이나 음식의 형태나 내용이 조정될 수 있다. 식사처방 매뉴얼에는 치료식에 대한 정보가 제공되어 있다. 질병이나 수술 등으로 일반 식사로는 영양공급이 어려운 환자들을 위한 영양지원으로 경장영양(tube feeding)과 정맥영양(intravenous feeding)이 있다.
- 환자를 위한 에너지 요구량(필요량)은 휴식대사량(RMR)을 측정하거나 계산하여 구하고 질병의 정도에 따른 부상계수(Stress factor)를 곱하여 계산한다.
- 영양관리는 환자의 식품선호도와 식습관 변화를 하고자하는 의지를 고려하여 이루어져야 한다. 영양교육은 개인적으로 선호한 학습법과 개인이 갖고 있는 질병의 특성을 맞추어 이루어져야한다.
- 장기입원환자는 식사 시간에 보조가 필요할 수 있으며 적절한 영양섭취를 위한 꾸준한 상담과 격려가 필요하다.

분석

임상 적용

1. 다음 사례에 적용 가능한 영양 적용 사항을 기술하여라: 77세, 최근에 배우자 사망하여 홀로 거주, 보행보조기 사용, 치아가 없고 틀니를 사용하지 않음, 고혈압과 당뇨의 과거 병력, 이뇨제 복용.

2. 키가 181 cm, 현재체중이 72 kg, 평소체중이 81 kg인 남자의 %IBW와 %UBW를 계산하라. 표 4-5에 있는 방법을 이용하여 이상체중을 추정하라. 체중 조절에 관하여 어떤 정보를 더 줄 수 있겠는가?

3. 제임스는 187 cm이고 평소체중이 81 kg인 49세 남자이다. 그는 오토바이 사고로 가벼운 상처를 입고 병원에 입원하여 치료를 받았다. 'HOW TO'를 참고하여, 적절한 WHO/FAO/UNU의 공식과 스트레스 요인 1.25를 적용한 그의 에너지 요구량을 계산하라.

4. 가벼운 수술을 위해 입원한 할머니의 영양 스크리닝 결과 영양상태 불량이 아닌 것으로 나타났다. 따라서 영양 판정을 거치지 않고 일반식을 공급하였다. 수술 후 심각한 합병증이 나타났고 생각했던 것보다 회복이 늦었다. 당신은 그녀가 며칠 동안 거의 먹지 않았고 먹는 데 관심이 없었다는 것을 알게 되었다. 그녀가 음식에 관하여 갖고 있는 문제를 진단하고 기술하기 위하여 행해야 할 몇 가지 단계를 설명하라.

자가 평가

1. Mr. Hom은 질병으로 인해 식욕부진, 연하곤란, 구강통증을 겪고 있다. 그는 무엇으로 인한 영양불량의 위험이 있는가?
   a. 대사의 변화
   b. 식품섭취의 감소
   c. 영양소 배설의 변화
   d. 소화 흡수의 변화

2. 영양관리 과정은 다음 중 무엇을 위한 체계적인 접근인가?
   a. 식품의 영양소 함량 규명
   b. 특별한 식사의 주문
   c. 영양 스크리닝을 수행
   d. 환자의 영양 요구를 충족

3. 다음 중 환자의 영양불량을 초래하는 위험 요소가 아닌 것은?
   a. PEM(단백질-열량 영양불량)과 연관되는 건강 문제를 갖고 있다.
   b. 영양 요구에 영향을 미치는 복약 처방을 받아 시행하고 있다.
   c. 배우자와 함께 중산층의 이웃과 함께 거주한 사회적 이력을 가지고 있다.
   d. 과거 5일 이상 식품섭취량이 상당히 감소하였다.

4. 다음 식사섭취조사 방법 중 보건 관리자가 열량 섭취량을 계산할 때 사용하는 방법은?
   a. 24시간 회상법
   b. 식품섭취빈도조사법
   c. 식품 기록법
   d. 직접 관찰법

5. 이상체중이 68 kg이고 실제체중이 83 kg인 경우 이상체중비율(%IBW)은 얼마인가?
   a. 123%
   b. 150%
   c. 23%
   d. 81%

6. 영양불량인 환자가 음식을 먹기 시작했다. 다음 중 어떤 검사방법을 사용하면 환자의 영양상태 개선을 가장 빠르게 판단할 수 있는가?
   a. 알부민
   b. 트랜스페린
   c. 혈청 전해질
   d. 레티놀 결합단백질

7. PEM(단백질—열량 영양불량)의 증세 중 신체계측으로 확인되지 않는 것은?
   a. 저혈장단백질
   b. 부서지기 쉬운 머리카락
   c. 상처치료지연
   d. 성장 지연

8. 간호사가 환자에게 처방된 식단에서 환자에게 주지 않아야 한다고 판단되는 식품을 발견하였다. 그 식품이 적절한지를 판단하기 위해서 간호사가 확인해야 하는 자료는 무엇인가?
   a. 영양 관리 계획
   b. 식사요법 지시
   c. 식사 매뉴얼
   d. 의무 기록

9. 성공적인 영양 중재는 다음 중 무엇에 관한 목록을 포함하겠는가?
   a. 환자가 시도한 식사섭취의 변화
   b. 환자가 섭취하지 않아야 할 식품
   c. 환자의 식단에 포함할 수 있는 식품과 음식의 종류
   d. 환자의 식사섭취가 변해야만 하는 이유

10. 영양교육의 실천 방법에 영향을 미치는 가장 중요한 요소는 무엇인가?
   a. 피교육자의 영양 요구와 영양 상태
   b. 피교육자의 능력과 동기
   c. 피교육자의 병원력
   d. 의무기록의 기재사항

정답은 부록을 참조.

영양학적 유전학

의사가 입안을 문질러 얻은 세포 샘플을 **게놈** 탭에 넣는다고 가정하자. 우리는 짧은 시간에 질병의 발병 가능성 밝혀줄 보고서를 얻을 수 있고, 이를 바탕으로 건강전문가들은 건강을 유지할 수 있는 생활습관의 변화와 식이를 권장해준다.

또한 믿기 힘들겠지만 발병할 가능성이 높은 질병에 대한 예방책을 얻게 될지도 모른다.

이러한 가능성은 **영양적 게놈**, 즉 **유전자 표현**에 대한 식이의 영양적 연구라는 새로운 분야에서 일하는 과학자들에 의해서 연구되고 있는 중이다. 최근 연구에 따르면 몇몇 식이 요인들이 특별한 유전학적 변이를 가진 사람들에게 더 이로울(혹은 더 해로울) 수 있다고 주장하고 있다.

영양적 게놈들에 발병성이 있는 사람을 위한 개개인의 세부적인 욕구에 맞게 설계된 맞춤식 식이처방을 제안한다. 다음의 용어 설명은 유전과 관련된 용어를 설명하고 있다.

게놈(genome)이란 무엇인가?

유전적 정보는 모든 우리 몸 세포의 핵 속에 있는 DNA 분자 속에 부호화되어 있다. 그림 NP4-1은 유전적 물질인 **게놈**(세포 속에 있는 유전적 정보의 완전한 세트)이 어떻게 구성되어 있는지를 보여준다. DNA 분자는 46개의 **염색체**에 연관된 단백질과 결합되어 있다.

궁극적으로는 단백질로 번역될 수 있는 한 줄의 DNA 조각들을 **게놈**이라 부른다. 각 유전자 속에 있는 **뉴클레오티드**의 배열순서가 특별한 단백질의 아미노산 배열순서로 부호화한다.

과학자들은 인간 게놈 속에 있는 2만~2만 5천 개의 유전자가 있는 것으로 추정하고 있다. 그렇지만 DNA가 단백질로써 유전자에 코드화된 것은 극히 적은 비율이고, 대부분은 기능과 **배열순서가 코드화되어 있는지는 확실하지 않다.**

단백질이 만들어질 때, DNA 배열순서 속의 정보는 세포핵으로부터 유전정보를 운반하는 전이 RNA 분자로 복사된다. 유전자 합성 과정은 세포 조직 샘플 속에 있는 전달자 RNA의 양을 결정함으로써 측정된다. 수천 개의 유전자 합성 과정은 **미세정렬 기술**(그림 참고)을 이용하여 동시에 측정될 수 있다.

그림 NP4-1 **인간 게놈(The Human Genome)**

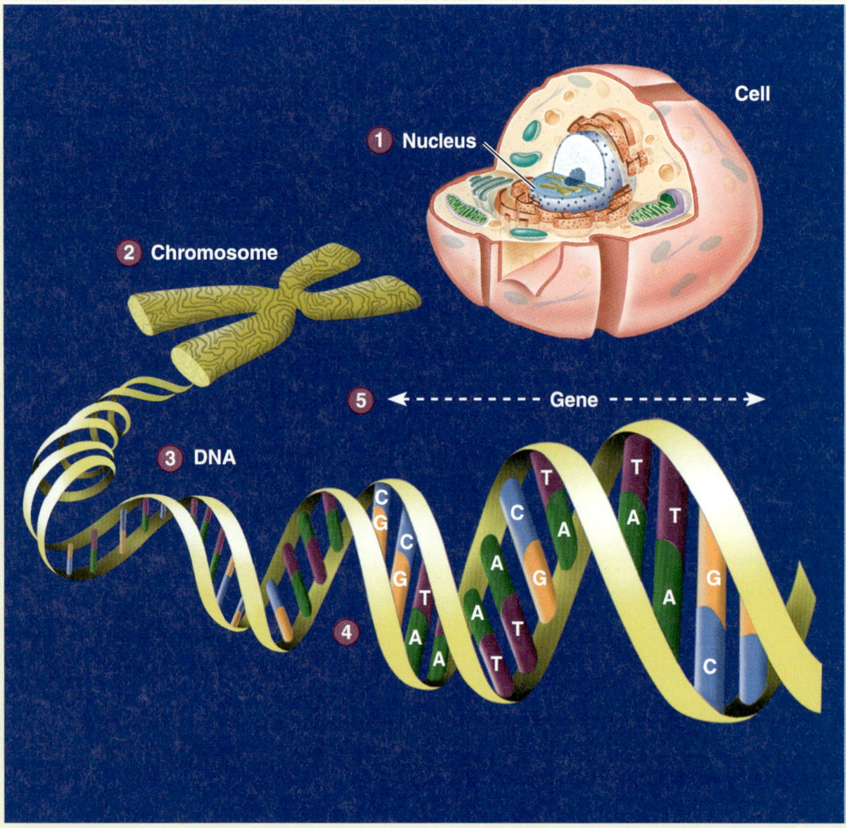

1. 인간 게놈은 세포의 핵 속에 있는 46개의 염색체로 조직된 유전적 물질의 완전한 세트이다.
2. 염색체는 DNA와 관련된 단백질로 이루어져 있다.
3. DNA 분자의 이중 나선형 구조는 2개의 긴 사슬 형태인 뉴클레오티드로 이루어져 있다. 각 뉴클레오티드는 인산염 그룹, 오탄당과 염기로 구성되어 있다.
4. 뉴클레오티드 염기(C. G. A. T.)의 배열순서가 단백질의 아미노산의 배열순서를 결정한다. 염기는 염기짝의 수소 결합으로 연결되어 있다. 아데닌(A), 티아민(T), 구아닌(G), 시토신(C)
5. 유전자란 DNA의 한 분절로써, 한 개 또는 그 이상의 단백질을 합성하는 데 필요한 정보가 들어있다.

용어정리

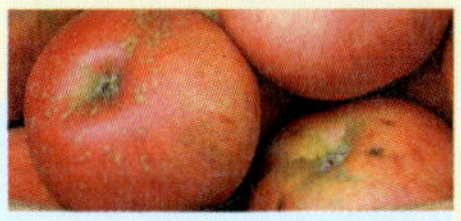

염색체(chromosomes) : 세포 DNA와 연관된 단백질을 포함하는 세포의 핵 속에 있는 구조

유전자 합성(gene expression) : 세포가 유전적 암호를 RNA와 단백질로 바꾸는 과정

유전자(genes) : 단백질을 만드는 데 필요한 정보를 담고 있는 DNA의 한 부분

게놈(genome) : 세포의 염색체 속에 있는 유전적 물질로 이루어진 것

genomics : 게놈을 연구하는 학문

유전적 형질 장애(inherited disorders) : 유전적 결함으로 생기는 의학적인 상태

미세정렬 기술(microarray technology) : 수천 개의 유전자 합성과정을 동시에 관찰하는 연구 기술

다유전자(multigene) 또는 다유전자를 가진(polygenic) : 한 개 이상의 유전자를 포함하는

암호화되지 않은 배열순서(noncoding sequences) : 단백질로써 암호화되지 않은 DNA 영역. 일부 암호화되지 않은 배열순서는 구조적 성질 또는 조절하는 성질을 가지고 있을지 모르지만, 그런 기능은 대부분 알려진 것이 없다.

뉴클레오티드(nucleotides) : DNA와 RNA 분자의 결합. 시토신, 티민, 우라실, 구아민, 아데닌의 합성 물질로, 각각은 인산염 그룹으로 구성되어 있으며 오탄당과 질소가 함유된 염기로 이루어져 있다.

DNA 분자는 긴 사슬 형태인 뉴클레오티드 2개로 이루어져 있으며, 반대편에 있는 뉴클레오티드 염기와는 수소결합으로 묶여 있다. 각각의 수소와 결합된 두 개의 뉴클레오티드를 염기 짝이라고 한다.

영양적 게놈(nutritional genomics) : 뉴트리게노믹스로 알려져 있으며, 유전적 단백질 합성과정 대하여 식이가 미치는 효과를 연구하는 학문이다.

폴리모피즘(polymorphism) : 개인들 사이의 DNA 배열순서의 차이. 한 개의 뉴클레오티드—폴리모피즘은 DNA 배열에서 한 개의 뉴클레오티드를 포함하고 있다.

poly = many 많은
morph = form 형태
ism = condition 상태

프로모터(promoter) : 유전자 활성화에 연관된 DNA의 영역

전사 요소(transcription factors) : 유전자 합성과정을 조절하기 위하여 특수한 배열순서로 결합된 DNA의 단백질들

영양학적 게노믹스 연구는 어떻게 시작되었나?

인간 게놈 계획은 인간 게놈 배열순서 알기 위하여 정부와 산업체의 과학자들이 국제적인 노력을 한 결과 2003년 4월에 완성되었다. 그 계획은 엄청난 유전적 변화를 불러왔다. 인간의 염색체 속에 있는 DNA 배열순서 알게 됨으로써 과학자들은 생활습관의 변화와 식이를 바꾸는 것들이 어떻게 많은 유전자 합성을 바꿀 수 있는지를 연구할 수 있게 되었다.

이제는 게놈 속에 있는 개인적 유전자, 단백질 제품의 역할, 질병과 관련된 유전자와 단백질, 유전자 합성 과정에 영향을 미쳐서 질병을 일으키는 식이와 생활 습관 선택에 대하여 밝혀야 한다.

개인의 유전적 차이는 수년 동안 연구되었으며, 다양한 유전적 질병을 다루는 데 사용되는 특별화된 식이요법을 밝혀냈다. 예를 들면, 어떤 사람은 필수 영양분의 정상적인 대사를 방해하는 유전적 **결함을 물려받을 수도 있고**, 그래서 이런 영양분을 포함된 식품을 먹어야 할 필요가 있을 수 있다.

이와 같은 개념을 가지고 게놈 연구는 이루어지고 있다. 과학자들은 한두 개 유전자 변이에 초점을 맞추기보다는 많은 유전자 합성 과정을 연구하고 있다.

영양소가 어떻게 유전자 합성 과정을 변경하나?

어떤 영양소는 때때로 유전자 합성과정을 변화시킬 수 있다. 유전자 촉진자 영역(유전자 활성화를 포함한 DNA 영역)은 주된 **프로모터**로서 활동한다. **전사 요인**으로 알려진 다양한 단백질은 프로모터 영역과 결합하여 유전자 합성 과정을 강화하기도 하고 억제하기도 한다.

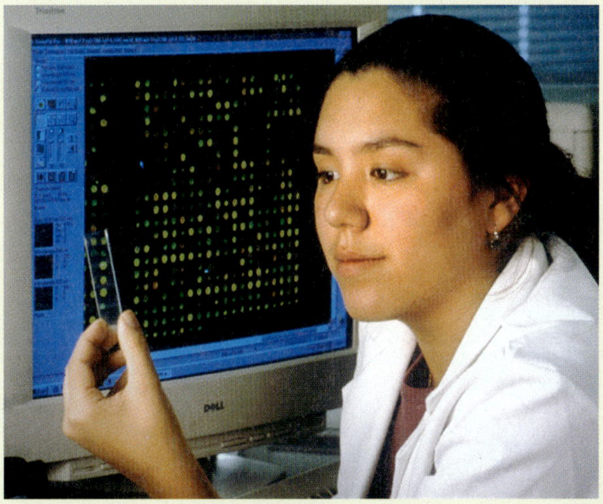

A DNA microarray allows researchers to monitor the expression of thousands of genes simultaneously.

식이 요소들과 호르몬의 결합은 DNA에 결합되는 세포핵과 성향에 이르는 전사 요인의 형태에 영향을 미친다.

영양소가 유전자 합성 과정에 어떻게 영향을 미치는 데 대한 상세한 예는 다음을 포함하고 있다.

- 콜레스테롤 합성을 하는 데 필요한 효소의 유전자 합성과정을 증대시키는 전사 요소는 세포의 콜레스테롤 양이 낮을 때만 세포핵 속으로 들어간다.
- 철분 저장 단백질, 철분 합성과정을 저해하는 전사 요인은 세포의 철분 함량에 기초한 DNA를 위한 친화력을 변화시킨다.

사람들에게는 얼마나 많은 유전적 변이가 있는가?

일란성 쌍둥이를 제외한 어떠한 두 개체는 유전적으로 동일할 수 없다. 그러나 어떤 두 사람의 유전학적인 변종은 단지 0.3%만, 매 1000개마다 단지 하나의 염기가 다르다. 가장 일반적인 유전적 차이점은 잘 알려진 **polymorphims**로써, single nucleotides의 변화이다(**single-nucleotide polymorphisms**).

만약 진행하는 방향의 단백질의 아미노산 배열순서에 영향을 주면, 단백질의 기능이 바뀌는데 이와 같이 변이는 매우 중요하다.

유전학적인 변이는 사람들 사이에서 다양하게 일어나며, 사람마다 다른 겉모습과 대사적 특성으로 똑같은 사람이 있을 수 없는 인간의 존재를 설명한다. 환경적 유전인자 또한 우리가 발병하기 쉬운 질병을 예측할 수 있게 해준다.

단일 유전자에 의해 걸린 질병은 비교적 드물고 일반적으로 어린 나이에 나타나는 경향이 있다. 반면에 통상적인 질병, 이를테면 심장병과 암은 많은 유전자에 의해 영향을 받고 몇십 년 혹은 더 오랜시간에 걸쳐 발생하는 경향이 있다.

일부 경우에 더 큰 복합 **multigene** 또는 **polygenic**이 많은 유전자의 이상 질병의 장애를 유발할 수 있다. 그러나 단 한 개의 유전자도 질병의 원인이 될 수도 있다.

단일 유전자에 의해 일어나는 질병의 몇 가지 예를 들어보자.

한 개의 유전자에 의해 나타나는 질병의 예로는 PKU, 적혈구 세포의 빈혈증과 철분증인 hemochromatosis가 있다. 단일 유전자에 의해 나타난 질병은 대사를 심각하게 붕괴시킬 수 있고 식이요법이나 의학의 도움이 필요할 수 있다. 그러나 모든 단일 유전자가 질병이 생명을 위협하는 결과를 가지고 있는 것은 아니다.

예를 들면 유당불내증은 락타아제 유전자의 프로모터에 의한 변성으로 치료할 수 있다. 이는 위장의 불쾌감을 유발할 수 있지만 단순한 식사요법의 변화로 쉽게 고칠 수 있다.

single-gene 질환과 multigene 질환은 어떤 차이가 있을까?

Multigene 질병은 일반적으로 생활습관과 식생활을 등 수많은 환경적 요인들에 의해서 발생된다.

이러한 환경적 요인은 유전자 합성과정에 영향을 줄 수 있다.

또한 multigene 질병은 몇 년에 걸쳐서 발전하기도 한다. 따라서 유전학적으로 감염되기 쉬운 질병을 알 수도 있고, 식생활의 변화와 적절한 생활습관이 개인의 질병 발병률을 줄일 수도 있다.

Mutiple gene의 영향을 받은 예로 심장병을 들어보자. 심장병은 유전적 인자와 연관된 생리적 기능과 물질대사의 기능에 대하여 영향을 주는 많은 위험인자들을 설명할 수 있을지도 모른다.

심장병의 중요 위험인자는 고콜레스테롤증을 포함해서 비만, 당뇨병, 고혈압 등이다.

이러한 위험 유전인자의 근본적인 원인은 거의 알려져 있지 않다. 일반적으로 위험 유전인자의 존재를 알리는 임상병리학적인 사진으로는 질병들이 일어나는 이유를 알 수 없다.

앞으로는 특이한 유전적인 변성과 개체의 위험유전인자의 발전 사이의 물질대사의 변화를 증명해야 한다. 예를 들면, 혈중 고콜레스테롤의 원인을 알기 위해서 콜레스테롤의 과도한 섭취, 간에서 과도한 콜레스테롤 생산 혹은 콜레스테롤 소모의 부족 등을 검사해야 한다.

게놈 연구는 사람들 사이의 영양 요구량의 차이를 조사하는 데 이용될 수 있는가?

대부분 사람들이 필요한 영양을 정확히 권장량에 맞게 섭취하더라도, 건강한 사람들의 게놈 변이에 대해서 연구하는 것은 유익하다. 유전 연구로 개인에 따른 적절한 영양 권장량을 알 수 있을 것이다. 더욱이, 이상적인 영양상태 지수는 여전히 아연, 마그네슘, 크롬과 같은 몇몇 미네랄이 부족하다.

과학자들은 다양한 영양분 결핍이 어떻게 유전적 단백질 합성과정에 영향을 미치는지를 밝혀줄 게놈 지도를 만들려고 노력하고 있다. 이 지도는 결국 영양결핍을 진단하는 데 도움이 되는 자료를 제공할 것이다.

인간 게놈에 대한 지식이 건강관리를 위한 방법을 본질적으로 바꿀 수 있는가?

게놈 연구를 둘러싼 열의는 현재에 임상의학적 상태와 사람마다 다른 생활습관 모두의 조건에서 볼 때 명확히 상관관계로 표현되어야 한다.

비평가들은 질병을 위한 유전자 표시가 단순하고 비용이 들지 않는 임상의학 측정보다 유용한지, 유전적인 것과 환경의 영향 모두를 반영하는 것이 더 유용한지 의문을 가지고 있다.

다시 말해서 어떤 사람이 유전적으로 고콜레스테롤에 감염되기 쉽다는 것을 아는 것이 어떤 사람의 현재 혈액 콜레스테롤 수치를 알고 있다는 것보다 반드시 유익하지는 않다.

만약 어떤 질병이 많은 유전적 위험 요인들을 가지고 있다면, 감염되기 쉬운 예민한 각각의 유전인자는 스스로 작은 영향력을 가질 수도 있다. 그와 같이 개인의 유전적 표시를 확인하는 것은 유용하지 않을 수 있다.

유전학의 원대한 가능성은 질병의 정확한 예언과 효과적인 치료에 보다 더 유용해지고, 그러한 가능성과 결합된 정보는 많은 유전적 표시들을 확인할 수 있을 것이다.

위험 질병에 관한 추가적인 정보를 얻을 수는 있지만, 사람들이 좋지 않은 생활습관을 바꾸려는 동기가 부여되지 않으면 유용하지 않을 수도 있다. 예를 들어 현재 질병예방 지침들이 많음에도 불구하고, 많은 사람들은 건강을 향상시키기 위해 이미 알고 있는 지침을 지키는 것을 귀찮아 할 수도 있다.

연구자들은 규칙적인 운동과 적절한 몸무게, 적합한 식사 등의 생활양식의 변화로 심장병과 제2형 당뇨병을 80~90% 정도 예방할 수 있다고 판단하고 있다. 현재의 올바른 권장량 섭취를 어려워하는 사람들은 더욱 세부적인 식이 리스트와 및 생활습관 개선들을 적극적으로 실천할 가능성이 낮다.

한 개인의 유전자에 대한 광범위한 지식을 얻는 것으로 인해 제기되는 윤리적인 우려사항에는 무엇이 있는가?

유전자 정보를 상세하게 얻는 것은 몇 가지 중요한 문제를 제기한다. 첫째로 고려해야할 사항은 비밀성이다. 감염되기 쉬운 질병에 걸린 사람에 대한 정보는 그 사람의 동의 없이 다른 사람에게 누설되어서는 안 된다.

왜냐하면 위험한 질병에서는 환경적 요인들이 중요하게 작용하고 한 사람의 특정한 유전적 질병소인이 특정한 질병으로 발전할 것인지는 일반적으로 예언될 수 없기 때문이다.

그럼에도 불구하고, 미래의 보험관리자는 유전적인 테스트 결과를 이용하여 발병가능성 질병이 있는 사람에게 보험료를 높게 징수하거나 보험승인의 기초자료로 이용할 수도 있다.

또 다른 중요한 문제는 유전적 테스트가 언제나 어린이에게 가장 좋은 방법일 수 있는가이다. 어린이 질병의 발병 요인을 일찍 안다고 하더라도 최적의 치료를 공급하길 원하는 부모들에게 유익할 수 있을지 알 수 없고, 이런 정보의 유출이 미래의 "유전적 식별"의 잠재력을 증가시키고, 어린이의 사생활을 침해할 수 있다.

게놈 연구가 질병치료와 진단하는 데 우리의 능력을 향상시킬 수 있는 잠재력을 가졌다고 하더라도, 아직은 의학치료에 유익하다고 밝혀진 것이 없고, 게놈 지식이 어떤 것인지 분명하지가 않다.

그러나 아직도 전문건강관리사들은 영양과 의학의 분야에서의 윤리적, 법률적, 사회 관념적으로 어긋나지 않는 범위 안에서 진행되는 게놈 연구를 필요로 하고 있다.

Chapter

5

약제, 허브 보충제, 식이와 약물의 상호작용

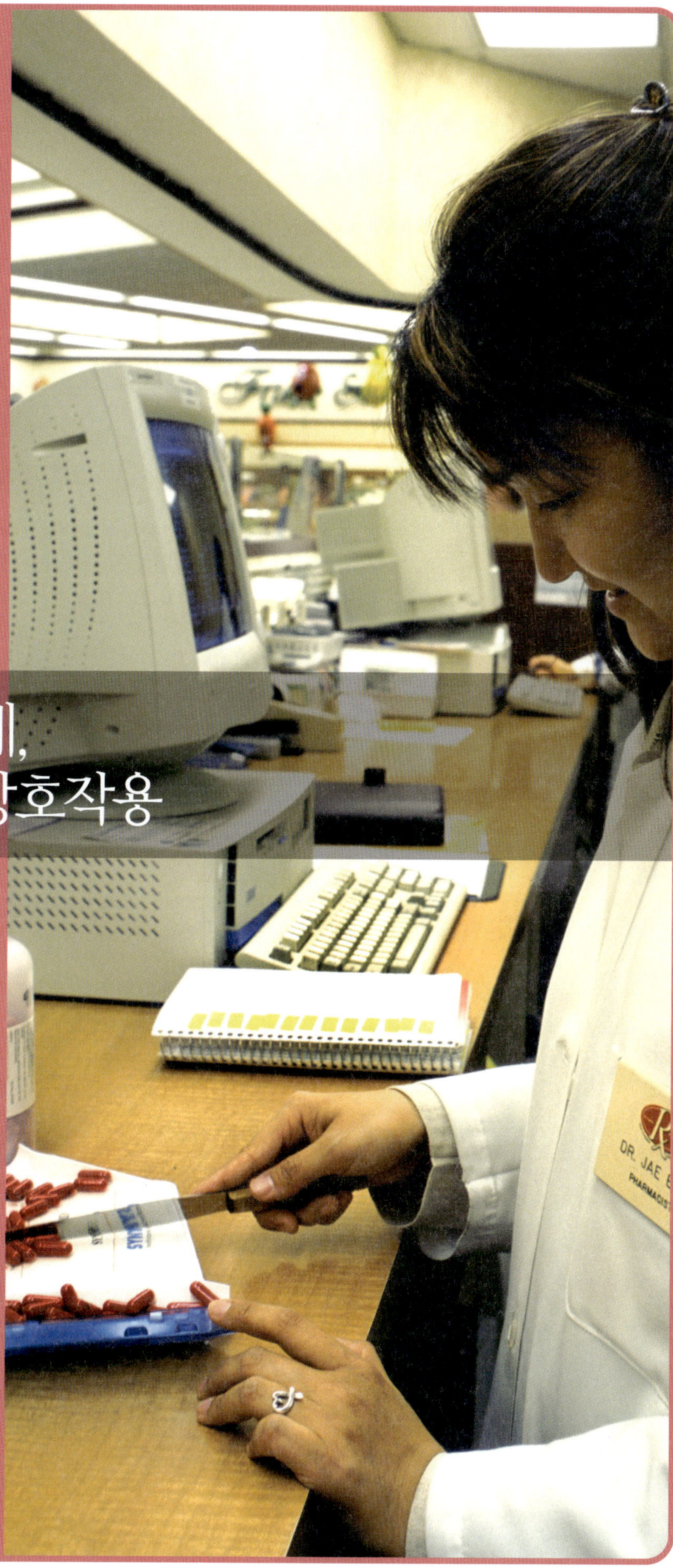

질병을 치료하는 약제
- 약물치료의 위험성
- 부작용의 위험성이 높은 환자들

허브 보충제
- 허브제품의 유효성과 안전성
- 치료를 위한 허브제품의 사용

음식물과 약의 상호작용
- 식사섭취에 대한 약물의 영향
- 영양소의 흡수에 대한 약물의 영향
- 약물의 흡수에 대한 음식물의 영향
- 영양소 대사에 대한 약물의 영향
- 약물의 대사에 미치는 음식물의 영향
- 영양소 배설에 대한 약물의 영향
- 약물의 배설에 대한 음식물의 영향
- 음식물과 약물의 상호작용 및 독성

실전 영양
- 대체 요법

오늘날에는 건강 문제를 예방 · 치료하기 위해 약제를 이용하고 있으며, 대체요법으로 허브보충제를 사용하기도 한다. 하지만 어떠한 화학물질일지라도 인체 대사에 영향을 주고 신체과정을 파괴할 수 있으므로 약제든 허브보충제든 부작용을 일으킬 수 있다. 심각한 부작용의 경우는 약물들 간의 또는 약물과 영양소 및 다른 식이성 성분 간의 상호작용이 일어났을 때를 말한다.

이 장에서는 식이와 약물의 가능한 상호작용, 그리고 영양의 실제문제에서 다양한 대체의학의 범위와 사용법에 대해 알아보자.

질병을 치료하는 약제

▪ Drugs는 질병치료에 사용되는 약물만을 말하는 것이 아니라 지한제, 자외선 차단제, 불소치약과 같은 제품도 포함한다.

약물이 판매되기 전에 안전과 효과가 입증되어야 하는데▪ 신약의 판매를 승인하고 약물이 제조되는 시설을 검사하는 책임은 식품의약품안전청(KFDA)에 있다. KFDA에서는 처방전이 필요한 약의 광고나 일반 판매약의 표시사항 등도 감독한다.

처방전이 필요한 약 처방전이 필요한 약은 심각한 상태를 개선하는 데 사용되며, 부작용이 있어서 의사의 처방에 의해서만 판매된다.

일반 판매약 일반 판매약은 의료 감독 없이 안전하고 효율적으로 사용될 수 있는 약들로, 보통 쉽게 자가 진단되는 경미한 질병을 치료하기 위해 사용된다. 예를 들어 두통이나 통증 완화를 위한 아스피린, 코 막힘에 충혈 완화제, 소화불량에 제산제 등이 있다. 그 밖에 처방전이 필요한 약물의 경우도 자가 약물치료에 충분한 경우 처방전에 쓰였던 양보다 소량으로 일반 판매약으로 전환된다. 일반 판매약의 경우 적절한 용법, 복용량 등이 규제되고 있으며, 부작용이 일어날 수 있음을 간과해서는 안 된다.

경우에 따라서 약물의 활성 성분이 건강상태를 악화시키고 합병증을 유발하거나 다른 약물과 상호작용할 수 있어 몇 가지 약을 동시에 복용했을 때 뜻하지 않은 독성 물질을 생성할 수도 있다.

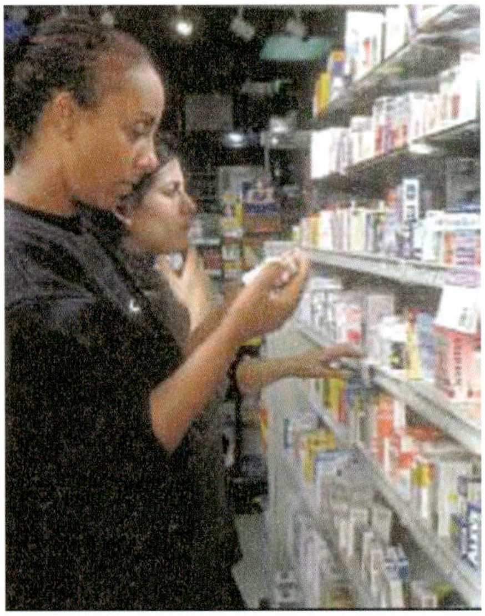

일반 판매약이 자기 치료에 충분할 만큼 안전하다 할지라도 부적절하게 사용되었을 때에는 부작용을 유발할 수 있다.

일반 약품 유명 상품 약의 특허 보호가 만료된 후에 판매되는 일반약은 본래의 약과 화학적으로 동일하여 안전하고 효과적이며, 20~75% 저렴하다.

약물치료의 위험성

약물을 사용하는 데는 몇 가지 부작용의 위험이 따른다. 그 약을 사용하는 이점이 가능한 위험성을 능가했을 때만이 안전한데, 약이 부정확하게 처방되거나 투약되었을 때 위험성은 더 커진다. 여기에서는 약물 사용과 관련된 위험성을 분류하고 대처하는 몇 가지 단계를 알아본다.

부작용 약물이 판매될 때 대규모 임상 실험을 통해 부작용을 확인하지만 드물게 일어나는 부작용은 널리 사용된 후에나 밝혀진다. 어떤 경우에는 장기간 사용되거나 처음에 예상했던 것과 다른 조건에서 사용되었을 때 이러한 부작용이 일어난다. KFDA는 약물이 판매된 후에 부작용을 감시한다.

제조업자는 주기적으로 보고서를 제출해야 하며 약물을 복용하는 개개인은 KFDA에 직접 예상치 못한 결과를 보고할 수 있다.▪ 경우에 따라서 KFDA는 제품의 표시정보를 변경하거나 승인할 수 없는 위험성을 이유로 시장에서 약물을 거두어 들일 수도 있다.

약물 간의 상호작용 한 환자가 몇 가지 약물을 함께 사용하면 어떤 약물이 다른 약물의 효과를 변화시킬 수 있고 부작용의 위험은 더 커진다. 이러한 문제는 장기간 몇 가지 약물을 매일 복용하는 노인 환자에게 흔한 일로 여러 명의 의사에 의해 처방된 약을 복용하거나 위험성을 인식하지 못한 채 처방 약 외에 일반 판매약과 식이보충제를 사용하는 경우에 일어난다.

식이와 약물의 상호작용 음식에 함유된 성분은 약물의 효율성을 변화시키고 약물은 식사 섭취량, 영양소의 소화 · 흡수 · 대사 · 배설에 영향을 줄 수 있다.

약물치료 과실 전문가 또는 환자의 실수로 약을 부적절하게 사용하거나 부정확한 약물을 사용함으로써 환자에게 피해를 끼칠 가능성이 있는 행위이다. 약물치료 과실은 매년 수 천명에 달하는 사람들의 사망원인이 되는데, 환자를 사망에 이르게 하는 대부분의 과실은 부적절한 사용량이나 약물의 오용이다.

과실은 환자의 건강조건, 특이 체질, 다른 약물의 사용, 최신 실험 결과에 대한 불완전한 지식 또는 육필이나 전사 실수에 기인한다(예를 들어 10 mg 대신 10 mℓ의 몰핀 용액 사용으로 환자 사망). 때로는 2개의 다른 약물이 비슷한 포장을 하거나 유사한 이름이거나 모호한 의학적 약자를 사용함으로써 오독 · 오판될 수 있다.

이와 같은 과실의 빈도를 줄이기 위해 2004년 KFDA법은 의료시설에서 판매되는 모든 약물에 바코딩을 요구하였다.

약물에 바코드를 하면 여러 병원에서 사용되는 스캐닝 시스템과 연결되어 과실을 예방할 수 있다. 이러한 체계의 병원에 입원한 환자는 약물 조제정보와 함께 전산화된 의학정보로 연결된 신분증명용 바코드 팔찌를 착용하게 된다.

2006년 KFDA와 안전한 약물치료법을 위한 기관(Institute for Safe Medication Practices)에서는 가장 흔하며 예방 가능한 약물치료과실과 모호한 의학적 약어의 사용을 근절하기 위한 국가적인 교육 운동을 시작하였는데(표 5-1) 이들 용어는 쉽게 오독되거나 잘못 해석될 수 있어 더 이상 임상 서류에서 사용할 수 없다.

- KFDA의 MedWatch 프로그램은 건강 전문가나 일반인이 의학적 문제를 우편, fax, 전화, 인터넷 등을 통해 보고할 것을 고무한다. 또한 KFDA는 MedWatch Web site(www. fda.gov/medwatch)에 약물과 다른 의학적 제품에 관한 안전한 정보를 제공한다.

부작용의 위험성이 높은 환자들

전문가들은, 어떤 환자들은 약물의 부작용에 더 민감하다는 점을 인식해야 한다. 이들은 제품의 안전성을 평가하는 임상실험에 포함되지 않는 사람들로 임신 수유부, 어린이는 약물이 판매된 후에나 부작용이 발견된다. 어린이는 어른과 달리 약물에 다른 방법으로 반응하여 연령과 체격에 따른 적절한 용량이 알려지지 않았다.

노인의 경우도 정보가 제한되어 다양한 약물을 요구하는 만성 질환자들은 쉽게 부작용에 영향 받으며 약물을 대사하고 제거하는 주요 기관인 간이나 신장이 손상되기 쉽다.

따라서 전문가는 부작용을 감소시키기 위해 약물을 처방하기 전에 약물 사용의 장점과 가능한 위험성에 대해 환자에게 알려야 하며, 다음 사항에 유의해야 한다.

- 약물은 꼭 필요한 경우에만 복용할 것을 환자에게 조언한다.
- 약물과 유사한 효과를 가진 식이나 생활습관(예를 들면 섬유소를 많이 먹거나 규칙적으로 운동하는 사람은 하제가 필요하지 않다는 것과 같은)에 대해 언급한다.

표 5-1	임상 문서에서 금지된 용어		
금지된 용어	**의도된 의미**	**예상 문제**	**정확한 용어**
U	Unit	숫자 0이나 4로 오독	Unit
IU	국제단위	정맥 또는 10으로 오독	International unit
1.0 mg .1 mg	1 mg 0.1 mg	소숫점이 지워지면 10배의 실수 우려	소숫점 뒤 0 생략 반드시 0을 씀
HS, hs	반 정도 강도 잠 잘 시간	서로 혼돈될 수 있다.	반 정도 강도 잠 잘 시간
μg	마이크로 그램	mg으로 오독	mcg
A.S., A.D., A.U.	왼쪽 귀 오른쪽 귀 양쪽 귀	O.S., O.D., O.U., 왼쪽 눈, 오른쪽 눈, 양쪽 눈으로 오독	단어 전체를 씀
T.I.W.	3번/1주	하루에 세 번이나 1주에 2번으로 실수	1주일에 3번
Q.D.(q.d.) Q.O.D(q.o.d.)	매일 하루 걸러	one another 또는 하루 4번씩으로 오독	매일 하루 걸러
q1d	매일	q.i.d.(매일 4번)으로 오독	매일

- 환자가 복용하는 처방약, 일반판매약, 식이 보충제의 전체 목록을 요구하라. 적어도 한 사람의 의사가 환자의 약물사용을 감독해야 하며, 한 약국에서 모든 약제를 구매할 것을 권장하여 약사가 가능한 한 문제를 의사와 환자에게 경고할 수 있도록 한다.
- 환자에게 그들의 의학적인 조건보다 비전형적인 증상이 약물에 의해 나타날 수 있다는 것과 부작용이 다소 적은 다른 약물이 있을 수도 있음을 알린다.
- 환자가 약물 복용방법을 이해하는지 확인하고 약물 간의 가능한 상호작용과 약물과 식이 보충제 간의 상호작용에 대해 주의하도록 한다. 건강에 관한 교육을 제공할 때는 약물의 안전성에 관한 정보를 포함한다.

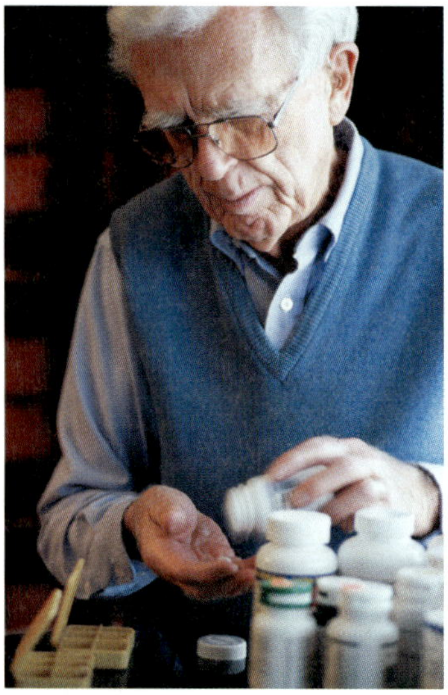

여러 약물을 복용하는 노년층은 특별히 약물의 부작용에 민감하다.

핵심정리

- 처방약, 일반 판매 약 모두 판매되기 전에 안전하고 효과적임이 입증되어야 한다. 약물을 사용하는 이점은 그것의 사용과 관련된 위험성보다 더 커야만 하며 있을 수 있는 약물의 부작용, 약 – 약, 식사 – 약의 상호작용과 약물치료 과실 등의 위험성이 내포될 수 있다.
- 가장 흔한 약물치료 과실은 부정확한 용량, 잘못된 약을 사용하는 것이다. 오늘날 판매되는 약물은 바코딩이 요구되고 환자와 관련된 문서에 혼란을 일으킬 수 있는 용어의 사용을 금한다.
- 부작용이 가장 큰 환자는 임신 수유부, 어린이, 노약자들이다.
- 전문가는 환자에게 약물의 위험성과 장점에 대해 언급하고 환자들로 하여금 있을 수 있는 위험성에 대해 주의하도록 해야 한다.

허브 보충제

오늘날 소비자들은 허브 보충제가 일반적으로 건강을 증진시키고 특정 질병을 예방하거나 치료해줄 것을 기대한다. 허브 보충제는 약제와 달리 판매되기 전에 KFDA의 승인이 필요하지 않아 허브를 포함하는 식이 보충제를 생산 판매하는 회사들은 제품의 안전성을 판정하는 데 책임이 있으나 입증해야 할 필요는 없다. 하지만 KFDA는 판매금지 조치를 취하기 전에 안전하지 않다는 것을 밝혀야 한다.

허브 보충제는 제품표시에 어떤 질병을 예방하거나 치료한다는 주장을 하지는 않지만 암시하는 문구는 흔히 있다. 예를 들어 불면증을 치료한다고 언급할 수 없지만 "편안한 수면을 위하여"라고 할 수는 있다. 보충제를 진열하고 '간장 건강' 또는 '남성의 건강'이라는 문구를 써서 보충제들을 진열한다. 그런 선반 곁에 홍보 브로셔들은 보충제가 건강을 향상시킬 수 있다고 제안한다.

허브제품의 유효성과 안전성

허브 보충제는 지난 10년간 급속히 성장하였다. 2004년 61,587명(50~76세)의 성인을 대상으로 한 연구에서 대상자의 1/3이 허브와 다른 특별한 보충제를 사용하였다. ■ 가장 많이 판매된 것은 인삼, 에키나시아, 은행, 마늘, St. John's wort였다.

■ 나무가 아닌 허브는 생육시기가 끝나면 종자를 남기는 식물이다. *허브 보충제*는 마늘, 은행과 같은 다른 형태의 식물학적 산물도 포함하며 식물이 아닌 효소, 상어 연골 같은 상품도 있다.

표 5-2는 몇몇 잘 알려진 허브와 일상적인 용도, 사용과 관련된 잠재적 위험성 등에 대한 목록이다.

최근에는 효력이 모호한 허브 보충제들이 범람하고 있어 이들 허브가 천연의 생리활성 물질을 함유하는 것에는 의심의 여지가 없으나 확실하게 시험된 허브제품은 거의 없으며 근거 없는 주장을 하거나 심지어 오염물이나 독성효과를 가진 것도 있다.

효능 허브는 수세기 동안 의학적 용도로 사용되어 왔고 특정 질병에 효과적이라는 세평을 얻은 것도 많다. 하지만 유감스럽게도 아주 일부의 임상연구에서만 입증되었고 효과가 없다는 연구 결과들은 거의 공표되지 않았다.

허브 성분의 농도 허브는 수많은 화합물을 함유하나 효능이 있는지는 불명확하다. 이는 허브의 화합물은 종간에 다르고 식물의 생육조건에 영향받으며 다른 허브는 다른 화학 조성을 가질 수 있기 때문이다. 조제 방법도 허브 제품의 조성에 변화를 일으킬 수 있어 활성 성분이 안전하고 효과적이더라도 제품 표시에 언급된 활성 성분을 제공하지 못할 수도 있다.

예를 들어 소비자 단체에서 은행제품 18종의 성분을 조사한 결과 그 중 7제품은 일부 성분이 적절한 수준에 미달되었다. 어떤 경우에는 바람직한 허브제품조차 없었다. 에키나시아에 관한 대학의 연구에서 59개 제품 중 10%는 측정 가능한 에키나시아를 함유하지 않았고 52%만이 라벨에 표시된 다양한 에키나시아를 함유하고 있었다.

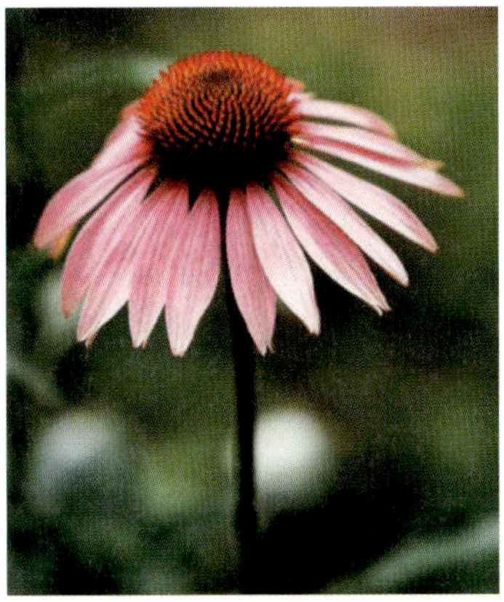

감기치료를 위한 에키나시아는 그 인기에도 불구하고 정확한 임상 연구에 의해 그 이점이 입증되지 않았다.

안전성 문제 허브 제품의 소비자 들은 식물은 '천연의 것'이므로 무해하다고 믿으나 허브 치료제 중 독성 효과를 가진 것도 많다. 가장 흔한 부작용은 설사, 메스꺼움, 구토 등이다. 잘 알려진 허브인 카바, chaparral, 컴프리는 간장 손상을 일으킨다. 보디빌딩을 위한 요힘베는 신부전, 발작, 심계항진의 위험이 있다.

표 5-2 허브의 용도와 부작용

허브	학명	용도	부작용
Black cohosh	*Cimicifuga racemosa*	폐경증상 완화	드물게 복통, 두통, 체중 증가
Chaparral	*Larrea tridentata*	강장제, 감염, 암 관절염치료	간염, 간 부전
컴프리	*Symphytum officinale*	국부적 상처치유 폐화 GI 질명 치료	간 손상
에키나시아	*Echiancea augustifolia,E. pallida, E.purpurea*	상부 호흡기 감염의 예방과 치료	드물게 일시적 알레르기 반응
피버퓨	*Tanacetum parthenium*	편두통 예방	구강, 혀의 염증, 입술 부종, 위장 불편
마늘	*Allium sativum*	혈액응고, 동맥경화, 혈압, 혈중 cholesterol 감소	구취, 마늘냄새, 일시적인 소화불량증, 헛배부름, 과도한 출혈, 거식증, 알러지 반응
생강	*Zingiber officinale*	메스꺼움, 멀미 예방과 치료	드물다 ; 일시적 가슴앓이
은행	*Ginkgo biloba*	치매, 기억상실, 순환장애 치료	드물다 ; 일시적 복통, 두통, 피부과민, 과도한 출혈
인삼	*Panax ginseng,P. quinquefolius*	강장제, 혈당 감소	드물다
카바	*Piper methysticum*	분노, 스트레스, 불면치료	소화불량증, 불안감, 졸음, 진전, 두통, 피부염(과량 시), 일시적 간염, 간부전
St.John's wort	*Hypericum perforatum*	경미한 우울증 치료	드물다 ; 일시적 복통, 피로, 어지러움, 두통, 구강건조, 피부염, 피부 감광성
Saw palmetto	*Serenoa repens*	전립선 비대와 관련된 증상 완화	드물다
Valerian	*Valeriana officinalis*	진정, 불면증 치료	드물다
요힘베	*Pausinystalia yohimbe*	발기부전 치료	분노, 두통, 어지러움, 메스꺼움, 심박 증가, 고혈압, 빈뇨, 신부전, 혈액이상, 기도 협색증

자료 출처 : M,Rotblatt and I. Ziment, Evidence-Based Herbal Medicine(Philadelphia : Hanley&Belfus,Inc.,2002)

2004년 미국 FDA는 마황의 부작용으로 심장 발작이나 뇌졸중(혈압을 높이고 심박 증가)을 일으킬 수 있음을 충고하며 판매를 금지했다.■ 허브의 부작용은 보충제에 거의 표시되지 않는다.

■ 마황을 금하는 KFDA판정은 2005년 Utah 지방법원에 의해 역전되었고 2006년 8월 17일 항소법원에 의해서 확정되었다.

약과 같이 허브도 다른 약이나 허브의 효과를 강화하거나 억제하지만, 허브와 약의 상호작용에 관한 정보는 극히 적고 정확한 임상실험보다는 사례연구로 얻어진 것이 많다. 허브는 약제의 효능을 증진시키거나 경감시키기도 하고 독성의 위험을 증가시키기도 한다. 예를 들면 마늘, 은행, 인삼은 항응혈제와 같이 쓰일 때 출혈의 위험이 증가 된다. St.John's wort는 경구 피임약, 항응혈제 등을 저해하는 것으로 밝혀졌다.

표 5-3 허브와 약물의 상호작용의 예

허브	약물	상호작용
미국산 인삼	에스트로겐,부신피질호르몬제	호르몬 반응 강화
미국산 인삼	유방암 치료제	암세포의 성장을 상승적으로 저해
미국산 인삼, karela	혈당 조절제	혈당 수준 영향
에키나시아(면역증강기능)	Cyclosporine, 부신피질호르몬제(면역억제제)	약물의 효능감소
달맞이꽃유, 지치	항 경련제	발작 역치 저하
화란국화	아스피린, ibuprofen, 항 염증제	허브의 편두통치료 효과 무효화
화란국화, 마늘, 은행, 생강, 아시아 인삼	Warfarin, coumarin(항응혈제)	출혈시간 연장, 출혈 증가
마늘	단백질 분해효소 저해제	약효 감소
카바, 쥐오줌풀	마취제	약효 증강
켈프(다시마류,요오드급원)	Synthroid 또는 갑상선 호르몬 대체제	약효 저해
Kyushin, 감초, 질경이, uzara root, 서양산사나무, 아시아 인삼	Digoxin(허브 디기탈리스에서 제조한 심장약)	약물 효과나 모니터링 저해
St.John's wort, 톱야자, black tea	철분	허브에 있는 탄닌이 철 흡수 저해
쥐오줌풀	Barbiturates	과도한 진정 작용

사용하는 허브가 약과 유사한 효과가 있을 때 약의 부작용에 더 위험할 수 있다. 생강과 인삼은 혈압을 높이는 성분이 함유되어 유사한 부작용을 갖는 약의 독성을 증가시킬 수 있다. 표 5-3은 허브와 약물의 상호작용의 예이다.

허브 제품의 오염도 문제가 되는데 어떤 제품은 납, 유독 금속을 상당량 함유하는 것으로 밝혀졌고, 식용작물에 사용이 금지된 살충제도 빈번히 발견되었다. 수입 제품의 불균질도 심각한 문제인데, 표시에 없는 합성약을 포함한다든지 의도적이거나 부주의한 치환으로 인해 심각한 질병을 유발하고 사망에 이르게 하였다는 보고도 있었다.

치료를 위한 허브제품의 사용

의학적 치료 대신 스스로 진단 · 처방하거나 건강식품에 의존할 경우, 적절한 치료 시기가 늦어지고 그 결과는 심각하고 회복이 불가능할 수도 있다. 따라서 환자는 그들이 사용하는 식이 보충제에 대한 정보를 제공함으로써 통합적인 의료 계획을 수립해야 한다.

또한 허브제품이 약물과 상호작용할 수 있음을 인식하지 못하는 경우가 많은데 이는 허브에 관한 연구가 미비하여 전문가나 환자가 일어날 수 있는 수 있는 상호작용을 예상하는 일이 어렵기 때문이다. 최근에는 허브제품이나 허브와 약물의 잠재적인 상호작용에 관한 정보를 제공하는 약학 교재 등도 있고 유명제품의 안전성에 관한 정보를 제공하는 소비자 웹사이트, 정기 간행물도 있다.

핵심정리

- 허브 보충제의 제조 · 판매자가 제품의 안전성을 책임진다 할지라도 KFDA는 안전성이 결여된 보충제에 대해 판매금지 조치를 취한다.
- 허브제품은 효능이나 안전성을 입증할 증거가 거의 없어 질병 치료에는 신뢰성이 없으며 활성 성분의 농도도 크게 차이가 난다. 허브 자체의 부작용, 허브와 약의 상호 작용, 오염물질 등 안전성에 관한 논란이 있다.
- 허브 사용으로 인하여 적절한 치료 시기가 늦어질 수 있다.

음식물과 약의 상호작용

환자를 상담할 때 전문가는 식이와 약물 간에 있을 수 있는 상호작용에 대해 주의해야 한다. 이러한 상호작용은 의료비용을 증가시키고 때로는 심각하고 치명적인 합병증을 유발한다. 건강 전문가는 이미 밝혀진 수없이 많은 식이와 약물의 상호작용과 앞으로 확인될 더 많은 상호작용을 예방하기 위한 조치를 취해야 한다. 여기서는 식이와 약물의 주요 상호작용 형태와 임상적인 중요성에 대해 언급한다.

식이와 약물의 상호작용은 일반적으로 다음의 범주로 분류된다.

- 약물은 식욕을 저하시키거나 식사 섭취를 힘들게 만드는 합병증을 유발하기도 하고, 식욕을 촉진하여 체중을 증가시키기도 한다.
- 약물은 영양소의 흡수 · 대사 · 배설에 영향을 줄 수 있으며, 역으로 영양소와 다른 식품 성분이 약물의 흡수 · 대사 · 배설에 영향 줄 수 있다.
- 음식물과 약물의 상호작용으로 독성을 유발할 수 있다.

표 5–4는 음식물과 약물의 상호작용의 예를 보여주며 'How to'에는 이러한 상호작용을 예방하기 위한 실제적인 방법을 제안하고 있다.

식사섭취에 대한 약물의 영향

약물은 메스꺼움, 구토를 유발하거나 입맛을 변하게 하고 식욕을 억제한다. 또한 구강 건조, 구강이나 위장에 염증과 손상을 일으킴으로써 섭취량을 감소시킨다. 복부 불편감, 변비, 설사 등이 식품섭취에 의해 악화될 수도 있고 진정제와 졸음을 유발하는 약물 또한 식품섭취를 어렵게 한다. 식품섭취를 감소시키는 부작용이 장기간 지속될 때 영양 상태에 심각한 영향을 주게 되며 부작용에 대한 처치로 다른 약물이 사용되기도 한다(예를 들면 메스꺼움 억제제, 구토 방지제 등이 식사 섭취를 향상시킨다).

항 정신병약, 항 우울제, 부신피질 호르몬제(예 : prednisone) 등은 환자로 하여금 만복감을 저하시켜 체중을 증가시키기도 하며 암이나 에이즈와 같은 소모성 질병 환자는 식욕 항진제가 처방되기도 한다.

영양소의 흡수에 대한 약물의 영향

영양 불량을 유발하는 약물 대부분은 소장 점막을 손상시키는 것들로 항 종양 약 등이 특히 그러하다. 약물이 영양소의 흡수에 영향을 주는 방법은 다음과 같다.

How To

음식물과 약물의 상호작용을 막는 방법

건강관리협회에서는 식사-약물 간의 상호작용에 대해 모든 환자를 교육할 것을 권장한다. 건강 전문가는 약물에 관련된 사전 대책에 대해 정보를 제공하고, 일어날 수 있는 문제점의 징후를 주시함으로써 환자를 도울 수 있다.

먼저 환자가 일상적으로 사용하는 식이보충제, 처방약, 일반 판매약의 형태 및 양의 목록을 만들어 자세히 보고 다음을 기록한다.

- 적절한 투약 방법 – 예를 들면 하루에 두 번, 잠 잘 때 등
- 식사, 음료, 특정 영양소와 관련해서 어떻게 투약되어야 하는가 – 예를 들면 공복 시 복용, 음식과의 복용, 우유와의 복용을 피하라. 알코올 음료를 피하라.
- 약물이 다른 약과 관련해서 어떻게 사용되어야 하는가.
- 식품섭취나 영양소 필요량에 영향을 줄 수 있는 부작용 – 예를 들면 메스꺼움, 구토, 변비, 설사, 진정작용, 영양소의 흡수나 대사 방해

환자가 복용하는 식이보충제를 살필 때에도 유사한 과정이 사용될 수 있다 : 식이보충제의 적절한 용법, 부작용 가능성, 음식과 약물과의 있을 수 있는 상호작용에 관한 신뢰할 수 있는 목록을 작성한다.

여러 약물을 복용하는 환자는 약물과 약물, 식사와 약물의 상호작용을 피하기 위해 각각의 약물을 복용할 때 의사의 도움이 필요하며 의사는 환자의 식사력으로부터 정보를 얻어 상호작용을 피하기 위해 환자의 식사와 약물을 조정하는데 다음과 같은 사항에 주의해야 한다.

- 약물의 사용으로 영양적인 문제가 빈번히 발생한다.
- 환자는 여러 약물을 사용한다.
- 환자가 어린이, 임신, 수유부, 노인, 영양실조, 알코올 남용자, 간이나 신장 기능 손상자와 같은 위험 그룹에 속해 있을 때
- 환자가 장기간 동안 약물을 사용해야 할 때

약물치료와 가능한 상호작용에 대한 추가적인 정보를 위해 약사와 상담하라.

약물과 영양소의 결합 어떤 약물은 위장관에서 영양소와 결합하여 흡수를 방해한다. 콜레스테롤 수치를 저하시키는 데 쓰이는 bile acid binder는 지용성 비타민과도 결합하고 tetracycline, ciprofloxacin 등의 항생제는 Ca과 결합하여 Ca과 항생제 모두의 흡수를 감소시킨다. 그 밖에 Fe, Mg, Zn 등의 다른 무기질도 몇몇 항생제와 결합하므로 약물 복용 후 적어도 2시간 후에 유제품이나 무기질 보충제를 사용하도록 권장한다.

위산도 변화 위산을 감소시키는 약물은 비타민 B_{12}, 엽산, Fe의 흡수를 저하시킨다. 제산제는 약염기로 작용하여 산을 중화하고 위궤양 치료를 위한 약물(proton pump inhiebitor, H2 blockers)은 산 분비를 저해한다.

직접적 저해 몇몇 약물은 소장의 대사나 점막세포로의 이송을 방해함으로써 영양소 흡수를 저해한다. trimethoprim, pyrimethamine 같은 항생제는 항 엽산효과가 있다.

약물의 흡수에 대한 음식물의 영향

대부분의 약물은 소장 상부에서 흡수되는데 이때 위장이 비워지는 속도, 산도, 식사 성분과의 직접적인 상호작용 및 약물의 조성 등이 약물의 흡수에 영향을 준다.

위장이 비워지는 속도 공복 시 약물은 소장에 더 쉽게 도달하므로 식사와 함께 복용한 약물의 흡수된 총량은 같다 할지라도 흡수가 지연된다. 예를 들어 공복 시 복용한 아스피린은 더 빨리 작용하나 위장 자극을 감소시키기 위해 음식과 같이 복용할 것을 권장한다. 위가 천천히 비워지면 약물의 흡수 부위가 포화되지 않기 때문에 흡수가 향상되지만 약물이 느리게 흡수되면 효능을 위해 고농도가 필요하고, 그러면 수면을 유발해야 하는 수면제 복용 시와 같은 문제가 된다.

표 5-4 음식물과 약물의 상호작용 예

약물이 음식물의 섭취를 변화
식욕변화(amphetamines은 식욕 억제, corticosteroids는 식욕 증진)
미각이나 향 저해(amphetamines은 미각 인지 변화)
메스꺼움이나 구토 유발(digitallis)
구강기능 저해(일부 항 우울제 구강건조유발)
구강염증(methotrexate는 구강궤양 유발)
약물이 영양소 흡수 변화
소화관의 산도 변화(제산제, 철분이나 엽산 흡수 저해)
점막세포 손상(암 치료의 화학요법)
영양소와 결합(담즙산과 결합하는 약물은 지용성 비타민도 결합)
식품이나 영양소가 약물의 흡수 변화
위산 분비 자극(항진균제 keroconazole은 식사와 함께 복용 시 산 분비 증가로 더 잘 흡수)
위를 비우는 속도 변화(음식물과 함께 복용시 약물의 소장 흡수 지연)
약물과 결합(Ca이 tetracycline과 결합하여 둘 다 흡수 감소)
소장 내 흡수부위에서 경쟁(식이성 아미노산이 levodopa 흡수 저해)
약물과 영양소가 상호작용하여 대사 변화
구조적 유사 물로 작용(warfarin과 비타민 K)
유사한 효소 계를 이용(phenobarbital은 엽산과 비타민 D, K 대사를 증가시키는 간장효소 유도)
혈장 단백질 이송에 경쟁(지방산과 약물은 혈장 단백질 알부민에 경쟁)
약물은 영양소 배설을 변화
신장에서의 재흡수 변화(일부 이뇨제는 Na, K의 배설을 증가)
설사와 구토 유발(전해질 손실을 가져옴)
음식물은 약물의 배설을 변화
음식물은 약물을 대사시켜 배설되도록 하는 간장효소의 활성을 변화(숯불구이 육류는 warfarin, theophyline, acetaminophen의 대사를 증가)
음식물과 약물에 의한 독성
약물의 부작용을 악화(카페인이 자극제의 부작용을 강화)
약물 작용을 과도하게 증가(grapefruit성분이 약물의 대사를 저해하여 작용과 부작용을 강화)

표 5-5 약물로 인한 식사 섭취 부작용

- 입맛 변화
- 거식증
- 트림
- 헛배부름
- 눈이 침침함
- 가슴앓이
- 정신착란, 혼미
- 코의 울혈
- 변비
- 기침
- 복부 경련
- 설사
- 어지러움
- 구강건조
- 상복부 통증
- 피로
- 위 장관 통증
- 소화불량
- 구강조직 염증
- 소장 가스
- 구강 궤양
- 메스꺼움
- 통증
- 진정작용
- 숨 가쁨
- 인후 통증

위 산도 어떤 약물은 산성에서 더 잘 흡수되며 알칼리 조건에서는 흡수가 감소될 수도 있다. 따라서 제산성 약물은 다른 약물의 흡수를 감소시킬 수도 있다. 산에 약한 약물은 위장의 산성 환경에서 버틸 수 있는 코팅된 형태가 유용하다.

식이 성분과 상호작용 일부 음식들은 약물과 결합하여 흡수를 저해한다. 예를 들어 섬유소가 많은 식사는 삼환계 항우울제의 흡수를 저해하며, 식품에 있는 피틴산은 심장병에 처방되는 약물 digoxin과 결합하거나 Ca은 항생제와 결합할 수 있어 Ca과 약물 모두의 흡수를 감소시킨다.

영양소 대사에 대한 약물의 영향

약물과 영양소는 유사한 효소계를 공유하여 결과적으로 일부 약물은 영양소 대사에 필요한 효소의 활성을 강화하거나 저해한다. 항 경련제 phenobarbital과 phenytoin은 엽산, 비타민 D, 비타민 K를 대사하는 간장 효소수준을 증가시켜 이들 약물을 복용하는 사람들은 비타민 보충제가 필요하다.

■ 피틴산은 전곡, 두류를 포함한 여러 식물성 식품에 존재하는 화합물로 무기질과 결합하여 흡수를 감소시킬 수 있다.

암과 염증성 질환을 치료하는 데 쓰이는 methotrexate(그림 5-1)는 엽산과 구조가 유사하여 엽산을 활성형으로 전환시키는 효소에 대해 엽산과 경쟁하므로 엽산 결핍증을 유발한다. 이러한 부작용은 미리 활성화된 형태의 엽산(leucovorin)에 의해 감소될 수 있어서 엽산의 요구량이 높고 빠르게 분열하는 세포에 methotrexate와 함께 처방된다.

■ 또한 항 염증제, 면역 억제제로 사용되는 부신피질 호르몬제는 호르몬 cortisol과 유사한 효과를 보여 장기간 사용 시 체중을 증가시키고 근육을 소모하며, 골 손실 · 고혈당증으로 인한 골다공증, 당뇨병을 유발하는 등 건강상태에 많은 영향을 미칠 수 있다.

■ Cortisol은 신체가 스트레스에 대한 반응으로 부신피질에서 분비되는 스테로이드계 호르몬이다.

약물의 대사에 미치는 음식물의 영향

어떤 식품 성분은 약물을 대사하는 효소의 활성을 변화시키거나 약물과 길항작용을 한다. 자몽 주스에 함유되어 있는 화합물(whole grapefruit)은 여러 다른 약물을 대사하는 효소를 저해하거나 불활성화시키는 것으로 밝혀졌다(표 5-6). 효소 활성이 감소되면 약물의 혈중 농도가 증가되어 강한 생리적 효과가 나타난다. 이러한 효과는 주스를 마신 후 심장병에 처방된 약물의 실험에서 12시간 동안 지속되었다. ■

■ 반감기(half-life)는 화학적 효과기간을 규정하는 데 사용될 수 있다. 만약 자몽 효과의 반감기가 12시간이면 이는 12시간 후에 생물학적 효과가 최대 효과의 절반임을 의미한다.

또한 항응혈제 와파린(warfarin)은 비타민 K와 구조적으로 유사하여 비타민 K를 활성화하는 효소를 저해하여 혈액응고를 방해한다. 따라서 처방되는 와파린의 양은 식사 중 비타민 K의 양에 따라 다르다. 식사나 보충제에 비타민 K가 많아지면 약물의 효과를 약화시킬 수 있으므로 와파린의 일정한 활성을 위해 일정한 양의 녹색 채소를 권장한다.

또한 St.John's wort, 마늘, 인삼, dong quai, danshen 등은 와파린의 활성을 강화할 수 있는 천연 물질을 함유하여 warfarin을 복용하는 동안은 금지된다.

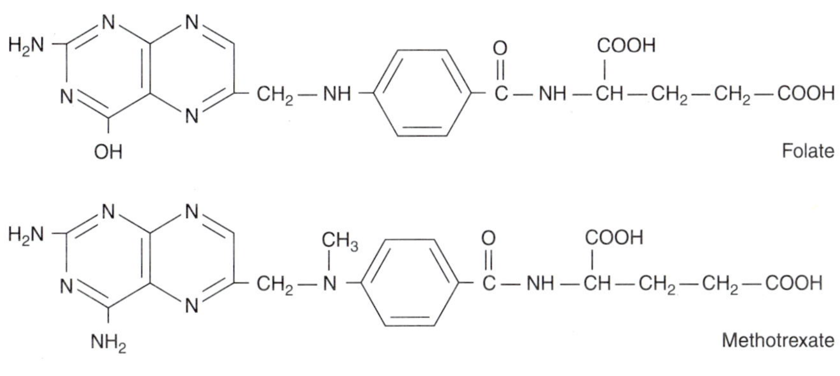

그림 5-1 엽산과 methotrexate

엽산을 활성화시키는 효소와 경쟁함으로써 암세포가 필요로 하는 엽산을 얻는 것을 방해하나 이 과정에서 정상세포 역시 엽산이 고갈된다.

■ Lithium은 우울증 환자가 기분이 급격히 변하는 것을 방지하는 데 쓰인다.

영양소 배설에 대한 약물의 영향

신장에서 무기질의 재흡수에 영향을 주는 약물도 있는데 이뇨제는 Ca, K, ■ Mg의 배설을 항진시킨다. 신장 기능이 손상되었거나 약물을 장기간 사용한다든지, 같은 효과를 가진 여러 약물을 사용하면 무기질 고갈의 위험성이 높다. 그러나 일부 이뇨제는 무기질의 보유를 유도하기도 한다.

항 결핵약인 INH(isoniazid)는 비타민 B_6와 구조가 유사하여 비타민 B_6의 배설을 유도하여 결핍을 일으킨다. 결핵은 최소한 6개월 이상 약물을 복용해야 하므로 결핍증을 예방하기 위해 비타민 B_6 보충제가 필요하다.

약물의 배설에 대한 음식물의 영향

약물이 잘 배설되지 못하면 독성을 일으키고, 과도하게 손실되면 치료 효과가 감소된다. 일부 식품 성분은 신장에서 약물이 재흡수되는 것에 영향을 미치는데 신장에서 재흡수되는 lithium의 양은 일반적으로 재흡수된 Na의 양과 유사하다. ■

■ 신장이 어떤 물질을 재흡수하면 그것을 혈액으로 돌아오고 재흡수되지 않는 것은 소변으로 배설된다.

결과적으로 체액 감소나 탈수상태일 때 Na의 재흡수가 증가되면 더 많은 lithium이 보유되고 반대로 Na의 섭취가 높은 사람은 더 많은 Na과 lithium을 배설하게 된다. 따라서 lithium을 일정하게 유지하기 위해서는 Na의 섭취를 일정하게 유지해야 한다.

표 5-6 Grapefruit Juice와 약물의 상호작용

약물의 구분	Grapefruit Juice에 영향 받는 약물	Grapefruit Juice에 영향 받지 않는 약물
심장 혈관계	Felodipine Nicardipine Nifedipine Verapamil	Amlodipine Diltiazem Propafenone Quinidine
콜레스테롤 저하제	Atorvastatin Lovastatin Simvastatin	Pravastatin
중추신경계	Buspirone Carbamazepine Diazepam Triazolam	Clomipramine Haloperidol
항감염제	Saquinavir	Clarithromycin Itraconazole
에스트로젠	Ethinylestradiol	17-β-estradiol
항 응혈제	–	Acenocoumarol Warfarin
면역억제제	Cyclosporine Tacrolimus	Prednisone
항 천식제	–	Theophylline

자료 출처 : D.G.Bailey, M.O.Arnold, and J.D.Spence, Inhibitors in the diet : Grapefruit juice–drug interactions, in R.H.Levy and coeditors, *Metabolic Drug Interactions* (Phildelphia : Lippincott Williams &Wilkins, 2000),pp. 661–669.

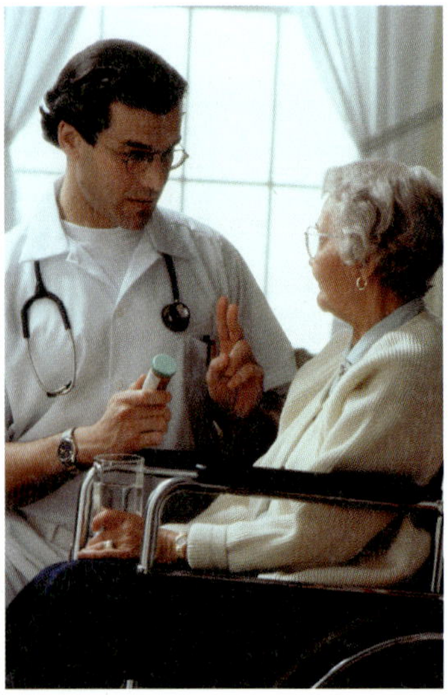

음식물과 약물의 상호작용을 방지하기 위해 환자가 복용하는 처방 약, 일반 판매 약, 허브 그리고 다른 식이 보충제를 포함한 모든 약물과 보충제를 확인하라.

표 5-7	Tyramine 조절식에서 제한되는 식품
음료	Chianti, sherry를 포함한 적포도주[a]
치즈	숙성 치즈 American, Camembert, cheddar, Gouda, Gruyère, mozzarella, Parmesan, provolone, Romano, Roquefort, Stilton[b]
육류	간 – 건조된 것, 소금, 식초에 절이거나 훈제한 생선, 소시지, pepperoni, salami, 건조육
채소	Fava beans, Italian broad beans, sauerkraut, snow peas, 발효된 피클과 올리브
기타	Brewer's yeast[c], 모든 숙성 발효제품, 다량의 간장 소스, 치즈가 채워진 빵, 크래커, 디저트, 치즈를 포함한 샐러드 드레싱

[a] 대부분의 포도주나 맥주는 소량으로 소비된다.

[b] 발효 숙성시키지 않은 ricotta, cottage, cream cheese 등은 허용된다.

[c] baker's yeast로 된 제품은 허용된다.

주의 : 식품의 tyramine 함량은 전처리 가공, 저장 방법에 따라 제품 간에 차이가 있다. 어떤 경우에는 monoamine oxidase inhibitor를 복용하는 사람이 단지 1온스의 치즈로도 심각한 고혈압을 일으키는 반응을 할 수 있다. 일반적으로 다음의 식품들은 소량으로 소비되어 tyramine 함량이 적다 : 잘 익은 아보카도, 바나나, 요거트, 산패유, 아시도필러스 밀크, 버터밀크, 나무딸기, 땅콩.

요의 산도는 pH가 화합물의 이온형태에 영향을 주어 약물의 배설에 영향을 줄 수 있다. 부정맥 치료에 쓰이는 퀴니딘은 요가 산성일 때 쉽게 배설되고, 요를 알칼리화하는 음식이나 약물은 퀴니딘의 배설을 감소시켜 혈중 농도를 증가시킬 수 있다.

음식물과 약물의 상호작용 및 독성

식사 성분과 약물의 상호작용에 의해 독성이 유발되거나 약물의 부작용이 악화된다. 음식에 있는 티라민(tyramine)과 MAO(monoamine oxidase) inhibitor(우울증 치료제)의 조합(표 5-7)은 치명적일 수 있다.

MAO inhibitor는 epinephrine, norepinephrine과 같이 티라민을 정상적으로 불활성화하는 효소를 저해하여 이 약물을 복용하는 사람이 과량의 티라민을 섭취했을 때 티라민은 축적된 norepinephrine의 갑작스런 방출이 일어나게 하고 그 결과 심각한 두통, 심장 박동 항진, 혈압 상승을 일으킨다. 따라서 MAO inhibitor를 복용하는 사람은 티라민이 풍부한 식품의 섭취를 제한해야 한다.

약물과 영양소가 상호 작용할 수 있는 여러 과정과 수없이 많은 약물 및 식이 보충제를 고려해 볼 때 심각한 부작용이 더욱 인지될 것은 확연하며, 어떠한 경우든 상호작용의 기전을 이해하고 확인하여 방지해야 한다.

핵심정리

- 약물은 식이 섭취에 영향을 주고 영양소의 흡수, 대사와 배설에 영향을 준다. 마찬가지로 식품의 성분은 약물의 활성에 유사한 영향을 줄 수 있다.
- 약물은 식욕을 저하시키거나 입맛을 변화시키고, 위장을 불편하게 하거나 위장 점막에 손상을 일으킴으로써 식이 섭취에 영향을 준다.
- 약물은 영양소와 결합하거나 위 산도를 변화시키고, 소장 세포로 영양소의 운반을 방해함으로써 영양소의 흡수에 영향을 줄 수 있다. 식사성 물질은 위 산도나 위를 비우는 속도를 변화시키고 약물과 직접적으로 결합함으로써 약물의 흡수에 영향을 줄 수 있다.
- 약물은 정상적인 영양소를 대사하는 데 관련된 효소의 활성을 강화하거나 저해할 수 있고, 역으로 식이성 성분은 약물을 대사하는 효소의 활성에 영향을 줄 수 있다.
- 음식물과 약물의 상호작용으로 인해 영양소의 과도한 손실을 일으키고 약물의 소변 배설을 변화시킬 수 있다.

분석

임상 적용

1. 환자는 자신이 6~7개의 식이·허브 보충제를 일상적으로 복용하며 그러한 사실을 의사에게 말하지 않았다고 언급한다. 그의 처방약은 항고혈압제제(혈압을 낮추는)와 항응혈제 warfarin이다. 환자가 사용하는 보충제와 그것을 사용하는 이유를 자세하게 알기 위해 어떠한 접근을 시도해야 하는가?

   만약 일부 보충제가 환자의 음식물과 약물 또는 처방 약과 허브-약물의 상호작용으로 위험성이 있을 수 있다는 것을 알았다면 어떠한 조치를 취해야만 하는가?

2. 거주용 자택에 사는 중년 부인이 그곳에 도착한 이후 체중이 줄고 있다. 그녀는 심장 문제와 경미한 기관지염으로 몇 가지 약물을 복용했다. 그녀는 식사를 거의 몇 수저만 먹고 음식에 관심이 없어 보이는 것 같았다.

   그녀가 복용하는 약물이 음식섭취를 방해하는지 여부를 알기 위해 취할 수 있는 몇 가지 조치를 설명하라.

자가 평가

1. 다음 중 일반 판매약은?
   a. 부작용을 일으킬 것 같지 않은 약
   b. 식이성 성분과 상호작용할 것 같지 않은 약
   c. 일반적으로 처방 약보다 장기간 사용되는 약
   d. 쉽게 자가진단하고 처방하는 질병을 치료하는 데 쓰이는 약

2. 약물치료 과실의 빈도를 감소시키기 위해 추천할 수 있는 것은?
   a. 약물이 투여될 때마다 의사가 감독
   b. 한 번에 하나의 약물만 복용할 것을 환자에게 충고
   c. 처방전은 자필로 쓰지 않고 타이핑할 것을 요구
   d. 임상 서류에 혼동을 유발할 수 있는 용어의 사용을 피함

3. 약물의 부작용이 쉽게 일어나는 때는?
   a. 다양한 약물을 사용할 때
   b. 일반약이 유명 상품 약물로 대치될 때
   c. 환자가 새로운 약물을 사용하기 시작한 때
   d. 약물을 단지 하루나 이틀 동안만 복용했을 때

4. 시장에 있는 약물과 허브 제품 간의 중요한 차이는?
   a. 부작용을 유발하는 약물은 판매될 수 없다.
   b. 약물은 독성 금속, 곰팡이, 세균으로 오염되기 쉽다.
   c. 허브 제품은 안전성과 효율성을 증명할 것이 요구되지 않는다.
   d. 허브 제품은 활성 성분의 표준량을 제공해야만 한다.

5. 약물치료와 관련된 부작용의 위험을 줄아기 위해 건강 전문가가 취해야 할 중요한 과정은?
   a. 처방약 대신 일반 판매 약의 사용할 것을 권장한다.
   b. 처방약보다 허브 치료제를 사용할 것을 고무한다.
   c. 환자가 식사와 약물을 분리해서 복용할 것을 조언한다.
   d. 환자가 사용하는 약물과 식이 보충제의 형태와 양을 확실하게 설명하도록 요구한다.

6. 식품섭취를 심각하게 제한하는 약물과 관련된 증상은?
   a. 귀 울림
   b. 지속적인 메스꺼움과 구토
   c. 불면증
   d. 피부 발진

7. 약물의 흡수를 방해하는 전형적인 요소는?
   a. 약물과 식품 성분과의 결합
   b. 제산요법의 사용
   c. 빠른 속도로 위장이 비워짐
   d. 이상의 모두

8. 자몽 주스에 함유되어 있는 화합물은?
   a. 항생제와 결합하여 흡수를 감소시킴
   b. 약물을 과도하게 배설함
   c. 특정 약물의 효과를 강화시킴
   d. 위장의 산도를 변화시켜 약물의 흡수를 손상

9. 비타민 K의 소비를 일정하게 해야 하는 환자는 다음 중 어느 약물과 관련되는가?
   a. tetracycline
   b. isoniazid
   c. warfarin
   d. lithium

10. MAO inhibitor를 사용하는 환자는 무엇의 소비를 제한해야 하는가?
   a. 전유와 요거트
   b. 숙성된 치즈
   c. 짙은 녹색 채소
   d. grapefruit juice

정답은 부록을 참조.

대체 요법

의학적 처치란 인체 생리학이나 생화학의 과학적 이해에 근거하고 일반적으로 제대로 수행된 임상 연구에 의해 뒷받침되나, 대체요법(Complementary and alternative medicine ; CAM)이란 과학적으로 입증되지 않아 전통적인 의학전문가에게 아직 받아들여지지 않는 처치법을 말한다.

CAM은 얼마나 대중적인가?

2002년 미국 성인의 약 36%가 몇 가지 형태의 CAM을 사용하였다(기도하는 것을 제외하고). CAM은 만성적인 질병으로 쇠약해진 환자들 사이에 가장 유행하는 것으로, 보도에 따르면 AID 환자의 84%가 CAM을 사용했다. CAM요법은 효율성을 입증할 만한 증거가 없음에도 불구하고 인기가 있는데 그 이유는 소비자들의 관심이 증가하였고 여러 CAM요법이 비침습성의 특성을 지녔다는 점과 소비자들이 CAM 처치자들과 긍정적인 상호작용을 한다는 점이다.

CAM요법은 효과를 입증할 수 없음에도 불구하고 대중적인 인기를 누리고 있어 미 의회는 1998년 CAM 국립센터를 두고 연구 지원을 통해 CAM을 조사하여 소비자와 전문가에게 믿을 수 있는 정보를 제공하였다.

건강 전문가는 CAM에 대해 더 배워야 하는가?

그렇다. 건강 전문가가 CAM요법을 잘 알아두면 건강관리 시 환자들과 더 원활하게 의사소통할 수 있고 대체의학이 전통적인 치료와 상충되거나 위험에 직면했을 때 조언할 수 있다.

CAM요법이란 어떠한 종류의 행위가 있는가?

CAM요법에는 보통 전통적인 의학이 아닌 어떤 다른 처치도 있으므로 수백 가지의 종류가 있다. 가장 일반적인 대체요법은 식이 보충제와 허브치료제 같은 천연의 산물을 치유 목적으로 사용하는 것이다(5장에서는 질병을 치료하는 데 있어 허브의 사용에 대해 논하였다).

대체의학은 전통의학과 어떤 점에서 차이가 있는가?

대체의학(표 NP 5-1)은 전통의학에서 강조하는 이론의 과학적 근거가 결여되었다. 사실상 이들 대체의학은 신체의 생화학적 · 생리적 과정이 이해되기 전인 100년 이상 전부터 개발되었고 진단이나 치료에 개재되는 방법이 기술적이지 않고 덜 위협적으로 보이기 때문에 환자에게 보다 더 호소력이 있어 보이나 그것의 이론과 실제는 현대적으로 발전하지 않았고 다음과 같은 요법을 포함한다.

표NP 5-1 CAM의 예

대체의약계
■ 자연요법(주술 등)
■ 동종유사요법
■ 전통적인 중의학
■ 아유르베다(인도의 고대의학)
심신 개재(Mind-body Intervention)
■ 명상
■ 신념적 치료(기도)
■ 정신 치료(최면요법)
■ 음악, 미술, 무용치료
생물학적 근거를 둔 요법
■ 식이보충제
■ 음식물과 특정 식이
■ 허브제품
■ 호르몬
■ 방향요법
손끝으로 하는 신체에 기초한 방법
■ 척추지압교정
■ 마사지 요법
■ 접골요법
■ 반사법
에너지 요법
■ biofield 요법(치료적 접촉, 침술, 기공)
■ 생체 전기적 요법(전기장, 자기장 영역)

- 자연요법 건강의 악화는 외적인 질병을 일으키는 요인보다는 내적인 파괴에 기인한다는 것을 가정한다. 즉 특별한 식사나 금식, 허브치료, 식이 보충제, **침술**, 동종유사요법, 마사지 등 다양한 수단을 통해서 신체의 자연적인 치유력을 강조한다.

용어정리

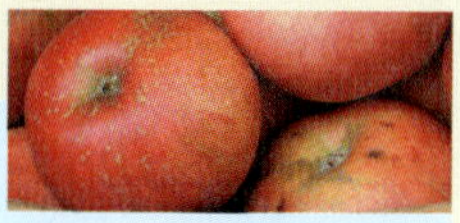

침술(acupuncture) : 특정 해부학적 위치의 피부에 신체의 에너지 흐름을 교정하기 위해 가느다란 바늘을 꽂는 것을 포함하는 요법이다.

향기치료(aromatherapy) : 질병을 치료하거나 건강을 증진시키기 위해 식물의 오일 추출물을 흡입하는 방향요법이다.

아유르베다(ayurveda) : 질병의 예방과 치료에 식사요법, 허브 명상, 마사지, 요가를 실시하는 인도의 전통적인 의학체계이다.

bioelectrical 또는 bioelectromagnetic therapies : 질병 치료에 전기나 자기 영역을 비전형적으로 사용하는 치료요법이다.

생체자기제어(biofeedback) : 스트레스나 분노를 삭이기 위해 체온이나 뇌파활동과 같은 어떤 생리적 과정을 스스로 조절할 수 있도록 훈련하는 기술이다.

생체장치료(biofield therapies) : 신체를 관통하거나 이른바 둘러싸고 있는 에너지 영역을 조작함으로써 질병이 치료될 수 있다는 신념에 기초한 치료 방법. 예를 들면 침술, 기공, 치료적인 접촉이 포함된다.

척추지압요법(chiropractic) : 척추조작이 건강을 회복시킬 수 있다는 입증되지 않은 이론에 기초한 대체의학 시스템이다.

- 아탈구(불완전 탈구)는 척추의 잘못된 정렬이나 변질로 질병을 일으킬 수 있다.
- 카이로프락터는 손끝으로 하는 치료요법으로 조정을 한다.

신앙요법(faith healing) : 치료를 위해 기도나 믿음과 같은 신적인 개입이 된다.

동종요법(homeopathic medicine) : "유사한 것이 유사한 것을 치료한다."는 이론에 기초한 행위. 어떤 질병을 유발한다고 믿어지는 물질을 극히 소량으로 같은 증상을 치료하는 데 처방된다.

최면요법(hypnotherapy) : 건강한 행위를 증진시키고 통증을 완화하며 치료효과를 위해 최면술을 쓰는 기술이다.

심상법(imagery) : 신체를 이완하거나 스스로 치유하기 위해 사물이나 사건의 정신적인 심상을 이용한다.

통합의학(integrative medicine) : 전통적인 치료법과 안전하고 효과적이라 여겨진 CAM요법을 합한 의학적 시도이다.

마사지요법(massage therapy) : 긴장 완화, 혈액순환 증가, 관절의 움직임 향상, 질병치료 촉진을 위해 근육을 손으로 조작한다.

명상법(meditation) : 마음을 진정시키고 신체를 이완하도록 스스로 주도하는 기술이다.

자연의학(naturopathic medicine) : 신체의 자연적인 치료능력을 강화한다고 알려진 행위를 하는 의학적 접근. 처치법은 식사요법이나 허브 치료, 운동, 동종 유사요법 등 다양한 대체요법을 포함한다.

접골요법(osteopathic manipulation) : 심도 있는 조직 마사지, 관절, 척추, 연조직의 조작을 포함. 접골요법 의사는 완벽하게 훈련되어 의사면허를 얻는다.

기공(qi gong) : 운동, 명상, 숨 쉬는 기술을 포함하는 중국의 시스템으로 신체의 '기'라는 에너지의 흐름을 강화함으로써 질병을 치유한다고 알려짐

반사법(reflexology) : 이른바 질병을 치료하거나 신체 다른 부위의 통증을 완화하기 위해 손이나 발에 압력을 주거나 마사지하는 기술로 때로는 zone 요법으로 불린다.

접촉요법(therapeutic touch) : 알려지기로는 에너지의 불균형을 확인하고 치료자로부터 환자에게로 치유력을 이동시키기 위해 환자를 어루만지는 기술

중의학(traditional Chinese medicine; TCM) : 질병은 신체의 '기'라는 에너지의 흐름을 강화시킴으로써 치료될 수 있다는 개념에 기초한 의료 기술. 처치로는 허브치료, 신체적 운동, 명상, 침술, 치료적 마사지 등이 있다.

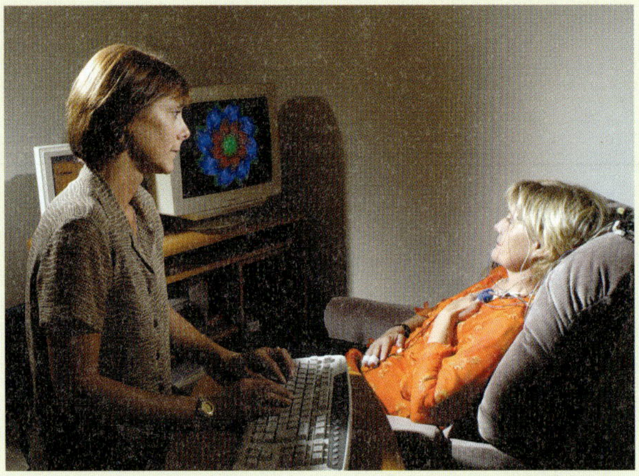

바이오피드백 훈련은 스트레스를 줄이고 이완하게 하는 기술이다.

- **동종유사요법** 특정 증상을 유발하는 물질이 유사한 증상을 가진 질병을 치유하는 데 쓰일 수 있다는 이론이다. 이 치료법은 근본적으로 최초의 물질이 더 이상 존재하지 않는 정도로 희석되었으나, 물의 구조가 희석과정 동안 다소 변하기 때문에 강력한 치료효과가 있다고 믿는다.

- **전통적인 중의학** 중국에서 기원한 수많은 민간요법을 포함하는데 신체는 기(qi)라는 에너지를 전도하는 경로를 가졌다는 이론으로 기의 흐름이 방해되는 것이 질병을 일으킨다고 믿는다. 치료행위는 이른바 기의 흐름을 증진시키는 것, 침술, **기공**, 허브 치료, 식이요법, 마사지 등이다.

심신중재에서 강조하는 이론은 무엇인가?

이 이론은 질병의 존재보다는 사람의 심리적 · 정신적인 well-being의 느낌을 증진시킬 것을 강조한다. 처치는 스트레스를 감소시키고 고통을 다스리거나 혈압을 낮추는 데 사용된다. 이들 치유법의 일부는 스트레스를 감소시키고 이완하기 위한 전통적인 의학과도 연결되어 있다.

예를 들어 **생체자기제어** 훈련에서는 이완 기술을 행하는 동안 체온이나 근육 긴장도 또는 뇌파 활동을 모니터하는 것을 배우는데 행동연구 의학 전문가들도 환자가 스트레스나 분노를 삭이는 것을 돕기 위해 이러한 것을 가르친다. 스트레스를 줄이고 이완시키는 다른 기술로는 **명상**, 미술, 음악 치료, 기도 등이 있다.

다른 심신요법을 임상적으로 적용하는 것은 훨씬 더 문제가 된다. 한 가지 예는 **심상**으로 정신적인 그림을 사용함으로써(예를 들어 암세포 축소그림) 질병과정을 회복시키려는 것이다. 또 다른 예는 입증된 전통적 치료 대신 **신념치료**로 질병을 치료하는 것이다.

어떤 대체요법이 신체적 조작을 포함하며 그것은 어떻게 작용하는가?

조작적 중재는 육체적인 접촉, 신체 다른 부위의 강력한 운동, 압력의 적용을 포함한다. 일부의 행위자들은 특정 에너지 영역이 육체적 치료 동안 손끝으로 조절되고 적절한 에너지의 흐름이 치료를 유도한다고 한다.

- **척추지압교정** 신경계의 장애를 없애면 치료과정이 척추신경계를 통해서 전도되기 때문에 신체가 스스로 질병을 치유할 수 있게 된다고 한다. 주요 치료는 "조정"이라는 것으로 끼어 있는 신경이나 정렬되지 않은 척추를 교정하는 것과 신체의 자연적인 치유능력을 회복하는 것으로 알려진 손으로 하는 조작이다.

  척추조작이 요통을 완화시키는 데 많은 도움이 된다 하더라도 대부분의 행위자들은 척추지압교정이 단순히 증상을 완화시키기보다는 질병을 치료할 수 있다고 주장한다.

  예를 들면 신경계나 척추교정이 질병의 병리 상황에 아무 작용을 하지 않더라도 심지어 감염성 질병을 치료하고 암을 예방하며 생리주기를 조절하기 위해 척추교정을 한다.

- **마사지요법** 통증을 완화하거나 근육기능을 향상시키기 위해 근육과 결체조직을 마사지한다. 이 요법은 온열이나 냉기를 적용하여 근육 상태를 향상시키는 운동이나 운동의 범위에 도움을 준다.

  일부 행위자들이 광범위한 질병을 치료하는 데 마사지가 유용하다는 잘못된 제안을 하기는 하지만 종종 전통적인 물리 치료법과 함께 쓰인다.

'에너지' 요법의 효과는 무엇인가?

에너지 요법에는 2개의 범주가 있다.

- **바이오필드요법** 이 요법은 인체를 둘러싸는 에너지에 영향을 준다는 것으로 이 요법을 통해서 인체의 에너지 흐름을 강화하거나 회복시킬 수 있다고 주장한다.

  여기에는 침술, 기공, **치료적 접촉** 등이 있다. CAM 옹호자들은 종종 에너지라는 용어를 비과학적으로 사용하는데, 이런 종류의 에너지 흐름에 관한 객관적인 증거는 없다.

- **생체전기 또는 생체자기요법** 이 요법은 치료를 위해 전기 또는 자기적 영역을 이용하는 것인데, 예를 들면 자석은 혈액순환을 향상시키고 염증을 줄이며 상처를 신속하게 회복시킨다고 주장한다.

왜 많은 사람들이 입증되지 않은 CAM을 선택하는가?

소비자들은 의사보다 CAM 행위자를 만나는 것이 훨씬 더 편안하다고 느낀다. 이들은 환자와 많은 시간을 보내며 환자에게 더 집중하고 덜 위협적인 처치를 행한다. 환자는 스스로 자신을 돌보고 판단하는 것이 고무되어 질병의 처치에 대해 스스로 더 많이 감독할 수 있다.

또한 CAM은 보다 '자연적'이며 부작용이 덜한 것 같고 더욱이 여러 환자들이 이러한 처치가 효과가 있었다고 만족하는 것으로 보이는데 이에 대해서는 다음의 설명이 가능하다.

- 환자는 오진으로 '치유된' 것처럼 보인다. 그러나 CAM 행위자에 의해 진단된 병은 실제로 존재하지 않았을 수도 있다.
- 그러한 상황은 아주 제한적일 수 있거나 처치 후에 나타나는 일시적인 완화 현상일 수 있다.
- 진전을 보인 것은 실제로 그 전이나 동시에 행해졌던 전통적인 치료에 기인한 것인데 CAM 효과인 것처럼 부당하게 공이 돌아간 경우일 수 있다.
- 위약 효과가 질병과정에 영향을 주었을 수도 있다.

중요한 문제는 여전히 남아있다. CAM 처치가 단지 사람들로 하여금 호전되었다고 느끼게 만들었는가, 아니면 실제로 더 호전되었는가? 이 문제는 정확한 연구에 의해서만이 해결될 수 있다.

CAM 사용과 관련한 가능한 위험성은 무엇이 있는가?

대체요법의 매력은 안전하다는 가정에 있으나 허브 성분에는 독성이 있는 것도 있고 제품이 균질하지 않고 오염되었거나 전통적인 약물과 상호작용을 하는 것도 있다. 1990~1999년 사이에 KFDA는 유해성으로 인해 100가지 이상의 식이 보충제를 회수한 바 있다.

또한 CAM 사용자들은 신뢰할 수 있는 치료시기를 놓칠 수 있다. CAM 행위자의 오진과 부적절한 처치로 인해 의학적 처치로 치료될 수 있었던 사람들이 영구적 장애로 고생하거나 사망한 경우가 많다.

예를 들어 드물기는 하지만 척추지압교정자에 의한 경부조작과 관련한 척추손상과 뇌일혈은 잘 알려져 있다. 그러나 대부분의 CAM요법은 조절되거나 감시되지 않아 부작용에 관한 정확한 추산이 되지 않고 있다.

건강 전문가의 경우 환자가 CAM을 사용하고 있다고 생각될 때 무엇을 해야 하나?

전문가는 환자가 질병의 처치과정이나 치료에 중요할 수도 있는 CAM 요법을 언제 하고 있는지 알고 있어야 한다. CAM요법을 하고 있는지 질문하고 전통적인 치료를 연기하거나 중단할 때의 위험성에 대해 교육하는 것이 중요하다.

또한 전통적인 치료와 CAM요법 간에 있을 수 있는 상호작용에 대해서도 언급해야 한다. 일부 환자의 경우에는 의학적인 처치와 CAM요법 간의 차이점에 대해 알고 싶어 하고 **통합적인 의학** 선택에 관심이 있을 수도 있다.

모든 대체요법은 공통된 한 가지 특징을 가지고 있는데 그것은 대개 효과가 입증되지 않았다. 앞서 언급한 바와 같이 환자들이 CAM 행위자와 긍정적인 상호작용을 갖기 때문에 종종 대체요법을 선택한다.

그러므로 환자와 함께 마음으로부터 공감하면 환자들이 전통적인 치료를 신뢰하고 따르게 하는 데 효과가 있을 것이다. 더구나 전문가는 신뢰할 수 있는 객관적인 자료를 통해 대체요법에 관한 최신 지식을 알아두면 대체요법에 대해 환자와 자세한 논의를 할 수 있다.

Chapter

6

특수 영양지원 : 경장영양과 정맥영양

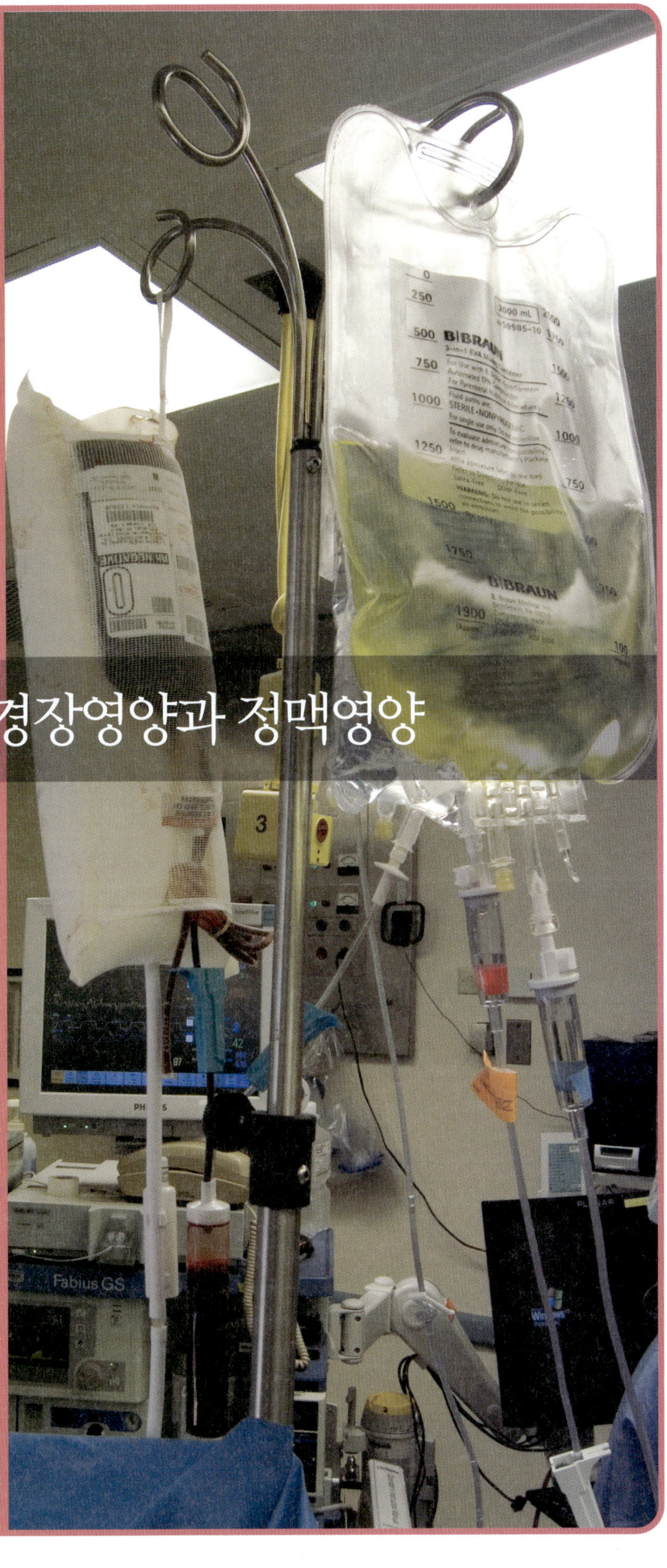

경장영양지원

- 경장영양액
- 의료관리에서의 경장영양
- 경관급식의 관리
- 경관급식 관을 통한 약물의 투여
- 경관급식의 합병증

정맥을 통한 영양지원

- 정맥영양이 필요한 경우
- 정맥영양의 종류
- 정맥영양액
- 정맥영양 관리
- 대사성 합병증의 관리

가정에서의 영양지원(재가 영양지원)

- 재가 영양지원 대상자
- 재가 영양관리 계획
- 삶의 질에 대한 논쟁

실전 영양

- 선천성 대사 질환

영양지원(nutrition support) 경관급식이나 정맥을 통하여 영양을 공급하는 것

경장영양(enteral nutrition) 위장관으로 영양을 공급하는 방법으로 경구급식과 경관급식이 있다.

정맥영양(parenteral nutrition) 위장관을 거치지 않고 정맥으로 영양을 공급하는 방법
par = beside
entero = intestine

환자들은 필요한 열량과 영양소를 음식물로 섭취하기 힘들 정도로 아픈 경우가 많다. 또한 어떤 질병들은 음식의 섭취, 소화 및 흡수를 방해하기도 한다. 그런 경우 처방된 영양소를 공급하는 **영양지원**은 환자의 영양필요량을 맞출 수 있다.

경장영양은 위장관을 사용하여 영양소를 공급하는 방법으로, 경구급식이나 경구보충을 포함하지만 일반적으로 경관급식을 의미한다. 경장영양은 가늘고 유연한 관을 통하여 위나 장으로 영양액을 직접 공급하는 것이다.

정맥영양은 위장관 기능이 불가능한 환자에게 정맥을 통하여 필요한 영양분을 공급하는 것이다. 만약 위장관이 기능을 할 수 있다면 경장영양이 선호되는데, 이는 정맥영양과 관련된 합병증과 비용 문제뿐만 아니라 위장관 기능을 유지하는 데도 도움이 된다. 그림 6-1은 가장 적합한 영양지원경로를 선택하기 위한 의사결정과정을 보여준다.

경장영양지원

위장관 기능이 정상이고 식욕부진으로 인한 영양문제라면 경장영양액을 일반식사의 경구보충제로 제공할 수 있다. 그러나 환자가 영양필요량만큼의 충분한 음식이나 액체를 섭취할 수 없다면 경관급식을 통한 영양공급이 이루어져야 한다.

경장영양액

다양한 의학적 · 영양학적 요구를 충족시키기 위하여 고안된 많은 종류의 경장영양액이 시판되고 있다. 영양액은 단독 또는 다른 음식과 같이 사용할 수 있으며, 많은 종류의 영양액은 충분한 양을 섭취했을 때 개개인의 영양요구량을 충족시킬 수 있다.

그림 6-1 영양지원경로의 선택

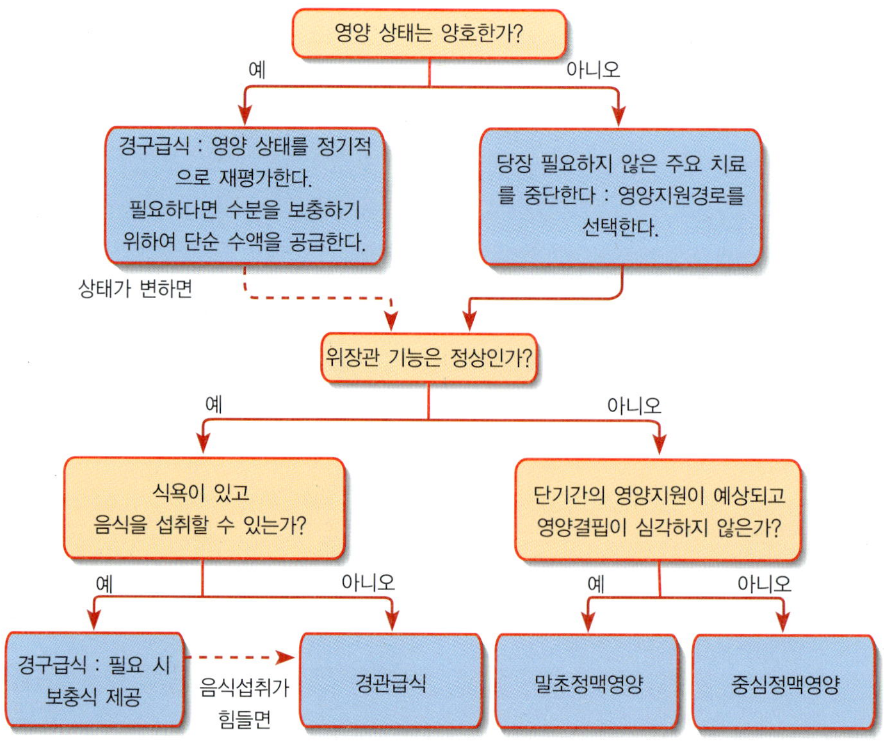

영양학적으로 완전한 영양액은 수일 이상 경구 유동급식이나 경관급식이 필요한 환자에게는 필수적이다.

영양액의 종류 영양액은 다량영양소(당질, 단백질, 지방)의 조성에 따라 분류된다.■ 주요 영양액의 종류와 영양소 조성은 다음과 같다.

■ 다량영양소는 당질, 지방 및 단백질을 말한다.

- **표준 영양액** : 소화와 흡수에 어려움이 없는 환자들에게 사용한다. 단백질급원으로는 우유나 대두에서 분리한 천연단백질이나 정제된 단백질의 혼합물이, 당질급원으로는 변형전분, 포도당 중합체(예 : 말토덱스트린)와 당이 함유되어 있다. **혼합액화 영양액**은 일반 식품을 혼합, 분쇄하여 액화시킨 영양액으로 갈아서 체에 밭친 고기와 채소, 과일, 전분 및 필요에 따라 비타민과 무기질이 첨가된다.
- **가수분해 영양액** : 단백질과 당질의 완전 또는 부분 가수분해물로 구성된 영양액으로 소화, 흡수 기능에 문제가 있는 환자에게 제공한다. 가수분해 영양액은 보통 지방함량이 낮으며 쉬운 소화, 흡수를 위하여 **중쇄중성지방**을 사용하기도 한다. 일반적으로 유당은 함유하지 않으며 대장의 잔사량을 최소화한다.
- **특수질환용 영양액** : 특정질환을 앓고 있는 환자들의 특수한 영양필요량을 충족시키기 위하여 고안되었다. 간질환, 신장질환, 폐질환, 포도당 불내성 및 대사성 스트레스를 위한 영양액이 있다. 특수질환용 영양액들은 가격이 비싼 반면, 효능에 대해서는 아직 의견이 분분하다.
- **영양보충급원용 영양액** : 하나 혹은 두 종류의 다량영양소만으로 구성된 것으로, 영양 성분이나 열량밀도를 조절하기 위하여 다른 영양액의 보충용으로 사용한다. 몇몇 영양보충급원액은 특수한 영양요구량을 가진 환자의 개별적인 영양액을 조제하기 위하여 비타민 및 무기질의 용액과 함께 사용되기도 한다.

영양소와 열량밀도 경장영양액의 단백질, 당질 및 지방의 비율은 매우 다양하다. 단백질 함량은 총열량의 8~29%로 다양한데, 심각한 대사성 스트레스를 가진 환자는 고단백을 필요로 하는 반면에 신부전 환자는 단백질을 제한한다. 경장영양액의 열량은 대부분 당질과 지방에서 공급한다. 일반적으로 표준 영양액은 총열량의 40~50%는 당질로, 30~45%는 지방으로 공급한다.

경장영양액 선택 시 섬유소 함량은 중요한 요인이다. 섬유소는 장 기능의 정상화, 설사와 변비의 치료, 혈당의 조절 유지에 도움을 준다. 그러나 섬유소를 포함한 영양액은 급성 장질환, 췌장염 또는 장 관련 질환에는 사용하지 않는다.

경장영양액의 열량밀도는 0.5~2.0 kcal/ml 범위이다. 표준 영양액의 열량밀도는 1.0~1.2 kcal/ml로 평균 수분 요구량을 가진 환자에게 적당하고, 고에너지 영양액은 영양요구량이 높은 환자나 수분제한이 필요한 환자에게 적합하다.

삼투질농도 **삼투질농도**는 용액의 삼투성질, 즉 액체의 한쪽 구획에서 반투과성 막을 통과하여 다른 구획으로 이동하는 액체의 경향을 말한다. 삼투질농도는 용액 내 분자와 이온의 농도에 의존적이다. 혈청의 삼투질농도인 300 mOsm/kg과 비슷한 삼투질농도를 가진 영양액은 **등장성 영양액**, 혈청보다 높은 삼투질농도를 가진 영양액은 **고장성 영양액**이라 한다.

표준 영양액(standard formulas) 주로 천연 단백질과 다당류를 함유하는 다목적용 경장영양액. 중합체 영양액이라고도 한다.

혼합액화 영양액(blenderized formulas) 일상 식품을 혼합, 분쇄하여 액화시킨 경장영양액

가수분해 영양액(hydrolyzed formulas) 단백질과 당질의 부분 또는 완전 가수분해물로 구성된 경장영양액. 성분 영양액이라고도 한다.

중쇄중성지방(medium-chain triglycerides ; MCT) 탄소수 8~10개의 지방산을 함유하는 중성지방. 중쇄중성지방은 소화과정이 필요 없고, 지방분해효소나 담즙없이 흡수될 수 있다.

특수질환용 영양액(diease-specific formulas) 특수질환 환자의 영양필요량을 맞출 수 있도록 조제된 경장영양액

영양보충급원용 영양액(modular formulas) 한 가지 또는 두 가지 영양소를 함유한 경장영양액으로, 다른 영양액의 보충용도나 특수한 영양요구량을 맞추기 위하여 또는 특수한 영양요구량를 가진 환자의 영양액을 조제하기 위하여 사용된다.

삼투질농도(osmolality) 분자와 이온의 농도에 의한 용액의 삼투성질, 삼투질농도는 mOsm/kg으로 표시한다.

등장성 영양액(isotonic formula) 혈청 삼투질농도와 비슷한 삼투질농도의 영양액

고장성 영양액(hypertonic formula) 혈청 삼투질농도보다 더 높은 삼투질농도의 영양액

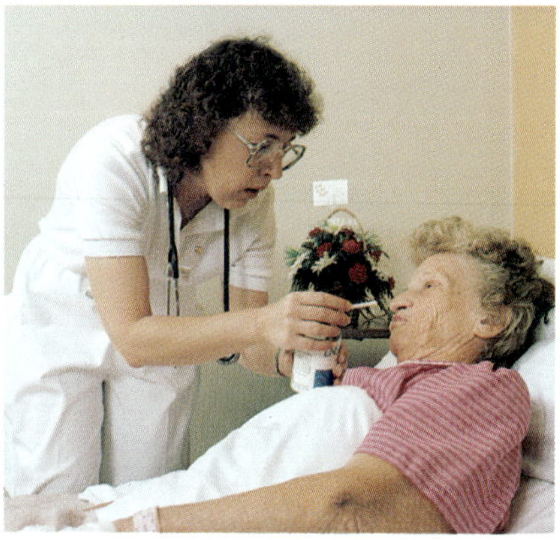

환자들이 일반식사에서 충분한 음식을 섭취할 수 없을 때 경장 영양액을 보충식으로 사용할 수 있다.

경장영양액의 삼투질농도는 300~700 mOsm/kg이고, 가수분해 영양액과 영양소 농축 영양액은 표준 영양액보다 삼투압이 높다. 대부분의 환자들은 큰 문제없이 등장성 영양액이나 고장성 영양액에 잘 적응할 수 있다. 그러나 경장영양액과 함께 약물이 투여될 때는 삼투질농도가 상당히 증가하여 환자들에게 설사를 유발할 수도 있다.

의료관리에서의 경장영양

위장관은 기능할 수 있으나 일상적인 식사만으로는 영양필요량을 충족시킬 수 없는 환자는 경장영양지원의 대상이다. 경장영양은 장의 기능을 자극하거나 유지하는 데 도움이 되고, 합병증이 적으며 가격이 저렴하기 때문에 정맥영양보다 더 선호된다.

같은 이유로 영양액의 경구섭취는 경관급식과 관련된 스트레스, 합병증, 비용을 줄일 수 있으므로 영양액을 마실 수 있는 환자의 경우 경관급식보다 경구급식이 좋다.

경장영양액의 경구사용 경장영양액은 가수분해된 영양소를 요구하는 환자나 유동식만 섭취할 수 있는 환자의 영양필요량을 충분히 만족시킬 수 있으며, 영양필요량을 충족시킬 만큼 충분한 음식을 섭취할 수 없는 환자에게 일반식의 보충식으로 사용된다.

경장영양액은 확실한 영양공급원으로 영양불량환자들의 식사에 에너지와 단백질을 보충해 줄 수 있다. 매우 쇠약한 환자는 식사보다 영양액 공급이 더 좋을 것이다.

환자가 영양액을 마실 때, 영양액의 맛은 중요한 요인이다. 환자가 종류와 향이 다른 영양액을 시식해보고 선택하는 것이 환자가 영양액에 적응하는 데 도움이 된다.

경관급식 경관급식은 위장관의 기능은 있으나 구강으로 충분한 음식이나 영양액을 섭취할 수 없는 환자에게 실시하며, 영양학적으로 완전한 영양액을 직접 위나 장으로 공급한다. 다음의 경우에는 경관급식을 실시한다.

- 인두나 식도장애로 인한 심각한 연하곤란 환자
- 장기간의 식욕부진자 특히 영양불량자
- 위장관의 폐색이나 누공 또는 상부 위장관 장애자
- 장절제술을 받은 후 경장영양을 시작하는 환자

How To

경구영양액에 잘 적응하도록 돕는 방법

경장영양액을 사용하는 환자는 많이 아프고 식욕이 없다. 또는 환자가 영양액을 잘 먹는다 해도 시간이 지나면 맛이 단조로워질 수 있다.

가수분해 영양액은 표준 영양액보다 맛이 없어서 마시기에 힘들기 때문에 다음과 같은 방법으로 환자들을 도울 수 있다.

- 환자의 영양필요량에 적합한 다양한 영양액을 시식해 보도록 하고 환자가 좋아하는 것을 사용한다.
- 영양액이 좀 더 맛있게 보이도록 제공한다.
- 환자가 영양액 냄새를 좋아하지 않는다면 컵을 랩으로 싸고 빨대를 이용한다.
- 영양액을 환자 가까이 두어 언제라도 쉽게 먹을 수 있도록 한다.
- 항상 시원하고 맛있게 마실 수 있도록 차갑게 보관한다. 단 환자가 차가운 것을 좋아하는지 확인해야 한다.
- 식욕이 없는 환자의 경우, 소량씩 자주 공급한다.
- 환자가 영양액에 싫증을 내면 향이나 종류가 다른 영양액을 권해 본다.

- 의식장애, 치매 또는 신경장애로 인하여 환자의 의식이 명확하지 않은 환자
- 혼수상태의 환자
- 화상, 외상, 패혈증 등으로 영양요구량이 현저히 증가한 환자
- 호흡기 의존자

투여 경로 경관급식의 투여경로는 환자의 질병상태, 예상되는 투여기간과 특정경로의 잠재적인 합병증 등에 따라 결정된다. 그림 6–2는 주요 투여경로를 보여주며, 표 6–1은 각 경로의 장단점을 나타낸 것이다.

경관급식 예상 기간이 4주 이하이면 일반적으로 코를 통해 튜브를 위나 장으로 연결하는 **비위관**이나 **비장관** 경로를 선택한다.■ 머리를 기대어 상체를 약간 세운 자세에서 콧구멍을 통하여 관을 삽입한 후 위(비위관, nasogastric)나 십이지장(비십이지장관, nasoduodenal) 또는 공장(비공장관, nasojejunal)으로 연결한다.

■ 경관급식의 경로는 관의 최종위치에 따라 분류된다.

환자가 의식이 있고 움직일 수 있다면 관을 쉽게 **통과**시키기 위하여 물을 관과 함께 삼킬 수 있다. 관 끝의 최종 위치는 복부 X–선 촬영이나 다른 방법으로 확인한다. 유아의 경우 관을 입을 통하여 위로 연결하는 **구위관**(orogastric)이 비위관보다 선호된다. 이는 구위관이 급식하는 동안에 더 정상적인 호흡을 가능케 하기 때문이다.

4주 이상의 장기간 동안 경관급식을 실시해야 하는 경우, 위장관이 막혔거나 다른 의학적 이유 때문에 비장관 경로를 사용할 수 없다면 위나 장으로 직접 관을 연결하는 **장조루술**(enterostomy), 즉 위조루술(gastrostomy), 공장조루술(jejunostomy)을 사용한다. 장조루술에는 수술적인 방법과 비수술적인 방법이 있다.

그림 6–2 **경관급식 경로**

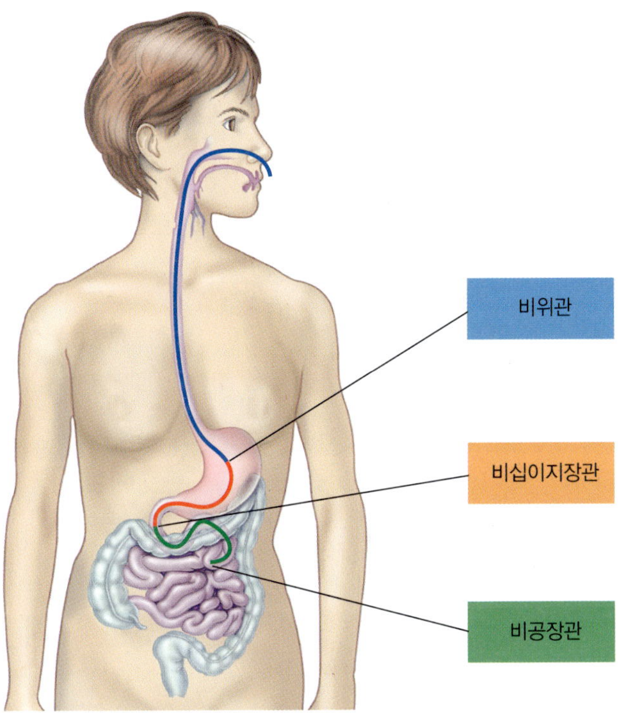

코를 통한 경관급식의 투여 경로

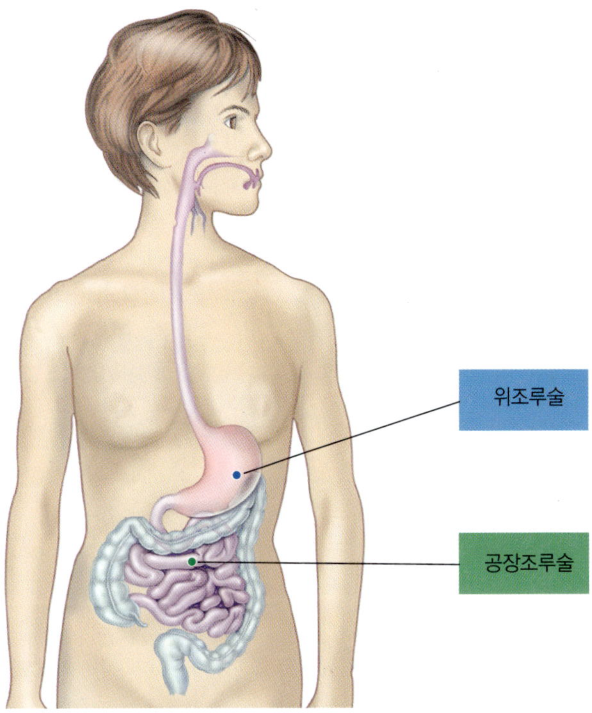

장조루술

표 6-1 경관급식 경로의 비교

투여경로	장점	단점
코를 통한 경로	수술이나 절개가 필요없다.	환자의 위치에 따라 관이 빠지기 쉽다. 장기간 사용시 코, 목, 식도에 염증을 일으키기 쉽다.
비위관	관의 삽입과 위치 확인이 쉽다. 영양액은 펌프 없이 주로 간헐적으로 주입된다.	흡인의 위험이 가장 높다.
비십이지장관/비공장관	흡인의 위험이 낮다. 심각한 스트레스 후에 위 급식보다 장급식이 먼저 허용된다. 폐색, 위 급식이 금지될 때 실시한다.	관의 삽입과 위치 확인이 어렵다. 주입펌프가 필요하다. 영양 목표에 도달하는 데 시간이 더 소요된다.
장조루술	하부 식도괄약근이 닫혀진 채로 유지되므로 흡인의 위험이 낮다. 장기간 사용시 코를 통한 관삽입법보다 편안하다. 투여경로를 가릴 수 있다.	수술이 필요하다. 삽입 과정시 합병증과 감염의 위험이 높다. 삽입 주위에 피부 염증이 생길 수 있다.
위조루술	펌프없이 간헐적 주입법을 사용할 수 있다. 공장조루술보다 삽입하기 쉽다.	고위험군 환자의 경우 흡인의 위험이 있다.
공장조루술	흡인의 위험이 가장 낮다. 심각한 스트레스 후에 가장 먼저 실시할 수 있다. 폐색, 누공 또는 다른 임상증상으로 위 급식이 금지될 때 실시할 수 있다.	삽입이 가장 어렵다. 주입펌프가 필요하다. 영양 목표에 도달하는 데 시간이 더 소요된다.

[a] 각 종류별 경관급식의 장점과 단점은 환자의 상태에 따라 다르게 나타날 수 있다.

가능한 경우 비위관이나 위조루술 같은 위급식이 선호된다. 위급식은 위가 음식물이 장으로 들어가는 속도를 조절할 수 있으므로 장급식보다 주입방법이 덜 복잡하고 더 쉽게 적응할 수 있다.

그러나 위가 막혔거나 위 배출에 문제가 있는 환자의 경우에는 사용할 수 없으며, **흡인**■(영양액이나 위장분비물이 폐로 들어가는 합병증) 위험성이 높은 단점이 있다. 의사들은 흡인 가능성을 최소화하기 위하여 자주 비장관 경로를 선택하지만, 위급식이 증가된 흡인 위험성과 관련되어 있지 않음을 보여주는 사례들도 많이 있다.

■ 식도질환, 신경질환 및 의식감소 또는 치매환자의 경우 흡인의 위험이 높다.

■ 1 French 1/3 mm
12 French = 12 × 1/3 mm
= 4 mm

흡인(aspiration) 감압이나 심호흡을 통해 빨아내는 것; 이물질(주로 위 내용물이 역류 하여)이 폐로 들어가는 경장영양의 합병증

French units 경관급식용 관의 외부 직경을 나타내는 단위. 1 French unit = 1/3 mm

위장감압술(gastric decompression) 위배출을 방해하는 위장운동부전이나 폐색이 있는 환자의 위 내용물을 제거하는 것

관(feeding tube) 관은 부드럽고 유연하며, 길이와 직경이 다양하다. 관의 선택은 주로 환자의 연령, 체격, 투여경로와 영양액의 점성에 따라 결정된다. 일단 적합한 길이가 결정되면 영양액이 막히지 않고 잘 흐를 수 있는 가장 가는 관을 선택한다.

관의 외부 직경은 **French unit**으로 측정되는데 1 French unit은 1/3 mm이므로 "12 French" 관은 직경이 4 mm이다. ■ 관의 내부 직경은 관 재질의 두께에 따라 다르다. 이중강관(double-lumen tube)은 장으로 급식도 하고 위 배출에 문제가 있는 환자의 위 내용물을 흡입에 의해 제거하는 **위장감압술**도 할 수 있는 관이다.

영양액의 선택 영양액은 환자의 연령, 영양 상태, 영양소의 소화 흡수 능력 및 의학적인 문제에 대한 임상적 평가를 신중히 고려한 후에 선택한다(그림 6–3).

용어정리

관의 위치에 따른 경관급식경로를 소화기계의 상부기관으로부터 하부기관 순서로 정리하였다.

transnasal : 코를 통과하는

nasogastric(NG, 비위관) : 코를 통하여 관을 위로 삽입하는 방법

nasoenteric(비장관) : 코를 통하여 관을 위장관으로 삽입하는 방법 *비장관은 비십이지장관과 비공장관을 말한다.*

nasoduodenal(ND, 비십이지장관) : 코를 통하여 관을 십이지장으로 삽입하는 방법

nasojejunal(N, 비공장관) : 코를 통하여 관을 공장으로 삽입하는 방법

orogastric(구위관) : 입을 통하여 관을 위로 삽입하는 방법. 비위관은 영아의 호흡을 방해하므로 영아에게 주로 사용된다.

enterostomy(장조루술) : 위장관에 인공적인 구멍을 외과적으로 만들어 관을 삽입하는 방법.

gastrostomy(위조루술) : 위에 인공적인 구멍을 외과적으로 만들어 관을 삽입하는 방법. 국소마취하에 비수술적인 시술법은 '경피내시경 위장수술(percutaneous endoscopic gastrostomy PEG)'이라 한다.

jejunstomy(공장조루술) : 공장에 인공적인 구멍을 외과적으로 만들어 관을 삽입하는 방법. 비수술적인 시술법은 '경피내시경 공장수술(percutaneous endoscopic jejunstomy ; PEJ)'이라 한다. 관은 위조루를 통하여 공장에 삽입하거나 직접 공장으로 삽입한다.

가장 좋은 영양액은 합병증 유발 가능성이 가장 낮고, 가장 저렴한 비용으로 환자의 의학적 · 영양학적 요구를 충족시킬 수 있는 것이다. 대부분의 환자는 표준 영양액을 사용하나 위장관 기능이 손상된 환자는 가수분해 영양액을 필요로 한다. 영양액의 선택에 영향을 미치는 영양과 관련된 요인들은 다음과 같다.

- **환자의 열량, 단백질, 수분 요구량** 영양소 필요량은 환자가 적응할 수 있는 영양액의 총사용량 내에서 충족되어야한다. 수분 제한이 필요한 경우 처방된 영양액 사용량 내에서 필요한 영양소가 공급될 수 있어야 한다.
- **섬유소 요구량 수정** 고섬유소식 또는 저섬유소식이 요구되면 영양액 선택의 폭은 좁아진다.
- **개인적인 적응성**(식품 알레르기와 민감성) 경장영양액을 필요로 하는 많은 환자들은 어느 정도 유당 불내증을 나타내므로 대부분의 영양액은 유당이 제외되어 있다. 또한 많은 종류의 영양액은 글루텐이 제외되어 있으므로 글루텐 민감성 장질환(celiac diease) 환자의 영양요구를 충족시킬 수 있다.

의료기관들은 다양한 종류의 영양액을 구비하고 있지 않아서 구비 상황에 따라 영양액 선택에 제한을 받는다. 먼저 영양사 또는 내과의사가 환자에게 가장 적합한 영양액을 조제한 후 영양액에 대한 환자의 반응에 근거하여 재조정할 수 있다.

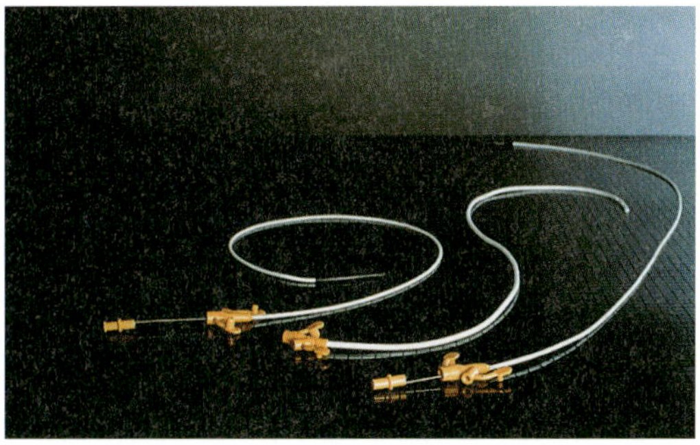

경관급식에 사용되는 관은 길이와 직경이 다양하다. 관의 끝부분에서 돌출되어 나온 가는 철선은 탐침인데 관을 딱딱하게 해서 쉽게 삽입할 수 있도록 해주며, 삽입 후에는 제거된다. Y-연결기(오렌지색)는 경관급식을 방해하지 않고 물이나 약을 주입하기 위한 통로를 제공한다.

경관급식의 관리

투여경로와 영양액이 선택된 후에는 영양액의 투여에 주의를 기울여야 한다. 경관급식의 관리방법은 의료기관마다 약간씩 다르다.

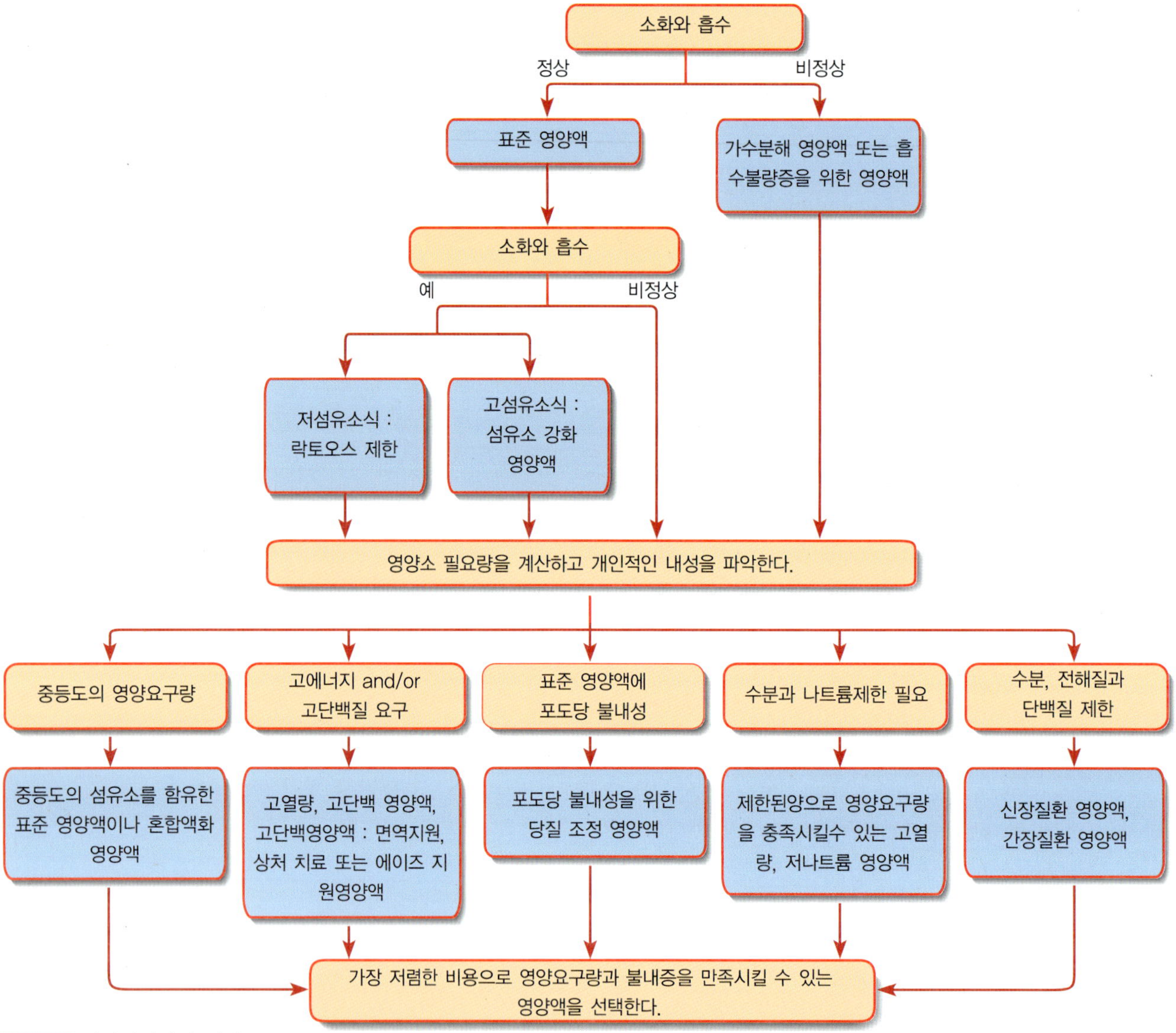

그림 6-3 경장영양액의 선택

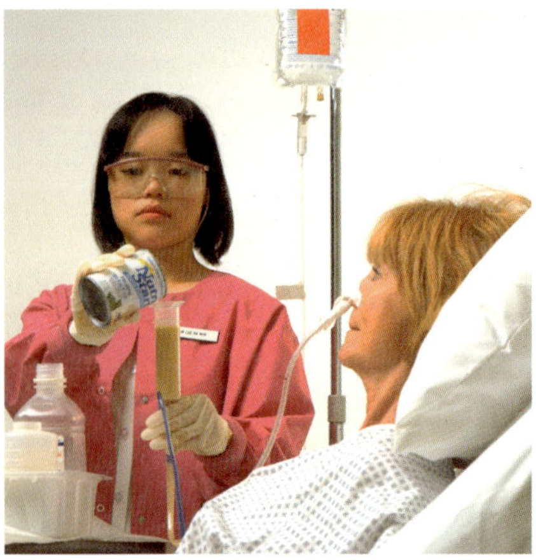

재방형 영양액 주입체계의 경우, 영양액은 원재의 용기에서 주입 용기로 옮겨져야 한다

안전한 취급 아프거나 영양불량인 환자들은 면역시스템이 저하되어 있어서 식품에서 기인한 질병에 감염되기 쉽다. 오염을 방지하기 위하여 영양액의 준비와 투여에 관여하는 사람은 깨끗한 장비와 손으로 위생적인 환경에서 작업하여야 한다. 식품서비스 부서나 약국이 영양액 준비에 대한 대부분의 책임을 맡는다.

영양액은 **개방형 영양액 주입체계**와 **밀폐형 영양액 주입체계**에 의하여 주입될 수 있다. 개방형 영양액 주입체계는 영양액을 원래의 포장 용기에서 주입 용기로 옮겨야 하는 경우로 캔이나 병에 포장된 영양액, 희석이 필요한 농축영양액, 재조정이 요구되는 분말영양액 등이 있다.

밀폐형 영양액 주입체계의 경우, 영양액은 관에 직접 연결할 수 있는 용기에 포장되어 있어서 오염가능성이 낮기 때문에 간호시간이 절약되고 개방형 영양액 주입체계보다 장시간 걸어 놓을 수 있다.

초기에는 개방형 영양액 주입체계보다 비싸지만, 장기적으로 보면 세균오염을 방지하고 감염 치료비용을 절감함으로써 더 저렴하다.

안전성 지침 영양액이 간호부에 도착한 후, 간호진은 영양액의 안전한 취급에 책임을 진다. 영양액과 주입 용기를 만지기 전에 손을 깨끗이 씻는다. 일부 시설은 영양액을 다룰 때마다 비멸균장갑을 끼도록 한다. 개방형 영양액 주입체계를 사용할 때 영양액의 오염 가능성을 줄일 수 있는 다음의 지침을 참고한다.

- 포장된 영양액을 열기 전에는 통조림 따개와 통조림 뚜껑을 깨끗이 한다. 내용물을 한꺼번에 사용하지 않을 경우엔 통조림을 개봉한 시간을 기록해 둔다.
- 개봉된 통조림이나 혼합 영양액은 깨끗한 밀폐용기에 보관한다. 남은 영양액은 신속히 냉장 보관한다.
- 라벨이 없거나 부적절하게 라벨된 용기 및 24시간 안에 사용되지 않은 영양액이 들어있는 개방형 주입용기는 모두 버린다.
- 개방형 영양액 주입체계를 사용할 때 영양액은 8~12시간 이상 걸어 놓을 수 없다. 남아있는 영양액은 모두 버리고 주입용기와 관을 깨끗이 씻은 후 주입 용기에 새 영양액을 담는다. 주입용기와 관(feeding tube 그 자체는 제외)은 매 24시간마다 새 것으로 교체한다.

밀폐형 영양액 주입체계는 24~48시간 이상 걸어 놓을 수 있다.

경관급식의 시작 경관급식을 시작하기 전에 시행자는 경관급식 사용에 대하여 두려움을 느끼는 환자와 보호자들에게 경관급식을 실시해야 하는 이유와 경관급식의 장점과 위험성에 대하여 설명함으로써 두려움을 경감시킬 수 있다.

코를 통과한 관이 기도로 잘못 삽입되었거나 영양액 또는 위장관 분비물이 폐로 흡인되었다면 심각한 합병증이 발생할 수 있다. 잘못된 관삽입을 최소화하기 위하여 의사는 급식을 시작하기 전에 X-선 촬영을 통하여 관의 위치를 확인한다.

관의 위치를 확인한 후 테이프로 환자의 코와 뺨에 관을 단단히 고정시키고 관의 위치를 자주 관찰한다. 또한 급식관으로부터 꺼낸 체액의 pH를 조사한다. 위액의 pH는 장이나 기도에서 흘러나온 체액의 pH보다 훨씬 더 낮다는 것을 기억하라. ■

■ 위 샘플의 pH는 보통 pH 1~4이며, 장 샘플의 pH는 pH 6~7이어야 한다.

흡인의 위험을 감소시키기 위하여 영양액 주입 시와 주입 후 30분 정도는 환자의 상체를 약 30~45° 정도 세운 자세를 유지하도록 한다. 영양액에 청색색소인 메칠렌 블루를 첨가하여 흡인여부를 확인하는 방법이 제시되었으나 색소사용으로 인한 몇 건의 사망 때문에 현재는 권장되지 않는다.

영양액의 주입 경관급식 주입방법이 적절해야 필요한 영양소를 안전하게 공급하고 환자의 순응도를 최대화시킴으로써 효과적인 영양지원이 가능해진다. 영양액의 주입 방법은 투여경로, 환자의 위장관의 기능 정도, 사용된 영양액의 종류, 열량과 단백질 요구량 그리고 환자의 운동성에 따라 달라진다.

하루 영양필요량은 **간헐적 주입**이나 **지속적 주입**에 의하여 충족될 수 있으며 지속적 주입으로 시작한 환자도 점차적으로 간헐적 주입으로 이행할 수 있다. 각각의 방법은 특수한 사용법과 장단점을 가지고 있다.

간헐적 주입은 위로 주입될 때 가장 잘 적응된다. 중력이나 주입 펌프를 이용하여 20~40분에 걸쳐 200~400 ml의 영양액을 주입한다.

개방형 영양액 주입체계(open feeding system) 급식관에 주입하기 전에 포장용기에서 급식용기로 옮겨야 하는 영양액 주입체계

밀폐형 영양액 주입체계(closed feeding system) 주입을 위한 급식관이 미리 부착된 용기에 포장되어 있는 영양액을 사용하는 주입체계

간헐적 주입(intermittent feeding) 약 250~400 ml의 영양액을 20~40분에 걸쳐서 주입하는 방법

지속적 주입(continuous feeding) 영양액을 8~24시간에 걸쳐서 일정한 속도로 주입하는 방법

How To

환자들이 경관급식에 잘 대처하도록 돕는 방법

"강제로 먹여진다"는 생각은 많은 사람들을 두렵게 한다. 일부 환자들은 두꺼운 관을 상상하며 주입과정이 고통스러울 것이라 두려워 하거나 경관급식을 치료될 수 없는 상해나 질병과 관련시켜 생각한다. 그러나 일단 환자가 관의 삽입과정, 경관급식의 예상기간, 질병치료를 위한 영양소의 전략적 역할을 이해한다면 두려움이 줄어든다.

다음 사항들은 급식 관리자가 비위관이나 비장관으로 영양액을 주입받는 환자들을 준비시키는 데 도움을 줄 수 있다.

- 환자에게 관을 보여주고 만져보도록 해서 두려움을 감소시킨다.
- 주입장치가 급식관에 어떻게 연결되었는지 보여주고, 영양액 주입이 어떻게 이루어지는지 설명한다. 어린이의 경우 인형을 사용하여 관 삽입과 영양액 주입과정을 설명한다.
- 관 삽입 시 의식이 있고, 삼킴 동작이 관의 통과를 도울 수 있다는 것을 설명해준다. 목 뒤에 감각을 둔하게 하는 용액을 뿌리면 관의 삽입 과정 중 발생하는 불편함과 메슥거림을 감소시킨다.
- 일단 관이 삽입되면 몇 시간 이내에 곧 익숙해질 수 있음을 설명해 준다. 대부분의 경우 곧바로 음식물을 삼키거나 마실 수 있다.

일부 환자들은 경관급식을 두려워하는 반면 일부 환자들은 쉽게 충분한 영양을 공급받을 수 있음을 알고 편안해 한다. 환자들의 기분이 좋아지고 다시 식사를 시작함에 따라 경관급식 양은 감소되며 적절한 경구급식이 이루어지면 경관급식은 중단된다.

일부 환자들은 삶의 중요한 부분을 통제할 수 없게 되었다고 느끼며, 관을 삽입한 자신의 모습을 보이기 싫어하고, 장비를 달고 이동할 때 어색함을 느낀다. 이때 도움을 줄 수 있는 방법이 있다.

- 가능하다면 의사결정과 치료과정에 환자를 참여시킨다. 환자들은 급식일정의 조정을 도울 수 있고 스스로 급식과정의 일부를 수행할 수 있다.
- 환자가 침대에서 내려와 이동할 수 있도록 급식장비를 다루는 법을 보여준다.
- 친구들과 만남을 지속하도록 격려하고 자신들이 좋아하는 취미나 활동을 하도록 한다. 이 방법은 특별히 어린이나 십대 환자, 장기간 경관급식을 받는 환자들에게 중요하다.

유아나 어린이들을 돌볼 때 어린이의 발달 연령을 염두에 두고 적절한 식사 기술을 습득할 수 있도록 한다. 유아에게는 먹는 동안 빠는 것, 삼키는 것과 배부름 사이의 연관성을 느끼도록 진정제를 투여할 수 있다. 가능하다면 영양액은 유아에게는 병으로, 어린이에게는 스푼으로 제공하도록 한다.

과정이 더 복잡해질수록, 건강관리자들은 환자의 감정적 반응을 무시하고 과정에 초점을 맞추기가 더 쉬워진다. 그러나 얼마나 많은 기술이 있든지 간에 당신이 보살피고 있는 환자에게 초점이 맞추어져야 함을 기억하라.

환자의 영양필요량을 맞추기 위하여 요구되는 양을 몇 차례에 나누어 주입한다. 비교적 많은 양의 영양액이 일시에 주입되므로 일부 환자들은 적응하기 어려울 수 있으며, 지속적 주입보다 흡인의 위험이 더 높다. 간헐적 주입의 장점은 일상적인 식사 패턴과 유사하다는 점과 식사 사이에 환자의 이동이 자유롭다는 점이다.

볼루스 주입(bolus feeding) 250~500 ml의 영양액을 15분 이내에 주입하는 방법

볼루스 주입은 많은 양의 영양액을 위로 빨리 주입(250~500 mℓ/15 min)하는 방법이다. 볼루스 주입은 주사기를 사용하여 매 3~4시간마다 주입한다. 볼루스 주입은 일부환자에게 복부 불편, 오심, 경련을 일으킬 수 있다. 흡인 위험성도 다른 주입법들보다 더 높다. 따라서 볼루스 주입은 증상이 가벼운 환자에게만 사용한다.

지속적 주입은 8~24시간에 걸쳐서 일정한 속도로 천천히 주입하는 방법이다. 비교적 소량씩 천천히 주입하므로 오심을 감소시킬 수 있어서 증상이 심한 환자에게 권장되며 일반적으로 비장관, 장조루 환자에게 사용된다. 주입 펌프는 속도가 정확하고 일정해야 한다. 지속적 주입은 환자의 이동에 제약을 줄 수 있고 비용이 비싸다.

영양액의 사용량과 이온강도 영양액의 주입 일정은 시설마다 다르므로 경관급식 실시 전에 주의 깊게 재검토되어야 한다. 일반적으로 환자들은 처음부터 희석되지 않은 영양액(등장성 영양액 또는 고장성 영양액)을 수용할 수 있다. 특히 고장성 영양액은 천천히 주입하기 시작하여 점차로 양을 증가시켜야 한다. 환자가 적응할 수 있는 농도로 희석시켜야 할 경우도 있지만 권장되지는 않는다.

How To

경관영양액 공급을 위한 일정 계획

환자의 의학적·영양학적 필요량을 충족시키기 위한 영양액을 선택한 후에 하루에 필요한 전체적인 용량을 결정한다. 하루 2000 kcal를 필요로 하는 환자가 1.0 kcal/㎖인 표준 영양액을 사용한다고 하면 하루 필요한 영양액 양은 2000 ㎖가 된다.

환자가 간헐적 주입법으로 하루 6회 영양액을 공급받는다면 일회에 약 330 ㎖의 영양액을 주입해야 한다.

2000 ㎖ ÷ 6 = 330 ㎖

만약 간헐적 주입법으로 하루 8회 영양액을 공급받는다면 일회에 약 250 ㎖의 영양액을 주입해야 한다.

2000 ㎖ ÷ 8 = 250 ㎖

매 급식 시 약 30분 이상에 걸쳐서 영양액이 주입되면 환자는 가장 잘 적응할 것이다. 만약 24시간에 걸쳐서 지속적 주입법을 실시한다면 매시간 약 85 ㎖씩 주입하면 된다.

2000 ㎖ ÷ 24 hr = 83 ㎖/hr

간헐적 주입은 처음 투여 시 120~150 ㎖로 시작하여 목표 양에 도달할 때까지 매 투여 시마다 50~100 ㎖씩 증가시켜 나간다. 지속적 주입은 30~40 ㎖/hr로 시작하여 매 6~8시간마다 30 ㎖/hr씩 증가시킨다. 간헐적 주입과 지속적 주입 시, 주입속도와 양의 증가는 영양액에 대한 환자의 적응력에 따라 다르다.

새로운 속도에 적응하지 못한다면 적응을 위한 추가 시간을 주기 위하여 주입속도는 더 천천히 증가시켜야 한다. 간헐적 주입을 받는 환자가 적응하지 못한다면 지속적 주입이 더 좋을 수 있다.

위 잔여물의 확인 환자가 위로 영양액을 공급받을 때 간호사는 위 배출이 적절하게 이루어지는지 확인하기 위하여 **위 잔여물**(급식 후 위내에 남아있는 영양액의 부피)을 규칙적으로 확인한다. 위 잔여물은 간헐적 주입을 하기 전 또는 지속적 주입 시에는 4~6시간마다 주사기로 급식관을 통하여 위 내용물을 꺼내어 측정한다.

> 위 잔여물(gastric residual volume) 이전 급식시에 주입된 영양액이 위에 남아있는 양

다양한 의견이 있지만 위 잔여물이 200 ㎖를 초과하면 급식의 검토를, 500 ml를 초과하면 급식의 중단을 권장한다. 부종이 지속된다면 내과의사는 장 급식이나 위 배출을 자극시키는 약물 치료를 권장한다.

수분 필요량 조정 환자의 수분 요구량에 주의를 기울여야 한다. 성인은 매일 약 2000 ㎖의 수분이 필요하다. 신장, 간 또는 심장 질환이 있는 사람들은 수분을 제한해야 한다. ■ 발열, 다뇨, 설사, 과도한 발한, 심각한 구토, 배농, 장루설치, 혈액 손실 및 노출된 상처 등이 있는 경우 더 많은 수분을 필요로 한다.

영양액의 수분은 수분 필요량의 대부분을 공급할 수 있다. 표준 영양액은 약 85%의 수분을 함유한다. 영양소가 농축된 영양액은 약 69~72%의 수분을 함유하는데 정확한 양은 상품의 표시사항이나 제조회사를 통하여 알 수 있다.

영양액에서 공급되는 수분 외에 수분 필요량은 관을 세척하는 물로 맞출 수 있다. ■ 관의 막힘을 방지하기 위하여, 볼루스 주입이나 간헐적 주입의 전후에, 지속적 주입의 경우 매 4시간마다 물로 관을 세척한다. 관을 세척하는 데 사용된 물은 수분 섭취량을 계산할 때 포함시킨다.

> ■ 성인과 아동의 수분 필요량 계산 :
> - 성인 : 30~40 ㎖/kg ; 30 ㎖/kg(노인) 허용
> - 아동 : 50~60 ㎖/kg 허용
> - 유아 : 150 ㎖/kg 허용
>
> ■
> - 간헐적 주입 또는 볼루스 주입의 경우, 영양액 주입 전·후에 20~60 ml의 물을 관으로 흘려보내야 한다.
> - 지속적 주입의 경우 매 4시간마다 20~40 ㎖의 물을 관으로 흘려보내야 한다.

일상식으로의 전환 경관급식을 해야 할 필요성이 해결되면 영양액의 양을 차차 줄이고 점차적으로 경구식사로 바꾼다. 그리고 경구급식으로 하루 영양 필요량의 약 2/3를 공급하게 되면 경관급식을 중단한다.

경관급식 관을 통한 약물의 투여

경관급식을 받는 환자는 때때로 관을 통하여 약물을 투여받아야 할 경우가 있다. 약물은 경관급식 영양액과 상호작용을 할 수 있으므로 영양소와 약물의 상호작용이 고려되어야 한다. 약물은 경관급식관을 막히게 할 수도 있다.

지속적 주입은 영양액의 성분이 약물의 흡수를 방해하지 않도록 하기 위하여 약물을 투여하는 동안에는 중단시킨다. 일반적으로 약물 투여 전후 각각 15분 동안 영양액의 주입을 중단한다. 약물에 따라서는 더 오랜 시간을 필요로 하는데, 예를 들면 경련을 조절하는 약물인 페니토인(phenytoin)은 투여 전후에 각각 1~2시간 동안 급식을 중단해야 한다. 또한 영양액의 주입속도는 처방된 양이 주입될 수 있도록 증가시켜야 한다.

경관급식의 합병증

경관급식은 합병증이 흔하다. 가장 일반적인 합병증은 오심과 설사 같은 위장관 문제, 경관급식 과정과 관련된 기계적인 문제, 생화학적 변성과 영양소 결핍 같은 대사적 문제들이다. 합병증과 대처 방안은 표 6-2에 정리하였다.

경관급식의 많은 합병증들은 최적의 투여 경로, 영양액, 주입 방법이 선택된다면 예방할 수 있다. 환자의 기본적인 건강상태와 약물의 사용에 주의를 기울이는 것도 중요하다. 관리자는 매일 환자의 체중과 수화상태를 점검해야 하며, 생화학적 검사 결과는 합병증이 발생하기 전에 문제를 찾아내는 데 도움을 준다. 사례연구는 경관급식과 관련된 많은 요인들을 생각하도록 한다.

핵심정리

- 경장영양액은 일반식사의 보충식이나 경관급식을 위해 사용될 수 있다. 경장영양액은 종류에 따라 단백질의 조성, 열량밀도, 삼투질농도와 섬유소 함량이 다르다.

How To

경관급식을 받고 있는 환자의 약물 투여 관리

경관급식관을 통하여 약물, 특히 생소한 약물을 다룰 때는 언제, 어떻게 주입해야 하는지를 약사에게 배우는 것이 가장 좋은 방법이다. 다음 내용을 배우기 위하여 약사와 함께 점검하라.

- 영양액과 잘 맞지 않는다고 알려진 특정 약물이 있는가?
- 약물과 영양소와의 상호작용을 피하기 위하여 약물을 투여하기에 가장 적당한 시간은?
- 장으로 영양액을 주입받는 환자의 경우에 약물은 위산이 없어도 흡수될 수 있는가?
- 물약이 사용될 수 있는가? 사용할 수 있다면 적당한 복용량은 얼마나 되는가?
- 알약만 사용할 수 있다면 분쇄하여 물과 혼합할 수 있는가? 단 장용제피 약물과 서방형 약물은 부작용 가능성 때문에 분쇄해서는 안 된다.

일반적으로 가능하다면 약물은 관보다는 입으로 투여하는 것이 가장 좋지만 경우에 따라서는 주사가 가장 좋을 수도 있다. 약물을 관을 통하여 투여해야 한다면

- 약물을 경장영양액과 혼합해서는 안 되고 약물끼리도 혼합해서도 안 된다.
- 약물을 투여하기 전에 급식관의 위치가 바른지, 막히지 않았는지, 위 잔여물이 너무 많지 않은지 확인한다.
- 흡인을 방지하기 위하여 환자의 상체를 약 30° 정도 세운다.
- 약물을 주입하기 전후에 관으로 약 15~30 mℓ의 따뜻한 물을 흘려보낸다. 한 가지 이상의 약물을 주입할 경우 각각의 약물을 주입한 후에 약 5 mℓ의 물을 흘려보낸다.
- 가능하면 물약을 사용한다. 점성이 높거나 삼투압이 높은 물약은 관에 주입하기 전에 약 10~30 mℓ의 물로 희석한다.
- 알약이 사용된다면 고운 가루로 분쇄하여 주입하기 전에 약 10mℓ의 따뜻한 물과 혼합한다.

- 비장관 경로는 단기간의 경관급식에서 선호되는 반면 장조루술은 장기간의 경관급식에 사용된다. 위급식이 더 선호되지만 흡인위험성이 높은 환자는 피해야 한다.
- 영양액은 투여경로와 환자의 의학적 상태에 따라서 볼루스 주입, 간헐적 주입 또는 지속적 주입법으로 이용될 수 있다.
- 약물은 영양액과 따로 투여되어야 하고 관이 막히는 것을 방지하기 위하여 약물 주입 전후에 물을 흘려보내야 한다.

정맥을 통한 영양지원

경영양액은 위장기능이 비정상적인 경우에는 사용할 수 없으므로 이때는 정맥으로 영양을 공급하여야 한다. 하지만 정맥영양은 비싸고 위험한 합병증의 유발가능성이 높다. 따라서 위장관의 기능이 정상인 경우에는 경장영양이 더 선호된다.

정맥영양이 필요한 경우

정맥영양은 위장관의 기능이 불가능하여 영양불량이거나 영양불량이 될 가능성이 높은 환자에게 영양소를 소화관을 사용하지 않고 정맥으로 공급하는 영양지원 방법이다. 정맥영양을 실시해야 하는 경우는 다음과 같다.

- 단장 증후군(소장의 일부가 제거된 경우)
- 심각한 췌장염
- 흡수불량질환
- 장폐색이나 장누공
- 심각한 화상이나 외상
- 중증 질환이나 소모성 질환
- 골수이식
- 영양불량자와 흡인위험이 높은 환자

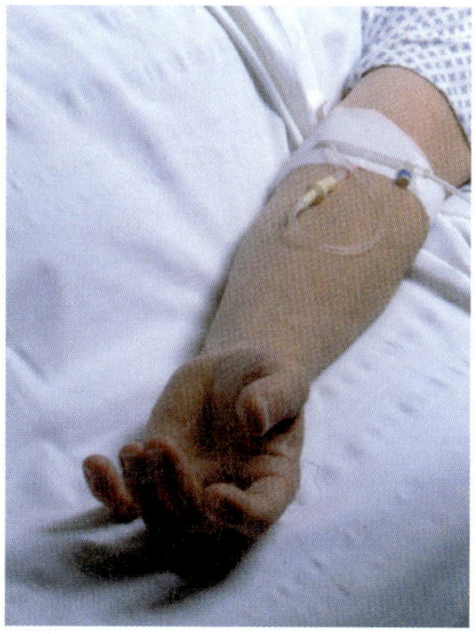

말초정맥을 통하여 정맥영양액을 주입할 수 있다.

사례연구

경장영양지원을 필요로 하는 그래픽 디자이너

24세의 그래픽 디자이너인 사라는 하이킹하는 도중 절벽에서 떨어져 다발성 골절을 당하였다. 입원한 지 7일째이고 식욕이 없으며 입원해 있는 동안 체중이 8파운드 감소하였다.

골절의 특성상 견인장치를 하고 있으므로 움직일 수 없으며, 단지 상체는 45°정도 세울 수 있다. 식사력 조사결과 입원 전 사라의 영양 상태는 좋았던 것으로 보인다. 건강관리팀은 그녀의 영양상태가 더 이상 나빠지기 전에 비십이지장관 급식을 시작하기로 하였다. 유당을 함유하지 않은 표준 영양액이 선택되었으며 사라의 영양 요구량을 맞추기 위하여 2200 ㎖/day의 영양액이 처방되었다.

1. 사라에서는 경관급식을 처방하는 데 어떤 단계를 거쳤는가? 비위관 대신에 비십이지장관을 선택한 이유는?
2. 내과의사는 투여방법으로 18시간에 걸친 연속적 주입법을 처방하였다. 적당한 경관급식일정을 작성하시오.
3. 사라는 경관급식 3일째에 설사를 하였다. 설사를 일으킨 원인을 조사하고, 해결 방법을 찾으시오.
4. 경관급식관을 통하여 약물을 투여 받아야 한다면, 취해야 할 주의사항을 설명하시오.

표 6-2 경관급식 합병증의 원인과 예방

합병증	발생 가능 원인	예방 및 대책
영양액의 흡인	하부 식도 괄약근의 기능 저하, 위배출의 지연	고위험군 환자는 비장관, 위조루술 또는 공장조루술을 실시한다. 관의 위치를 점검한다. 급식 시와 급식 후 45분 동안 머리를 높게 유지한다. 위 잔여물을 점검한다.
관의 막힘	관에 비하여 영양액이 너무 걸쭉한 경우	적당한 크기의 관을 선택한다. 영양액 주입 전후에 물을 흘려보낸다. 걸쭉한 영양액은 주입펌프를 사용하여 주입한다. 관이 막히지 않도록 돕는 약물을 물과 함께 흘려보내거나 췌장효소나 중탄산염을 함유한 용액을 흘려보낸다.
	급식관을 통한 약물의 투여	가능하면 구강이나 액체 약물, 주사를 이용한다. 점성이 높은 액체 약물은 주입 전에 물로 희석한다. 알약은 고운가루로 분쇄하여 물과 혼합한다(장용제피 약물이나 서방형 약물 제외). 약물 투여 전후에 관으로 물을 흘려보낸다. 약물은 한 가지씩 투여한다. 약물을 급식용기에 혼합하지 않는다.
변비	섬유소 섭취 부족	수분을 보충한다. 고섬유소 영양액을 사용한다.
	운동 부족	걷기와 다른 적당한 활동을 권장한다.
탈수와 전해질 불균형	심한 설사	설사 참조
	부적당한 수분 섭취	수분을 보충한다.
	당질 불내증	지속적 주입법을 사용한다. 혈당을 점검한다. 다른 종류의 당질이나 당질 함량이 낮은 영양액을 선택한다. 지방함량이 높은 영양액을 공급한다.
	단백질의 과잉 섭취	혈중 전해질 농도를 측정한다. 단백질 섭취를 줄인다.
설사, 복통, 가스생성	세균 오염	24시간마다 새 영양액을 사용한다. 개봉된 영양액이나 혼합된 영양액은 냉장보관한다. 새 영양액을 담기 전에 급식 용기와 관을 세척한다. 24시간마다 주입용기 및 주입관을 교환한다. 영양액은 위생적으로 준비한다.
	유당 불내증	유당이 함유되지 않은 영양액을 사용한다.
	고삼투성 영양액	적은 양을 사용하고 점차적으로 사용 양을 증가시킨다.
	빠른 주입속도	주입속도를 늦추거나 지속적 주입법을 사용한다.
	영양불량/혈청 알부민농도 감소	묽은 영양액을 소량씩 공급하고 점차적으로 농도와 양을 증가시킨다.
고혈당증	당뇨, 대사항진, 약물 치료	혈당을 점검한다. 주입속도를 늦춘다. 적당량의 수분을 공급한다. 다른 종류의 당질이나 당질 함량이 낮은 영양액을 선택한다. 지방함량이 높은 영양액을 공급한다.
오심, 구토	폐색	경관급식을 중단한다.
	위배출의 지연	위잔여물을 점검한다. 주입속도를 늦춘다. 지속적 주입법을 사용하거나 경관급식을 중단한다.
	영양액의 농도나 사용액에 대한 부적응	느린 속도로 지속적 주입을 실시하고 환자의 수용정도에 따라 농도와 양을 증가시킨다.
	경관급식에 대한 심리적 반응	환자의 불안 심리를 안정시킨다.
장조루술 부위의 피부염증	위장관 분비물의 누출, 관에 의한 마찰	삽입부위를 청결히 한다. 빨갛게 붓거나 아프거나 농이 흐르는 부위가 있는지 검사한다. 피부 보호 크림을 사용한다.

주의 : Many of the complications presented here can be caused by the patient's primary disorder or drug therapy rather than the tube feeding itself. In such a case, the corrective measure would include treatment of the disorder or a change in drug therapy. Additionally, other corrective measures that require a physician's order are not shown here.

정맥영양의 종류

정맥영양은 팔과 다리의 **말초정맥**으로 영양을 공급하는 방법과 심장근처의 **중심정맥**으로 영양을 공급하는 방법이 있다.

말초정맥영양 **말초정맥영양**은 말초정맥만을 통하여 영양 필요량을 맞추어야 한다. 말초정맥은 고농도의 용액에 의해 손상받기 쉬운데, 고장성용액은 정맥염을 일으킬 수 있고, 주입 부위에 발적 · 팽창 · 압통을 유발시킨다.

정맥영양액의 ■ 삼투질농도는 보통 600 mOsm/L~900 mOsm/L이며, 이 때문에 말초정맥영양으로 에너지와 단백질을 공급하는 데에는 한계가 있다. 말초정맥영양은 약 7~10일 이하의 단기영양지원이 필요한 환자와 수분을 제한하지 않거나 영양요구량이 높지 않은 환자에게 사용된다. 정맥이 약해서 정맥영양과정을 견딜 수 없는 경우에는 사용할 수 없으며, 염증을 방지하기 위하여 혈관의 위치를 자주 변경하여야 한다.

중심정맥영양 대부분의 환자들은 혈류량이 많아서 영양소의 농도에 제한을 받지 않는 중심정맥을 사용하여 영양필요량을 공급받을 수 있다. **중심정맥영양**은 환자의 완전한 영양요구량을 충족시킬 수 있으므로 완전정맥영양이라고도 한다. 중심정맥은 혈류량이 많아서 빠르게 정맥영양액을 희석시킬 수 있는 심장근처에 위치한다.

따라서 영양요구량이 높은 환자나 수분제한이 필요한 환자들에게 고농도의 영양액을 투여할 수 있다. 또한 장기간 정맥영양을 받아야 하는 환자들에게도 중심정맥영양이 선호된다.

중심정맥에 접근하는 방법에는 중심정맥 카테터를 직접 중심정맥에 연결하는 방법과 말초정맥을 통하여 중심정맥으로 연결하는 방법이 있다(그림 6-4).

말초정맥을 통하여 중심정맥에 연결하는 방법이 중심정맥에 직접 **카테터**를 삽입하는 방법보다 조직손상이 적고 시술하기도 쉽지만 일부 연구에서는 말초정맥을 통한 삽입의 경우 합병증 발생율이 더 높은 것으로 보고되었다.

정맥영양액

의료기관 내의 약국들은 정맥영양액 조제에 책임을 맡는다. 이러한 정책은 약사는 환자의 영양필요량에 맞는 영양액을 조제할 수 있고, 영양액은 유효기간이 있으므로 바람직하다. 정맥영양액의 처방들은 매우 개인적이며, 환자의 상태가 안정될 때까지는 날마다 재조정되어야 한다. 영양소들은 정맥으로 공급되기 때문에 혈류로 직접 주입되기에 안전한 형태로 공급되어야 한다.

아미노산 정맥영양액은 모든 필수아미노산과 비필수아미노산의 혼합물을 함유하고 있다. 아미노산의 농도는 3.5%~15%까지 ■ 다양하며, 더 고농도의 용액은 중심정맥영양에만 이용된다. 일반식품에서처럼 아미노산은 4 kcal/g를 제공한다. 특수 조제된 아미노산 용액은 간성혼수, 신부전 환자와 대사성 스트레스 환자에게 사용될 수 있다.

당질 정맥영양의 주요 에너지 급원인 포도당은 덱스트로즈 모노하이드레이트(dextroxe monohydrate)의 형태로 공급되며, 3.4 kcal/g를 제공한다. 2.5%~70%의 덱스트로즈 용액이 있으며, ■ 10% 이상의 고농도 용액은 중심정맥영양에만 사용된다.

■ 용액의 삼투성질은 삼투질 농도나 삼투몰 농도로 표현할 수 있다.

- 삼투질 농도는 1 L의 용액 속에 들어있는 용질의 수를 말한다.
- 삼투몰 농도는 용매 1 kg당 용질의 수를 말한다.

삼투질 농도는 혈액이나 소변 등과 같은 생물학적 용액을 언급할 때 주로 사용된다.

■ 10% 아미노산 용액은 용액 100 ml당 아미노산 10 g을 공급한다.

■ 10% 덱스트로즈 용액은 용액 100 ml당 덱스트로즈 모노하이드레이트 10 g을 공급한다.

말초정맥(peripheral veins) 다리나 팔에서 혈액을 운반하는 직경이 작은 정맥

중심정맥(central veins) 심장과 가까운 곳에 위치한 직경이 큰 정맥

말초정맥영양(peripheral parenteral nutrition ; PPN) 말초정맥으로 정맥영양액을 주입하는 영양지원방법

중심정맥영양(total parenteral nutrition ; TPN) 중심정맥으로 정맥영양액을 주입하는 영양지원방법

카테터(catheter) 혈관같은 좁은 내강이나 체강에 삽입되는 가는 관으로 액체를 주입하거나 빼내기 위하여 사용된다.

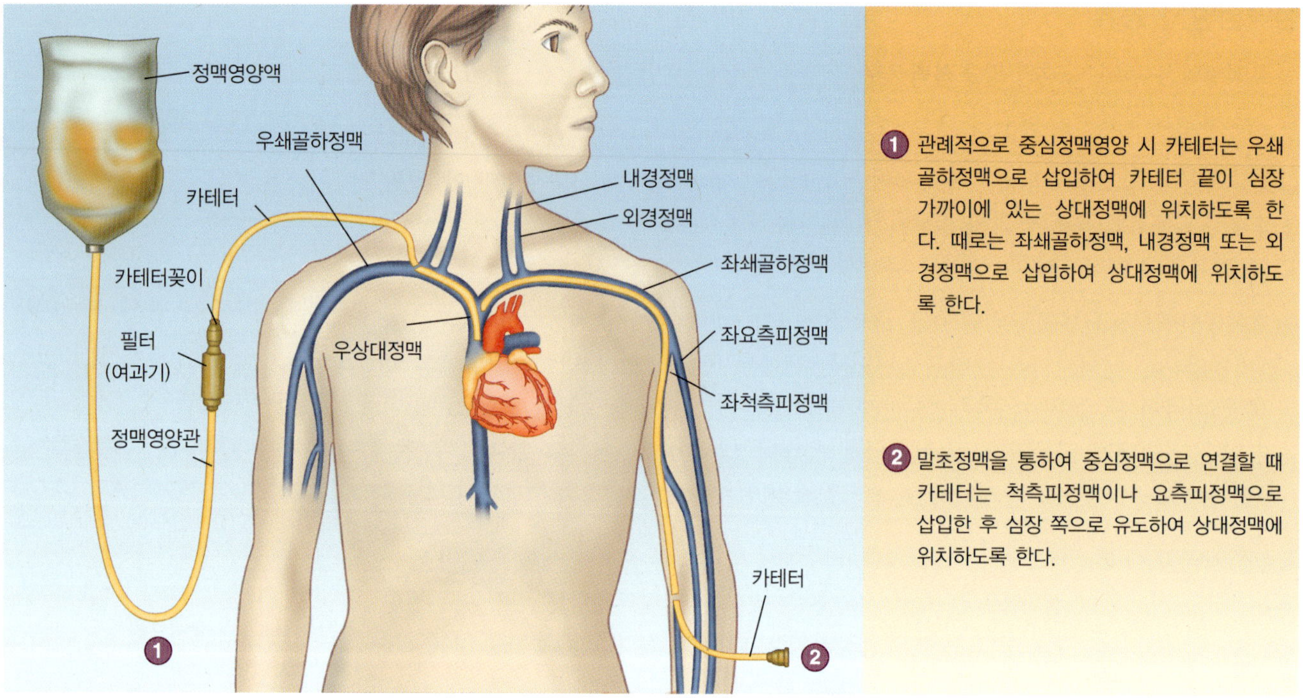

그림 6-4 중심정맥영양의 투여경로

정맥영양액에서 'D'로 표시되는 덱스트로즈 농도는 물이나 생리식염수(nomal salin) 속에 들어있는 덱스트로즈의 농도이다. 예를 들어 D5나 D5W는 5% 덱스트로즈 수용액을, D5/NS는 생리식염수 속에 덱스트로즈가 5% 녹아있는 용액을 뜻한다.

지질 지방유화액은 필수지방산을 공급하며 중요한 에너지 공급원이다. 유화액은 대두유와 홍화유의 중성지방, 유화제인 인지질과 등장액을 만들기 위한 글리세롤로 구성된다. 지방유화액은 10%, 20%, 30% 용액이 있으며 각각 1.1 kcal/㎖, 2.0 kcal/㎖, 3.0 kcal/ml의 에너지를 공급한다. 즉 10% 지방유화액 500 ㎖는 550 kcal를, 20% 지방유화액 500 ml는 1000 kcal를 공급한다. ■

■ 10% 지질 유화액 500 ㎖ :
500 ㎖ × 1.1 kcal/㎖
= 550 kcal

20% 지질 유화액 500 ㎖ :
500 ㎖ × 2 kcal/㎖
= 1000 kcal

지방유화액은 매일 공급되며 총열량의 20~30%를 공급한다. 열량원으로 지방의 사용은 덱스트로즈의 사용량을 감소시킴으로써 포도당 불내증환자의 고혈당 위험을 낮춘다. 하지만 고중성지방혈증 환자는 지방유화액의 사용을 제한해야 한다. 또한 과잉의 리놀레산(linoleic acid)을 함유한 지방유화액은 면역반응을 억제할 수도 있다.

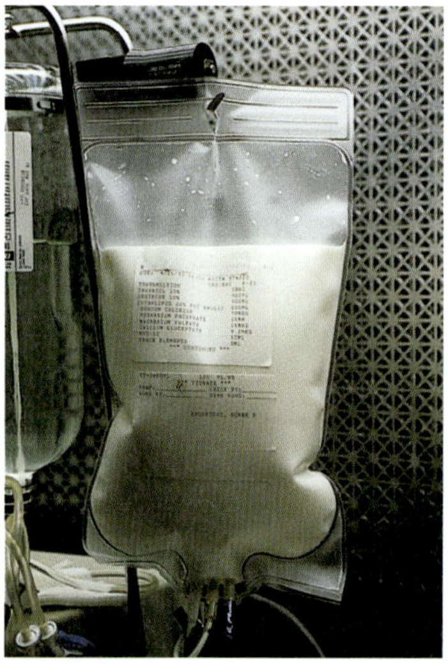

지방유화액이 함유된 정맥영양액은 유백색을 띤다.

수분과 전해질 하루 수분 필요량은 대략 젊은 성인의 경우에는 30~40 ㎖/kg BW, 노인의 경우에는 30 ㎖/kg BW로 평균 1500~2500 ㎖정도이다.

정맥영양액에 포함된 전해질은 나트륨, 칼륨, 염소, 칼슘, 마그네슘과 인이다. 영양소는 혈액으로 직접 들어가므로 흡수에 영향을 받지 않기 때문에 정맥영양액에 함유된 전해질의 양은 영양섭취기준량(DRI value)과는 다르다. 환자의 상태가 안정될 때까지 전해질 농도를 관찰하기 위하여 매일 혈액검사를 실시한다. 또한 전해질 불균형은 치명적일 수 있으므로 정맥영양을 실시할 때마다 전문가에 의한 전해질 관리가 필요하다.

정맥영양액의 전해질 함량은 밀리당량으로 표현하는데 1단위는 전해질의 이온 수를 나타낸다. 체액은 양이온과 음이온의 수가 같은 중성용액이다.

비타민과 미량 무기질 일반적으로 상업용 종합비타민과 미량 무기질 제품이 정맥영양액에 사용된다. 모든 수용성 비타민과 비타민 A, D, E가 보충되지만, 비타민 K는 포함되어 있지 않으므로 따로 보충해야 한다. 미량 무기질인 아연, 구리, 크롬, 셀레니움과 망간이 정맥영양액에 보충된다.

철은 정맥영양액에 함유된 다른 성분의 안정성을 변화시킬 수 있으므로 정맥영양액에 첨가하지 않고 근육주사로 제공한다. 그러나 최근에는 철 덱스트란(iron dextran)의 형태로 정맥영양액에 소량씩 첨가되기도 한다.

삼투질농도 말초정맥영양액의 **삼투질농도**는 900 mosm/ℓ로 제한된 반면 중심정맥영양액으로는 필요하다면 고농도의 영양액을 사용할 수 있다. 삼투질농도에 영향을 주는 성분은 아미노산, 덱스트로즈와 전해질로 이들의 농도가 증가하면 영양액의 삼투질농도도 증가한다. 지방은 삼투질농도에 거의 영향을 미치지 않으므로 지방유화액은 말초정맥영양액의 열량공급을 증가시키기 위하여 사용된다.

정맥영양액의 종류 덱스트로즈, 아미노산, 지방 등 모든 영양소가 한 용기 내에 혼합된 정맥영양액은 **완전영양혼합액**, **3-in-1** 또는 **all-in-one** 용액이라 한다. **2-in-1 용액**은 지방이 제외되어 있고 지방유화액은 카테터의 두 번째 주입구를 통하여 따로 주입되어야 한다. TNA 용액의 사용에는 한 개의 주입펌프만 필요하므로 간단하다. 지방은 주요 에너지 공급원이 아닐 때나 필수지방산을 공급하기 위하여 사용할 때는 주로 따로 공급한다.

정맥영양 관리

정맥영양지원은 복잡하고 다양한 분야의 기술을 필요로 한다. 많은 병원들은 정맥영양과 경관영양을 책임지는 내과의사, 간호사, 영양사, 약사로 구성된 영양지원팀을 운영한다. ■ 직접 환자를 보살피는 간호사는 정맥영양을 관리하고 관찰하는 데 중심역할을 한다.

■ 영양지원팀은 경관급식이나 정맥영양을 통하여 영양을 공급하는 책임을 맡은 각 분야의 건강관리전문가로 구성된 팀이다.

정맥카테터의 삽입과 관리 숙련된 간호사가 말초정맥에 카테터를 연결할 수 있더라도 중심정맥으로의 직접적인 카테터 삽입은 내과의사가 해야 한다. 이때 국소마취를 하므로 환자가 의식이 있는 상태에서 진행되지만, 사전에 환자에게 시술과정을 설명함으로써 환자의 불안을 가라앉혀 준다.

카테터와 관련된 문제들은 자주 합병증을 일으킨다(표 6-3). 카테터의 위치가 잘못 삽입되었거나 삽입 후에 움직일 수 있다. 카테터로 공기가 새면 혈류를 방해한다. 말초정맥의 카테터가 정맥염을 야기하면 다른 정맥으로 카테터를 재삽입해야 한다.

삼투질농도(osmolarity) 용액 내 삼투압에 작용하는 분자들의 농도로 mosm/ℓ 로 표시한다. osmolaity는 임상에서 사용되는 용액의 삼투성질을 나타내는 다른 표현으로 mosm/kg 단위를 사용한다(molality(몰랄) 농도는 1 mole의 용질이 1 kg의 물에 녹아있는 농도).

완전영양혼합액(total nutrient admixture ; TNA) 덱스트로즈와 아미노산, 지방을 함유한 정맥영양액으로 3-in-1 또는 all-in-one 용액이라 불린다.

2-in-1 용액(2-in-1 solution) 지방을 제외하고 덱스트로즈와 아미노산을 함유한 정맥영양액

How To

정맥영양액의 삼대 영양소 함유량 및 열량 계산법

5% 아미노산과 30% 덱스트로즈를 함유한 정맥영양액 1250 mℓ를 공급받는 환자에게 매일 20%의 지방유화액 250 mℓ를 보충하였다. 단백질과 당질의 공급량과 하루 총열량 섭취량은 얼마인가?

아미노산

5 g 아미노산/100 mℓ × 1250 mℓ
= 62.5 g 아미노산

62.5 g 아미노산 × 4 kcal/g = 250 kcal

당질

30g 덱스트로즈/100mℓ × 1250mℓ
= 375 g 덱스트로즈

375g 덱스트로즈 × 3.4 kcal/g
= 1275 kcal

지방

20% 지방유화액은 2.0 kcal/mℓ의 열량을 공급하므로
250 mℓ × 2.0 kcal/mℓ = 500 kcal

하루 총에너지 섭취량

250 kcal + 1275 kcal + 500 kcal
= 2025 kcal

표 6-3 정맥영양의 합병증

카테터 관련 합병증	대사성 합병증
공기 색전증	간기능 이상
카테터 끝부분의 혈액응고	전해질 불균형
카테터 막힘	담낭질환
카테터의 움직임	고혈당증, 저혈당증
부적당한 위치	고중성지방혈증
감염, 패혈증	대사성 뼈질환
정맥염	영양결핍증
조직손상	재급식증후군

카테터는 혈전이나 카테터 끝부분의 상처로 인해 막힐 수 있고 감염의 주된 원인이 된다. 오염은 삽입과정에 일어날 수도 있고 삽입된 부위에서 일어날 수도 있다.

시술자는 합병증의 위험을 감소시키기 위하여 카테터를 삽입할 때, 관을 교환할 때, 카테터 부위의 드레싱을 교환할 때 무균시술을 한다. 출혈이나 젖은 드레싱은 카테터 부위에 문제가 있음을 뜻한다.

주입속도의 변화는 카테터가 막혔음을 의미하고, 카테터가 삽입된 주위의 발적 · 부어오름 · 알 수 없는 열은 감염을 의미한다. 장비를 규칙적으로 검사하고, 환자의 증상을 자주 확인함으로써 카테터 사용과 관련된 문제를 최소화할 수 있다.

정맥영양액의 주입 주입과정은 병원마다 다르지만, 일반적으로 처음에는 느린 속도로 주입하기 시작하여 2~3일 간격으로 점차 속도를 증가시킨다. 예를 들면 처음 24시간동안은 40 mℓ/hr의 속도로 주입하고(960 ml 공급) 목표 속도에 도달할 때까지 날마다 1ℓ씩 주입량을 증가시키거나 첫날에는 희석된 영양액을 주입하고 점차 농도를 증가시키는 방법이 있다. 고혈당의 위험이 없는 환자의 경우 고농도의 용액으로 시작하도록 하는 방법도 있다.

정맥영양액은 24시간 이상 연속적으로 주입될 수 있고(지속적 정맥영양), 10~16시간 동안만 주입될 수 있다(주기적 정맥영양). 지속적 주입은 짧은 시간 동안 충분한 영양을 공급받을 수 없는 영양불량환자나 중환자에게 실시한다. 주기적 주입은 환자가 낮 동안 일상적인 활동을 할 수 있도록 보통 밤에 영양액을 주입한다. 주기적 주입은 장기간 정맥영양을 필요로 하는 환자나 집에서 정맥영양을 받는 환자에게 적당하다. 지속적 주입으로 시작한 환자도 증세가 호전됨에 따라 주기적 주입으로 바꿀 수 있다.

규칙적인 관찰은 합병증을 예방하는 데 도움이 된다. 정맥영양액과 관은 매일 오염 여부를 조사해야 한다. 포도당, 지방과 전해질 농도의 일상적인 검사는 영양액에 대한 내성을 결정하는 데 도움이 된다. 이러한 검사는 환자가 안정될 때까지 영양상태의 반복적인 재평가가 필요하다. 주입속도의 빠른 변화는 일부환자에게 고혈당증이나 저혈당증을 유발할 위험이 있으므로 삼가한다.

지속적 정맥영양(continuous parenteral nutrition) 정맥영양액을 24시간에 걸쳐서 지속적으로 주입하는 방법

주기적 정맥영양(cyclic parenteral nutrition) 정맥영양액을 10~16시간에 걸쳐서 주입하는 방법

정맥영양의 중단 정맥영양을 중지하고 경장영양을 시작하기 전에 위장관 기능이 회복되어야 한다. 경구급식으로 전환하는 동안 영양공급 방법을 혼합하여 사용한다. 정맥영양공급을 줄여감과 동시에 경관급식이나 경구급식을 시작하여 영양필요량을 공급하는

것도 한 가지 방법이다. 처음에는 섬유소를 제거한 과일 주스, 소프트 음료, 맑은 육즙 등의 맑은 유동식이 제공될 수 있다. 처음에는 내성을 조사하기 위하여 소량을 공급하고, 점차 위장관 증상을 유발하지 않을 것 같은 음료와 고체음식을 공급한다. ■

위장관 증상(오심, 구토, 팽만, 설사 등)이 발생하면 장이 적응할 때까지 경구급식의 양이나 횟수를 제한한다. 그리고 경장영양으로 영양소 필요량의 2/3~3/4을 공급할 수 있게 되면 정맥영양은 중단하도록 한다.

정맥영양을 중단한 후에는 몇 주일 동안 식욕저하가 지속되어서 경구급식으로의 전환이 어려운 경우도 있다. 지속적 정맥영양을 받는 환자들은 경구급식을 시작하기 전에 야간의 주기적 정맥영양으로 전환하면 주간에 식욕이 좋아질 수 있다.

■ 경구급식을 시작하는 환자들에게 제공되는 음식과 식사의 종류에 대한 더 자세한 내용은 7장에 다루고 있다.

대사성 합병증의 관리

앞에서 언급했듯이 정맥영양에 사용되는 카테터는 많은 종류의 심각한 합병증을 일으킬 수 있다. 여기서는 정맥영양으로부터 발생할 수 있는 대사성 합병증을 설명한다(표 6–3).

고혈당증 고혈당증은 포도당 불내증이거나 심각한 대사성 스트레스를 겪는 환자에게 자주 발생한다. 이런 증상은 영양액과 함께 인슐린을 공급하거나 영양액 속의 덱스트로즈 양을 감소시킴으로써 방지할 수 있다. 하지만 증상이 심한 성인 환자의 경우 당질 섭취량이 최대 포도당 산화 속도를 초과하지 않도록 덱스트로즈 주입량을 5 mg/kg BW/min 이하로 제한해야 한다. ■

■ 정맥영양을 받고 있는 대부분의 환자들의 경우, 혈당이 200 mg/dl을 넘어서는 안 된다.

저혈당증 일반적이지는 않지만 저혈당증은 정맥영양이 방해되거나 중단될 때에 발생한다. 어린 유아처럼 위험성이 있는 환자는 정맥영양을 중단하기 전에 몇 시간에 걸쳐서 서서히 줄여나가야 한다.

고중성지방혈증 고중성지방혈증은 공급된 지방유화액의 양에 내성이 없는 증상이 심한 환자에게 발생한다. 과량의 당질 공급이나 심각한 감염 같은 지방 분해를 저해하는 요인들에 의해서도 발생할 수 있다. 혈중 중성지방 농도가 350~400 mg/dl을 넘으면 지방 주입은 감소 또는 중단되어야 한다.

재급식증후군 심각한 영양불량자에게 너무 빠르게 영양을 공급하면 전해질과 수분 불균형 및 고혈당이 특징인 **재급식 증후군**을 나타낸다. 덱스트로즈의 주입은 혈중 인슐린 농도를 상승시키고, 인슐린은 혈액에서 인, 칼륨 및 망간을 빠르게 제거하는 합성과정을 증가시키기 때문에 발생한다.

변화된 전해질 농도는 수분보유와 생명을 위협하는 변화를 유도할 수 있다. 관리자는 재급식 증후군을 방지하기 위하여 정맥영양을 천천히 시작하고 영양불량자들이 영양공급을 받기 시작할 때 전해질 농도를 주의깊게 관찰한다.

재급식 증후군(refeeding syndrome) 심각한 영양결핍환자가 한꺼번에 많은 음식을 섭취할 때 나타나는 증상으로 전해질과 수분의 불균형 및 고혈당증이 특징이다.

간기능이상 정맥영양은 가끔 지방간을 유발하지만 정맥영양을 중단하면 회복된다. 하지만 장기간의 정맥영양은 비가역적인 간질환을 일으키고 결국 간부전이 될 수 있다. 간기능이상의 원인은 밝혀지지 않았다.

담낭질환 정맥영양이 4주 이상 지속될 때 농축된 담즙이 담낭에 축적되고 결국 담석이 형성될 수 있다. 장기간의 정맥영양을 필요로 하는 환자는 콜레시스토키닌을 주입받거나(담낭수축과 담즙분비를 일으키기 위하여) 담낭제거 수술을 받는다.

대사성 뼈질환 장기간의 정맥영양은 칼슘, 인, 망간과 나트륨의 대사 변화와 관련된 골밀도의 감소와 연관이 있다. 또한 비타민 D, K와 인의 불균형적인 섭취도 관련이 있으며, 해결방법은 환자들마다 다르다.

핵심정리

- 말초정맥영양은 수분을 제한하지 않거나 영양요구량이 높지 않은 환자, 단기간 영양지원이 필요한 환자에게 사용한다. 중심정맥영양은 장기간 실시할 수 있고, 고농도의 영양액을 사용할 수 있다.
- 정맥영양액에는 아미노산, 덱스트로즈, 전해질, 비타민과 무기질을 함유하고 있다. 지방유화액은 영양액에 포함되어 있거나 따로 공급되어야 한다.
- 증상이 심한 환자는 지속적 주입법을 사용하고, 일반 환자나 장기간 사용자는 주기적 주입법을 선호한다.
- 카테터는 카테터의 부적절한 위치와 관련된 합병증 또는 감염, 막힘, 색전증, 정맥염 등의 잦은 원인이다.
- 대사성 합병증에는 고혈당증과 저혈당증, 고중성지방혈증, 수분과 전해질 불균형 및 간질환, 담낭질환, 뼈질환 등이 있다.

가정에서의 영양지원(재가 영양지원)

때때로 환자는 상태가 안정된 후에도 영양지원(경관급식이나 정맥영양)을 계속 받아야 한다. 그런 환자들은 재가 영양지원을 선택할 수 있다. 재가 영양지원은 빠르게 확산되고 있다. 가정에서 안전한 영양지원이 이루어질 수 있을 만큼 기술도 발달되었고 실질적인 비용문제도 보험으로 해결된다. 재가 건강서비스는 재가 건강관리에 필요한 도구, 경장영양액이나 정맥영양액과 기타 서비스를 제공한다. 가장 중요한 것은

사례연구

정맥영양이 필요한 지질학자

감염성 장질환자를 앓고 있는 27세의 지질학자인 제리는 수술로 소장의 상당부분을 제거하였다. 제리는 수술 전에 정맥영양을 받고 있었으며 수술 후에도 정맥영양을 지속하고 있었다. 10일 후에 경관영양이 시작되었고 처음에는 소량의 영양액이 주입되었다.

1. 영양지원팀이 처음에 제리의 영양지원법으로 정맥영양법을 선택한 이유는 무엇인가? 당신은 제리에게 정맥영양이 필요한 이유를 어떻게 설명하겠는가?
2. 전형적인 중심정맥영양액의 성분을 설명하시오. 텍스트로즈 모노하이드레이트 140 g과 아미노산 45 g 및 20% 지방유화액 90 ㎖를 함유하는 영양액 1 ℓ 가 제공할 수 있는 열량을 계산하시오. 제리가 매일 2100 kcal의 열량을 필요로 한다면 매일 공급되어야 할 영양액의 양은?
3. 제리가 가능한 한 빨리 경장영양을 시작해야 하는 중요한 이유는 무엇인가? 제리가 경관영양에 적응하리라는 가정하에, 영양관리팀은 정맥영양으로부터 경관급식으로 전환을 위하여 어떤 방법으로 도움을 줄 수 있는가? 제리가 경구급식을 시작할 때 직면하게 될 신체적인 문제들을 생각해 보시오.
4. 제리가 경구급식으로 영양필요량을 공급할 수 없다면, 집에서 정맥영양이나 경관급식을 지속해야 한다. 제리가 재가 영양지원 프로그램의 대상자로 적합한 이유를 생각해 보시오.

재가 영양지원 프로그램의 장점과 제리가 당면하게 될 문제점을 생각해 보시오.

재가 서비스를 받는 환자들은 정상생활을 할 수 있을 때까지 특화된 영양관리를 지속적으로 받을 수 있다는 점이다.

재가 영양지원 대상자

재가 영양지원은 일반적으로 만성 질환으로 장기간의 영양관리가 필요한 경우이다. 재가 영양서비스 사용자는 필요한 과정을 배우고, 치료과정을 모니터하고, 필요한 경우 합병증을 관리할 수 있는 능력이 있어야 한다. 또한 집안은 위생적이어야 하고 영양액이나 도구의 적당한 보관 장소가 있어야 한다. 재가 영양지원을 실시하기에 적합한 환자는 다음과 같다.

- 위장관의 기능은 정상이나 음식물이 소화관에 도달하는 데 문제가 있는 환자에게는 재가 경관급식을 실시한다(뇌종양이나 경부암 환자, 삼키는 데 문제가 있는 신경손상 환자).
- 심각한 흡수불량환자나 위나 장 배출에 문제가 있는 환자에게는 재가 정맥영양을 실시한다(소장을 많이 절제한 환자, 장폐색 환자나 흡수불량증후군 환자).

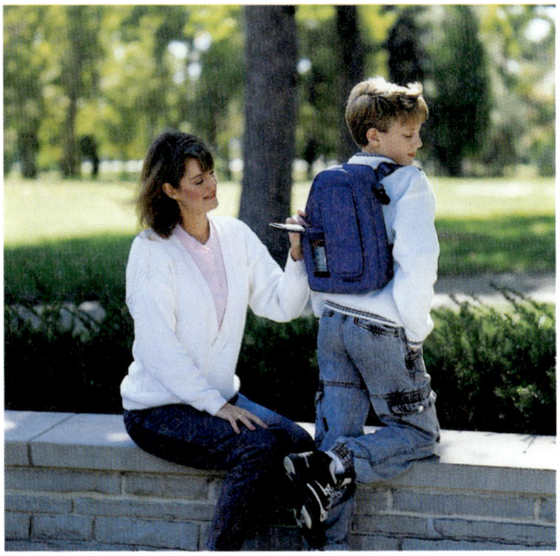

휴대용 펌프와 편리한 운반가방은 재가 영양지원을 하는 환자들이 자유롭게 이동할 수 있도록 해준다.

재가 영양관리 계획

영양지원이 건강관리시설에서 제공되므로 재가 영양관리 계획은 투여 경로, 영양액, 영양액 주입방법들에 관한 결정이 이루어져야 한다. 또한 재가 영양관리가 필요한 환자는 이러한 의사결정과정에 참여해야 한다.

재가 경장영양 비위관이나 위조루술이 사용될 수 있다. 스스로 비위관 삽입법을 배우는 환자는 치료식에 대한 적응력을 향상시킬 수 있다. 활동적인 어린이나 성인들은 좀 더 정상적인 생활이 가능한 위조루술을 선호한다. 공장조루술은 잦은 급식이 주간 활동을 방해하므로 위조루술보다 불편하다.

영양액의 선택은 비용과 이용도에 의해 영향을 받는다. 영양액 비용은 식품비로 간주되므로 항상 보험처리되지는 않는다. 그래서 일부 환자들은 집에서 영양액을 만들어 사용하는 경우도 있다. 이때 균질화된 음식의 사용이 가능하기는 하지만 관을 막을 수 있는 덩어리를 제거하기 위하여 걸러서 사용해야 한다. 밀폐형 주입체계는 오염 위험을 피하는 데 유용하지만 소량의 영양액을 사용하는 간헐적 주입법에는 적당하지 않다.

서로 다른 영양지원 기술 및 주입 일정과 관련된 장 · 단점은 환자와 함께 충분히 검토되어야 한다. 위로 영양액을 주입할 경우 볼루스 주입이 가장 간단하고 빠른 방법이다. 중력을 이용한 주입은 주입펌프가 필요 없지만 주입속도는 일정하지 않다.

간헐적 주입이 적당하다면 날마다 규칙적으로 실시해야 한다. 이동용 펌프는 영양액 주입 시 장소의 제약이 없으며 여행 시에도 사용할 수 있다.

재가 정맥영양 말초정맥영양과 중심정맥영양 두 가지 모두 가정에서 실시할 수 있지만, 장기간 치료에는 중심정맥영양이 필요하다. 카테터는 환자의 손이 닿을 수 있는 부위에 삽입한다.

정맥영양액은 멸균하여 무균적으로 준비해야 하고 자신의 영양액을 혼합해야 하는 환자는 철저하게 훈련되어야 한다. 상업용 정맥영양액은 냉장보관하며 유효기간 내에 사용해야 한다. 예를 들면 TNA 영양액은 냉장 상태에서 일주일간 안전하다.

대부분의 환자는 지속적 주입보다 주기적 주입을 선호하고 병원에서 퇴원하기 전에 주기적 주입으로 바꾼다. 중심정맥영양에는 펌프가 필요하므로 전력공급이 원활하지 않은 경우에는 여분의 건전지를 충분히 준비해 두어야 한다. 휴대용 펌프는 활동적인 환자나 주간에 영양액의 주입을 선호하는 환자에게 도움이 된다.

삶의 질에 대한 논쟁

재가 영양지원이 건강을 증진시키고 생명을 연장시키는 데 도움을 줄 수 있다 하더라도 재가 서비스를 받는 환자와 가족들은 생활방식의 조정으로 힘들어한다. 영양지원의 경제적 문제 외에 재가 영양지원은 시간이 소요되는 불편한 일이다. 그러므로 활동과 작업 일정은 영양지원을 위주로 계획되어야 하고 환자가 여행을 원하거나 운동경기에 참여할 때는 특별 계획이 필요하며 주의를 기울여야 한다.

영양평가 체크리스트

경장영양환자를 위한 영양평가 점검표

1. 병력 자료

① 아래의 사항에 대하여 진료기록을 점검한다.

- ☐ 영양소 필요량를 변경시킬 수 있고 영양액 선택에 영향을 줄 수 있는 임상증상
- ☐ 관의 위치와 주입경로의 선택에 영향을 줄 수 있는 임상증상
- ☐ 경관영양의 실시기간을 예측할 수 있는 임상증상

② 아래의 합병증을 포함하여 영양액의 선택과 투여 경로에 영향을 미칠 수 있는 합병증에 대한 진료기록을 검토한다.

- ☐ 흡인
- ☐ 변비
- ☐ 수분과 전해질 불균형
- ☐ 설사,
- ☐ 고혈당증
- ☐ 오심과 구토
- ☐ 피부염증

2. 약물치료(투입)

① 경관급식과 관련된 부작용과 비슷한 부작용을 일으킬 수 있는 약물을 점검한다.

- ☐ 오심과 구토
- ☐ 설사
- ☐ 변비
- ☐ 위장관 불편증상

② 급식관을 통하여 주입될 약물에 대하여 다음 사항을 점검한다.

- ☐ 약물의 형태와 대체 가능한 약물
- ☐ 액체 약물의 점성
- ☐ 식품과 약물의 상호작용 가능성

3. 식사섭취 자료

영양섭취량이 적당한지 평가하기 위하여 아래의 사항을 점검한다.

- ☐ 영양액이 환자의 영양요구량을 맞추기에 적당한가?
- ☐ 환자의 요구량에 맞추기 위하여 수분이 보충되는가?
- ☐ 영양액은 처방된 대로 공급되는가?

4. 신체계측 정보

신장과 체중을 측정하고 매일 체중을 점검한다. 체중이 부적당하면

- ☐ 열량 필요량이 바르게 평가되었는지 점검한다.
- ☐ 영양액이 처방된 대로 공급되는지 조사한다.
- ☐ 탈수나 과수화의 증후가 있는지 조사한다.

5. 생화학적 조사자료

아래 항목을 혈액과 소변검사 시 점검한다.

- ☐ 수분과 전해질 불균형
- ☐ 포도당 불내증
- ☐ 단백질 섭취의 적정성(혈청 단백질 농도)
- ☐ 임상증상의 향상 또는 악화

6. 신체적 증상

신체적 증상이 있는지 찾아본다.

- ☐ 탈수 또는 과수화
- ☐ 위배출의 지연(위잔류량)
- ☐ 영양불량

신체적 문제 중, 야간에 영양지원을 받는 환자들의 주요 문제는 수면방해이다. 야간의 잦은 화장실 사용, 주입펌프의 소음, 관이 연결된 경우의 불편한 수면자세 등 불편사항이 많다. 정맥영양지원을 받는 환자들은 수면 방해를 받지 않기 위하여 주간에 영양지원을 받는 것을 선호한다.

사회적 문제 중에는 가족이나 친구와 함께 식사할 수 없는 것이 큰 관심사이다. 일부 환자들은 소량의 음식을 섭취할 수 있거나 식탁에서 함께 대화에 참여할 수 있지만, 식당에서 친구와 함께 식사하거나 사회적 행사에 참석하는 것은 어려운 일이다.

영양지원을 받는 환자는 삶의 질에 영향을 주는 많은 종류의 스트레스가 심한 문제에 직면하게 된다. 정맥영양과 경관영양이 생명을 유지해 주는 치료법이지만 두 방법 모두 심각한 합병증과 관련되어 있다.

많은 사람들은 영양치료에 순응하기 위하여 생활양식을 크게 바꾸어야 한다는 것을 알고 두려움, 불안감 및 우울증을 겪기도 한다. 그러므로 영양지원팀과 상담팀은 환자가 스트레스를 극복할 수 있도록 도와야 한다.

영양평가 체크리스트

정맥영양환자를 위한 영양평가 점검표

1. 병력 자료

① 아래의 사항에 대하여 진료기록을 점검한다.

- □ 경장영양의 사용을 금지하는 임상증상
- □ 적절한 영양공급경로를 제시하는(말초정맥영양 대 중심정맥영양) 임상증상
- □ 정맥영양의 실시기간을 예측할 수 있는 임상증상

② 아래의 합병증을 포함하여 영양액의 조성이나 투여방법에 영향을 미칠 수 있는 합병증에 대한 진료기록을 검토한다.

- □ 산-염기 불균형
- □ 수분과 전해질 불균형
- □ 고혈당증 또는 저혈당증
- □ 고중성지방혈증
- □ 영양결핍증
- □ 재급식 증후군

2. 약물투여

① 정맥영양액과 함께 투여될 약물에 대하여 다음 사항을 점검한다.

- □ 영양액과 약물의 상호반응이 없는가?
- □ 영양액 내에서 약물이 안정하게 존재할 수 있는 기간은?

② 정맥영양액과 따로 투여될 약물에 대하여 다음 사항을 점검한다.

- □ 영양액 주입을 몇 시간 동안 중단해야 하는가?
- □ 약물투여를 보상하기 위한 영양액 주입의 조정이 이루어져야 하는가?

3. 식사섭취 자료

영양섭취량이 적당한지 평가하기 위하여 아래의 사항을 점검한다.

- □ 환자의 영양요구량이 바르게 계산되었는가?
- □ 영양액은 처방된 대로 공급되는가?
- □ 주입펌프는 바르게 작동되는가?

4. 신체계측 정보

신장과 체중을 측정하고 매일 체중을 점검한다. 체중이 부적당하면

- □ 열량 필요량이 바르게 계산되었는지 점검한다.
- □ 영양액이 처방된 대로 공급되는지 조사한다.
- □ 탈수나 과수화의 증후가 있는지 조사한다.

5. 생화학적 조사자료

아래 항목을 혈액과 소변검사시 점검한다.

- □ 수분과 전해질 및 산-염기 불균형
- □ 고혈당증 또는 저혈당증
- □ 고중성지방혈증
- □ 영양결핍증
- □ 충분한 단백질 섭취(혈청 단백질 농도)
- □ 임상증상의 향상 또는 악화

6. 신체적 증상 관찰 항목

아래 사항을 규칙적으로 관찰한다.

- □ 카테터 삽입 위치에 감염이나 염증의 증후
- □ 혈압, 체온, 맥박과 호흡(수분, 전해질과 산-염기 불균형의 증후임)

7. 신체적 증상

아래의 신체적 증상이 있는지 찾아본다.

- □ 탈수 또는 과수화
- □ 위배출의 지연(위잔류량)
- □ 영양불량

핵심정리

- 위장관은 기능을 하나 입으로 음식을 섭취할 수 없는 사람들은 재가 경장영양지원을 받을 수 있다. 정맥영양지원은 영양소를 흡수할 수 없거나 위장관 배출에 문제가 있는 환자들에게 실시된다.
- 환자와 서비스 제공자는 투여 경로, 영양액과 영양액 주입 방법 등의 결정에 참여해야 한다. 경장영양액과 정맥영양액은 집에서 준비할 수 있다.
- 휴대용 펌프의 사용은 환자가 정상적인 생활을 하는 데 도움을 준다. 그럼에도 불구하고 영양지원을 위한 생활양식의 조정은 어렵고 스트레스를 줄 수 있다.

분석

임상 적용

1. 경관급식과 정맥영양의 관리는 많은 기술적인 세부사항에 관심을 기울여야 하므로 환자보다는 실시과정에 더 관심을 갖기 쉽다. 당신의 형제, 누이, 부모가 코를 통한 경관급식을 받는다고 상상해 보라.

   환자가 경관급식의 필요성에 대하여 어떻게 반응할 것인가? 경관급식의 장점과 발생 가능한 합병증을 어떻게 설명할 것인가? 건강 관리자를 도울 수 있는 방법을 생각해 보시오.

2. 50% 덱스트로즈 용액 500 ㎖와 5% 아미노산용액 500 ㎖가 혼합된 중심정맥영양액 2ℓ 를 공급받는 환자의 하루 열량과 단백질 섭취량을 계산하시오. 일주일에 3회 20% 지방유화액 500 ㎖를 추가로 공급받을 경우 하루 평균 열량 섭취량을 계산하시오.

3. 구강으로 음식을 섭취할 수 없어서 가정에서 정맥영양을 받는 경우를 생각해보시오. 병원이나 다른 요양시설 대신에 가정에서 생활함으로써 갖는 장점과 단점은 무엇인가?

4. 어떻게 매일 영양관리를 할 것인가 생각해보라. 치료를 지속하기 위해서는 시간과 비용과 실천이 필요하다. 음식을 섭취할 수 없다면 부딪히게 될 어려움은 무엇인가?

자가 평가

1. 삼투질농도와 삼투몰농도란?
   a. 에너지 밀도
   b. 영양소 밀도
   c. 섬유소 함량
   d. 분자와 이온의 농도

2. 경관영양액의 세균오염을 방지할 수 있는 중요한 방법은?
   a. 영양액의 지속적 주입
   b. 날마다 같은 용기와 관을 사용한다.
   c. 개봉된 영양액은 24시간 안에 버린다.
   d. 급식 용기가 완전히 비워지기 전에 영양액을 보충한다.

3. 간헐적 주입과 비교해서 지속적 주입은?
   a. 주입펌프가 필요하다.
   b. 이동이 더 자유롭다.
   c. 정상적인 식사와 더 비슷하다.
   d. 더 많은 위장관 부작용이 있다.

4. 매일 1800 ml의 영양액을 필요로 하는 환자가 있다. 4시간 간격으로 간헐적 주입법으로 영양액을 공급받는다면 1회에 몇 ml의 영양액을 주입해야 하는가?
   a. 225
   b. 300
   c. 400
   d. 425

5. 이전에 주입된 영양액 중 다음 주입 때까지 위 내에 남아있는 영양액의 부피를 뜻하는 용어는?
   a. 잔사
   b. 삼투적 부하
   c. 위 잔여물
   d. 간헐적 주입

6. 경관급식의 관을 사용하여 약물을 투여하는 임상의가 알아야 할 사항은?
   a. 경관급식 관으로 투여되는 약물은 보통 위장관 합병증을 일으키지 않는다.
   b. 약물은 경관급식 용기에 직접 첨가될 수 있다.
   c. 경장영양액은 식품과 약물의 상호작용과 같은 방식으로 약물과 상호작용하지 않는다.
   d. 점성이 있는 약물과 으깬 알약은 경관급식 관을 막을 수 있다.

7. 말초정맥영양보다 중심정맥영양을 실시해야 하는 환자는?
   a. 영양요구량이 높지 않은 환자
   b. 장기간 정맥영양지원을 필요로 하는 환자
   c. 말초정맥이 튼튼하고 중등정도의 영양요구량을 가진 환자
   d. 경관급식의 보충제로 정맥영양을 필요로 하는 환자

8. 중심정맥영양 환자는 일주일에 2~3회 지방유화액을 공급받는다. 지방유화액를 통하여 반드시 공급하고자 하는 영양소는?
   a. 필수지방산
   b. 콜레스테롤
   c. 지용성 비타민
   d. 농축된 에너지

9. 재급식 증후군에서 심한 변동이 일어나는 성분은?
   a. 전해질
   b. 간장 효소
   c. 중성지방
   d. 케톤체

10. 가정에서 정맥영양을 받는 환자들은?
    a. TNA 영양액을 사용할 수 없다.
    b. 일반적으로 주기적 주입법보다 지속적 주입법을 사용한다.
    c. 가정에서 사용하기 위한 주입펌프가 필요하다.
    d. 외출이나 여행 시에는 사용할 수 없다.

정답은 부록을 참조.

선천성 대사 질환

선천성 대사 질환은 발생학적 **돌연변이**가 원인인 유전성 질환으로 물질대사에 중요한 역할을 하는 단백질의 결핍, 부족 또는 기능부전을 일으킨다. 선천선질환의 심각성은 결핍된 단백질에 의해 유발되는 손상의 정도와 관련되어 있다. 실전 영양은 몇 가지 선천성 대사 질환을 설명하고 페닐케톤뇨증과 갈락토세미아의 식사요법의 역할을 살펴보고자 한다.

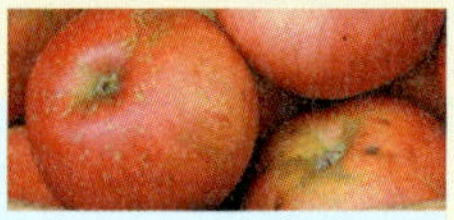

용어정리

낭포성 섬유증 : 상피세포막을 통한 염소 이온의 수송에 영향을 미치는 유전적 질환으로 위장관과 호흡기계에 영향을 미친다.

갈락토세미아 : 갈락토오스 대사에 영향을 미치는 유전적 질환. 치료되지 않으면 갈락토오스의 축적으로 간, 신장, 뇌에 손상이 일어난다.

유전자 치료법 : 손상을 받은 세포의 염색질에 DNA를 삽입하여 치료에 필요한 단백질의 발현을 촉진시키는 유전적 질환의 치료법

유전적 상담 : 유전적 질환의 위험성이 높은 가족들을 위한 지원 대책, 가족들 유전질환 진단, 유전 패턴의 확인과 임신 방법 등에 대한 검토를 실시한다.

혈우병 : 혈액 응고에 필요한 혈장 단백질의 결핍이나 기능이상에 의한 유전적 출혈성 질환

선청성 대사 질환 : 체내 대사에 중요한 역할을 수행하는 단백질의 결핍, 부족 또는 기능이상에 의해 유발하는 출생 시부터 나타나는 유전적 질환

대사산물 : 생화학적 경로에 의해 생성되는 화합물

돌연변이 : 유전자 DNA 서열의 유전될 수 있는 변화

페닐케톤뇨증 : 필수아미노산인 페닐알라닌이 티로신으로 전환되지 못하는 유전적 질환

선천성 대사 질환은 어떤 문제를 일으키는가?

선천성 대사 질환에 의해 영향을 받은 단백질은 효소, 수용체, 운반 단백질 또는 구조 단백질들이다. 단백질을 합성할 수 없을 때 단백질이 담당하는 기능은 손상된다. 예를 들면 A를 B로 전환시키는 대사경로에서 작용하는 효소가 결핍되거나 기능을 할 수 없다면 A는 축적되고 B는 합성되지 않을 것이다. A의 축적과 B의 결핍은 나쁜 영향을 미친다. 한 경로의 불균형은 다른 경로에 영향을 미치고 결국 다양한 생리적 · 대사적 장애를 유발한다.

선천성 대사 질환의 치료에서 식사요법의 역할은?

임상영양치료는 영양소대사와 관련된 선천성 질환에 대한 근본적인 치료법이다. 일단 돌연변이에 의하여 영향을 받은 생화학적 경로가 확인되면, 건강 관리자는 결핍된 영양소와 과잉된 영양소를 보정하기 위하여 식사성분을 조정한다.

일반적으로 식사조정은 대사될 수 없는 영양소는 제한하고 합성될 수 없는 영양소는 공급하도록 한다. 식사변경은 다음과 같은 역할로 선천성질환의 증상을 개선할 수 있다.

- 독성 대사물질의 축적 방지
- 손상된 대사경로의 결과 결핍된 영양소 보충
- 정상적인 성장과 발달을 도모하고 건강을 유지할 수 있는 식사 제공

선천성 대사성 질환의 성공적인 치료는 비가역적인 손상이 일어나기 전에 대사성 질환의 진단 능력과 신생아를 검사하는 능력에 달려 있다. 유전적 질환이 진단된 후에 가족 구성원들은 후손에게 유전질환을 물려줄 소인이 있는지 **유전적 상담**(genetic counseling)을 받아야 한다. 상담 받는 동안 부부는 인공수정, 시험관 수정을 통한 임신이나 임신 후 태아 모니터링에 대하여 배우게 된다.

식사변경을 필요로 하지 않는 선천성 대사 질환의 치료법은?

선택에 어느 정도 제한이 있지만 선천성 대사 질환의 치료법에 식사요법 이외의 방법이 사용되곤 한다. 혈액응고에 관여하는 혈장단백질 중 하나가 결핍된 **혈우병**(hemophilia)의 근본적인 치료법은 결핍된 단백질을 주입하는 것이다.

약물치료는 **낭포성 섬유증**을 비롯한 몇몇 선천성 질환의 주요 치료법이다. 미래에 사용될 **유전자 치료법**은 손상된 세포의 염색질에 DNA를 삽입하는 치료법으로 세포에서 질병의 치료에 필요한 단백질의 발현을 자극하는 방법이다.

식사요법이 도움이 되는 선천성 대사성질환은?

페닐알라닌의 대사 질환인 **페닐케톤뇨증**은 매년 미국에서 신생아 10,000명당 1명꼴로 발생한다. 페닐케톤뇨증은 필수아미노산인 페닐알라닌을 티로신으로 전환시키는 간 내 페닐알라닌히드록시라아제라는 효소 단백질의 결핍이 원인이다(그림 NP6–1).

효소의 결핍으로 페닐알라닌과 **대사 산물**의 축적, 신경계의 발달 저해 및 간에서 티로신과 티로신에서 유도되는 화합물(신경전달물질인 에피네피린 등)의 합성이 저해된다. 페닐케톤뇨증에서는 티로신이 합성되지 못하므로 식사로 꼭 공급되어야 한다.

페닐케톤뇨증은 뇌 발달에 가장 큰 영향을 미치지만 치료되지 않으면 다른 증상들이 나타난다. 페닐케톤뇨증 영아들은 식욕이 없고 성장이 둔화되며 신경과민이나 경련, 발작 증상을 나타낸다. 몸과 소변에서 곰팡이 냄새가 나고 피부색은 유난히 창백하며 피부발진이 나타난다.

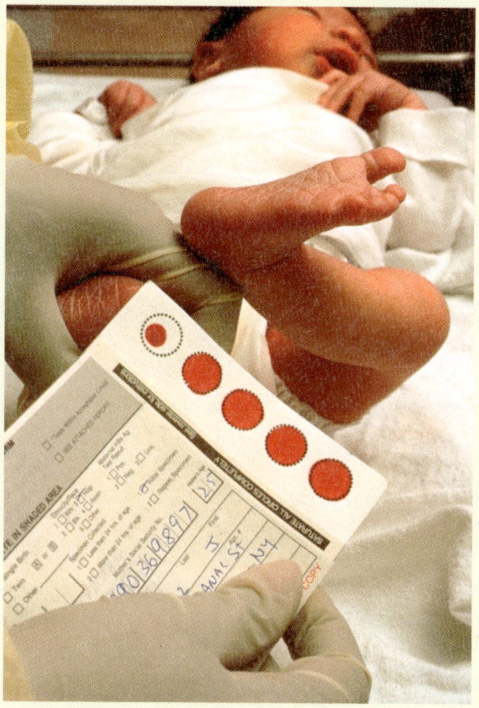

간단한 혈액검사로 신생아들의 가장 흔한 유전질환인 PKU를 검사한다.

페닐케톤뇨증의 진단은?

출생 시에 페닐케톤뇨증이 분명하지 않더라도 효과적인 초기 치료를 위해서는 출생 후 며칠 안에 진단되어야 한다. 따라서 미국에서 모든 신생아는 페닐케톤뇨증 검사를 받는다.

신생아는 단백질이 함유된 식사를 몇 차례 한 후에(보통 24시간 후) 발뒷꿈치를 천자하여 페닐알라닌에 대한 표준 혈액검사를 하고 비정상적인 결과가 나오면 정밀검사를 실시한다.

여러 나라에서 신생아에 대한 페닐케톤뇨증 검사는 가장 일반적인 유전질환 검사 중 하나이다. 생후 6~9달 경에 성장지연으로 인하여 페닐케톤뇨증으로 판정된 경우, 장애는 치료될 수 없다.

페닐케톤뇨증의 치료법은?

페닐케톤뇨증의 유일한 치료법은 페닐알라닌을 제한하고 티로신을 공급하여 이들 아미노산의 혈중 농도를 안전 범위로 유지하는 것이다.

페닐알라닌은 필수아미노산이므로 완전히 제거할 수는 없다. 페닐케톤뇨증 어린이는 성장을 위하여 페닐알라닌을 필요로 하지만 과잉의 페닐알라닌은 대사시킬 수 없다. 성장과 건강 유지에 충분한 그러나 과잉되지 않도록 페닐알라닌을 공급해야 하며, 페닐케톤뇨증 어린이에게는 필수영양소인 티로신을 공급해야 한다.

페닐알라닌과 티로신의 혈중 농도가 정상에 가깝게 유지되고 있는지 주기적으로 혈액검사를 실시하고 필요하다면 식사내용을 조정한다. 식사요법을 성실히 실천하면 페닐케톤뇨증의 증상은 예방될 수 있다.

페닐케톤뇨증 환자들은 엄격한 식사요법을 어떻게 실천하는가?

페닐케톤뇨증 식사요법의 핵심은 페닐알라닌이 제거된 경장영양액을 사용하여 열량, 아미노산, 비타민과 무기질은 공급하는 것이다. 소량의 페닐알라닌이 포함되어 있는 영양액은 필요한 영양소의 대부분을 영양액을 통하여 공급받아야 하는 영아에게 유용하다. 영양액 공급량은 성장하는 영아의 단백질, 페닐알라닌, 티로신과 열량의 변화된 필요량에 맞도록 주기적으로 다시 계산되어야 한다.

일단 식품섭취가 시작되면 페닐알라닌이 제거된 영양액으로 필요한 아미노산을 공급하고 페닐알라닌이 함유된 식품은 주의깊게 사용한다. 모든 단백질은 페닐알라닌이 함유되어 있으므로 육류, 생선, 가금류, 우유, 치즈, 콩, 견과류 같은 고단백 식품은 제외시켜야 한다. 과일, 채소와 곡류에도 페닐알라닌이 함유되어 있으므로 제한된 양만이 허용된다. 저단백 밀가루는 저페닐알라닌 빵, 파스타, 케이크, 쿠기 제조에 사용할 수 있다.

페닐알라닌이 포함되지 않은 식품, 잼, 젤리 및 대부분의 감미료는 자유롭게 사용할 수 있다. 식사의 적합도를 평가하기 위하여 성장률과 영양상태를 측정한다.

식사에 변화를 주고 즐거운 식생활을 위하여 영양액에 향을 첨가하거나 과일이나 주스를 혼합할 수 있다. 저페닐알라닌 빵과 으깬 아보카도나 바나나 , 채 썬 당근과 올리브, 토마토와 마요네즈를 이용하여 샌드위치를 만들 수도 있다.

페닐케톤뇨증 환자는 얼마나 오랫동안 식사요법을 지속해야 하는가?

페닐알라닌 제한 식사를 평생 지속하는 것이 권장된다. 페닐알라닌 농도의 상승은 어떤 연령에서도 인식기능에 좋지 않은 영향을 줄 수 있다. 식사관리를 중단한 페닐케톤뇨증 환자들은 주의력, 집중력과 기억력에 문제가 있음이 사례연구를 통해 보고되었다.

특히 페닐케톤뇨증인 여성은 임신기간 동안 안전한 페닐알라닌 농도를 유지하는 것이 중요하다. 식사요법을 중단한 페닐케톤뇨증 산모의 자녀의 경우, 특히 임신 초기 3개월 동안에 페닐알라닌 농도의 상승은 선천성 심장병과 정신지체 등 선천적 장애와 관련이 있다.

정상

정상적으로 페닐알라닌은 두 가지 경로, 즉 간과 신장에서 대사된다. 간에서 페닐알라닌 하이드록실라아제(phenylalanine hydroxylase)는 티로신을 생성하기 위하여 하이드록실기를 첨가한다. 티로신은 피부나 뇌세포에서 발견되는 색소 화합물인 멜리닌, 신경전달물질인 에피네피린, 노르에피네피린과 갑상선 호르몬인 티록신을 생성한다. 신장에서 페닐알라닌은 부산물로 전환되어 배설된다.

간에서

페닐알라닌 —(phenylalanine hydroxylase)→ 티로신 → 멜라닌, 에피네피린, 노르에피네피린, 티록신

신장에서

페닐알라닌 → 페닐피루브산(케톤체) → 기타 다른 페닐산(배설됨)

페닐케톤뇨증의 경우

케톤뇨증 환자는 간 내 효소인 페닐알라닌 하이드록실라아제(phenylalanine hydroxylase)가 결핍되어 페닐알라닌이 티로신으로 전환되지 못한다. 페닐알라닌은 간과 혈액에 축적되고 신장에서도 높은 농도를 나타내게 된다. 신장에서 아미노트랜스퍼라아제(aminotransferase)는 페닐알라닌을 케톤체인 페닐피루브산(phenylpyruvic acid)로 전환시킨다. 페닐피루브산이 소변으로 배설되므로 페닐케톤뇨증이라 한다.

간에서

페닐알라닌(축적) —(페닐알라닌 하이드록실라아제(결핍))→ 티로신(결핍)

신장에서

페닐알라닌(축적) → 페닐피루브산(축적) → 기타 다른 페닐산(축적)

그림 NP6-1 **페닐케톤뇨증에서의 생화학적 변화**

식사요법이 필요한 또 다른 선천성 대사 질환은?

갈락토세미아는 갈락토오스 대사에 필요한 효소 중 갈락토오스 1-포스페이트 유리딜트랜스퍼라아제(galactose 1-phosphate uri-dyltransferase)가 결핍되어 나타나는 선천성 탄수화물 대사장애 질환이다. 갈락토오스의 축적은 여러 조직에 손상을 일으킨다.

우유를 섭취한 갈락토세미아 영아는 며칠 안에 심각한 구토와 간황달 증세를 나타낸다. 심각한 간 손상은 간경변으로 진전될 수 있고 신부전, 백내장, 뇌손상 등의 다른 합병증이 발생할 수 있다.

생후 1주일 안에 치료하면 갈락토오스 축적의 가장 심각한 증상을 방지할 수 있다. 그러나 치료가 지연되면 뇌손상은 치료될 수 없다.

갈락토세미아의 식사요법은?

갈락토세미아 치료식은 페닐케톤뇨증 치료식보다 훨씬 간단하다. 갈락토오스는 필수영양소가 아니므로 식사에서 완전히 제거하고, 특정 영양소의 제한된 양을 주의 깊게 공급해야 할 필요도 없다. 식이성 갈락토오스는 락토오스에서만 공급되므로 식사요법의 중심은 우유와 유제품을 제거하는 것이다.

그 밖에 상당량의 갈락토오스를 함유하는 다른 식품들, 육류의 내장, 콩류, 과일류와 채소류의 섭취도 제한하거나 피해야 한다. 환자들은 일반 식품들의 갈락토오스 함량이 적힌 식품목록을 제공받는다.

갈락토세미아로 진단된 영아에게는 락토오스가 제거된 영양액을 공급한다. 일상 식품을 섭취할 수 있게 되면 특수 영양액은 필요없게 되지만 적정량의 칼슘공급에는 관심을 가져야 한다.

갈락토세미아의 식사요법은 효과적인가?

갈락토오스 제한식사의 빠른 실시는 갈락토세미아의 급성 독성증상을 제거할 수 있지만 개인적인 적응에도 불구하고 합병증이 발생할 수 있다. 대부분의 환자들은 언어발달이 지연되고 여성 환자의 85% 이상에서 난소의 기능이상이 발생한다. 나이가 증가함에 따라 지능이 감소한다는 보고도 있는데 이유는 완전히 밝혀지지 않았다.

인간 유전학과 생화학에 대한 과학적인 이해가 증가함에 따라 더 많은 선천성 대사 질환을 인지하게 된다. 선천성 대사 질환의 치료에 가장 중요한 점은 효과적인 진단, 초기 치료와 독성을 유발하는 환경요인의 조절이다. 경우에 따라서 식사변경이 치료의 핵심이 되고 심각한 합병증을 예방할 수 있다.

모든 선천성 질환이 쉽게 치료되지는 않지만 생물공학의 발전은 유전자 치료를 사용하여 유전질환을 치료할 수 있을 것이다.

Medical Nutrition Therapy

PART III
영양치료

Chapter

7

상부 위장질환을 위한 식이

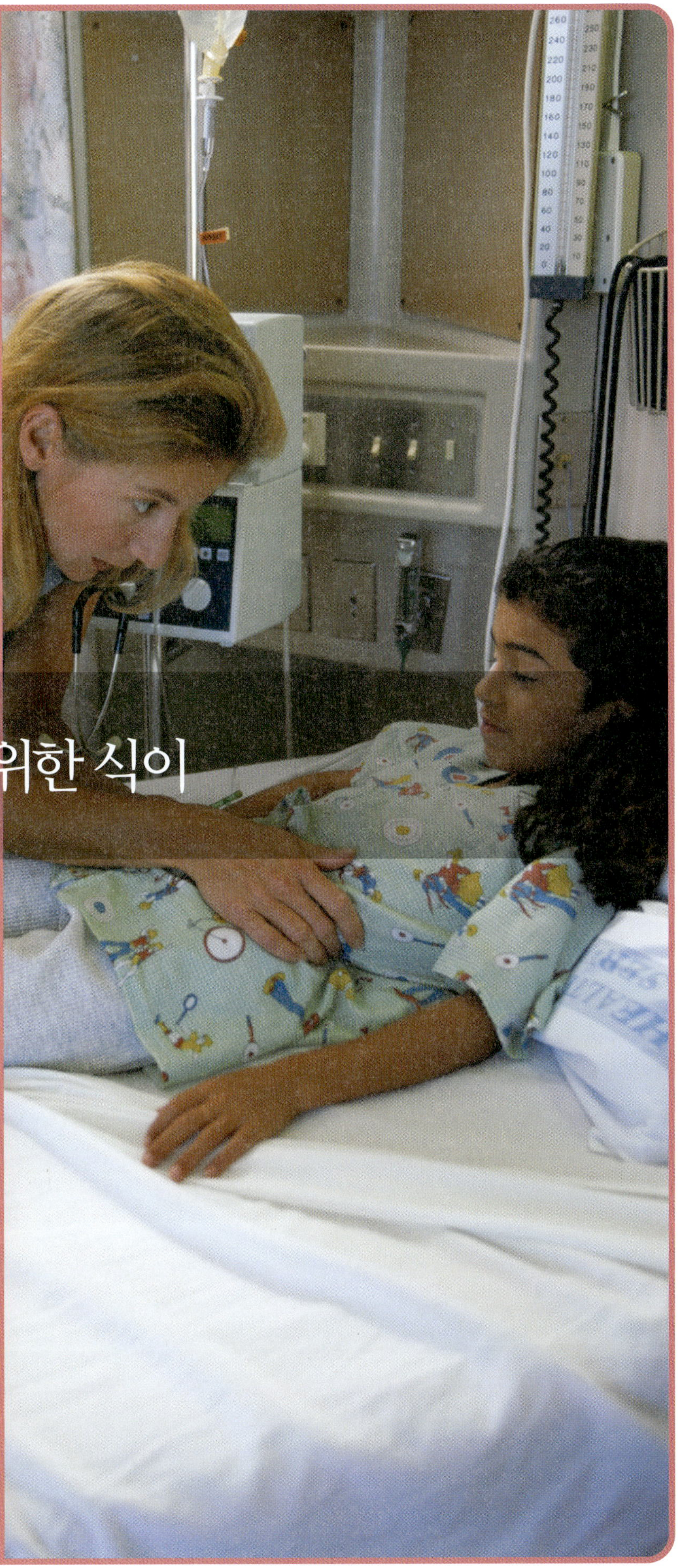

음식의 질감과 균일성의 변경
기계적으로 변경된 식이
맑은 유동식

구강과 식도에 영향을 미치는 조건
구강건조증
연하곤란
위식도 역류증

위에 영향을 미치는 조건
소화불량
메스꺼움과 구토
위염
소화성 궤양

위 수술
위절제술
베리아트릭 수술

실전 영양
급식장애 환자 돕기

위장질환의 진단은 간단하지 않다. 왜냐하면 많은 위장질환 환자들은 신체적인 증상을 보이지 않기 때문이다. 그러므로 진단 시 환자의 증상과 식이 적응 반응을 상세히 관찰해야 한다.

음식의 질감과 균일성의 변경

질감 또는 균일성을 바꾼 식이는 연하곤란 환자와 절식 후 다시 음식섭취를 시작하는 환자에게 도움이 된다. 이러한 식이는 맑은 유동식이나 퓨레식으로서 갈거나 아주 잘게 다지거나 부드럽게 익힌 것, 질감이 부드러운 음식으로 구성되어 있다. 식이는 환자의 상태에 따라 바뀔 수 있다.

기계적으로 변경된 식이

기계적으로 변경된 식이(mechanically altered diets)는 보통 씹거나 삼키는 데 문제가 있는 사람들에게 처방된다. 식이의 변화는 개인의 요구에 따라 달라지고, 씹고 삼키는 어려움은 개인에 따라 차이가 있으며, 시간이 경과함에 따라 변하기 때문이다.

표 7-1과 그림 7-1은 기계적으로 변경된 식이의 예이다. 이들 식이의 명칭은 다양하다. 대개 **퓨레식**(pureed diet)이지만, 덜 제한적인 식이는(기계적 연식) 갈거나, 다진 식품 또는 촉촉하고, 부드러운 질감의 식품을 이용할 수 있다. 다음 장에서는 삼키는 어려움을 해결하기 위한 다양한 식이요법에 관하여 추가로 정보를 제공한다.

농축 유동식, **농축식**, **균질식**(blenderized diet)은 입 또는 안면 수술(예, 턱 고정술) 또는 씹는 데 문제가 있는 사람을 위해 처방된다. 시리얼과 빵, 조리된 채소, 껍질과 씨를 제거한 신선하거나 익힌 과일, 부드러운 익힌 고기와 생선, 감자, 쌀과 파스타와 같이 부드럽고 씹기 쉬운 식품은 모두 혼합할 수 있다(주로 액체를 첨가). 사용할 수 없는 식품으로는 견과류, 종실류, 건조과일류, 소시지, 프랑크푸르트 소시지, 하드 치즈, 생채소와 옥수수처럼 딱딱하거나 잘 섞이지 않는 식품이다.

표 7-1 기계적으로 변경된 식이에 포함된 식품

기계적으로 변경된 식이는 퓨레식으로서 으깨고, 갈고, 잘게 다진 형태이거나 부드러운 질감의 식품을 포함한다.

① 반유동식(pureed diets)	② 기계적 연식(mechanical soft diets)
유제품 : 우유, 부드러운 요구르트, 푸딩	**유제품 :** 우유, 과일요거트, 푸딩, 커티즈 치즈
과일류 : 껍질, 씨, 덩어리 등이 없는 간 과육이나 주스, 잘 으깬 신선한 바나나 ; 애플소스	**과일류 :** 씨없는 통조림된 과일이나 익힌 과일, 소량의 과육이 있는 과일 주스, 잘 익은 바나나
채소류 : 씨나 껍질 없이 갈아서 조리한 채소, 으깬 감자, 걸쭉한 감자에 고기국물을 끼얹은 것.	**채소류 :** 잘 익힌 수분있는 감자, 연하고 잘 조리된 채소류(질기거나 섬유소가 많은 것은 제외)
육류와 육류 대체 식품 : 고기퓨레(그레비 포함), 캐서롤(국물 포함), 후머스(hummus) 또는 콩 스프레드	**육류와 육류 대체 식품 :** 갈거나 잘게 썰은 것 또는 연한 육류, 가금류, 육즙이나 소스를 얹은 생선 ; 두부 ; 조리된 콩류 ; 스크램블드 에그
빵류·시리얼 : 밀 크림, 슬러리드(slurried) 빵과 팬케이크[a] 같은 부드럽게 조리된 시리얼, 쌀 퓨레와 파스타	**빵류·시리얼 :** 시리얼, 부드러운 팬케이크나 빵, 우동이나 만두

[a] 간 식품은 적절한 농도가 될 때까지 액체와 섞는다. 또한 젤 모양으로 만들 수 있다.

자료 출처 : *영양 관리 매뉴얼*, 미국 다이어트 협회(시카코 : 미국 다이어트 협회, 2005).

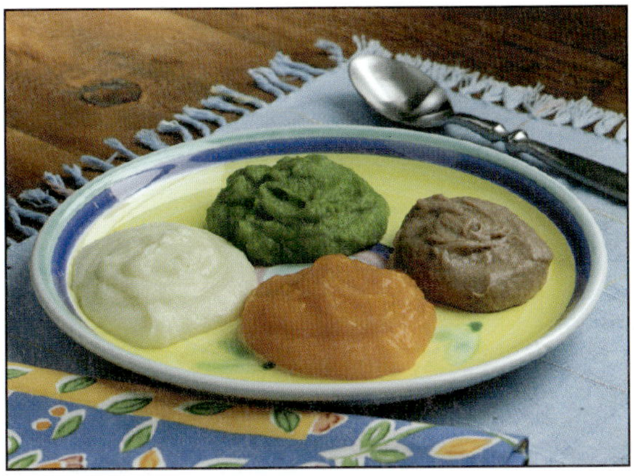

퓨레식은 푸딩같은 균일한 농도로서 고기, 콩, 빵, 시리얼, 과일과 채소로 만들 수 있다. 음식은 균질적이고 응집력이 있어야 한다. 녹인 치즈 또는 땅콩버터와 같은 끈적거리는 음식은 포함시키면 안 된다.

그림 7-1 씹거나 삼키는 문제가 있는 환자의 식이

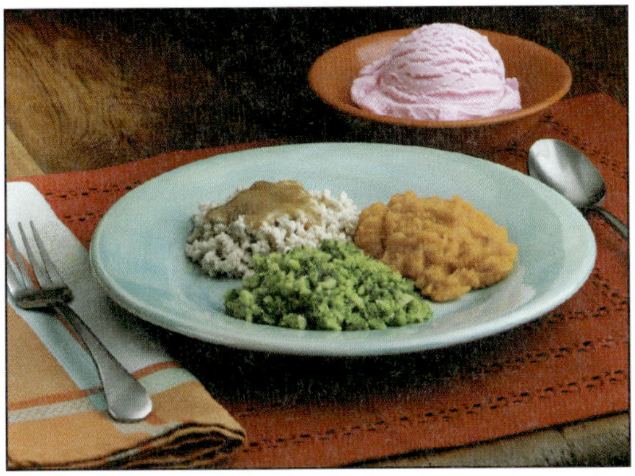

대부분의 음식은 갈거나 다져서 씹을 필요가 없다. 그 식사에는 간 고기와 부드럽고 촉촉한 카세롤, 스크램블드 에그와 에그 샐러드, 한입 크기의 파스타, 쌀, 부드러운 시리얼과 으깨거나 다진 과일과 채소를 이용할 수 있다.

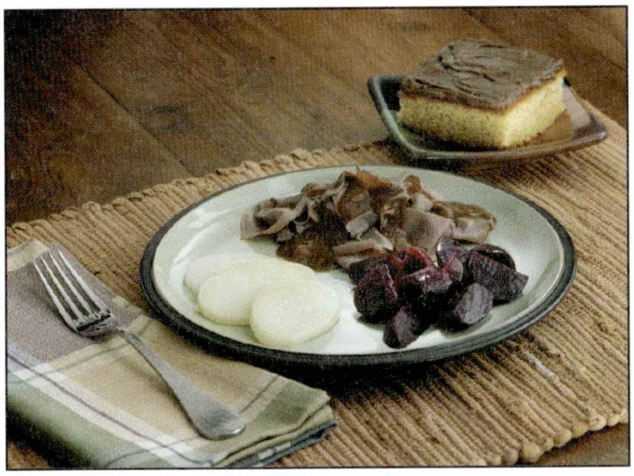

부드러운 재질로, 삼키기 쉬운 음식이어야 하며 촉촉하고 연한 썰은 고기, 구운 생선, 우유로 요리되거나 차가운 시리얼, 잘 익힌 채소, 껍질 또는 씨 없이 얇게 썬 오이, 견과류와 씨가 없는 부드러운 빵과 쿠키, 씨 또는 껍질이 없는 과일이 포함된다.

맑은 유동식

맑은 유동식(clear liquid diet)은 소화부담을 최소화시키고 위장관에 쉽게 흡수된다. 종종 위장관 수술 전, 위장관 수술 후, 또는 정맥 영양 후에 환자에게 제공되는 식사이다. **맑은 유동식**은 상온에서 액체이고 장에서 **잔사**를 거의 남기지 않는 맑은 액체와 식품으로 구성된다(유제품은 맑은 유동식에 포함되지 않는다).

허용되는 식품은 과육이 없는 과실즙, 맑은 고깃국, 부용(buillion), 콘소메(consomme), 젤라틴, 맑은 과일 주스로 만든 아이스, 얼린 과일바와 플레인 하드 캔디이다. 이러한 식사는 액체와 전해질을 전달하지만, 영양과 에너지 함량은 매우 제한되어 있다.

만일 1일 이상 사용될 경우, 필요 영양소를 제공하기 위한 저잔사식을 보충해 주어야 한다. 그림 7-2는 1일 맑은 유동식 식단의 예이다.

우유와 다른 불투명 액체(과일 넥타, 으깬 오트밀, 크림 수프와 아이스 크림 등)는 **전유동식**(full liquid diet)이라고 불린다. 이는 맑은 유동식에서 고형식으로 전환되는 과도기 식사로 사용된다.

일반식의 순서는 맑은 유동식에서 전유동식, 전유동식에서 연식, 연식에서 상식으로 진행한다. **식이 이행**은 환자의 식품에 대한 내성 증가에 따라 적합한 식이로 이행한다. 예를 들어 위장관계 수술 후, 환자는 초기에는 맑은 음료를 제공받고 후에는 자극을 주지 않는 기타 음료 또는 고형식을 제공받는다. 어떤 경우, 처음에는 소량으로 자주 음식이 제공되고, 환자에게 내성이 생기면 음식의 분량을 조금씩 증가시켜 공급한다.

핵심정리

- 기계적으로 변경된 식이는 종종 씹고 삼키는 어려움이 있는 사람들에게 처방된다.
- 맑은 유동식은 급성 위장 장애 또는 정맥 영양 직후 사용될 수 있다.

구강과 식도에 영향을 미치는 조건

이 장에서는 구강건조증 환자의 불편을 없애는 방법을 설명하고 식도에 영향을 미치는 연하곤란과 위식도 역류증의 주요 원인과 치료법에 대하여 공부한다.

구강건조증

침의 감소로 인한 구강건조증(xerostomia)은 약물 치료 시의 부작용으로써 수많은 질환 또는 치료법과 관련이 있다. 항히스타민제, 항고혈압제, 항우울제, 그리고 기타 약제가 구강건조증을 일으킬 수 있다. 잘못 관리된 당뇨병도 **쇼그렌증후군**(Sjögren's syndrome)처럼 침샘 기능에 직접 영향을 미치며 이는 구강건조증과 관련이 있다. 두경부암의 치료 시 사용되는 방사선 치료는 침샘에 영구적인 손상을 줄 수 있다. 구강호흡 또한 구강건조증의 일반적 원인이 될 수 있다.

구강건조증은 건강과 생활의 질을 해칠 수 있다. 구강건조증은 플라그, 충치 및 잇몸 질환을 증가시킨다. 구강 감염은 더 흔하다. 구강건조증은 언어 기능을 방해하고 구취를 발생시킬 수 있으며 씹기와 삼키기가 어렵고, 미각이 감소된다. 틀니는 마모되어 불편할 수 있고, 구강에 닿을 때 궤양이 발생할 수 있다. 구강건조증으로 인해 음식섭취가 줄고 영양실조의 위험을 증가시킬 수 있다. 표 7-2는 구강건조증을 관리하는 지침을 나타내었다.

그림 7-2 메뉴 - 맑은 유동식

메뉴 예	
아침	오렌지 주스 젤라틴 진저에일(생강 맛을 들인 탄산 청량음료) 커피 또는 차, 설탕
점심	부용(bouillon) 또는 콘소메 젤라틴 얼린 주스 바 사과 또는 포도 주스 커파 또는 차, 설탕
저녁	부용 또는 콘소메 젤라틴 얼음과일 크랜베리 주스 커피 또는 차, 설탕
간식	청량 음료 얼음과일 딱딱한 캔디

연하곤란

연하곤란은 신경계 질환, 두경부에 관계되는 수술, 목구멍이나 식도에서 식품의 이동을 제한하는 생리학적 또는 해부학적인 장애에 수반된다.

표 7-2 구강건조증 관리 지침
■ 물이나 무설탕 음료를 조금씩 자주 마신다.
■ 침샘의 흐름 자극하기 위해 무설탕 캔디나 껌을 사용한다.
■ 각얼음이나 얼린 과일 주스바를 빨아 먹는다(차가워서 불편하지 않은 경우).
■ 구강을 자극하는 감귤류의 주스, 자극적이고, 짠 음식을 피한다.
■ 토스트, 칩과 크래커와 같은 마른 음식을 피한다.
■ 구강을 건조시킬 수 있는 카페인, 알코올과 흡연을 피한다.
■ 스프, 스튜, 소스 및 고기국물, 요구르트 및 과일퓨레와 같이 수분 함량이 높은 음식을 먹는다.
■ 식전과 취침 시에 처방전 없이 살 수 있는 타액 대용물(겔, 스프레이와 정제처럼 이용가능한 것)을 이용한다.
■ 소량의 식물성 유지 또는 연화된 마가린으로 입을 헹군다.
■ 밤에 가습기를 사용한다.
■ 구강 위생에 깊은 관심을 갖고, 적어도 하루에 2회 이를 닦고 헹군다. 식사 직후 이를 닦는다.
■ 구강을 건조, 자극시키는 알코올 및 세정제 함유 구강 청정제를 피한다.
■ 구강건조증이 약물에 의한 경우, 대체물에 대해 의사와 상의한다.
■ 타액 자극 약제의 사용이 도움이 되는지 의사에게 문의한다. 예로 니코틴산정과 필로카르핀

연하곤란은 삼키는 단계에 따라 분류될 수 있다(표 7-3 참고).

구인두성 연하곤란은 음식물이 구강과 인두에서 식도로 이동하는 것과 관련되며, 이는 혀, 기타 구강 조직 또는 연하반사에 영향을 미치는 문제때문이다. 증상은 음식을 삼키기가 어렵고, 삼키는 중이나 삼킨 후에 기침이 나오며(흡인 때문), 코의 역류가 있다. 기타 증상으로는 호흡곤란, 삼킨 후 꿀꺽거리는 소리, 쉰 목소리와 언어 장애가 있다. 구인두성 연하곤란은 노인에게서 흔히 발생하고 중풍에 의해 발생하기도 한다.

식도성 연하곤란은 식도강을 지나 위로 음식내용물이 통과하는 데 영향을 미친다. 이러한 상태의 사람들은 음식을 삼킨 후 식도에 음식의 '들러붙음'에 대해 호소한다. 문제는 식도 폐색 또는 연동 운동 장애이다. 폐색은 **협착**(비정상적인 협소), 종양 또는 주위 조직에 의한 식도의 압착에 기인한다. 폐색이 고형식(액체는 제외)의 통과에 영향을 미치는 반면, 연동 운동 장애는 고형식과 유동식의 모두의 통과를 방해한다.

식도확장증은 가장 흔한 운동 장애로 식도에 영향을 미치는 퇴행성 신경 질환이다. 이는 음식을 삼킬 때 식도 하부괄약근의 불완전한 이완과 연동운동의 장애가 특징이다.

연하곤란 합병증 연하곤란의 증상은 때로는 눈에 띄지 않기 때문에 주의해야 한다. 생명 위협 가능성이 있는 연하곤란의 합병증은 흡인(aspiration)으로 기도폐색, 질식, 폐렴을 포함한 호흡기감염을 일으킬 수 있다. 만일 연하곤란으로 인해 음식의 섭취량이 줄면, 영양 부족과 체중 감소가 발생할 수 있다. 액체를 삼킬 수 없는 사람들은 탈수의 위험이 증가한다.

식이 조정 다양한 결함이 연하곤란을 발생시키므로, 최상의 식이를 찾는 것은 매우 어렵다. 환자의 삼키는 능력을 평가한 후, 여러 번의 시행착오를 통해서만 가장 적절한 식이를 결정할 수 있다. 음식과 음료의 물리적인 속성을 바꾸고 대체 식이를 활용하면 연하곤란에 도움을 줄 수 있다. 어떤 사람의 삼키는 능력은 시간에 따라 변하므로 식사 계획은 자주 재평가해야 한다.

맑은 유동식(clear liquid diet) 상온에서 액체이고 소화와 흡수 후 장에서 잔사를 거의 남기지 않는(소화되지 않은 물질) 식품으로 구성되는 식사

잔사(residue) 소화 이후 장에 남는 물질로써 대부분 식이섬유이고 소화되지 않은 전분과 단백질을 포함한다.

유동식(full liquid diet) 우유와 기타 불투명 액체를 포함하는 유동식

식이 이행(diet progression) 환자의 내성이 허용하는 대로 식사를 변화시키는 것

구강건조증(xerostomia) 타액 분비 부족으로 생기는 구강건조증
xero = 마름
stomia = 입

쇼그렌증후군(Sjögren's syndrome) 분비선의 손상을 특징으로 하는 자동 면역 질환으로, 구강건조와 안구건조를 초래한다.

연하곤란(dysphagia) 삼킴 장애

구인두성 연하곤란(oropharyngeal dysphagia) 음식을 구강과 인두로부터 식도로 이동시키지 못하는 것으로, 신경 장애 또는 근육 장애로부터 발생한다.

식도성 연하곤란(esophageal dysphagia) 식도를 통해 음식을 이동시키지 못하는 것으로, 폐색 또는 식도 운동 장애로부터 발생한다.

협착(stricture) 염증, 상처 또는 기타 구조적인 변화로 인해 비정상적으로 통로가 좁아진 상태

표 7-3 연하곤란 원인

① 구인두성 연하곤란
뇌간 종양(Brain stem tumors)
발달장애(Developmental disabilities)
루게릭병(Lou Gehrig's disease (amy-otrophic lateral sclerosis, 근위축측삭경화증)
복합 경화증(Multiple sclerosis)
중증근육무력증(Myasthenia gravis)
폐쇄성 구조 이상(Obstructive structural anomalies)
폐쇄성 종양(Obstructive tumors)
파킨슨씨 병(Parkinson's disease)
급성 회백수염(Poliomyelitis)
심한 염증(Severe inflammation)
뇌졸중(Stroke)
갑상선비대(Thyroid enlargement)
② 식도 연하곤란
식도 확장증(Achalasia)
AIDS
식도 경련(Esophageal spasm)
공피증(Scleroderma)
협착(Strictures) : 염증, 투약, 방사선에서 유도됨
종양(Tumors)

표 7-4 미국 연하곤란식

1 단계 : 연하곤란 퓨레식(Dysphagia Pureed)
음식은 갈아져 있고, 균질적이고 점착성이 있어야 한다. 이 식이는 경증에서 경증의 연하곤란 및 구강 또는 씹는 능력이 빈약한 환자용이다.
식단 예
아침 : 밀 크림, 퓨레 팬케이크, 으깬 바나나, 과육 없는 과일 주스(필요시 진하게), 커피 또는 차(묽은 액체가 적합한 경우)
점심 또는 저녁 : 퓨레 스프, 치킨 퓨레, 고기국물로 으깬 감자, 당근 퓨레, 브로콜리 수플레, 애플소스, 초콜릿 푸딩
2 단계 : 연하곤란을 기계적으로 변경(Dysphagia Mechanically Altered)
식품은 수분이 있고 질감이 부드러워야 하며 쉽게 덩어리져야 한다. 이 식이는 경증에서 중증도의 연하곤란 환자를 위한 것이다.
식단 예
아침 : 스크램블드 에그, 약간의 수분이 있는 건조 시리얼(부풀린 쌀 시리얼 또는 옥수수 프레이크와 같이 단순한 질감만), 과피나 씨를 제거하여 조리한 과일, 과일주스(필요 시 농축), 커피 또는 차(묽은 액체가 허용되는 경우)
점심 또는 저녁 : 씹기 쉬운 고기 채소 수프, 수분이 있는 미트볼과 고기 소스로 잘 요리된 파스타, 연하고 부드러운 채소(섬유질이 많지 않고 질기지 않은 것), 연한 과일 파이(바닥은 빵껍질만으로)
3 단계 : 연하곤란 고급단계(Dysphagia Advanced)
음식은 삼킬 때 수분이 있고 한입 크기여야 한다. 이것을 사용하는 사람들은 섞인 식품의 재질에 내성이 있어야 한다. 이 식이는 경증의 연하곤란 환자용이다.
식단 예
아침 : 마가린 또는 버터로 만든 머핀, 시리얼과 우유(거칠거나 마른 것 제외 ; 우유는 묽은 액체에 내성이 없는 경우 제한된다), 껍질을 깐 부드럽고 신선한 과일이나 딸기류, 커피 또는 차(묽은 액체에 내성이 있는 경우)
점심 또는 저녁 : 조개 스프, 얇게 조각낸 연한 고기(샌드위치 모양), 쌀, 드레싱을 얹어 요리한 부드러운 채소 또는 조각 상치, 신선한 멜론, 초콜릿 칩 쿠키(견과류 없음)
용액의 농도(삼킬 수 있는 것이 식이에서 허용됨)
묽은 것 : 수용액 ; 우유, 커피, 차, 주스, 탄산음료가 해당한다.
과즙 같은 것 : 빨대로 마실 수 있는 물보다 진한 용액으로 버터밀크, 에그녹, 토마토 주스가 있다.
꿀 같은 것 : 수저로 먹을 수 있으나 형태를 유지할 수 없는 용액으로 꿀, 토마토 소스, 요구르트가 있다.
걸쭉한 것 : 수저로 먹어야 하고 그 형태를 유지할 수 있는 걸쭉한 액체를 말한다. 밀크푸딩, 진한 애플소스가 해당한다.

최근 미국에서, 기관 간의 영양 실행 용어를 비슷하게 하기 위해 연하곤란식을 표준화하려는 시도가 있다. 2002년에 미국영양사협회는 영양사, 언어 치료사와 식품학자들이 개발한 National Dysphagia Diet를 발표했다. 표 7-4는 여러 단계의 식사와 식단 예를 설명하였다. 식이를 선택한 후, 그 사람의 삼키는 능력과 내성에 맞게 조정되어야 한다.

식품의 특성과 준비 연하곤란식에 포함된 식품은 질감과 농도를 조절하기 쉬워야 한다. 부드럽고, 점착력이 있는 식품들은 딱딱하거나 무른 식품보다 다루기 쉽다. 수분이 있는 식품들은 건조 식품보다 선호된다. 어떤 부류의 식품들은 조건에 맞고, 다른 것은 맞지 않는다.

예를 들어 어떤 쿠키는 부드럽고 연하지만 다른 것은 딱딱하고 부서지기 쉽다. 땅콩 버터와 크림 치즈와 같은 끈끈하거나 끈적거리는 음식은 입과 목으로 넘기기가 어렵다. 어떤 환자들은 물이나 주스와 같은 묽은 액체보다 조절이 쉬운 밀크셰이크 같은 점액성 음료를 원한다.

식품의 질감은 삼키기 쉽게 바꿀 수 있다. 채소 수프 또는 밀크 시리얼과 같이 한 가지 이상의 질감을 가진 식품은 다루기 힘들고, 재료는 하나의 균일 품목으로 섞일 수 있다. 시중의 농축된 전분제 또는 베이비 시리얼은 수용액을 걸쭉하게 하기 위해 사용되기도 한다.

비슷한 농도를 가진 식품을 사용하는 것은 매우 단조로울 수 있다. 시중의 농축액을 사용하여, 걸쭉한 식품을 마음에 드는 형태로 형성할 수 있다. 다양한 풍미와 색을 가하면 더 먹음직스러운 식품이 된다. p.192의 "How to"는 퓨레식 및 기타 기계적으로 변경된 식이의 수용성을 향상시킬 수 있다.

급식 방법 삼키는 문제에 따라, 환자들은 장애를 보완하는 데 도움이 되는 새로운 기법을 배울 수 있다. 예를 들어 구인두성 연하곤란 환자들은 턱, 혀 또는 후두를 강화시키는 운동을 할 수 있고, 또한 정상적인 식사를 섭취할 수 있는 새로운 씹는 방법을 배울 수 있다. 식사 중 머리와 목의 위치를 변경하는 것도 역시 몇 가지 씹기 문제를 최소화할 수 있다.

위식도 역류증

위식도 역류증(gastroesophageal reflux disease ; GERD)은 위의 역류로 인해 불쾌감과 조직의 손상을 유발한다. 위의 산성물질의 역류는 식도를 자극할 수 있고, 소량이 구강으로 들어갈 수 있다. 위식도 역류증으로 고생하는 사람들은 종종 이들 증상을 가슴앓이 또는 산의 소화불량이라고 부른다.

역류로 인해 어떤 증상이나 손상이 반드시 일어나는 것은 아니며, 경우에 따라 건강한 사람에게 발생하기도 한다. 합병증이 생기거나 생활양식의 변화 또는 치료를 요하는 경우는 문제가 된다.

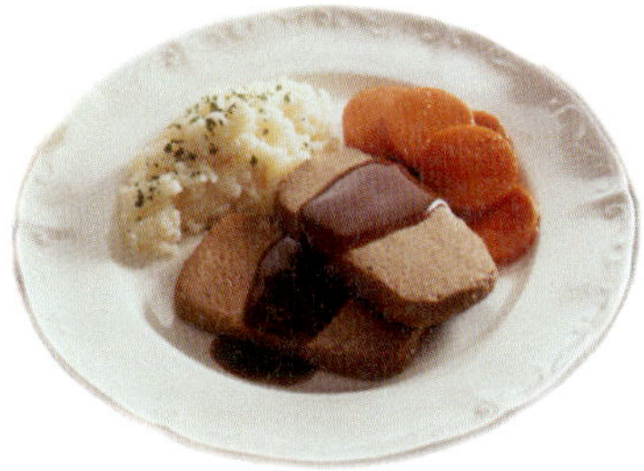

이 사진의 음식은 상용 농후제로 모양을 낸 유동식이다.

위식도 역류증의 원인 하부 식도 괄약근은 위 역류의 주된 원인이다. 위식도 역류증은 괄약근이 약하거나, 부적절하게 이완되는 경우에 발생할 수 있다. 괄약근의 작용이 방해되거나 식도에서 산이 빨리 제거되지 못할 때 위식도 역류증을 유발시킬 소지가 있다.

임신, 천식과 **탈장**은 위식도 역류증과 관련 있는 상태로, 위의 일부가 횡격막 위로 삐져 나온 상태이다(그림 7-3 참고). 임신은 병에 걸리기 가장 쉬운 상태여서 임신 여성의 2/3가 가슴앓이를 호소하는데, 이것은 임신 초기 3분기에 시작된다.

그 밖에 다양한 상태나 물질은 위 내부에서 괄약근을 약화시키거나 위내부의 압력을 증가시켜서 위식도 역류증을 악화시킬 수 있다(예는 표 7-5 참고). 수많은 약물은 역류 위험이 있으며 특히 관급식 중 비위강 튜브를 사용할 때 역류의 위험이 증가한다.

식도 확장증(achalasia) 약화된 연동운동을 특징으로 하는 식도 장애 및 하부 식도 괄약근 이완 장애
a = 없음
chalasis = 이완

열공성 탈장(hiatal hernia) 위의 상부가 횡격막 위로 돌출하는 경우로서, 대부분 증상이 없다.

How To

기계적으로 변경된 음식의 수용을 먹음직하게 하는 방법

걸쭉하거나 같은 음식으로 된 식사에 관해 잠시 생각해 보자. 구운 치킨, 감자, 당근 및 완두콩으로 된 전형적인 저녁식사는 각기 다른 색의 걸쭉한 음식더미처럼 보인다.

음식은 맛이 좋을지 모르지만, 그 사람은 먹고 싶은 마음이 들지 않을 수 있다. 식욕을 증가시키기 위해 음식을 조리하고 배식할 때 창조적이어야 한다.

- 그 사람이 가장 선호하는 음식과 냄새가 좋은 음식을 준비한다. 가장 선호하는 음식의 맛과 생각이 식욕을 자극할 수 있다.
- 커리와 칠리같이 향이 강한 음식을 준비한다. 조미료와 양념이 음식맛을 더 살릴 수 있다.
- 식사를 계획하고 접시에 음식을 담을 때 색과 모양을 고려한다. 흰색의 야채를 밝은 색의 야채로 교체한다.

예를 들어 으깬 감자를 으깬 고구마로 교체한다. 다채로운 장식으로 접시에 매력있게 배열하면 색과 눈의 호감도를 더할 수 있다.

- 앙트레(entree)가 화려한 캐서롤(casserole) 같이 보이도록 재료를 층층이 쌓도록 한다. 예를 들어 조리법은 라자냐(lasagna), 셰퍼드 파이(shepherd' s pie)와 무사카(moussaka) 같은 인기있는 앙트레와 비슷하다.

음식의 외관을 돋보이게 하려는 노력은 사람들이 영양이 좋은 음식을 먹고 건강한 체중을 유지하는 데 효과적일 수 있다.

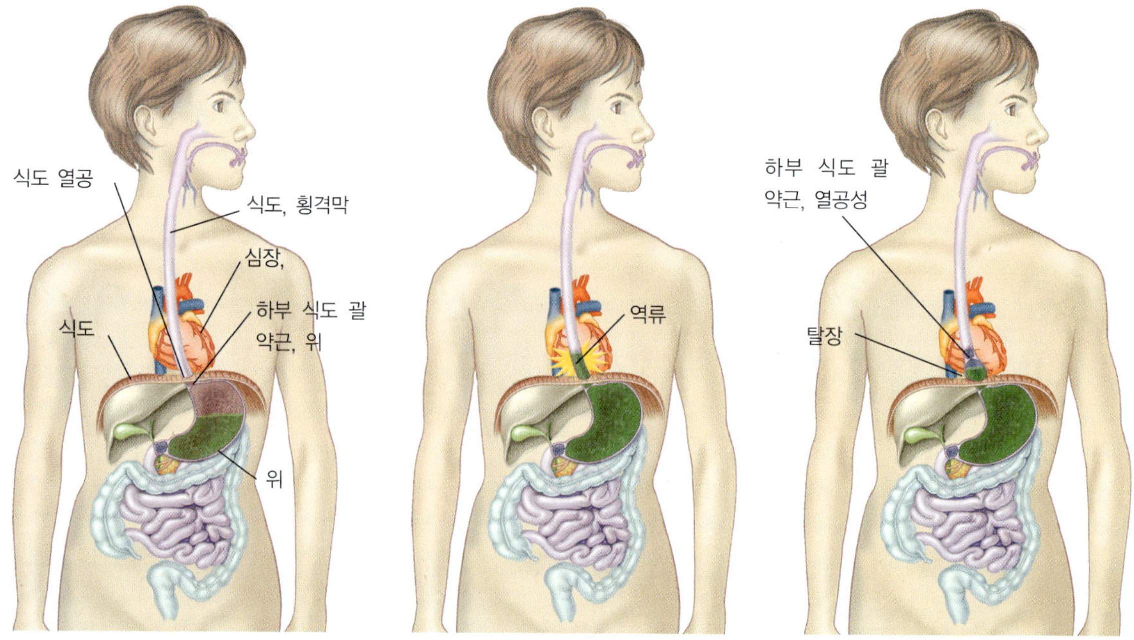

위는 보통 횡격막 아래에 있고, 식도는 식도 열공을 통해 지나간다. 하부 식도 괄약근은 위 내용물의 역류를 방지한다.

위의 압력이 식도 압력을 초과하는 경우, 과식 및 과음을 했을 때처럼 역류 가능성이 증가한다.

산 역류의 위험은 열공성 탈장의 결과로 증가한다. '활주성' 열공 탈장은 하부 식도 괄약근을 따라, 위의 일부가 횡격막 위로 상승할 때 발생한다.

그림 7-3 상부 위장관, 산 역류, 열공성 탈장

역류성 식도염(reflux esophagitis) 산성의 위 내용물 역류와 관련된 식도 염증

바렛 식도(Barrett' s esophagus) 위산에 만성 노출되어 손상된 식도 세포가 위 또는 소장과 유사한 세포로 교체되는데, 이러한 세포 변화는 식도암으로 진행된다.

위식도 역류증의 영향 위산이 식도 안까지 손상시킬 정도로 오랜 시간 식도에 남아 있으면 염증이 생기는데, 이를 **역류성 식도염**이라고 한다. 심한 만성 염증은 출혈을 동반한 식도 궤양을 가져올 수 있다.

궤양이 생긴 조직의 치료와 흉터는 식도의 내부 직경을 좁혀 식도의 협착을 초래할 수 있다. 고형 식품으로 인해 연하곤란증이 종종 발생하며, 삼킬 때 통증이 생긴다. 위 내용물이 폐로 치솟을 경우에는 폐질환이 발병할 수 있다. 만성적인 역류 역시 **바렛 식도**와 관련이 있다. 손상된 식도 세포는 위 또는 장 조직에서 그것과 유사한 세포로 교체되는데, 이러한 세포의 변화는 식도암 발병 위험을 높인다.

표 7-5 식도역류와 관련된 상태와 물질

역류의 가능성을 증가시키는 상태	하부 식도 괄약근압을 약화시키는 물질
복수(Ascites ; 복부의 수분 축적)	알코올
위 배출의 지연(Delayed gastric emptying)	항콜레스테롤제
과식(Eating large meals)	카페인
식사 후 엎드리기(Lying flat after eating)	칼슘 길항제
비만(Obesity)	초콜릿
임신(Pregnancy)	흡연
허리 또는 복부를 조이는 옷 착용	다이아제팜
	마늘
	고지방음식
	메페리딘
	양파
	페퍼민트와 스피어민트 오일
	프로게스테론
	테오필린

위식도 역류증의 치료 치료 목적은 증상을 완화하고 손상된 조직의 치유를 촉진하는 것이다. 심한 궤양성 질환은 즉각적인 산 억제제가 필요하고, 상태가 심각하지 않은 경우에는 식사요법과 생활방식의 수정으로 가능하다. 아래 'How to'는 위장 역류의 재발을 막는 데 도움을 주는 방법이다.

위산 분비 억제제는 식도 조직에 대한 산의 손상을 줄여서 치료 과정을 돕는다.

프로톤-펌프 억제제는 분비 억제제 중 가장 효과적이어서 식도염의 신속한 치료와 유지에 사용된다.

How To

위장 역류 질환 관리법

위식도 역류증의 관리는 불편함을 줄이고 산 역류의 재발을 줄이는 데 도움을 주기 위해 생활 방식의 변화를 요한다. 권장 사항은 다음과 같다.

- 잠자리에서 군것질을 하지 않고 식사 후 드러눕지 않는다. 식사는 취침 2~3시간 전에 먹도록 한다.
- 침상 머리맡을 6인치 받침 위로 올리고, 매트리스 아래에 거품쐐기(foam wedge)를 넣거나 머리와 몸통 밑에 베개를 받쳐 밤 시간 동안의 역류를 줄인다.
- 소식하고 식사 사이에 수분을 섭취하여 위가 너무 팽창하지 않게 한다. 너무 팽창하면 하부 식도 괄약근에 압력을 가할 수 있다.
- 하부 식도 괄약근압을 약화시키거나 위산 분비를 증가시키는 음식을 제한한다. 위산 분비를 증가시키는 음식에는 초콜릿, 지방질, 스피어민트와 페퍼민트, 커피(카페인 함유 불문)와 차 등이 있다.
- 담배와 알코올을 금한다. 담배와 알코올은 하부 식도 괄약근을 이완시킨다.
- 몸을 숙이지 말고, 꽉 조이는 옷을 입지 않는다. 이것은 위압을 증가시켜 역류 위험을 높일 수 있다.
- 비만자들은 적절한 동기를 주어 체중 감량할 것을 권한다. 비만은 복부압력을 증가시킬 수 있다.
- 식도염이 발생했을 때에는 감귤류와 주스, 토마토 제품, 후추, 매운 음식, 탄산음료, 매우 뜨겁거나 찬 음식처럼 식도를 자극하는 식음료를 피한다(개인의 내성에 따라 다름).
- 비스테로이드성의 염증 억제제(NSAIDs), 즉 아스피린, 나프록센과 이부프로펜을 피한다. 이것은 식도 점막을 손상시킬 수 있다.

위식도 역류증 환자들 사이에서 음식 내성은 뚜렷하게 나타난다. 의료 종사자들은 환자들이 섭취한 식음료와 그 증상을 계속 기록하게 하여 식품과민증을 정확히 파악하도록 한다.

사례연구

위식도 역류증 환자인 회계사

리사는 49세의 회계사이며 키가 163 cm이고 체중은 75 kg이다. 최근에 그녀는 종합검진을 받았다. 그녀는 의사에게 속쓰림이 점차 잦아지고 통증이 심해졌다고 말했다. 이러한 속쓰림은 과식을 한 후에 나타났고 특히 밤에 잠을 자고 난 후 상태가 안 좋았다.

내시경을 통해 식도강을 직접 검사한 결과, 의사는 식도 전체에 걸쳐 역류성 식도염과 약간의 협착을 발견하였다.

리사의 병력에는 심각한 문제가 없었다. 마지막 검사에서, 주치의는 금연과 약 9 kg의 체중 감량을 조언했지만, 시도하지 않았다. 영양 평가 시 그녀는 과세 기간 중이므로 스트레스를 받고 있음이 나타났다. 그녀는 주로 아침 먹을 시간이 없어, 책상에서 일을 계속하면서 패스트푸드로 점심을 먹고 오후 8시쯤 과식을 한다. 그녀는 대개 저녁식사 시 포도주를 먹고 저녁 늦게 알코올 음료를 마신다.

1. 리사에게 '역류성 식도염'과 '식도 협착' 진단에 대해 설명하라.
2. 간단한 병력에서, 그녀의 역류 경험의 위험 증가 요인과 행동을 기술하라. 그녀의 행동 변화를 위해 무엇을 권하겠는가?
3. 의사는 어떤 약을 처방할 것이고 그 이유는 무엇인가?

프로톤-펌프 억제제(proton-pump inhibitors) 수소 이온(프로톤)을 위로 퍼 올리는 효소를 억제하는 약제 부류. 그 예로 오메프라졸(프릴로섹)과 란소프라졸(브레바시드) 등이 있다.

히스타민-2 수용체 차단제(histamine-2 receptor blockers) 산 발생 세포에 대한 수용체를 억제하여 산 분비를 억제하는 약물의 종류(일반적으로 H2 차단제). 시메티딘(타가메트), 라니티딘(잔탁)과 파모티딘(펩시드) 등이다.

소화불량(dyspepsia) 상복부 부위의 통증, 팽창이나 불쾌함으로 병 자체보다는 그 증상
dys = 나쁜; 악화된
pepsia = 소화를 의미

위염(gastritis) 위 조직의 염증

위궤양(peptic ulcers) 위 분비물(위산)에 의한 위장 점막의 궤양으로 식도, 위, 십이지장에서 발생할 수 있다.
peptic = 소화와 관련

기타 분비억제제로는 위산을 중화하는 **히스타민-2 수용체 차단제**(H2 차단제로도 불림)와 제산제가 있다. 비록 제산제가 간헐적인 가슴앓이를 감소시키는 데 사용되지만, 단기적인 효과이고 위장에 부작용을 일으키며, 장기 복용 시에는 영양 결핍이 발생할 수 있으므로 위식도 역류증에 반드시 적절한 것은 아니다.

핵심정리

- 구강건조증은 치과 문제 발생의 위험성을 증가시키고, 미각을 감소시키며 음식섭취를 줄일 수 있다. 이는 구강 위생, 식이의 변화와 타액 대체물을 통해 관리할 수 있다.
- 연하곤란은 음식의 섭취를 방해하고 흡착의 위험이 증가한다. 치료는 식사요법, 운동 강화, 다양한 씹기 기술의 활용을 들 수 있다.
- 위식도 역류증(GERD)은 식도 궤양, 염증, 출혈, 협착을 가져올 수 있다. 제산제의 사용과 생활 방식의 변화를 통해 치료할 수 있다.

위에 영향을 미치는 조건

위장 질환은 가끔씩의 불쾌감 발생에서 수술을 요하는 심한 상태까지 다양하다. **소화불량**이란 음식섭취 후 상복부에 발생하는 통증이나 불쾌감을 말한다. 식이요법을 요하는 더 심각한 상태는 **위염**과 **위궤양**으로, 위 내피를 손상시키는 약물을 사용하거나 박테리아 감염에 의해 발생한다.

소화불량

소화불량은 사람들이 어떤 음식을 먹은 후 경험할 수 있는 상복부의 불쾌감을 가리킨다. 증상은 위의 통증, 속쓰림, 만복감, 구토 및 복부팽만감이다. 이런 증상은 더 심각한 질환과 위식도 역류증이나 위궤양을 유발한다. 대부분의 환자들이 때때로 소화불량을 경험하지만, 의학적 치료를 받지 않는다.

소화불량의 원인 복부의 통증은 진단이 어려우며, 검사를 통해 원인을 명백하게 밝힐 수 없는 경우도 있다. 증상은 위궤양, 위식도 역류증, 소화운동 장애, 흡수장애, 담낭 질환과 복부의 종양 등 다양하다. 약물이나 식이보충제는 종종 위장 장애를 야기할 수 있다. 과민성장증후군이나 유당불내증의 경우도 소화불량과 비슷하다.

위장 질환의 원인을 정확히 발견하는 것은 어려우므로, 체중 감소, 지속적인 구토, 소화불량, 빈혈이나 출혈과 같은 증상이 있으면 철저한 검사를 시행하여야 하며 특히 출혈의 경우는 심각한 질환의 발병을 암시한다.

복부팽만감은 공기를 삼킬 때, 위에 과량의 가스가 차서 발생할 수 있다. 공기를 삼키는 것은 종종 껌을 씹을 때, 흡연, 빠른 식사, 탄산음료를 마실 때, 빨대를 사용할 때 일어난다. 이러한 행동을 하지 않는 것이 도움이 된다.

잠재적인 식품불내증 사람들은 자신의 증상을 특정 식품이나 향신료의 탓으로 돌릴 수 있지만, 비교 연구에 따르면 특정 식품과 소화불량 사이의 관련성을 발견할 수 없었다. 커피(카페인 제거한 커피 포함)는 많은 사람의 경우 소화불량을 호소하고 위 역류가 증가하고 속쓰림을 초래하는 증상을 유발할 수 있다.

자극성 있는 음식은 점막 내피에 손상을 주고 궤양이 있는 경우에는 통증을 악화시킬 수 있다. 고지방 식사는 위의 공복감을 늦춰 소화불량을 악화시킬 수 있다. 증상을 최소화하기 위해, 소화불량 환자들은 과도하게 양념을 하지 않은 잘 조리된 음식으로 소식하고 편안한 분위기에서 식사 할 것을 권한다.

메스꺼움과 구토

메스꺼움과 구토는 여러 질환이나 약물의 일반적인 부작용이다. 가끔씩 발생하는 구토는 위험하지 않지만, 계속적인 구토는 수분 및 전해질 불균형을 초래하여 의학적인 치료를 요할 수 있다. 만성 구토 역시 식품의 섭취를 줄여서 영양불량과 영양소 결핍을 유발할 수 있다.

구토하는 시각은 그 원인에 대한 실마리를 제공한다. 식후 1시간 내에 발생하는 구토는 위궤양 또는 신경성 원인을 암시한다. 만일 식후 1시간 이상 발생하는 경우, 그 원인은 식중독, 위 공복을 방해하는 장애가 있거나 위 기능 장애에 해당한다.

메스꺼움 및 구토의 치료 치료의 주된 목표는 기초 장애를 발견하고 수정하는 것이다. 대부분의 증상은 단기적이고 치료를 요하지 않는다. 체액 회복은 어떤 경우에 필수적이다. 약물이 원인인 경우, 식품과 같이 섭취하는 것이 도움이 될 수 있다.

만일 그 원인을 알 수 없거나 기저질환이 고쳐질 수 없다면, 메스꺼움 및 구토를 억제하는 약제를 처방할 수 있다. 쉽게 조절이 안 되는 **난치성 구토**를 가진 사람들은 정맥영양을 요할 수 있다.

> 난치성 구토(intractable vomiting) 관리 · 조절이 쉽지 않은 구토

식이처방 메스꺼움은 식사 측정을 통해 예방하거나 개선될 수 있다. 천천히 식사하고 마시는 것이 도움이 될 것이다. 이는 소식을 하여 위를 팽창시키지 않는 것과 같다. 탄산음료나 과일주스와 같이 맑고 찬 음료를 마시는 것은 증상을 완화시킬 수 있다.

메스꺼움을 줄이는 데 도움이 될 수 있는 음식은 크래커나 프레첼 같이 건조하고, 짭짤한 식품이다. 튀긴 음식이나 자극성 있는 음식, 향이 강한 식품은 피해야 한다. 음식이 차갑거나 상온일 경우가 뜨거운 것보다 메스꺼움을 덜 느끼게 한다.

위염

- suffix-itis는 기관이나 조직에 생긴 염증을 말한다.

- 증상 : 위축성 위염은 위 조직의 파괴가 진행되는 특징이 있다.

위염은 위 점막의 염증을 말한다. ■ 표 7-6에서와 같이, 위염은 감염, 흥분제, 위 내피를 손상시키는 질환이나 이를 치료할 때에 발병할 수 있다. 종종 위염은 **헬리코박터파일로리** 감염이나 비스테로이드성 염증 치료제(NSAIDs)—위궤양의 주된 원인—의 사용 시 발생한다.

만일 위 점막이 **출혈**(심한 출혈), 조직의 짓무름, 궤양의 징후를 보이는 경우, 그 상태는 염증이 존재하지 않아도 **급성 미란성 위염**(acute erosive gastritis)이라 할 수 있다. ■ 만성적이고 조직의 파괴에 관련된 위염은 위축성 위염으로 알려져 있다. 이는 노인들에게 흔하고, 60세 이상 노인의 30%가 경험이 있다.

헬리코박터파일로리(*Helicobacter pylori*) 위 점막에 군생하는 박테리아군 ; 위·소화성 궤양의 주원인

출혈(hemorrhage) 혈관에서 심한 과다 출혈

급성 미란성 위염(acute erosive gastritis) 화학물질이나 방사선 치료로 인해 심하게 손상된 상태

저염산증(hypochlorhydria) 위산 분비의 감소

무산증(achlorhydria) 위산 분비 결여

위궤양(gastric ulcers) 위 조직에서 발생하는 소화성 궤양. 궤양의 약 15%는 위에서 발생한다.

십이지장 궤양(duodenal ulcers) 십이지장에서 발생하는 소화성 궤양. 약 85%가 십이지장에서 발생한다.

위염의 합병증 만성 위염에서 종종 발생하는 광범위한 조직의 손상은 위 분비 기능을 중단시킬 수 있다. 만일 염산 분비가 비정상적으로 낮거나(**저염산증**) 없는 경우(**무산증**), 비헴철과 비타민 B_{12}의 흡수가 손상을 받을 수 있고, 결핍의 위험이 증가한다. 악성빈혈은 내재적 인자(intrinsic factor)를 합성하는 위세포의 파괴로 나타나는데, 위축성 위염의 합병증이고, 비타민 B_{12} 결핍의 주원인이다.

식사요법 식사지침은 개인의 증상에 따라 다르다. 만일 위염의 자각 증상이 없는 경우 식사조절이 필요하지 않다. 만일 통증이나 불쾌감이 존재하는 경우, 자극적인 음식과 음료를 피해야 한다. 알코올, 커피(카페인 제거), 차, 콜라, 매운 음식과 지방이나 기름기 있는 식품이 해당된다. 만일 식품의 섭취가 통증을 증가시키거나 메스꺼움과 구토를 발생시키는 경우, 위를 안정시키기 위해 24~48시간 절식한다. 보충제는 식품을 장기간 섭취할 수 없는 경우에 필수적이다. 저염산증이나 무산증에 의한 위염이라면 철과 비타민 B_{12}를 보충해 주어야 한다.

소화성 궤양

- 궤양이 발생하는 특별한 이유는 알려져 있지 않다 ; 만성적인 헬리코박터파일로리 감염 환자의 20% 미만에서 소화성 궤양이 발생한다.

소화성 궤양은 염산과 펩신의 부정적 효과로 인해 위장 점막에 발생하는 궤양이다. 이는 헬리코박터파일로리 감염에 의해 가장 흔히 발생하며, **위궤양**의 60% 이상, **십이지장 궤양**의 약 80%가 영향을 받는다. ■ 궤양의 두 번째 주된 원인은 NSAIDs의 사용이고, 이것은 점막 조직을 국소적으로나 전체적으로 손상시킬 수 있다. 드물게는, 산이

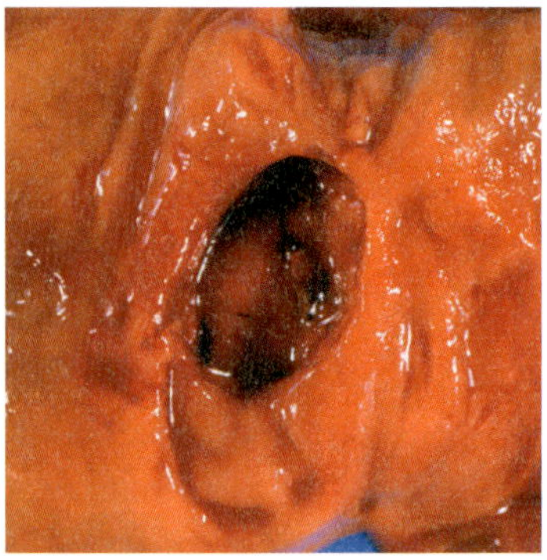

여기에서 나타난 위궤양과 같은 소화성 궤양은 점막 조직을 침해하여 통증과 출혈을 일으킬 수 있다.

표 7-6 위염의 잠재적인 원인

감염	내부(신체상의) 원인
박테리아성 : Helicobacter pylori, Actinomyces israelii	자가면역
진균류 : Candida albicans	담즙 역류
기생충 : 크립토스포리디움증, 선충병	스트레스
바이러스 : 사이토메갈로바이러스	전신 질환/패혈증
화학물질	**기타**
알코올	고염 섭취
코카인	식품 민감성(알레르기)
약물(특히 아스피린과 기타 NSAIDs)	이물질
부식성 물질의 섭취	방사선 치료

과도 분비되는 장애 때문에 발생할 수 있다. 궤양의 위험은 흡연, 정서적인 스트레스와 유전적인 요인에 의해 증가될 수 있다.

감정적인 스트레스의 효과 비록 대부분의 위궤양은 헬리코박터파일로리 감염 또는 NSAID의 사용에서 기인하지만, 궤양의 약 10~20%는 그 밖의 원인으로 발생한다. 정서적인 스트레스는 궤양 자체를 발생시키지는 않지만, 면역력을 떨어뜨린다.

스트레스의 생리적 효과는 개인마다 다르지만 급속한 위 공복감(십이지장에 산의 부하를 증가시키는), 상처 치료에 관여하는 호르몬의 변화와 산과 펩신 분비의 증가를 가져온다. 스트레스 역시 알코올, 담배, NSAIDs 사용을 증가시킬 수 있다. 이는 잠재적인 위험 요소이다. 따라서 스트레스의 효과를 명확히 파악할 수는 없지만, 궤양 발병에 기여한다.

증상 소화성 궤양의 증상은 다양하다. 어떤 사람은 자각 증상이 없거나 단지 경미한 불쾌감만을 겪는다. 궤양의 '통증'은 위 부위에서 공복의 통증, 에는 듯한 느낌, 위가 타는 듯한 심한 통증을 경험할 수 있다. 궤양의 통증이나 불쾌감은 음식으로 경감시킬 수 있으나 십이지장 궤양의 경우 식후 몇 시간 후에 재발할 수 있다. 위궤양은 종종 음식에 의해 악화될 수 있고 식욕 저하 및 체중 감량을 초래할 수 있다. 궤양의 증상은 규칙적으로 일시적인 경감이 있다가 몇 주 혹은 몇 달 후에 재발하는 경향이 있다.

소화성 궤양의 합병증 소화성 궤양은 위장 출혈의 주된 원인으로 궤양의 징후이다. 출혈은 기운이 없고 피로감을 느끼거나 빈혈의 징후를 느낄 때 의심된다. 심한 출혈은 검은색의 혈변이나 커피 찌꺼기 같은 구토를 유발한다.■ 궤양의 기타 심각한 합병증으로는 위·십이지장의 천공, 위출구 폐색이 있다.

■ 궤양의 약 85%는 십이지장에서 발생하며 15%는 위에서 발생한다.

궤양을 위한 약물요법 궤양 치료의 목적은 통증 완화와 치료 촉진, 재발 방지이다. 헬리코박터파일로리 감염을 박멸하기 위해 항생제가 필요하다.

식이-약물 상호작용

본 장에서 논의된 약물의 영양과 관련된 효과를 다음의 표를 통해 확인해보자.

약물	위장효과	식이물질과의 작용	신진대사효과
제산제(수산화 알루미늄, 수산화 마그네슘, 탄화칼슘)	변비(알루미늄 또는 칼슘을 함유한 제산제), 설사(마그네슘 함유 제산제)	철, 엽산, 또는 비타민 B_{12} 흡수력 감소	저인산혈증(hypophosphatemia) ; 과다한 알루미늄, 마그네슘, 칼슘으로 인함
항생제(헬리코박터파일로리 ; 아목사실린, 메트로니다졸, 테트라사이크린)	설사(아목사실린, 테트라사이크린), 메스꺼움과 구토(테트라사이크린), 입맛 변화(메트로니다졸)	메트로니다졸 함유 알코올을 피함 ; 테트라사이크린은 철흡수를 감소, GI 관에서 칼슘과 결합, 테트라사이크린 ; 칼슘 흡수력 감소	—
분비억제제(프로톤-펌프 억제제, H2 차단제)	변비, 메스꺼움과 구토(프로톤-펌프 억제제)	철, 엽산, 비타민 B_{12}의 흡수 감소	—
코팅제(bismuth 준비, sucralfate)	변비, 설사	—	저인산혈증(hypophosphatemia), 칼슘보유(sucral-fate)

위절제술(gastrectomy) 위의 일부 또는 전체를 수술로 제거하는 것

절제(resection) 기관 또는 신체 구조 일부의 수술 제거

아스피린과 기타 NSAIDs는 위 점막을 자극하고 회복을 더디게 하므로 사용을 중지시킨다. 분비 억제제는 통증을 완화하고 치료를 위해 처방된다. 여기에는 프로톤-펌프 억제제, H2 차단제, 제산제 등이 해당된다. 비스무트(펩토비스몰) 또는 sucralfate는 위장의 내피를 코팅하고 다른 조직의 미란을 방지한다.

식사요법 시 고려 사항 식이의 변화는 증상이 음식섭취의 영향을 받는 경우에만 권장된다. 식사지침은 위염처럼 개인의 내성에 따라 개별화된다. 환자는 알코올, 커피, 카페인 함유 음료, 매운 음식과 같은 위장 내피를 자극하는 식품은 피해야 한다. 과식은 위산 분비를 장시간 지속시키기 때문에 피해야 한다. 식사요법이 치료율을 변경시킨다는 증거는 없다.

핵심정리

- 복부 통증, 메스꺼움과 구토는 다른 많은 질병에 의해 초래될 수 있고, 가장 우선적인 치료는 근본적인 원인을 제거하는 것이다.
- 위염과 소화성 궤양의 주된 원인은 헬리코박터파일로리 감염으로, 이것은 항생치료에 의해 박멸될 수 있다. 이들 상태의 두 번째로 흔한 원인은 NSAID의 사용으로, 이것은 점막의 내층을 직접 손상시킬 수 있다.
- 점막의 광범위한 손상은 위 분비물을 감소시킬 수 있고, 철과 비타민 B_{12} 결핍증의 위험을 증가시킨다.

위 수술

최근 들어, 위 수술은 심각한 비만을 치료하기 위해 일반적으로 시술된다. 위 수술은 약물 치료가 잘 되지 않는 위궤양을 치료하거나 궤양 합병증을 교정하기 위해 사용되기도 한다. 게다가 위 수술은 위암 치료를 위해 시행될 수 있다. 위 수술은 위 기능을 일시 또는 영구적으로 억제하므로, 수술 후 식이조절이 필요하다

위절제술

과거에는 일반적이었던, 궤양의 수술 치료는 현재 약물 치료의 효능으로 인해 거의 필요하지 않게 되었다. 궤양 질환을 위한 **위절제술**은(그림 7-4 참고), 위에서 질환이 있는 부분을 제거하는 수술이다. 기타 위 **절제** 수술 유형은 궤양 합병증인 유문 괄약근의

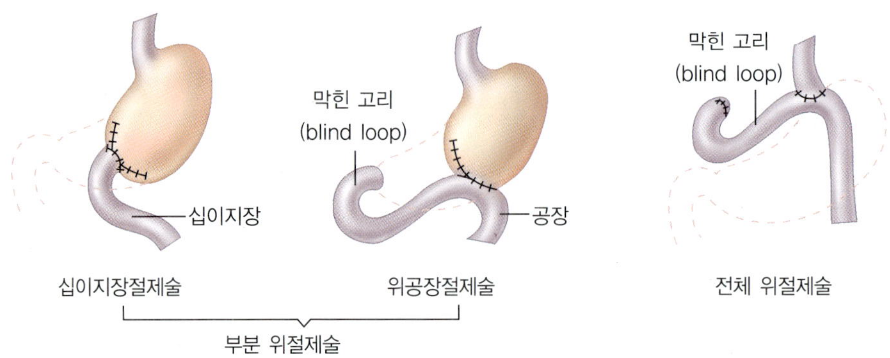

그림 7-4 전형적인 위 절제술 절차 위 절제술에서 위의 일부 또는 전부를 수술로 제거한다. 사선 부분은 절제된 부분을 나타낸다.

폐쇄를 치료할 수 있다. **미주신경절제술**에서, **미주신경**은 위산 분비를 억제하기 위해 절단된다. 이는 위의 운동성을 해칠 수 있으므로, 위에서 십이지장으로의 배출을 위해 유문 괄약근을 넓히는 유문성형술이 시행된다.

위절제술 이후의 식사 수술 후, 용액과 식품은 당분간 보류된다. 처음에 수분은 정맥주사로 공급되고, 수분이 균형을 이루는지 주의깊게 관찰한다. 얼음 조각 또는 소량의 물이(차거나 미지근한 물) 수술 24~48시간만에 허용될 수 있다.

환자들은 처음 몇 번의 식사 시 액체상태의 유동식을 받고, 통상 수술 후 4~5일째에 고형식에 대한 내성이 생길 수 있다. 관 급식은 합병증으로 인해 고형식으로의 정상적인 진행이 방해되는 경우에 공급될 수 있다.

위절제술 이후 식이 적응은 남아있는 위의 크기와 빨라진 위 비움의 영향을 받는다. 작아진 위는 식사의 양을 제한할 뿐 아니라 **덤핑 증후군**으로 인해 식품 내성에 영향을 미친다. 처음에 환자는 단백질(생선, 살코기, 달걀), 지방과 복합 탄수화물(빵, 감자, 채소)을 공급하는 한두 개의 식품이 소량의 식사와 스낵으로 제공된다. 내성이 생기면, 하루에 5~6끼를 조금씩 나누어 먹을 수 있다. 과자와 설탕은 소장에서 삼투압 농도를 증가시키고 덤핑 증후군을 가져오므로 피해야 한다.

몇몇 환자는 유당불내증으로 유제품을 피해야 한다. 섬유소는 위 공복감을 늦추고 설사를 감소시키므로 식사에 섬유질이 추가될 수 있다. 몇몇 환자는 지방질 식품, 매우 자극성 있는 식품, 탄산음료, 카페인 함유 음료, 알코올, 매우 뜨겁거나 찬 식품, 페퍼민트와 초코렛을 먹기 힘들 수 있다.

미주신경 절제술(vagotomy) 위산 분비를 억제하기 위해 미주신경을 절제하는 수술. 이 수술은 위에서 십이지장으로의 배출을 위해 후속적으로 유문 성형술이 필요할 수 있다.

미주 신경(vagus nerve) 염산 분비와 연동운동을 조절하는 두개골 신경. 신체에 미치는 효과는 심장 박동조절과 세기관지 수축이 해당된다.

유문 성형술(pyloroplasty) 유문 괄약근을 넓히는 수술

덤핑 증후군(dumping syndrome) 소화가 덜된 음식이 소장으로 빨리 유입되면서 위의 내부의 높은 삼투압으로 인해 발생하는 증상. 초기 증상은 메스꺼움, 복부의 경련, 허약 및 설사, 후기 증상은 저혈당증이다.

표 7-7 위 절제술 후 식이

	권장식품(내성있는 경우)	제한되는 식품(내성없는 경우)
육류와 육류대체물	얇고 부드러운 육류, 생선, 가금류, 해파리, 달걀, 땅콩버터	튀긴 음식, 양념이 많고 매운 음식
우유와 유제품	우유, 플레인 요구르트, 부드러운 치즈	밀크셰이크, 초콜릿 밀크, 진한 크림, 과일 요구르트
빵과 시리얼	통곡 또는 강화 빵, 크래커, 베이글, 저지방 머핀, 마른 시리얼, 오트밀과 기타 조리된 시리얼, 쌀, 국수, 파스타	빵 또는 기타 구운 제품, 과일케이크, 얼린 시리얼, 그라놀라, 패스츄리, 도넛
채소	내성이 있는 모든 채소 가능	설탕절임 고구마 또는 고구마
과일	신선한 과일, 무설탕 통조림 과일	건조과일, 설탕 주스, 진한 시럽 통조림 과일
디저트	순수 케익, 쿠키, 커스타드, 인공감미 푸딩과 젤리	초콜릿 또는 건조 과일로 만든 디저트, 감미된 젤리, 아이스크림, 아이스 밀크, 사탕과 머쉬멜로우
음료	우유, 희석 또는 무설탕 과일 음료, 무설탕 탄산음료, 차	커피, 알코올 음료, 설탕절임 과일 음료
사탕과 과자	설탕대체물, 소금, 후추, 순한 향의 소스와 고기국물, 내성있는 양념	설탕, 시럽, 꿀, 잼, 당밀

자료 출처 : 미국 식이 협회에서 각색, 임상 식이요법 매뉴얼(시카고 : 미국 식이협회, 2000), 제25장 : 위수술

액체류는 제한된 위용량과 액체류가 공복속도를 증가시킬 수 있으므로 제한된다. 표 7-7은 위절제술 이후 허용되는 식품과 제한되는 식품을 표시했다.

덤핑 증후군 덤핑 증후군은 위절제술과 위우회술의 일반적인 합병증이며, 보통 빠른 위공복감에서 발생하는 증후군이다. 유문 괄약근은 위에서 십이지장으로 식 흐름을 조절한다. 위 수술 후, 고 삼투압성 위 내용물이 조절되지 않고 식후 빠른 속도로 소장으로 들어가 여러 가지 좋지 않은 효과를 가져온다.

초기의 증상은 30분 내에 발생할 수 있고 메스꺼움, 구토, 복통, 설사, 가벼운 두통, 빠른 심장 박동 등이 유발될 수 있다(표 7-8 참고). 이들 증상은 장의 팽만(혈관활성 화학물질의 과다한 배출을 초래), 혈관에서 장으로 체액 이동(혈액 부피가 감소됨) 및 연동운동의 촉진에서 기인된다.

몇 시간 후, 식후 혈당이 빠른 속도로 증가하게 되면(빠른 영양의 유입과 흡수로 인해) 과도한 인슐린의 반응을 초래할 수 있으므로 저혈당 증상이 발생할 수 있다(표 7-8 참고).

표 7-8 덤핑 증후군의 증상

초기 덤핑 증후군	후기 덤핑 증후군
식후 30분 내에 증상 나타남	**식후 1~3시간 내에 증상 나타남**
복부 팽만감, 복통	불안
설사	혼란, 사고 장애
어지러움	두통
홍조, 발한	공복
메스꺼움, 구토	두근거림
빠른 심장박동	발한
기운 없음	기운 없음

How To

덤핑 증후군의 증상을 줄이기 위한 식이

식이 조절을 통하여 덤핑 증후군의 증상을 최소화 또는 예방할 수 있다. 다음의 제시된 사항들이 도움이 된다.

- 줄어든 위 용량에 맞게 적은 양을 섭취한다. 에너지 섭취는 적절하게 식사 수를 늘린다.
- 편안한 분위기에서 식사한다. 천천히 먹고 식품을 충분히 씹는다.
- 식사 시 섭취하는 수분의 양을 제한한다. 식전 또는 식후 45분 내 수분을 피하지만, 탈수를 막기 위해 그 날 중 적절한 수분을 섭취하도록 한다.
- 많은 양의 당이 함유된 주스와 당함유 음료 및 식품을 피한다. 또한 팽창을 일으키는 탄산음료를 피한다.
- 음료와 디저트를 달게 하기 위한 인공 당료를 피한다.
- 내성이 없으면 매우 뜨겁거나 찬 식품과 음료를 피한다.
- 매 식사마다 섬유질이 풍부한 식품을 섭취한다. 종종 식사에 펙틴 혹은 구아껌과 같은 수용성 섬유를 섭취하면 증상 조절에 도움이 된다.
- 유당 함량이 높은 우유와 유제품을 피한다. 효소로 처리된 우유는 유당(포도당과 갈락토우스)의 분해물도 증상을 초래할 수 있기 때문에 피해야 한다. 치즈는 유당 함유량이 낮으므로 내성이 있을 수 있다. 녹색 채소, 두부와 뼈, 생선 같은 비우유질 칼슘원을 섭취하도록 한다.
- 만일 공복시 저혈당 증상이 계속되면, 각 식사마다 단백질이 풍부한 식품을 섭취하도록 한다.
- 음식물이 소장으로 이동하는 속도를 늦추기 위해 식후에 20~30분(또는 그 이상) 동안 눕는다. 식사 중에는 똑바로 앉는다.

사례연구

위 수술을 요하는 생물 교사

58세의 생물 교사인 마리는 심한 위궤양을 해결하지 못해 위 수술을 하기 위해 입원했다. 위절제술이 실시되었고, 24시간 후, 마리는 따뜻한 물을 조금 마실 수 있게 되었다. 의료팀은 복합적인 영양 관련 문제를 예상하고 방지하기 위하여 조치를 취하고 있다.

1. 마리의 수술 절차를 잘 파악하기 위해 그림 7-4를 참고한다. 그녀가 겪을 수 있는 조기 포만감, 메스꺼움과 구토, 체중 감소, 덤핑 증후군, 지방의 흡수 불량, 빈혈과 골질환 등에 대해 알아보자 : 이런 증상이 발생하는 이유를 설명하라.
2. 그녀가 고형식을 먹기 시작할 때 의사는 어떤 식이의 종류를 처방하는가? 표 7-7의 식품을 활용하여 메뉴를 짜도록 하라.
3. 덤핑 증후군을 막기 위해 마리에게 어떤 조언을 할 수 있는가? 덤핑 증후군을 야기할 수 있는 여러 식품들을 서술하라.

식이 조절은 덤핑 증후군 최소화시키거나 방지할 수 있다. 그 목표는 장에 도달하는 음식물의 양을 제한하고, 위 공복속도를 늦추며 고삼투압성 음식을 줄이는 것이다. 따라서 식사량이 제한되고, 수분섭취는 식사 중에 제한되며, 설탕(유당 포함)도 제한된다. 'How to'는 덤핑 증후군의 발생을 줄이기 위한 방법이다. 어떤 경우에는 위와 장의 운동을 억제하는 약제가 도움이 될 수 있다.

수술 후 합병증과 영양 상태 위절제술 후 체중 감소가 있을 수 있다. 그 환자는 위의 불편감이 없는, 알맞은 식사량을 알아야 한다. 식사 관련 증후군은 음식 기피, 체중 감소와 결국 영양 불량을 초래할 수 있다. 위절제 후 발생할 수 있는 기타 영양상의 문제는 다음과 같다.

- **지방의 흡수 불량** 지방에 효소와 담즙이 정상적으로 혼합되지 못함으로써, 지방 소화가 손상될 수 있다. 만일 십이지장이 제거 또는 우회된 경우, 장으로 리파아제가 덜 분비된다. 그로 인한 지방의 흡수 불량은 지용성 비타민과 몇 가지 무기질의 결핍이 초래할 수 있다. 그러나 췌장 효소를 보충하면 지방의 소화를 촉진시킬 수 있다.
- **골 질환** 지방의 흡수 불량은 칼슘과 비타민 D의 흡수 불량을 가져올 수 있다.■ 환자들은 덤핑 증후군을 최소화하기 위해 유제품을 피할 수 있으므로, 칼슘 및 비타민 D 결핍증에 걸릴 위험이 매우 높다. 골밀도는 수술 후 매년 검사해야 하고, 칼슘과 비타민 D 보충을 권장한다.

■ 지방 흡수장애는 불필요하게 축적된 지방산이 칼슘과 결합하여 그 흡수를 방해하므로 칼슘 흡수를 저하시킨다.

- **빈혈** 위액분비 감소는 칼슘과 비타민 B_{12}의 흡수를 방해한다. 만일 십이지장을 제거하거나 우회하는 경우, 십이지장에서 주로 흡수되는 철은 흡수가 감소된다. 철과 비타민 B_{12} 결핍은 결국 빈혈을 초래해서 수년간 지속될 수 있다. 그러므로 칼슘과 비타민 B_{12}의 보충을 권장한다.

베리아트릭 수술

베리아트릭 수술(bariatric surgery)은 심한 비만을 치료하는 수술로서, 제2장에서 소개되었다. 그림 7-5는 체중 감소를 위해서 가장 잘 알려진 외과적 수술로써, 위우회술(일명 루앙 Y 위우회술)과 위 밴드술(gastric banding)을 예시한다. 위우회술은 위 용량을 줄여 작은 위낭을 만들어서 식사량을 제한하는 수술이다.

더 나아가 공장을 위에 직접 연결함으로써 소화경로가 변경되어 영양 흡수를 줄인다. 위 밴드술에서 위는 액체를 이용하여 만든다.

밴드의 유동체 수준을 조절하면 밴드를 조이거나 느슨하게 하여 위쪽의 위의 작은주머니와 나머지 위 사이의 구멍 크기를 조절할 수 있다.

개구부를 보다 작게 하면 그 위쪽의 위주머니가 비는 속도를 줄임으로써 식후의 포만감을 지속시킨다. 위우회술은 다소 영구적인 반면, 위 밴드술은 전적으로 가역적이다.

위우회술 후에 더 빠른 속도로 체중감소가 일어남에도 불구하고, 위 밴드술의 체중감소도 유사하다. 연구 결과가 다양하지만 베리아트릭 수술 후 장기간(5~7년)의 체중감소는 초과 체중의 약 55%정도이다.

그림 7-5 심한 비만의 수술 절차

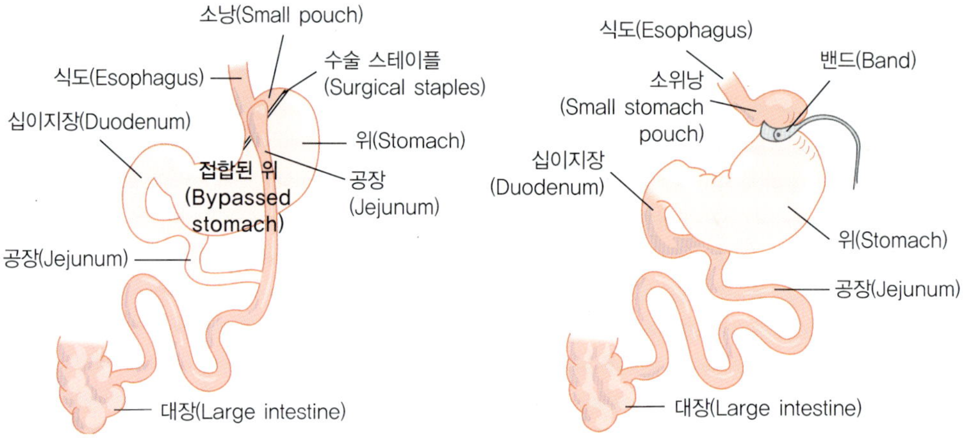

위 우회술(Gastric bypass) 시, 의사는 작은 위주머니를 만들어 위 내용물의 흐름이 소장의 남은 부분을 우회하도록 공장으로 직접 연결한다. 짙은 분홍 부분은 위장관을 통해 달라진 음식 내용물 흐름을 표시한다. 옅은 분홍 부위는 우회된 부분을 나타낸다.

위 밴드술(Gastric banding)에서 의사는 위 상단에 신축성 밴드를 이용하여 작은 위주머니를 만든다. 그 밴드는 피부 아래에 있는 연결문(access port)을 통하여 액체를 증가시키거나 감소시킴으로써 조여지거나 느슨하게 된다.

How To

베리아트릭 수술 후 체중 감량 달성 및 유지를 위한 식습관 변경 방법

환자들은 비만 수술 후 식습관을 개선해야 한다. 다음의 권장 사항이 도움이 될 수 있다.

- 식품을 잘 씹고 소량만을 섭취한다. 작은 수저를 사용하고 조금씩 섭취한다. 편안하게 식품을 먹고 적어도 20분간 식사한다.
- 처음에는 식사 시간에 제공된 각각의 식품의 적정량이 단지 몇 스푼만 되게 한다. 위가 가득 찬 느낌을 인식하는 법을 배운다. 포만감의 징후는 위 부분의 압력, 약간의 메스꺼움, 또는 상부 흉부 또는 어깨의 통증이 해당된다.
- 문제를 일으킬 수 있는 식품을 인지한다. 건조하거나 끈적거리거나 섬유소가 있는 식품은 수술 후 수 주간은 피하도록 한다.
- 구토를 조절하려면, 소량씩 먹고, 천천히 먹으며 문제를 일으키는 식품을 피한다. 계속 구토가 있으면 적합한 식사가 이루어지지 않는다는 징후다.
- 식사 때만 식품을 섭취한다. 하루 종일 군것질을 하는 것은 체중을 다시 불어나게 하는 좋지 않은 습관이다.
- 식후 45분 내에 수분섭취를 피한다. 식사와 식사 사이에만 수분을 섭취한다. 소다수, 알코올 음료, 밀크셰이크와 같은 고칼로리 음료를 피한다. 탄산음료는 위의 가스를 증가시키고 팽창감을 야기할 수 있다.
- 탈수를 피하기 위해 식사와 식사 사이에 적절한 수분을 섭취한다. 대부분의 사람들은 음식을 섭취해 그들의 수분 필요량의 상당 부분을 충족시키지만, 베리아트릭 수술을 한 환자는 이렇게 할 수 없다. 따라서 수분섭취는 수술 후 증가할 필요가 있다.
- 규칙적으로 운동을 한다. 운동은 체중 유지에 도움이 되고 체중 감소 시 제지방 조직을 유지시키는 데 도움을 줄 수 있다.

베리아트릭 수술이 병적인 비만의 효과적인 치료법이지만, 환자들은 그들이 줄이고 싶은 체중 양과 지켜야 할 식이와 가능한 합병증에 대해서 알아야 한다. 베리아트릭 수술은 건강과 영양 상태에 극적인 효과를 미치지만, 환자는 평생 관리를 해야 한다.

베리아트릭 수술 후 식사 지침 수술로 만든 위낭은 한 컵 정도의 식품을 담을 정도로 확대되지만 수술 직후 위의 처음 용적은 단지 몇 큰술에 지나지 않는다. 위절제술 후 식이와 같이, 베리아트릭 수술 후 첫째 또는 둘째 날에는 단지 얼음 조각과 몇 모금의 물만이 주어진다. 1~2주 동안은 유동식만 허용된다(처음에는 소량으로 여러 번).

베리아트릭 수술(bariatric surgery) 심한 비만의 치료를 위한 수술
baros = 체중

비슷한 기간 동안 퓨레식으로 진행하고 다음은 연식으로, 마지막으로 상식으로 진행한다. 건조하고, 끈적거리거나 섬유소가 있는 식품은 피하는 것이 좋다.■ 이런 식품이 통증 또는 구토를 유발할 수 있다. 위낭이 과도하게 팽창하는 것을 막기 위해 수분섭취는 식사와 분리해서 별도로 섭취해야 한다.

■ 베리아트릭 수술 후 문제가 될 수 있는 식품은 닭, 고기, 쌀과 흰빵이다.

영양평가 체크리스트

상부 위장관 점검표

1. 병력

① 다음의 상태 또는 치료법을 보여주는 병력을 확인한다.

- ☐ 구강 건조를 나타낸다.
- ☐ 씹기 또는 삼키기를 방해한다.
- ☐ 소화불량, 메스꺼움 또는 구토를 일으킨다.

② 다음을 의료 진단한다.

- ☐ 위염 또는 위궤양
- ☐ GERD
- ☐ 열공 헤르니아(Hiatal hernia)
- ☐ 악성 빈혈(Pernicious anemia)

③ 위수술 환자의 경우, 다음의 합병증을 확인한다.

- ☐ 빈혈(Anemia)
- ☐ 골 질환(Bone disease)
- ☐ 덤핑 증후군(Dumping syndrome)
- ☐ 지방 흡수 불량(Fat malabsorption)

2. 약물치료

① 모든 약물을 기록하고 다음 사항에 유의한다.

- ☐ 위염 또는 위궤양 질환자의 경우 아스피린 또는 NSAID 사용
- ☐ 구강 건조를 초래할 수 있는 약물
- ☐ 메스꺼움과 구토를 유발할 수 있는 약물

② 메스꺼움을 경감시키기 위해, 가능한 약물은 식품섭취 시 복용을 하도록 한다.

3. 식이 섭취

① 식사 계획을 수립하기 위해, 다음의 조치를 한다.

- ☐ 섭취한 음식의 정확하고 철저한 기록
- ☐ 소화불량, 메스꺼움, GERD, 위염, 위궤양, 또는 덤핑 증후군을 야기하는 식품의 기록

② 장기 소화불량 식이 환자의 경우, 다음을 확인한다.

- ☐ 식욕
- ☐ 식품의 내성
- ☐ 규칙적으로 섭취한 음식의 다양성

4. 신체계측 데이터

기초 신장과 체중을 측정한다. 다음 환자의 영양 실조를 막기 위해 조기에 체중 감량을 다룬다.

- ☐ 연하곤란 또는 씹기 장애
- ☐ 장기간의 소화 불량 또는 메스꺼움
- ☐ 흡수불량(Malabsorption)
- ☐ 덤핑증후군

5. 실험

① 다음 환자의 탈수 증상을 위해 실험실 실험을 한다.

- ☐ 지속적 구토
- ☐ 덤핑 증후군

② 다음 환자의 영양 관련된 빈혈을 위해 실험을 한다.

- ☐ 위염
- ☐ 위수술 전력
- ☐ 장기적으로 분비 억제제가 필요한 조건

6. 신체 증상

다음의 증상을 찾는다.

- ☐ 탈수–지속적인 구토 또는 덤핑 증후군 환자
  철과 비타민 B_{12} 결핍–저염산 또는 무위산증 환자

환자 교육과 상담은 체중 감소와 관리에 중요하다. 위 우회술 환자들은 덤핑 증후군을 피하고, 후에 감량한 체중을 유지하기 위하여 식사량을 세심하게 조절해야 한다.

베리아트릭 수술 후, 환자들은 복부 팽만감, 구토, 덤핑 증후군을 피하고, 후에 체중 감량을 유지하기 위해 식사량을 세심하게 조절해야 한다. 또한 복통, 구토 또는 덤핑 증후군을 가져올 수 있는 식품과 건강식에 대해 알아야 한다. 영양 결핍을 피하기 위하여 영양 보조제를 규칙적으로 섭취해야 한다. p.202의 'How To'는 베리아트릭 수술을 받은 환자를 위한 추가적인 식이요법 권장사항이다.

위장 접합술 시 우려 사항 위장 접합술 후 발생할 수 있는 합병증은 위절제술 환자의 합병증과 유사하고 덤핑 증후군, 지방 흡수 불량 및 복합적인 영양 결핍을 일으킬 수 있다. 급속한 체중 감소는 담낭 질환 발병의 위험을 증가시킨다. 체중 감소 후 복부, 엉덩이, 둔부, 허벅지에 남은 피부를 제거하기 위해 성형 수술이 필요할 수 있다.

핵심정리

- 위궤양과 비만을 치료하기 위해 사용되는 위 절제술은 수술 후 식이 조절이 필요하고 영양 상태에 따라 복합적인 합병증에 영향을 미치게 된다.
- 덤핑 증후군은 위에서 소장까지 음식물의 빠른 이동으로 인한 것이며, 위 절제술 후의 일반적인 합병증이다.
- 심한 비만 치료에 효과적인 위장 접합술은 식사량과 흡수 능력을 제한하는 수술이다. 위 밴드 삽입술은 식사량만을 제한한다.

분석

임상 적용

1. 본 장에 기술된 식이요법은 매우 개별화된다 : 특수한 식품은 일부 사람에게 부정적 효과를 발생시킬 수도 있고 다른 사람에게는 아무런 효과를 발생시키지 않을 수 있다. 식품의 과민성을 추적할 수 있는 몇 가지 특수한 방법을 설명한다.
2. 연하곤란 문제가 있는 사람은 '3단계' 연하곤란 식이와 옅은 농도의 음료(커피, 청량음료 및 주스)를 받고 있다. 그는 식사 동안에 반복해서 기침을 하므로 음식을 아주 소량 먹는다. 그 식이가 부적절하고 그는 더 제한적인 연하곤란 식이가 필요한 것이 아닌가 생각하고 있다.
   - 어떤 건강 전문가와 상담할 것이며, 그들로부터 어떠한 정보를 얻길 원하는가?
   - 다음 식사가 예정되어 있는데, 다음에 받기로 되어 있는 음식에 적응하지 못하고 아울러 상담한 건강 시술자로부터 어떠한 사황도 통보받지 못했다면, 이 환자는 이 문제를 즉시 어떻게 다루어야 하는가?
3. 어떤 사람들은 단기간에 걸쳐 기계적으로 변경된 식이를 요구할 수 있지만, 다른 사람들은 그러한 식이를 장기 사용하는 경우도 있다.
   - 기계적 변경식이를 단기간 이용하는 사람과 장기간 이용하는 사람들의 요구 사항이 어떻게 다른지를 설명하라. 어떤 사람이 수년간 제한적인 연하곤란 식이를 따르는 경우 어떤 영양 문제가 발생할 수 있는가?
   - 표 7-1과 7-4 및 p.192의 'How to'를 이용하여, 퓨레 연하곤란 식이를 장기적으로 사용해야 하고 '꿀과 같은' 농도의 액체에만 내성이 있는 사람을 위한 일일 메뉴의 분량을 고안한다.

자가 평가

1. 다음 중 맑은 유동식으로 줄 수 있는 식품을 고르시오.
   a. 우유
   b. 얼린 과일
   c. 젤라틴
   d. 콘소메

2. 연하곤란 환자가 액체는 삼키기 쉽지만, 고형물을 삼키는 데 어려움이 있다면?
   a. 식도운동장애 때문이다.
   b. 식도 확장증(achelasia)일 것이다.
   c. 식도폐색(esophageal obstruction) 때문이다.
   d. 환자는 구인두성 연하곤란(oropharyngeal dysphagia)으로 발전 가능하다.

3. 연하곤란 환자를 돌보는 보건진료원이 알아야 할 것은?
   a. 흡인의 위험을 최소화하기 위해 퓨레식만 주어야 한다.
   b. 환자는 편안하고 안전하게 씹고 삼킬 수 있는 식품이라면 무엇이든 섭취할 수 있다.
   c. 양념이 강하게 된 식품은 주로 제한한다.
   d. 전형적인 연하곤란 식이는 총 영양필요량에 미치지 못하며, 보충제의 공급이 항상 필요하다.

4. 위식도 역류질환(GERD)을 악화시킬 위험을 증가시키는 것은?
   a. 식도열공탈장(hiatal hernia)
   b. 천식(asthma)
   c. 임신
   d. 위의 3가지 모두

5. 지속적으로 구토를 하는 환자와 관련된 주요 영양 상태는?
   a. 탈수와 영양불량
   b. 역류성 식도염
   c. 소화불량
   d. 소화성 궤양

6. 만성 위염으로 인해 빈번하게 발생하는 사항은?
   a. 덤핑 증후군
   b. 골질환
   c. 철분과 비타민 B_{12} 결핍증
   d. 과도한 염산 분비

7. 소화성 궤양의 주요 원인은?
   a. 자극성 있는 음식섭취
   b. 저염산증
   c. 흡연
   d. 헬리코박터파일로리균 감염

8. 위염이나 활동성 궤양인 환자에게 주어야 하는 식품은?
   a. 섬유소가 많은 식품
   b. 위 점막을 자극하는 식품
   c. 삼키기 쉬운 식품
   d. 단순당을 함유한 식품

9. 덤핑 증후군의 위험을 가진 사람이 피해야 할 것은?
   a. 고섬유 식품
   b. 사탕과 설탕
   c. 음료
   d. 빵류와 감자류

10. 몇 년전에 위절제술을 받은 환자를 돌보는 보건진료원은 어떤 증상을 주의깊게 살펴야 하는가?
    a. 연하곤란
    b. 위식도 역류 질환(GERD)
    c. 빈혈
    d. 위염

정답은 부록을 참조.

급식장애 환자 돕기

7장은 상부 위장장애 환자들이 식사 시 겪는 몇 가지 어려움을 설명한다. 이러한 실제적인 영양은 식사 과정을 방해하는 많은 장애와 씹기와 삼키기가 힘든 장애를 다룬다.

이러한 장애들은 사람의 일생 중 아무 때나 여러 가지 원인에서 발생할 수 있다. 유아는 구순구개열과 같은 신체장애를 갖고 태어날 수 있다. 청소년은 자동차 사고에서 입은 상해로 인하여 운동 기능을 잃을 수 있다. 또는 관절염의 통증 또는 치매의 악화로 운동 기능을 잃을 수 있다. 또는 노인은 관절염의 통증 또는 치매로 인해 고통 받는다.

표 NP 7-1은 섭식문제를 발생시키는 경우를 기술한다.

장애는 사람의 섭식 능력을 어떻게 손상시키는가?

먹고 마시는 것은 두 개 이상의 상당히 많은 근육 운동을 요한다. 급식에 필요한 기능을 익히는 유아에 대해 생각해 보자. 각각의 단계 -앉고, 컵과 그릇을 잡고, 음식을 입에 넣고, 씹고, 삼키는 것-는 두 가지 이상의 근육 운동을 요한다. 이들 동작을 방해하는 부상 또는 장애는 급식의 문제와 부적절한 식품섭취 문제를 일으킬 수 있다.

운동 기능에 장애를 가진 사람들이 오랫동안 음식을 섭취할 때 총 음식섭취량이 중요한 것임이 밝혀졌다. 식품의 조달에 영향을 미치는 어려움, 즉 운전하거나 걷거나 또는 음식을 나르지 못하는 것도 역시, 음식섭취가 감소되고 영양실조와 체중 감소에 이를 수 있다.

표NP 7-1 섭식문제를 초래하는 경우

개인 능력(빨기, 물기, 씹기, 삼키기 또는 손에서 입으로 움직이는 동작)의 손상으로 인한 섭식문제가 따르는 경우

① 사고(accidents)	언어, 시력, 청력 손상(language, visual, or hearing impairment)
② 절단(amputations)	소두증(microcephalia)
③ 관절염(arthritis)	다발성 경화증(multiple sclerosis)
④ 선천성 결손증(birth defects)	근육 약화(muscle weakness)
⑤ 뇌성마비(cerebral palsy)	근육이영양증(muscular dystrophy)
⑥ 구개열(cleft palate)	신경근의 기능장애(neuromotor dysfunction)
⑦ 다운증후군(Down syndrome)	파킨슨병(Parkinson' s disease)
⑧ 두부손상(head injuries)	소아마비(polio)
⑨ 헌틴텅 무도병(huntington' s chorea)	척수손상(spinal cord injuries)
⑩ 뇌수종(hydrocephalia)	뇌졸중(stroke)

많은 질환 증상 또는 약물이 음식섭취를 변화시키는가?

식품섭취에 영향을 미칠 수 있는 질병 질환의 예는 메스꺼움, 잦은 기침 또는 질식, 호흡곤란과 위식도 역류 등이다. 말하기와 듣기에 문제가 있는 사람들은 갈증과 배고픔에 관해 치료자들과 의사소통에 어려움이 있을 수 있다. 운동성의 문제는 영양상태에 영향을 주어 뼈의 탈무기질화와 통증을 초래한다.

복합 약제를 사용하는 경우에도 역시 영양 상태에 심각한 영향을 미칠 수 있다. 약물은 식욕을 증진 또는 감퇴시키고, 영양소 대사를 방해하거나 식사 시 통증 또는 불쾌감을 초래하기도 한다.

장애는 사람의 에너지필요량을 변화시키는가?

그렇다. 어떤 장애는 에너지 필요량을 증진 또는 감소시킬 수 있다. 근육 긴장과 운동성에 영향을 미치는 장애는 신체 활동을 감소시켜, 결과적으로 에너지 필요량을 감소시킬 수 있다. 뇌성마비와 같은 장애는 불수의근 활동으로 인해 에너지 필요량이 증가된다.

절단으로 인한 사지의 손상은 사지의 손실로 인한 체중 및 대사에 비례한 에너지 요구를 줄이지만, 개인이 휠체어 밀기와 같이 손상을 보충하기 위한 활동을 증가시키는 경우 상당한 에너지가 요구될 수 있다. 장애의 영향은 때로 예측 불가능하므로, 건강관리자는 체중 증가 또는 감소가 일어날 때까지 에너지 필요량을 평가하기 어렵다.

과체중과 비만도 운동을 제한하거나 키가 크지 않는 조건을 동반한다 ; 그 예로는 다운 증후군과 이분척추증이 있다. 가족 또는 간병인이 장애에 대한 동정심으로 식사량을 많이 제공함으로써 비만이 발생하기도 한다. 이러한 경우, 건강관리 치료자는 적절한 식품 선택과 양에 관해 가족 또는 간병인과 상의해야 한다.

어떤 전문가가 섭식문제가 있는 사람을 돕는가?

섭식문제를 평가 · 처리하는 것은 종종 다양한 분야의 전문가, 즉 간호사, 영양사, 직업 및 물리 치료사, 언어 병리학자와 치과의사와 공동 노력을 요한다. 또한 이들 전문가들은 각 환자의 영양 필요량을 평가하고 씹고, 마시고, 삼키고, 그릇을 잡고, 음식을 담기 위해 그릇을 사용하고, 접시에서 입으로 음식을 가져가는 능력을 평가한다.

언어 병리학자는 씹기와 삼키는 능력을 평가하고 먹고 말하기 위해 입술, 혀와 목을 사용하기 위한 훈련을 시킨다. 직업적인 치료사는 섭식 전략을 마련하여, 음식을 먹기 위한 신체 위치 변화, 그릇과 음식을 처리하는 기법과 특별한 섭식 장치의 사용을 가르친다.

식사 중 건강 전문가들이 환자의 현재 식사 행동을 관찰하여 평가하고, 급식 기술을 보여주며, 환자와 보호자의 기술을 파악할 수 있도록 도와주며 치료가 얼마나 잘 운영되는가를 평가한다.

예를 들어 구강 자극에 대한 과민성에서 발생하는 섭식문제가 있는 아이의 예를 생각해 보자. 전문 의료진은 간병인에게 온화하게 아이의 얼굴을 손, 수건, 부드러운 장난감으로 쓰다듬는 것부터 가르쳐야 한다.

아이가 얼굴에서 덜 민감한 부분을 만지는 것은 견딜 수 있을 때, 의료진은 보호자가 아이의 입술, 잇몸, 입천장, 혀를 문지르는 것을 천천히 시작하도록 한다.

표NP 7-2 섭식-관련 문제의 해결방안

1. 빨기 불능(Inability to suck)

- 수분을 구강으로 빠르게 넘기기 위해, 빨지 않아도 되는 스퀴즈병(눌러 짜내는 플라스틱 병)을 활용한다.
- 수저를 혀의 중앙에 놓고 빨기를 자극하기 위해 아래쪽으로 압력을 가한다.
- 혀의 위치를 바꾸고 빨기 반응을 향상시키기 위해 혀를 주기적으로 천천히 자극을 준다.

2. 씹기 불능(Inability to chew)

- 씹기를 향상시키기 위해 잇몸과 이 사이에 음식을 놓는다.
- 다른 질감의 식품으로 씹기 능력을 향상시킨다. 예를 들어 과일껍질은 턱의 운동을 자극하지만, 잘 분해되어 질식이 거의 일어나지 않는다.
- 쉽게 씹히거나 조그만 씹어도 되는 부드러운 음식을 제공한다.

3. 삼키기 불능(Inability to swallow)

- 농후한 용액, 퓨레식, 둥근 덩어리를 쉽게 형성하는 촉촉한 음식을 제공한다.
- 차가운 유동식, 얼린 과일주스바와 얼음을 제공한다. 찬 물질은 혀와 연구개에 의해 삼키는 동작을 촉진시킨다.
- 환자의 턱과 입술은 삼키는 동작을 용이하게 한다.
- 자세와 머리의 위치를 수정하여 삼키는 능력을 방해하지 않도록 한다.

4. 잡고 조절하는 동작 불능(Inability to grasp or coordinate movements)

- 손잡이를 수정한 그릇이나 필요 시에는 더 작거나 큰 용기를 제공한다.
- 용기를 잘 이용하기 어려우면 섭식 시 손의 사용을 권한다.
- 음식을 흘리지 않도록 식사 도우미와 함께 접시를 사용하도록 한다.
- 의류 보호 장비를 제공한다.

5. 시각 손상(Impaired vision)

- 식사 시 접시에 음식(육류, 야채)을 같은 위치에 놓는다.
- 음식을 흘리는 것을 방지하기 위해 식사 도우미와 함께 접시를 사용하도록 한다.

시간이 지나면서, 아이가 입안에 음식이 있는 것을 더 잘 견딜 수 있게 된다. 급식 문제를 도울 수 있는 또 다른 방법의 예를 표 NP 7-2에 나타내었다.

특수 장비를 사용하여 섭식장애 환자를 도울 수 있는가?

그렇다. 그림 NP 7-1은 사용 가능한 여러 가지 특수 급식 장비와 그 사용법을 설명하고 있다. 이런 장치는 혼자 식사할 수 있는 능력에 따라 큰 차이를 보인다. 기타 적응 장비의 예는 자세를 개선하는 특수 의자, 팔꿈치의 안전성을 개선하기 위해 팔 아래에 넣는 받침대와 손에서 입으로의 운동을 단순화하기 위해 위치를 높인 트레이나 식사대가 있다.

간혹 최대의 노력에도 불구하고, 환자가 구강으로 충분한 음식을 섭취할 수 없는 경우, 관 급식이 영양 상태를 개선하는 데 도움이 될 수 있다. 관 급식은 심각한 연하곤란(삼키기 장애) 또는 흡인성 폐렴이 있는 환자들에게도 권장된다.

섭식장애 환자가 가족생활에 영향을 미치는가?

식사시간은 사회적 상호작용을 위해 중요한 시간으로 급식에 문제가 있는 사람들은 정서적 및 사회적인 문제에 직면할 수 있다. 아이들은 사회적 기능이 발달하지 못하고, 어른들은 식사 시간이 제공하는 사회적 자극을 놓치게 된다. 환자들은 식사의 사회적 · 문화적인 면이 부족하지 않도록 식사를 하는 동안 가족과 친구들이 함께 앉아 격려해 주어야 한다.

식사섭취에 문제가 있는 사람을 돌보는 책임은 흔히 보호자를 질리게 할 수 있다. 장애인을 돌보는 것은 시간과 노력을 요한다. 보호자들은 자주 교육을 받고 관리를 받아야 한다.

간병인들은 특별 음식을 준비하고, 섭식적응 장비의 사용을 점검하고, 섭식을 도우면서 많은 시간을 보낼 수 있다. 더구나 장애인들은 다른 작업을 하기 위해 도움이 필요하고 모든 것은 상당한 시간을 요할 수 있다. 여러 경우, 간병인은 보조를 적게 받거나 받지 못할 수도 있다.

이러한 상황은 간병인과 환자 사이에 좋지 않은 영향을 주어 좌절감과 우울증이 올 수 있다. 심리학자들은 환자나 간병인들이 조화를 이루도록 돕기 위해 상담을 해줄 수 있으며, 건강관리팀원 모두는 정서적인 지원과 간병인의 책임과 좌절감을 덜어주기 위한 실질적인 제안을 제공할 수 있다.

섭식장애 환자들을 위한 성공적인 치료법은 여러 전문가들이 개입하여 도와야 하며, 손상된 섭식 기능의 명확한 확인과 적절한 기구를 사용함으로써 가능하게 된다. 이상적인 것은 훈련을 통해 장애인이 완전히 독립하여 타인의 도움없이 매일 영양적으로 적절한 음식을 조리하여 먹을 수 있게 되는 것이다.

어떤 경우 이들 목표는 간병인의 도움으로 충족될 수 있다. 환자와 보호자가 삶의 질을 향상시키고, 가능한 한 최대로 자립심을 이룰 수 있도록 건강관리팀은 다각적으로 노력하여야 한다.

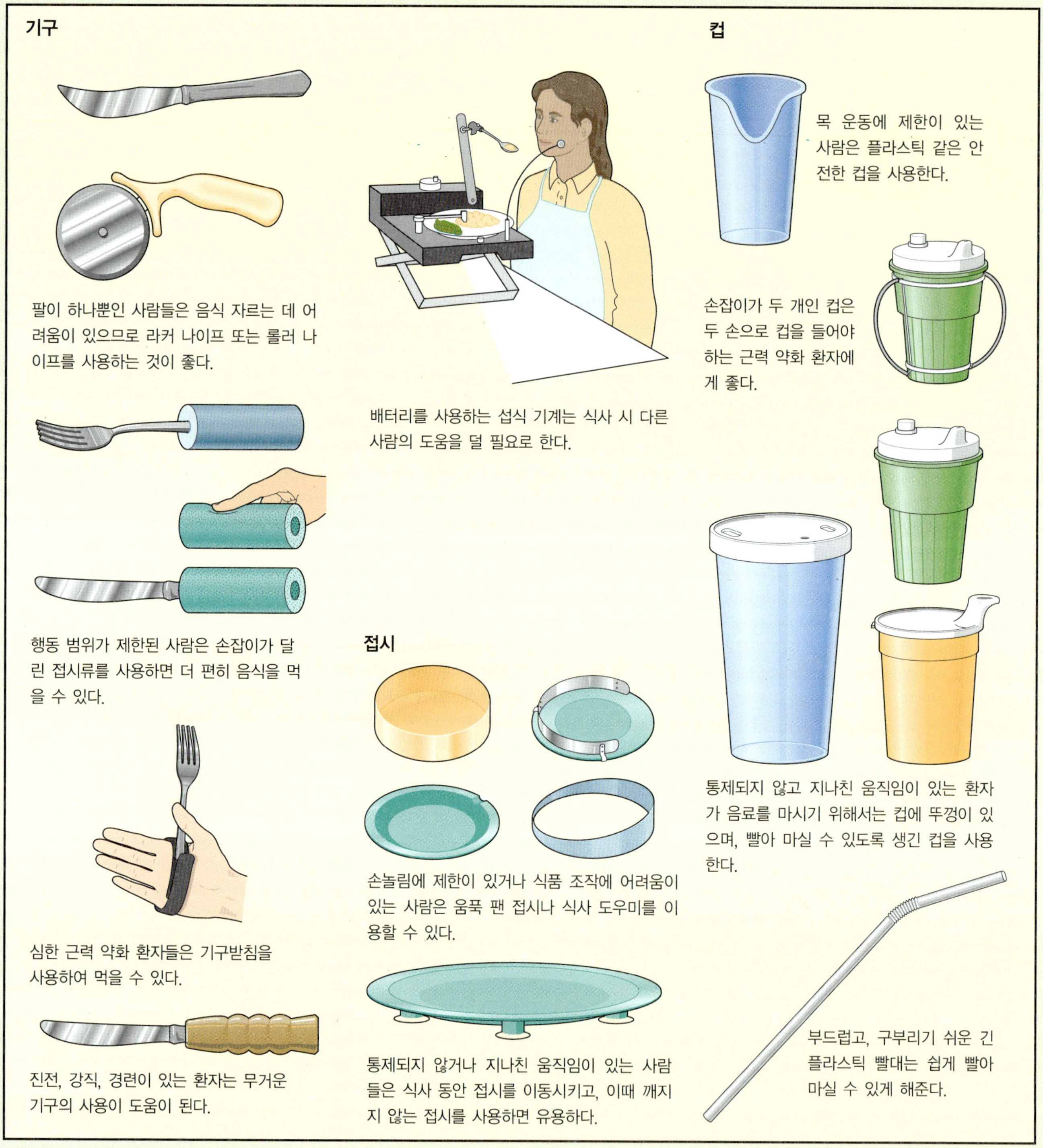
기구
팔이 하나뿐인 사람들은 음식 자르는 데 어려움이 있으므로 라커 나이프 또는 롤러 나이프를 사용하는 것이 좋다.
행동 범위가 제한된 사람은 손잡이가 달린 접시류를 사용하면 더 편히 음식을 먹을 수 있다.
심한 근력 약화 환자들은 기구받침을 사용하여 먹을 수 있다.
진전, 강직, 경련이 있는 환자는 무거운 기구의 사용이 도움이 된다.
배터리를 사용하는 섭식 기계는 식사 시 다른 사람의 도움을 덜 필요로 한다.
접시
손놀림에 제한이 있거나 식품 조작에 어려움이 있는 사람은 움푹 팬 접시나 식사 도우미를 이용할 수 있다.
통제되지 않거나 지나친 움직임이 있는 사람들은 식사 동안 접시를 이동시키고, 이때 깨지지 않는 접시를 사용하면 유용하다.
컵
목 운동에 제한이 있는 사람은 플라스틱 같은 안전한 컵을 사용한다.
손잡이가 두 개인 컵은 두 손으로 컵을 들어야 하는 근력 약화 환자에게 좋다.
통제되지 않고 지나친 움직임이 있는 환자가 음료를 마시기 위해서는 컵에 뚜껑이 있으며, 빨아 마실 수 있도록 생긴 컵을 사용한다.
부드럽고, 구부리기 쉬운 긴 플라스틱 빨대는 쉽게 빨아 마실 수 있게 해준다.

그림 NP7-1 **급식을 돕는 도구의 예**

Chapter

8

하부 위장장애를 위한 섬유소 조절 식이

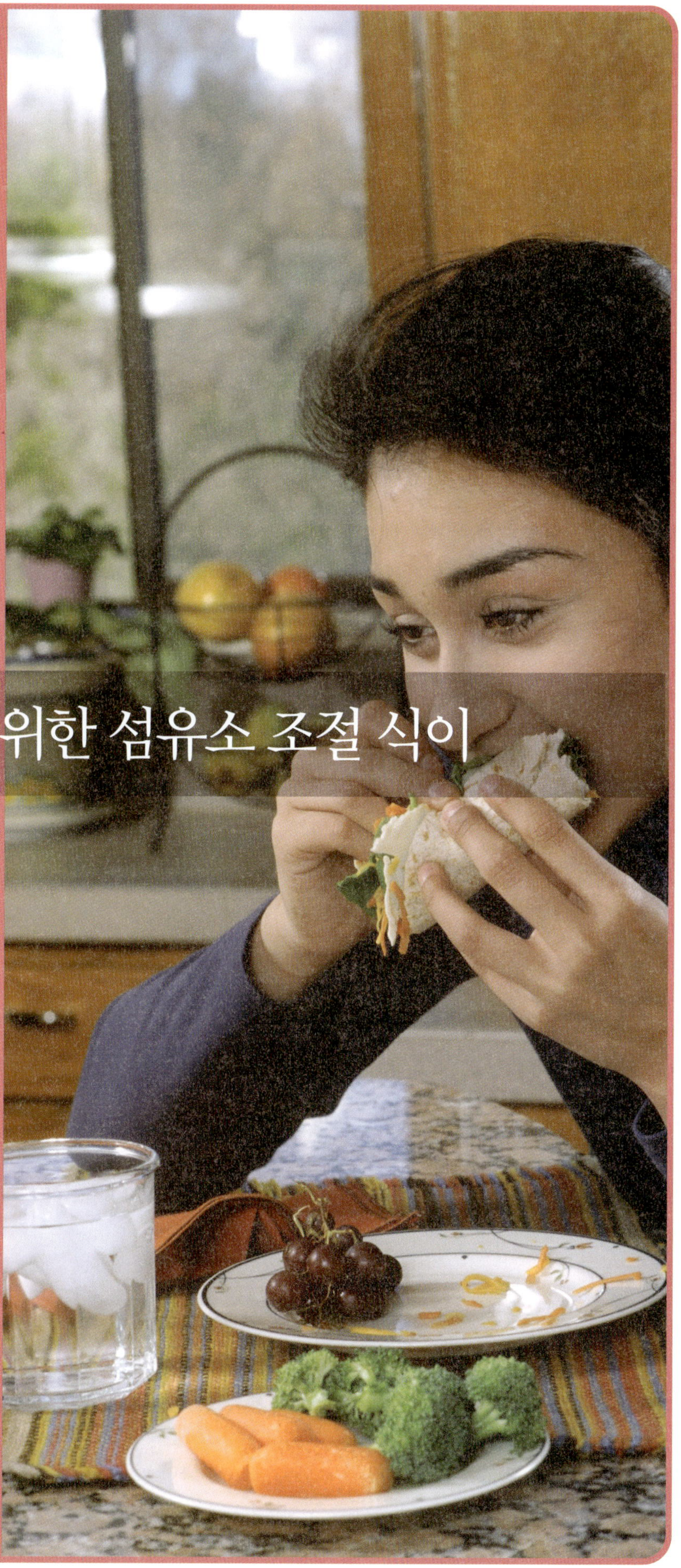

표 8-1 섬유소 조절식이의 적응증
식이섬유를 증가시켜야 하는 질환
■ 변비
■ 당뇨
■ 게실증(예방)
■ 심장질환
■ 과민성대장증후군
■ 당뇨병 전증
■ 체중조절
식이섬유를 감소시켜야 하는 질환
■ 염증성 대장질환(활동기)
■ 수술 후 식이(용인도에 의존)

상부위장관 질환의 경도조절 식이요법과는 다르게 하부위장관 질환에서는 식이섬유를 조절하면 도움이 될 수 있다. 이번 장에서는 흔히 접할 수 있는 위장관 질환의 치료에 섬유소 조절식이의 이점에 관하여 논의하도록 하겠다. 제 9장에서는 영양소의 소화와 흡수에 일차적인 영향을 끼치는 질환에 대하여 기술하겠다.

섬유소 섭취의 조절

식이요법은 식이섬유의 양을 증감시킴으로써 조절한다. 불용해성 섬유소(insoluble fibers)는 변의 무게를 늘려주고 대장에서의 배설을 촉진시키며, 용해성(soluble) · 점성(viscous)의 식이섬유는 음식물의 소화기 통과 시간을 느리게 하여 포만감을 증가시키고 소장에서 당의 흡수를 늦춰주는 역할을 한다.

또한 용해성 섬유소가 많이 포함된 식이는 담즙과 결합하여 담즙의 재흡수를 감소시킴으로써 혈액 내 콜레스테롤 수치를 낮추는 역할을 한다. 표 8-1은 식이섬유 섭취를 조절함으로써 효과를 볼 수 있는 질환들을 보여준다.

보건당국에서는 국민들에게 정백하지 않은 곡물, 콩, 견과류, 과일, 채소의 섭취에 중점을 두어 섬유소가 많은 음식을 섭취하길 권장한다. 그림 8-1은 약 35 g의 식이섬유를 함유하는 하루 식단의 예를 보여 주고 있다. 단, 식이섬유소의 섭취제한이 필요한 사람들은 고섬유소 음식물의 소비를 제한해야만 한다.

헛배부름(flatulence) 장내에 가스가 과도하게 생성된 상태로 복부 불쾌감의 원인이 됨

고섬유소 식단이 때때로 장내 가스생성(헛배부름)을 일으키는 불쾌한 부작용을 보여주기도 하며, 이것은 소화되지 못한 섬유소가 대장에서 세균에 의해 발효되어 생성된다. 그러므로 의사들은 섬유소의 섭취를 점진적으로 늘려가라고 조언한다.

장내가스는 다른 탄수화물들이 불완전하게 소화되었거나 흡수되지 않았을 때도 생성된다. 이 탄수화물에는 과당, 알코올[소비톨(sorbitol), 만니톨(mannitol), 말리톨(malitol)], 소화되지 않는 콩류의 탄수화물[라피노즈(raffinose), 스타치요즈(stachyose)], 그리고 몇몇 곡물이나 감자에서 발견되는 저항성의 녹말류 등이 있다.

표 8-2는 과다 가스 생성을 일으키는 음식물들을 보여준다.

흡수불량을 일으키는 질환들 역시 헛배부름을 일으킬 수 있으며, 이는 장내세균에 의해 흡수되지 못한 영양소가 대사되기 때문이다. 공기를 삼키는 것 또한 장내 가스형

그림 8-1 1일 식단의 예(열량 2200 kcal, 단백질 85 g, 섬유소 35 g)

고 섬유소 식단(High-Fiber Diet Menu)		
아침	**점심**	**저녁**
현미밥	잡곡밥	강낭콩밥
소고기 미역국	시금치된장국	버섯탕
굴비구이	불고기	닭조림
깻잎찜	연근조림	부추해물전
채소 샐러드	미나리 나물	도라지생채
사과	감	우유

성에 기여한다. 이런 환자들은 복부팽만이나 복통을 과다한 가스 탓으로 돌리지만 이런 증상들은 장내가스와 연관성이 떨어짐을 유념하라.

핵심정리

- 불용성 섬유소의 양이 변의 양과 대장통과시간에 영향을 준다. 용해성·점성 섬유소는 위장관 내의 음식물 통과속도를 늦추며, 혈액 내 콜레스테롤을 감소시킨다.
- 섬유소 섭취를 증가시키기 위해서는 정백하지 않은 곡물, 콩, 견과류, 과일과 채소의 섭취가 중요하다.
- 고섬유소 식단이 장내 가스를 과다하게 생성한다면, 점진적으로 섬유소의 비율을 늘려 포용력을 높이는 것이 좋다.

표 8-2 가스 생성 식품

사과
배
브로콜리
양배추
컬리플라워
옥수수
마른콩, 땅콩
부추
순무
유제품(유당불내증의 경우)
양파
맥주, 탄산음료
감자
과일 주스

장의 기능성 질환들

여러 인자들이 하부 위장관에서 대변의 배출시간과 수분흡수에 영향을 주어 변비와 설사를 초래할 수 있다. 이러한 증상들은 광범위한 여러 질병들의 공통된 증상일 수 있다. 식이섬유의 섭취는 변의 양과 구성뿐만 아니라 위장관 통과시간에도 영향을 미치기 때문에 종종 식이섬유소 섭취를 장의 기능성 질환 치료의 일부분으로 이용할 수 있다.

변비

변비를 호소하는 사람들은 보통 배변의 어려움과 장운동의 둔화를 걱정한다. 그러나 때때로 변비환자들은 정상적인 배변습관을 가졌음에도 변비를 호소한다. 장운동이 일주일에 3회 이하일 때 변비를 진단할 수 있다. 변비는 여성에서 더 많으며 나이가 듦에 따라 증가하는 경향이 있다.

변비의 원인 서구사회에서 변비는 일반적으로 저 식이섬유 식단, 소식, 그리고 운동량 감소와 관련이 있다. 이러한 요인들은 변의 장내 통과를 늦추는데, 이것이 변의 수분을 감소시키고 변을 마르고 딱딱하게 만들어 결과적으로 배변을 힘들게 한다. 변비와 관련된 내과적 질환으로 당뇨, 만성신부전, 갑상선기능저하증이 있다.

파킨슨병, 척수병변, 다발성신경경화증과 같은 신경학적 질환들도 장운동에 영향을 미쳐 변비를 일으킨다. 임신 시에는 커진 자궁이 하부대장을 압박하여 변비를 경험하기도 한다. 또한 변비는 여러 약물들이나 식품첨가물에 의하여 발생할 수도 있는데, 약물로는 아편계 진통제, 삼환계항우울제, 항히스타민, 칼슘길항제, 알루미늄이 포함된 제산제가 있으며, 식품첨가물로는 철분과 칼슘 등이 있다.

변비의 치료 변비의 일차적인 치료방법은 섬유소의 섭취를 점진적으로 늘리는 것이다. 고섬유질 식단은 변의 무게를 늘리고 장내 통과시간을 증가시킬 수 있다. 변의 무게를 늘리는 음식으로는 겨, 과일, 채소가 있다. 겨의 섭취는 겨 함유 씨리얼과 통밀빵 식단을 이용하거나 겨분(bran powder)을 음료나 음식에 첨가함으로써 늘릴 수 있다. 고섬유소 식단은 때때로 장내 가스를 증가시킬 수 있다.

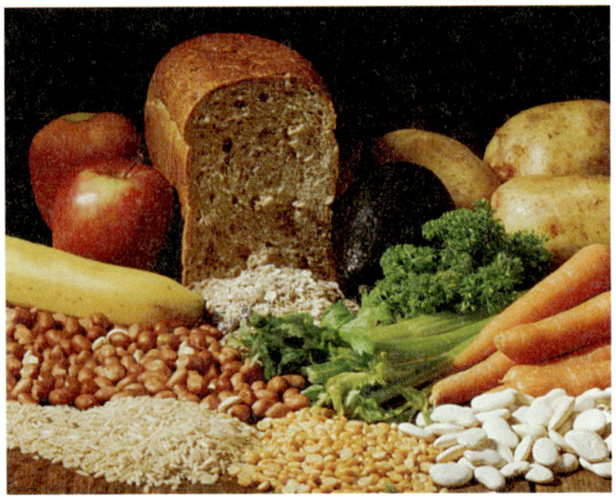

고섬유소 식품들은 장운동을 촉진한다.

그러므로 용납될 수 있을 만큼씩 점진적으로 늘려가는 것이 좋다. 메틸셀룰로즈(Citrucel), 피질럼(Metamucil, Fiberall), 폴리카보필(a synthetic fiber)과 같은 섬유소 보충제 또한 도움이 된다. 다른 섬유소들과는 다르게 메틸셀룰로스와 폴리카보필은 장내 가스를 증가시키지 않는다.

몇몇 다른 방법들도 변비에 효과가 있다. 먼저, 적절한 수분 섭취가 장내 수분흡수를 막을 수 있다. 자두 혹은 자두 주스를 섭취하는 것 또한 추천되는 방법인데 자두는 가벼운 하제효과가 있다. 매일 운동을 하는 것도 장운동 활성화에 도움이 된다.

하제(Laxatives) 많은 변비약이 처방전없이 구입할 수 있다. 변비약은 변의 무게를 늘리고 변의 수분함유량을 늘리며, 장의 연동운동을 촉진한다. 관장과 좌약(직장으로 투여되는 약물)은 변을 부드럽게 해주고 직장을 확장시키거나 자극함으로써 배변을 촉진시킨다.

의학적 중재(medical intervention) 식이요법이나 하제에 반응하지 않은 심한 변비 환자들은 보다 적극적인 치료가 필요할 수 있다. 처방전이 필요한 약제들은 장의 연동운동에 관여한 신경수용체를 표적화함으로써 효능을 나타낸다. 대장절제술과 인공항문수술 같은 수술적인 치료는 마지막 수단으로 사용된다.

설사

설사(diarrhea)란 묽은 변을 자주 배변하는 것이 특징이다. 대부분의 경우는 하루 이틀 만에 별다른 부작용 없이 치유되지만, 중증 혹은 지속적인 설사는 탈수와 전해질 불균형을 초래할 수 있다. 심각한 경우에는 열, 경련, 소화불량 혹은 출혈을 동반하기도 하며 그것이 원인을 진단하는 데 도움을 주기도 한다.

설사의 원인 설사는 다양한 질병들의 합병증 중 하나일 수도 있고 어떤 경우에는 감염, 약물 혹은 식이에 의해 발생되기도 한다. 그러므로 설사는 종종 탈수의 원인에 따라 분류된다. 운동성 질환(motility disorders)은 대장 내로 수분의 이동을 촉진하고, 대장 내에서는 재흡수가 불충분하게 이루어진다.

삼투성 설사는 영양소의 흡수불량의 결과로 일어나는 현상이다. 예를 들어 흡수되지 못한 솔비톨 혹은 과당이 장내의 수분을 끌어들이고, 그것이 변의 수분함량을 높이는 경우에 해당한다. **분비성 설사**는 장에서 수분을 분비하도록 자극 되어진다. 이러한 분비성 설사는 주로 세균성 식중독에 의해 일어나지만 때론 심각한 염증성 장질환에서도 관찰된다.

급성설사는 갑자기 시작되어 수 주일 동안 지속될 수 있다. 이러한 설사는 보통 감염에 의해 일어나거나 약물 부작용일 가능성이 높다. 만성설사는 한 달 이상 지속되는 경우를 말하며, 원인으로는 장운동의 변화, 염증성 장질환, 흡수불량, 내분비 장애, 감염성 질환, 방사선 치료 등을 생각해 볼 수 있다.

설사의 치료 기저질환을 치료하는 것이 설사치료의 첫 번째 단계이다. 항생제는 감염치료를 위한 경우에 사용된다. 약물부작용인 경우에는 다른 약물로의 대체가 필요하다. 특정한 음식이 원인이 된다면 식단에서 제외해야 하며, 변의 부피를 늘려주는 실리움(psyllium, Metamucil)은 변의 수분함량 감소에 도움을 줄 수 있다.

만성설사가 치료에 반응이 없는 경우에는 지사제를 처방하여 장운동을 늦추거나 장내 수분분비를 억제하여야 한다. 때때로 치료에 전혀 반응하지 않는 설사환자의 경우 장관 외 영양이 필요할 수 있다.

영양치료는 설사의 원인, 정도나 기간, 그리고 탈수 정도에 따라 달라진다. 탈수가 진행될 때에는 수분 보충요법이 필요하다. 또한 저섬유소 식단이 도움이 되기도 하는데, 염증성 장질환의 활동기에도 섬유소의 제한이 필요하다. 과당, 당알코올, 혹은 젖당을 함유한 음식물은 증상을 악화시킬 수 있다.

카페인이 포함된 음식도 장운동을 촉진시킬 수 있으므로 피해야 한다. 개인의 내성에 따라 다르기는 하지만 표 8-3은 일반적으로 설사를 악화시키는 음식물과 완화시키는 음식물을 보여준다.

수분보충 요법 심한 설사의 경우에는 수분과 전해질의 보충이 필요하다. 경구용 보충액은 구입할 수도 있고 물, 소금, 포도당 혹은 자당을 이용하여 쉽게 만들 수도 있다(제조법 참조). ■

탄수화물을 수분보충액에 첨가하면 나트륨과 수분의 흡수를 촉진할 수 있다. 시판 중인 스포츠음료는 추천되지 않는데 그 이유는 염분의 함량이 낮아 설사로 인한 심한 탈수의 염분소실을 보충하기에 부족하기 때문이다. 설사로 과도한 탈수가 진행된 경우에는 주사액을 통하여 수분과 전해질을 신속히 공급해야 한다.

■ 경구용보충액의 제조법

- 소금 $1/2$ 작은술
- 염화칼륨(소금대체품) $1/3$ 작은술
- 중탄산소다(베이킹소다) $3/4$ 작은술
- 설탕 1 $1/3$ 작은술
- 물 1 ℓ

과민성 대장증후군

과민성 대장증후군 환자들은 특별한 신체적 이상증후 없이 만성적이고 재발하는 대장증상을 겪게 된다. 증상에는 설사, 변비, 헛배부름, 복부팽만 등이 있다. 어떤 환자들에게는 경미한 증상일 수 있지만 심각한 경우에는 배변장애가 사회적 활동에 영향을 끼쳐 환자의 생활방식과 안락감을 변화시킨다. 과민성 대장증후군은 일차진료의 약 12%를 차지하며 남성보다 여성에서 더 흔하다. 약 30%의 환자들은 증상이 사라진다.

과민성 대장증후군(irritable bowel syndrome) 장운동이 비정상적으로 항진되는 경우로서 경련성 복통, 설사나 변비, 식후 팽만감 등의 증상을 보임

비록 과민성 대장증후군의 원인이 정확히 밝혀지지 않았지만, 환자들의 장은 식사 · 장 호르몬 · 스트레스에 과민하게 반응하는 경향이 있다. 많은 환자들이 장 팽만에 대해 과민성을 보인다.

표 8-3 설사에 영향을 미치는 음식물

설사를 악화시키는 음식물	설사를 완화시키는 음식물
사과주스, 배 주스, 자두주스	애플소스
카페인 함유 음료, 커피, 과당함유 음료	바나나
튀긴 음식	치즈
포도	보리, 귀리, 오트밀, 감자
꿀	땅콩버터(매끄러운 제품으로)
우유 및 유제품	쌀(boiled), 타피오카
무설탕 캔디류	비스킷
	요구르트

주의 : 각각의 섭취량은 다양하다.

예를 들어 정상적인 소화과정 혹은 장내 가스에 대하여 과장된 반응을 보일 수 있다. 음식섭취 후 장 움직임이 과하면 설사를 일으킬 수도 있고, 장 움직임이 감소하면 변비를 일으킬 수도 있다. 이러한 증상들은 정신적으로 스트레스를 받으면 심해지고, 스트레스를 일으키는 일들이 질병의 원인이 되기도 한다. 어떤 연구에서는 장내 감염이 초기 장 질환의 원인이 되었다가 감염이 치료가 된 후에도 조직의 감작이 지속될 수 있다고 보고 있다.

과민성 대장증후군의 치료 과민성 대장증후군의 약물치료는 식이조절, 스트레스 관리, 행동요법이 있다. 약물들은 모든 경우에 효과를 볼 수는 없지만 증상을 조절하기 위하여 처방된다. 이러한 약물들로는 지사제, 항콜린성 제제, 항우울제, 그리고 하제가 있다.

과민성 대장증후군의 임상영양 치료 비록 식이의 변화가 효과적일 수 있지만, 그 식이의 변화가 또 다른 문제를 일으킬 수도 있다. 보통 섬유질 섭취를 늘리도록 하는데 그것은 변비를 줄이고 변의 양을 늘리는 역할을 한다. 장내가스로 인한 불편감을 최소화하려면 섬유질의 양을 점진적으로 늘려야 한다. 가스로 인한 불편을 견디기 힘들다면 가스생성을 일으키는 다른 음식물의 섭취를 피해야 한다(표 8-2).

만약 설사가 지속되면 변을 덩어리지게 만드는 약제가 효과적이다.

젖당 불내성이 있는 경우 유제품은 피하는 것이 좋으며, 카페인이나 음주는 증상을 악화시킬 수 있다. 위약효과(placebo effect)가 음식물 내성에 큰 영향을 미칠 수 있으므로 문제를 일으킬 것이라고 환자가 생각하는 식품들을 환자와 상의하여 불필요하게 제한되는 일이 없도록 한다.

식이력(dietary history)은 어떤 식습관이 증상을 악화시키는지를 알려준다. 일반적으로 소량씩 자주 식사하는 것이 한꺼번에 먹는 것보다 소화가 용이하다. 빨리 먹는 습관은 공기를 많이 삼키게 되므로 삼가해야 한다. 어떤 환자들은 저지방 식이를 더 잘 수용하기도 한다. 수분섭취는 반드시 적절하게 평가되어야 한다.

증상을 악화시키는 식이형태에 대한 자세한 조사는 어떤 음식이나 습관이 장질환을 일으키는지 알려줄 수 있을 것이다. 제시된 사례연구를 통해 임상에서의 과민성 대장증후군에 대한 여러분의 지식을 적용하기 바란다.

사례연구

과민성 대장증후군을 가진 22세의 인턴사원

초희는 22세 여성으로 최근 대학을 졸업하여 한 달 전부터 은행에 근무하기 시작했다. 학생일 때 그녀는 때때로 복통과 식후 복부경련을 경험하곤 하였다.

또한 자주 설사를 하였고 배변 후에는 복통이 나아지고는 하였다. 그녀가 새 직장을 얻었을 때 그녀의 증상은 점점 더 잦아졌다. 처음에는 업무상 스트레스 때문이라고 생각하였는데 증상은 몇 개월 지속되었고 그녀는 의사를 찾아갔다.

자세한 병력청취와 다른 장 질환을 배제하기 위한 검사를 시행한 후 의사는 과민성 대장증후군으로 진단하였다.

의사는 변의 양을 늘려주는 약을 처방하여, 그녀에게 한 주 동안의 식습관과 증상을 기록하도록 하였다. 그녀는 기록을 토대로 영양사에게 식이 상담을 의뢰하였다.

영양사는 그녀가 일상적으로 수 잔의 커피를 아침에 마시고 점심과 저녁에 과식하는 것을 지적하였다. 그녀는 종종 멕시칸 식당에서 향신료가 많은 음식과 튀긴 콩을 먹었다.

식간에 그녀는 당알코올(sugar-alcohol)로 감미된 저탄수화물 식품과 탄산음료를 먹었다. 그녀의 섬유소 섭취는 하루에 15 g 밖에 되지 않았다.

1. 마시의 과민성 대장증후군 증상들을 기술하고, 그녀의 질병에서 스트레스의 역할을 지적하라.
2. 식이와 증상에 대한 기록이 마시의 적합한 식이 계획을 꾸미는 데 어떤 도움이 되었는지 설명하라. 그녀의 증상을 악화시키는 음식이 있었는가?
3. 어떤 식이요법이 과민성 대장증후군 환자에게 도움이 되겠는가? 또한 식이요법은 어떤 문제를 일으킬 수 있는가?

핵심정리

- 변비와 설사는 광범위하고 다양한 원인들에 의해 일어날 수 있다.
- 변비는 고식이섬유 식단이나 섬유소 보충제로 종종 호전된다.
- 감염 · 소화불량 · 장운동 질환 · 식이 성분이 설사의 원인이 되며, 설사의 치료는 원인 · 정도 · 기간에 따라 달라진다.
- 과민성 대장증후군은 복통, 설사, 변비와 관련되어 있고 고섬유소 식사가 추천된다.

염증성 대장 질환

염증성 대장 질환은 소화기를 침범하는 만성 염증성 질환이다. 유전요인과 환경적 요인이 둘 다 발병에 영향을 준다고 여겨지고 있으나 직접적인 원인은 아직 밝혀지지 않았다. 표 8-4에 대표적인 염증성 질환인 **크론병**과 **궤양성 대장염**을 비교하였다. 크론병은 보통 소장을 침범하고 흡수불량을 일으킬 수 있지만 궤양성 대장염은 대장을 침범한다. 두 질환 모두 조직파괴, 출혈, 설사를 일으켜 영양 결핍을 초래할 수 있다.

크론병의 합병증 크론병은 소화기관 어느 곳이나 침범할 수 있으나 가장 많이 침범되는 부위는 회장(ileum)과 대장(colon)이다. 병변은 내장의 서로 다른 부위에서 발생할 수 있으며, 보통 침범된 병변 사이의 정상 보존된 부분이 관찰된다(이 부분을 'skip' 병변이라고 부른다).

염증은 내장 조직 깊숙히 침투하며 궤양, 균열, **누공**(조직 사이의 비정상적인 통로)이 동반된다. 반흔조직의 형성으로 내장을 두껍게 경화시키며 내경을 좁게하고 때로는 폐쇄를 일으키기도 한다. 약 60~70%의 환자들은 외과적 절제술이 필요하다. 크론병 환자들은 대장암의 발생률도 높다.

외과절제술로 인해 짧아진 소장, 줄어든 음식섭취, 영양 흡수불량이 영양불량 상태를 초래한다. ■ 회장이 침범된 경우에는 담즙산이 고갈되며 이는 지질, 지용성 비타민, 그리고 지방산과 결합할 수 있는 무기질인 칼슘, 마그네슘, 아연의 흡수불량을 초래한다. 또한 회장은 비타민 B_{12}가 흡수되는 곳으로, 보충제를 따로 섭취하지 않는다면 결핍될 수 있다. 그리고 이러한 출혈, 영양소 흡수불량 등은 결국 빈혈을 일으키게 된다.

크론병(Crohn's disease) 소장하부와 회장에서 잘 발생하는 궤양성 염증 질환으로 발생된 염증은 소장벽 전체에 퍼짐

궤양성 대장염(Ulcerative Colitis) 대장의 점막층에 염증과 궤양을 일으키는 질환

■ 소화에 사용되는 대부분의 담즙은 회장에서 재흡수되고 간으로 되돌아간다.

표 8-4 크론병과 궤양성 대장염의 비교

	크론병(Crohn's Disease)	궤양성 대장염(Ulcerative Colitis)
염증부위	약 40%가 회장과 대장, 30%는 소장만, 20%는 결장	직장과 결장에 한정됨(직장에서 시작하여 결장으로)
염증의 형태	침범된 병변 사이의 정상 보존된 부분이 관찰됨('skip' 병변)	직장에서 시작된 염증은 연속적으로 관찰됨
손상정도	내장 조직 깊숙이 침투하며 균열로 장관조직을 'cobblestone' 형태로 만들게 됨	점막층과 점막하층
누공	일반적으로 동반	동반되지 않음
암 유병률	증가됨	크게 증가됨

누공(fistulas) 조직사이의 비정상적인 통로, 몸의 여러 기관이나 조직에 염증 때문에 생기는 대롱 모양의 구멍

대장 절제술(colectomy) 대장의 일부 혹은 전부를 제거하는 시술

궤양성 대장염의 합병증 궤양성 대장염은 항상 직장을 침범하고 그 후 대장으로 침투하는 양상을 보인다. 염증은 이환된 내장 전체를 따라 연속적으로 일어나며, 이환된 부위가 끝이나면 바로 건강한 조직이 관찰된다. 조직의 미란과 궤양은 주로 점막층과 점막하층에서 발생한다(내장조직의 첫 번째와 두 번째 층). 환자들은 질병의 활동기에 소량의 급성설사를 빈번하게 경험한다. 변에는 보통 혈흔이 있고 점액질이 섞여있다.

비록 경증에서 합병증을 초래하는 경우는 드물지만 대부분의 대장이 침범되면 체중감소, 열, 쇠약감이 나타난다. 중증에서는 출혈로 인한 빈혈, 탈수, 전해질 불균형이 나타날 수 있다. 또한 염증이 생긴 조직으로부터 단백질의 소실이 잇따라 발생할 수 있다. **대장 절제술**은 20~25%의 환자들에게서 시행되며 재발을 예방할 수 있다. 대장암의 유병률도 궤양성 대장염 환자에서 높게 나타난다.

염증성 장질환의 약물 치료 증상을 조절하고 염증을 억제하며 합병증을 최소화할 수 있는 약제들이 사용된다. 약제들로는 지사제, 면역억제제, 항염증 약물(보통 스테로이드제와 살리실산제) 등이 있다. 비록 이러한 약물들이 관해를 이끌어내고 유지시킬 수 있지만 어떤 약제들은 영양상태를 악화시키는 부작용을 가지고 있다(식이-약물 작용관계 참조).

염증성 장질환의 임상영양 치료 크론병은 보다 적극적인 영양 관리가 필요한데 왜냐하면 단백질-열량 영양불량(protein-energy malnutrition ; PEM), 영양결핍, 소아의 경우 성장장애까지 올 수 있기 때문이다. 영양 관리는 증상과 합병증에 따라 달라지므로 그 종류가 매우 다양해진다(표 8-5 참조). 몇몇 환자들은 영양실조의 예방과 치료를 위해 고열량, 고단백 식이가 필요하다.

액화 보충제는 열량공급을 늘려주고 체중증가를 향상시킬 수 있다. 관 급식은 식이보충을 가능케 하고 영양공급의 유일한 수단이 되기도 하며, 필수 유동식이 가장 쉽게 받아들여진다. 일부 환자들은 고섬유소 식품이나 젖당 함유 음식을 제한하면 소화가 더 잘 될 것이다. 특히 흡수불량 환자는 일반적으로 비타민과 무기질의 보충이 필수적이다.

궤양성 대장염의 식단은 조정이 거의 필요 없다. 중증질환일 때 식이요법의 목표는 탈수와 전해질 불균형의 교정, 출혈과 단백질의 소실을 위한 교정이다. 저섬유소 식이가 변의 양을 줄여 장 자극을 줄이는 데 도움을 줄 수 있다. 때로는 장의 휴식을 위해 금식을 해야 한다.

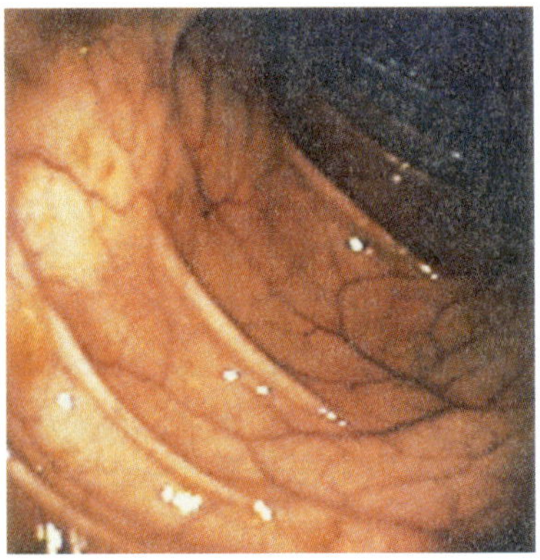

표면이 매끄러운 건강한 결장
(가는 혈관들이 선명히 보인다.)

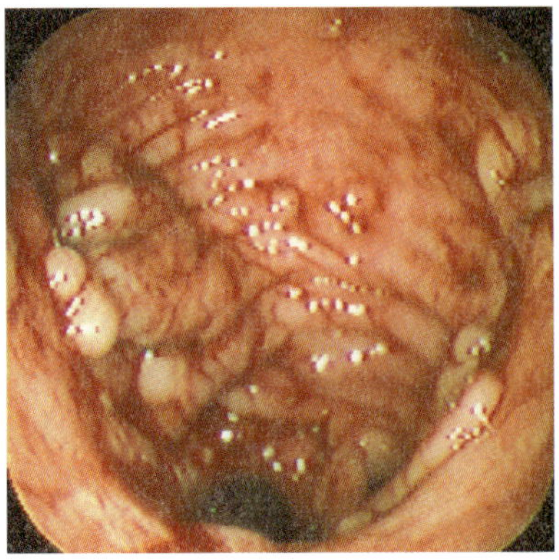

크론병으로 염증을 일으킨 점막 조직

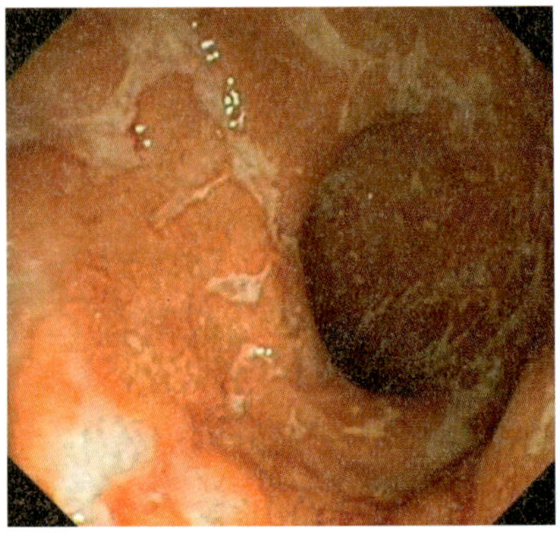

궤양성 대장염의 결장
(염증과 궤양, 붉게 물든 모습)

정맥로를 통한 수분과 전해질의 공급이 필요한 경우도 있으며, 어떤 환자들은 정맥 영양 공급이 필요하기도 한다. 크론병과 마찬가지로 증상과 합병증에 따른 식이요법이 필요하다(표 8-5).

표 8-5 증상과 합병증에 따른 크론병의 치료

증상 혹은 합병증	식이요법
성장 장애/체중감소	고열량 식이, 장관 보충제 관급식
식욕감소/식사시 통증	소량씩 자주 섭취, 장관 보충 5~7일 이상 시 관급식 보충
흡수불량	고열량 식이, 영양 보충
지방변(지방 흡수불량)	지방 제한, 중쇄 중성지방 영양 보충
설사	수액 및 전해질 보충 영양 보충
젖당 불내성	젖당 함유식품 제한
영양 부족	고농도 영양 식이 영양 보충
장관 회복	고단백 식이 글루타민 보충
협창/누공	저 섬유소식
중증 장폐쇄/ 고출력 누공/ 질병의 중증 악화	중심 정맥 영양

식이-약물 상호작용

이 장에서 논의된 식이-약물간의 주목할 만한 상호작용을 보여준다.

	위장 내의 영양	식이와의 상호작용	대사의 영양
지사제(설사약)	변비	—	—
항염제 (sulfasalazine, corticosteroids)	메스꺼움, 가슴앓이 (sulfasalazine)	Sulfasalazine은 엽산 흡수를 감소시킬 수 있으므로 보충제가 권장됨	빈혈증(sulfasalazine) ; 체액저류 고혈당증, 저칼륨혈증 저인산혈증, 식욕증가 단백질 이화작용(corticosteroids)
하제	설사	광물성 기름은 지용성 비타민의 흡수를 감소시키거나 자주 사용되지 않음	체액과 전해질 불균형, 하제 의존 상태

핵심정리

- 크론병은 장 점막에 손상을 일으켜 흡수장애를 초래한다. 궤양성 대장염은 직장과 대장에 국한된 염증 질환이다.
- 염증성 대장 질환의 치료에는 약물치료, 수술적 절제술, 영양불량의 교정이 필요하다.
- 염증성 대장질환의 영양 치료는 증상과 합병증에 따라 다양하다. 질병의 활동기에는 저섬유소 식이가 장의 자극을 완화시킬 수 있다.

대장의 게실 질환

게**실증**이란 장관벽에 게실이라 불리는 자갈 돌 형태의 외낭들이 존재하는 것을 말한다(그림 8-2). 게실증의 유병률은 나이에 따라 증가하고, 60세 이상 성인에서 약 반수에 존재한다. 대부분의 경우에 게실증을 갖고 있어도 합병증이 생길 때까지는 증상 없이 모르고 지내는 경우가 많다.

식이 섬유는 게실증의 발생에 영향을 미친다. 섬유소는 변의 무게와 부피를 증가시킴으로써 대장의 윤상 근육의 부하를 줄여준다. 저섬유소 식이는 장 근육의 수축이 필요하기에 유상근육 주변에 압력을 높이게 된다. 이 압력을 오랫동안 받게 되면 내장 조직을 부풀려 돌출시키게 된다.

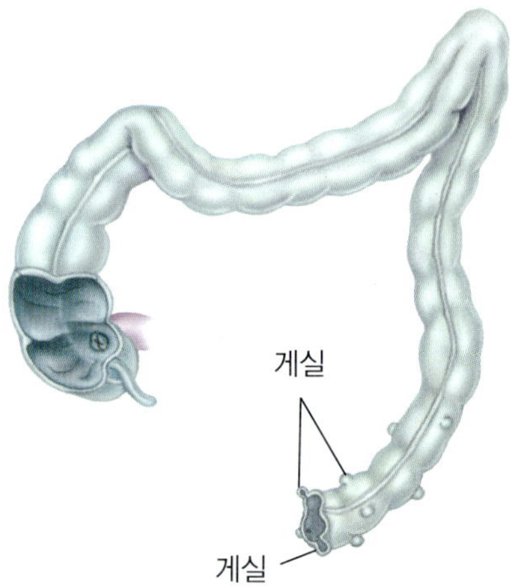

그림 8-2 대장게실성 질환
게실은 장관벽의 약화된 부위에 생성된 자갈돌형태의 외상들이다. 이런 게실을 형성하게된 상태를 게실증이라 한다.

게실염 게실 주변부는 때로 염증과 감염이 발생한다. **게실염**이라 부르는 이 질병은 게실증의 가장 흔한 합병증이다. 게실염은 딱딱해진 변이 점막을 닳게 하여 염증을 일으키고 미세천공을 만들어 감염을 초래하는 현상으로 생각된다.

감염이 인접장기로 파급될 경우 누공이 발생할 수 있다. 드물기는 하지만 감염이 복강 내로 파급되면 생명을 위협할 수도 있다. 게실염의 증상으로는 지속되는 복통, 열, 변비와 설사의 반복현상을 들 수 있다.

게실질환의 치료 게실증의 치료는 증상이 발생한 경우에만 한다. 치료의 목적은 통증을 완화시키고 변비를 완화시키는 데 있다. 섬유소 섭취가 질병의 진행을 예방하는 데 도움이 될 수 있어서 환자들은 밀겨를 식사에 첨가하거나 실리움같은 변을 증가시키는 약제를 사용하는 것이 권장된다.

식이에 대한 조언으로 때론 땅콩, 팝콘, 씨앗을 포함하는 식품 등을 피하는 것이 좋다고 알려져 있지만 이런 제한식이 합병증을 줄여준다는 증거는 없다.

게실증(diverticulosis) 약해진 대장벽에 외부로 작은 주머니 모양의 게실이 돌출, 형성된 것. 노인들에게 발생하기 쉬움

게실염(diverticulitis) 게실 점막층에 염증이 형성된 경우

게실염 환자들 게실염 환자들은 감염을 치료하기 위해 항생제가 필요하기도 하고 때로는 진통제가 필요하기도 한다. 경증 질환에서는 깨끗한 액체식이로 치료를 시작하여 차츰 고형식으로 진행시킨다.

중증 질환에서는 장의 휴식을 위해 경구식이는 제한되며, 정맥을 통한 수분공급이 이루어지게 된다. 경구식이는 상태가 호전되면 점진적으로 시작할 수 있으며, 수술적 치료로 감염된 대장을 절제하는 방법이 게실염의 치료의 방편으로 이용될 수도 있다.

핵심정리

- 게실증이란 대장벽의 작은 주머니들이 튀어나온 상태를 일컫는 말로 보통은 합병증이 생길 때까지 증상이 없다.
- 섬유소를 높인 식단이 게실증의 진행과 발생을 예방하는 데 도움이 될 수 있다.
- 게실염은 게실 주변의 감염과 염증을 말하며 복통, 발열, 변비와 설사가 반복되는 증상들이 있을 수 있다.

결장루 형성술과 회장루 형성술

조루술(ostomy)이란 소화된 분비물들을 제거할 수 있도록 외과적으로 **개창**(구멍, 루)을 내는 수술을 말한다. 영구적 개창은 부분적 혹은 전체 대장 절제술 이후에 필요한 수술이다.

일시적 개창은 때때로 광범위 수술이나 손상 후에 대장을 우회하기 위하여 만들어진다. 개창을 만들기 위하여 기능이 남겨진 장의 끝을 복강벽의 구멍으로 연결하여 외부로 장이 연결될 수 있도록 이어주어야 한다.

그림 8-3에서와 같이 개창은 결장의 단면(결장루 형성술)에서 만들어질 수도 있고, 회장의 단면(회장루 형성술)에서 만들어질 수도 있다.

배설물을 모으기 위하여 일회용 용기가 개창주변의 피부에 부착되고 필요할 때 비울 수 있다. 이것 대신에 안쪽 주머니는 수술로 개창 뒤쪽에 내장조직으로 만들어지며 편리하게 도관을 이용하여 비울 수 있다.

변의 경도는 기능을 하는 장의 길이에 따라 달라진다. 짧은 부분만이 제거되었거나 우회될 때 변은 반고체 상태에 가깝고, 전체 대장을 절제하였거나 우회된다면 변에서 수분흡수를 할 수 없어 액체 상태로 배설된다.

개창, 구멍(stoma) 복벽에 형성된 외과적 구멍

결장루 형성술(colostomy) 결장의 부분을 사용하여 개창을 만드는 외과적 시술

회장루 형성술(ileostomy) 회장의 부분을 사용하여 개창을 만드는 외과적 시술

결장루 형성술 **회장루 형성술**

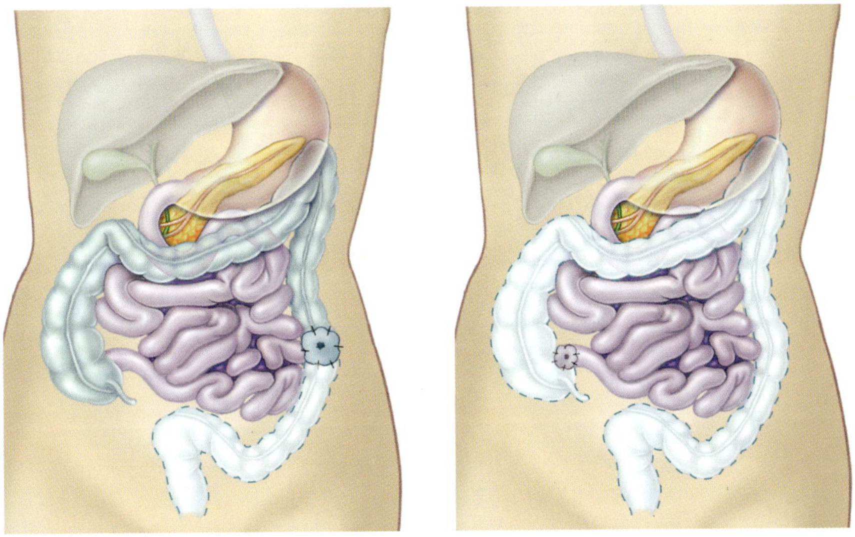

결장의 일부분이 제거되고 개창은 남겨진 결장부분에 형성된다.

결장 전체가 제거되고 개창은 회장에 형성된다.

그림 8-3 결장루 형성술과 회장루 형성술

개창술을 위한 임상영양 수술 후, 식이는 저당의 액체형태에서 저섬유소의 정상적인 식사 형태로 점진적으로 진행되어야 한다. 처음에는 소량씩 자주 식사하는 것이 소화시키기 쉽다. 미심쩍은 음식은 한 번에 한 종류씩 소량만 추가하여 그 영향을 조사해야 한다. 그리고 문제를 일으키는 음식은 시간이 지난 후에 다시 시도해 볼 수 있다.

회장루를 갖고 있는 환자들은 음식을 완전히 잘게 씹어 소화시키기 쉽게 만들어 가장 흔한 합병증인 폐쇄를 예방하여야 한다. 불용성 섬유질이 높은 음식은 장내 체류시간을 줄이고 배설양을 늘리므로 때로 피해야 한다. 대장에서 수분흡수를 할 수 없으므로 탈수 예방을 위해 최소 8잔 이상의 물을 마셔야 한다.

결장루 형성술 후의 식이는 절제된 장의 길이에 따라 다르다. 많은 부분이 절제된 경우에는 회장루를 갖은 환자들과 비슷하다. 짧은 부분이 절제된 경우에는 변의 경도 증가와 규칙성을 위해 고섬유소 식이가 추천된다.

폐쇄 앞에서 언급했듯이 소화가 완료되지 않은 음식은 장 폐쇄를 일으킬 수 있다는 것이 회장루를 갖은 환자의 중요한 문제이다. 대부분의 음식들이 잘게 자르거나 잘 씹는다면 소화에 문제가 없지만 옥수수, 셀러리, 코코넛, 마른 과일류, 포도, 땅콩, 팝콘, 생 양배추, 깎지 않은 사과와 같은 음식물들은 소화가 어렵다.

가스와 악취를 줄이기 개창을 갖은 환자들은 종종 어떤 음식물이 가스 생성을 증가시키고 악취를 일으킬 수 있는지를 걱정한다. 과다한 가스를 생성하는 음식물은 표 8-2에 나와있다. 가스를 증가시킬 수 있는 행동들로는 흡연, 껌 씹기, 담배 씹기, 스트로우 사용, 빨리 먹는 행위들이 있다.

악취를 유발할 수 있는 음식물로는 생선, 계란, 말린 콩, 양파, 마늘, 아스파라거스, 꼬마 양배추, 맥주가 있다. 악취 생성을 줄이는 데 도움이 되는 식품으로 버터밀크, 크린베리 주스, 파슬리, 요구르트가 있다.

설사 설사를 악화시키거나 완화시킬 수 있는 식품들이 표 8-3에 나와 있다. 그러나 개개인마다 반응이 다를 수 있으므로 여러 번의 시험시행을 통해 결정하는 것이 바람직하다.

핵심정리

- 결장루 형성술과 회장루 형성술이란 복부 벽에 결장이나 회장을 이용하여 수술로 개창을 만드는 것을 말한다.
- 소실된 대장기능 때문에 수액과 전해질 공급의 필요성이 증가한다.
- 개창을 가진 환자에게 소화가 덜 된 음식물은 장 폐쇄를 야기할 수 있고, 잘게 씹어 먹는 행위가 위험을 줄일 수 있다.
- 설사를 유발하거나 과도한 가스 혹은 악취를 유발할 수 있는 음식은 피해야 한다.

영양평가 체크리스트

하부위장관 질환 환자들을 위한 영양 평가 확인표

1. 병력

① 다음과 같은 병력을 확인하라.

- ☐ 과민성 대장증후군, 궤양성 대장염 같은 만성 위장관 증상
- ☐ 크론병에서와 같은 흡수장애

② 다음과 같은 하부위장관을 포함하는 수술적 시술을 받았는지를 확인하라.

- ☐ 장 절제술
- ☐ 결장루 형성술
- ☐ 회장루 형성술

③ 다음의 증상이나 합병증을 확인하라.

- ☐ 빈혈
- ☐ 변비
- ☐ 설사, 탈수
- ☐ 누공
- ☐ 유당불내증
- ☐ 영양결핍
- ☐ 성장부진(어린이)

2. 약물

약물이나 식이보충제의 사용여부를 확인하라.

- ☐ 변비나 설사 때문에 먹는 약물
- ☐ 식욕이나 영양필요를 위한 약물

3. 식이섭취

다음과 같은 문제들이 있을 때 주의가 필요하며, 영양상담이 필요하다.

- ☐ 식욕저하 및 섭취불량
- ☐ 식품 불내성
- ☐ 변비를 초래한 부적절한 섬유소의 공급
- ☐ 수분섭취 장애

4. 인체측정학적 자료

키와 몸무게를 측정하라. 다음과 같은 환자들에게 일찍 체중감소가 발견되면 영양결핍을 방지할 수 있다.

- ☐ 중증 혹은 지속적인 설사환자
- ☐ 영양 흡수장애

5. 임상병리 검사

아래의 질병을 가진 환자 중 탈수, 전해질 불균형, 영양결핍, 빈혈의 소견이 있는 환자들은 임상병리 검사를 확인하라.

- ☐ 중증 혹은 지속적인 설사환자
- ☐ 영양 흡수장애
- ☐ 장 절제술

6. 신체적 징후

다음과 같은 신체적 증후들을 살펴보라.

- ☐ 탈수
- ☐ 단백질-열량 영양불량
- ☐ 필수지방산, 지용성비타민 결핍
- ☐ 엽산, 비타민 B_{12} 결핍
- ☐ 무기질 결핍

분석

임상 적용

1. 변비 환자를 진료한 의사는 고섬유소 식이에 대한 자세한 정보를 제공하였다. 다음 진료 시에 환자는 증상이 전혀 호전되지 않았다고 호소하였다. 그의 식이 일기에는 그는 아침에 오믈렛과 토스트를 점심에는 샌드위치와 주스를 먹었다고 되어 있었다.
   - 이 두 식사만을 고려할 때에 어떤 추가 정보가 환자의 진료를 위해 필요할 것인가?
   - 섬유소에 관한 내용을 숙지하고 성인 남자에게 필요한 섬유소를 위한 DRI 제공할 수 있는 하루 메뉴를 작성해 보아라.

2. 이번 장과 지난 장에서 기술되었던 많은 위 장관 질환의 증상들 중에 노화와 관련된 수많은 증상들이 있다. 두 장을 복습하고 이러한 증상과 질환들을 열거해 보자.

   노화가 위 장관에 미치는 영향을 기술하고, 이러한 변화들을 위 장관 증상과 질환들과의 관계를 설명하라.

자가 평가

1. 섬유소를 공급하지 않는 식품은?
   a. 양배추와 브로콜리
   b. 소고기와 돼지고기
   c. 귀리와 옥수수
   d. 강낭콩과 완두콩

2. 중년의 변비 환자에게 권장할 수 있는 것은?
   a. 저지방－저염식
   b. 고단백－고칼슘식
   c. 점차적으로 고섬유식품을 첨가할 것
   c. 가스형성 식품들을 제한할 것

3. 배변을 촉진시키는 데 도움을 주는 하제는?
   a. 연동운동을 촉진시킨다.
   b. 대변량을 증가시킨다.
   c. 대변의 수분량을 증가시킨다.
   d. 위의 내용이 모두 해당된다.

4. 삼투성 설사의 주된 원인은?
   a. 결장 내 액체의 과도한 운동성
   b. 소장에서의 과도한 액체 분비
   c. 영양소의 흡수불량
   d. 바이러스, 세균 등의 감염

5. 가정에서 경구수분 보충 시 첨가할 수 있는 것은?
   a. 물, 식초, 꿀, 소금
   b. 물, 소금, 소금대체품
   c. 물, 우유, 설탕, 소금
   d. 물, 소금, 베이킹소다, KCL, 설탕

6. 과민성 대장증후군의 주요 증상은?
   a. 변비, 설사, 헛배부름
   b. 체중감소와 영양결핍
   c. 악취와 폐쇄
   d. 구토, 헛구역질

7. 크론병 환자에게서 볼 수 있는 영양문제가 아닌 것은?
   a. 지방 흡수불량
   b. 덤핑증후군
   c. 비타민 B_{12} 결핍
   d. 빈혈

8. 궤양성 대장염의 침범부위는?
   a. 회장, 직장, 결장
   b. 직장, 결장
   c. 위, 십이지장
   d. 위장관의 대부분

9. 게실증의 발생과 연관이 큰 것은?
   a. 저 섬유소식
   b. 부적절한 운동
   c. 장 수술
   d. 고 섬유소식

10. 회장루 형성술 후 주의해야 하는 것은?
   a. 필요영양을 만족시키기에는 부족한 제한식
   b. 배변이 자주 중단됨
   c. 불완전하게 소화된 식품으로 인한 폐쇄
   d. 수분제한

정답은 부록을 참조.

프로바이오틱과 장 건강

출생 직후부터 따뜻하고 영양분이 풍부한 위장관 내는 여러 세균들의 증식처가 된다. 우리 몸에 상주하는 약 10조의 세균들(flora)은 우리 몸의 세포 중 90% 이상을 차지한다. 그 대부분이 대장 내에 거주하며, 약 500종류의 세균들이 잠복되어 있다.

표 NP8-1에 사람의 장내에 거주하는 주요 세균종이 열거되어 있고, 표 NP8-2에 각기 다른 내장기관에 따라 분포하는 여러 세균 종들을 보여준다. 비록 정확한 장내 세균은 개개인마다 다르지만, 개체마다의 특성은 시간이 흘러도 유지되는 특징을 보여준다.

하지만 세균의 분포가 질병, 항생제 치료, 그리고 식이요인에 따라서 변화할 수도 있다. 지난 수십 년간 영양학자와 세균학자들은 프로바이오틱이 광범위한 여러 질환들의 치료와 예방에 도움이 될 수 있을지를 밝히고자 연구해 왔다(**프로바이오틱**–건강증진에 도움이 되는 **비병원성** 세균을 가지고 있는 식품이나 보충제).

장내 세균이 우리건강에 어떻게 영향을 미치는가?

장내 세균은 여러 가지 다른 방법으로 우리 건강을 증진시킬 수 있다. 첫째로, 세균이 소화시키지 못하는 식이섬유소, 소화에 저항이 강한 녹말류, 흡수되지 못한 설탕과 당알코올과 같은 탄수화물들을 분해하는 역할을 한다. 다음으로, 세균은 우리 몸에서 에너지로 쓰이는 단쇄 지방산뿐만 아니라 비타민도 생산한다.

장내 세균은 또한 우리 면역기능을 자극하여 **병원성** 세균의 증식을 억제하는 데 도움을 준다. 건강한 세균은 장 조직에 경막을 형성하여 병원성 세균의 침입을 막아주는 역할을 하기도 한다.

왜 특정한 세균이 '프로바이오틱'으로 여겨지는가?

건강에 도움이 되는 '프로바이오틱'은 반드시 비병원성 세균이라야 한다. 또한 장내를 통과할 때 살아서 도달하여야 하므로 위산, 담즙, 및 다른 소화효소에 견딜 수 있어야 한다. 세균들은 반드시 장내 환경을 유익하게 바꿀 수 있어야 하며, 그러한 예로 항생물질의 생성, 면역방어의 변화, 소화가 안 된 물질들의 장벽 부착 등을 들 수 있다.

프로바이오틱 세균이 대장에 도달하여 대장 내 세균분포를 변화시키려면 하루에 1억~1000억 개의 많은 양을 섭취하여야 한다(한 개의 요구르트에 보통 이 정도의 양이 제공된다).

어떤 연구에서 프로바이오틱 세균이 장내에 활발히 번식하는 것을 발견하지 못했고 섭취를 중단하였을 경우 체내에서 회복되지 못하였다. 몇몇 종류의 세균만이 음식물 속에 존재할 수 있고, 상대적으로 적은 양의 섭취는 인체 소화기관 내의 거대한 세균분포와 경쟁할 수는 없다.

프로바이오틱이 도움을 줄 수 있는 특정한 질병은 어떤 것이 있는가?

비록 연구 결과는 다양하지만, 프로바이오틱 세균은 다음과 같은 질환의 예방과 치료에 도움이 될 수 있고 이러한 질환으로는 위장질환, 내장질환(다음 장에 기술됨), 젖당 소화증진, 여러 영양소의 소화 및 흡수의 증진 등이 있다. 특정 세균은 음식에 대한 순응도를 높여줌으로써 알레르기 증상을 완화시켜줄 수 있다.

표 NP8-1 장내 세균

Predominant Types	Subdominant Types
Bacteroides	*Enterobacteria*
Bifidobacteria	*Entorococci*
Clostridia	*Escherichia*
Eubacteria	*Klebsiella*
Peptococci	*Lactobacilli*
Peptostreptococci	*Micrococci*
Ruminococci	*Staphylococci*

표 NP8-2 위 장관에 따른 세균분포도

기관	총균수(per mℓ of contents)
위	0~100
소장 : 십이지장	0~1000
소장 : 공장, 회장	10^5~10^8
결장	10^{10}~10^{12}

용어정리

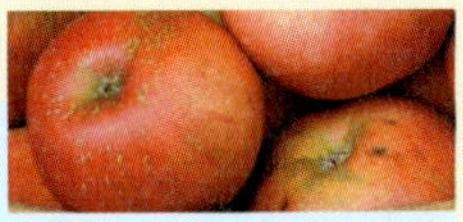

flora : 인체에 일반적으로 생육하는 세균

비병원성 : 질병을 일으키지 않는

병원성 : 질병을 일으키는

프리바이오틱 : 대장내 프로바이오틱 세균의 성장을 촉진하는 물질로 식품에 있는 난소화성 물질

프로바이오틱 : 식품 등에서 공급되는 살아있는 비병원성 세균

또한 비뇨생식기계 감염의 예방과 치료에 프로바이오틱이 도움이 된다는 증거도 있다. 모든 연구 결과가 이러한 효능을 보여주지는 못하며, 같은 종의 세균이라도 다른 계통이라면 그 효능이 추정되어서는 안 된다.

그러므로 프로바이오틱 세균을 함유한 식품이나 보충제를 복용할 개인들은 프로바이오틱이 그들의 질병에 도움이 될 것이라고 확신할 수는 없다.

어떤 소화기계 질환에서 프로바이오틱으로 도움을 받을 수 있나?

프로바이오틱과 소화기계 질환 연구의 주안점은 감염성 설사의 예방과 치료이다. 예를 들어 대조군 실험에서 특정 계통의 세균이 영아와 소아에서 로타바이러스 감염으로 일어난 설사의 기간을 줄여주는 역할을 했다는 보고, 여행자 설사의 고 위험지역에서 여행자 설사의 빈도를 줄여주는 결과, 병원 내 감염성 설사의 재발을 방지해 준다는 보고가 있다.

항생제를 사용 중인 소아와 성인의 연구에서 프로바이오틱 세균이 항생제와 관련된 설사의 빈도를 낮추어 준다는 보고도 있다. 또 다른 예를 들자면 회장루 형성술 및 결장루 형성술을 시행한 환자에서 발생할 수 있는 낭염(pouchitis)의 재발 빈도를 낮추어 준다는 보고도 있다.

그러나 이러한 연구 결과를 모든 환자에게 일반적으로 적용하기엔 무리가 있는데 왜냐하면 각기 다른 연구가 각기 다른 세균 종을 사용했으며 적절한 프로바이오틱에 대한 용량 및 치료기간에 대한 확실한 결론이 없는 상태이기 때문이다.

어떠한 식품이 프로바이오틱 세균을 공급해 주는가?

프로바이오틱은 주로 발효식품으로부터 공급받는다. 미국에서는 요구르트와 유산균 우유가 다양한 종류의 *Lactobacilli*와 *Bifidobacteria* 종(비록 이러한 세균의 선택은 세균자체의 의학적 효능보다 적절한 제품 생산력이 우선시 되긴 하였지만)을 이용하여 생산된다.

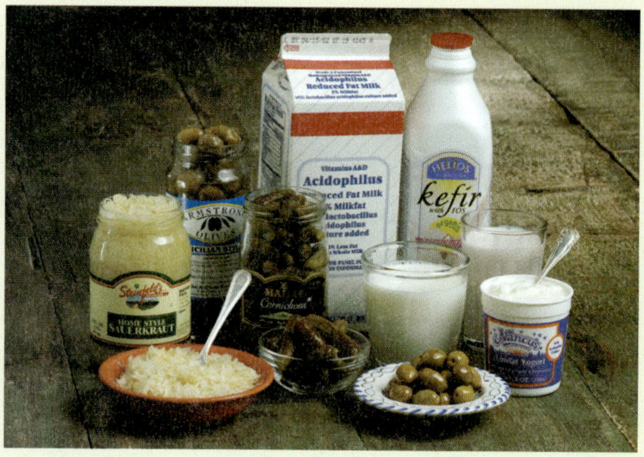

*Lactobacilli*의 다양한 종들이 발효식품의 생산에 이용된다.

유럽과 아시아에서는 요구르트, 우유, 아이스크림, 오트밀 죽, 음료수 등의 식품에 프로바이오틱 세균이 함유되어 있다. 비록 *Lactobacilli*가 sauerkraut(소금에 절인 양배추), 피클, 절인 올리브, 한국 김치, 소시지 등과 같은 다양한 다른 발효식품들을 생산해 내지만 이런 식품들은 건강증진을 위한 충분한 양의 살아있는 세균을 함유하고 있지는 않다.

식이 보충제로부터 프로바이오틱세균의 섭취가 가능한가?

많은 종류의 제품들이 캡슐, 정제, 가루약 형태로 시판되어 있다. 프로바이오틱 세균은 살아있는 유기체이므로 보관 상태가 중요하여 열, 습도, 산소가 생존시간을 단축시킬 수 있으므로 구입 전에 유통기한을 반드시 확인해야 한다.

소비자 단체가 26개 제품을 시험해본 결과 8개 제품에서 1% 미만의 살아있는 세균이 있었고, 6개 제품에는 표기된 세균의 천분의 일만 생존해 있었다. 그러므로 식이 보충제에 함유된 세균의 양은 기대만큼 보장되지는 않는다.

우리 고유의 내장 세균의 성장을 촉진할 방법은 없는가?

있다. **프리바이오틱**이라고 부르는 특정한 소화가 되지 않는 식품이 장내 내제균의 성장을 촉진할 수 있다. 이러한 식품으로 돼지감자, 치커리 뿌리, 양파, 그리고 여러 가지 채소들이 있다. 장내 세균은 이 물질들을 파괴하여 가스를 생성하기 때문에 이러한 음식을 많이 섭취한 사람들은 평소보다 팽만감을 많이 느끼게 된다.

프로바이오틱의 사용에 있어서 어떤 안전성을 고려해야 하는가?

주된 고려사항 중 하나는 면역성이 결핍된 환자들에게 있어서 감염이 일어날 수 있다는 것이다. *Lactobacilli*를 포함한 다양한 종의 프로바이오틱 세균들이 경구로 프로바이오틱을 섭취하였던 환자들의 감염부위에서 동정된다.

감염에 감수성이 높은 환자들로는 면역저하를 일으키는 AIDS 환자, 암환자, 장기이식을 받은 환자들이 있다. 이러한 환자들에게는 반드시 프로바이오틱 사용 여부를 조사하여야 한다.

다른 고려사항으로는 프로바이오틱 식품과 보충제의 생산 표준이 없어 식품 안에 프로바이오틱 농도가 실질적으로 매우 다양할 수 밖에 없다. 그러므로 적절한 효과를 얻기 위해 얼마만큼 복용해야 하는지 결정하기가 어렵다는 것이다.

최근 장내 정상 세균군이 건강에 미치는 기여가 높다고 알려지고 있다. 예비 조사는 프로바이오틱 혹은 프리바이오틱을 섭취함으로써 내제 세균군을 조정하여 특정 질병에 대한 방어기전을 높일 수 있다고 제시하고 있다.

Chapter

9

영양흡수불량을 위한 탄수화물 · 지방 조절 식이

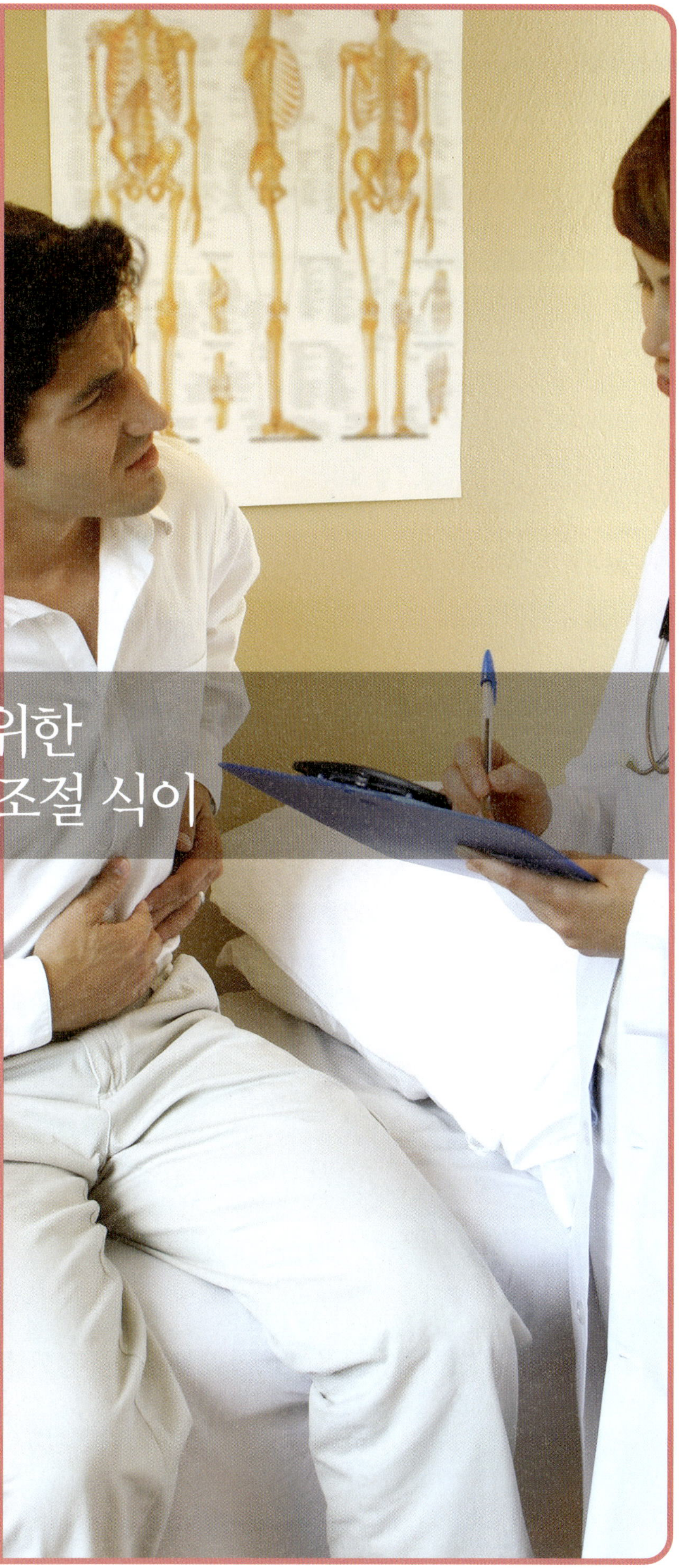

- 흡수불량 증후군
  - 흡수불량 평가
  - 지방 흡수불량
  - 세균의 과성장
- 유당불내증
- 췌장 질환
  - 췌장염
  - 낭성섬유증
- 소장 질환
  - 소아지방변증
  - 단장 증후군
- 실전 영양
  - 빈혈

표 9-1 흡수불량 증후군
유전 질환
■ 효소 결핍
췌장 질환
■ 만성 췌장염 ■ 낭포성 섬유증
장 질환
■ 세균의 과성장 ■ 소아 지방변증 ■ 크론병 ■ HIV 장질환 ■ 방사선장염
창자 감염
■ 에이즈와 관련된 감염 ■ 편모충증
간 질환(담즙 결핍) 수술
■ 위장 접합 수술 ■ 창자 우회 수술 ■ 장 절제술(단장증후군)

소화기계 질환은 영양흡수불량으로 인해 영양불량 상태를 가져올 수 있으므로 매우 위험하다. 영양흡수불량은 영양결핍과 체중감소는 물론 다른 심각한 합병증의 원인이 된다. 이번 장에서는 영양흡수불량을 치료하기 위해 탄수화물 · 지방 조절식이가 필요한 환자들에 대해 알아보기로 한다.

흡수불량 증후군

소화효소와 담즙의 정상적인 분비 및 소화된 영양소를 흡수하는 건강한 장 점막은 소화 · 흡수 과정에 매우 중요하다. 췌장 질환은 광범위한 효소 결핍으로 인해 탄수화물 · 지방 · 단백질의 소화불량과 흡수장애를 초래할 수 있다.

장 염증은 장 점막의 흡수 기능을 저해한다. 또한 여러 종류의 약물은 장 점막을 손상시키고 소화 · 흡수 기능을 약화시킨다. 때로는 장 질환의 치료를 위해 최소한의 흡수능력만을 남겨둔 채 소장 절제 수술을 하기도 한다.

흡수불량이 단일 영양소에서만 나타나는 경우는 거의 없다. 췌장효소 결핍으로 인한 흡수불량은 모든 다량영양소(단백질, 탄수화물, 지방)에 영향을 준다. 지방 흡수가 부족하면 필수지방산은 물론 지용성 비타민과 무기질에 이르기까지 흡수불량이 나타난다.

흡수불량장애와 그 치료는 식품 섭취의 변화와 영양소 손실 및 영양소 요구량 증가라는 복합상황을 야기함으로써 영양부담을 가중시킬 수 있다. 식사제한을 하는 환자는 영양소를 얻는 것이 어렵고, 또한 결핍을 초래할 수 있다.

흡수불량 평가

흡수불량 문제를 가지고 있는지를 판단하는 많은 검사방법이 있으며, 일반적인 검사방법이 아래에 제시되어 있다.

- **D-xylose 검사** 단당류인 d-xylose는 소화작용이 필요하지 않기 때문에 d-xylose를 경구 투여함으로써 췌장 질환으로 인한 소화불량과 일반적인 장의 흡수불량을 구별할 수 있다. 이 검사는 환자에게 d-xylose를 주고 혈액과 요 검사를 통해 흡수 · 배출된 양을 측정하는 것이다.
- **수소호흡 검사** 탄수화물이 흡수불량일 때 대장에 있는 박테리아는 탄수화물을 소화시켜 수소기체를 생성하는데, 이 수소기체는 호흡으로 측정할 수 있다. 수소호흡 검사는 주로 유당불내증을 진단하기 위해 사용되지만, 유당이 아닌 탄수화물의 흡수불량도 진단할 수 있다.
- **쉴링검사** 쉴링검사는 비타민 B_{12}의 흡수불량을 진단하는 것이다. 환자에게 방사선 동위원소를 포함하는 비타민 B_{12}를 경구투여한 후 요 검사를 통해 비타민 B_{12}의 흡수 여부를 알아본다. 더 광범위한 검사를 할 경우 비타민 B_{12} 흡수불량이 내적 인자 결핍■ 때문인지 췌장 효소 부족 때문인지 알 수 있다.
- **지방변 검사** 지방의 흡수불량은 72시간 동안 대변을 수집하여 변 속의 지방량을 측정하여 알아볼 수 있다. 건강한 사람의 경우 변 속의 지방은 7 g/day 이하이다. 변에 지방의 양이 지나치게 많은 경우는 **지방변증**이라 한다.

■ 내적 인자는 위단백질로, 비타민 B_{12}와 결합하여, 회장에서 흡수되도록 도와준다.

지방변증(steatorrhea) 지방 흡수불량으로 인해 변에 많은 양의 지방이 있는 것. 변에 지방의 양이 많기 때문에 설사 · 거품이 있고, 악취가 난다.
steat = fat (지방)
rheo = flow (흘러나옴)

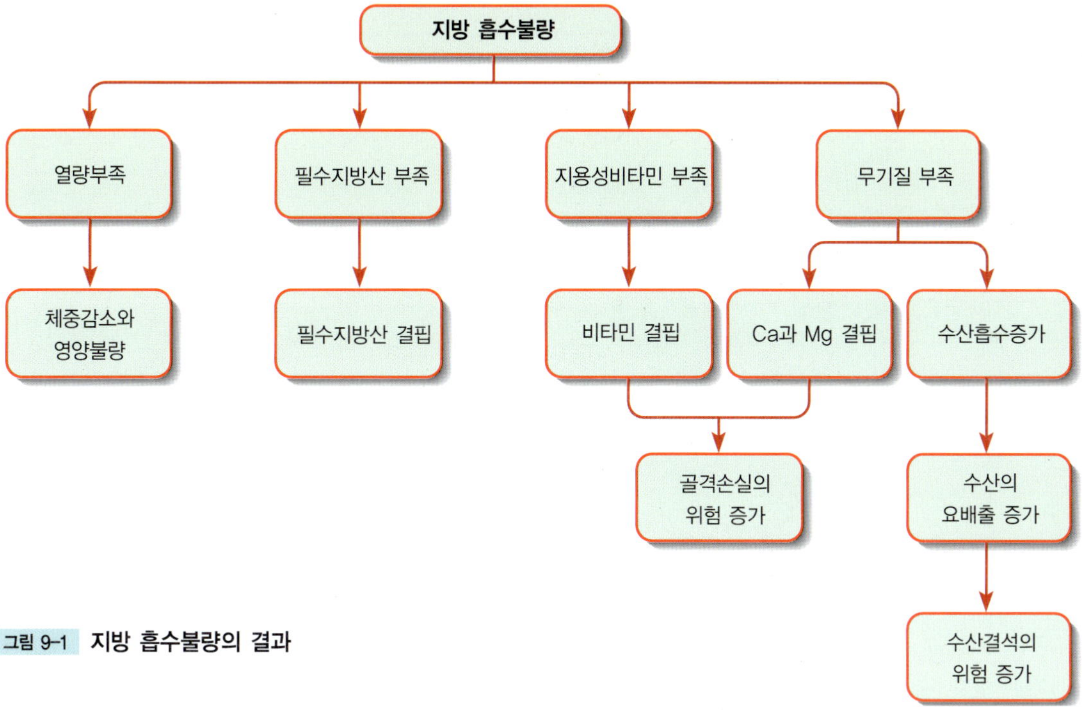

그림 9-1 **지방 흡수불량의 결과**

지방 흡수불량

지방은 소화 과정에서 소화효소와 담즙이 동시에 필요하기 때문에 가장 자주 흡수불량을 일으키는 영양소이다. 그러므로 지방 흡수불량은 담즙이나 췌장 리파아제의 생산 또는 분비를 방해하는 질병에 걸렸을 때 나타난다.

예를 들어 간 질환이 심한 경우 담즙의 이용성은 낮아지고, 췌장염과 낭성섬유증은 췌장 리파아제의 분비를 감소시킨다.

또한 염증질환이나 방사선 항암치료로 인해 소장 점막이 손상되었을 때에도 지방 흡수불량이 초래된다. 위배출이 빠르거나 장에서의 빠른 수송을 초래하는 운동성 장애는 섭취된 지방과 리파아제 · 담즙의 정상적인 혼합을 막기 때문에 지방 흡수불량을 일으킨다.

지방 흡수불량의 결과 지방 흡수불량은 식품의 에너지와 필수지방산, 지용성 비타민, 몇몇 무기질의 손실과 관련이 있다(그림 9-1). 따라서 에너지식품을 추가로 소비하지 않으면 체중감소가 일어날 수 있다. 지방흡수량이 만성적으로 지속될 경우 일반적으로 지용성 비타민과 필수지방산의 결핍이 나타난다.

흡수되지 않은 지방산과 담즙산은 무기질과 결합하여 **비누**를 형성하기 때문에 칼슘, 마그네슘, 아연 같은 무기질의 흡수가 저해된다. 칼슘의 결핍은 뼈 손실을 초래하고, 이것은 지방 흡수불량으로 인한 비타민 D 결핍과 맞물려 더욱 악화된다.

비누(soaps) 지방산과 양이온 무기질이 결합하여 형성되는 화합물

지방 흡수불량의 또 다른 결과는 칼슘 옥살레이트로 인한 신장결석의 위험이 증가된다는 것이다.■ 식품 속의 옥살레이트는 일반적으로 소장에서 칼슘과 결합하여 변으로 배출된다. 그러나 칼슘 대신 지방산이나 담즙산과 결합하면 옥살레이트는 유리되어 혈액에 흡수되고 결국 소변으로 배출된다.

■ Oxalate는 식물 화합물로써 몇몇 무기질과 결합하여 체내에서 흡수될 수 없는 복합체를 형성하며, 사탕무나 시금치 같은 녹색잎채소에 들어 있다.

요에 옥살레이트가 많아지면 옥살레이트결석 생성의 위험이 증가한다. 신장결석에 대해서는 13장에서 더 다루기로 한다.

표 9-2 지방 제한식

일반적인 식사지침	*1일 25 g 지방 제한* – 육류와 육류 대용식품은 4온스(113 g/day) 이하(조리된 상태 무게), 지방은 1당량/일 이하(아래의 지방 부분 참조) *1일 50 g 지방 제한* – 육류와 육류 대용식품은 6온스(170 g/day) 이하(조리된 상태 무게), 지방은 3~5회 분량/일 *지방을 늘리려면* – 육류와 지방의 섭취를 늘릴 것 *지방을 줄이려면* – 육류와 지방의 섭취를 줄일 것
고기, 생선, 계란, 콩류	*권장식품* – 살코기, 생선, 가금류만을 선택할 것. 조리방법은 찜, 굽기, 그릴, 삶기를 이용. 눈에 보이는 지방은 제거하고, 가금류의 껍질은 제거. 샌드위치에 칠면조 가슴살이나 저지방 샌드위치용 가공육을 선택. 계란은 일주일에 2개로 제한하거나 저지방 계란 대용식품을 이용. 육류 대용식품으로는 두부, 말린 콩을 섭취 *제한식품* – 돼지고기 콩 요리, 소시지, 베이컨, 훈제 소시지, 돼지갈비, 오리, 거위, 기름과 함께 포장된 참치캔, 튀긴 육류
우유 및 유제품	1회 분량에 지방이 1 g 이하 포함된 우유 제품을 고를 것 *권장식품* – 무지방 우유, 무지방 요거트, 무지방 사우어 크림, 무지방 half-and-half 크림, 무지방 치즈 *제한식품* – 무지방이 아닌 우유 제품
곡류 및 전분류	1회 분량에 지방이 1 g 이하 포함된 빵, 씨리얼, 밥, 파스타 제품을 고를 것 *권장식품* – 통곡물 빵, 살짝 구운 비스킷, 요리된 시리얼(오트밀 죽 등), 차가운 씨리얼(콘후레이크 등), 플레인 토틸라, 베이글, 잉글리쉬 머핀, 무지방 머핀, 그라함 크래커, 플레인 라이스, 플레인 국수, 플레인 파스타 *제한식품* – 비스켓, 팬케이크, 와플, 도넛, 그라놀라, 지방을 포함한 스낵류, 콘칩, 콘브레드, 볶음밥, 소스에 지방이 들어간 파스타
채소류	1회 분량에 지방이 1 g 이하 포함된 채소를 고를 것 *권장식품* – 모든 채소는 지방을 넣지 말고 조리할 것 *제한식품* – 버터를 넣거나 튀긴 채소, 크림을 넣은 채소, 그라탱식 조리, 감자튀김, 올리브, 지방을 넣은 소스
과일류	1회 분량에 지방이 1 g 이하 포함된 과일을 고를 것 *권장식품* – 모든 과일은 지방을 넣지 말고 조리할 것 *제한식품* – 아보카도, 지방이나 코코넛을 넣은 과일 딥
후식	1회 분량에 지방이 1 g 이하 포함된 디저트를 고를 것 *권장식품* – 샤베트, fruit ices,[a] fruit whips,[b] 젤라틴, 엔젤 푸드 케이크, 머랭, 무지방 푸딩, 무지방 제빵류, 무지방 아이스크림, 무지방 냉동 요거트, 무지방 캔디류(머쉬멜로우, 젤리 빈, 사탕류) *제한식품* – 케이크, 쿠키, 파이, 지방을 넣은 패스츄리, 전유(whole milk)나 달걀을 넣고 만든 푸딩, 아이스크림, 지방을 넣은 캔디류(카라멜, 초콜릿)
유지 및 견과류	25 g/일의 지방 제한식을 할 경우 매일 지방 1당량 섭취, 50 g/일의 지방 제한식을 할 경우 3~5당량의 지방 섭취. 1당량의 지방 – 식물성 기름 1 작은술, 버터,마가린 1 작은술 ; 다이어트 마가린 1 큰술; 마요네즈 1 작은술(저칼로리 마요네즈 1 큰술); 샐러드 드레싱 1 큰술(저칼로리 드레싱 2 큰술); 넛 (아몬드나 캐슈넛 6개, 땅콩 10개, 땅콩버터 2 작은술, 호두나 피칸 4쪽)
음료	1회 분량에 지방이 1 g 이하 포함된 음료를 고를 것 *권장식품* – 커피, 차, 소프트 드링크, 주스, 무지방 우유, 커피 대용식품 *제한식품* – 무지방이 아닌 우유나 크림이 첨가된 음료, 초콜릿 우유, 에그노그, 밀크셰이크

[a] 프루트 아이스(과일을 넣고 만든 아이스크림, 이탈리안 아이스)
[b] 프루트 휩스(과일과 휘핑크림으로 만든 디저트)
자료 출처 : American Dietetic Association, *Manual of Clinical Dietetic* (Chicago: American Dietetic Association, 2000), Chapter 58, Fat-restricted diet.

How To

지방제한식을 실천하려면

지방 제한식이를 하는 데에는 어려움이 따를 수 있다. 지방은 식품에 풍미, 향, 질감을 더해 주어 식품을 더욱 맛있게 해준다. 점진적으로 바꾸어야 하는 식이지침도 있지만, 지방 제한식이는 즉시 시행해야 하는 경우가 많고 적응하는 데에는 약간의 시간이 필요하다.

- 지방을 소량으로 나눠서 제공한다. 1일 허용량을 여러 번으로 나누어 소비하도록 한다.
- 조리를 다양하게 하여 식품을 즐기도록 한다. 다양한 풍미, 질감, 색, 양념을 이용한다.
- 장을 볼 때는 무지방 식품을 구입한다. 좋아하는 조리법에 무지방 재료를 사용한다.
- 무지방 · 저지방 양념을 사용해서 식사의 맛을 개선시킬 수 있다. 허브와 스파이스를 사용한다. 토스트에 일반 버터 대신 과일 버터를 사용한다. 채소에 버터향이 나는 양념을 사용하고, 샌드위치에 마요네즈를 대신해서 매운 머스타드를 사용한다. 샐러드 드레싱을 향이 첨가된 식초로 대신한다.
- 소화관 증세를 악화시키는 올레스트라(olestra)를 지방 대용으로 첨가한 식품을 피한다.

만약 환자가 MCT oil을 사용하기 좋아한다면 :

- MCT 제품은 비싸지만, 때로는 의료보험이 적용되기도 한다는 것을 설명한다.
- 환자에게 MCT oil을 식사에 점진적으로 첨가할 것을 충고한다. 한꺼번에 너무 많이 사용할 경우 설사와 복통이 유발될 수 있다. 하지만 시간을 두고 사용하면 MCT oil에 적응할 수 있다.
- 환자에게 MCT oil을 단독으로 사용할 경우 좋지 않은 맛이 난다고 충고한다. MCT oil을 일반적인 기름 대신 사용하도록 하라. MCT 기름은 샐러드 드레싱의 기름 대신 사용할 수 있고, 소스에 첨가하거나 조리 시 혹은 빵을 구울 때 사용할 수 있다. 무지방 우유에 첨가하여 밀크셰이크를 만들 수도 있다.
- MCT oil은 다른 기름들에 비해 낮은 온도에서 부패되기 때문에 음식을 튀길 때 사용해서는 안 된다.

식이조절 지방 흡수불량이 개선되지 않는다면, 지방 제한식을 권장한다(표 9–2, 228쪽). 지방제한의 주요목적은 지방섭취로 인해 악화되는 복부질환 증상(일반적으로 설사와 가스팽만감)을 경감시키고, 비타민과 무기질 손실을 줄이기 위해서이다.

지방은 열량의 주요 급원이므로 필요한 양만큼만 제한되어야 한다. **중쇄 중성지방**(MCT)은 소화 · 흡수에 리파아제나 담즙을 필요로 하지 않기 때문에 식이지방의 대체 급원으로 사용될 수 있다(MCT oil이 필수지방산을 공급하지는 못한다). 'How To'에서는 지방 제한식과 MCT oil 사용법을 제시하였다.

세균의 과성장

일반적으로 위와 소장은 세균을 파괴하는 위산과 세균을 밀어내는 연동운동으로 **세균의 과성장**을 막는다. 세균의 과성장이 일어나면 소장에 있는 많은 양의 세균들이 지방 유화에 필요한 담즙산을 분해하기 때문에 지방의 소화와 흡수가 중단된다. 특히, 지용성 비타민이 결핍될 수 있다. 또한 세균은 비타민 B_{12}와 경쟁함으로써, 비타민 B_{12}의 흡수를 방해하고 결핍의 위험을 증가시킨다. 전형적인 세균의 과성장 증상으로는 만성 설사, 복통, 복부팽창, 쇠약, 체중 감소가 있다.

세균 과성장의 원인 장의 운동성이 감소하여 음식이 장에 오래 머무는 조건에서 세균의 과성장이 일어나기 쉽다. 예를 들어, 위 수술의 한 형태인 소장의 일부분을 우회하는 수술의 경우, 우회된 부분에 물질이 이동하지 못하여 박테리아가 번식하게 된다(그림 7–4 'blind loop', 198쪽). 이러한 장 운동의 감소는 소장의 협착, 방해물 및 게실에 의해 초래될 수 있다.

위산의 분비감소 또한 세균의 과성장을 일으킨다. 위축성 위염(무산성 위염), 산억제제의 사용, 소화궤양 환자를 위한 산 감소 수술(미주신경절단술)도 세균 과성장을 가져올 수 있다.

중쇄 중성지방(medium-chain triglycerides ; MCT) 탄소수 8~10개의 중쇄 지방산이 있는 중성지방. MCT는 소화과정 없이 흡수될 수 있기 때문에 리파아제나 담즙 없이도 흡수될 수 있다.

세균의 과성장(bacterial over-growth) 위와 소장에 과도한 세균의 번식은 위 산도의 저하(높은 pH), 위장 운동성의 저하, 점막 손상 또는 오염에 의해 초래될 수 있다.

세균 과성장의 치료 세균의 과성장을 막는 항생물질과 연동운동을 저해하는 해부학적 결함을 수술로 보완하는 방법이 있다. 식이요법은 영양적으로 결핍된 영양소를 보충하기 위해서 지용성 비타민, 칼슘(흡수되지 않는 지방산과 결합된 형태), 비타민 B_{12}를 공급한다.

핵심정리

- 일반적으로 영양소 흡수불량은 소화효소나 담즙의 분비 저해 또는 손상된 장 점막에서 비롯된다. 다양한 검사로 흡수불량을 진단할 수 있다.
- 지방의 흡수불량은 식품에서 얻은 열량 · 필수지방산 · 지용성비타민 및 몇몇 무기질의 손실을 초래하고, 신장결석 생성의 위험을 증가시킨다.
- 심한 지방 흡수불량에는 지방제한과 MCT oil을 사용하는 식이요법이 권장된다.
- 세균의 과성장은 위산 저하 또는 장의 운동성 감소 때문에 일어난다. 세균이 과성장하면 소장에 있는 많은 양의 세균이 지방 유화에 필요한 담즙산을 파괴하기 때문에 지방의 소화와 흡수를 저해할 수 있다.

유당불내증

전 세계인구의 약 75%는 유제품의 유당을 소화시키는 장내효소인 락타아제의 손실 혹은 감소로 인해 어느 정도의 유당불내증을 가지고 있다. 특히 유당불내증은 아시아인 · 아프리카계 미국인 · 아메리카 원주민 · 아시케나지 유대인 · 라틴 아메리카를 포함하는 특정 소수민족 사이에 많으며, 소장점막이 손상된 GI 질환으로 유발되기도 한다. 유당불내증의 주요 증상으로는 설사와 장내 가스 증가가 있다.

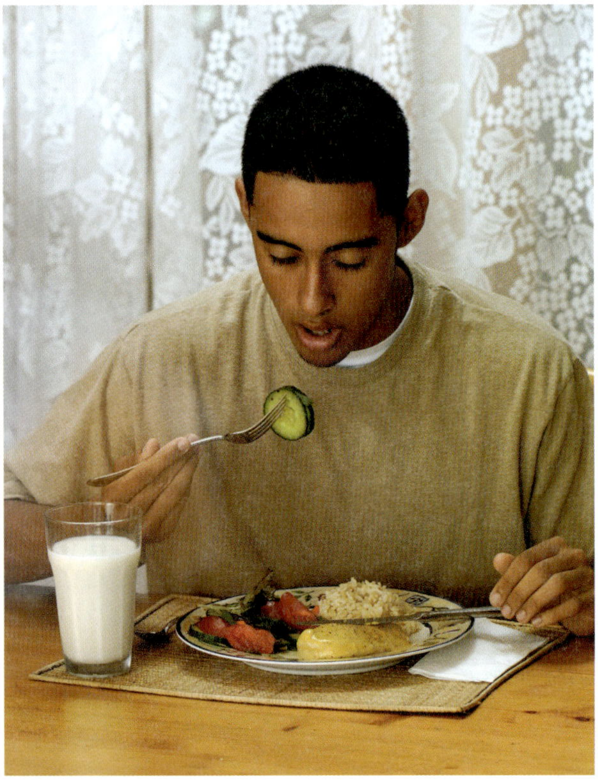

다른 음식과 함께 우유를 먹거나 한 번에 먹는 우유의 양을 조절하면 유당불내증이 있는 대부분의 사람들이 우유를 마실 수 있다.

유당불내증은 심각한 경우가 거의 드물며, 간단한 식이조절을 통해 쉽게 조절이 가능하다. 때때로 사람들은 유제품을 섭취하는 것이 어렵다고 하지만, 임상적인 연구에서는 일반적으로 유당불내증이라 할지라도 1일 우유 2컵까지는 눈에 띄는 증상이 없다고 보고했다. 장의 불편함이 두려워 우유 먹기를 거부하는 사람들은 유당이 포함된 식품을 소화할 수 있을 만큼씩 섭취하며 그 양을 점진적으로 늘려갈 것을 권장한다.

하루 동안 섭취한 우유의 양을 조금씩 나눠먹고, 우유와 식사를 같이 할 때 더 쉽게 소화할 수 있다. 어떤 사람들은 흰 우유보다 초콜릿 우유를 더 잘 먹을 수 있다. 또한 대부분의 숙성된 치즈는 소량의 유당을 포함하고 있기 때문에 더 낫고, 요거트는 살아있는 박테리아 배양균을 가지고 있어서 일반적으로 잘 흡수된다. 박테리아가 유당 소화를 돕는 락타아제를 갖고 있기 때문이다. 다른 방법으로는 우유에 락타아제를 넣거나, 유당을 함유한 음식을 먹기 전에 효소제를 먹는 방법이 있다. 또한 유당이 제거된 우유도 시중에서 판매되고 있다.

장질환으로 인해 유당불내증이 생긴 사람은 우유와 유제품의 섭취를 일시적으로 금해야 한다. 음식에 포함된 소량의 유당으로도 재발할 수 있기 때문이다.

유제품을 금해야 하는 모든 사람들은 반드시 칼슘과 비타민 D를 섭취할 수 있는 대용식품의 섭취를 장려해야겠다.

핵심정리

- 유당불내증은 우유에 있는 유당을 분해하는 장내 소화효소인 락타아제의 손실 또는 부족으로 인해 나타난다.
- 대부분 유당불내증이 있는 사람도 눈에 띄는 증상 없이 하루에 우유 2컵까지는 먹을 수 있다. 우유를 다른 식품과 함께 먹거나 하루 섭취량을 여러 번에 나누어 먹는다면 더 쉽게 먹을 수 있다.

췌장 질환

췌장 질환은 소화 효소의 분비를 방해하기 때문에 소화불량과 흡수장애를 유발시킨다. 지금부터 흡수장애를 일으키는 여러 췌장 질환을 살펴보겠다.

췌장염

췌장염은 췌장에 염증이 있는 질병이다. 염증으로 인한 췌장 조직의 손상은 활성형 췌장 효소를 분비시키며, 이로 인해 주변 조직을 손상시킬 수 있다. 며칠 안에 증상이 가라앉기도 하지만 때로는 몇 주 또는 몇 달 동안 지속되기도 한다. 만성 췌장염은 췌장 조직과 기능의 영구적인 손상을 가져올 수 있다.

급성 췌장염 급성 췌장염은 단기간 지속되므로 영구적인 손상을 초래하지는 않는다. 또한 대부분 담석이나 알코올 과잉에 의해 발병하지만, 고중성 지방혈증이나 독소에 의해 발병하기도 한다. 증상으로는 심한 복통 · 구역질 · 구토 · 복부팽창이 있으며, 대부분의 환자들은 일주일 안에 다른 합병증 없이 상태가 완화된다. 심각한 경우에는 신부전, 패혈증 등 합병증을 가져올 수 있으므로 장기입원을 필요로 하기도 한다.

급성 췌장염의 영양의학적 치료 통증이 가라앉기까지 수분을 포함하는 모든 음식의 섭취를 제한해야 하며, 수분과 전해질은 정맥 영양을 통해 공급한다. 3~7일이 지나면 소량의 수분(1/2~1컵)을 공급할 수 있고, 환자가 견딜 수 있는 범위에서 고형식의 섭취를 조금씩 늘려간다. 지방은 다른 영양소보다 췌장을 자극하므로 처음에는 저지방 식이를 준다. 췌장염이 심한 경우는 공장루로 ■ 성분 조제액을 공급하고, 감염으로 인해 대사가 항진되므로 고단백 · 고열량을 처방한다.

■ 성분 조제액(elemental formula)은 최소한의 소화로 쉽게 흡수될 수 있도록 가수분해된 영양소를 함유한다.

만성 췌장염 만성 췌장염은 췌장 조직에 영구적인 손상을 일으켜 소화효소의 분비를 저해한다. 이러한 만성 췌장염 환자의 약 70%가 과도한 음주 때문에 일어난다.

만성 췌장염은 복부 통증이 심하게 꾸준히 일어나고 식사 시 통증은 더욱 심해진다. 단백질이나 탄수화물에 비해 지방 소화불량이 먼저 나타나므로, 만성 췌장염이 진행 시 지방변증이 일반적으로 나타난다.

식이-약물 상호작용

아래의 표는 이 장에서 다룬 주요 약물의 영양소 상호작용을 다루고 있다.

약물	위장에서의 효과	식이 물질과 상호작용	물질 대사 효과
산 중화제 (수산화알루미늄, 수산화마그네슘, 탄산칼슘)	변비(알루미늄이나 칼슘), 설사(마그네슘)	철, 엽산, 비타민 B_{12} 흡수 감소	저인산혈증(과도한 알루미늄, 마그네슘, 칼슘으로 인해)
췌장 효소 대체제	설사, 메스꺼움, 위경련, 위장관 점막 자극	—	—

식사 시 통증으로 인한 식사거부와 흡수불량이 체중감소와 영양불량을 초래한다. 증상이 악화되면 인슐린과 글루카곤의 분비감소로 인해 환자의 30%가 당뇨병을 갖게 된다.

만성 췌장염의 영양학적 치료 체중감소와 영양불량인 환자에게는 고단백질과 고열량이 요구된다. 영양불량을 개선하기 위해서는 영양 보충제가 필요하며, 흡수불량과 알코올 과다는 영양불량을 야기한다. 알코올은 췌장 기능을 악화시키므로 엄격히 금한다.

보통 지방변을 치료하기 위해 췌장 효소제를 사용한다. 췌장 효소제는 위산에 견디도록 **장용피복**되어 있고, pH 5.5 보다 높지 않으면 용해되지 않는다. 장용피복되지 않은 약은 산억제제와 함께 복용해야 한다. 효소 치료의 효과는 변의 지방 함량을 측정하여 평가 한다. 위의 식이-약물 상호작용표에 이러한 약물들의 영양소 상호작용을 정리하였으며, 아래의 사례연구에 만성 췌장염을 가진 환자의 사례를 다루었다.

낭성섬유증

■ 췌장은 소화관에 소화효소와 중탄산염을 분비하고(외분비), 혈류에 인슐린과 글루카곤을 분비한다(내분비).

낭성섬유증은 백인에게 가장 치명적인 유전 질환이다. 돌연변이에 의해 보통과 다른 점성의 ■ 외분비물을 분비하여, 심각하고 다양한 합병증을 유발시킨다. 몇 십 년 전까지

사례연구

만성췌장염을 가진 은퇴한 임원

이길상 씨는 62세의 만성 췌장염환자이다. 그는 무역회사의 회장이던 50대 초반에 음주문제와 회사를 나오기 힘들 만큼 악화된 건강 문제로 은퇴해야만 했다. 그 후 그의 아내는 이혼을 요구했고, 지금은 혼자 살고 있다.

그의 키는 180 cm, 몸무게 65.7 kg이다. 그는 자주 심한 복통과 지방변을 보고 있다. 이 씨는 고열량, 고단백, 무지방식을 하고 효소대체법을 사용하고 있지만, 충분히 먹지 못하고 있다. 그는 지난 8개월 동안 알코올을 전혀 섭취하지 않았고, 매일 진통제, 산억제제, 비타민복합제를 복용하고 있다.

1. 이 씨가 체중을 유지하기 어려운 이유는 무엇인가? 어떤 제안이 체중 유지에 도움이 되겠는가? 고단백식이 처방된 이유는 무엇인가?
2. 만성 췌장염일 때 흡수불량이 일어나는 이유는 무엇이며, 어떤 영양소가 가장 영향을 받는가?
3. 이 씨의 주치의는 효소 대체치료의 효과를 어떻게 확인할 수 있는가? 이 씨가 산억제제를 계속 사용해야 하는 이유를 설명해 보라.
4. 만약 지방변이 계속된다면 어떤 제안을 할 것인가? 지방 흡수불량을 치료하지 못하면 어떠한 합병증이 일어날 수 있나?

낭성섬유증을 갖고 태어난 유아는 성인기까지 생존하지 못했다. 현재는 조기 진단과 의학적 진보로 평균 30세까지 생존하고 있다.

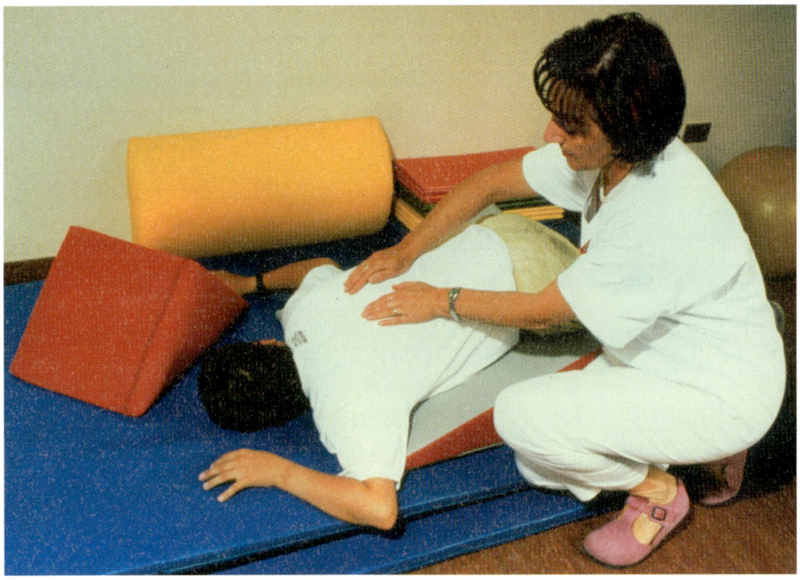

Postural drainage는 낭성섬유증에 적용되는 물리치료법으로, 기도를 막고 감염의 위험을 초래하는 끈적끈적한 분비물을 제거하는 데 도움이 된다.

낭성섬유증의 결과 낭성섬유증의 주요 합병증은 폐, 췌장, 땀샘에 나타난다. 낭성섬유증을 가진 사람은 기관지 조직의 감염과 진행성 기도 폐쇄증으로■ 인해 지속적인 호흡기 감염을 앓게 된다.

또한 낭성섬유증으로 인해 걸쭉한 췌장액이 분비되면 체관을 막음으로써 췌장에 소화효소가 축적되고 췌장 조직이 괴사된다. 미량의 췌장효소만이 소장에 도달하여 단백질, 지방, 지용성 비타민의 흡수불량이 초래된다. 그리고 땀으로 염분이 손실되어 탈수가 일어날 수 있다.

낭성섬유증을 가진 어린이는 만성적인 영양부족, 성장불량은 물론, 표준체중 유지에 어려움을 겪는다. 합병증으로는 췌장염, 고혈당증(인슐린 생성 세포의 파괴로 인해), 당뇨병이 있다.

■ 만성 폐쇄성 폐질환과 관련된 영양적 문제는 14장에서 다뤘다.

낭성섬유증의 영양학적 치료 낭성섬유증 환자는 영양요구량 증가와 흡수불량, 식품섭취 감소로 인해 고열량이 필요하다. 어린이는 일반적인 성장과 적정 영양상태를 지속하기 위해서 권장 열량의 120~150%가 요구된다.

낭성섬유증을 가진 환자는 고열량 · 고지방식을 해야 하고, 식사와 간식을 자주 먹으며, 보충식으로는 밀크셰이크나 영양 보충액을 섭취해야 한다. 열량 섭취가 충분하지 않을 때는 관급식으로 보충해야 한다.

chp장 효소 대체법은 낭성섬유증 치료에서 중요하다. 간식 또는 끼니마다 효소를 포함해야 한다. 영유아들에게는 캡슐을 소량의 액체나 부드러운 음식(예 : 사과소스)에 섞어 숟가락으로 먹인다. 성장지체나 지방변, 장내 가스, 복통 같은 소화계 증상이 수반되는 흡수불량의 진행에 따라 효소 함량을 조정할 필요가 있다.

영양결핍은 흡수불량에 달려있다. 가장 관심을 가져야 할 영양소는 지용성 비타민, 필수지방산, 칼슘이다. 종합비타민과 지용성 비타민을 규칙적으로 보충해야 한다. 식사 시 소금을 자유롭게 첨가하고 짠 음식을 섭취함으로써, 땀으로 손실된 나트륨을 보충할 수 있다.

장용피복(enteric-coated) 위산에 견디어 높은 pH에서만 녹는 약품이나 효소를 가리킨다.

낭성섬유증(cystic fibrosis) 비정상적인 점성의 췌장액이 생성되는 유전질환으로써, 종종 호흡기 질환과 췌장기능부전을 초래한다.

핵심정리

- 만성 췌장염과 낭성섬유증은 소화액 분비 부족으로 소화불량과 흡수불량을 초래할 수 있다. 흡수불량은 체중감소와 영양불량을 초래한다.
- 만성 췌장염과 낭성섬유증을 치료하기 위해 췌장 효소 대체요법과 보충제 섭취로 영양불량을 개선한다.

■ 크론병은 만성적, 진행성 염증질환으로 장 조직의 세 개 층 모두에 상당한 손상을 입힌다.

소장 질환

흡수불량은 염증이나 감염으로 장 점막이 손상되었을 때 자주 발병한다. 심한 감염을 특징으로 갖는■크론병은 앞서 8장에서 다뤘다. 이 장에서는 밀단백질에 과민증이 있어 장 점막에 파괴를 일으키는 소아지방변증, 소장의 상당부분을 수술로 제거한 결과 흡수불량 상태에 있는 단장증후군에 대해 알아보기로 한다.

소아지방변증

소아지방변증(celiac disease) 밀글루텐에 비정상적인 면역반응을 함으로써, 심한 장 손상과 영양소 흡수불량을 초래함. **글루텐 과민성 장질환** 또는 **비열대성 스프루**라고 한다.

밀글루텐(wheat gluten) 밀에 있는 가용성단백질 중 하나. 밀글루텐에 있는 단백질인 gliadin (GLY-ah-din)은 소아지방변증에 독성효과를 나타낸다.

포진성 피부염(dermatitis herpetiformis)(DERM-ah-TYE-tis HER-peh-tih-FOR-mis) 글루텐 감수성 질환으로 심한 피부 발진을 나타낸다. 위장관증상은 경미하거나 거의 나타나지 않는다.

소아지방변증은 **밀글루텐**에 있는 단백질 일부와 보리 · 호밀에 있는 단백질에 비정상적인 면역 반응을 하는 질병이다. 글루텐에 대한 과민반응은 장점막에 심한 손상을 주고, 흡수불량을 일으킨다. 증상으로는 설사, 지방변, 위장에 가스 고임 등과 같은 소화장애가 있다. 미국에서는 소아지방변증이 133명당 1명꼴로 발병한다.

소아지방변증의 결과 글루텐에 대한 면역반응은 장 조직을 현저히 변화시키는데, 그 부위의 소장 표면은 평평해지고, 융모가 짧아지거나 없어진다(아래 사진 참고). 점막부분의 감소는 장의 소화효소의 감소를 가져온다. 손상은 십이지장으로 제한될 수 있지만, 소장 전체에 걸쳐 나타날 수도 있다.

심한 경우 모든 영양소의 흡수가 어려워지며, 특히 다량영양소 · 지용성 비타민 · 전해질 · 칼슘 · 마그네슘 · 아연 · 철 · 엽산 · 비타민 B_{12}의 흡수가 어렵다. 점막손상으로 인해 유당불내증이 올 수 있기 때문에 유제품을 섭취하면 소화기 증세가 악화될 수 있다. 소아지방변증이 있는 어린이의 경우 성장이 지체되고, 체중미달이 심하다. 영양결핍으로 철결핍성 빈혈이 잘 나타나고, 골밀도도 낮다.

글루텐 과민성인 사람은 소화기 증세가 거의 없고, 대신 심한 발진이 나타나는 경우가 있다. 이러한 경우를 **포진성 피부염**이라고 하며 식이요법은 소아지방변증과 동일하다.

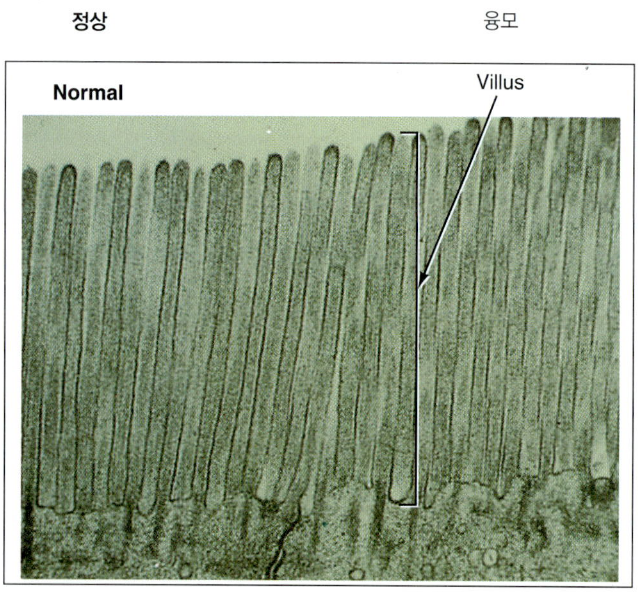

건강한 장에서 융모는 흡수 표면적을 매우 넓게 해준다.

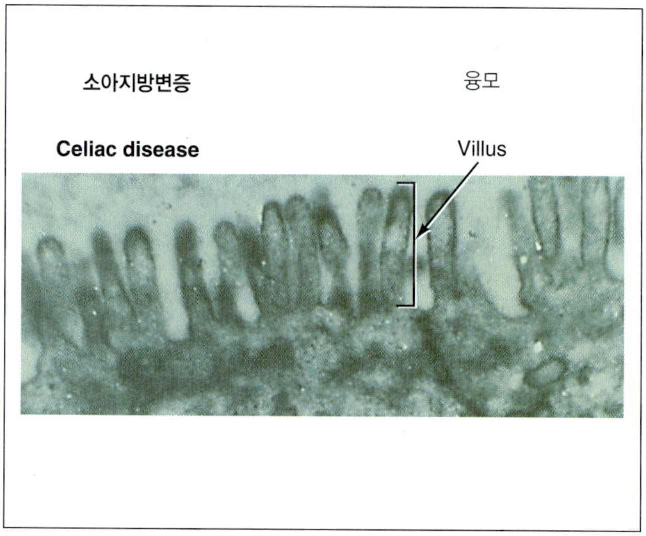

소아지방변증일 때 융모는 짧거나 결손되므로 영양소 흡수가 감소된다.

표 9-3 글루텐 제한식

고기, 생선, 계란 콩류	권장식품 : 신선육, 냉동육, 염지육, 훈제육 : 가공육은 금지된 어떤 곡류도 포함해서는 안됨 ; 가수분해채소 단백질(HVP)이나 가수분해식물단백질(HPP)로 만들어진 제품 ; 달걀 ; 말린콩 ; 두부 주의 식품 : 런천미트, 샌드위치 스프레드, 미트로프, 냉동버거, 소세지, 대용육류제품, 육류보강제품, 달걀대체품, 말린 달걀제품, 말려서 구운 견과류, 땅콩버터 제한 식품 : 크림소스, 육즙으로 조리되거나 곁들여진 식품
우유 및 유제품	권장식품 : 우유, 버터우유, 플레인요거트, 치즈 주의 식품 : 밀크셰이크, 치즈스프레드, 향미가 첨가된 요거트, 냉동요거트, 초콜릿우유 제한 식품 : 몰트밀크, 몰트밀크파우더
곡류 및 전분류 빵, 시리얼, 쌀과 파스타	권장식품 : 옥수수, 쌀, 콩, 감자전분, 감자가루, hominy, 메밀, 기장, teff, 수수, 아마란스, 키누아, 칡가루, 타피오카로 만든 빵, 제과제빵류, 씨리얼, 앞서 말한 곡류나 전분으로 만들어진 파스타와 국수류 ; 옥수수 타코와 옥수수 또띠아 주의 식품 : 오트밀과 오트브란 ; 쌀 크래커, 쌀 케이크, 옥수수 케이크 제한 식품 : 밀, 호밀, 보리, 라이밀, 스펠트밀, 카무트, 밀배아, 밀기울, 그레이엄 밀가루, 듀럼가루, 밀전분, 밀빌거, 밀파니나, 밀세몰리나로 만든 빵, 제과제빵류, 시리얼, 또띠아나 파스타 ; 비스킷, 옥수수빵, 머핀, 팬케이크나 와플용 상업 혼합물 ; 엿기름이나 엿기름향료 ; 프렛즐, 마쯔
과일과 채소	권장식품 : 가공되지 않은 과일과 채소면 어떤 것이든 주의 식품 : 특히 패스트푸드점의 프렌치 프라이, 시중에 판매하는 샐러드 드레싱, 과일파이 소, 마른 과일 제한 식품 : 스캘롭트 감자(밀가루를 넣은), 크림 첨가 채소, 반죽을 입힌 채소
후식	권장식품 : 아이스크림, 샤베트, 달걀 커스터드, 글루텐을 넣지 않은 젤라틴 디저트 ; 순수한 베이킹 초콜릿 ; 초콜릿 칩 ; 하드캔디 주의 식품 : 당의 가루설탕, 사탕, 초콜릿바, 머쉬멜로우 제한 식품 : 밀가루를 넣어 걸쭉하게 한 푸딩 ; 글루텐 안정제를 넣은 아이스크림이나 샤베트 ; 밀, 호밀, 보리를 넣은 구운 디저트나 도넛 ; 아이스크림 콘 ; 감초
음료	권장식품 : 커피 ; 차 ; 코코아 ; 소프트드링크 ; 럼, 진, 위스키, 보드카 같은 증류주 ; 와인 주의 식품 : 인스턴트 차 또는 커피, 커피 대용품, 초콜릿 음료, 핫코코아 믹스 제한 식품 : 맥주, 에일 맥주, 라거 맥주, 맥아를 넣은 음료, 곡물을 넣은 음료(Postum), 유제품을 함유하지 않은 크림 대용품을 넣은 음료

자료 출처 : American Dietetic Association, *Manual of Clinical Dietetic* (Chicago: American Dietetic Association, 2000), Chapter 11, Celiac disease.

소아지방변증의 영양의학적 치료 소아지방변증을 치료하기 위해서는 글루텐제한식(gluten-free diet)을 해야 한다. 점막치료는 수년이 걸리기도 하지만, 몇 주 안에 증상이 호전되기도 한다. 만약 락타아제 결핍이 의심된다면, 장이 회복될 때까지 유당을 함유한 음식을 제한해야 한다. 미량영양소 요구량을 충족하고 영양소 결핍을 개선하기 위해 보충제를 사용할 수 있다.

글루텐 제한식은 밀, 보리, 호밀이 포함된 식품을 제한한다(표 9-3). 많은 식품이 이러한 곡물을 가공하여 만들어지기 때문에, 음식의 선택이 쉽지는 않다. 또한 소량의 글루텐으로도 증상이 나타나는 사람이 있기 때문에 식품 성분을 주의깊게 확인해야 한다. 빵, 파스타, 씨리얼 같은 일반적인 식품의 글루텐 제한 대체식품이 이용 가능하다.

글루텐 제한식품은 비싸지만 소아지방변증 환자의 식품 선택폭을 넓히고, 다양한 식품을 즐길 수 있게 한다.

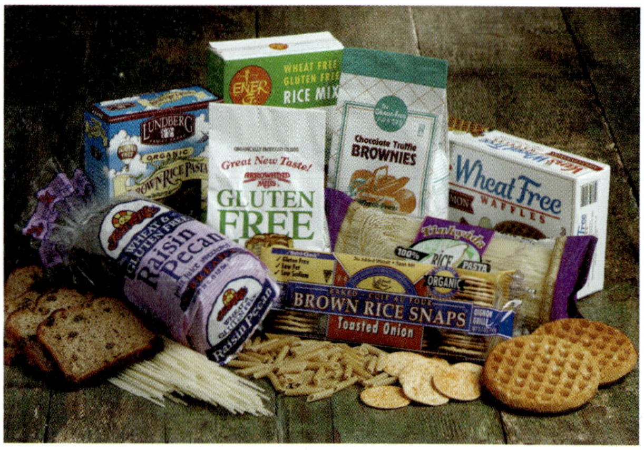

글루텐 제한식품은 소아지방변증 환자가 다양한 식품을 즐길 수 있게 한다.

대부분의 소아지방변증 환자는 적당량의 귀리를 섭취할 수 있지만, 미국에서 자라는 귀리는 밀 · 보리 · 호밀과 섞여있다. 귀리는 종종 다른 곡류와 윤작되기 때문에, 수확 · 가공하는 동안 섞이기도 한다. 일부 귀리 제분업자들은 귀리에서 다른 곡류를 제거하는 가공공정을 개발하였지만 미국에서 유통되는 귀리에 글루텐이 없다는 보장은 없다.

귀리를 섭취하려면 안전섭취량(말린 귀리 1/2 Cup/일) 이하를 섭취해야 하고, 제분업자나 제조업자를 통해 글루텐을 함유한 식품이 섞여 있는지를 확인해야 한다.

단장 증후군

단장 증후군(short-bowel syndrome) 소장 절제 시 나타나는 흡수불량증후군으로, 남아있는 장에서 흡수능력의 불충분을 초래한다.

장 적응(intestinal adaptation) 절제술 후에 장의 회복 과정에서 흡수능력을 개선시키는 것

크론병과 소장암, 기타 장 질환을 치료하기 위해서 소장의 중요한 일부분을 절제(제거)하는 수술이 필요할 수 있다. 남아있는 장의 흡수 능력이 영양적 요구량을 충족시키지 못할 때 나타나는 흡수불량 증후군을 **단장 증후군**이라 한다. 적절한 식이 조절이 없다면 체액과 전해질의 불균형과 다양한 영양소의 결핍을 초래할 수 있다. 증상으로는 설사, 지방변증, 탈수, 체중감소와 어린이의 성장장애가 있다.

그림 9-2는 소화계의 영양소 흡수와 장 절제술의 영향을 받은 흡수과정을 보여준다. 일반적으로 소장의 50%까지는 심각한 영양소 흡수장애 없이 절제할 수 있다. 더 넓은 범위의 절제는 일반적인 흡수불량을 초래하고, 환자는 평생 동안 비경구적인 영양 공급과 경구적인 영양 보충을 필요로 할 수 있다.

장 적응 절제술 후에 남아있는 장은 흡수능력을 극적으로 증가시키는 적응 반응인 **장 적응**을 겪는다. 적응은 수술 후 바로 시작하고 몇 년 동안 지속된다. 회장은 공장보다 적응하는 능력이 뛰어나므로 회장의 제거는 공장의 제거보다 결과가 좋지 않다.

그림 9-2

영양소 흡수불량과 장 절제술의 결과 영양소의 약 90~95%는 소장의 첫 1/2 지점에서 흡수되므로, 이 부분을 절제하면 영양소의 흡수가 감소한다.

흡수되는 영양소

십이지장/공장
- 단순당
- 지방
- 아미노산
- 비타민
- 무기질
- 수분

회장
- 담즙산
- 비타민 B_{12}
- 수분

(적응을 통해 십이지장과 공장의 흡수 기능을 획득한다)

대장
- 수분
- 전해질
- 단쇄지방산

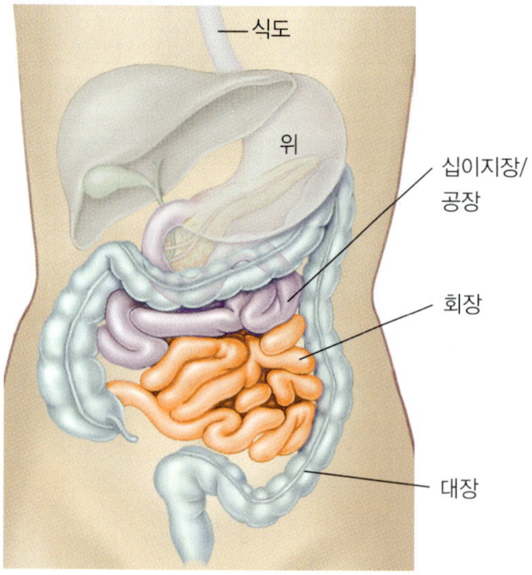

장 절제술의 결과

십이지장/공장
- 회장이 보존된 경우 최소한의 영향 초래
- 십이지장 절제시 Ca과 Fe 흡수불량

회장
- 지방 흡수불량
- 단백질 흡수불량
- 지용성 비타민과 비타민 B_{12} 흡수불량
- Ca, Mg, Zu 흡수불량
- 수분 손실
- 설사/지방변

대장
- 수분과 전해질 손실
- 설사(회장을 절제한 경우 손실이 악화된다)

* 비타민과 무기질의 흡수는 십이지장에서 시작되어 소장 전체에 이른다.

사례연구

단장 증후군을 가진 경제학자

주디는 28세의 경제학자로 8년째 크론병을 앓고 있다. 주디의 키는 170 cm이며 3년 전 소장절제술을 하였고 2년 동안 아무런 증상이 없었다. 그동안 그녀는 대부분의 음식을 아무 문제없이 먹을 수 있었고, 체중도 증가하였다.

10개월 전 주디의 크론병이 심하게 재발했다. 그때 체중이 6.8 kg 빠져 현재는 53.5 kg이다. 정맥영양을 포함한 적극적인 의학치료에도 불구하고 심한 복부통증과 피로가 지속되고 있다.

5일 전 주디는 소장의 40%만 남기는 또 한 번의 절제술을 받았으나, 대장은 손상되지 않았다. 그녀는 지금 심한 설사를 겪고 있다.

1. 크론병의 증상을 설명하라. 크론병을 치료하는 데 왜 수술이 필요한가(8장 참고)? 크론병을 가진 사람의 영양소 요구량에 영향을 끼치는 합병증을 설명하라.
2. 최근 주디의 체중감소를 고려한 영양 제안을 하라. 크론병으로 인해 주디가 겪었을 다른 영양적 문제에는 어떤 것이 있겠는가?
3. 광범위한 장 절제술로 인한 합병증에 대해 이야기해 보라. 경구식이로 영양소 요구량을 충족시키는 데 영향을 미치는 요인에는 무엇이 있는가?
4. 장 절제술 후 권장되는 단계적 식이요법을 설명하라. 단단한 음식을 먹을 수 있게 된 후 주디에게 권장되는 식단은 어떤 요인의 영향을 받겠는가?

회장의 제거는 비타민 B_{12}와 담즙산 재흡수에 영구적은 영향을 주고, 담즙산이 고갈되면 지방 흡수불량과 설사를 악화시킨다. 회장과 맹장 사이의 괄약근이 제거되면 대장의 박테리아가 소장으로 침투하여 과성장할 수 있다. 대장은 소화흡수되지 않은 영양소를 분해하여 유용한 영양소를 생산하는 박테리아를 가지고 있으므로 중요하다. 대장을 보존함으로써 체액과 전해질 손실을 막을 수 있다.

단장 증후군의 영양의학치료 절제술 직후에는 반드시 체액과 전해질을 정맥으로 공급해야 한다. 수술 후 첫 몇 주 동안은 설사로 인한 상당한 체액 손실(때때로 1일 최대 2 리터)을 보충하기 위해서 적절한 수분공급이 중요하다. 설사는 장의 적응에 따라 점점 줄어든다.

수술 직후에는 완전 정맥 영양(TPN)으로 영양소 요구량을 충족시키다가, 경구적 영양 공급을 늘이면서 점차적으로 정맥영양의 양을 줄인다. 장의 적응을 증진시키기 위해서는 경구적 영양 공급을 가능한 한 빨리 시작해야 하고, 짧은 경우에는 수술 5일 후 시작하기도 한다.

경구적 영양 공급은 소량의 유동식으로 시작하여 차츰 양을 늘리다가 서서히 단단한 음식을 공급하도록 한다. 소량을 자주 공급해야 남은 장을 효율적으로 이용할 수 있다. 저지방 식이는 지방변을 개선하고, 고탄수화물 식이는 대장에서 단쇄 지방산의 생성을 자극한다. 유당을 포함한 음식은 종종 불내증을 일으킨다.

비타민과 무기질 보충제는 장 적응 기간에 영양소 요구량을 충족시킬 수 있다. 단장 증후군을 가진 환자는 칼슘 흡수불량으로 인해 신장결석 발병의 위험이 높으므로, 저수산식이 권장된다. 사례연구에서는 단장 증후군에 대해 다루고 있다.

핵심정리

- 소아지방변증은 글루텐에 과민 반응을 보이는 것으로, 장 점막에 손상을 주어 흡수불량을 초래한다. 치료를 위해 글루텐 제한식을 한다.
- 단장 증후군은 소장절제술의 결과로 빌생하지만, 장 적응을 통해 흡수능력이 상당히 개선될 수 있다. 광범위한 장 절제를 받은 환자는 평생 동안 비경구적인 영양보충을 필요로 한다.

영양평가 체크리스트

흡수불량 질환자

1. 병력

① 진단받아본 적 있는 병력

- □ 소아지방변증
- □ 크론병
- □ 만성 췌장염
- □ 낭성섬유증
- □ 유당불내증
- □ 단장 증후군

② 소화관과 연관된 수술

- □ 위 절제술
- □ 위 우회술
- □ 장 우회술
- □ 장 절제술

③ 증상이나 합병증

- □ 빈혈
- □ 세균의 과성장
- □ 골격계 질환
- □ 설사, 탈수
- □ 치루
- □ 신장결석
- □ 유당불내증
- □ 영양결핍
- □ 폐색
- □ 성장부진(어린이)
- □ 지방변

2. 약물

약물이나 식이보충제의 사용 여부

- □ 변비나 설사 때문에 먹는 약물
- □ 식욕이나 식품섭취를 억제하는 약물
- □ 위산분비를 줄이는 약물

3. 식이섭취

만약 아래의 항목과 관련된 어려움이 의심된다면 영양사와 상담하라.

- □ 식욕이나 식품섭취
- □ 액체 섭취
- □ 식품에 대한 알레르기

4. 인체측정학적 자료

키와 몸무게를 측정하라. 아래의 질병을 가진 환자는 영양불량을 초기에 예방하기 위해 체중감소에 초점을 맞추어라.

- □ 위 또는 장 우회술
- □ 위 또는 장 절제술
- □ 흡수불량
- □ 심각한 또는 계속적인 설사
- □ 지방변증

5. 임상병리 검사

아래의 질병을 가진 환자 중 탈수, 전해질 균형, 영양불량의 소견이 있는 환자들은 임상병리 검사를 확인하라.

- □ 흡수불량
- □ 심각한 또는 계속적인 설사
- □ 장 절제술
- □ 지방변증

6. 신체적 징후

다음과 같은 신체적 증후들을 살펴보라.

- □ 탈수
- □ 단백질-열량 영양불량
- □ 필수지방산과 지용성비타민의 결핍
- □ 엽산과 비타민 B_{12}의 결핍
- □ 무기질 결핍

분석

임상 적용

1. 표 9-2를 이용하여 50 g 지방을 포함한 1일 식단을 세워라. 이때 맛과 영양 모두 고려되어야 한다. 표 9-2에 있는 'How to'의 제안사항을 어떻게 이용하여 메뉴를 개선시킬 수 있을까?

2. 소아지방변증의 치료는 믿을 수 없을 만큼 간단하다(밀, 보리, 호밀, 귀리를 가능한 한 제한하는 것). 그러나 글루텐 제한식을 하는 것은 생각처럼 쉽지 않다.

- 당신이 좋아하는 스낵과 편의식품을 무작위로 10개 골라라. 식료품점에 가서 당신이 고른 식품의 식품성분표시를 보고 글루텐제한식에 포함될 수 있는 식품인지 아닌지 알아 보아라. 식품성분표시에는 모든 성분이 표시되어 있지는 않다.
- 허용될 수 없는 식품을 대신할 수 있는 식품을 찾아보고, 다른 대용식품이나 글루텐이 들어있지 않는 식품을 찾아보아라. 인터넷 접속이 가능하다면 이용가능한 식품에 관한 정보를 얻기 위해서 글루텐제한 식품을 광고하는 웹사이트를 조사할 수 있다.

자가 평가

1. 흡수불량을 초래하는 원인이 아닌 것은?
   a. 감염성 장 질환
   b. 췌장 기능 장애
   c. 간 질환
   d. 헛배부름

2. 쉴링검사로 진단할 수 있는 것은?
   a. 유당불내증
   b. 지방 흡수불량
   c. 비타민 B_{12} 흡수불량
   d. 췌장 질환

3. 지방 흡수불량 결과 발생하는 영양적 문제가 아닌 것은?
   a. 체중감소
   b. 필수 아미노산 결핍
   c. 근 손실
   d. 옥살레이트 신장결석

4. 위와 소장에서 세균의 과성장과 관련된 일반적인 영양적 문제는?
   a. 글루텐 감수성
   b. 지방 흡수불량과 비타민 B_{12} 결핍
   c. 변비
   d. 소화효소의 영구적인 손실

5. 유당불내증을 일으키는 직접적인 원인은?
   a. 불충분한 락타아제
   b. 우유 알레르기
   c. 세균의 과성장
   d. 췌장 기능장애

6. 만성췌장염을 일으키는 주요소는?
   a. 박테리아와 바이러스의 감염
   b. 담석
   c. 과도한 알코올 섭취
   d. 중성지방의 증가

7. 낭성섬유증 환자를 위한 가장 적절한 식이는?
   a. 고칼로리식
   b. 고섬유식
   c. 글루텐제한식
   d. 지방제한식

8. 만성췌장염과 낭성섬유증 모두를 치료할수 있는 것은?
   a. 장 절제술
   b. 체위배출
   c. 효소대체요법
   d. 변비약

9. 글루텐제한식을 하는 사람이 반드시 피해야 하는 식품은?
   a. 밀, 보리, 호밀
   b. 보리, 콩, 옥수수
   c. 밀, 옥수수, 쌀
   d. 메밀, 쌀, 기장

10. 만약 공장절제술 후에 소장의 60%가 남아있다면?
    a. 평생 비경구적인 영양 공급만이 가능
    b. 경구로 담즙염을 반드시 섭취해야함
    c. 췌장효소대체법이 요구됨
    d. 결국 경구식이로 영양요구량을 충족시킬 수 있음

정답은 부록을 참조.

빈혈

적혈구가 부족한 상태인 빈혈은 여러 질병의 첫 징후이며, 이로 인해 환자가 병원을 찾는 경우가 많다. 빈혈은 많은 질병과 관련이 있고 일반적으로 입원 환자에게서 자주 나타난다. 대개 입원 환자의 20~40%는 어느 정도 빈혈을 가지고 있다.

앞서 빈혈과 영양소 결핍의 관계를 설명하였고, 실전 영양에서는 질환을 갖고 있을 때 빈혈이 어떻게, 왜 발병하는지에 대해 설명한다. 관련용어는 용어정리에서 정의해 놓았다.

어떻게 빈혈이 발병하나?

빈혈은 생산된 적혈구(erythrocytes)의 수가 충분하지 않을 때, 적혈구가 너무 빨리 파괴되거나 출혈로 인해 손실이 클 때 발병한다. 적혈구는 헤모글로빈을 갖고 있어서 조직에 산소를 공급하기 때문에 적혈구가 없으면 피로를 느끼고 체력이 감소한다. 조직에 산소 결핍은 추가적인 적혈구 생산을 자극한다.

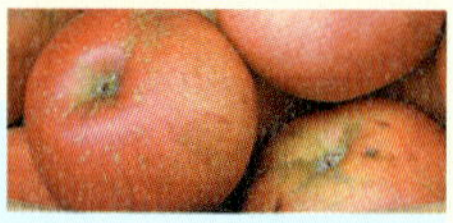

용어정리

만성병 빈혈(anemia of chronic disease) : 만성병이 있는 사람에게 나타나는 빈혈. 저장된 철이 적당하더라도 철결핍성 빈혈과 양상이 비슷하다.

재생불량성 빈혈(aplastic anemia) : 골수가 적당량의 혈구를 생산하지 못하는 빈혈로 유전적 결함, 바이러스, 방사선 치료, 약물 독성으로 인해 일어난다.

적혈구생성(erythropoiesis) : 골수에서 적혈구를 생성하는 것

적혈구생성인자(erythropoietin) : 신장 세포에서 생산되는 호르몬으로 적혈구 생산을 자극한다.

용혈성 빈혈(hemolytic) : 적혈구의 파괴가 일어나는 빈혈

대적혈구성 빈혈(macrocytic anemia) : 큰 적혈구를 갖는 빈혈로 엽산과 비타민 B_{12} 결핍일 때 나타남. 거대적아구성빈혈(megaloblastic anemia)이라고도 한다.

소적혈구성 빈혈(microcytic anemia) : 작고, 저색소(핏기 없는) 적혈구가 특징인 빈혈로 철 결핍일 때 발생한다.

말초혈액도말검사(peripheral blood smear) : 혈액 샘플 분석을 위해 유리판에 도말하고 물들인 후 현미경으로 관찰한다. 말초 혈액은 조직에 머물지 않고 순환하는 혈액을 나타낸다.

망상적혈구(reticulocytes) : 골수에서 혈액으로 방출되는 미성숙한 적혈구

어떻게 적혈구가 생성되나?

적혈구의 생성은 골수에서 일어나는데, 골수는 뼈의 한 형태로 부드러운 조직이다. 생성과정의 시작은 신장 세포가 혈액 내 산소가 적음을 감지하는 것이고, 이어서 **적혈구생성인자**를 방출한다(그림 NP9–1).

적혈구생성인자는 골수에서 전구체세포(stem cell)를 자극하여 적혈구로 분화시킨다. 골수에서 나온 세포는 **망상적혈구**라고 불리는 미숙한 적혈구로서 24~48시간 동안 혈류를 순환하면서 성숙한 적혈구가 된다.

어떤 영양소 결핍이 적혈구생산을 방해하나?

가장 자주 적혈구생성을 방해하는 영양소 결핍으로는 철, 엽산, 비타민 B_{12}가 있다. 철은 헤모글로빈 생성에 필요하고, 철 결핍은 작고 색소가 적은 적혈구가 특징인 **소적혈구성 빈혈**을 초래한다. 비타민 B_{12}와 엽산는 DNA 합성에 필요하며, 이 중 하나라도 결핍되면 크고 미성숙한 세포를 갖는 **대적혈구성 빈혈**이 발생한다.

이 밖에 흔하지는 않지만 다른 영양소 결핍도 빈혈을 초래한다. 비타민 E는 세포막 보전을 지속시키므로 비타민 E 결핍은 **용혈성 빈혈**(적혈구 파괴)과 관련이 있다. 비타민 B_6는 헤모글로빈을 생성하는 역할을 하므로 결핍 시 소적혈구성 빈혈이 발병하기도 한다.

비타민 C는 혈관을 보전하므로 결핍 시 혈관이 약해지고 모세혈관에서 출혈이 일어난다. 단백질–에너지 결핍도 빈혈을 초래하는데, 적혈구 성장은 단백질 합성에 의존하기 때문이다. 영양결핍은 부적절한 식사 외에 장의 흡수, 영양소 대사, 영양소 손실과 관련된 질병으로 인해 발병할 수도 있다.

어떻게 질병이 빈혈을 일으키는 영양소 결핍을 초래할 수 있나?

질병은 무수히 많은 방법으로 철, 엽산, 비타민 B_{12}의 결핍을 초래하여 결국 영양성 빈혈의 원인이 된다. 많은 질병에서 나타나는 혈액손실은 철 결핍의 주된 이유이다. 또 질병은 식품섭취를 감소시킨다.

철과 비타민 B_{12}는 간에 저장되므로 일시적인 질병이 있는 동안은 결핍을 피할 수 있지만, 엽산은 저장되지 않으므로 식이섭취가 부족하면 몇 달 안에 결핍이 일어날 수 있다.

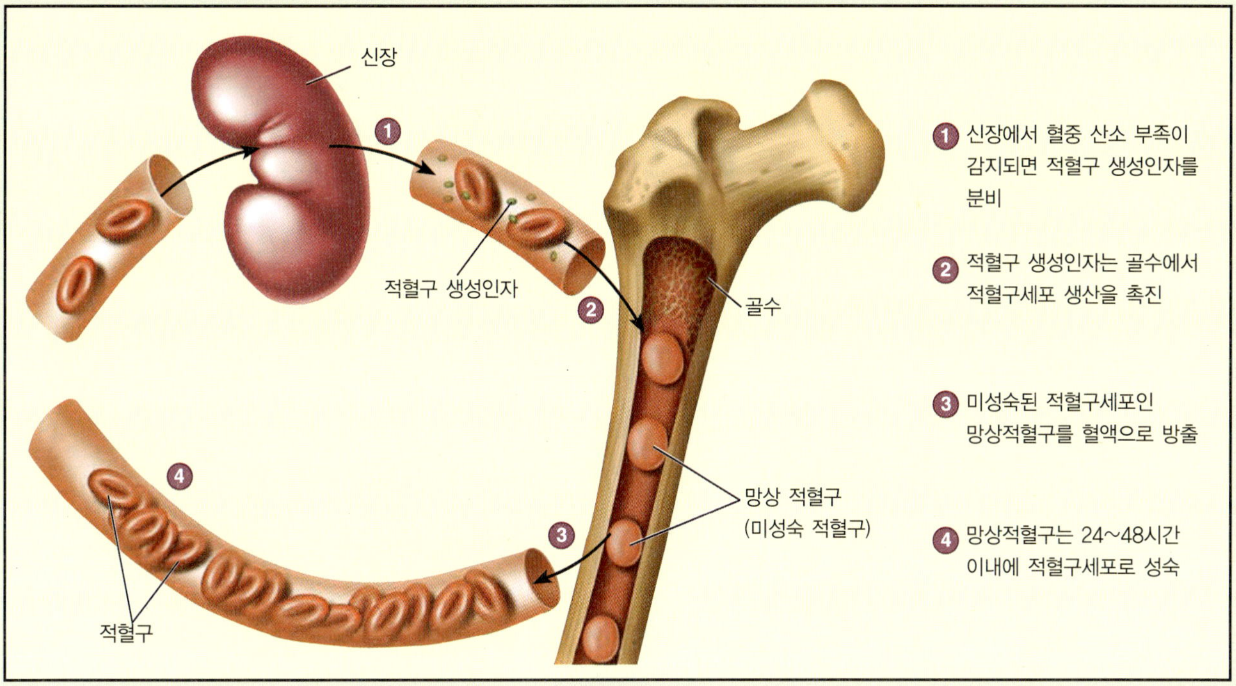

그림 NP9-1 적혈구 생성

자료 출처 : Reprinted with perinssion from L. Sherwood, *Hyman Physiology*, 5th ed., (Brooks/Cole, 2004), Figure 11-4, p395.

몇 가지 영양소가 동시에 결핍일 때는 대적혈구성 빈혈과 소적혈구성 빈혈이 동시에 나타나므로 보통의 혈액검사를 통해서는 빈혈의 원인을 밝히기 어렵다.

혈액손실과 관련된 질병으로는 어떤 것이 있나?

위장관에 관계된 질병은 종종 출혈을 일으킨다. 예를 들면 소화성 궤양, 감염성 장질환, 간질환으로 인한 위장관 정맥류(정맥이 부풀어오르는 것)가 있다. 과도한 출혈은 응고장애를 수반할 수 있으며, 주로 간질환 · 유전적 결함 · 비타민 K 결핍으로 일어난다.

잦은 채혈과 수술은 혈액손실을 초래하여 철 결핍을 일으킨다. 천천히 일어나는 만성 출혈은 빈혈이 발병하기 전에는 발견하기 어렵다.

어떻게 흡수불량 질환이 빈혈을 발병시키는가?

8장과 9장에서는 소장의 손상이 어떻게 영양흡수불량을 일으키는지를 설명하였다. 예를 들면 크론병과 소아지방변증은 장 점막을 파괴할 수 있으므로 모든 영양소의 흡수가 저해된다. 철은 주로 십이지장과 공장의 윗부분에서 흡수되고, 염산분비가 감소되거나 장의 윗부분 절제술로 인해 흡수상태가 악화된다.

위 또는 회장 절제는 두 장기 모두 비타민 B_{12}를 흡수하는 역할을 하기 때문에 비타민 B_{12} 결핍을 촉진할 수 있다. 8장에서 설명한대로 위는 내적인자라고 불리는 단백질을 생산하고, 이것은 비타민 B_{12}와 결합하여 회장에서 흡수되도록 돕는다.

영양결핍이나 출혈이 없는 많은 만성질병이 왜 빈혈과 연관되어 있나?

만성질병만으로도 빈혈이 초래되고, 때로 빈혈은 만성질병의 초기증상이다. 사실 **만성병 빈혈**은 가장 일반적인 빈혈의 종류로 병원 환자와 만성질병 환자에게 나타난다.

만성병 빈혈은 보통 만성적인 감염, 염증, 자가 면역 질환, 암을 가진 사람에게 나타난다. 빈혈이 심각하지 않더라도, 병이 진행되면 수혈이 필요할 수도 있다.

만성병 빈혈은 조직에 철 분배와 적혈구의 생산/파괴 비율의 변화로 나타난다. 감염에 대한 반응으로 간과, 비장, 골수의 대식세포는 철을 격리함으로써 적혈구 생성을 불가능하게 하여 새로

표 NP9-1 철결핍성 빈혈과 만성병 빈혈을 구분하는 검사방법

검사	철 결핍성 빈혈	만성병 빈혈
적혈구(RBC)의 크기와 수	크기가 작고, 적혈구 수 적음	크기가 정상 또는 작고, 적혈구 수 적음
혈청 철	낮음	낮음
혈청 페리틴	낮음	정상 또는 증가
혈청 트랜스페린	증가	낮음
총철결합력	높음	낮음
골수 철	낮음	정상 또는 증가

운 적혈구의 생성률을 낮게 만든다. 또한 적혈구는 평소보다 더 빠르게 파괴되므로, 감소된 적혈구 생성은 파괴속도에 맞춰 생성할 수 없게 된다. 마지막으로 장 세포가 혈액으로 철 방출을 줄이면 철 흡수가 감소되며, 결국 부적절한 철 흡수로 인해 철 결핍이 일어난다.

어떻게 만성병 빈혈을 진단하는가?

혈액검사로 만성병 빈혈인지 철결핍성 빈혈인지를 구별할 수 있다(표 NP 9-1). 혈청 철 농도와 총 철결합력이 동시에 낮다면 철결핍보다는 만성병 빈혈임을 시사한다.

혈청 페리틴 수준은 만성병 빈혈일 때 만성병 빈혈일 때 정상이거나 증가되는 반면 철 결핍시에는 전형적으로 낮다. 만약 철결핍성 빈혈과 만성병 빈혈이 동시에 존재한다면 진단이 더욱 복잡해진다.

약물로 인해 빈혈이 일어날 수도 있나?

그렇다. 빈혈은 약물사용의 부작용으로도 일어날 수 있다. 약물은 영양소 대사를 바꾸고, 혈액응고와 적혈구 생성을 방해하며, 때로는 적혈구 파괴를 증가시킨다.

적혈구의 평균수명은 120일이기 때문에 장기간의 약물복용은 단기간의 약물복용보다 빈혈을 일으키기 쉽다.

어떻게 약물이 영양소 대사를 바꿀 수 있나?

약물은 다양한 방법으로 영양소 대사를 바꿀 수 있다. 가장 일반적인 사항은 표 5-4에 표시해 놓았다. 예를 들면 다양한 약물은 엽산의 흡수와 대사에 영향을 끼치고 대적혈구성 빈혈을 초래한다고 알려져 있다.

설파살라진(궤양성 대장염 치료제)과 항경련제는 엽산 흡수를 저해하고, 메토트렉세이트(면역억제제)와 트리암테렌(이뇨제), 피리메타민설파독신(항말라리아제)은 엽산 대사를 방해한다. 영양결핍을 초래하는 약물을 사용해야 한다면, 보통 부가적인 치료로 영양 보충제가 권장된다.

약물이 어떻게 혈액응고를 저해하는가?

혈액응고를 줄이기 위해 처방되는 항응고제는 가끔 과도한 출혈을 일으킨다. 이러한 약물들은 혈액응고 과정의 단계인 혈소판의 기능, 응고단백질의 합성, 비타민 K의 기능을 방해하는 작용을 한다.

항응고제 외에 응고를 저해하는 약물로는 아스피린, 다른 비스테로이드성의 항염증제(NSAIDs), 아세트아미노펜, 시메티딘(Tagamet), 라니티딘(Zantac), 티아지드 이뇨제가 있다.

이러한 약물들을 동시에 사용한다면 항응고 효과는 증가될 수도 있다. 때로는 이러한 약물로 인한 만성적이고 완만한 출혈은 과도한 혈액손실이 일어나기 전까지 알아차릴 수 없기도 한다.

어떤 종류의 약물이 적혈구생성을 저해하는가?

적혈구 생성을 저해하는 약물로는 경련방지제, 항생제, 당뇨병치료제, 이뇨제, 항갑상선제, 항암제가 있다. 골수가 적당한 수의 적혈구를 생성하지 못할 때 발생하는 빈혈을 **재생불량성 빈혈**이라고 한다. 재생불량성 빈혈은 유전적으로 결함이 일어나기도 하고, 바이러스 감염이나, 독소 노출에 의해 나타날 수도 있다.

약물이 어떻게 혈구파괴를 초래하나?

약물과 적혈구의 상호작용으로 용혈성 빈혈이 발병하기도 한다. 어떤 약물은 적혈구 세포벽에서 세포를 파괴하는 항원-항체 반응을 일으키기도 한다. 페니실린과 세팔로스포린을 포함한 많은 항생제들은 이러한 반응을 일으킨다. 결국 약물섭취를 중단해야 빈혈의 진행을 중단할 수 있으며, 때로는 면역반응을 억제하기 위해 약물을 적용해야 한다.

모든 경우를 고려하여 어떤 종류의 빈혈이 어떻게 발병하는지 알 수 있나?

빈혈의 원인을 규명하는 것은 매우 어렵다. 어떤 경우 빈혈은 신부전으로 인한 적혈구생성인자 합성 저해처럼 매우 잘 알려진 질병의 결과로 나타나기도 한다.

앞서 언급한 것처럼 여러 가지 검사 결과는 수분증발이나 감염 같은 조건의 영향을 받는다 하더라도 빈혈의 원인을 규명하는 데 유용한 단서를 제공한다. 여러 가지 방해물이 동시에 존재한다면 검사결과를 분석하기는 쉽지 않다.

말초혈액도말검사(사진 참고)는 적혈구의 모양과 잠재적인 원인을 연구하기 위해 사용된다. 또한 빈혈은 혈액손실의 결과로 빨리 발병하기도 하지만 영양불량, 만성질병, 만성적인 출혈로 인해 천천히 발병하기도 한다.

빈혈은 많은 질병과 관련된 병으로 질병을 치료하는 동안에 일어날 수도 있다. 빈혈이 생기면 합병증으로 안 좋은 예후가 나타나기 전에 반드시 원인을 밝혀야 한다. 병력, 혈액검사, 말초혈액도말검사는 빈혈의 발생원인을 밝히는 데 도움이 될 수 있다.

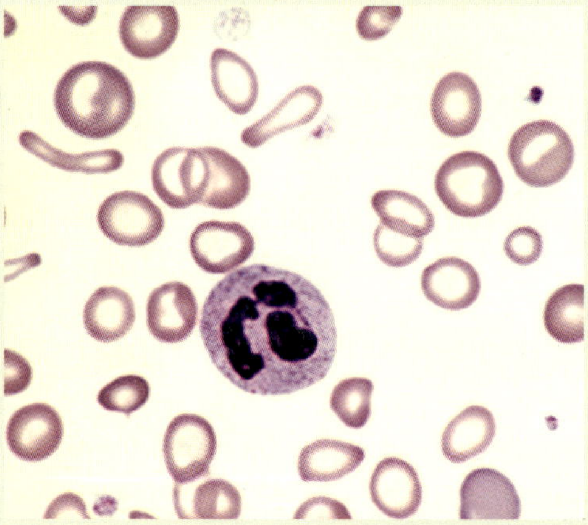

혈구의 모양과 수를 보여주는 말초혈액도말검사

Chapter

10

간과 담낭 질환 식이요법

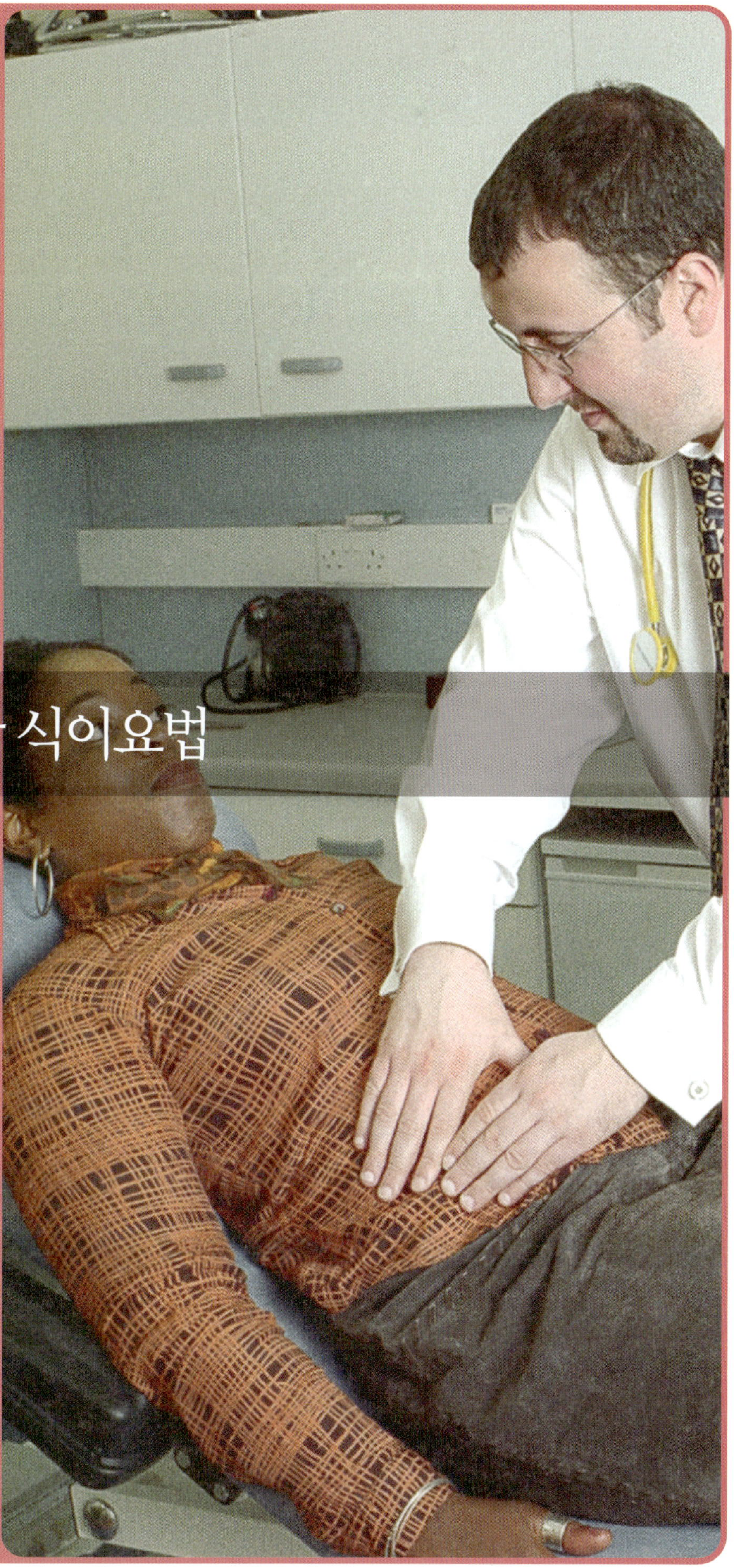

간은 활성이 강한 대사 조직으로 소장에서 흡수한 영양소를 받아들이고 가공하는 장기이다. 간은 소화 시 지방의 유화를 돕는 담즙을 생산하고, 식간에 담즙을 저장 · 농축하며, 혈장단백질인 알부민과 혈액응고 단백질, 운반단백질 등을 합성한다.

또한 약물과 알코올을 해독하고 특히 요소를 합성하여 과량의 질소가 안전하게 소변으로 배설할 수 있도록 한다. 만일 간질환이 발생하면 이러한 많은 역할을 수행할 수 없게 되고, 건강과 영양상태도 심하게 영향을 받을 수 있다.

간질환은 서서히 진행되며, 증상이 미약하여 간질환으로 진단이 되어서야 비로소 복잡한 문제가 발생하기도 한다. 간질환으로 진단되면 남은 간기능을 잘 유지하여 새로운 조직을 재생할 수 있도록 하며, 간 손상의 진행을 막아 간부전이나 간 이식으로 진전되지 않도록 하는 것이 중요하다.

지방간과 간염

지방간과 간염은 간에 영향을 주는 흔한 질환이다. 지방간과 간염은 증상이 미약하고 쉽게 치료될 수 있으나, 심각한 질환으로 진전될 수 있고, 결국 간 손상을 초래할 수 있다.

지방간

지방간(fatty liver) 간에 중성지방이 축적되어 생김 또는 hepatic stea tosis라고 함(STEE-ah-TOE-sis).
hepatic = pertaining to the liver
steato = fat

간비대(hepatomegaly) 간이 커짐

지방간은 간에 지방이 축적되는 것이다. 보통 간의 중성지방은 VLDL(초저밀도 지단백)의 형태로 존재하며 혈액을 통하여 다른 곳으로 이동된다. 비록 과량의 지방이 간에 축적되는 원인은 정확히 알려지지 않았지만, 간에서 합성되거나 혈액을 통하여 유입된 지방과 VLDL을 거쳐 혈액으로 방출되는 지방과의 불균형에서 비롯된다.

지방간은 흔히 나타나는 임상적 증상인데, 특히 알코올성 간 질환 환자, 약물이나 중금속 등에 노출된 사람에게서 나타난다. 또한 비만, 당뇨, 콰시오커나 마라스무스와 같은 영양불량 시에도 나타나며, 위장간 우회수술을 받거나 장기간 정맥영양을 받은 사람에게서도 발생한다. 지방간의 원인은 명확하지 않으나 미국인의 14%에서 발생한다.

지방간의 결과 많은 경우 지방간은 증상이 없고 별로 해롭지 않은 듯 보이지만 **간비대**, 간의 염증, 피로와 같은 증상이 나타날 수 있다. 만일 지방간이 약물이나 대사성 질환에 기인한다면 간 손상이나 간부전으로 빠르게 진행된다.

■ 간효소인 ALT(alanineamino-trans-ferase), AST(aspartate aminotrns-ferase)는 아미노산 분해와 관련이 있다.

지방간에서는 간 효소인 ALT · AST가 혈액으로 방출되어 혈액 내 수준이 상승하며, 중성지방 · 콜레스테롤 · 포도당 등도 증가할 수 있다. ■ 표 10-3은 이러한 효소들의 정상수준을 표시해 놓았다.

지방간의 치료 지방간의 일반적인 치료는 원인을 없애는 것이다. 만일 지방간이 알코올의 남용과 약물치료에 기인한다면 알코올과 약물을 중단하면 상태가 좋아질 것이다. 혈중 지질이 상승한 환자는 혈중 지질을 낮추면 지방간이 개선된다.

비만이나 당뇨인 사람을 위한 적절한 치료법은 체중을 줄이거나 혈당을 조절하는 것이다. 특히 일반적인 위험요인이 적은 경우, 생활습관의 교정은 지방간의 개선에 항상 효과적이지 못하다.

간염

간염이란 간 조직의 손상에 의해 간에 염증이 생성된 것을 말한다. 가장 흔한 경우는 A, B, C형 바이러스 감염에 의한 손상이다. 이들 바이러스는 바이러스에 감염된 사람과의 혈액 접촉이나 오염된 음식 또는 물을 섭취함으로써 감염된다.

그밖에도 간염은 과량의 알코올 섭취, 약물, 독성 화학물질에 의해 발생한다. 또한 떡갈나무 덤불, 개곽향속 식물, 마황, 톱야자와 같은 약초치료, 자가면역이나 다른 바이러스의 감염에 의해서도 발생할 수 있다.

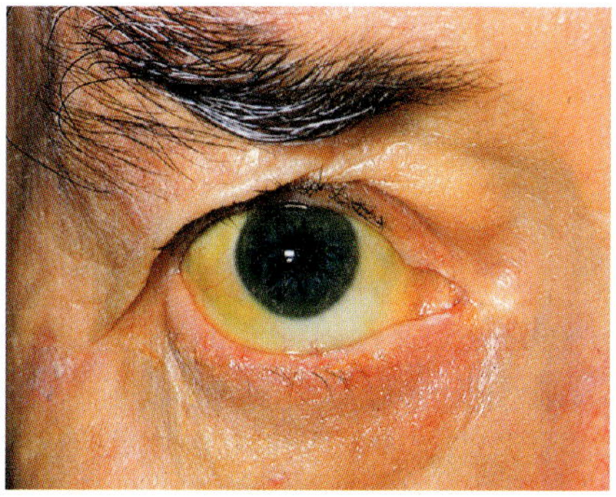

황달은 조직에 노랗게 색소가 침착되는 현상이며, 특히 눈의 흰자에서 쉽게 볼 수 있다.

바이러스성 간염 A형 간염은 매우 흔한 바이러스성 간염이며, 전염성이 강하다(표 10-1). 감염경로는 대변에 오염된 식품이나 물을 섭취함으로 전파되는 경구감염이다. A형 간염의 발생은 홍수나 자연 재해와 연관이 있으며, 오염된 물에서 잡은 조개를 덜 익혀 먹을 때도 가끔 발생할 수 있다. A형 간염은 수개월 내에 치료가 가능하며, 만성질환으로 진전되지 않고 간 조직에 영구적인 손상을 남기지 않는다.

바이러스 감염의 반 정도는 B형 간염 바이러스와 C형 간염 바이러스에 기인한다. B형 간염 바이러스(HBV)는 오염된 혈액 · 주사기 · 성접촉 등에 의해 전파되며, 미국에서는 1.25백만 명 정도가 B형 간염 바이러스 보균자로 조사되었다. B형 간염의 예방을 위하여 B형 간염 백신을 권장하며, 특히 의료기관 종사자, 성접촉이 많은 성인, 신생아나 아동의 경우 더욱 유의하도록 한다.

C형 간염 바이러스(HCV)도 역시 혈액에 의해 감염되며, 성접촉에 의한 감염은 비교적 적은 편이다. C형 간염은 만성간염의 주요 원인이며, 미국에는 1.27백만 명 정도의 보균자가 있다.■ 현재 C형 간염을 예방할 수 있는 백신은 없다. B형 간염이나 C형 간염은 만성화되면 간경변증이나 간암으로 진전될 수 있다.

■ HCV는 HBV보다 발생률은 적으나 만성적이다. 따라서 HBV 전염체보다 HCV 전염체가 더 많다.

간염의 증상 간염의 영향은 원인과 정도에 따라 다른데, 만성적이고 약한 간염일 때에는 증상이 없는 경우도 있다. 급성 간염의 초기에는 피곤, 구토, 식욕부진, 복부 통증 등의 증상이 나타난다. 간비대가 올 수 있고, 눈 · 소변 · 피부가 노랗게 되는 **황달**이 나타난다.■

■ 황달은 간 기능 손상에 의해 적혈구의 대사물인 빌리루빈이 정상적으로 담즙으로 제거되지 못하여 발생한다. 따라서 혈액에 빌리루빈이 축적되면 조직이 노랗게 변화한다.

이밖에도 발열 · 두통 · 근육 약화 · 발진 등의 증상이 있으며, 혈청 내 ALT와 AST수준이 상승되어 있다. 만성간염에서는 전형적인 간경변증 증상들이 나타난다.

간염(hepatitis) 간에 염증이 생김

황달(jaundice) 피부나 눈이 노랗게 변함. 정상적으로 담즙으로 배설되어야 할 적혈구의 대사물인 빌리루빈이 혈액에 축적되어 발생한다.

간염의 치료 간염의 치료에는 의학적인 치료와 안정, 적절한 식사가 필요하다. 간염환자는 간 손상을 악화시킬 수 있는 알코올과 약물, 식사보충물 등을 금해야 한다.

표 10-1 간염 바이러스의 특징

간염 바이러스	발생률(%)	감염경로	만성질환율(%)	백신 사용
A	48	대변-경구 감염	없음	예
B	34	혈액, 성접촉	<성인의 10% >아동의 90%	예
C	15	혈액	80~90%	아니오

주의 : Although not listed here, a small fraction of viral hepatitis cases are caused by hepatitis viruses D and E.

표 10-2 간 경변증의 원인

① 알코올성 간질환

② 자가면역증에 의한 간염

③ 담관 폐쇄
- 담관 손상을 유발하는 질병
- 담낭 수술에 의한 합병증
- 낭포성 섬유종(cystic fibrosis)

④ 약물에 의한 간 손상

⑤ 유전적인 요인
- 헤모크로마토시스(과량의 철이 간에 축적)
- 윌슨병(과량의 구리가 간에 축적)
- 갈락토세미아
- 글리코겐 저장 병

⑥ 지방간에 기인한 지방성 간염

⑦ 바이러스성 간염(주로 B형, C형 간염)

A형 간염의 치료 시에는 일반적으로 약을 복용하지 않아도 된다. 그러나 B형과 C형 간염은 항바이러스제제를 사용한다. 바이러스가 원인이 아닌 다른 간염은 항염증성약과 면역억제제를 이용하여 치료한다.

영양치료는 환자의 증상과 영양상태에 따라 다르다. 식사변화가 필요하지 않은 사람도 있으며, 영양부족이나 간질환에 의해 체중이 감소한 사람들은 고열량 · 고단백 식사가 필요하다. 식욕부진이나 위장장애가 있는 사람은 소량씩 자주 식사를 하는 것이 좋다. 그리고 고혈압이나 수분저류가 있는 사람들은 짠 음식을 금하도록 한다.

또한 지방변이 있는 사람들은 지방을 제한하도록 하며, 구토를 계속하는 사람은 수분과 전해질을 섭취하도록 한다. 액상보충제는 영양섭취 개선에 도움이 된다.

핵심정리

- 지방간은 과량의 알코올 섭취, 약물의 독성, 당뇨, 비만 등에 의해 발생한다. 간염은 바이러스 감염에 의해 주로 발생하지만 알코올과 약물에 의해서도 발생한다.
- 지방간은 악화되지는 않으나 간염은 만성화되어 간경변과 간암으로 진행될 수 있다.
- 간염의 치료는 안정, 약물치료, 영양상태 개선을 위한 식사관리가 중요하다.

간경변증

간**경변증**은 간 질환의 말기 증상이다. 장기간의 간질환 시 점차적으로 간 조직이 파괴되고 일부조직은 섬유조직화되며, 얼마 남지 않은 일부 조직에서만이 간 조직이 재생된다.

그러나 차츰 섬유화가 간조직 전반으로 확대되면서 간의 크기도 줄어들고 울퉁불퉁한 비정형적인 형태를 띠게 된다(그림 참고). 간 경변에서는 간 기능이 손상되어 간부전이 나타난다. 미국에는 약 3백만 명의 간경변증 환자가 있는 것으로 집계되었다.

미국에서 간경변증의 가장 주된 원인은 알코올 남용과 C형 바이러스 간염이다. 또한 간경변증은 약물 독성, 선천적인 장애, 담관폐쇄로 인한 만성 간염에서도 발생한다.

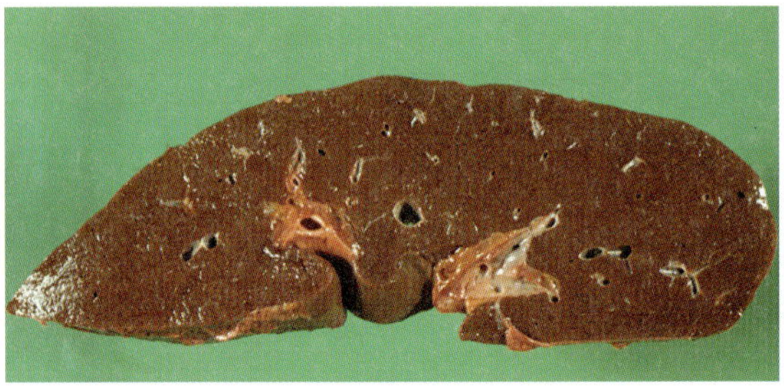

정상적인 간 조직은 부드럽고 고른 조직을 갖고 있다.

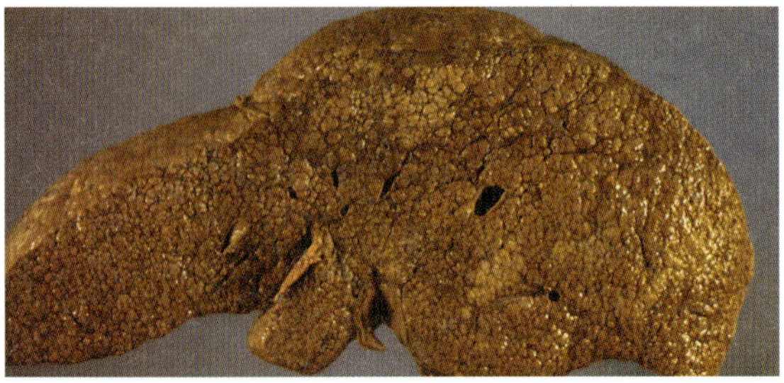

간경변증의 간은 울퉁불퉁하고, 결절이 있는 모양이다. 결절들은 손상된 간 조직 내에 재생된 세포들의 군집이다.

간경변증의 결과

간경변증 환자의 약 40% 정도는 증상이 없이 진행된다. 간질환은 서서히 진행되고, 초기에는 간경변증에 의한 영향이 적어 피로감 · 쇠약 · 식욕부진 · 체중감소와 같은 미약한 증상들이 나타난다. 그러나 간 기능이 저하되면 빈혈, 혈액 응고 지연, 감염에 대한 민감성 증가 등의 증상이 나타난다.

만일 담관이 폐쇄되면 황달이 나타나고 지방흡수가 저해된다. 간조직의 변화는 혈액 흐름을 방해하여 체액이 혈관과 체조직에 축적된다. 간경변증이 악화되면 신장과 폐의 기능도 저하된다. 그림 10-1은 간경변증에서 나타날 수 있는 임상적인 증상들이다.

간경변증과 관련된 생화학적 분석치는 표 10-3과 같다. 간 질환에 의해 간 조직이 손상되므로 간 세포 속의 효소들은 혈액으로 방출된다. 간 질환이 악화되어 빌리루빈으로 담즙을 생성할 수 있는 기능이 감소하거나 담관이 폐쇄되어 담즙 배출이 잘 되지 않으면 혈액의 빌리루빈 수치는 증가한다.

또한 간에서의 단백질 합성이 감소하므로 혈액의 알부민 수치도 감소하고, 혈액응고 시간은 증가한다. 간 손상은 암모니아를 요소로 변화시키지 못하여 결국 혈액의 암모니아 수치가 증가한다.

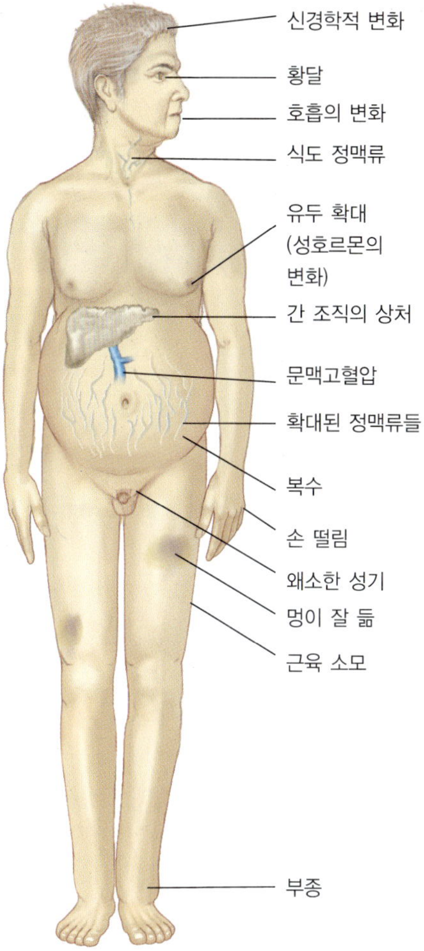

그림 10-1 간경변증에 의한 임상적인 변화

문맥고혈압(Portal hypertension) 정상적으로 간으로 많은 양의 혈액이 유입된다.■ 문맥과 간 동맥은 매 초 약 1.5 L의 혈액을 간의 미세 혈관으로 공급한다. 간경변에 의한 간 손상은 간 문맥에 의해 공급되는 혈액의 흐름을 방해하여 간 문맥에서의 혈액 정체와 혈압 증가, 즉 **문맥고혈압**을 일으킨다.

■ 문맥은 소화관에서 흡수된 영양소를 간으로 운반해 주는 굵은 혈관

위식도 정맥류(Collaterals and gastroesophageal varices) 간 문맥을 통한 혈액의 흐름이 방해를 받으면 혈액은 간 주변의 작은 혈관들로 우회하여 흐르게 되고, 혈액의 흐름을 원활히 하기 위하여 팽창된다. 특히 위장관이나 복부 부분의 혈관에서 이러한 현상이 많이 나타난다.

압력이 증가할수록 우회된 혈관은 팽창하며 파열되기 쉽다. 간경변증에서 위식도 정맥류가 가장 많으며, 파열 시 출혈이 심하고 치명적일 수 있다. 또한 출혈은 혈액응고 지연에 의해 더욱 악화될 수 있다.

표 10-3 간 질환의 진단을 위한 생화학적 기준

생화학적 진단	정상 범위(혈청)	간질환 시 수준
Alanine aminotransferase(ALT)	남자 : 10~40 U/ℓ	상승
	여자 : 7~35 U/ℓ	
Albumin	3.4~4.8 g/dℓ	감소
Alkaline phosphatase	25~100 U/ℓ	정상 혹은 상승
Ammonia	15~45 ug N/dℓ	상승
Aspartate aminotransferase(AST)	10~30 U/ℓ	상승
Bilirubin	0.3~1.2 mg/dℓ	상승
Blood urea nitrogen(BUN)	6~20 mg/dℓ	정상 혹은 감소
Prothrombin time[a]	10~13 초	지연

[a] 혈액의 응고 능력을 알아보기 위한 검사.

간경변증(cirrhosis) 진전된 간질환으로 건강한 간 조직이 상처들로 대치되면서 간 기능의 손상과 간부전이 발생한 생태

문맥고혈압(portal hypertension) 간조직으로 통하는 혈류가 파괴되면서 간문맥의 혈압이 상승한 상태

Collaterals 혈액의 흐름이 바뀜으로 인해 확장된 주변의 다른 혈관들

Varices 비정상적으로 확장된 혈관들

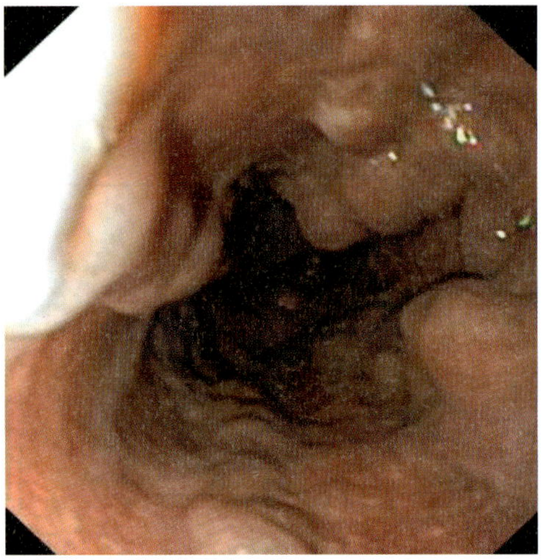

식도 정맥류는 혈관이 식도 내강으로 튀어나와 파열되기 쉽고, 출혈이 있다.

복수 간경변증 환자는 10년 이내에 50% 정도가 복강 내에 체액이 축적되는 **복수** 증상이 나타난다. 복수는 간 손상 정도가 심각함을 의미하며 복수가 있는 간경변증 환자는 거의 2년 이내에 사망한다.

복수는 문맥고혈압의 증가, 알부민 합성의 감소, 신장 기능의 변화 등에 의해 나타난다. 문맥혈압의 증가는 간 세포 내 **모세혈관**의 압력을 증가시키고 결국 혈관에서 체액이 유출되어 복강 내에 축적 된다. 혈관에서 체액의 이동을 억제하는 알부민의 합성 감소는 복강으로의 체액 유출을 더욱 악화시킨다.

문맥압의 증가는 혈관을 팽창시키는 nitric oxide와 같은 화학적 물질을 방출하여 혈압을 낮추고, 이는 신장에서 나트륨과 수분을 보유하게 하여 복수를 더욱 가속화시킨다. 복수에 의해 복부의 불편감과 조기 만복감이 나타나고 이로 인하여 영양불량을 초래할 수 있다. 그러나 복수로 인해 체중은 오히려 증가될 수 있어 체중의 변화로 영양상태를 판정하기 어렵다.

> **복수(ascites)** 복강 내에 비정상적으로 수분이 축적되는 현상
>
> **모세혈관(sinusoid)** 간조직에 혈액을 공급하는 미세한 모세혈관
>
> **간성혼수(hepatic encephalopathy)** 만성 간질환자에게 보여지는 신경학적 이상 증상 ; 인격장애, 신체움직임의 부조화, 정신적 기능 감소
> *encephalo* = 뇌
> *pathy* = 질병
>
> **혼수(hepatic coma)** 심한 간질환으로 인한 의식불명

■ 방향족아미노산은 페닐알라닌, 티로신, 트립토판이며, 방향족화합물을 곁가지에 가지고 있다. 분지아미노산은 이소루신, 루신, 발린이며, 지방족화합물을 곁가지에 가지고 있다.

간성혼수 간 손상이 악화되면 **간성혼수**가 나타날 수 있다. 간성혼수에서는 신경계의 이상으로 인한 인격장애, 정신장애, 동작기능 장애와 같은 증상들이 나타난다(표 10-4). 심해지면 무감각, 경련, **혼수** 등이 나타난다. 간성혼수는 증상이 완화된다 할지라도 1년 이내의 생존율이 40% 정도이다.

현재 간성혼수의 원인은 암모니아에 의한 신경계 독성이라고 알려져 있으나 명확하지 않다. 암모니아 이외에도 유황화합물, 단쇄지방산, 신경전달물질인 GABA 등이 뇌 조직에 축적되어 신경전달물질의 활성을 변화시킴으로써 간성혼수가 나타난다고도 알려져 있다. 또 다른 설은 간에서 아미노산 대사가 변화되어 신경전달물질을 만드는■ 방향족 아미노산의 비율이 측쇄아미노산에 비해 증가하게 되며 이로 인하여 신경전달물질의 기능이 변화한다는 것이다.

혈액 암모니아의 증가 대부분의 암모니아는 흡수가 안 된 대장 내의 단백질에 박테리아가 작용하여 생성된다. 간에서는 문맥으로부터 암모니아를 받아 요소로 전환하며, 요소는 신장을 통하여 체외로 배설된다. 간 손상이 진행되면 암모니아가 많은 혈액이 간을 우회한 팽창된 혈관을 통하여 신체 각 곳으로 운반되며, 결국 뇌 조직에 암모니아가 축적된다. 암모니아가 간성혼수와 연관이 있지만 혈액의 암모니아 수준과 신경계 손상 정도와 항상 연관이 있는 것은 아니다.

영양부족과 소모증 간병변증 환자는 대부분 단백질-에너지 부족과 소모증을 경험한다. 영양불량은 표 10-5의 요인들이 복합적으로 작용하여 발생한다. 간경변증 환자는

표 10-4 간성혼수의 증상

조기 단계	중기 단계	말기 단계
주의력 부족	기억력 부족	방향감각 성실
불안감, 우울증	졸림 현상	건망증
판단력 손실	어눌한 말	근육 강직
협응 능력 부족	불편한 동작	비정상적인 반사
떨림증상	수면장애	정신착란, 혼수

표 10-5 간 질환에서의 영양불량에 영향을 주는 요인들

기전	예
영양소 섭취 감소	식욕부진, 조기만복감, 구토, 메스꺼움, 제한적인 식사, 약물(위장장애, 입맛의 변화), 복부 통증, 진료과정에 의한 금식
흡수불량/영양소 손실	지방흡수불량(담즙의 감소), 구토, 설사, 위장관 출혈, 약물(이뇨제에 의한 흡수불량과 영양소의 손실)
대사적 변화/영양소 요구량 증가	대사의 증가, 이화작용의 증가, 감염/ 염증, 단백질 합성 감소, 간의 영양소 축적과 대사의 감소

식욕감퇴, 위장증상과 피곤함으로 인하여 식사섭취량이 감소한다. 만일 복수치료를 위하여 나트륨을 제한하면 식사는 더욱 단조로우며, 맛이 없어진다. 또한 지방흡수불량이 흔히 나타나는데 이는 설사, 구토, 위장 출혈을 동반하므로 영양소 필요량이 증가된다. 만일 간경변증이 알코올 남용에 기인한다면 영양소 부족은 더욱 심각해진다.

간경변증의 치료

간경변증의 치료는 간 질환의 진행과 합병증에 따라 다르다. 적절한 식사를 하고 간에 영향을 줄 수 있는 물질을 피하는 것이 간의 회복을 돕고 손상을 막는 방법이다. 또한 알코올 섭취를 금하는 것이 간 기능을 유지하고 생존율을 높인다. 바이러스 감염에 의한 간경변일 때는 항바이러스 제재를 복용하는 것이 좋다. 만성화된 간부전일 때는 간 이식을 고려해 볼 수 있다.

약물치료 간경변증의 증상을 완화하고 합병증을 해소하기 위하여 약물이 처방된다. 문맥고혈압과 정맥류를 치료하는 약은 혈관을 확장시키거나(nitroglycerin) 팽창시킬 수 있다(vasopressin, octreotide). Furosemide나 spironolacton과 같은 이뇨제는 문맥고혈압과 부종을 완화시켜 줄 수 있다. 식욕을 증진시키고 체중을 늘리기 위해서는 megestrol acetate나 dronabinol이 쓰인다.

간성혼수에서는 혈액의 암모니아를 조절하기 위한 약물을 이용하는 데 주로 완하제로 이용되는 lactulose나 nonabsorbable disaccharide는 대장에서 암모니아의 생성과 흡수를 감소시킨다. 항생제인 neomycin도 혈중 암모니아 수준을 낮추기 위해 사용된다. 이러한 약물섭취 시 나타날 수 있는 식사와 약물 간의 잠재적 영양문제는 p.250의 표와 같다.

간경변증의 영양관리

간경변증 환자의 영양관리 시 증상과 합병증에 따라 영양요구량이 매우 다르므로 개인별 관리가 필요하다. 일반적으로 간 손상을 악화시킬 수 있는 알코올, 약초, 비타민이나 무기질의 과량섭취는 금한다. 표 10-6은 간경변증 환자를 위한 일반적인 식사지침이다.

에너지 에너지 필요량은 휴식대사량에 스트레스 지수를 곱하여 산정한다. 일반적인 간경변 환자의 스트레스지수는 1.2이며, 필요에 따라 조정된다. 복수가 있는 환자의 RMR 산정 시 환자의 바람직한 체중이나 부종이 없을 때의 체중(건체중, dry weight)을 이용한다. 건체중은 이뇨제 사용이나 복수를 제거하기 위한 치료 후에 측정된다.

식이-약물 상호작용

약물이 영양에 미치는 영향은 다음과 같다.

약물	위장에 미치는 영향	음식물과의 반응	대사적 영향
식욕증진제 (megesterol acetate, dronabinol)	메스꺼움, 구토 설사	—	고혈당(megesterol acetate)
이뇨제 (frocemide, spironolactone)	구강건조, 식욕부진 입맛의 감소	음식물과 함께 섭취 시 frocemide의 효과 감소	수분과 전해질의 불균형, [a]고혈당(spirono-lactone) 고지혈증(spironolactone) 티아민과 아연 부족
면역억제제 (cyclosporine, tacrolimus)	메스꺼움, 구토 설사 식욕부진(tacrolimus)	포도주스는 이 약물들의 혈중농도를 독성 수준으로 높일 수 있음. cyclosporine은 알코올의 악 영향을 더욱 증가시킴 tacrolimus는 식사와 함께 섭취 시 효과가 감소	전해질 불균형, 고혈압, 고혈당, 고지혈증
Lactulose	설사	—	수분과 전해질 불균형
Nitrglycerin	입맛의 감소	알코올의 악 영향을 더욱 증가시킴	—

[a] Furosemide는 칼륨소모성 이뇨제이므로 환자는 칼륨이 풍부한 식품을 섭취하도록 한다. Spironolactone은 칼륨저장성 이뇨제이므로 환자는 칼륨보충이나 칼륨이 함유된 소금 대체제 등의 섭취를 금한다.

많은 간경변증 환자는 바람직한 영양상태를 유지하기 위해 충분한 수분을 섭취할 수 없다. 하루에 세끼의 식사보다는 4~6회로 소량씩 자주 섭취하는 것이 좋으며, 에너지 섭취 증가를 위하여 액상보충제를 이용하는 것이 좋다. p.252의 'How To'에는 에너지 필요량을 충족시키기 위한 방법들을 제시하였다.

단백질 간경변증 환자에게는 열량-단백질 영양불량(PEM)과 소모증이 나타날 위험성이 높다. 따라서 질소 균형 유지를 위하여 단백질을 충분히 섭취할 것을 권한다. 단백질은 ■1일 건체중 kg당 0.8~1.2g 수준을 섭취하도록 한다. 또한 단백질의 분해를 방지하기 위하여 충분한 열량을 섭취하는 것도 중요하다.

■ 건강한 성인의 단백질 권장량은 0.8 g/kg

고단백식이가 간성뇌증 환자에게 위험할 수 있다는 점에도 불구하고, 단백질 제한은 영양불량과 체단백 소모를 일으킬 수 있어 더 이상 도움이 되지 않는다고 보고되고 있다. 뇌조직 내의 변화된 아미노산 비율을 정상화하고, 정신 상태 향상을 위해 일부 건강 전문가는 방향족 아미노산을 줄이고 측쇄아미노산이 추가된 경장영양액을 추천한다. 그러나 이러한 혼합액을 사용한 임상연구들에서 통일되지 않은 결과가 보고되고 있어 현재에는 사용이 권고되지 않고 있다.

탄수화물 탄수화물은 대부분의 에너지 필요량을 제공한다. 그러나 많은 간경변증 환자는 인슐린 저항성을 보이고 고혈당 관리를 위해 인슐린이나 약 처방이 필요하다. 이때는 당뇨병의 식사 지침을 따라야 하는데, 복합당질을 하루 동안 일정한 간격으로 섭취해야 한다.

몇몇 소수를 대상으로 한 연구에서 고섬유, 저혈당 지수 식이가 간경변증 환자의 당내성을 개선한다고 제안하였으나 좀 더 많은 연구를 통해 재확인이 필요하다.

표 10-6 간경변증 환자를 위한 임상영양 치료

열량	▪ 열량 필요량은 대략 측정된 또는 계산한 휴식대사량의 20% 정도가 적당하다. 초기의 스트레스 지수는 1.2로 적용한다. ▪ 복수환자는 휴식대사량 계산에 건체중(dry weight)을 이용한다. ▪ 감염이나 영양불량이 있는 경우에는 에너지 요구량을 높게 책정하는 반면, 체중 감소를 위한 환자에서는 낮게 책정한다.
식사 횟수	▪ 식사의 양을 늘리기 위해서 환자들은 1일 4~6회 소량의 식사를 하도록 한다.
단백질	▪ 질소 평형 유지와 체단백 소모를 막기 위해서 0.8~1.2 g/kg/day의 단백질을 공급한다.
탄수화물	▪ 인슐린 저항성이나 당뇨병이 없을 때는 탄수화물 제한은 하지 않는다. ▪ 인슐린 저항성이나 당뇨병을 가진 경우, 탄수화물(주로 복합당질 이용)을 총 열량의 50~60% 정도 제공하고 탄수화물 섭취량은 매일이나 매 식사 및 간식에서 일정하게 섭취하도록 한다.
지방	▪ 지방 흡수 불량이 없다면 지방 제한을 하지 않는다. ▪ 지방 흡수 불량 시 지방은 지방변에 따라 제한한다. 열량을 증가하기 위하여 중쇄지방산 사용도 가능하다.
나트륨 / 수분	▪ 복수 조절을 위해서 나트륨을 약 2000 mg/day 정도 제한한다. ▪ 복수의 원인이 혈중 나트륨의 저하(<128 mEq/ℓ)인 경우, 1일 수분을 1200~1500 mℓ로 제한한다. 나트륨의 저하가 심하면(〈125 mEq/ℓ) 1000~1200 mℓ까지도 제한한다.
비타민 / 무기질	▪ 개인의 필요량에 근거하여 식사나 보충제로 적절히 섭취한다.

지방 지방은 에너지와 필수지방산을 제공한다. 그러나 지방흡수불량 환자는 지방섭취를 제한하므로 추가적 열량 제공을 위해 중쇄트리글리세라이드(MCT)를 사용할 수도 있다. 이 중쇄트리글리세라이드는 필수지방산을 제공하지 않으므로 필수지방산의 추가적인 공급이 필요하다. 심한 지방변이 있을 때는 지용성비타민, 칼슘, 마그네슘과 아연 등의 보충제가 요구된다.

나트륨과 수분 일반적으로 복수가 있는 환자는 나트륨을 제한하도록 한다. 복수가 나트륨의 신장 재흡수의 문제로 발생하였다면 몸에 나트륨과 수분이 축적되므로 치료는 중등도의 나트륨 제한(하루 2g이하)과 1일 약 1파운드(약 0.45 kg) 정도의 수분이 줄어드는 이뇨성 치료를 병행한다.▪ 칼륨 소모성 이뇨제를 사용한다면 칼륨 섭취를 점검하여야 한다.

▪ 표 13-1은 나트륨 제한 식사에 관한 정보이다.

많은 환자들은 저나트륨식이가 입에 맞지 않는다고 하는데, 일부 건강 전문가는 나트륨의 섭취를 자유롭게 허용하고, 이때 발생하는 과잉의 수분은 이뇨제로 조정하도록 하기도 한다. 만약 환자가 나트륨 제한과 이뇨성 치료로 좋아지지 않으면 수술적인 방법인 **복수천자**에 의해 수분을 직접 제거하거나 **복강정맥 문합**을 이용하여 혈류를 돌릴 수도 있다. 낮은 혈청 나트륨에 의한 복수는 수분 제한이 필요하다.

나트륨이 128 mEq/ℓ 이하로 떨어지면 1일 1,200~1,500 mℓ로 수분을 제한하고, 125 mEq/ℓ 이하이면 1일 1,000~1,200 mℓ로 제한하여야 한다.

복수천자(paracentesis) 체내 복강에서 흡인펌프를 사용하여 과량의 수분을 제거하는 수술적 천자방법

복강정맥 문합(peritoneovenous shunt) 복수를 완화하기 위해 복강과 경정맥사이에 만들어지는 수술적 우회 경로. 복막은 복부를 둘러싸고 있는 세포막이다.

비타민과 무기질류 일반적으로 간경변증 환자에게서 합병증 및 간질환을 일으키는 알코올 남용에 의해 비타민과 무기질의 결핍이 나타나므로 종합비타민의 보충이 종종 요구된다. 만약 환자가 지방변을 본다면, 지용성 영양소를 수용성 형태로 제공할 수도 있다. 또한 식도 정맥류 환자에게는 특히 액상형의 보충제가 소화에 용이하다.

How To

간경변증 환자의 식품 섭취를 증가시키는 방법들

간경변증 환자는 영양불량과 그로 인한 문제를 예방하기 위해 충분한 식품을 섭취해야 하지만 많은 어려움이 있다. 복수와 오심, 구토 등과 같은 위장관 증상은 식품 섭취에 영향을 미친다. 피로 또한 음식 준비를 어렵게 하며, 나트륨 제한은 식욕을 떨어뜨린다. 그러므로 식품 섭취를 증가시키기 위해서 다음과 같은 방법을 실시한다.

- 영양소 제한이 불가피하다면 환자에게 식이조정 방법을 완전히 이해시켜 식품 섭취를 불필요하게 제한하지 않도록 한다. 허용 가능한 식품과 메뉴를 제공하고 레시피를 변형하는 방법을 제공하여 선호하는 식품들을 식사에 넣도록 한다.
- 식사 사이에 간식, 취침 전에 야식을 제공한다. 경구영양보조제(예 : Ensure)는 간식을 대체할 수 있고, 조리과정 없이 사용할 수 있는 이점이 있다. 간식은 식사 시 식욕을 감소시키지 않게 식사 2시간 전에는 섭취하지 않는다.
- 환자가 거의 식욕이 없거나 빨리 포만감을 느끼면, 열량밀도가 높은 식품을 이용한다. 예를 들면 저지방우유 대신 우유, 과일 주스 대신 시럽이 첨가된 통조림 과일을 사용한다.
- 에너지를 늘린다. 크림소스는 주요리의 열량을 높일 수 있고, 과일 주스나 넥타를 물 대신 마시면 효과적이다.

이밖에 에너지 섭취를 증가시킬 수 있는 방법들은 다음과 같다.

- 채소와 감자류에 크림이나 버터 첨가
- 샌드위치나 샐러드류에 마요네즈 첨가
- 수프나 시리얼류에 저지방 크림 첨가
- 찜류와 미트로프에 완숙계란 첨가
- 샐러드, 찜류와 찐 채소류에 치즈 첨가
- 크래커나 샐러드, 밀크셰이크에 땅콩 버터나 크림 치즈 첨가
- 샐러드, 조리한 시리얼, 빵류에 다진 견과류 첨가

저나트륨식이는 복수와 신장 및 심장질환을 포함한 다른 질환의 치료를 위해 권고한다. 12장의 'How To'에서 환자를 위한 나트륨 제한 방법을 제시하였다. 저염식사에서 저하된 입맛을 돋우기 위해서는 다음과 같은 방법을 실시한다.

- 환자는 요리와 양념에 소금을 강한 향의 허브나 향신료(고수, 칠리가루, 커민, 커리가루, 마늘, 생강, 민트, 레몬, 파슬리 등)로 대체하도록 권고한다.
- 환자가 섭취 식품의 나트륨 함량을 알기 위해 식품 라벨을 점검하도록 권고한다. 나트륨이 낮은 유사한 대체식품이 가용하다(특히 칼륨 보유성 이뇨제를 사용하는 경우 나트륨 대체물에 칼륨이 함유되어 있는지 확인하여야 한다).

간경변증 환자에게 지지와 격려는 중요하다. 식사에 대한 조언이 문제 발생 전에 제공되었다면 체중 손실은 덜 일어날 수도 있다.

경장 및 정맥영양지원 경관급식이나 정맥영양은 충분한 식품 섭취가 불가능한 환자에게 필요하다. 때때로 중등도의 단백질을 함유한 고열량, 저전해질 함유 혼합액과 같은 특별한 경장용 상품이 이용되기도 한다. 식도 정맥류 환자의 급식용 튜브는 파열이나 출혈을 막기 위해서 가능한 한 좁고 유연한 것으로 사용하여야 한다.

사례연구

간경변증 환자인 목수

김 씨는 49세의 목수로, 과거 25년간의 알코올 남용 결과로 간경변을 진단받았다. 비록 그는 알코올의 문제점을 인식하고 최근 알코올 재활 프로그램에 들어갔지만 아직도 음주를 하고 있다. 키는 172.7 cm이고 이전 체중은 72.5 kg이였으나 현재는 58.9 kg이다.

또 복수와 의식 악화(mental deterioation) 증상을 보이고 황달도 있으며 말라보였다. 생화학적 검사에서 혈중 AST와 ALT, 암모니아 수준이 증가되었고 알부민은 저하되었으며 고혈당 상태이다.

1. 김 씨의 검사 수치는 간질환을 의심할 수 있습니까? 표 10-3에 보여주는 정상 수치와 그의 검사결과를 비교하시오.
2. 이용 가능한 제한된 정보로부터 김 씨의 영양 상태를 평가하시오. 그의 현재 체중을 해석하기 어렵게 하는 의학적 문제는 무엇인가?
   간질환에서 복수가 생기는 원인을 쓰고, 복수환자를 위한 식사요법은 무엇인지 설명하시오.
3. 김 씨의 에너지와 단백질 필요량을 계산하시오. 그에게 권고하는 치료식에 관하여 서술하시오. 당신은 그의 열량 섭취를 증가시키기 위해서 무엇을 제안하겠는가?
4. 김 씨의 혈중 암모니아 수준의 증가가 의미하는 중요성은 무엇입니까? 또한 정신적 퇴화가 진행 중임을 의미하는 것은 무엇인가?
5. 간질환의 합병증(문맥고혈압, 황달, 위식도 정맥류)을 설명하시오. 위식도 정맥류를 치료하지 않으면 어떤 합병증이 생길 수 있는가?

담석의 증상 담석의 통증은 항상 일시적으로 담낭과 십이지장을 연결하는 담도를 담석이 막았을 때 일어난다. 통증은 일정하고 심하며 몇 분에서 몇 시간 동안 지속된다.

비록 일반적으로 상복부에서 통증을 보이나 가슴이나 등쪽으로 퍼지기도 하며, 오심 · 구토 및 복부 팽만감이 함께 보이기도 한다. 증상은 항상 식후에 나타나며, 특히 기름진 음식을 먹은 경우 심하다. 또한 통증은 잠에서 깨어난 후나 밤 동안 발생한다.

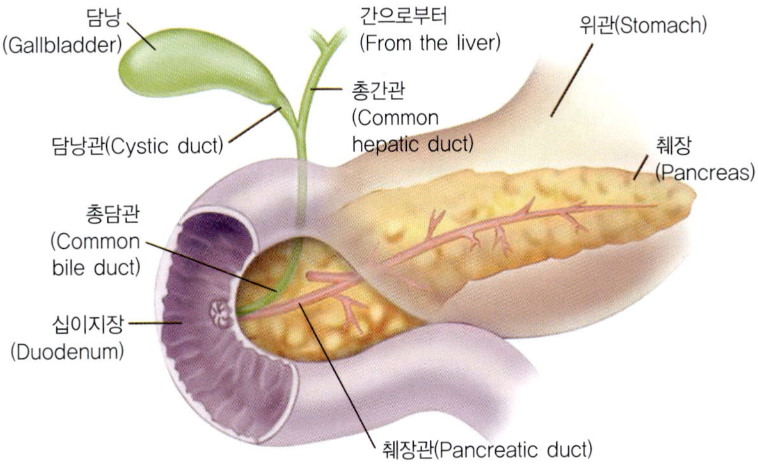

그림 10-2 담낭과 담관들

담석의 합병증 담석이 담도에 박혀 있다면 담즙이 십이지장으로 흐르는 것을 막아 담낭의 팽창과 염증을 일으키는 **담낭염**이 발생한다. 담낭염은 감염이나 더욱 심한 합병증(담낭의 천공, **복막염**, 누관)을 유발하기도 한다.

담석이 간에서 담낭에 이르는 담도를 막게 되면 간에서 담즙 분비가 제대로 이루어지지 않아 황달이나 간세포 손상을 유도한다. 담도에 꽉 끼인 담석은 때때로 관 자체의 ■ 감염에서 기인되기도 한다. 이 경우에는 심한 통증, 패혈증과 40°C 이상의 고열이 나며, 위험할 수 있다. 또한 담석은 췌도를 막을 수도 있으며 이 경우 급성 췌장염이 된다. 이러한 여러 잠재적인 합병증 때문에 담석의 통증이 오랜 시간 해결되지 않거나 열, 황달 및 지속적인 오심이나 구토가 있는 경우 의학적인 주의를 요한다.

■ 담관의 박테리아 감염을 박테리아성 담관염이라 한다.

담낭염(cholecystitis) 일반적으로 담석에 의한 담도의 폐쇄 시 야기되는 담낭의 염증

복막염(peritonitis) 복막의 염증

담석의 위험인자

담석 발생의 위험은 다수의 유전적 또는 생활방식에 영향을 받는다. 담석의 발생은 인종에 따라 다양하고 유전, 연령, 성별에 의해 영향을 받는다.

민족 비록 유전과 담석 형성의 관련성은 아직 명확치 않으나, 유전이 담석 형성에 영향을 미치는 것으로 짐작된다. 피마 인디안은 담석 위험성이 대단히 높은 민족으로, 성인 여성의 70%에서 담석이 나타난다. 스칸디나비아인, 칠레인과 미국과 캐나다의 토착 미국인 등도 위험성이 높다. 미국에서도 아프리카계 미국인은 백인보다 담석의 발병률이 낮다.

나이와 성 담석 발병은 나이와 함께 증가하고, 남자보다 여자에게서 높게 나타난다. 가임기 여성의 발병률은 남성의 3배에 이르나, 폐경 후에는 유사한 수준으로 떨어진다. 이러한 성별 차이의 원인은 에스트로겐이 콜레스테롤 대사를 변화시키고 콜레스테롤의 담즙 전환을 증가시키기 때문이다. 폐경 이후 호르몬 대체요법은 폐경 이후의 여성에서 담석 위험을 증가시킨다.

임신 일부 여성은 임신기간 동안에 처음으로 담석 증상이 나타난다. 담석의 위험은 임신기간 동안 호르몬의 변화로 증가한다. 높은 혈청 프로게스테론 수준은 담낭 운동력을 저하시키고 높은 에스트로겐 수준은 콜레스테롤의 담즙 분비를 증가시킨다.

비만과 체중 감소 비만 시 간에서 콜레스테롤 합성이 증가하며, 이는 담즙 분비 증가와 담석 형성으로 이어질 수 있다.

■ 건강한 체중은 체질량지수가 18.5~25 사이이고, 과체중이나 비만은 체질량지수가 각각 25와 30 이상으로 정의한다.

체중이 서로 다른 여성을 대상으로 담석 이환율을 조사한 연구에서 연구자들은 체질량지수가 45보다 큰 경우, 비만이 아닌 여성에 비하여 담석 위험이 7배나 높다고 한다. ■

종종 급격한 체중 감소에서 담석이 나타나기도 하는데 극저열량식을 하는 비만인의 25%와 위 우회술을 한 사람의 절반 이상에서 발생한다. 다이어트는 콜레스테롤의 담즙 분비를 증가시키고, 담낭의 운동성을 감소시킨다. 급격한 체중감소 동안에 담즙염의 구강 섭취는 담석 생성 위험을 감소시키는 것으로 알려졌다.

다른 위험인자 앞에서 언급된 것과 같이, 담즙 침전물 발생을 촉진하는 조건은 일반적으로 담석 형성 위험을 증가시킨다. 장기간의 중심정맥영양은 항상 침전물을 형성하고, 담낭 운동력을 감소시키는데, Octreotide와 같은 약제는 이와 유사한 효과가 있다.

또한 심장질환에 사용하는 약제인 clofibrate는 담즙의 콜레스테롤 농도를 증가시키고, 이는 콜레스테롤의 결정화와 담석 형성을 유도한다. 또한 높은 혈중 중성지방 수준은 담석 위험을 증가시키고, 고인슐린혈증 · 인슐린 저항성 · 당뇨병과도 관련이 높다.

담석의 치료

증상 없는 담석은 일반적으로 치료가 요구되지 않는다. 증상과 합병증을 야기하는 담석은 담낭 수술이나 담석을 용해하거나 조각내는 방법인 비수술적 요법으로 치료한다. 담낭이나 담석을 제거하기 전에 증상을 약화시키기 위해서 저지방 식사(총열량 중 지방을 30% 이하)가 처방되기도 한다.

담낭절제술(cholecystectomy) 담낭의 수술적인 제거

복강경(laparoscopic) 내과적 검사나 수술을 위해 복강경을 사용하는 과정과 관련된 것을 의미한다. 복강경은 절개를 조금하여 좁은 수술용 망원경을 복강에 삽입하고 TV모니터로 볼 수 있도록 비디오 카메라가 붙어있다.

충격파 쇄석술(shock-wave lithotripsy) 고주파로 담석을 조각내는데 사용하는 비수술적 과정

수술 **담낭절제술**은 재발된 담석증의 일차적인 치료이다. 일반적인 수술 방법은 **복강경**으로 수술 후 하루나 이틀 이내에 환자의 퇴원이 가능하다. 조직의 제거 시 어려운 유착과 같은 합병증이 있으면 개복 담낭절제술을 시행하여야 한다.

담낭을 제거하면 식사 사이에 담도로 담즙이 모이고 식사시간에 십이지장으로 분비된다. 대부분의 환자는 수술 후 특별한 문제를 경험하지 않으나 일부는 복부 통증, 가스와 팽만감을 호소한다. 수술 후 증상의 주된 원인은 수술 동안에 간과한 또는 관 자체에서 형성된 담도 내 잔여 담석때문이다. 수술 후 담도에 남은 잔여물도 원인이 된다.

비수술적 치료 비수술적 방법은 우선적으로 담석 형성을 증진시키는 일시적인 조건을 가진 환자에게서 사용된다. 담석은 간에서 콜레스테롤 생성을 감소시키고 결과적으로 콜레스테롤 결석을 용해시키는 담즙산인 우루소데옥시콜릭산(ursodeoxycholic acid, ursodiol)의 경구섭취로도 치료할 수 있다. 우루소데옥시콜릭산은 6~12개월 동안 복용하여야 하고, 직경이 5 mm보다 작은 결석 치료에 적합하나 용해 후에도 재발률이 50%로 높다.

담석은 **충격파 쇄석술**을 사용하여 분쇄할 수도 있다. 신결석에 사용되는 방법으로 높은 진폭의 충격파(소리와 유사한)를 이용하여 장을 통과하거나 우루소데옥시콜릭산에 의해 용해되기 좋도록 담석을 작은 조각으로 부순다.

충격파 쇄석술은 담석이 적을 때만 가능하고 성공률은 직경이 20 mm보다 작은 고립된 담석을 가진 환자에서 높다. 이 경우 담석의 재발률은 44% 이상으로 보고되고 있다.

핵심정리

- 담석은 담낭에 영향을 미치는 가장 일반적인 문제로 특히 콜레스테롤과 담즙색소인 빌리루빈과 같은 담즙 구성분의 농도가 중요하다.
- 담석을 가진 대부분의 사람은 증상이 없다. 그러나 증상이 있는 담석증은 반복되는 통증을 보이고 특히 식사 후에 나타나며, 몇 시간 동안 지속되는 위장관 문제를 야기할 수 있다.
- 담석 형성 위험은 나이와 함께 증가되며, 폐경 전 여성, 임신한 여성과 급격한 체중 감소를 보이는 비만인에게서 높게 나타난다.
- 담석의 치료는 담낭의 제거, 담석의 용해 및 분해가 있다.

영양평가 체크리스트

간과 담낭에 이상이 있는 사람들을 위하여

1. 병력

① 의무기록을 점검한다.

- □ 간질환의 유형
- □ 간질환의 원인
- □ 간 이식 유무
- □ 담석 유무

② 영양필요량을 조정해야 하는 합병증에 대한 의무기록을 파악한다.

- □ 복부 통증(Abdominal pain)
- □ 빈혈(Anemia)
- □ 복수(Ascites)
- □ 식도 정맥류(Esophageal varices)
- □ 간성뇌증(Hepatic encephalopathy)
- □ 신장과 폐기능 저하
- □ 감염
- □ 인슐린 저항증이나 당뇨병
- □ 흡수불량(Malabsorption)
- □ 영양불량(Malnutrition)
- □ 췌장염(Pancreatitis)

2. 약제 복용

간기능 이상 환자에서 식사와 약제간의 상호작용으로 위험이 더 높아질 수 있다. 약은 대부분 간에서 대사되고 이 상호작용의 위험은 다음과 같은 환자에게서 크게 문제가 된다.

- □ 복수(약제가 간에 도달하는 데 시간이 오래 걸린다)
- □ 신부전(약제는 신장에서도 대사가 되며 소변으로 배설된다)
- □ 영양불량
- □ 복합적인 투약
- □ 장기간의 약제 사용

3. 식이 섭취

① 지방간이 있는 환자는 다음 내용을 특히 주의하여야 한다.

- □ 열량 섭취 : 환자가 과체중, 영양불량, 당뇨병 또는 중심정맥영양을 하는 경우
- □ 탄수화물의 섭취 : 당뇨병이나 중심정맥 영양을 하는 경우
- □ 알코올 남용

② 간염, 간경변, 복수가 있는 환자를 위하여

- □ 식욕 점검
- □ 영양이나 영양소 섭취의 적절성 확인
- □ 알코올 섭취 확인
- □ 나트륨이나 수분 제한의 필요성 확인
- □ 적절한 체중이나 건체중을 유지하기 위한 에너지 필요량에 근거

4. 인체계측 자료

측정된 신장과 체중에 근거하고 체중을 규칙적으로 측정한다. 특히 복수와 부종이 있는 환자에게서는

- □ 수분 보유 정도를 평가하여 체중 변화를 점검
- □ 영양불량이 될 환자와 급격한 체중 감소 주의

5. 생화학적 검사

① 알부민과 혈청 단백질은 종종 간 질환 환자에게서 감소되므로 영양상태의 지표로 사용 시 주의하여야 한다. 다음에 언급된 생화학 검사로 간기능을 평가한다.

- □ 알부민(Albumin)
- □ 알칼라인포스파타제(Alkaline phosphatase)
- □ ALT와 AST
- □ 암모니아
- □ 빌리루빈
- □ 프로트롬빈 시간(Prothrombin time)

② 간부전과 관련된 합병증을 평가하는 생화학 검사를 점검한다.

- □ 빈혈
- □ 수분 저류(Fluid retention)
- □ 고혈당
- □ 신기능 저하

6. 임상증상

임상증상을 살펴본다.

- □ 수분 저류(복수와 부종)
- □ 단백질 에너지 영양불량(근육 소모와 기대하지 않는 체중 감소)
- □ 영양소 결핍

분석

임상 적용

1. 비자야는 대학생으로, 여름 방학 동안 인도의 Anab tapur에 사는 친척을 방문하였다. 비록 그녀의 친척은 집에서 끓이고 정수한 물을 주었지만, 가끔 수돗물을 주는 레스토랑을 방문하였다. 며칠 후에 비자야는 집으로 돌아왔고 그녀는 독감 같은 증상과 함께 극도의 피로를 느꼈다. 그리고 상복부 통증과 식사 후 구토증상을 보였다. 그녀는 룸메이트에게 그녀의 눈과 피부가 노랗다라는 말을 듣고 학생 건강 센터의 의사를 찾아갔는데, 간염이라고 하였다.
   - 비자야의 간염의 종류는 무엇인가?
   - 이어서 어떤 증상이 나타날까? 비자야의 상황은 만성화될까?
   - 간염에 권고하는 의학적 치료는 무엇인가? 이런 경우에 필요한 식사 조절 방법을 쓰시오.

2. 간경변 부분에서 토의된 것처럼, 많은 환자들에게는 질병 진행 동안에 단백질-에너지 영양불량과 체중 감소가 나타난다. 영양불량을 야기하는 문제를 표 10-5에서 확인하고 세 가지 영양 또는 의학적 문제를 선정하여, 간질환에서 당신이 선택한 문제가 일으키는 합병증을 토론하라.
   간경변을 위한 적절한 식사 또는 치료 방법은 무엇인가?

자가 평가

1. 다음에 제시된 식이 처방 중에 당뇨병와 관련된 지방간에 가장 적절한 것은?
   a. 저단백식이
   b. 지방제한 식이
   c. 수분과 나트륨 제한 식이
   d. 이상체중 유지를 위한 에너지의 변형과 혈당 조절을 위한 탄수화물의 변형식이

2. 간염에 관한 것으로 맞는 것은?
   a. 만성 간염은 간경변으로 진행될 수 있다.
   b. 간염의 원인이 무엇이든지 증상은 전형적으로 심하다.
   c. 간염을 가진 사람들은 고열량 · 고단백식이가 요구된다.
   d. HCV감염은 오염된 음식이나 물을 통해서 퍼질 수 있다.

2. 식도 정맥류는 간질환의 위험한 일차적인 합병증이다. 이유는?
   a. 식품 섭취를 방해한다.
   b. 다량의 출혈을 유도한다.
   c. 위장관으로부터 혈류를 우회시킨다.
   d. 문맥고혈압을 야기한다.

4. 복수를 유발하는 간질환의 합병증은?
   a. 문맥고혈압
   b. 혈중 암모니아의 증가
   c. 혈청 알부민 증가
   d. 인슐린 저항성

5. 간경변증 환자는 성격적인 변화나 운동신경의 이상이 나타난다. 이러한 경우 증상은?
   a. 황달
   b. 간성뇌증(hepatic encephalopathy)
   c. 고암모니아혈증
   d. 간성혼수(hepatic coma)

6. 단백질 섭취면에서 간경변증 환자에서 옳은 것은?
   a. 일반적인 단백질권장량보다 더 많이 섭취한다.
   b. 0.6 kg/day로 단백질을 제한하다.
   c. 그들의 단백질 필요량을 맞추기 위해서 아미노산을 변형한 혼합액을 사용한다.
   d. 질소 평형을 위해서 0.8~1.2 g/kg/day의 단백질이 필요하다.

7. 복수환자는 무엇을 제한하여야 하는가?
   a. 지방
   b. 단백질
   c. 설탕
   d. 나트륨

8. 간 이식 후 식사에서 고려하여야 하는 사항이 아닌 것은?
   a. 심한 단백질 제한은 따르기 어렵다.
   b. 환자는 식품관련 질환의 위험이 증가된다.
   c. 약제 복용은 위장관 부작용을 야기한다.
   d. 약제 복용은 입맛을 변화시키고 식욕을 저하시킨다.

9. 담석증의 위험요인에 관한 것이다. 틀린 것은?
   a. 발병률은 여자보다 남자가 높다.
   b. 담석증의 위험은 임신 기간 동안 증가한다.
   c. 급격한 체중 감소는 일시적으로 담석을 줄인다.
   d. 담석증의 위험은 모든 종족에서 유사하다.

10. 담석치료의 비수술적 접근 방법은?
   a. 담낭절제술
   b. 체중 감소
   c. 용해나 분해
   d. 면역억제제

정답은 부록을 참조.

건강과 질병에서의 술

과한 알코올 섭취는 간질환의 일차적인 원인이다. 알코올은 뇌, 위장관, 췌장과 같은 다른 조직에서도 독성을 보일 수 있다. 또한 **알코올 남용**은 영양결핍을 초래할 수 있다.

반면, 중등도의 알코올 사용은 중년 또는 노년기에 관상심장질환으로 인한 사망을 감소시킬 수 있다. 실전 영양에서는 알코올에 관한 최근 권고사항과 관련 건강문제 및 이점을 토론하고자 한다.

최근 알코올의 소비에 대한 식이 지침은?

알코올성 음료를 섭취하는 사람들을 위하서 *Dietary guidelines for Americans 2005*는 여성과 남성에게 그들의 알코올 섭취를 하루에 각각 1잔과 2잔으로 제한하도록 하였다. 1잔은 맥주 12온스, 와인 5온스, 와인 쿨러 10온스, 진, 럼, 보드카, 위스키와 같은 80도 증류수 1 1/2온스를 의미한다.

임신부, 수유부, 가임여성, 어린이 청소년, 알코올과 상호작용하는 약제를 복용하는 사람, 자발적으로 알코올 섭취를 제한할 수 없는 사람 등은 알코올 섭취를 제한한다. 또한 술은 운전이나 기계를 사용하는 것과 같이 주의나 협응을 요구하는 활동을 하는 사람들도 제한되어야 한다.

미국의 76%의 남성과 64%의 여성이 알코올성 음료를 섭취하고 있으며, 대부분의 알코올 섭취자는 3잔 정도를 마시는 가벼운 음주자이고 8%정도에서만 권장량을 초과한다.

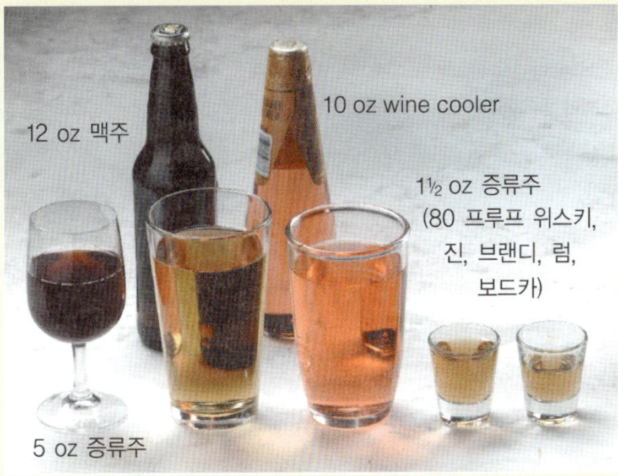
12 oz 맥주
10 oz wine cooler
1½ oz 증류주
(80 프루프 위스키,
진, 브랜디, 럼,
보드카)
5 oz 증류주

한 잔에 해당하는 각종 주류의 양

용어정리

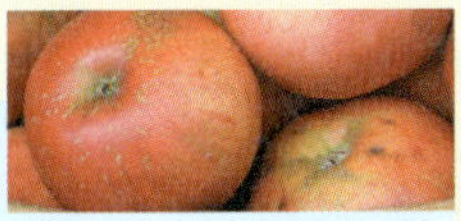

아세트알데하이드(acetaldehyde) : 알코올 대사의 중간 물질로 과한 경우 신체 조직 손상을 야기하고 세포기능을 저해한다.

아세테이트(acetate) : 알코올 대사의 생성물로 많은 조직에서 에너지원으로 사용한다.

알코올 남용(alcohol abuse) : 사회적 · 법적 · 건강적 문제 발생에도 불구하고 계속적인 알코올 사용을 의미하며 알코올을 남용하는 사람을 알코올 중독자라고 한다.

알코올성 간질환(alcohol liver disease) : 과한 알코올 소비에 의해서 발생된 간질환으로 진행시 간부전을 초래하는 지방간, 간염, 간경변을 포함한다.

잔(drinks) : 순수 알코올의 1/2 온스가 포함되어 있는 알코올 음료의 양

신체에서 알코올의 대사는?

알코올은 그램당 7 kcal를 제공하는 에너지원으로 적은 양의 알코올이 위에서 대사된다. 그러나 섭취된 알코올의 대부분은 빠르게 위와 소장에서 흡수되고, 알코올 농도가 혈중 농도와 동일해지면 세포로 들어간다. 간은 알코올 대사의 가장 주된 영역이다.

알코올은 저장이 되지 않고 세포에 독성을 나타내기 때문에 간에서의 알코올 대사는 다른 물질 대사보다 선행한다. 알코올 대사의 주 산물은 대부분의 세포에서 에너지로 사용되는 **아세테이트**(acetate)이다.

알코올 대사가 우선되므로 다른 물질의 대사를 상대적으로 방해한다. 알코올은 글리코겐 저장과 식사사이의 포도당 이용을 억제한다. 그래서 과량의 음주자에게는 저혈당이 발생할 수 있으며, 이로 인해 인슐린이나 경구혈당강하제를 복용하는 당뇨병환자는 주의하여야 한다.

알코올은 또한 지방이 에너지로 전환하는 것을 저해하며 간 내의 지방 축적과 중성지방을 운반하는 지단백 생성을 증가시킨다. 알코올은 단백질 합성 또한 저해한다.

알코올을 대사하는 간의 능력은 제한적인데 평균 성인의 경우 1시간에 7~10 g의 알코올을 대사할 수 있고, 이는 3/4잔과 동일한 양이다. 혈액에 남아 있는 알코올은 세포로 들어갈 준비를 하고 있는데, 이것이 세포 손상을 야기하거나 기능을 변화시킨다. 뇌의 알코올 수준은 뇌가 순환혈액의 많은 부분을 받기 때문에 빠르게 증가한다.

알코올은 세포에 어떻게 해를 끼치나?

알코올은 세포막 구조를 변화시키고 투과성을 증가시키며 세포막 단백질의 역할을 방해한다. 어떤 경우, 알코올이 세포를 죽이기도 하는데 특히 **아세트알데하이드**라는 알코올 대사물질은 많은 해로운 점을 가진다.

이것은 단백질과 결합하여 기능을 방해하고 세포 내 미세관(microtubules)의 형성을 방해한다. 그리고 면역기능을 변화시키고, DNA 수복을 방해하며, 산화적 손상을 유도한다.

알코올의 뇌기능에 대한 영향은?

알코올은 중추 신경계의 억제제로 작용한다. 이것은 진정 · 반응시간의 저하 및 불안해소를 야기한다. 과한 경우는 판단력을 흐리고, 언어와 운동기능을 방해한다. 극도로 높은 혈중 알코올 수치는 혼수, 호흡기 장애와 사망을 초래하기도 한다.

만성적인 과량 음주는 신경적 손상을 일으키기도 하는데 증상은 손과 발의 떨림, 근육의 조합 부족, 도보 장애 등이 있다. 시각적인 문제와 시신경 퇴화도 일어난다.

과량의 알코올을 장기간 섭취한 다른 결과는?

알코올 중독자의 10~20%에서 나타나는 **알코올성 간질환**은 알코올 남용에 나타나는 가장 흔한 합병증이다. 진행되는 질병은 10장에 언급된 질병들과 유사하다. 지방간과 간염 이후 간경변과 간부전으로 이어진다. 간손상 외에 추가적으로 위장관 · 췌장 · 신장의 손상을 야기할 수도 있다(그림 NP10-1 참고).

그림 NP10-1 **기관계에서 알코올의 영향**

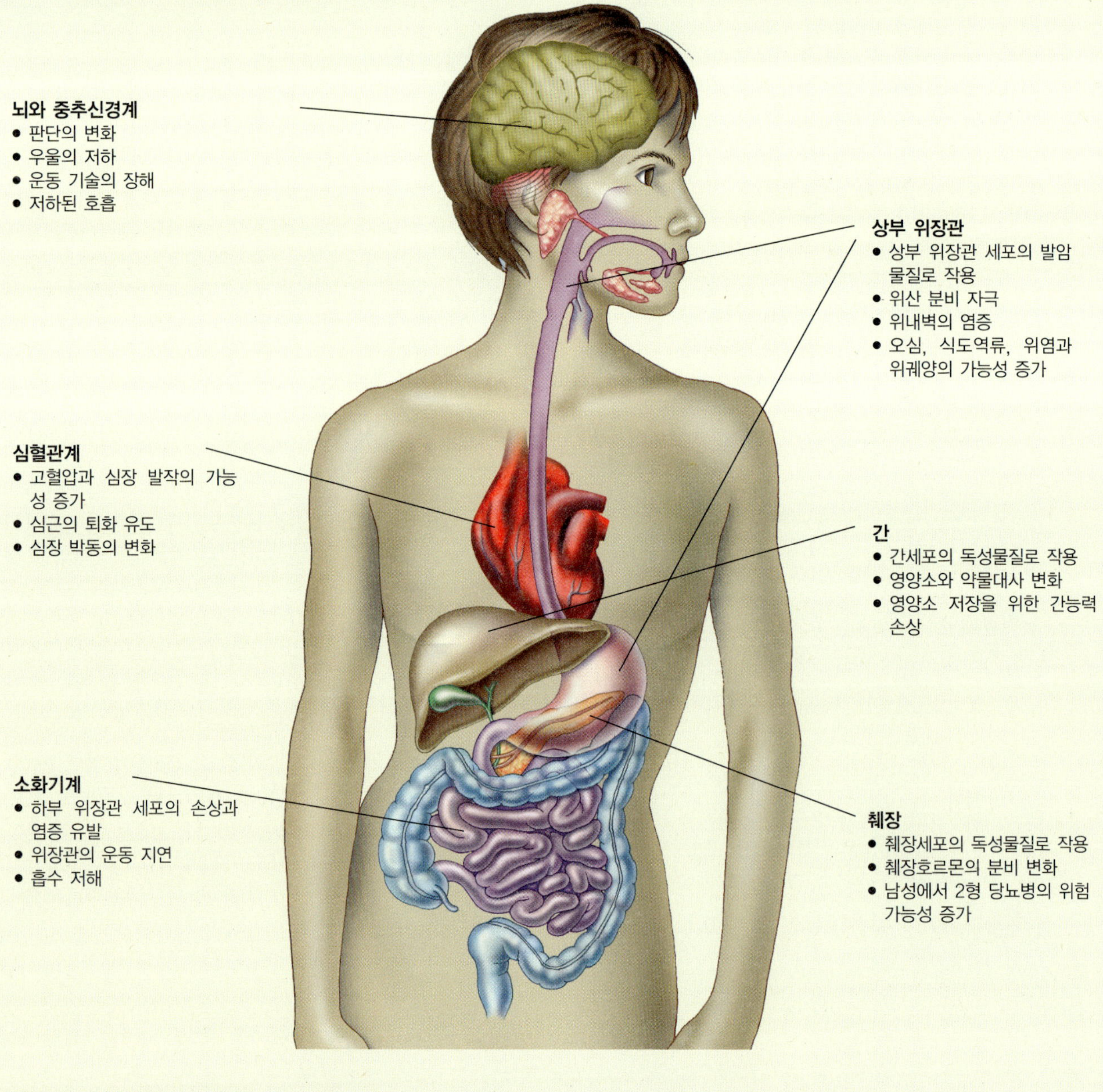

위장관 점막 세포 손상은 위염, 궤양, 위암의 위험이 되고, 영양적으로 흡수불량과 설사를 유도한다. 췌장의 손상은 췌장의 분비를 변화시켜 췌장염과 당뇨병을 유도한다. 과한 알코올 소비는 혈압 상승과 심근 수축성을 약화시켜 심장 발작 위험도 있다.

과량의 알코올이 영양 상태에 미치는 영향은?

과량의 알코올 섭취는 여러 원인으로 영양 불량을 야기한다. 과량의 알코올 섭취는 식품 섭취를 교란한다. 알코올은 7 kcal의 열량을 내므로 만일 에너지원으로 다른 식품을 대체한다면 식품에서 공급되는 필수영양소의 섭취가 부족하게 된다.

위에서 언급한 것처럼 알코올은 위장관 점막에 직접적인 손상을 일으켜 흡수불량을 초래하며, 영양소 처리과정에도 영향을 미친다. 다음은 알코올을 남용하는 사람에게서 나타나는 일반적인 결핍의 예이다.

- **비타민 A :** 알코올과 비타민 A는 유사한 효소에 의해 대사되므로 알코올대사를 위한 효소 증가는 비타민 A 분해를 증가시킨다. 또한 알코올은 비타민 A 운반단백질 합성을 방해한다.
- **티아민 :** 알코올 남용은 티아민의 결핍의 가장 흔한 원인이다. 과량의 음주자는 적은 티아민 섭취와 관련이 있고, 알코올 섭취는 티아민 흡수를 심하게 감소시킨다. 알코올은 또한 신체의 티아민 활성화를 방해하고 소변 내 티아민 배설을 증가시킨다.
- **엽산 :** 알코올은 소장에서 엽산의 흡수를 감소시킨다. 엽산의 보조효소 형태로의 전환을 저해하고, 소변으로 엽산 손실을 증가시킨다. 엽산은 GI세포 분열에 중요한 역할을 하므로 엽산의 결핍은 다른 영양소의 흡수불량에도 영향을 미친다.

약물의 대사에 알코올이 영향을 미치는가?

그렇다. 알코올을 분해하는 간 효소의 일부는 약물 대사에도 중요한 역할을 가진다. 알코올을 섭취할 때 효소는 약물을 대사할 수 없으므로 과량의 음주자는 약의 효능이 증가한다. 따라서 약을 복용하는 동안 알코올 섭취는 더 위험할 수 있다.

특히 그들이 신체에서 유사한 효과를 가진다면 알코올과 약의 복합적인 사용은 문제가 된다. 이러한 예로 진정제와 경구혈당강하제가 해당한다. 또한 알코올이 위를 느리게 비우므로 약의 흡수에 영향을 미쳐 약제의 효과가 지연되도록 한다.

건강에 유익한 알코올의 효과는?

경도 또는 중등도의 알코올 섭취는 심장질환의 위험을 감소시킬 수 있다. 알코올의 예방적인 효과는 주로 하나 이상의 심장질환의 위험을 가지고 있는 노인에게서 나타난다.

알코올의 유익한 효과는 명확히 밝혀지지 않았지만, 알코올이 동맥경화증을 예방하는 고밀도-콜레스테롤 수준을 증가시키고, 혈전을 예방한다. 이들 효과는 알코올을 최소 주당 3회 섭취할 때 더 자주 나타나며, 소비하는 알코올의 종류와 무관하다.

알코올 소비의 유익과 해는 개인의 건강 상태, 나이, 섭취하는 양에 의존한다. 그러나 대부분의 미국 사람들은 권고되는 양보다 많은 알코올을 마시지 않는다. 건강 전문가들은 알코올을 과량 섭취하고 그로 인해 잠재적으로 건강에 위협이 될 수 있는 사람들에 대해서 주의를 기울여야 한다.

Chapter

11

당뇨병을 위한 탄수화물 조절 식사

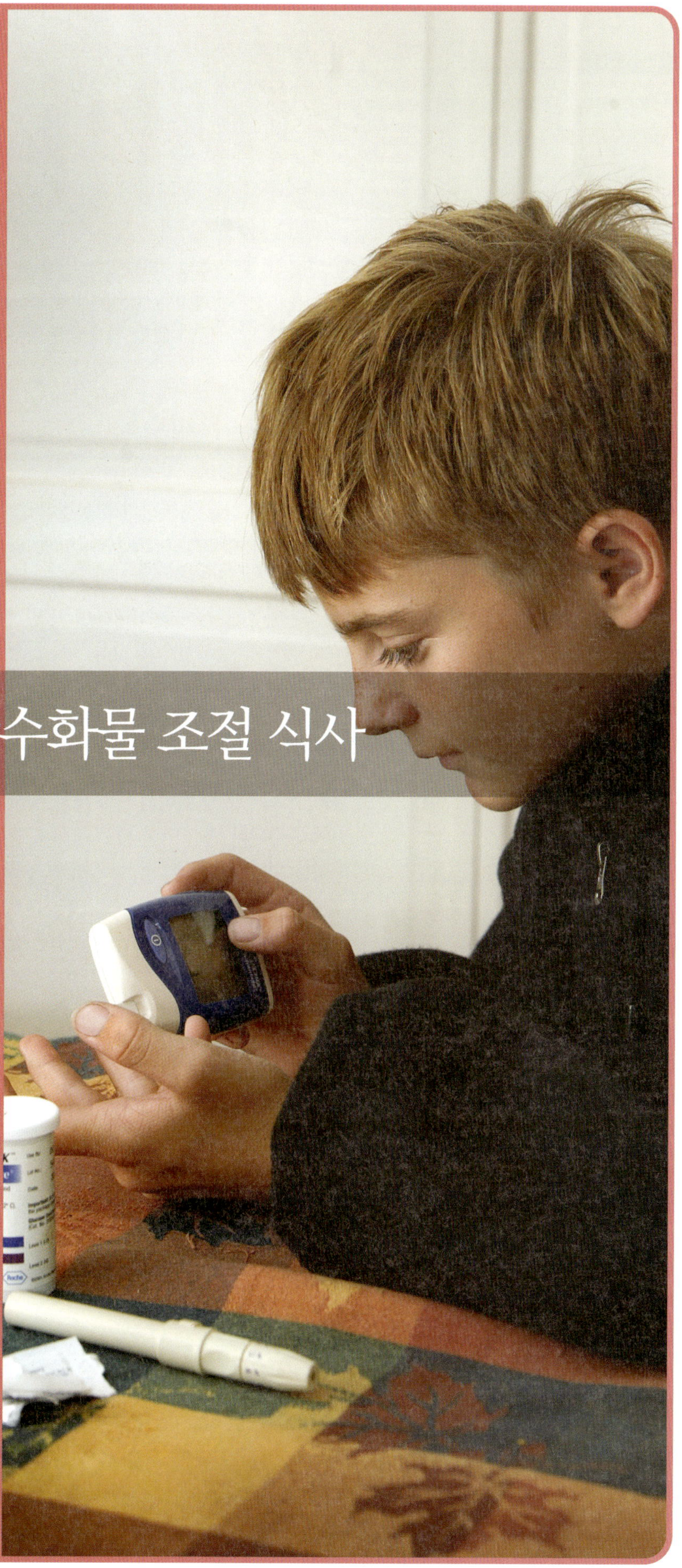

표 11-1 당뇨병의 증상
다뇨
탈수, 구강 건조증
갈증
시력 손상
감염증가
체중감소
공복감 증가로 인한 다식
피로감

당**뇨병** 유병률은 전 세계적으로 꾸준히 증가되고 있는 추세이다. 미국의 경우 국민의 6.6% 약 1,800만 명 이상의 사람들이 당뇨병으로 고생하고 있고, 29% 정도의 사람들은 자신들이 당뇨병이 있는지도 모르고 있으며, 증상이 발현되기 전까지는 위험성을 깨닫지 못하고 있는 실정이라고 한다.

당뇨병은 미국에서 사망률 6위 안에 들며 심장질환이나 신장질환 등을 유발하게 하는 주요인이다. 우리나라도 당뇨병에 의한 사망자 수가 2003년 인구 10만 명당 25명으로 위험성이 매우 높다. 당뇨병은 비만, 고혈압, 심혈관계 질환 등과 함께 대표적인 대사질환으로 성인의 약 10%가 당뇨병을 가지고 있으며 연령이 높아질수록 발병률이 더 증가하고 있다. 당뇨병에 의한 합병증도 건강을 위협하고 있다.

당뇨병의 개요

당뇨병은 인슐린 대사가 정상적으로 이루어지지 않아 혈당 농도가 상승되는 대사장애이다. 당뇨병은 '*diabetes mellitus*'라고 하며, 'diabetes'는 희랍어로 '관(siphon)'이란 뜻으로 '소변으로 통과한다'라는 의미이며, 'mellitus'는 꿀처럼 달다는 의미로 당이 소변으로 배설된다는 뜻이다. 당뇨병인 사람들은 ■ 인슐린 분비가 제대로 이루어지지 않거나, 세포가 정상적으로 반응하지 못한다. 혈당상승은 **고혈당증**을 초래하고 혈관, 신경, 조직을 손상시킨다.

■ 인슐린은 혈당을 조절하는 췌장 호르몬으로 글루카곤과 길항적으로 작용한다.

당뇨병의 증상

우리가 식사로 섭취하는 탄수화물은 체내 소화기관에서 소화되고 포도당으로 가수분해되어 흡수된다. 포도당이 세포 내로 들어오기 위해서는 인슐린이 필요한데 인슐린이 부족하거나 인슐린 저항성 등으로 제 기능을 하지 못하면 포도당이 세포 내로 들어가지 못하고 혈액에 남게 된다.

혈당농도가 약 200 mg/dℓ가 넘으면 **신장역치**를 초과하여 소변으로 포도당이 배설된다(glycosuria, 당뇨). 소변으로 당이 빠져나오면 수분이 혈액으로 이동되어 소변의 배설이 증가된다. 이와 같이 잦은 배뇨(polyuria, 다뇨), 탈수 그리고 갈증의 증가(polydipsia)는 당뇨병의 전형적인 증상들이다.

또한 인슐린의 부족으로 세포 내는 영양적인 고갈이 일어나 결과적으로 식욕이 증가하여 많이 섭취하지만 세포가 제대로 당을 이용하지 못해 체중은 오히려 감소하게 된다.

고혈당과 고삼투압 농도로 인해 혈액 내 점성이 올라가고 혈류는 줄어들며, 눈 조직도 손상되어 시력을 잃게 된다. 또한 ■ 용액의 농도 차이로 고혈당은 체내에서 고삼투압을 유발하게 되어 비정상적으로 삼투압을 올리게 된다. 또한 당대사와 에너지 대사가 원활하지 않아 피로감, 탈수증 등의 증상도 나타난다.

■ 오스몰농도 : 용액 중의 삼투압 활성입자의 농도
고혈당은 고삼투압의 원인이 되며 이는 곧 비정상적으로 삼투압이 높음을 의미한다.

당뇨병의 진단

당뇨병 진단을 위한 검사는 공복 혈당검사와 당부하검사가 있다. ■ 정상인의 경우 공복시 혈당이 75~100 mg/dℓ이다. **경구 포도당 부하검사**는 포도당 50~75 g을 경구 투여한 후 2~5시간 동안 30분 혹은 1시간 간격으로 혈액을 채취하여 혈당을 측정한다. 일반적인 당뇨진단은 다음과 같다.

■ 정상혈장 포도단 수준은 75~100 mg/dℓ이다.

당뇨병(diabetes mellitus) 고혈당과 조절되지 않는 인슐린 대사장애로 특징되는 대사장애

diabetes = 그리스어로 관이란 뜻으로 소변이 과도하게 배설되는 것이 특징이며 *mellitus*는 꿀-달콤함이 특징이다.

신장 역치(renal threshold) 혈당이 신장에서의 포도당 재흡수의 한계를 넘어서게 되면 포도당이 소변으로 배설된다.

경구 포도당 부하검사(oral glucose tolerance test) 포도당 투여에 따른 신체의 적응능력 검사

표 11-2 제 1형 당뇨병과 제 2형 당뇨병의 특징

	제 1 형 당뇨병	제 2 형 당뇨병
발병 빈도	전체 당뇨병의 5~10%	전체 당뇨병의 90~95% 이상
발병 시기	30세 이하	45세 이상[a]
관련 조건	자가 면역질환, 바이러스 감염 유전	비만, 노화, 유전
주요 결함	췌장 베타 세포의 파괴로 인한 인슐린의 절대적 부족	인슐린 저항성, 인슐린의 상대적 부족
인슐린 분비	인슐린 분비가 매우 적거나 전혀 안됨.	인슐린 분비가 정상일 수도 있고 오히려 증가되어 있거나 혹은 감소될 수도 있다.
인슐린 치료	반드시 해야 함.	필요한 경우에 한다.
다른 명칭	소아청소년 당뇨병 인슐린 의존형 당뇨병 (Insulin dependent diabetes mellitus ; IDDM) 케톤증 성향 당뇨병	성인형 당뇨병 인슐린 비의존형 당뇨병 (Noninsulin-dependent diabetes mellitus ; NIDDM) 케톤증 내성 당뇨병

[a] 어린이와 청소년에서의 제 2형 당뇨병 발현은 과체중, 비만, 제 2형 당뇨병 가족력과 관련이 있다.

- 보통 혈당(임의의 시간에 검사했을 때)이 200 mg/dℓ 이상이고 당뇨병의 전형적인 증상인 당뇨, 빈뇨, 이유 없는 체중 감소 등이 있는 경우
- 혈당이 8시간 이상 금식 후 126 mg/dℓ 또는 그 이상일 때
- 75 g 당 부하 2시간 후 혈당이 200 mg/dℓ 이상일 때

고혈당은 당뇨병의 가장 확실한 증상이다.

당뇨병전증(prediabetes)은 공복 시 혈당이 100~125 mg/dℓ 이거나, 포도당 75 g을 경구 투여하여 2시간 후에 측정했을 때 140~200 mg/dℓ 이다. 정상과 당뇨병의 중간 형태로 제 2형 당뇨병과 심혈관질환의 발현 위험이 높다. 당뇨병전증은 손상된 내당능장애(impaired glucose tolerance)라고도 한다.

당뇨병의 분류

제 1형과 제 2형 당뇨병의 특징은 표 11-2에 있다. 임신은 비정상의 당내성과 임신성 당뇨를 유발한다. 임신성당뇨는 출산 후 사라지지만 제 2형 당뇨병 발생의 위험이 있다.

제 1형 당뇨병 **당뇨병** 환자의 약 5~10%를 차지한다. 췌장 베타세포가 **자가면역** 파괴에 의해 인슐린을 생성하지 못하여 반드시 외부에서 인슐린을 공급받아야 한다. 제 1형 당뇨병의 자가면역 파괴 기전은 알려져 있지 않지만 유전과 환경에 의해 발생한다. 또한 제 1형 당뇨병은 다른 자가면역 질환 발현 위험성을 증가시킨다.

제 1형 당뇨병은 일반적으로 아동기와 청소년기에 갑자기 발병하고 전형적인 증상은 잦은 소변, 체중감소와 갈증의 증가이다. 제 1형 당뇨병에서는 나타나는 **케톤증**(산독증)은 케톤체가 과도하게 생산되는 것으로 혈액검사를 통해 확인할 수 있다(중탄산은 혈액의 산증을 중화하는 작용을 한다. 수소이온과 중탄산이온은 결합하여 H_2CO_3를 만들고 물과 이산화탄소가 되며 이산화탄소는 호흡으로 배출된다).

발병은 나중에 제 1형 당뇨병이 나타나는 사람에게는 더 점진적인 경향이 있다. 혈액검사로 인슐린, 췌장조세포, 췌장효소에 대한 항체 확지는 진단을 확인할 수 있고, 가까운 친척의 발병을 예측하는 데 도움이 된다.

당뇨병전증(prediabetes) 혈당은 정상보다 높으나 당뇨병이라고 진단하기에는 충분하지 않은 내당능 손상이 있는 상태

제 1형 당뇨병(type 1 diabetes) 당뇨병의 약 5~10 %를 차지하며 췌장의 베타 세포가 자기면역에 의해 파괴된 경우를 말한다.

자가면역(autoimmune) 자가면역 반응이란 자신의 조직에 대해 면역반응을 보이는 것임

- 케톤체는 간에서 만들어지는 지방대사 산물이다. 지방조직에서 비정상적으로 많은 양이 방출되면 조직에 축적된다.

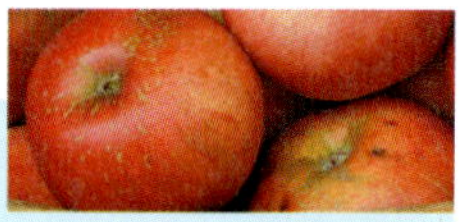

당뇨병과 관련된 증상

아세톤 호흡(acetone breath) : 산독증 때문에 호흡에서 과일냄새가 나는 것

다리절뚝거림(claudication) : 근육에 혈액의 공급이 충분하게 공급되지 못해 걷는 동안에 다리의 통증이 있음

다운 형상(dawn phenomenon) : 이른 아침에 성장호르몬이 분비되어 인슐린이 혈당을 낮추는 것을 방해하여 고혈당이 된다.

당뇨성 혼수(diabetic coma) : 조절되지 않는 당뇨로 인해 혼수상태에 빠지는 현상으로 당뇨성 산중독증, 고삼투압, 고혈당, 인슐린의 과다 사용, 혹은 항이뇨 약제의 사용으로 발생한다.

괴저(gangrene) : 혈액 공급의 부족으로 인해 감염이나 조직의 괴사가 일어남

위마비(gastroparesis) : 위 비는 것이 늦어짐

당뇨(glycosuria) : 소변으로 당이 비정상적으로 배설됨

고혈당(hyperglycemia) : 혈당이 높아진 상태. 공복시 혈당이 정상은 100 mg/dℓ 이하인데 공복시 혈당이 100~126 사이이면 당뇨전증이라 하며 126 이상이면 당뇨이다.

고삼투성 고혈당성 상태(hyperosmolar hyperglycemic state) : 혈액의 고삼투압, 탈수, 고혈당 상태가 심해져 고혈당성, 고삼투압성, 비케톤성 혼수상태이다.

저혈당(hypoglycemia) : 당뇨병에서 비정상적으로 혈당이 70 mg/dℓ 이하로 낮아진 상태를 말한다.

산독증(ketoacidosis) : 혈액의 pH가 낮아져 케톤체가 과도하게 많이 생성된 상태

케톤뇨(ketonuria) : 소변에 케톤체가 있는 상태

케토시스(ketosis) : 체내 조직에 케톤체가 과도하게 있는 상태

혈관장해(macrovascular complications) : 소혈관과 모세혈관, 망막혈관, 신장이 장해를 받는 것

신장병증(nephropathy) : 신장이 장해를 받는 것

신경변증(neuropathy) : 신경조직이 장해를 받는 것

다갈(polydipsia) : 과도한 갈증

다식(polyphagia) : 과도한 식욕 혹은 지나치게 먹는 것

다뇨(polyuria) : 과도한 소변 배출

반동 고혈당(rebound hyperglycemia) : 밤에 저혈당이었다가 혈당을 올리는 호르몬들에 의해 고혈당을 유발하게 되는 현상으로 소모지 현상이라 한다.

망막변증(retinopathy) : 망막이 장해를 받는 현상

제 2형 당뇨병 **당뇨병** 환자의 약 90~95%를 차지하며 종종 증상이 없다. 제 2형 당뇨병은 근육과 지방조직, 간 세포 간의 **인슐린 저항**에 의해 발생하는데, 췌장은 이를 보충하기 위해 많은 양의 인슐린을 분비하므로 혈장인슐린 농도는 비정상적으로 높다(고인슐린 혈증).

세포의 높은 인슐린 요구는 결국 췌장의 베타세포를 탈진시키고 고장내서 인슐린 분비가 더 감소되므로 혈장인슐린 농도가 낮아진다. 그러므로 제 2형 당뇨병은 인슐린 저항성과 인슐린 결핍 둘 다 관련이 있다. 즉 인슐린 양은 세포에서 낮아진 기능을 보상하기에 부족하다.

제 2형 당뇨병은 나이가 많을수록 빈번하며, 65~74세의 18%에 이르지만 많은 경우 모른 채로 지낸다.

제 2형 당뇨병의 원인은 잘 알려져 있지 않지만 운동부족, 노화, 비만(특히 복부비만)에 의해 증가한다. 제 2형 당뇨병 환자의 약 80~90%가 비만이며, 비만 자체가 인슐린 저항을 유발하는 직접적인 요인으로 추정된다. 제 2형 당뇨병은 유전적 요소에 의해 영향을 많이 받는다. 제 2형 당뇨병은 아메리칸 원주민, 라틴계 아메리카인, 맥시코계 아메리카인, 아프리카계 아메리카인, 아시아계 아메리카인과 태평양섬에 사는 사람들에게서 많이 나타난다.

아동과 청소년의 제 2형 당뇨병 제 2형 당뇨병은 대부분 45세 이상에서 나타나지만, 과체중이며 가족력이 있는 아동과 청소년들에게서도 발현 위험이 높다.

세계에서 제 2형 당뇨 발병률이 가장 높은 민족 중의 하나인 아리조나의 피마족에서는 제 2형 당뇨가 10~14세 사이에 2.2%, 15~19세 사이에 5% 정도가 발현하였다고 한다. 어린이들의 제 2형 당뇨병을 예방하기 위해 음식섭취와 운동을 통한 당뇨병 예방프로그램이 필요하다.

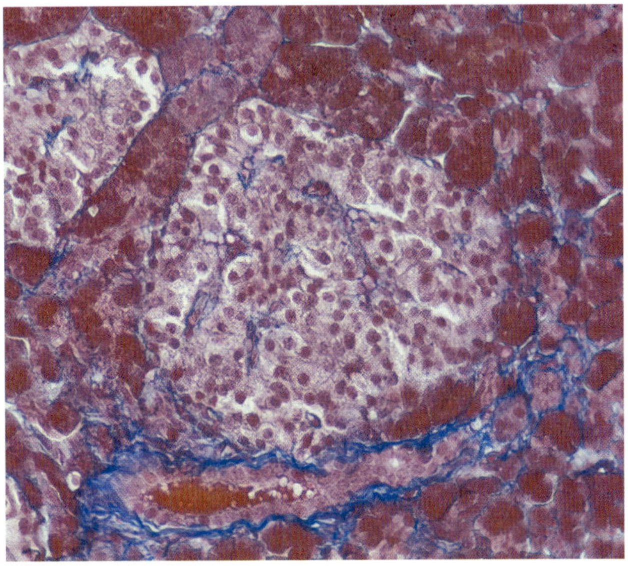

췌장의 가로 단면을 보면 표시한 부분이 랑게르한스섬으로 β-세포에서 인슐린을 생산한다.

당뇨병의 급성 합병증

인슐린 결핍은 에너지 대사에 장애를 일으키고 고혈당은 전해질 불균형과 여러 가지 합병증을 일으킨다.

제 1형 당뇨병의 케톤증 인슐린의 심한 결핍은 케톤증을 유발한다. 인슐린이 부족하면 지방조직 내에 중성지방이 과도하게 분해되어 유리지방산이 혈액으로 방출되며 간에서는 케톤체 생산이 증가한다(케토시스). 케톤체는 산성이며 혈액 내 농도가 증가하면 소변으로 배출된다(케톤뇨). 케톤체로 인해 혈액의 pH가 7.3 이하로 떨어지며, 혈당은 250 mg/dℓ 이상이 되고 심한 경우에는 1,000 mg/dℓ 이상이 되는 경우도 있다. ■ 당뇨병성 케톤증의 주요 특징은 케톤증, 노독증, 고혈당증이다.

케톤증을 가진 환자들은 산독증과 탈수의 증상을 나타낸다. ■ 산독증은 이산화탄소를 배출하면 부분적으로 회복된다. 그래서 과호흡증후군이나 깊은 호흡이 나타나며 호흡에서 과일향 냄새가 난다(아세톤 호흡).

■ 정상 pH는 7.35~7.45 정도이다.

■ 혈액의 중탄산염은 산증을 중화하는 완충제이다.

수소이온과 중탄산이온은 결합하여 탄산염을 만들고 물과 이산화탄소가 된다. 이 산화탄소는 호흡으로 배출된다.

다뇨로 인해 전해질이 배설되면 정신이 경각되거나 혼수상태를 초래하기도 한다(당뇨성 혼수).

케톤증은 인슐린 주사를 제때에 맞지 못하거나 질병이나 감염, 알코올 중독, 스트레스에 의해서도 발생한다. 제 2형 당뇨병에서는 케톤증이 잘 발생하지는 않으나 감염이나 질병 등 대사적 스트레스를 받을 때 발생한다.

제 2형 당뇨병의 고삼투압성 고혈당증 고삼투압성 고혈당증은 고혈당에 의해서 나타난다. 혈당이 600 mg/dℓ ~2,000 mg/dℓ 이상으로 높아지기도 한다. 극심한 고혈당증은 세포외액과 내액이 고갈되어 고삼투압성이 되며 비정상적인 반사운동, 운동신경 손상, 언어능력 감소와 같은 손상을 일으키는 혼수상태를 유발하기도 한다.

저혈당증 당뇨병 관리를 제대로 하지 못했을 때 일어난다. 인슐린과 항당뇨제를 과도하게 사용하거나 운동을 많이 하거나 식사를 제때에 하지 않거나, 부적절한 음식물 섭취, 또는 음식 없이 알코올을 섭취하는 경우에 발생한다. 저혈당증은 제 1형 당뇨병 환자에게 발생하고 인슐린 치료 환자에서 3~4%의 사망원인이 된다.

저혈당증의 증상은 배고픔, 단것의 섭취, 불안함, 심장의 두근거림, 명확하지 않는 말투와 착란증세 등이다.

제 2형 당뇨병(type 2 diabetes) 당뇨병의 90~95%를 차지하는 것으로 인슐린 저항성과 인슐린 분비가 충분하지 않아 발생한다.

인슐린 저항성(insulin resistance) 근육, 지방조직, 간 세포에서 인슐린의 반응이 감소된 것을 말한다.

고인슐린 혈증(hyperinsulinemia) 혈액 중에 인슐린 비정상적으로 높은 상태를 말한다.

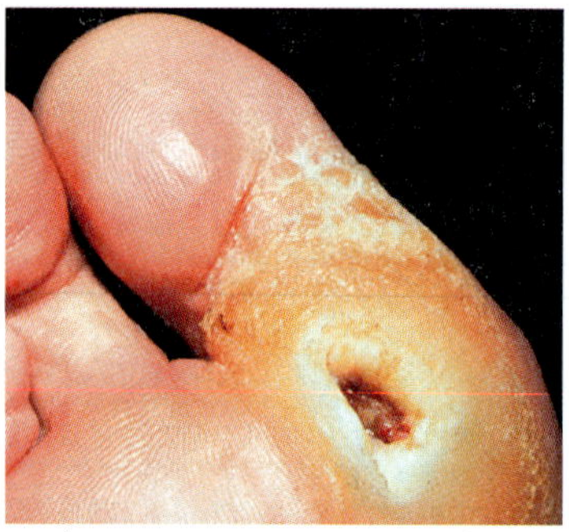

당뇨병 환자들은 혈액공급이 원활하지 않아 발이 괴사되는 경우가 많으며 상처 치유가 늦고 상처가 나고 멍이 드는 경우에도 인식이 늦다.

■ 당뇨병인 사람들은 대사증후군이 많은데 대사증후군은 인슐린 저항과 관련이 있다(고혈당, 고혈압, 고지혈증, 심혈관질환이 있다).

당뇨병의 만성 합병증

오랜 기간 동안 높은 당 농도에 노출되면 세포와 조직이 파괴된다. 혈중의 포도당과 단백질이 반응하여 생성된 **AGEs**(advanced glycation end products)가 축적되어 세포, 대혈관, 소혈관, 신경계를 손상시킨다. 대부분의 당뇨병 환자들이 순환 장애 등으로 인해 면역력이 떨어져 감염이 많이 발생한다.

대동맥 합병증 당뇨병은 동맥경화와 심혈관질환 발생 위험을 높인다. 제 2형 당뇨병은 고혈압, 비정상적인 혈중지질, 비만을 포함해 심혈관질환이 되는 복합적인 위험요소를 내포하고 있다. 혈전과 사지동맥의 감소된 혈류는 보행 중 통증을 유발하며 족부 궤양 발현의 원인이 된다. ■당뇨병 환자들의 족부 궤양은 치료하지 않으면 괴사로 인해 발을 절단해야 하는 상황이 될 수도 있다. 당뇨환자들의 15~20%가 족부합병증으로 치료를 받는다.

소혈관 합병증 당뇨병이 오래되면 망막의 모세혈관을 점점 손상시켜 망막증으로 시력을 상실할 수 있다. 신장의 소혈관 손상으로 인한 신장병증이 당뇨 말기에 자주 일어나 신부전에 이를 수 있다. 그러므로 망막증과 신장병증을 방지하기 위해서는 당뇨병 관리를 철저하게 해야 한다.

신경 장애 당뇨환자의 약 50% 정도에서 신경퇴회가 발생한다. 신경 장애의 증상은 손발의 통증, 쑤심, 마비와 무감각 등이다. 통증과 쥐가 나는 현상은 특히 다리에 나타나는데 주로 밤에 심하게 일어나 수면을 방해한다. 또한 신경 장애는 무감각 등을 일으켜 발의 상처에 부주의해질 수 있어 족부 궤양의 진행을 조장한다.

다른 증상으로는 발한장애, 성기능 장애, 변비, 위비움 지연(위마비) 등이 있다.

핵심정리

- 췌장에서 인슐린이 거의 분비되지 않거나 전혀 분비되지 않는 제 1형 당뇨병 환자에겐 반드시 인슐린 치료가 필요하다. 제 2형 당뇨병은 인슐린 저항성의 특성을 가지고 있다.
- 제 1형 당뇨병에서 많이 나타나는 합병증인 당뇨성 케톤증은 케톤체 과잉생성으로 인한 케톤증과 산독증을 동반한다. 제 2형 당뇨병에서 나타나는 고삼투압성 고혈당증은 고혈당과 고삼투압 현상으로 혼수상태를 초래한다.
- 당뇨병 만성합병증으로는 심혈관 질환, 혈액순환 감소, 망막증, 신장해, 신경 장애 등이 있다.

당뇨병의 치료

당뇨는 평생 치료해야 하는 만성 질병이다. 혈당을 조절하기 위해서 약물을 적절한 시간에 투여하고, 식사와 운동을 잘 조화시켜 조절해야 한다. 제 1형 당뇨병은 인슐린 치료가 꼭 필요하며, 제 2형 당뇨병은 먼저 식사 요법과 운동으로 치료한다.

표 11-3 제 1형 당뇨병의 치료

	전통치료	강화 집중치료
혈당체크	매일	적어도 하루에 세 번 이상 혈당체크
인슐린치료	하루 1~2번 주사	하루에 3회 혹은 그 이상, 외부 인슐린 펌프 사용, 혈당을 체크하여 당질의 양을 결정하고 인슐린 주사량 결정
장점	심한 저혈당 발현이 적어짐. 체중증가 줄어 듬.	망막증, 신증, 신경병증 진행이 늦어짐
단점	망막증, 당뇨병성 신경병증 당뇨병성 신증 진행이 빨라짐.	심한 저혈당 증세 발현이 2~3배 빨라지며, 체중증가, 과체중의 위험이 증가함

그러나 대부분의 환자들은 결국 인슐린이나 약물 경구 투여로 치료하게 된다. 당뇨병 환자는 스스로의 자가 관리 교육이 필요하다.

치료 목표

당뇨병 치료의 주요목표는 합병증의 위험을 줄이거나 예방하기에 바람직한 범위 내로 혈당수준을 유지하는 것이다. 당뇨병 환자들은 혈당수준을 철저하게 조절해야 신장애, 망막증, 신경 장애의 심각성과 발병률을 줄일 수 있다.■ 그러므로 정상적인 당수치의 유지는 모든 당뇨관리 계획의 기본적인 목표가 된다.

또 하나의 목적은 혈압을 조절하고 체중을 관리하는 혈중지질 농도의 정상 유지(당뇨 합병증을 지연시키고 당뇨 예방할 수 있음)이다. 당뇨관리, 즉 합병증 예방을 위해 환자들은 적절한 식사계획을 배우고, 약 복용, 혈당 체크, 체중관리, 적당한 운동을 해야 한다.

■ 집중당뇨치료는 당뇨병 조절과 합병증 관리에도 도움을 준다는 연구가 영국의 전향 당뇨 연구에서도 알려져 있다.

당뇨병 치료 평가

당뇨병 치료는 주로 혈당수준을 확인하여 평가한다. **자가 혈당 측정**은 환자가 음식 섭취, 약물과 운동을 조절할 때 저혈당증을 예방하는 데 도움이 된다. 이상적으로 제 1형 당뇨병 환자들은 하루에 3번 또는 그 이상 혈당 점검을 해야 하는데 치료방법이 조정되었을 때 더욱 자주해야 한다.

제 2형 당뇨병 환자의 경우 자가 혈당 점검의 빈도수는 환자 자신의 특수한 요구에 의존하지만 자가 혈당 점검은 당뇨병을 관리하는 데 있어 상당히 유용하다.

장기적 혈당 관리 **당화혈색소**(HbA_{1c})농도를 측정하여 주기적으로 장기 당 근절을 평가한다. 당화혈색소는 적혈구의 헤모글로빈이 포도당과 결합하여 생긴 분자로 혈당이 높아지면 헤모글로빈에 포도당이 비효소적으로 결합하여 당화헤모글로빈이 증가한다.

정상인 경우 6% 이하이나, 당뇨병의 경우 7% 이하가 목표이다. 정상혈당을 유지하는 당뇨병 환자에게서도 크게 상승하는 경우가 있다.

장기 합병증의 관리 당뇨병을 가진 사람들은 합병증을 예방하기 위해 정기적으로 검사를 한다. 혈압을 자주 측정하고, 지질검사는 일 년에 한 번 정도하며, 요 단백의 정기검사를 통해 미세 알부민뇨의 여부를 알아보고 신장애가 있는지를 조사해야 한다. 망막증, 신장애 예방과 족부관리도 해야 한다.

advanced glycation end products(AGEs) AGES는 포도당 혹은 포도당 분해물들이 단백질과 결합될 때 만들어지는 화합물이다. AGES는 조직에 손상을 주며 당뇨성 합병증을 유발한다.

자가 혈당 측정(glycemic) 집에서 혈당계를 이용하여 혈당 측정하며 혈당을 모니터 한다.

당화헤모글로빈(glycated hemoglobin HbA_{1c}) 헤모글로빈이 포도당과 결합하여 생긴 분자로 장기간에 걸친 혈당수준을 반영하는 것

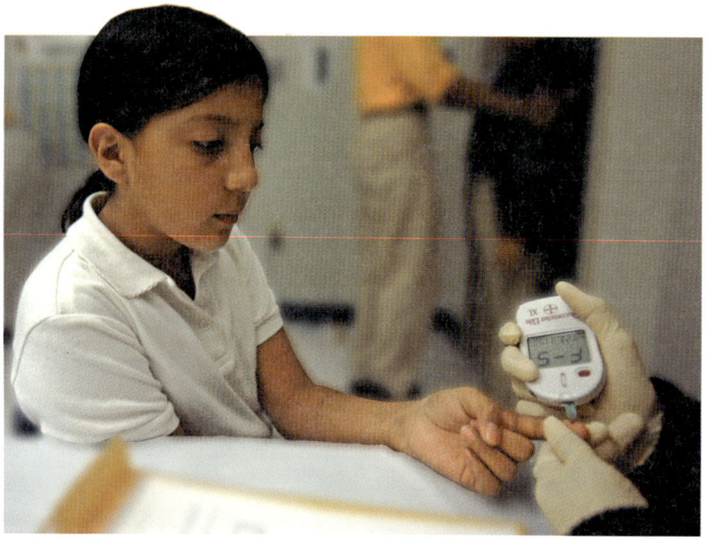

자가혈당측정계는 당뇨병인 사람들이 정상 범위 내로 혈당을 유지할 수 있도록 도와줄 수 있다.

케톤 테스트 케톤 테스트는 제 1형 당뇨나 임신성 당뇨를 가진 환자들에게 가장 유용하다.

체중관리

제 1형 당뇨병은 마른 사람들에게 많은데 비해 제 2형 당뇨를 가진 사람들은 대부분 과체중이거나 비만이다. 체중과 성장 패턴은 일반적으로 적절한 에너지 섭취량에 대한 평가기준이 된다.

제 1형 당뇨병과 체중 일반적으로 제 1형 당뇨 환자들은 일반인들보다 과체중 비율이 낮은 편이다. 그러나 인슐린 치료 중 과도한 체중증가가 발생하기도 한다.

체중증가의 원인은 분명한 것은 아니지만 식욕을 증가시키거나 대사율을 저하시키는 인슐린 치료 때문일 수도 있다. 성장기 아이들은 정상적인 성장과 발달을 위해 충분한 에너지를 섭취하는 것이 매우 중요하다.

제 2형 당뇨병과 체중 과도한 체지방은 인슐린 저항성을 약화시키기 때문에 과체중이거나 비만인 사람들은 체중감량이 필요하다. 적당한 체중 감량은(4~8 kg) 혈당조절, 혈중지질 수준과 혈압을 개선하는 데 도움이 된다. 체중감량은 당뇨 초기 인슐린 분비가 감소하기 전에 하는 것이 가장 좋다.

제 2형 당뇨를 가진 환자 모두가 과체중이거나 비만이지는 않다. 노년층과 장기관리 시설에 있는 사람들은 간혹 저체중이어서 체중 증가가 필요하다.

의료적 영양치료 : 영양권장

의료적 영양치료는 당뇨개선에 매우 큰 도움이 된다. 적절한 음식물의 선택은 혈당수준을 개선하고 당뇨 합병증의 진전을 더디게 할 수 있다. 영양관리계획은 개인의 선호와 생활양식 습관을 고려해야 한다. 음식물의 섭취는 성장, 생활양식 변화, 노화 그리고 합병증을 예방하는 데 필요하다. 영양사는 당뇨환자들에게 제공된 의학 · 영양 치료를 계획하고 이행하는 데 가장 적합하다.

총 탄수화물 섭취 섭취된 탄수화물의 양은 식후 혈당에 가장 큰 영향을 끼친다. 탄수화물 권장량은 대사 요구량(즉, 당뇨병의 형태, 또는 포도당 내성의 정도)과 개인적 선호에 부분적으로 의존한다.식사 사이의 혈당치 변동을 줄이기 위해 식사와 간식의 탄수화물 섭취가 매우 일정해야 한다. 하루 130 g 이하로 탄수화물 섭취를 제한하는 저탄수화물 식이는 추천하지 않는다.

탄수화물 급원 여러 가지 탄수화물을 포함하는 식품들은 혈당치에 서로 다른 영향을 끼친다. 예를 들어 흰쌀 1인분을 소비하는 것은 비슷한 보리의 1인분을 섭취하는 것보다 혈당 상승이 빠르다. 이러한 혈당 효과는 식품에 함유되어 있는 식이섬유소, 조리방법, 식사에 포함된 다른 식품과 개인적 내성에 의해 영향 받는다.

탄수화물 식품의 혈당 효과를 비교하는 지표인 **혈당지수**(GI)는 음식을 선택할 때 사람들의 혈당조절 개선에 도움을 준다. 그러나 저혈당지수 식이요법이 당뇨를 가진 대부분의 사람들에게 효과가 있는 것은 아니기 때문에 당뇨를 치료할 때 혈당지수는 우선적으로 고려해야 할 사항은 아니다. 그러나 혈당을 천천히 상승시키는 전곡류, 고식이섬유소 식품은 당뇨환자들에게 더 권장된다.

혈당지수(glycemic index; GI) 당질식품이 소화 흡수된 후에 혈당을 어느 정도 높이는가를 수치화한 것으로 혈당을 빠르게 높이면 high GI 식품이라 하고 혈당을 늦게 올리는 식품은 low GI식품이라 한다.

섬유질 당뇨병인 사람들에게 섬유소 권장량은 일반적인 사람들의 권장량과 비슷하다. 식단에 콩류, 전곡 시리얼, 과일, 채소와 같이 섬유질이 풍부하게 포함된 식품을 권장한다.

- 영양소섭취기준에서 섬유소의 권장섭취량은 성인 여자와 남자 모두 21~38 g이다.
  일부 연구는 고섬유식(하루 50g 이상의 섬유소(이 혈당조절을 개선한다고 암시했지만 이러한 효과는 연구들 사이에서 일관되지 않고, 많은 사람들이 다량의 섬유소를 견디기 어렵다.

설탕 당뇨병을 가진 사람들은 설탕과 설탕이 함유된 식품을 피해야 한다는 것은 흔한 미신이다. 설탕은 포도당과 과당으로 이루어져 있어 설탕의 적당한 소비는 혈당 조절에 불리한 영향을 끼치지 않기 때문이다. 당뇨환자를 위한 설탕 권장량은 설탕이 첨가된 음료와 음식을 최소화할 것을 제안하는 정상인의 권장량과 비슷하다. 그러나 설탕과 단 음식은 하루 탄수화물 허용량을 고려해서 섭취해야 한다.

비록 과당이 혈당상승 효과가 적다 하더라도 과도한 과당섭취는 혈중 지질 농도를 상승시키므로 권하지 않는다. 당 알코올(솔비톨과 만니톨과 같은)은 포도당, 과당, 또는 자당보다 혈당 효과가 더 낮지만 장기간 혈당 조절을 하기는 어렵다. 인공감미료(아스파탐)는 안전하게 사용될 수 있다.

식이지방 당뇨환자들은 심혈관 질환의 발병 위험이 높다. 포화지방의 섭취는 총 칼로리의 7% 이하로 제한하고, 트랜스지방의 섭취는 최소화하며, 콜레스테롤의 섭취는 하루 200 mg 이하로 제한한다.

단백질 당뇨환자들의 단백질 권장량은 총 칼로리의 15~20%로 일반인과 비슷하다. 단기연구는 고단백식이가 당조절을 개선하고 만족감을 증가시키고 체중감소에 도움을 준다고 했지만 당뇨관리와 ㅂ병증에 대한 장기효과는 알려지지 않았다. 단백질 식사는 일부 사람들의 신장기능에 장애를 줄 수도 있어 금지된다.

알코올 알코올은 여성의 경우 하루에 1번, 남성의 경우 2번 마시는 것은 허용한다. 그러나 알코올은 저혈당증의 원인이 된다. 반대로 과도한 알코올 섭취는 고혈당증을 악화시키고 임산부와 췌장염, 신경 장애, 중성지방이 높거나 알코올 남용의 전력을 가진 사람들은 알코올 섭취를 피해야 한다.

- 알코올의 1회 마시는 용량은 맥주 12온즈, 와인 5온즈, 와인쿨러 10온즈, 진, 럼, 위스키 등은 1과 1/2온즈이다.

미량 영양소 당뇨병인 사람들의 미량 영양소 권장량은 보통사람과 같다. 비타민과 무기질의 보충은 나이 많은 임산부나 수유부, 엄격한 채식주의자 그리고 칼로리 제한 식단을 사용하는 사람들을 포함하는 사람들과 같이 영양결핍이 발생하지 않는 한 권장하지 않는다. 제 2형 당뇨인들에게 크롬의 보충은 혈당조절을 개선할 수 있는 연구결과가 있으나 그 결과가 일관되지 못해 현재는 권장되지 않는다.

의료적 영양 치료 : 식사계획

영양사는 혈당관리를 지속하는 당뇨환자들을 돕기 위해 식사 계획을 한다. 탄수화물 섭취와 탄수화물의 양을 조절하는 것이 강조된다. 집중 인슐린 치료를 하는 사람들은 탄수화물을 섭취하기 위해 인슐린 약에 적응하고 식사에 인슐린 주사를 협응시켜야만 한다.

식사계획을 위한 교환목록 탄수화물 계수보다 환자가 배우기에 더 복잡하다. 교환체계는 식품을 탄수화물, 지방, 단백질의 비례에 다라 한 식품군(또는 교환목록)의 각 품목이 유사한 거대영양소와 에너지 함량을 가지도록 분류한다. 그래서 하루 식사에서 거대영양 균형에 영향을 주지 않고 한 식품목록에 있는 모든 식품이 목록상의 다른 식품과 교환 가능하다.
교환목록체계는 특별한 비율의 단백질, 탄수화물과 지방을 제공하는 견고한 식사계획을 원하는 사람에게 유용하다.

How To

임상적 이용을 위한 탄수화물의 양 계산

1. 탄수화물 계산하기

① 탄수화물을 계산하는 방법은 간단하며 당뇨식단계획에 광범위하게 사용된다. 탄수화물은 영양사가 개인의 영양과 에너지 필요량을 결정한 후에 하루 탄수화물 허용치를 알려주며 개인의 취향에 따라 식사와 간식의 형태로 분리해 준다.

② 탄수화물 허용치는 식사에 허용된 탄수화물 분량의 양이나 g으로 표현된다. 식단표를 사용하는 사람은 탄수화물 허용치를 유의하여 식사할 때 탄수화물이 함유된 식품군을 선택한다.

식단표는 매끼 식사 때 혈당조절의 위험없이 원하는 음식을 선택할 수 있게 도와준다.

예를 들어 하루 에너지 섭취를 2,000 kcal가 허용되는 당뇨병환자는 탄수화물을 총 에너지의 50%로 섭취하는 것을 권장받는다.

50% × 2,000 kcal = 1,000 kcal를 탄수화물로부터 섭취해야 함

$$\frac{1{,}000\ \text{kcal 탄수화물}}{4\ \text{kcal/g 탄수화물}} = 250\ \text{g의 탄수화물을 하루에 섭취할 수 있음}$$

미국에서는 15 g을 1 portion으로 계산하기 때문에 250g을 다시 15 g으로 나누어 16.7 g의 탄수화물을 하루에 섭취하는 것이 바람직하다고 권하고 있다.

$$\frac{250\ \text{g 탄수화물}}{15\ \text{g/탄수화물 1portion}} = 16.7\ \text{탄수화물 portion/day}$$

2. 식품교환표

우리가 일상생활에서 섭취하고 있는 식품들을 영양소의 구성이 비슷한 것끼리 6가지 식품군으로 나누어 묶은 표이다. 6가지 식품군은 곡류군, 어육류군, 채소군, 지방군, 우유군, 과일군으로 균형잡힌 식사를 위해서는 6가지 식품군을 골고루 섭취해야 한다.

교환단위란

같은 식품군 안에 있는 식품들은 영양소의 구성이 비슷하므로 열량이 같으면 서로 바꿔 먹을 수 있다. 1회 섭취량이나 거래단위 등을 기준으로 영양소 함량이 동일한 중량을 1교환단위라고 한다. 같은 식품군 내에서 같은 교환단위끼리는 서로 자유롭게 바꾸어 먹을 수 있다.

표 11-4 2000 kcal 식사를 위한 당질의 배분량

식사	당질 허용량 (g)	분 량
아침	60	4
점심	60	ㄴ
오후간식	30	2
저녁	75	5
저녁간식	30	2
총계	**255**	**17**

당질의 양은 총 칼로리의 50%를 권장하고 있다(미국의 경우).

[a] 1 portion = 15 g carbohydrate = 1 portion of starchy food, milk, or fruit

1. 곡류군

곡류군 한 단위는 열량이 100 kcal이며 같은 단위수끼리는 서로 바꾸어 먹을 수 있다.

곡류군 : 당질 23 g, 단백질 2 g, 100 kcal

식품명	무게(g)	목측량
밥	70	1/3공기
보리밥	70	1/3공기
쌀	30	3큰술
백미	30	3큰술
현미	30	3큰술
보리	30	3큰술
미숫가루	30	5큰술
밀가루	30	5큰술
율무	30	3큰술
차 수수	30	3큰술
차조	30	3큰술
팥	30	3큰술
녹말가루	30	5큰술
모닝 빵	35	中 1개
식빵	35	1쪽
햄버거 빵	35	1쪽
가래떡	50	썰은 것 11개
시루떡	50	썰은 것 11개
인절미	50	3개
마른 국수	30	1/2공기
메밀국수	30	1/2공기
당면	30	1/2공기
삶은 국수	90	1/2공기
메밀묵	200	1/2모
도토리묵	200	1/2모
녹두묵	100	1/2모
감자	130	中 1개
고구마	100	中 1/2개
토란	130	1컵
옥수수	50	1/2개
콘플레이크	30	3/4컵
밤	60	中 6개
크래커	20	5개

2. 어육류 군/저지방 어육류군

단백질 8 g, 지방 2 g, 50 kcal

식품	무게(g)	목측량
소고기(살코기)	40	로스용 1장
		12 × 10 × 0.3 cm
		썬 것 3~4쪽
쇠간	40	
돼지고기	40	3.5 × 3.5 × 3.5 cm
닭고기	40	小 1토막(탁구공 크기)
닭 간	40	
토끼고기	40	
개고기	40	
굴비	15	1/2 토막
도미	50	
도루묵	50	
전갱이	50	1 토막
참치	50	
복어	50	
조기	50	1 토막
새우	50	깐 새우 1/4 컵
		중 새우 4 마리
조개(재치)	50	3/5 컵

3. 중지방 어육류군

단백질 8 g, 지방 5 g, 75 kcal

식품명	무게(g)	목측량
소고기 등심, 안심	40	로스용 1장
돼지고기 안심	40	로스용 1장
고등어	50	한 토막
꽁치	50	한 토막
민어	50	한 토막
삼치	50	한 토막
준치	50	한 토막
갈치	50	한 토막
청어	50	한 토막
계란	55	中 1 개
메추리알	40	5 개
검정콩	20	2 큰술
두부	80	1/6 모
순두부	200	1컵

4. 고지방 어육류군

단백질 8 g, 지방 8 g, 100 kcal

고지방어육류군은 포화지방이 많고, 열량이 높아서 주의해야 한다.

식품명	무게(g)	목측량
닭고기(껍질포함)	40	
돼지 족, 돼지 머리, 삼겹살	40	
소갈비	30	한 토막
소꼬리	40	
우설	40	
런천 미트	40	5.5 × 4 × 1.8 cm
참치 통조림	50	1/3 컵
고등어 통조림	50	1/3 컵
꽁치 통조림	50	1/3 컵
뱀장어	50	小 1 토막
치즈	30	1.5 장
유부	30	유부 6 장

5. 채소군

당질 3 g, 단백질 2 g, 20 kcal

채소군은 양에 비해 칼로리가 많지 않아 충분히 섭취할 수 있다.

식품명	무게(g)	목측량
가지	70	지름 3 cm × 길이 10 cm
깻잎	20	20 장
고구마 순	70	익혀서 1/3 컵
고사리 삶은 것	25	1/2 컵
당근	70	지름 4 cm × 길이 5 cm
무	70	익혀서 1/3 컵
버섯	70	
상추	70	
숙주	70	익혀서 1/3 컵
쑥갓	70	익혀서 1/3 컵
양배추	70	익혀서 2/5 컵
죽순	70	
콩나물	70	익혀서 2/5 컵
피망	70	中 2 개
호박	70	지름 6.5 cm × 두께 2.5 cm
깍두기	70	
포기김치	70	
김	2	
물미역	70	

과일군

당질 12 g, 50 kcal
과일군은 2단위 정도 섭취하면 적당하다.

식품명	무게(g)	목측량
단감	80	中 1/2개
연시	80	小 1개
귤	100	中 1개
금귤	60	7개
오렌지	100	大 1/2개
말린 대추	20	8개
생대추	60	8개
딸기	120	
배	100	中 1/4개
바나나	60	中 1/2개
황도	150	中 1/2개
천도 봉숭아	200	小 2개
살구	150	
사과	100	中 1/3개
수박	250	大 1쪽
자두	80	大 1개
사과 주스	100	1/2컵
오렌지주스	100	1/2컵
토마토주스	200	1컵
참외	120	小 1/2개
토마토	250	大 1개
체리토마토	250	中 20개
파인애플	100	
포도	100	19개
거봉포도	100	11개

우유군

당질 11 g, 단백질 6 g, 지방 6 g, 125 kcal

식품명	무게(g)	목측량
우유	200	1컵
락토우유	200	1컵
저지방우유	200	1컵
두유	200	1컵
전지분유	25	5큰술
조제분유	25	5큰술
탈지분유	25	5큰술

지방군

지방 5 g, 45 kcal

식품명	무게(g)	목측량
들기름	5	1작은술
옥수수기름	5	1작은술
콩기름	5	1작은술
참기름	5	1작은술
마아가린	6	1.5작은술
버터	6	1.5작은술
쇼트닝	5	1.5작은술
마요네즈	7	1.5작은술
베이컨	7	1조각
땅콩	10	7개
잣	8	1큰술
호두	8	大 1개

당뇨병의 하루식단의 예(열량 : 1800 kcal, 단백질 40 g/day)

구분	아침	분량	점심	분량	저녁	분량
음식명	쌀밥	1공기(210 g)	쌀밥	1공기(210 g)	쌀밥	1공기(210 g)
	미역국	1/2대접	물김치	1/2공기	콩나물국	1/2대접
	계란말이	1/2개	버섯불고기	고기 20 g	갈치구이	1/2토막(20 g)
	야채샐러드	1/2접시(35 g)	오이무침	1/2접시(35 g)	시금치나물	1/2접시(35 g)
	호박볶음	1/2접시(35 g)	깻잎나물	1/2접시(35 g)	양파전	1/2접시(35 g)
간식	우유	1/2컵(100 mℓ)	사과주스	1/2컵(100 mℓ)	사과	1/2개(100 g)
	식빵버터구이	1쪽(35 g)	비스킷	5쪽		

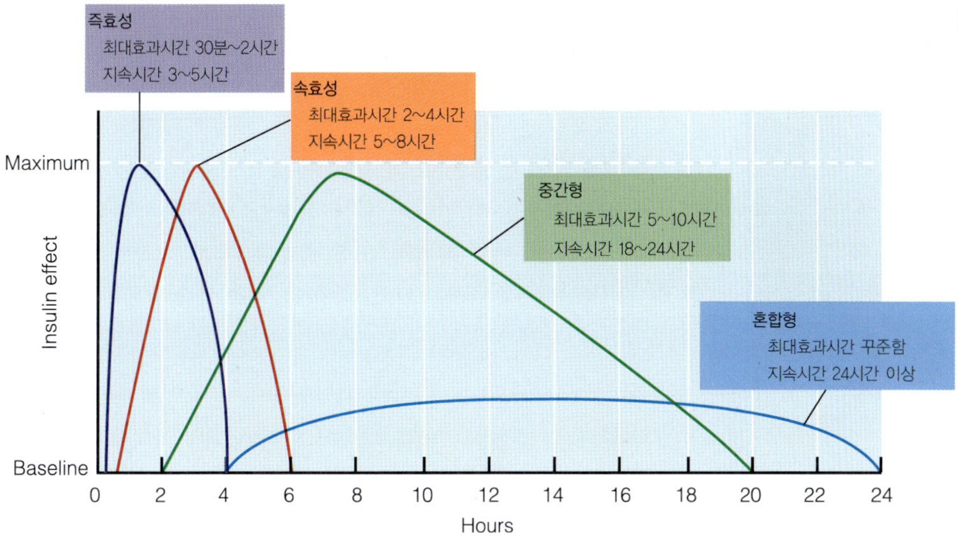

그림 11-1 **인슐린 요법의 효과**

인슐린 치료

인슐린 치료는 대사 요구량에 충분한 인슐린을 생산할 수 없는 사람들에게 필요하다. 그러므로 경구약물, 식사와 운동으로 혈당유지가 안 되는 제 2형 당뇨병과 제 1형 당뇨병 환자들에게 필요하다.

췌장은 대개 식사 사이와 밤에 적은 양의 인슐린을 분비하고(basal insulin), 식사를 섭취할 때 가장 많은 양의 인슐린을 분비한다. 그러므로 이상적인 인슐린 치료는 췌장에서 분비되는 간격과 같게 하는 것이 바람직하다.

인슐린 제제 인슐린은 작용시간에 따라 즉효성(lispo and aspart), 속효성(regular), 중간형(lente and NPH), 지속형(glargine and ultralente) 등이 있다. 따라서 적절한 인슐린 요법을 수립하는 데 상당한 유동성이 허용된다.

몇 가지 종류의 인슐린을 섞으면 어떤 한 가지 종류만 사용하는 것보다 당 조절이 더 잘된다. 미리 혼합된 제제를 사용할 수 있다.

인슐린 전달 인슐린은 스스로 혹은 보호자에 의해 주사로 가장 자주 투여된다. 즉효성 흡입분말(Exubera) 또한 가용하다. 이 형태의 인슐린은 식사 직전에 취지며, 보통 지속형 인슐린 제제나 고혈당을 치료하는 여러 가지 구강투약과 혼합하여 사용된다.

몇 가지 다른 선택이 가능하지만 개별 주사기가 인슐린 주사에 가장 많이 사용된다. 피부를 통해 삽입되는 인슐린 포트는 며칠간 그 자리에 놓으며 여러 번 찌를 필요가 없다. 다른 대안은 인슐린 기초량을 계속 주입하고 식사 시에는 많은 양을 주입하도록 프로그램되어 있는 인슐린 펌프를 사용하는 것이다. 펌프는 피부에 머물러 있는 가늘고 유연한 관을 통해 인슐린을 주입한다. 펌프는 옷 밑이나 벨트에 부착하거나 주머니에 보관할 수 있다.

표 11-5 **인슐린 제제**

인슐린 형태	제품	작용시간	최대효과	지속
즉효성	Lispro Aspart	15분	30분~2시간	3~5시간
속효성	Regular	30분	2~4시간	5~8시간
중간형	Lente NPH	1~3시간	5~10시간	18~24시간
지속형	Glargine	2~4시간	꾸준한 효과	24시간
	Ultralente	4~6시간	8~12시간	30시간 이상
혼합형	NPH/regular(70 : 30) 다양함 : NPH/regular(50 : 50) 섞는 방식에 의존		다양함	다양함

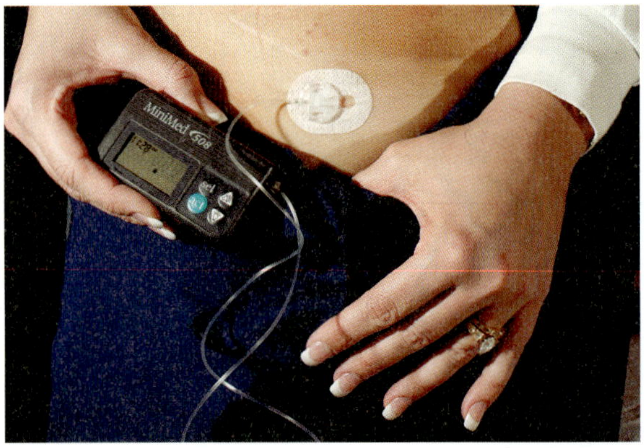

외부에서 지속적으로 인슐린 펌프가 피부를 통해 인슐린을 주입한다.

1일 1회 또는 2회 처방한다. 혼합형 인슐린은 중간형과 속효형 인슐린이 일정한 비율(70:30)로 섞여 있으며 가장 많이 사용한다. 1회 주사로 2회의 최고 작용 시간을 갖는다.

제 1형 당뇨병의 인슐린 요법 제 1형 당뇨병은 몇 종류 인슐린의 복합적인 주사 또는 ■ 인슐린 펌프 사용을 포함하는 집중 인슐린 치료법으로 가장 잘 관리된다. 보통 중간형 혹은 지속형은 기본적인 인슐린 필요량을 충족시키고, 즉효성, 속효성 인슐린은 식사 전에 주입한다. 하루 3번 또는 그 이상의 주사가 혈당조절에 좋다.

집중치료를 실시하는 사람은 각 식사 전에 주입하는 인슐린의 양을 정확하게 결정하는 법을 배워야 한다. 인슐린 양은 식사에 포함된 탄수화물, 식전 혈당치, 개인의 체중과 인슐린 반응성에 따라 달라진다. 인슐린 반응성을 결정하기 위해서 식품섭취, 인슐린 복용량과 혈당수준을 꼼꼼하게 기록해야 한다. 이 기록들은 결국 환자에게 적절한 **탄수화물에 따른 인슐린 비율**을 결정하기 위해 분석되고, 이것은 식사 시 인슐린 투약량을 계산하는 데 사용된다.

■ 인슐린은 단백질이어서 경구로 섭취하면 소화효소에 의해 가수분해된다.

탄수화물에 따른 인슐린 비율(carbohydrate-to-insulin ratio) 인슐린 unit당 처리되는 당질의 양. 평균적으로 매 15 g의 당질은 즉효성, 속효성 인슐린 1 unit을 요구한다.

제 2형 당뇨병의 인슐린 요법 제 2형 당뇨병으로 진단받은 사람들의 30%가 인슐린 치료를 받는다. 제 2형 당뇨병 초기 치료는 식사요법, 운동과 경구 항당뇨제가 수반되지만 장기적인 혈당관리는 쉽지 않다. 혈당 조절을 유지하기 위해 인슐린 치료가 필요하다. ■ 대부분 하루에 1번 또는 2번의 주사가 필요한데 저녁식사 또는 취침 전에 지속형과 중간형 인슐린의 혼합형을 사용한다. 혹은 중간형, 또는 지속형 인슐린의 단독 주사는 취침 시간에 필요하다. 투약과 시간조절은 자가혈당 측정 결과에 따라 조절한다.

인슐린 치료와 저혈당증 저혈당증은 경구 항당뇨제를 사용한 결과일 수도 있지만 인슐린 치료의 가장 흔한 합병증이다. 저혈당증은 비정상적으로 혈당이 낮아지는 것으로 일반적으로 혈당이 50 mg/dℓ 이하일 때 나타난다. 저혈당증의 원인으로는 인슐린 투여량이 너무 많은 경우, 식사량이 너무 적거나 굶은 경우, 구토나 설사가 있는 경우, 평소보다 운동이나 활동이 많은 경우, 술을 마신 경우 등을 들 수 있다. 저혈당의 증세로는 불안, 공복감, 어지러움, 식은 땀, 두통 등이 나타나고 오래 지속되면 의식장애와 경련이 일어난다.

가벼운 저혈당 증세는 단순당을 15 g 정도 섭취하면 15~30분 이내에 혈당을 상승시킬 수 있다. 저혈당 증세에 대비하기 위해 인슐린을 주사하는 당뇨병 환자는 사탕이나 캐러멜 같은 단것을 항상 휴대해야 한다. 그럼에도 증세가 회복되지 않으면 단순당을 다시 섭취하거나, 다음 식사까지의 시간이 많이 남아 있는 경우 복합당질과 단백질로 100~150 kcal 정도를 추가로 섭취한다.

당뇨병 환자는 혼수상태에 빠지는 일이 있고 이러한 경우에 적절한 치료를 빨리 받지 못하면 심각한 결과가 일어날 수 있으므로 당뇨병이 있는 사람들은 자신이 당뇨병 환자임을 알리는 표식을 항상 가지고 있어야 한다.

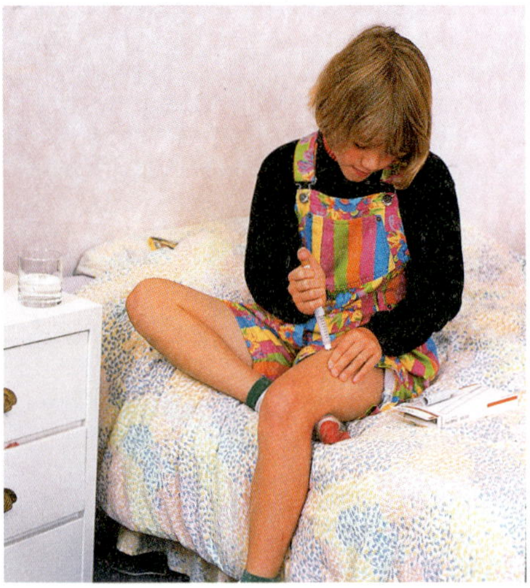

어린이도 기끔 필요에 의해 인슐린을 투여한다.

공복시 고혈당증 인슐린 치료가 공복 고혈당 방지를 위해 사용되어야 한다. 보통은 부족한 인슐린이 원인이 되어 밤에 인슐린 활성이 떨어져 고혈당이 발생하는 경우가 많다. 또한 **dawn phenomenon**이라 하여 인슐린 활성을 방해하는 성장 호르몬이 이른 아침에 분비되어 혈당치가 아침에 증가될 수 있다.

자주 발생하는 것은 아니지만 밤에 포도당 생성을 자극하는 호르몬 반응을 일으켜 공복고혈당이 발생할 수 있는데 이 상태를 **반동고혈당증**(rebound hyperglycemia)이라 한다. 이러한 공복고혈당증은 투약량 조정이나 저녁에 인슐린 조제약으로 치료할 수 있다.

경구 항당뇨제

제 2형 당뇨병의 치료는 종종 경구약물의 사용이 필요하다. 이러한 약제들은 4가지 활성형태로 고혈당을 강하시킬 수 있다. 인슐린 분비를 향상시키고, 간에서 포도당 생성을 줄이며, 조직의 포도당 사용을 향상시키거나 탄수화물 흡수를 늦추는 것이다.

치료는 하나(monotherapy) 또는 몇 가지 약재를 혼합해서(combination therapy) 사용한다. 혼합치료는 monotherapy보다 더 빠르게 좋은 결과를 얻을 수 있고 혈당조절을 유지하기가 좋다. 표 11-6은 경구 항당뇨제를, 식이-약물 상호작용은 그것들의 영양관련 효과를 보여준다.

설포닐요소제 비교적 증세가 가벼운 환자들은 혈당이 정상으로 돌아오지만, 혈당이 높은 환자들은 개선은 되나 정상범위까지 도달하지 못한다. 설포닐요소제(sulfonyl urea)는 췌장 베타세포로부터 인슐린의 분비를 자극하며 표적 장기에서 인슐린 수용체의 수를 증가시키고 인슐린이 세포 내로 포도당을 넣어주는 능력을 개선시켜 준다. 인슐린의 농도를 높이므로 저혈당 증세를 보이거나 체중을 증가시키기도 한다.

바이구아니드제 간에서 포도당의 생성을 억제하고 인슐린의 저항성을 낮추어 인슐린 감수성을 증가시킨다. 또한 혈청 중성지방과 콜레스테롤을 감소시키고 HDL을 증가시키는 효과도 있다. 바이구아니드제(Biguanides)는 인슐린 분비를 자극하지 않아서 저혈당 증세를 유발시키지는 않으며 Metformin이 있다.

당질 분해효소 억제제(α-glycosidase inhibtors) 복합당질과 당질의 소화율을 낮추며 장에서 포도당의 흡수를 지연 또는 억제시켜 혈당상승을 막아주는 것으로 1일 3회 복용하며 설포닐요소제와 Metformin과 섞어 쓰기도 한다. Acarbose와 Miglitol이 사용된다.

Thiazolidine 제제 인슐린의 감도를 증가시키는 작용이 있으며 Pioglitazone와 Rosig litazone 등이 있다.

운동과 당뇨관리

규칙적인 운동은 혈당조절을 상당히 개선하므로 질병관리의 중심이다. 규칙적인 운동은 인슐린 감수성을 증가시켜 인슐린 요구량을 감소시킨다.

운동은 또한 혈중 지질 농도와 혈압을 낮추고, 체중을 감소시키며, 심혈관 기능을 개선시킨다. 당뇨환자들은 금기사항이 아니라면 유산소 운동과 저항성 운동 둘 다 규칙적으로 하는 것이 바람직하다. 최소 150분의 중간 강도 운동이나 90분의 고강도 운동을 매주 하는 것이 좋다. 근육을 강화시키는 저항성 운동은 일주일에 3번 정도 하는 것이 좋다.

운동과 인슐린 치료 제 1형 당뇨병인 사람들은 운동을 하는 동안 저혈당증을 예방하기 위해 음식섭취와 인슐린 치료를 주의깊게 조정해야 한다. 운동 전 인슐린 투여량은 상당히 줄여야 한다. 혈당은 운동 전후로 검사해야 한다. 만약 혈당이 100 mg/dℓ 이하라면

표 11-6 경구 항당뇨제

작용	분류	제품
췌장에서 인슐린 분비 자극	sulfonylureas	chlorpropamide Tolbutamide Glyburide Glipizide
	Meglitinides	Repaglinide Nateglinide
간에서 당생성 억제	Biguanides	Metformin
인슐린 민감성 증가	Thiazolidinediones	Pioglitazone Rosiglitazones
당흡수 지연시킴	alpha-glucosidase 억제제들	Acarbose Miglitol

탄수화물을 운동 시작 전에 섭취해야 한다.

탄수화물 추가섭취는 오랜 시간 운동 중간에 또는 후에, 심지어 운동을 마친 몇 시간 후에도 필요할 수 있다. 케톤증이 있으면서 혈당이 250 mg/dℓ가 넘거나 케톤증 없이 300 mg/dℓ이 넘을 때는 고혈당이 악화되므로 운동하지 말아야 한다.

제 2형 당뇨에서의 운동 제 2형 당뇨환자들은 흔히 과체중이고 별로 움직이지 않으며 많은 합병증이 발병하므로, 운동을 계획하기 전에 특정운동에 의해 악화될 수 있는 문제가 있는지에 대한 의학적 평가가 수행되어야 한다. 심장과 혈관, 눈, 신장, 발과 신경체계를 포함하는 합병증이 있는 경우에는 운동의 종류를 제한한다. 가볍고 적당한 운동아

식이-약물 상호작용

약물이 영양관련에 미치는 주요 영향

	소화기계 영향	식이와 상호작용	대사적 영향
설포닐요소제 (Sulfonylureas)	욕지기, 구토, 경련, 설사	홍조, 두근거림, 목의 통증, 호흡단출, 심계항진, 발한의 원인이 되므로 알코올과 함께 약을 복용하는 것을 피한다. 인삼, 마늘, 호로파(콩과 식물이며, 씨는 약용 및 향신료), 고수(미나리과의 식물), 샐러리의 섭취는 저혈당 위험을 증가시킬 수 있으므로 함께 섭취하는 것을 피한다.	저혈당, 체중증가, 피부 알레르기 반응
비이구아니드제 (metformin)	복부통증, 욕지기, 구토, 가스 경련, 설사, 대사미, 식욕부진	—	무증상의 비타민 B_{12} 결핍증
Thiazolidinediones	—	—	체중증가, 체액보유 부종, 빈혈
α-glucosidase inhibitors	복부통증, 구역, 욕지기, 가스 경련, 설사	—	간효소 수치 증가 고빌리루빈혈증

우선적으로 처방된다. 비만하고 비활동적인 사람에게는 느린 속도로 걷기가 제안된다.

망막증을 가진 사람들은 눈 조직을 손상시키는 잡아당기기나 무거운 것을 들어 올리는 것을 피해야 한다.

말초신경 장애는 족부궤양을 초래할 수 있기 때문에 반복적으로 체중을 싣는 운동은 하지 않는 것이 좋다.

아픈 날의 관리

병, 감염, 상처는 호르몬의 변화를 야기하여 혈당을 올릴 수 있으므로 주의한다. 제 1형 당뇨병 환자들에게 병은 당뇨성 케톤신독증의 위험을 증가시킬 수 있다. 제 1형 당뇨 환자는 질병을 앓고 있는 동안에는 자주 혈당 검사와 혈액 또는 소변의 케톤 유무 검사를 해야 한다.

일부 탄수화물은 케톤증을 피하기 위해 규칙적으로 섭취해야 하는데, 하루에 탄수화물 150~200 g(3~4시간마다 약 45~50 g)은 섭취하도록 한다. 만약 식욕이 없다면 고체 식품을 섭취하는 것보다 탄수화물이 함유된 단 음료나 얼린 주스를 마시는 것이 더 쉽다. 탈수를 예방하기 위해 액체식품의 섭취를 감시해야 한다.

핵심정리

- 당뇨병 관리는 영양 치료, 인슐린 또는 경구약물 그리고 적절한 운동으로 이루어진다. 혈당 조절은 수시로 혈당검사와 당화혈색소 농도를 측정해서 평가한다.
- 탄수화물 섭취는 식후 혈당치에 영향을 끼치는 중요한 요소이다. 탄수화물의 총 섭취량이 탄수화물 형태보다 더 중요하다.
- 탄수화물 계산은 식품교환표에 의해 한다.
- 인슐린 치료는 충분한 인슐린을 생산할 수 없는 당뇨병 환자들에게 필요하며 제 1형 당뇨병과 제 2형 당뇨병 환자들 모두에게 이용된다. 경구약물은 인슐린 분비와 반응성을 개선시키며 간에서 포도당 생성을 낮추며 탄수화물의 흡수를 지연시킨다.
- 운동은 혈당조절을 개선시키며 건강에 도움을 준다.

사례연구

제 1형 당뇨병 어린이

12살의 영희는 2년 전에 제 1형 당뇨병으로 진단받았다. 영희는 집중치료를 했고, 부모와 당뇨관리팀의 도움을 받고 있다.

그들의 도움으로 영희는 자신의 당뇨관리에 대한 책임을 잘 인식하고 혈당관리를 잘 하였다.

그러나 영희는 당뇨의 부담과 친구들과의 교제에 대해 불평해왔다. 때때로 영희는 혈당체크를 거절하기도 하고 인슐린 주사를 몇 번 거르기도 하였다.

최근에 영희는 열, 메스꺼움, 구토, 심한 갈증 등의 증세로 응급실에 실려 갔다. 의사는 영희가 착란과 혼수상태라고 하였다. 소변 검사에서 케톤이 양성으로 나왔으며 혈당은 400 mg/dℓ까지 올라갔다. 진단은 당뇨성 케톤산독증이었다.

1. 케톤산증을 유발하는 대사적 발현을 기술하나 영희의 증상과 검사는 진단과 일치하였는가?
2. 표 11-3을 복습하고 영희에게 했던 강화치료의 장단점을 생각해 보시오
3. 영희의 나이는 당뇨병에 대처하는 데 영향을 어떻게 미쳤는지 설명하시오

   왜 영희는 당뇨병이 자기 일생을 망쳤다고 느꼈을까? 어떤 제안이 도울 수 있을까요?
4. 당뇨가 오래 지속되었을 때의 부작용을 복습해 보시오.

   당신은 12살 소녀에게 당조절의 중요성에 대해 어떻게 설명하겠는가?

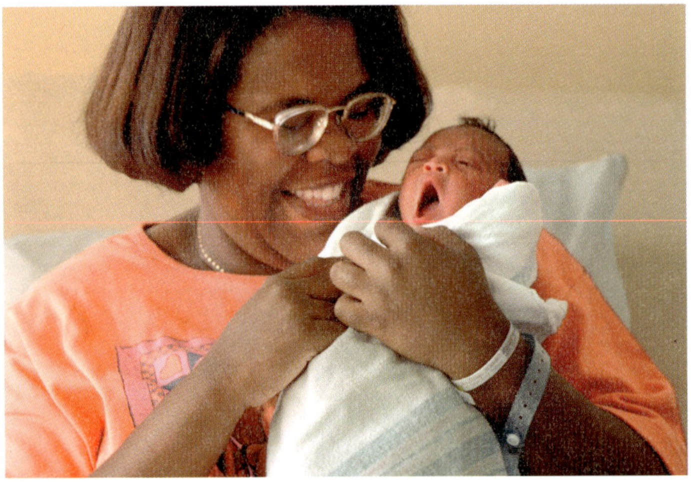

임신동안 혈당조절은 건강한 아기를 안전하게 출산하는데 가장 좋은 방법을 제공한다.

임신과 당뇨병 관리

당뇨병이 있는 여성이 임신을 하면 호르몬의 변화로 인슐린에 대한 내성과 인슐린 필요량을 증가시키므로 혈당조절이 더욱 힘들어진다.

게다가, 당뇨병을 앓지 않는 여성 중 7% 이상이 임신성 당뇨병으로 발전하게 되어 임신기간 중 특별히 당관리가 필요하다. 임신성 당뇨를 앓는 여성은 이후에 제 2형 당뇨병을 앓게 될 위험이 더욱 크다. 그리고 그들의 자녀는 성년이 되어서 비만과 제 2형 당뇨에 걸릴 가능성이 높아진다.

임신부가 당뇨이면 산모와 태아 모두의 건강을 위협한다. 조절하지 않은 당뇨병인 임신부는 유산의 확률이 높으며 태아의 선천적 결손과 사산의 발생률 또한 정상의 경우보다 높다. 당뇨인 임신부에게서 태어난 신생아는 호흡곤란으로 고통받거나 저혈당, 황달, 저칼슘혈증과 같은 대사장애의 위험이 높다.

제 2형 당뇨병 혹은 임신성 당뇨를 가진 여성들은 비정상적인 **거대아**를 분만하는데, 이는 분만을 더욱 힘들게 할 뿐 아니라 분만에 의한 외상을 입거나 제왕절개를 해야 하는 경우가 생긴다.

제 1형 또는 제 2형 당뇨병인 여성의 임신

당뇨병을 가진 여성이 임신기, 특히 임신 초기 3개월간(제 1분기) 혈당 조절에 성공할 경우 분만 시 결함 및 자연 유산의 위험을 충분히 줄일 수 있다. 이러한 이유로, 임신을 하고자하는 여성은 당뇨병 관리에 소홀하여 발생할 수 있는 합병증을 미연에 방지하기 위해 피임을 권고받는다. 제 2분기, 제 3분기 동안 지속적으로 혈당 조절을 하면 거대아 출산과 사망 위험을 줄일 수 있다.

임신기간 동안 영양요구는 일반적으로 당뇨병이 있는 여성과 없는 여성 모두 비슷하다. 식습관과 혈당 측정의 결과를 토대로 혈당 조절을 개선하기 위해 음식물의 조절이 이뤄져야 한다. 규칙적인 식사와 간식을 하게 되면 혈당이 지속적이고 안정적으로 태아에게 공급되기 때문에 임신기간에 더욱 발생하기 쉬운 저혈당 증상을 피하는 데 도움을 준다.

저녁시간의 간식은 자는 동안의 저혈당 및 케톤증을 막기 위해 필요하다. 인슐린 및 약물치료의 변경은 임신기간 중에 자주 있을 수 있으며 그 결과에 따라 식습관의 조절을 해야 하기도 한다.

임신성 당뇨병

큰 몸증은 비정상적으로 큰 아기로 태어날 때 4 kg 이상의 아기를 말한다.

당뇨병에 대한 가족력이 있는 여성, 지나치게 살찐 여성, 라틴계 아메리칸, 아메리칸 원주민, 아시아계 미국인, 태평양의 섬사람 등을 포함한 특정 인종집단 여성, 혹은 9파운드(4 kg)가 넘는 아기를 낳은 적이 있는 여성들은 임신성 당뇨의 위험이 가장 높다.

그러므로 의사들은 24~28주의 임신기의 모든 여성들에게 당뇨에 대한 검사를 의례적으로 실시할 것을 권한다.

고도위험인자를 가진 여성들은 임신 이전 혹은 임신 직후에 검사를 받아야 한다. 가벼운 고혈당일지라도 태아의 발생에 좋지 않은 영향을 주거나 임신기간에 합병증을 유발할 수 있다.

임신성 당뇨병을 지닌 과체중 혹은 비만 여성들은 임신기간 동안 에너지 조절이 필요하다. 적당한 에너지 공급은 태아 발육에 필요하지만, 에너지를 감소시키면(총 필요열량보다 약 30% 적게 섭취) 케톤증의 위험 증가 없이 혈당조절을 개선할 수 있다.

탄수화물을 총 열량 섭취의 40~50%로 줄이면 식후 혈당수준을 개선시킬 수 있다. 이후 탄수화물의 섭취는 밤에 케톤증을 예방하기 위한 야식을 포함하여 하루종일 식사와 간식을 간격을 두어 하는 것이 좋다.

> 탄수화물은 아침에 내성이 적기 때문에 조식에서 탄수화물 감소는 도움이 된다.

규칙적인 유산소 운동은 혈당조절을 개선시킬 수 있기 때문에 권장한다. 식사와 운동만으로 혈당 조절에 실패한 임신성 당뇨를 가진 여성은 인슐린 치료가 필요하다. 이러한 경우는 약 20~25% 정도이다. 일반적으로 경구 항당뇨제는 태아의 발육에 치명적일 수 있기 때문에 임신기 동안에는 처방되지 않는다.

핵심정리

- 임신 전과 임신기 동안의 혈당 관리는 산모와 태아의 합병증을 줄일 수 있다. 임신기 동안의 대부분의 영양요구량은 당뇨가 없거나 당뇨를 가진 여성들 모두 비슷하다.
- 탄수화물의 섭취로 밤에 케톤증을 예방하기 위해 야식을 포함한 몇 번의 식사와 간식을 분배하여 정한다. 임신성 당뇨 여성에게는 탄수화물 섭취를 제한하는 것이 권장된다.
- 적당한 열량 제한은 과체중과 비만인 여성들에게 혈당조절을 향상시키는 데 도움을 줄 수 있다.

사례연구

제 2형 당뇨병을 가진 학교상담 선생님

알리시아 코르도바는 41세의 멕시코계 미국인으로 최근에 제 2형 당뇨병으로 판정받았다. 코르도바 부인은 두 번째 아이를 임신한 동안에 임신성 당뇨가 되었다. 혈당은 정상이 되었고, 규칙적으로 혈당을 체크하고 정상체중을 유지하고 규칙적으로 운동을 하라고 권고되었다.

그녀는 과식을 하지 않고 운동도 규칙적으로 했다고 하였으나 정상체중을 유지하지 못했다. 코르도바 부인은 173 cm이며 체중은 70 kg이다. 당뇨병의 장기영향과 인슐린 주사를 맞을 필요가 있을지도 모른다는 걱정 때문에 운동을 하고 체중을 감량하기로 하였다. 또한 남편과 아이들도 과체중이고 거의 운동을 하지 않는 것도 걱정이 되었다. 의사는 코르도바 부인에게 식사계획을 영양사의 도움으로 받도록 권하였다.

1. 코르도바 부인의 병력에서 어떠한 요인들이 당뇨의 위험을 증가시켰는가? 아이와 남편도 위험이 있는가?
2. 코르도바 부인에게 적합한 식이와 운동 프로그램의 일반적인 특성에 대해 설명하시오. 체중감량과 운동이 어떻게 당뇨병에 도움이 되는가?
3. 만약 코르도바 부인이 식이와 운동으로 혈당조절을 할 수 없다면 어떤 치료를 하면 좋겠는가? 이 시점에서 그녀에게 인슐린이 필요하지 않을 수도 있는 이유에 대해 코르도바 부인에게 설명할 수 있는가?
4. 코르도바 부인의 남편과 아이들의 당뇨병을 예방하기 위해 도와줄 수 있는 식이와 생활습관의 변화는 무엇인가?

영양평가 체크리스트

당뇨병문진표

1. 병력

병력을 검사한다.

- □ 당뇨의 형태
- □ 당뇨 기간
- □ 급성과 만성적 합병증
- □ 치료를 변하게 할 수 있는 임신 등을 포함하는 제 증상들

2. 약물치료

① 경구 당뇨약, 인슐린, 혹은 둘 다를 사용하는 당뇨를 가진 사람

- □ 약의 형태
- □ 투여 계획

② 다른 약물을 사용하는 사람들을 위한 검사

- □ 혈당에 영향을 미치는 약물
- □ 콜레스테롤과 중성지방을 낮추는 약물
- □ 항고혈압약

3. 식이섭취

약물과 식사를 잘 조화시키기 위한 권고

- □ 자세하고 정확한 식이섭취와 식사양식의 기록
- □ 평소 운동량 계산

4. 의료적 검사와 재평가

- □ 탄수화물 섭취를 적당히 유지
- □ 에너지 섭취를 적정히 유지
- □ 집에서 혈당수준을 확인
- □ 아픈 날에 잘 적응하게 해주는 식사와 인슐린 조절
- □ 저혈당에 대비한 적당한 음식들

5. 인체측정 자료

① 정확한 신장과 체중의 기본 자료를 얻는다.

- □ 적정한 에너지 섭취
- □ 인슐린 치료

② 정기적으로 어린이와 성인을 위해 신장과 체중을 재평가해야 적절한 에너지 섭취를 제공하기 위한 식사계획을 세울 수 있다.

6. 검사

당뇨 치료를 성공적으로 하기 위해서 다음의 검사를 해야 한다.

- □ 당화혈색소
- □ 혈중 지질 농도
- □ 혈액과 소변의 케톤
- □ 소변의 단백질(알부민뇨)

7. 신체적 징후

아래의 징후를 관찰한다.

- □ 신경 장애
- □ 시력 장애
- □ 발의 궤양
- □ 특히 노인들에서의 탈수

분석

1. 제 2형 당뇨병이며 하루에 약 2,600 kcal가 필요한 남자를 위한 당질의 양을 계산하는 방법은 'How to'에 있다. 탄수화물 허용량은 총 에너지 섭취의 50% 정도가 권장된다.
   표 11-4를 보고 하루 식단 예를 참조하여 탄수화물 목표를 정할 수 있다. 식품교환표를 참고하여 메뉴를 작성한다.

2. 약국이나 온라인 정보를 통해 당측정계, 란셋, 인슐린 주사기 등의 가격을 알 수 있다.

3. 하루에 총 14단위의 속효성 인슐린과 26단위의 중간형 인슐린을 3번 맞는 사람을 위한 인슐린을 대략 결정한다. 한 달에 이들 물품을 구입하는 데 소요되는 비용은 대략 얼마인가?

자가 평가

1. 다음 중 제 1형 당뇨병의 특징은?
   a. 흔하게 진단되지 않는다.
   b. 췌장은 인슐린을 거의 분비하지 못하거나 인슐린을 만들지 못한다.
   c. 대부분의 당뇨병의 주된 형태이다.
   d. 임신기에 종종 일어난다.

2. 다음 중 제 2형 당뇨병에 대한 설명은?
   a. 일반적으로 자가면역성 질환이다.
   b. 췌장은 인슐린을 거의 분비하지 못하거나 인슐린을 만들지 못한다.
   c. 당뇨성 케톤증은 흔한 합병증이다.
   d. 만성합병증이 당뇨진단을 받기 전에 발생할 수 있다.

3. 만성 합병증은 당뇨의 모든 형태와 연관이 있는데 ______로부터의 결과이다.
   a. 쇠퇴한 신장 기능
   b. 영양상태를 고갈시키는 감염
   c. 체중의 증가와 고혈압
   d. 혈압과 신경의 손상

4. 장기간의 혈당관리는 일반적으로 ______에 의해 평가된다.
   a. 혈당의 자가관리
   b. 소변의 케톤치를 검사하는 것
   c. 헤모글로빈을 측정하는 것
   d. 소변의 단백질 수치를 검사하는 것

5. 음식의 탄수화물에 관해서 당뇨를 가진 환자들은 ______에 대해 가장 중점을 두어야 한다.
   a. 식사나 간식 때 탄수화물의 정확한 양을 섭취하는 것
   b. 식사에 설탕, 전분과 섬유질의 정확한 분량을 섭취하는 것
   c. 설탕과 칼로리가 있는 감미료의 첨가를 피하는 것
   d. 단백질, 탄수화물 그리고 지방의 이상적인 분량으로 식사를 선택하는 것

6. 다음 중 당뇨에서 알코올의 일반적인 섭취에 관한 사실은?
   a. 알코올의 섭취는 탄수화물 허용치 부분을 고려해야 한다.
   b. 알코올은 고혈당증을 발생시키므로 피해야만 한다.
   c. 알코올은 저혈당증을 유발할 수 있으므로 인슐린이나 인슐린 분비를 유도하는 약물을 복용하고 있다면 음식물과 함께 섭취하도록 해야 한다.
   d. 환자는 임신을 하지 않았다면 알코올을 무한적으로 섭취할 수 있다.

7. 당뇨환자들에게 가장 이상적인 식사 계획 전략은 ______이다.
   a. 탄수화물 계산하기
   b. 식품 교환표
   c. 공인된 영양사에 의해 식단과 조리법을 제공받는 것
   d. 인내심 있게 혈당 조절하는데 도움이 될 수 있는 모든 방법

8. 인슐린 강화요법을 사용하는 환자들은 ______을 포함하는 regimen을 사용하는 것과 비슷하다.
   a. 주사에 속효성, 중간형, 지속형 인슐린을 혼합한 것을 하루 2번 주입
   b. 중간형과 지속형인슐린의 혼합형을 식사 사이에 주입
   c. 매 식사 때 basal 인슐린과 정확한 인슐린 투약을 공급하는 하루 다회 주입
   d. 인슐린과 경구 혈당강하제 둘 다 사용

9. 혈당 조절이 잘 되었던 사람에게서 나타나는 갑작스러운 고혈당증은 ______에서 비롯된다.
   a. 감염이나 질병
   b. 만성적인 알코올 섭취
   c. 저혈당증의 불충분한 치료
   d. 장시간의 운동

10. 임신기의 여성에서 당뇨에 의한 합병증이 발생할 때는 ______.
    a. 일반적으로 취침시간의 과분한 식사와 간식 때문이다.
    b. 종종 아침식사 때 탄수화물을 적게 섭취하는 것이 필요하다.
    c. 임신을 하지 않은 여성보다 탄수화물이 더 필요하다.
    d. 당뇨가 없는 여성보다 임신기 여성이 더 많은 칼로리를 제공받기를 요구한다.

정답은 부록을 참조.

영양실천에 있어서의 혈당 지수

11장은 혈당지수(GI)를 소개한다. 혈당지수는 음식물 흡수 후에 나타나는 혈당의 효과를 근거로 한 탄수화물 식품의 순위를 말한다.

당뇨치료에서 총 탄수화물 양은 섭취된 탄수화물의 종류보다 더 중요하며 임상연구는 저혈당 식품을 선택하였을 때 혈당치에 최소의 영향만을 준다고 한다. 따라서 당뇨 전문가들은 당뇨관리를 위해 혈당지수를 사용하는 것을 별로 권장하지 않는다.

그러나 지난 10년 동안, 연구의 상당수는 저혈당 식단이 많은 만성질환에 대한 위험 요소의 개선에 도움을 줄 수 있는지를 결정하기 위해 수행되었다. 실전 영양은 식품의 혈당 효과를 주는 요소와 주요 저혈당식품을 선택하는 것의 잠재적인 이익을 시험한 연구 결과를 설명할 것이다.

어떻게 혈당 지수는 측정되는가?

혈당지수는 본질적으로 식품의 탄수화물이 얼마나 빠르게 소화되고 흡수되느냐를 의미한다. 테스트 방법은 몇 가지가 있는데 가장 보편적인 실험은 소화되기 쉬운 탄수화물의 측정된 양을 포함한 시험 식품을 피실험자들에게 먹이는 것이다. 그리고 섭취한 지 2~3시간 후에 혈당치를 측정한다. 2~3시간 동안 혈당의 증가를 단순당이나 흰빵과 같이 소화되기 쉬운 탄수화물의 동일한 양을 섭취한 후에 혈당치의 상승을 비교한다.

그림 NP11-1은 저혈당지수와 고혈당지수의 혈당 반응 차이점을 보여준다. 혈당곡선은 식사 후에 혈당이 정상적인 공복혈당수치보다 급상승하고 그 이후 몇 시간에 걸쳐 혈당이 떨어진다.

표 NP11-1은 각 식품군에 따른 다양한 탄수화물을 함유하는 식품의 혈당지수 순서로 배열해 놓은 것이다.

또한 섭취한 탄수화물의 양은 혈당의 반응성에 영향을 주기 때문에 식품의 혈당지수는 섭취한 양에 따라 평가된다. 식품의 총 혈당효과는 섭취량에서 얻은 탄수화물 분량에 혈당지수를 곱한 결과를 혈당부하지수(GL)로 표현한다.

혈당부하지수(GL)의 중요성은 호박에 대한 혈당지수로 예를 들어 설명할 수 있다. 호박의 혈당지수가 75로 높기는 하지만, 호박의 80 g 중 탄수화물은 단지 4 g뿐이라서 상대적으로 당부하지수는 3으로 낮다(표 NP11-1).

혈당부하지수는 식품의 혈당지수와 함께 고려해야 하기 때문에, 일반적으로 최신 혈당지수표는 둘 다 포함한다.

식품의 혈당 효과에 영향을 미치는 요소는 무엇인가?

표 NP11-1은 많은 과일과 콩류가 혈당지수가 낮은 데 비해 혈당지수가 높은 빵과 감자 같은 전곡류 식품을 보여주고 있다. 식품의 혈당지수에 영향을 주는 요소는 다음과 같다.

- **전분구조** 전분은 포도당 분자의 일직선 사슬이나 가지형 사슬의 형태로 식품에 존재한다. 가지형태의 사슬이 당을 빨리 분해하는 경향이 있는데 반하여 일직선형의 사슬은 소화에 저항력이 있다. 그래서 가지형 사슬의 전분이 주로 포함된 식품은 혈당을 더 빨리 높이는 경향이 있고 혈당지수도 높다.

식품 중에 전분의 미묘한 차이가 있기 때문에 실질적으로 같은 식품의 혈당지수가 서로 다를 수 있다. 예를 들어 쌀의 혈당지수는 낮은 것부터(살짝 데친 방글라데시 흰쌀 27) 높은 것까지(데친 케냐산 흰쌀 112) 다양하다.

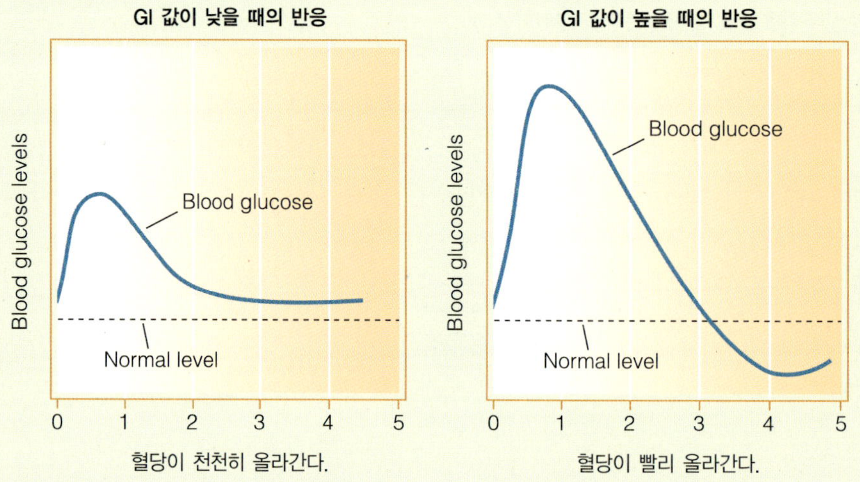

그림 NP11-1 식품의 GI 값
천천히 소화되는 음식들은 GI 값이 낮다. 이 음식들은 혈당을 GI 값이 높은 음식보다 천천히 올린다.

표 NP11-1 식품들의 혈당지수와 당부하지수

Value	GI	GL
High	≥70	≥20
Medium	56-69	11-19
Low	≤55	≤10

Food Item	1회 분량 중 탄수화물 양 (g)	혈당지수[a]	당부하지수[b]
빵과 파스타			
강화 흰빵(30 g)	14	73	10
전곡빵(30 g)	13	71	9
귀리기울 빵 ; 귀리기울 40~50%(30 g)	18	47	9
스파게티 10~15분 삶은 것(180 g)	48	44	21
Cereal grains			
흰쌀(150 g)	36	64	23
현미(150 g)	33	55	18
밀을 반쯤 삶아서 말렸다가 빻은 것(150 g)	26	48	12
유제품			
전유(250 g)	12	27	3
아이스크림(50 g)	13	61	8
콩류			
병아리콩(150 g)	30	28	8
강낭콩(150 g)	25	28	7
채소류			
당근(80 g)	6	47	3
적갈색의 구운 감자(150 g)	30	85	26
고구마(150 g)	28	61	17
호박(80 g)	4	75	3
과일			
사과(120 g)	15	38	6
바나나(120 g)	24	52	12
오렌지(120 g)	11	42	5
설탕류			
과당(10 g)	10	19	2
꿀(25 g)	18	55	10
설탕(10 g)	10	62	7

[a] Reference food : glucose = 100

[b] Glycemic load 5 glycemic index × available carbohydrate (g) ÷ 100

자료 출처 : K. Foster-Powell and coauthors, International table of glycemic index and glycemic load values: 2002, *American Journal of Clinical Nutrition 76* (2002): 5-56.

■ **섬유질 함유량** 특정 식이섬유소는(주로 수용성 섬유소) 유미즙의 점도를 높여 위와 장의 윗부분의 음식물의 흐름을 느리게 하고, 효소가 음식물을 소화시키기 어렵게 만든다. 따라서 콩류, 과일류, 그리고 채소류와 같이 용해되기 쉬운 섬유질을 함유한 음식물은 저혈당지수를 지니는 경향이 있다.

■ **지방과 단백질의 존재** 음식물 속의 지방은 위가 음식물을 비우는 속도를 느리게 하여 소화, 흡수의 비율을 줄인다. 따라서 지방의 존재는 음식물의 혈당지수 수치를 낮춘다.

음식물의 단백질 역시 혈당지수에 영향을 미칠 수 있는데 이는 단백질이 인슐린의 분비를 촉진시켜 혈액으로부터 포도당 흡수속도를 높이기 때문이다.

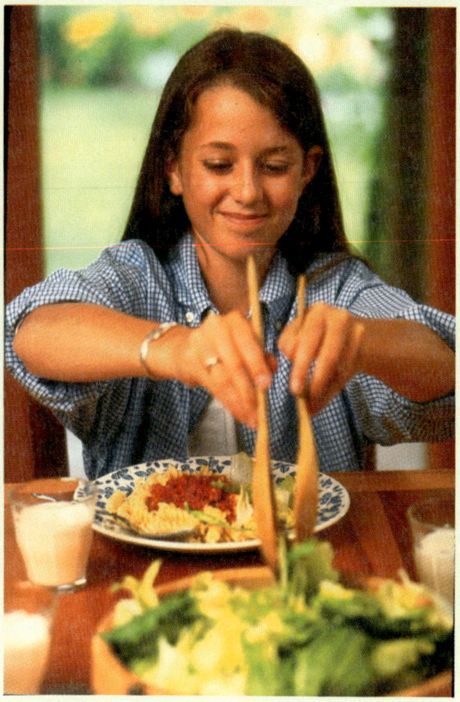

파스타는 다른 많은 탄수화물 식품보다 혈당지수가 낮다.

■ **식품가공** 음식을 조리하고 가공하는 순서와 요리하는 방식은 전분, 단백질과 섬유질 사이의 상호작용에 영향을 끼치고 따라서 최종 혈당지수값에 영향을 준다.

예를 들면 파스타와 빵은 밀가루로 만들지만, 파스타에 있는 전분 알갱이는 전분의 소화를 방해하는 단단한 단백질 외벽으로 둘러싸여 있기 때문에 파스타는 혈당지수가 낮다. 파스타를 오랜 시간 조리하면 전분의 구조가 깨지고 혈당지수가 올라가게 된다.

다른 예를 보면, 귀리가루의 혈당지수는 귀리의 크기와 굵기에 따라 달라지는데 절단귀리(steel cut oats)는 압착귀리(quick oats)로 얻어진 오트밀보다 혈당지수가 낮다. 이것은 quick oats가 작고 납작한 조각인데 반해, steel cut oats는 곡물이 단단한 입자로 되어있기 때문이다.

■ **식사에 있어서 음식물의 혼합** 식물은 독립된 상태로 섭취되는 경우가 드물기 때문에 개별 음식물의 혈당지수보다 식사에서 섭취되는 음식물의 조합이 더욱 중요하다. 예를 들어 치즈 샌드위치의 경우 빵의 높은 혈당지수는 치즈에 함유된 지방과 단백질에 의해 낮아진다.

■ **개인별 포도당의 내성** 인슐린에 대한 세포의 반응은 다양하다. 그래서 개인별 다양성이 식품에 대한 혈당 반응에 영향을 미친다.

당뇨가 있거나 당뇨병전증을 가진 사람들은 탄수화물 음식을 섭취하게 되면 건강한 사람들에 비해 혈당 수치가 현저히 올라간다.

혈당지수가 낮은 음식물이 만성질병의 위험에 영향을 미치는 증거는 무엇인가?

연구자들은 혈당지수가 낮은 식사는 당뇨, 심장질환, 비만 같은 질환 위험을 개선하고 체중감량에도 도움을 준다는 가설을 세워왔다. 어떠한 연구들은 혈당지수가 낮은 음식물의 섭취가 이러한 문제들에 있어 이점을 제공한다고 하지만 다른 연구에서는 그렇지 않다.

이처럼 연구의 결과가 모순적이기 때문에 현재 건강 관련 직종 종사자들은 환자들의 질병예방이나 치료를 위해 혈당지수가 낮은 음식물의 섭취를 권장하지 않는다.

■ **당뇨 예방** 어떤 연구자들은 높은 혈당부하가 체내에서 인슐린의 요구를 증가시킬 수 있으며 결국에는 췌장의 기능을 저하시켜 인슐린 분비를 부적절하게 할 수 있다고 주장한다.

실제로, 여러 집단 연구에서 혈당지수가 낮은 음식물의 섭취가 제 2형 당뇨의 위험 진전을 막거나 더디게 한다는 가능성이 제기되었으며 동물과 사람 대상의 단기 연구는 혈당지수가 높은 음식물 섭취가 인슐린의 저항성을 증진시킬 가능성이 있다는 것을 보여주었다.

반면에 다른 연구자들은 혈당지수 또는 혈당부하지수의 당뇨의 개시와의 연관성을 확인할 수 없었으며, 많은 연구들은 혈당지수가 낮은 음식물 섭취의 이점은 주로 음식에 함유된 섬유질에 의한 것이라고 하였다.

■ **심장질환의 위험** 일부 연구는 혈당지수가 낮은 음식물이 혈액의 지질 수준을 향상시킨다고 했으나, 15가지 조절된 실험의 분석은 저혈당 음식물과 낮은 콜레스테롤 수치 사이의 관계에 대한 증거가 빈약하고 LDL, HDL, 그리고 중성지방의 수준에 아무런 유의적 효과가 없음을 보여주었다.

저자가 결론을 내리기로는 심장질환의 위험을 개선할 목적으로 혈당지수가 낮은 음식물을 처방하기에는 증거가 불충분하다는 것이다.

■ **식욕과 체중감량** 혈당지수가 낮은 음식은 식사 후에 혈액 내의 포도당이 증가하는 것을 지연시킬 수 있다. 그러한 사실은 저혈당지수 음식물이 포만감을 유발하고 배고픔을 억제한다는 가설을 뒷받침해 준다.

비록 여러 연구들이 이러한 이점들을 증명해 왔지만, 한편으론 많은 실험에서 저혈당 음식과 고혈당 음식에 차이점을 발견하지 못하였으며 오히려 반대의 결과가 나오기도 했다.

게다가 여러 번의 조정된 실험에서 저혈당 음식섭취와 고혈당 음식섭취 사이에서 체중 감량 정도의 차이를 발견하지 못하였다.

만성질병 예방에 대한 조사연구의 혼합된 결과를 고려할 때, 저혈당지수 음식을 소비하는 것이 이점이 있는가?

만약 저혈당지수 음식이 영양이 많은 고섬유질 음식이라면, 그렇다. 하지만 모든 저혈당지수 음식이 이러한 기준을 충족시키는 것은 아니다. 케이크, 쿠키, 그리고 사탕은 지방을 많이 함유하고 있기 때문에 혈당지수가 낮음을 유념해야 한다.

따라서 건강의 이 점들을 평가하는 데 있어서 음식물의 혈당지수는 다른 기준들이 고려되어야 한다. 혈당지수는 같은 종류의 음식군 중에서 가장 건강에 좋은 식품을 선택하는 데 유용한 도구가 될 수 있다.

예를 들면, 저혈당지수의 시리얼은 섬유질을 많이 함유하고 있으며 설탕이 적게 첨가되어 있는 데 반해, 높은 혈당지수의 시리얼은 정제된 밀가루를 함유하고 극히 많은 양의 설탕이 첨가되는 경향이 있다. 다시 말하면, 혈당지수가 낮은 음식은 종종 가공이 최소화된 완전식품이다.

일반적으로 고혈당지수의 음식을 먹지 말아야 하는가?

어떤 사람들은 빵과 감자와 같은 녹말 음식들은 고혈당지수 음식이기 때문에 피해야 한다고 생각한다. 바로 설명하자면, 이러한 음식들은 단독으로 섭취되는 것이 드물어 그것들의 혈당지수는 혼합된 음식물 속에서 낮아진다.

예를 들면, 빵은 일반적으로 70 이상의 혈당지수를 나타내지만 치즈 혹은 땅콩버터가 곁들여지면서 혈당지수는 각각의 경우 55와 59까지 낮아진다.

높은 혈당지수를 지닌 음식물들을 피하는 것의 또 다른 문제점은 혈당지수의 수치가 상당히 다양하다는 것이다. 예를 들면, 흰 감자의 발표된 혈당지수는 24~101까지 다양하며 많은 감자표본은 50 정도의 지수를 지닌다.

혈당지수의 복잡성을 고려할 때 현재 권장 사항은 무엇인가?

저혈당지수 음식물의 섭취와 연관된 잠재된 이점들은 여전히 연구 중에 있다. 당뇨병, 심장질환, 비만, 그리고 다른 의학적 문제점들을 치료하고 예방하는 데 있어 이러한 음식물들의 효능이 밝혀지려면 더 많은 연구가 이루어져야 한다.

오늘날에는 많은 영양학자들이 덜 가공된 곡물, 콩, 채소, 과일과 같은 채식을 기반으로 한 음식물 섭취를 주장한다. 이러한 식사는 풍부한 섬유질과 제한된 양의 지방과 당분을 함유한다.

당연히 이러한 음식물로 이루어진 식사는 저혈당지수이거나 중간 정도의 혈당지수 수준을 보이는 경향이 있다. 각각의 음식물의 혈당지수에 대한 고려가 전반적인 건강과 질병의 위험에 부가적 도움이 되는지는 아직 분명하지 않다.

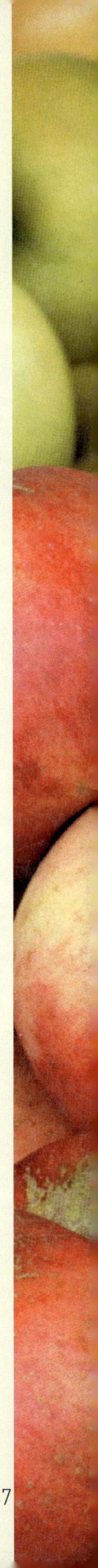

Chapter

12

심장혈관계 질환을 위한 지방 · 무기질 조절 식이

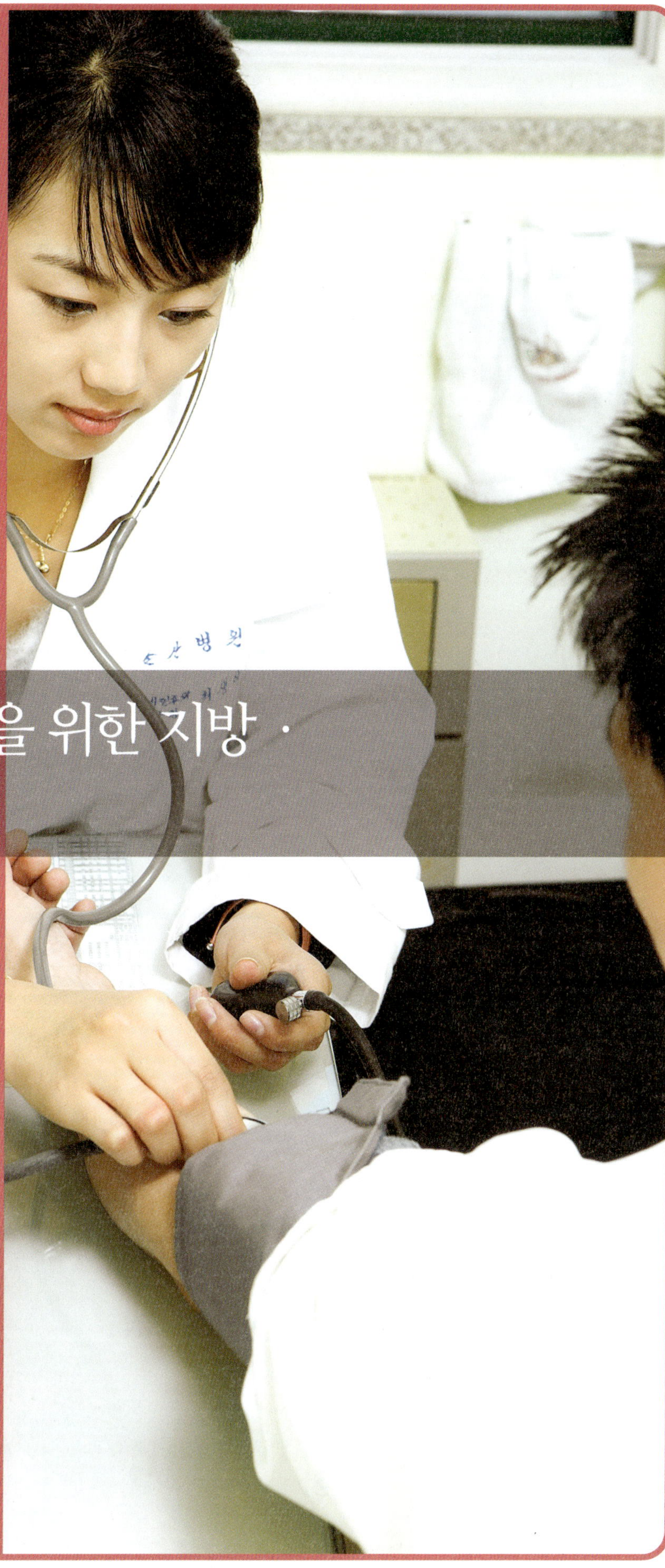

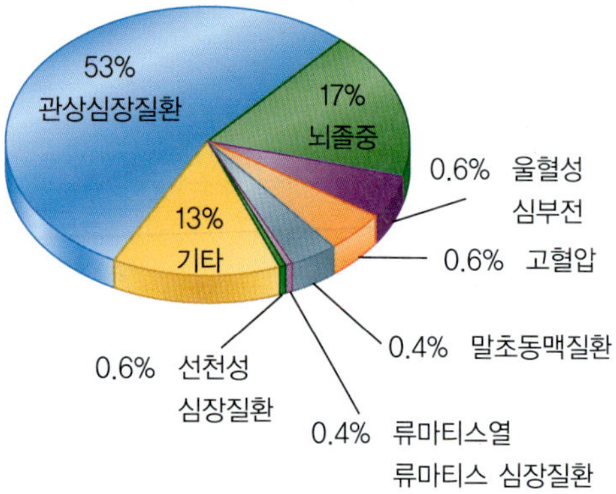

그림 12-1 심장혈관질환에 의한 사망분석 (미국, 2005)

심장혈관계 질환은 심장과 혈관의 질병을 통칭하는 일반적인 용어이다. 심장혈관질환의 가장 흔한 형태인 **관상심장질환**은 심근에 혈액을 공급하는 관상동맥의 **죽상동맥경화증**이 원인이다. 죽상동맥경화증으로 인해 관상동맥의 혈류가 제한되어 산소와 영양소가 부족해지면 심장조직을 파괴하고 **심근경색 심장마비**의 원인이 될 수 있다.

뇌 조직으로 혈액 공급이 차단될 때는 **뇌졸중**이 발생한다. 심근경색과 뇌졸중은 모두 신체장애나 사망을 초래할 수도 있다. 이 장에서는 이러한 내용과 다른 심장혈관계 이상에 대해 서술하고자 한다. 실전 영양의 용어 정리에서는 심장혈관계질환과 관련된 몇 가지 용어를 설명하고 있다.

최근 서구뿐만 아니라 국내에서도 생활습관의 변화로 인해 만성질환 위험인자를 가진 환자들이 증가하고 있어 그 대책이 시급한 상황이다. 2005년 국민건강영양조사결과에 의하면 청장년층의 절반이상이 고혈압, 당뇨, 이상지혈증, 비만 중 1가지 이상의 질환을 가지고 있어 성인의 절반 이상이 심뇌혈관 질환 고 위험군이고, 이 중 75%가 제대로 된 치료를 받고 있지 않은 것으로 드러났다. 최근에는 40대 심혈관질환 발병률이 증가하고 있어 문제점으로 대두되고 있다.

미국의 경우 심장혈관질환이 사망원인 제 1위(37%로 2~4위의 합보다 크다)이고, 우리나라는 심장혈관질환이 암에 이어 사망원인 제 2위이지만 급속도로 미국의 양상을 닮아가고 있다. 많은 사람들이 심장 질환을 남자의 질환으로 생각하지만 매년 남자보다 여자가 여러 종류의 심혈관계 질환으로 더 많이 사망하고 있다. 더욱이 심장혈관계 질환은 전 세계적인 건강 문제이다. 유럽에서는 사망의 주요 원인이고 사망원인의 29% 이상을 차지하고 있다.

죽상동맥경화증

■ 죽상동맥경화증(Atherosclerosis) : 동맥경화의 가장 일반적인 형태이고 비정상적으로 두꺼운 벽과 탄력성 감소가 특징인 동맥질환의 좀 더 일반적인 용어이다.

죽상동맥경화증에서■ 동맥벽은 지방침전물, 평활근, 섬유성 결합조직으로 구성된 **플라크** 축적으로 인해 점차 두꺼워진다. 죽상동맥경화증은 초기에는 반응이 미미하나 만성적인 손상을 주어 동맥내벽이 손상된다. 초기 병소는 동맥이 갈라지거나 구부러진 부위에서 진행되는데 이 부위에서 혈류가 방해를 받기 때문이다(그림 12-2 참조).

동맥의 손상은 면역세포인 단핵구를 끌어 모으고 일부는 혈관벽 세포의 얇은 층 아래로 미끄러지듯 들어가 LDL 콜레스테롤을 탐식하여 **포말세포**(그림 12-3)가 된다. 이 지방이 쌓인 세포는 지방이 동맥벽을 따라 축적되어 있어 눈으로 볼 수 있는데 이 지방침전물을 **지방반**(fatty streaks)이라고 한다. 플라크는 결합조직, 평활근세포, 잉여 지질이 이 부위에 축적되면서 두꺼워지고 딱딱해진 것이다.

죽상동맥경화증의 결과

죽상동맥경화증이 악화되면, 결국 동맥 내강이 좁아지고 혈류를 방해한다. 어떤 종류의 플라크는 아주 쉽게 파열되어 동맥 안에서 혈전 형성(**혈전증**)을 촉진한다. **혈전**은 시간이 지나면서 커지고 결국 혈류를 차단할 수 있다. 또한 혈전의 일부는 떨어져 나와(**색전**) 순환계를 돌다가 좁아진 동맥에 걸리면서 그 주위조직으로의 혈류 흐름을 막아버린

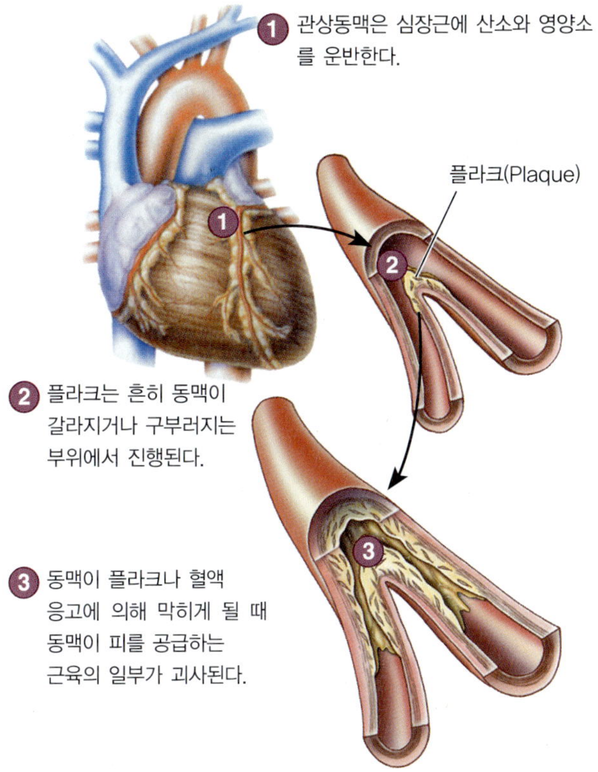

그림 12-2
죽상동맥경화증에서 플라크 형성

다(**색전증**). 죽상동맥경화증의 흔한 합병증은 동맥에 의해 공급되는 조직 안쪽에 산소와 혈액이 부족한 결과로 인한 것이다(**허혈**).

죽상동맥경화증은 신체의 거의 모든 기관이나 조직에 영향을 줄 수 있어 신체장애나 사망의 주요 원인이 된다. 관상동맥에서의 혈류 차단은 가슴과 주위에 통증이나 불쾌감을 주는 **협심증(angina pectoris)**의 원인이 되거나 심장마비를 초래할 수 있다. 이미 언급하였듯이 뇌졸중은 뇌로의 혈류 손상으로 인한 것일 수 있다. 다리 쪽으로 혈액 순환이 충분하지 못하면 피로를 느끼고 보행 시 통증을 유발할 수 있다. 신장에 혈액을 공급하는 동맥의 차단은 신장병이나 급성 신부전도 발생시킬 수 있다.

죽상동맥경화증은 **동맥류** – 혈관 벽이 주머니 모양으로 확장된 것 – 의 가장 흔한 원인이다. 이것은 플라크가 혈관을 약하게 하여 혈관을 확장시키고 풍선같이 부풀리기 때문에 발생한다. 동맥류는 파열될 수 있고 특히 대동맥과 큰 혈관이 영향받을 때에는 다량의 출혈과 사망으로 이어질 수 있다. 뇌동맥에 있는 동맥류는 뇌 안에서 출혈, 혼수, 혹은 뇌졸중을 유발할 수 있다.

죽상동맥경화증의 원인

죽상동맥경화증은 빠르면 어린이나 청소년기에 시작되는데 대체로 증상이 나타나기 전에 수십 년에 걸쳐 점진적으로 진행된다. 죽상동맥경화증을 촉진하는 요인들은 동맥벽에 직접 손상을 주거나 또는 지질물질을 동맥벽 표면에 침투시킨다. 죽상동맥경화증은 일반적으로 플라크 파열이나 혈액응고를 유발하는 요인들에 의해 악화된다.

염증과 감염 플라크 형성은 동맥벽의 상처에 대한 염증반응이다. 따라서 인체의 면역체계는 직접적으로 플라크 생성에 관여한다. ■

■ 염증 반응 동안 분비되는 위급기 단백질인 C-반응성 단백질은 심장병위험 증가와 연관이 있다.

당뇨병과 관련된 증상

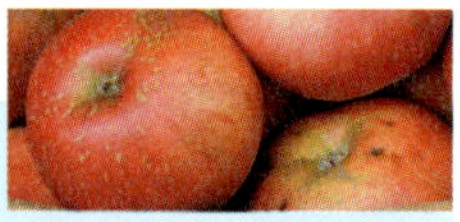

동맥류(aneurysm) : 혈관 벽이 손상되거나 취약해짐에 따라 혈관(주로 동맥)벽이 비정상으로 확장된 상태

협심증(angina pectoris) : 심장근의 허혈로 가슴 부위에 불쾌감이나 동통이 나타나는 상태. 동통은 흔히 어깨 팔, 등과 아래턱 쪽으로 퍼진다.

죽상동맥경화증(atherosclerosis) : 동맥 내막에 지방 물질이 축적되는 것이 특징인 동맥질환 유형

심장혈관질환(cardiovascular disease; CVD) : 심장과 혈관의 질병을 통칭하는 일반적 용어
cardio = 심장 *vascular* = 혈관

관상심장질환(coronary heart disease, **관상심장질환**) : 관상동맥에서 혈류가 감소된 상태로 결국 심장조직의 손상 원인이 됨. **관상심장질환**으로도 불린다.

색전증(embolism) : 색전에 의해 혈관이 막힘에 따라 갑작스러운 조직 괴사 원인이 됨
embol = 혈관

색전(embolus) : 혈액에서 이동되는 혈전이나 공기 방울과 같은 비정상적인 입자

지방반(fatty streak) : 동맥벽에 형성되는 죽상동맥경화증의 초기 병소로 포말세포, 지방질 및 결합조직이 축적된 것이 특징

포말세포(foam cells) : 지질이 축적된 동맥벽에서 보이는 팽창한 세포

허혈(ischemia) : 동맥의 혈류 차단에 의해 조직 안에 혈액이 불충분하게 공급되는 현상

대사증후군(metabolic syndrome) : 비만, 인슐린 저항성, 고혈압, 혈액지질 등 심혈관 질환의 위험요인이 동시다발적으로 발생하는 현상을 의미하며 각각을 개별질환이 아닌 하나의 질환군으로 보는 것

심근경색(myocardial infarction = heart attack, cardiac arrest) : 관상혈류가 갑작스럽게 감소함에 따라 심장근이 괴사된 것, **심장마비**라고도 함
myo = 근육 *cardial* = 심장 *infarct* = 조직괴사

플라크(plaque) : 혈관에 지방 침전물, 평활근세포, 그리고 섬유성 결합조직의 비정상적인 축적물

뇌졸중(stroke) : 뇌에 혈액을 공급하는 동맥의 혈류가 장애를 받은 결과 뇌조직에 갑작스런 손상이 일어난 것
cerebro = 뇌

혈전증(thrombosis) : 혈관에 혈액응고가 존재하거나 형성된 것. **관상혈전증**은 관상동맥에서 발생하고 **뇌혈전증**은 뇌에 혈액을 공급하는 동맥에서 발생
thrombo = 응고

혈전(thrombus) : 혈관 안에 형성된 혈전으로 원래 혈전이 생성된 혈관 부위에 머물러 있는 것

또한 신체 내의 지속적인 감염은 플라크 형성에 기여할 수 있다는 증거가 있다. 다수의 서로 다른 박테리아와 바이러스 항원이 플라크에서 확인되었다.

고혈압 동맥벽에 대한 혈액의 압력은 결국 동맥에 물리적인 손상의 원인이 될 수 있다. 고혈압은 동맥조직에 대한 혈류의 스트레스를 강화시킨다. 고혈압은 뒷부분에서 논의하겠다.

흡연 흡연은 플라크 진전과 이에 따른 합병증의 원인인 복합적인 영향력을 미치고 있다. 연기 중의 어떤 요소는 동맥세포의 정상기능을 손상시키고 혈관 수축을 유발한다. 연기 속의 다른 물질들은 산화스트레스를 증가시키고 혈액응고를 촉진한다. 간접흡연도 비슷한 영향을 끼친다.

LDL과 VLDL 증가 LDL과 VLDL의 높은 혈액수준은 특히 지단백질이 산화되는 경우 죽상경화증을 촉진시킨다.

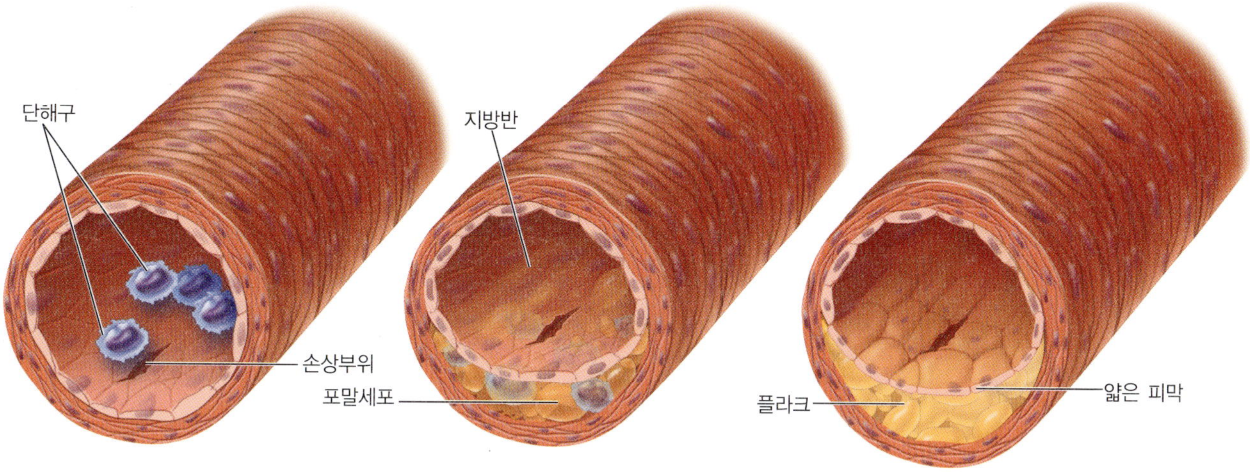

식세포 백혈구의 일종인 단핵구가 혈류에서 순환하고 동맥벽의 손상에 반응한다.

단핵구가 혈관세포 아래로 미끄러지듯 들어가 LDL 콜레스테롤을 탐식하여 포말 세포가 된다. 지방반이란 동맥벽에 생성된 포말세포의 얇은 층을 의미한다.

지방반은 잉여 지방, 평활근 세포, 결합조직과 세포 찌꺼기가 축적되면 두꺼워지고 플라크를 형성한다.

동맥은 플라크를 수용해서 확장된다. 이렇게 되면 큰 지방 핵을 가진 얇은 섬유성 피막을 함유한 플라크가 생성되고 이 플라크는 쉽게 파열되고 혈전증이 생기게 된다.

그림 12-3 플라크 진행 단계

산화된 LDL과 VLDL은 동맥벽에 활발하게 받아들여지고 보유된다.■ 산화는 백혈구와 혈관 세포 혹은 여러 가지의 효소반응에 의한 유리기 생성 결과로부터 초래될 수 있다.

■ 고지혈증 혹은 지질이상이란 혈액 내에 지질이 비정상적으로 높은 것을 의미한다.

HDL은 LDL의 산화 방지를 도와주므로 낮은 HDL 농도는 죽상동맥경화 발생의 원인이 될 수 있다. 식이지방의 산화가 혈액에서 산화된 LDL과 VLDL 농도에 의미있는 원인이 되는지는 아직 알려지지 않았다.

*lipoprotein(a)*라 지칭되는 LDL 변종의 농도 증가는 진전된 동맥경화의 진행속도를 빠르게 하고 관상심장질환의 위험을 배가시키는 것으로 밝혀졌다. 비정상적으로 높은 수준은 유전적으로 결정되고 아주 이른 심장병의 발생과 관련이 있다.

당뇨병 당뇨병은 동맥경화를 촉발하고 가속화한다. 만성적인 고혈당은 혈관세포를 직접 손상시키는 화학물질을 생성시킨다. 당뇨병의 일부 증상은 염증, 산화 스트레스, 그리고 혈액응고 형성을 촉진하기 때문에 플라크 진행의 원인이 된다.

노화 나이가 들면서 동맥세포는 퇴화하는 경향이 있고, 심장혈관질환 위험요인은 축적된다. 죽상동맥경화증 위험은 45세 이상의 남자, 55세 이상의 여자일 때 상당히 증가한다. 폐경 전 여성은 동맥 기능에 대한■ 에스트로겐의 보호효과 때문에 죽상동맥경화증 위험이 적다.

■ 폐경기 이후 투여되는 경구 에스트로겐은 죽상동맥경화증 위험에 유익한 점과 나쁜 점을 둘 다 가진다. 이는 혈액 지질 수준을 개선할 수 있으나 또한 혈액 응고 활성을 증가시킬 수 도 있다.

동맥벽 손상과 산화스트레스를 증가시킬 수 있는 아미노산 호모시스테인 수준은 연령에 따라 높아지는데 일반적으로 남자가 더 높다. 그러나 연구자들은 그 손상이 호모시스테인 자체 때문인지 혹은 그것과 연관된 요인에 의한 것인지는 확인하지 못했다. 비타민 B_6, 비타민 B_{12}, 그리고 엽산의 낮은 혈액농도가 증가한 호모시스테인 농도와 연관이 있다고 알려져 있다.

핵심정리

- 죽상동맥경화는 동맥벽에 플라크가 쌓이는 특징이 있다. 플라크의 파열은 혈전증을 일으키고 혈류흐름을 차단할 수 있다.
- 동맥경화는 협심증, 심장마비, 뇌졸중, 보행시 통증, 신장병, 동맥류와 같은 합병증을 유발할 수 있다.
- 플라크는 동맥벽 손상으로 시작되고 플라크의 파열과 혈액응고에 의해 진전된다. 플라크를 형성하고 진행시키는 요인으로는 염증, 고혈압, 흡연, 고지혈증, 당뇨병 등이 있다.

관상심장질환

관상심장질환은 심장혈관질환 중 가장 흔하다. 서구에서는 이미 오래 전부터 주요 사망 원인으로 알려져 있고 우리나라에서도 최근 식습관의 변화와 함께 급격히 증가하는 추세에 있다. 한 보고에 의하면 병원에 입원한 심장질환자중 48%가 협심증, 심근경색인 것으로 나타났다.

이미 논의하였듯이, 관상심장질환의 원인은 심근에 영양소와 산소를 공급하는 큰 동맥과 중간 크기의 동맥에 죽상동맥경화증이 생기기 때문이다. 죽상동맥경화증는 여러 해에 걸쳐 진행되기 때문에 징후와 증상이 나타나기 전에 예방을 시작하여야 한다.

관상심장질환 위험 평가

관상심장질환의 예방은 위험 요인을 줄이는 것으로 시작한다. 연구조사 결과 관상심장질환을 가진 사람의 약 90%는 4대 위험요인인 흡연, 고 LDL 콜레스테롤, 고혈압, 당뇨 중 적어도 한 가지를 가지고 있는 것으로 나타났다. 식이와 생활습관 변화로 교정할 수 있는 이러한 위험요인과 다른 주요 위험요인들이 표 12-1에 제시되어 있다.

관상심장질환 위험 평가 관상심장질환 위험평가에는 몇 가지의 실험실측정 자료와 개인의 병력이 필요하다(표 12-2). 총 콜레스테롤, LDL과 HDL 콜레스테롤, 중성지방 측정치를 포함한 완전한 지단백질 분석을 위한 측정이 20세부터 매 5년마다 실시되어야 한다. 때로는 HDL 콜레스테롤에 대한 총 콜레스테롤 비율이 관상심장질환 위험을 예측하는 데 사용된다.

총 콜레스테롤 농도가 높다는 것은 LDL 콜레스테롤 수치가 증가되었다는 것을 의미하며, HDL 수치가 낮다는 것은 ■ 대사증후군의 여러 위험요인과 연계되어 있다는 것을 의미한다.

과체중과 비만, 특히 ■ 복부 비만이 있을 때 관상심장질환이 발생하기 쉽다. 고혈압과 흡연은 관상심장질환의 가장 큰 위험 원인이다. 마지막으로, 당뇨병과 대사증후군을 포함한 어떤 의료 상황이 관상심장질환 발병 위험을 높인다. 'How to'에는 이러한 위험요인의 일부를 포함해서 개인의 10년 내 관상심장질환 발생 위험도를 평가하는 검색방법이 제시되어 있다.

■ 심장혈관질환 위험을 2~3배 증가시키는 대사증후군에 대해서는 실전 영양 12에 더 자세히 서술되어 있다.

■ 복부비만은 허리둘레가 남자는 90 cm보다 크고 여자는 80 cm보다 큰 경우다.

표 12-1 관상심장질환 위험요인

관상심장질환의 주요위험요인들(교정하지 못함)

- 연령의 증가
- 남성
- 조기 심장병 가족력

관상심장질환의 주요 위험 요인들(교정이 가능함)

- 높은 혈액 LDL 콜레스테롤
- 낮은 혈액 HDL 콜레스테롤
- 고혈압
- 당뇨병
- 비만(특히 복부 비만)
- 신체활동이 적음
- 흡연
- 포화지방이 많고 채소, 과일과 전곡류가 적은 식사

주의 : Risk factors in italic type have relationships with diet.

자료 출처 : 성인의 고혈액콜레스테롤의 검출, 평가 및 치료에 대한 전문가 패널(심사원단, 배심원)(성인 치료 패널 III). *국가 콜레스테롤 교육프로그램(NCEP)의 3차 보고서*, NIH Publication(간행물) 번호 02-5215(베데스타, 메릴랜드. 국가 심장, 폐 및 혈액 협회, 2002), pp II-15부터 II-20.

혈중 콜레스테롤 수준과 관상심장질환 위험 일단 위험이 확인되면 LDL 콜레스테롤을 낮추는 데 중점을 두고 치료해야 한다. 증가된 LDL 콜레스테롤 수치는 죽상동맥경화증 발생과 연관이 있고 임상연구에서 LDL을 저하시키는 치료가 관상심장질환 사망률을 감소하는 데 효과적인 것으로 확인되었다. 관상심장질환은 LDL을 정상으로 유지하는 사람들에서는 거의 볼 수 없다.

이미 언급하였듯이, HDL은 동맥경화를 예방하는 데 도움을 준다.■ 따라서 낮은 HDL 지수는 관상심장질환 위험을 예측하는 좋은 인자이다. 그 밖에 낮은 HDL 수준은 흔히 고중성지방(VLDL) 수준과 같은 다른 위험요인과 동시에 존재한다. 더욱이 비만, 흡연, 비활동성, 남성과 같은 관상심장질환 위험을 증가시키는 일부 요인들 또한 HDL을 감소시킨다.

■ HDL은 콜레스테롤을 순환계로부터 제거하고 LDL 산화 방지를 도와줌으로써 죽상동맥경화증을 예방한다.

표 12-2 관상심장질환 위험 평가 기준치

임상 측정치	바람직함	경계수준 위험	고 위험
총 혈액 콜레스테롤(mg/dℓ)	<200	200~239	≥240
LDL콜레스테롤(mg/dℓ)	<100[a]	130~159	160~189[b]
HDL콜레스테롤(mg/dℓ)	≥60	59~40	<40
중성지방, 공복(mg/dℓ)	<150	150~199	200~499[c]
체질량 지수(BMI)[d]	18.5~24.9	25~29.9	≥30
혈압(수축기/이완기) 혈압(mmHg)	<120/<80	120~139/80~89[e]	≥140/≥90[f]

[a] 100~120 mg/dℓ LDL은 적정수준 근접 혹은 그 이상을 나타냄(가리킴). <70 mg/dℓ은 매우 높은 고위험군을 위한 바람직한 목표임
[b] ≥190 mg/dℓ LDL은 매우 높은 위험을 가리킴
[c] ≥500 mg/dℓ 중성지방은 매우 높은 위험을 가리킴
[d] 체질량지수(BMI)는 1장에서 정의했음
[e] 이 수치는 고혈압 전단계를 의미
[f] 이 수치는 제 1단계 고혈압을 의미 ; ≥160/≥100 제 2단계 고혈압을 의미. 의사들은 의료적 치료를 위해 이 분류를 사용함

HDL를 증가시키는 것이 관상심장질환에 도움이 되는지는 알려지지 않았으나 체중 저하, 신체활동, 그리고 금연은 모두 위험을 낮추는 데 도움이 될 수 있다.

관상심장질환 위험을 낮추기 위한 생활습관 변화 요법

■ 국가 콜레스테롤 교육 프로그램은 NIH (the National Institutes of Health)의 분과(division)에 의해서 개발된 것

관상심장질환이나 관상심장질환의 여러 위험요인을 가진 사람들은 흔히 약물치료를 고려하기 전에 식이와 생활습관을 고치라고 권고 받는다. ■미국 국립 콜레스테롤 교육 프로그램에서는 관상심장질환 위험을 감소시키는 방법으로 생활습관 변화 요법(Therapeutic Lifestyle Changes, TLC)을 장려하고 있다.

표 12-3에는 이 기관에서 제시한 생활습관 변화 요법이 요약되어 있는데, 일부 내용은 한국인을 위한 고지혈증 식사지침과 영양섭취기준에 맞추어 일부 수정하였다. 생활습관 변화 요법이란 콜레스테롤 감소 식이, 체중감소, 그리고 규칙적인 신체활동으로 요약된다. 생활습관 변화 요법이 잘 지켜지면 6주 후에 상당한 진전을 볼 수 있다. 관상심장질환 위험이 높은 사람은 약물요법을 시행하기 전에 적어도 세 달간 생활습관 변화 요법을 시도하면서 LDL 콜레스테롤을 낮추도록 노력해야 한다.

포화지방 식이지방들 중 포화지방은 혈액콜레스테롤 수준에 가장 강력한 영향을 미치고, 포화지방을 단일불포화 혹은 다가불포화지방으로 대치하게 되면 대체로 LDL 수치를 낮출 수 있다.

표 12-3 생활습관 변화 요법을 통한 관상심장질환 위험 감소

식이 전략
■ 포화지방은 총 칼로리의 7% 이하로, 또 콜레스테롤은 일일 200 mg 이하로 제한한다. 이 수준은 지방섭취를 총 칼로리의 25~35%로 유지하면 이룰 수 있다. ■ 포화지방을 전곡류, 콩류, 과일과 채소 등의 탄수화물 혹은 생선, 식물성 기름, 견과류의 불포화지방으로 대치한다. ■ 트랜스 지방산을 함유한 제품들을 피한다. 트랜스 지방 함유량은 영양표시로 확인할 수 있다. ■ 콩류, 해조류, 보리, 귀리 등의 잡곡, 신선한 채소나 과일에 함유된 가용성 섬유소가 높은 식품을 선택한다. 차전자 피(질경이 과에 속하는 야생식물), 다시마환은 LDL콜레스테롤 수준을 낮추는 데 도움이 되는 식품 보충제로 사용할 수 있다. ■ 식물성 스테롤과 스타놀이 첨가된 식품을 규칙적으로 섭취한다. ■ 혈압을 낮추기 위해 과일과 채소를 많이 먹고 저지방 유제품, 견과류 그리고 전곡류를 함유한 식이를 선택한다. 나트륨 섭취는 하루에 2,000 mg으로 제한한다.[a] ■ 생선은 관상심장질환 위험을 감소시키는 식이의 일부분으로 규칙적으로 섭취한다. ■ 알코올 섭취할 경우 하루에 남자는 두 잔, 여자는 한 잔으로 제한한다.
생활습관 선택
■ 신체활동 : 일주일 중 거의 매일 최소 30분 정도의 중등도 강도의 지구력 운동을 해야 한다. 최종 목표는 일주에 적어도 2000칼로리를 소비하는 것이다. ■ 금연 : 어떤 형태의 담배 연기 노출도 최소화해야 한다.
체중 감소
■ 체중감소는 다른 관상심장질환 위험요인을 개선시킨다. 체중관리 프로그램의 일반적인 목표는 체중증가를 방지하고, 체중을 감소시키고, 장기간에 걸쳐 감량된 체중을 유지하는 데 있다. 체중 감소 프로그램의 초기 목표는 원래 체중의 10%가 넘지 않아야 한다.

[a]According to DRI recommendations, sodium intake should be limited to 2,300 milligrams daily.

How To

개인의 심장병 위험평가

이 평가는 한 개인이 십 년 이내에 심장마비와 같은 관상심장질환과 관련되는 주요한 심장 문제를 진행시킬 위험도를 추정한 것이다. 높은 점수가 개인이 심장마비를 일으킬 것이라는 것을 의미하지는 않지만 그 가능성이 있음을 경고하고 의사와 상담할 필요성을 시사한다. 이 계산법을 사용하기 위해서는 개인의 연령, 총 콜레스테롤, HDL 콜레스테롤 수준, 그리고 혈압을 알 필요가 있다.

1. 연령(년)

	남자	여자
20~34	−9	−7
35~39	−4	−3
40~44	0	0
45~49	3	3
50~54	6	6
55~59	8	8
60~64	10	10
65~69	11	12
70~74	12	14
75~79	13	16

2. HDL(mg/dℓ)

	남자	여자
≥60	−1	−1
50~59	0	0
40~49	1	1
<40	2	2

3. 수축기 혈압(mmHg)

	치료하지 않음		치료함	
	남자	여자	남자	여자
<120	0	0	0	0
120~129	0	1	1	3
130~139	1	2	2	4
140~159	1	3	2	5
≥160	2	4	3	6

4. 총 콜레스테롤(mg/dℓ)

	20~39세		40~49세		50~59세		60~69세		70~79세	
	남자	여자	남자	여자	남자	여자	남자	여자	남자	여자
<160	0	0	0	0	0	0	0	0	0	0
160~199	4	4	3	3	2	2	1	1	0	1
200~239	7	8	5	6	3	4	1	2	0	1
240~279	9	11	6	8	4	5	2	3	1	2
≥280	11	13	8	10	5	7	3	4	1	2
5. 흡연(지난 달 흡연 유무)										
흡연인	8	9	5	7	3	4	1	2	1	1
비흡연인	0	0	0	0	0	0	0	0	0	0

6. 심장병 위험 점수계산

총점수를 합계한다 : ______, 오른쪽 도표를 이용해서 첫 번째 란에서 총점수를 찾아보고 두 번째 란에서 향후 10년 관상심장질환으로 발전될 위험 비율을 알아본다. 점수가 10% 이하이면 저위험, 10~20%는 중등도 위험, 이 비율이 20%를 넘으면 고위험군으로 분류된다. 치료 전략은 위험분류에 따라 다양하다

남자		여자	
총 점수	위험	총 점수	위험
<0	<1%	<9	<1%
0~4	1%	9~12	1%
5~6	2%	13~14	2%
7	3%	15	3%
8	4%	16	4%
9	5%	17	5%
10	6%	8	6%
11	8%	19	8%
12	10%	20	11%
13	12%	21	14%
14	16%	22	17%
15	20%	23	22%
16	25%	24	27%
≥17	≥30%	≥25	≥30%

*An electronic version of this assessment is available on the ATP III page of the National Heart, Lung, and Blood Institute's Web site(**www.nhlbi.nih.gov/guidelines/cholesterol**). Another risk inventory is available from the American Heart Association(**www.americanheart.org**).

생활습관 변화 요법에서는 포화지방을 총 칼로리의 6% 이하로 섭취할 것을 권고한다. 포화지방을 줄이는 것은 단순히 버터를 식물성 기름으로 바꾸는 것만으로는 충분하지 않다. 일반적으로 포화지방의 주요 급원은 일반 유제품들, 고지방 육류, 내장육, 동물성 지방으로 만들거나 튀긴 식품들이다. 기름기 없는 육류나 생선 선택, 무지방 혹은 저지방 우유 제품사용, 포화지방산을 많이 함유한 일부 제과류를 피하는 것이 일반적으로 포화지방을 감소시킬 수 있는 더 효율적인 방법이다.

포화지방을 탄수화물로 대체하면 LDL 콜레스테롤을 감소시킬 수는 있으나 이러한 변화가 HDL 콜레스테롤을 낮출 뿐만 아니라 혈액 중성지방 수치 또한 증가시킬 수 있다. ■ 이 영향은 설탕을 첨가한 식품이나 음료 섭취를 제한하고 섬유소 음식을 포함하는 것으로 어느 정도 상쇄할 수 있다. 이상적인 식사는 전곡류, 두류, 과일과 채소를 충분히 함유한 것이다. 생활습관 변화 요법 식이는 총 칼로리의 60~65% 범위 내에서 탄수화물 섭취를 권고하고 있다.

■ 특히 첨가당(added sugars)이 많은 고탄수화물 식사는 혈액 중성지방 수준을 올릴 수 있다.

총 지방 총 지방 섭취 중 포화지방 함량이 높은 식사를 하는 사람들에서 총 지방 섭취를 제한하는 것은 간접적으로 포화지방을 감소시킬 수 있다. 따라서 생활습관 변화 요법에서는 총 지방을 칼로리의 25~35%를 권장한다. 전형적으로 혈액 중성지방이 증가된 대사증후군을 가진 사람들은 지방을 이 범위의 상한선인 30~35% 정도로 섭취하면 과다한 탄수화물 섭취를 하지 않을 수 있다. ■ 35% 이상의 지방섭취는 체중 증가를 촉진할 수 있다.

■ 포화지방섭취가 많은 사람들의 고 탄수화물 섭취는 혈액 중성지방 수준을 증가시킬 수 있다(p.294의 경증 고중성지방혈증 부분을 참조할 것).

식이 콜레스테롤 고콜레스테롤 섭취는 LDL 수준을 높일 수 있고 식이 콜레스테롤 감소는 대부분의 경우 LDL 콜레스테롤을 낮춘다. 생활습관 변화 요법에서는 콜레스테롤을 하루에 200 mg 이하로 섭취하는 것을 권장한다. 현재, 미국인의 식이 콜레스테롤 섭취는 평균 290 mg이고, 달걀은 미국인 식이에서 콜레스테롤의 1/3가량을 차지하고 있다. 그 다음이 육류, 우유, 치즈로 나타났다.

우리나라도 식생활의 서구화로 점차 콜레스테롤 섭취가 증가하는 추세로 관상동맥 위험인자를 가진 사람들은 섭취에 주의할 필요가 있다. 콜레스테롤 함량이 높은 식품으로는 난황, 소 돼지의 간, 콩팥, 닭고기 껍질, 어란, 새우, 오징어, 굴, 버터 등이 있다.

트랜스 지방 트랜스 지방산은 LDL콜레스테롤 수준을 증가시키고, 식이에서 버터를 고체 마가린으로 바꾸는 경우와 같이 포화지방산을 트랜스 지방산으로 대체할 때 또한 HDL 콜레스테롤 감소요인이 될 수도 있다. 트랜스 지방의 출처는 크래커, 쿠키, 파이, 도넛과 같은 제과류, 그리고 감자튀김, 닭튀김과 같은 튀긴 음식과 같은 일부 수소화된 기름으로 만든 제품들이다. ■ 생활습관 변화 요법에서는 가능한 한 트랜스 지방을 적게 섭취하는 것을 권장한다.

■ 많은 식품 제조업자들은 트랜스 지방함량을 최소화하기 위해 수소화된 기름 사용을 줄여왔다.

가용성 섬유소 수용성이며 점액질인 섬유소는 장관에서 콜레스테롤 및 담즙과 결합하여 이들의 흡수를 저해하고, 간의 콜레스테롤 생성에 영향을 줄 수도 있다. 가용성 섬유소 식이 급원은 보리, 귀리와 같은 잡곡, 두류, 미역, 다시마, 톳과 같은 해조류, 과일 등이다. 흔히 변비 치료를 위해 사용하는 차전자피에 있는 가용성 섬유소는 식이 보충으로 사용될 때 콜레스테롤 수준을 낮추는 데 효과가 있다.

식물 스테롤과 스타놀 식물 스테롤 혹은 식물 스타놀의 함유량이 높은 식품이나 보충물은 LDL 콜레스테롤 수준을 낮추는데 도움이 될 수 있다.■ 식물 스테롤과 스타놀은 마가린 혹은 치즈와 같은 다양한 제품에 첨가하거나 식이 보충물에서 공급된다. 이러한 식물성 화합물들은 콜레스테롤과 담즙 흡수를 저해하는 작용이 있다.

■ 식물성 스테롤은 대두와 소나무 기름에서 추출하고 상업용 제품에 첨가하는 식물성 스타놀을 만들기 위해 수소화 과정을 거친다.

나트륨과 칼륨섭취 칼륨은 혈압을 낮출 수 있는 반면, 나트륨은 일부 사람들의 혈압을 높일 수 있다. 충분한 채소와 과일, 저지방 유제품, 견과류, 그리고 전곡류를 함유한 저나트륨 식사는 혈압을 상당히 감소시키는데, 이는 식사의 칼륨 함량과 혈압 감소 효과를 가진 여러 종류의 무기질 때문인 것으로 밝혀졌다. 이 식사형태(권장식사패턴)와 혈압에 영향을 미치는 다른 요인들은 뒷부분에서 논의할 것이다.

생선과 오메가 3 지방산 등푸른 생선에 있는 EPA와 DHA로 알려진 오메가 3지방산은 염증 억제, 혈액응고 감소, 심장리듬 안정화, 중성지방 수준을 낮춤으로써 심장마비 병력이 있는 사람들에게 도움이 된다. 그 밖에 생선에는 포화지방이 적기 때문에 동물성 지방을 함유한 육류 대신 선택하면 관상심장질환 위험을 감소하는데 효과적이다.

오메가 3 지방산 함량이 높은 식품은 꽁치, 고등어, 연어, 참치 뱃살, 들기름 등이 있다. 그러나 어유와 같은 오메가 3 보충물 사용에는 주의가 필요하다. 오메가 3 지방산의 과다 섭취는 출혈시간 증가, LDL 콜레스테롤 상승, 면역기능 저하와 같은 부작용이 있으며, 수은오염으로 인한 안정성도 문제점으로 지적되고 있다. 전문가들은 보충물보다는 오메가 3지방산 함량이 높은 생선섭취를 늘리고, 조리 시 들기름을 이용하는 것과 같은 방법이 가장 이상적이라고 권고하고 있다.

알코올 맥주, 포도주, 혹은 알코올 음료로 적당한 알코올을 섭취하는 것은 HDL 콜레스테롤 수준, 동맥경화, 염증, 그리고 혈액응고 활성과 연관하여 효능이 있다고 보고되었다. 이러한 효능은 남녀 각각 45세와 55세 이상에서 가장 뚜렷했다.

연구보고에 의하면 여자는 하루에 한 잔, 남자는 두 잔이 넘지 않는, 양이 적거나 적당량의 알코올을 섭취할 경우에만 관상심장질환 위험을 감소시켰고 과다 섭취는 높은 사망률과 연관되어 있다는 점을 강조하고 있다. 미국에서 한 잔이라는 것은 맥주 355 mℓ, 포도주 145 mℓ, 와인쿨러 295 mℓ, 위스키 같은 알코올 도수 40°인 경우는 45 mℓ 정도인데, 이는 알코올 12~15 g에 해당하는 양이다.■

■ 인체에 미치는 알코올의 영향은 술의 종류에 관계없이 알코올량에 달려있다. 술 종류에 따른 알코올 함량을 살펴보면 소주 20~25%, 포도주 11~12%, 청주 13~18%, 막걸리 6%, 맥주 3~5%,. 문배주 40%, 위스키 40~43%이다. 마신 술의 알코올량은 다음과 같이 계산한다. 알코올 섭취량(mℓ) × 술의 농도(%) × 0.8(알코올의 비중) = 알코올량(g)

예를 들어 알코올 함량 20% 소주 한병 360 mℓ 섭취시 360 mℓ × 0.2 × 0.8 = 57.6 g의 알코올을 섭취하는 셈이다.

한 잔이라는 개념은 제조회사마다 출시하는 술의 알코올 도수에 차이가 있으므로 술의 종류에 적합한 술잔(소주 한잔은 50~60 mℓ, 위스키 30 mℓ)을 한 잔에 해당한다고 보면 되겠다. 아시아인들은 술을 분해하는 효소가 미국인보다 적고 평균체중도 적다는 것을 감안하여 허용량을 넘지 않도록 한다.

규칙적인 신체 활동 규칙적 신체활동은 관상심장질환의 여러 위험요인들을 해소시킨다. 신체활동은 중성지방을 낮추고, HDL을 높이고, 혈압을 낮추며, 체중감소를 촉진하고, 인슐린 예민성을 개선시키며 심장근을 강화시키고, 관상동맥 크기와 감수성을 증가시킬 수 있다. 미국심장 협회는 모든 성인은 거의 매일 중간 강도의 신체활동을 최소 30분, 체중 감량을 시도하거나 유지하려는 성인은 60분 정도 운동할 것을 제안하였다.

원한다면 운동은 하루에 몇 번으로 나누어 할 수 있다. 큰 근육을 사용하는 유산소 활동은 심장에 큰 도움이 된다. 빨리 걷기, 달리기, 수영, 사이클링, 계단 오르기, 그리고 스키와 같은 운동들이다.

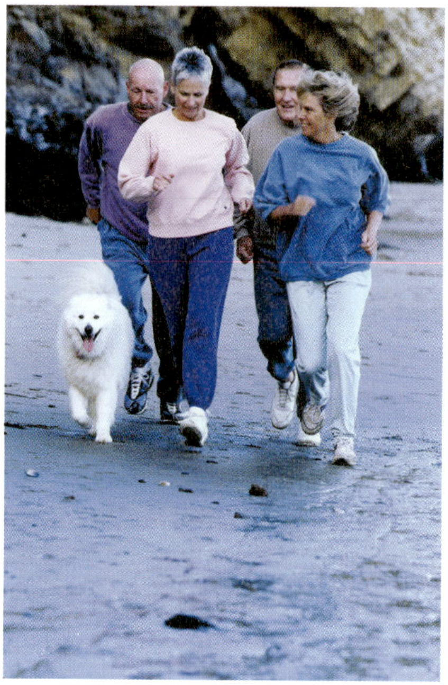

규칙적인 유산소 운동은 심혈관계 강화, 체중감소 촉진, 혈압감소, 그리고 혈액 포도당과 지질 수준을 개선시킬 수 있다.

금연 흡연은 다른 종류의 심장혈관질환뿐만 아니라 관상심장질환의 주요 위험요소이다.

■ 니코틴 화합물은 혈관 세포를 손상하고, 혈액의 산소운반 능력을 감소시켜 허혈을 유발하고, 혈액응고를 촉진시키며, 심박수와 혈압을 높인다. 금연은 관상심장질환 위험을 즉시 개선시키고 결국 흡연에 의한 손상에서 회복된다.

■ 시가와 파이프 담배 또한 관상동맥 위험을 증가시킬 수 있으나, 담배연기를 깊이 들이 마시지 않기 때문에 위험이 크지 않다.

체중감소 비만한 사람의 체중 감소는 고혈압, 높은 혈액 중성지방, 낮은 HDL 콜레스테롤등과 같은 관상심장질환 위험을 개선시킬 수 있다. 그러나 LDL을 낮추기 위해서는 다른 식이 지침들을 적용한 후 체중 감소에 초점을 맞추어야 한다. 이 접근법은 LDL 감소를 우선시하고 개인은 한 번에 여러 가지 식이요법을 권장받지 않도록 하는 데 있다. 어떤 사람에게는 더 이상의 체중 증가를 피하는 것이 바람직한 시작점이 될 수 있다.

생활습관 변화에 대한 성공적 준수 사람들이 생활습관을 바꾸는 것은 어려운 일이다. 건강관리 종사자들은 환자에게 각 생활습관을 변화시켜야만 하는 이유를 설명하고, 도달할 수 있는 목표를 설정해 주고 실질적인 제안을 해줌으로써 환자가 의욕을 느낄 수 있게 도와주어야 한다.

일부 사람들은 높은 LDL 콜레스테롤 수준이 생활습관 변화 요법 프로그램을 준수함에도 불구하고 변화되지 않을 수 있다. 이러한 사람은 약물 치료가 효과적일 수 있다. 생활습관 변화 요법의 요약에 대해서는 표 12-3를 참고한다. "How to"에는 심장에 좋은 식이를 실행하기 위한 제안들이 나타나 있다.

고중성지방혈증을 위한 생활습관 변화

혈액 중성지방의 농도가 높아도 심장혈관질환의 발생빈도가 높아진다. 특히 한국인의 경우 에너지 섭취량 중 탄수화물이 차지하는 비율이 높기 때문에 주의할 필요가 있다. ■ 고중성지방혈증은 당뇨병과 대사증후군을 가진 사람들에게 흔하고 다른 이상 때문에 초래될 수 있다. 중증 고중성지방혈증은 간과 피부에 지방이 침착되고 급성 췌장염을 포함해 심각한 합병증의 원인이 될 수 있다. 식이와 생활습관이 경증 고중성지방혈증(경계역 고중성지방)과 연관이 있는 반면, 유전적 요인은 일반적으로 증상이 심한 경우(높거나 매우 높은 중성지방 수치)와 관련이 있다.

■ 혈액 중성지방
- 경계역(borderline high) 150~199 mg/dℓ),
- 높음 : >200 mg/dℓ

경증 고중성지방혈증 식이와 생활습관의 변화는 경증의 고중성지방혈중을 개선시킬 수 있다. 과체중과 비만, 좌식 생활습관, 그리고 흡연 모두 중성지방 수준을 증가시킬 수 있다. 중성지방을 높일 수 있는 식이 요인들 중 하나는 알코올이나 탄수화물(총 칼로리의 70% 혹은 그 이상)의 과다섭취이다. 자당과 과당은 가장 영향력이 강하다.

따라서 고중성지방혈증을 위한 기본적 치료는 체중조절, 활발한 신체활동, 금연, 알코올 제한, 그리고 고탄수화물 섭취(특히 설탕)를 피하는 것이다. 높은 중성지방은 흔히 낮은 HDL과 연관이 있고 여기에 열거한 생활습관 변화는 HDL 수준을 개선해준다.

중증 고중성지방혈증 일반적으로 중증 고중성지방혈증 환자에게는 약물이 필요하다. 그리고 체중 감소와 신체활동이 필요하며 지방섭취를 낮추고, 증세가 심한 경우에는 지방을 칼로리의 15% 이하로 제공하는 것이 위험한 합병증을 방지하는 데 필요할 수도 있다. 만약 식이지방제한이 심할 경우, 중쇄 중성지방이 식이 속의 지방과 기름을 대체하는 데 유용할 수 있다.

How To

심장-건강 식이 실천 방법

아래의 심장 건강 식이는 식품 선택에 커다란 변화를 요구할 수 있다. 한 번에 조금씩 바꾼다면 새로운 식이를 받아들이는 것이 더 수월할 것이다.

어떤 것을 먹지 말아야 하는가라는 부정적인 면보다는 먼저 어떤 것을 먹어야 하는가라는 긍정적인 생각을 하는 것이 도움이 될 것이다. 이 제안들은 환자들이 자신의 식이를 실천하는 데 도움이 될 것이다.

1. 곡류 및 전분류

- 현미, 보리나 귀리를 섞은 잡곡밥을 선택한다. 면, 빵, 시리얼은 영양표시 첫 번째에 '강화 소맥분' 대신 '전곡'이라고 쓰여 있는지 확인한다.
- 제과 제빵류는 대체로 트랜스 지방을 함유한다. 재료 목록에 수소화한 기름이나 영양표시제에서 트랜스 지방이 없는 것을 선택한다. 크래커, 칩, 쿠키, 파이, 케이크, 도넛 등은 트랜스 지방을 함유한다.
- 라면과 같이 포화지방산이 높은 팜유를 함유한 제품 섭취는 제한한다.

2. 과일과 채소

- 과일과 채소를 자주 섭취한다. 다양한 과일과 채소를 냉장고에 항상 가득 채워두면 무엇인가 먹고 싶을 때 건강에 좋은 식품을 선택하기 더 쉽다.
- 매 식사마다 한두 접시의 과일과 채소를 꼭 넣는다. 과일이나 채소를 거의 먹지 않는 사람들은 매 식사마다 적어도 한 종류의 좋아하는 과일이나 채소를 먹는 것으로 시작한다.
- 김치, 오이지, 피클, 단무지, 장아찌, 올리브, 절인 채소와 같은 고나트륨 식품을 제한한다.
- 통조림 제품은 주의해서 선택한다.

  통조림 채소(특히 토마토가 기본이 된 제품들)는 나트륨 함량이 높다.
- 트랜스 지방이 많은 패스트푸드점의 감자튀김은 피한다.

3. 점심과 저녁 앙트레

- 육류, 생선, 가금류는 하루 5온스로 제한한다.
- 기름기가 적은 부위의 소고기와 돼지고기를 선택한다. 조리 전 기름기는 제거한다.
- 닭 고기는 기름기가 가장 적은 것으로 선택하고 조리 후에 기름을 빼낸다. 간 소고기나 돼지고기 대신 가능하다면 껍질을 벗겨낸 간 닭고기를 선택한다.
- 콜레스테롤 함량이 높은 내장 육류(간, 뇌, 췌장), 어란, 오징어, 새우, 장어는 피한다.
- 달걀노른자에는 콜레스테롤이 많기 때문에 달걀노른자는 일주일에 두 번 이하로 제한한다(달걀 노른자 당 215 mg 함유). 조리법에는 전란 대신 달걀흰자 대용품 혹은 콜레스테롤 함유량을 낮춘 제품을 사용한다.
- 가용성 섬유소를 높이고 포화지방산 섭취를 줄이기 위해 채소, 두류, 해조류 요리를 더 자주 섭취하도록 한다.
- 고나트륨 식품은 제한한다.
  - 훈제육류제품들, 소시지, 햄 등
  - 젓갈류, 염장 생선, 건어물, 어묵, 조개류
  - 가공식품, 통조림, 국물이나 스프용 분말믹스, 카레나 짜장밥 소스 완제품
- 국과 찌개는 건더기 위주로 섭취하면 나트륨 섭취를 줄일 수 있다.

4. 유제품

- 유제품은 단백질, 칼슘, 비타민 D와 포타슘의 좋은 급원이다. 하루에 2회 무지방이나 저지방 우유, 요구르트를 선택하여 섭취한다.
- 샐러드 드레싱을 만들기 위해 무지방 사워크림이나 요구르트를 사용한다. 진한 크림을 원할 때는 농축 무지방 우유로 대체한다.
- 치즈, 아이스크림, 그리고 많은 다른 유제품과 같은 포화지방이나 나트륨이 높은 식품은 섭취를 제한한다.

5. 지방과 기름

- 견과류와 아보카도는 단일불포화지방 섭취와 맛을 위해 식사에 첨가한다.
- 조리용 기름으로는 올리브유, 카놀라유를 선택하고 나물 등 채소 요리에 들기름을 자주 이용한다.
- 요리나 샐러드 드레싱에 카놀라, 옥수수, 올리브, 피넛, 홍화유, 참기름, 대두와 해바라기 기름과 같은 식물성 기름을 포함한다.
- LDL 콜레스테롤을 낮추기 위해 규칙적으로 식물성 스테롤이나 스타놀을 첨가한 마가린을 사용한다.
- 고체 마가린과 식물성 쇼트닝은 피하고 트랜스 지방이 비교적 적게 함유된 액체 형태나 튜브 형태의 부드러운 마가린을 선택한다.
- 포화지방이 높은 코코넛, 팜유를 함유한 제품은 피한다.

6. 향신료와 조미료

- 소금은 조리 마지막에 소량만 사용한다. 식탁에서는 소금 대용품을 사용한다.
- 고추장, 된장, 간장, 케첩, 화학조미료는 나트륨 함량이 높으므로 사용을 삼가고 저염 간장을 이용한다.
- 향신료와 허브는 나트륨 첨가없이 식품의 맛을 좋게 한다. 마늘, 생강, 유자청, 후추, 레몬, 양파즙, 겨자, 식초, 고춧가루, 서양 향신료를 소금 대신 사용하도록 한다.
- 영양표시를 보고 나트륨 함량을 점검한다. 국물용 분말믹스, 맛을 내기 위한 각종 소스에는 나트륨이 많다.

7. 간식류

- 소금을 첨가하지 않은 프레즐, 견과류, 팝콘, 크래커와 같은 저나트륨 저포화지방을 선택한다.
- 감자칩, 쿠기, 파이에는 트랜스 지방이 많고, 사탕과 초콜릿은 단순당질 및 지방이 많으므로 삼간다.
- 과일과 채소 섭취를 높이기 위해 일부 생채소와 통조림 혹은 마른 과일을 선택한다.
- 달걀노른자가 없거나 지방을 첨가하지 않은 케이크 종류를 고른다.
- 셔벗, 저지방 아이스크림과 같은 저지방 냉동디저트를 선택한다.

비타민 보충과 관상심장질환 위험 감소

사람들은 관상심장질환 위험을 감소시키기 위해 일부 비타민의 보충효과 가능성에 관해서 질문한다. 여기에서는 비타민 보충효과에 대해 진행되고 있는 연구에 대해 서술하고자 한다.

B 비타민 보충과 호모시스테인 혈액 호모시스테인 증가는 관상심장질환의 위험요인으로 알려졌으나 호모시스테인 자체가 직접 손상을 주는 것인지 또는 단순히 다른 비정상의 지표인지에 대해서는 확인되지 않았다.

동맥벽에 해로운 작용을 하는 호모시스테인은 산화 스트레스 혹은 동맥경화를 악화시키는 혈액응고 활성을 강화하는 원인일 수 있다. 엽산, 비타민 B_6, 그리고 비타민 B_{12}의 섭취 증가가 호모시스테인 수준을 낮출 수 있다고 해도 임상 연구에서 비타민 B 보충이 위 심장마비 발생을 감소시킬 수 있다는 것이 증명되지 않았다. 따라서 비타민 B 보충은 현재로서는 관상심장 위험 환자를 위해 권장되지 않는다.

항산화 비타민 보충물들 산화 LDL이 동맥경화를 촉진하기 때문에 연구자들은 항산화제 보충이 관상심장질환 위험을 감소하는 데 도움이 될지도 모른다는 가정을 하였다. 여러 역학연구에서 항산화제가 풍부한 식이는 관상심장질환에 대해 보호 작용이 있음을 시사하였으나 일반적으로 이러한 식사를 하고 있는 사람들은 또한 건강한 생활습관과 정상 체중을 가지고 있기 때문에 항산화제로 인한 효과 때문인지를 확인하는 데에는 어려움이 있었다.

비타민 C나 E와 같은 단일 항산화제, 복합제, 혹은 종합비타민제로 보충을 시험한 대부분의 연구에서 연관성이 약하거나 일관성 없는 결과를 보였고 몇 연구에서는 해로울 수 있다는 가능성도 제시하였다. 따라서 더 많은 근거자료가 확보될 때까지 심장질환 예방을 위한 항산화제 보충은 권장되지 않는다.

관상심장질환 예방을 위한 약물치료

식이와 생활습관 변화만으로 LDL이 치료목표에 도달하지 못한 개인들은 한 가지 이상의 약물을 처방받을 수 있다. 가장 흔히 사용되는 LDL 저하 약물은 간에서 콜레스테롤 합성을 저하하거나(스타틴) 소장에서 콜레스테롤과 담즙흡수를 감소시키는 것이다(담즙산 결합제). 고용량의 니코틴산은 혈액 중성지방을 저하시키고 HDL 수준을 높인다. 지질 저하 약물을 사용하는 사람들은 되도록 약물 복용양을 줄이기 위해 생활습관 변화 요법 프로그램을 계속해야 한다.

어떤 사람들은 지질저하 약물에 혈액응고를 억제시키는 약물(항응고제와 아스피린)이나 혈압을 저하시키는 약물을 추가하여 효과를 얻을 수 있다. 니트로글리세린은 협심증을 완화시킬 수 있다. 어떤 약물들은 영양 상태나 식품섭취에 영향을 줄 수 있는데(식이-약물 상호작용 참조), 특히 여러 약물을 병용할 때 더 복잡해질 수 있다.

심장마비 치료

심장마비는 혈전이 관상동맥을 막거나 심근에 산소와 혈액 공급이 감소할 때 발생한다. 심장마비 직후 사용하는 치료 약물로는 혈전용해제, 항응고제, 아스피린, 진통제, 심장 리듬을 조절하고 혈압을 낮추는 것들이 있다. 환자에게는 상태가 안정될 때까지 입술을 축이는 정도를 제외하고는 음식이나 마실 것을 주지 않는다.

식이-약물 상호작용

이 장에서 논의된 주목할 만한 약물과 영양과의 관련성에 대해서 점검해 본다.

	위장관 영향	식이성 물질과의 상호작용	대사적 영향
항 응고제((warfarin))	—	• 약 효과를 유지하기 위해서는 일정한 비타민 K섭취가 요구된다. • 비타민 E, 당귀, 한약재단잠(danshen), 생선기름, 마늘, 은행과 함께 복용하면 약효과가 증강되어 출혈 경향이 높아진다. • 코엔자임 Q, 인삼, 녹차를 복용하면 약 효과가 감소된다. • 알코올은 피한다.	—
항 고혈압제			
베타-차단제	—	—	혈청, 포타슘 수준 증가, 저혈당
칼슘 채널 차단제	오심, 변비	천연 감초를 함유한 허브 보충은 피한다. 약 효과를 증강시킬 수 있는 자몽주스는 피한다.	—
안지오텐신 전환 효소 저해제	맛 감각 감소	천연 감초를 함유한 허브 보충은 피한다. 포타슘 보충과 포타슘을 함유한 소금대용품은 피한다.	혈청 포타슘 수준 증가
고지혈증 치료제			
스타틴(Statins)	변비, 위에 가스가 참. 위장관 불쾌감	약 효과를 증강시킬 수 있는 자몽주스는 피한다.	혈청 간 효소 증가
담즙산 결합제	위에 가스가 참, 설사, 변비	지용성 비타민의 흡수 저하 요인이 된다.	전해질 불균형, 철분 결핍
니코틴 산	위장관 불쾌감	부작용을 높일 수 있는 알코올성 음료, 커피와 차는 피한다.	혈청 간 효소와 요산 수준 증가, 고혈당, 저혈압
Digoxin	식욕부진, 오심, 위경련, 설사	고 섬유식품과 마그네슘 보충은 약 흡수를 감소시킬 수 있다. 성 요한 초(St John's wort)는 약 효과를 감소시킬 수도 있다.	혈청 포타슘 증가와 혈청 마그네슘 수준이 감소한다. 인체 내 포타슘 수준이 낮으면 약독성이 나타날 수 있다.
이뇨제(furosemide, spironolactone[a])	입술이 마름, 식욕부진, 맛 지각 감소	Furosemide 생물학적 이용률은 음식과 함께 섭취시 감소된다.	수분 및 전해질 불균형[a], 고혈당(spironolactone), 고지혈증(spironolactone), 티아민과 아연 결핍
니트로글리세린	맛 감각 감소	알코올의 작용을 증가시킨다.	—

[a] *Furosemide*는 칼륨 소모 이뇨제임; 환자들은 칼륨이 풍부한 식품섭취를 증가해야만 함. *Spironolactone*은 칼륨 절약 이뇨제임 ; 환자들은 칼륨 보충과 칼륨을 함유한 소금 대용품을 피해야만 함

음식을 먹을 수 있게 되면 초기에는 나트륨과 포화지방, 그리고 콜레스테롤이 적은 음식을 소량 제공한다. 나트륨 제한은 수분 보유를 감소시키는 데 도움이 되나 환자가 심부전 증상을 보이지 않는다면 며칠 후에 올려줄 수 있다.

심장마비 환자는 체력을 되찾는 것과 향후 심장마비의 위험을 줄일 수 있는 방법을 배워야 한다. 이런 전략은 이미 서술되었던 생활습관 변화 요법과 비슷하다. 따라서 병원과 외래환자 클리닉에서 실시하고 있는 심장 재활 프로그램에는 운동치료, 금연, 식사 지도, 스트레스 관리, 약물 상담 등이 포함된다. 프로그램은 일반적으로 여러 달에 걸쳐 계속된다. 가정에서 할 수 있는 프로그램도 효과가 있으나 치료 범위에 한계가 있고 집단 상호작용의 효과가 부족하다.

핵심정리

- 장기간 관상심장질환 관리는 위험요인 감소를 강조한다. 교정할 수 있는 위험요인에는 증가된 LDL과 중성지방 수준, 고혈압, 흡연, 당뇨, 비만, 좌식생활습관과 식이요인 등이 있다.
- 생활습관 변화 요법에는 LDL 수준을 감소시키고, 다른 위험요인들을 제거하는 데 도움을 줄 수 있는 식이와 생활습관 교정이 있다. 식이 권장 사항은 포화지방, 트랜스 지방 및 콜레스테롤을 감소시키고 가용성 섬유소를 증가시키며 식이에 식물 스테롤과 스타놀을 보충하도록 한다.
- 경증 고중성지방혈증을 위해 권장되는 치료법은 체중 조절, 규칙적인 신체활동, 금연, 고탄수화물 섭취를 피하는 것, 알코올 제한을 강조하는 것이다. 중증 고중성지방 혈증은 약물요법과 식이 지방 제한이 필요할 수도 있다.
- 심장마비 후 사용하는 약물은 혈액응고를 억제하고 심장리듬을 조절하는 것이다. 환자는 초기에 심장에 좋은 음식을 소량 제공받는다. 향후 심장마비 위험을 줄이기 위해 환자는 생활습관 변화 요법 프로그램과 비슷한 전략을 배워야 한다.

고혈압

2005년 국민건강영양조사 결과 우리나라 30세 이상 성인의 고혈압 유병률은 남자 30.2%, 여자 25.6% 였다. 나이가 많을수록 고혈압 환자가 많아 60세 이상 고령자 중 3명은 고혈압이다. 고혈압은 유병률은 높지만 특별한 증상이 없어 인지율이 낮다는 것이 문제점이다. 미국인의 약 1/3이 고혈압이다.

- 혈압은 심장근이 수축(수축기 혈압)하고 이완할 때(이완기혈압) 측정된다. 측정단위는 mmHg로 표기된다.

  바람직한 혈압 수축기 <120 mmHg, 이완기 <80 mmHg 고혈압 전단계 수축기 120~139 mmHg, 이완기 80~89 mmHg, 고혈압 수축기 ≥140 mmHg 이완기 ≥90 mmHg

특히 아프리카계 미국인의 유병률이 높고 이들은 좀 더 이른 나이에 발병하고, 다른 소수민족보다 전 생애에 걸쳐 더 높은 평균 혈압을 지속한다. 고혈압을 가진 미국 사람들의 약 37%가 자신이 고혈압을 가지고 있는 것을 모르고 있었다.

사람들이 고혈압의 신체적 증상을 느끼지 못한다고 하더라도 고혈압은 죽상동맥경화증과 심장혈관계 질환의 일차적인 주요 위험인자이다. 고혈압은 심장이 동맥으로 혈액을 박출하는 것을 더 어렵게 만들고 이것이 심근을 약하게 하여 심장 부정맥, 울혈성 심부전, 돌연사가 발생할 위험을 증가시킨다. 고혈압은 또한 뇌졸중과 신부전의 주요 원인이다. 혈압감소는 이러한 질환의 발병을 획기적으로 감소시킬 수 있다.

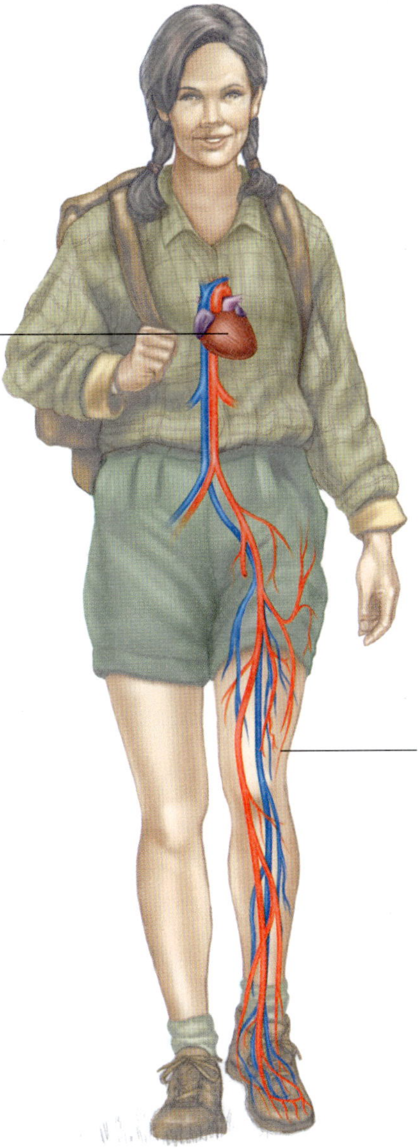

그림 12-4
혈압 결정인자

혈압에 영향을 미치는 요인들

고혈압은 대부분의 경우 근본적인 원인이 알려져 있지 않지만 혈압에 미치는 생리적 요인에 대해서는 많이 알려져 있다. 그림 12-4에서 보는 바와 같이, 혈압은 심장에서 혈액을 펌프하는 심근 수축(심박출량)과 혈액이 세동맥에서 마주치는 말초저항에서 기인한다. ■ 심박출량 혹은 말초저항 중 하나가 증가하면 혈압이 높아진다.

■ 혈압 = 심박출량 × 말초저항

심박출량은 심박수 혹은 혈액량이 증가할 때 높아지며, 말초저항은 세동맥의 직경에 가장 크게 영향받는다. 따라서 혈압은 심근 수축과 세동맥의 직경을 조절하는 신경계와 수분 보유 혹은 혈관수축의 원인이 될 수도 있는 호르몬 신호에 의해 영향을 받는다. 신장도 혈관수축 그리고 나트륨과 수분 보유에 관여하는 호르몬 분비 조절을 통해 혈압을 조절하는 데 역할을 한다.

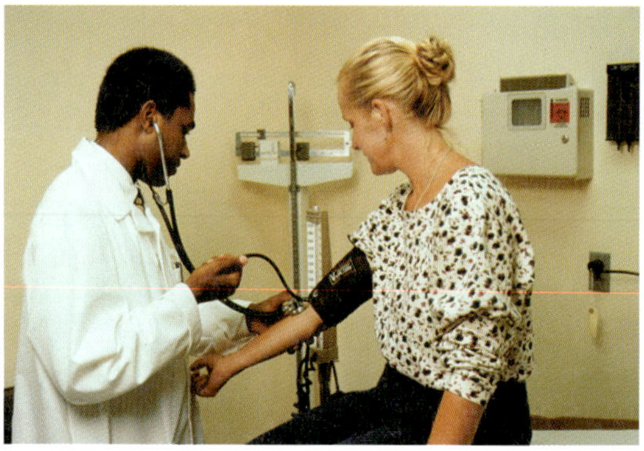

고혈압을 가진 사람을 선별(스크리닝)하는 것은 조기 발견과 합병증 예방을 향한 첫 번째 단계이다.

고혈압에 기여하는 요인들

고혈압은 95% 정도가 원인이 알려져 있지 않다. 그러나 호르몬 불균형, 신장 이상 혹은 신동맥의 동맥경화와 같은 신체 기능 이상이 원인이 된다.

노화, 당뇨 혹은 다른 요인들로 인해 대동맥이나 동맥이 딱딱하고 두꺼워지는 것은(동맥경화증, arteriosclerosis) 혈류에 대한 저항을 증가시킬 수 있어 혈압을 높인다. 여러 위험요인들이 고혈압 발생과 큰 관련이 있다.

- **노화** 노화는 고혈압 위험을 높인다. 65세 이상의 2/3가 고혈압으로 추정된다. 또한 55세에 정상혈압을 가졌던 사람들도 일생 고혈압으로 발전될 위험이 90%나 된다.
- **유전** 고혈압 위험은 가족 구성원들 간에 비슷하다. 고혈압은 또한 특정 인종집단에서 발병률이 좀 더 높다. 예를 들어 백인과 맥시칸계 미국인에서의 발병률이 23%인 데 비해 아프리칸 미국인에서는 발병률이 약 32%였다.
- **비만** 고혈압을 가진 사람의 60%가량이 비만으로 추정된다. 비만은 신장 기능을 변경하고 수분 보유를 촉진함으로써 혈압을 높인다.
- **식염 민감성** 고혈압을 가진 사람 중 약 30~50% 정도는 식염 민감성 혈압을 가지고 있으며 소금섭취를 줄이면 효과를 볼 수 있다. 우리 식생활에서 나트륨의 주요 공급원으로는 양념류와 김치류, 가공식품 중 라면 그리고 식품 중 백미가 있다.
- **알코올** 매일 3~4잔 정도의 알코올 과다 소비는 고혈압과 강한 연관성이 있다. 혈압에 대해 알코올이 어떤 역할을 하는지는 명확하지 않다.
- **식이** 과일, 채소, 견과류가 풍부하고 저지방 유제품으로 이루어진 식이는 혈압을 저하시킬 수 있다. 이러한 식사는 주요 무기질인 포타슘, 칼슘, 그리고 마그네슘을 공급하는데 이러한 무기질이 많은 식사를 할 때 혈압감소에 도움이 된다.

고혈압 치료

생활습관 교정과 약물 치료가 고혈압 치료에 적용된다. ■ 고혈압 치료에 도움이 되는 생활습관 변화에는 과체중이거나 비만이면 체중 감소, 나트륨은 적고 포타슘, 칼슘, 마그네슘 함량이 높은 식사, 규칙적인 신체활동과 적정량의 알코올 섭취 등이 있다.

■ 고혈압 치료 목표는 혈압을 < 140/ < 90 mmHg로 감소시키는 데 있다. 당뇨병이나 신장질환이 있는 사람의 경우 혈압 목표는 < 130/ <80 mmgHg이다.

두 가지 이상의 생활습관 교정을 병행하게 되면 효과는 더욱 크게 나타날 수 있다. 표 12-4는 미국에서 보고된 자료로 혈압을 감소시키는 생활습관 변화와 각 변화로 인해 기대되는 수축기 혈압감소를 제시하였다.

혈압감소를 위한 식이 접근법 여러 연구 결과에 따르면 과일, 채소, 저지방 유제품을 강조하고 전곡류, 가금류, 생선, 그리고 견과류를 포함한 식이를 따르게 되면 혈압을 상당히 감소시킬 수 있다. 이러한 연구에서 테스트한 식이는 현재 ■ 고혈압 방지 식이 접근법(Dietary Approaches to Stop Hypertension, DASH)으로 알려져 있는데, 이 식사 형태는 미국인의 일상식보다 섬유소, 포타슘, 마그네슘, 그리고 칼슘을 충분히 공급하

■ DASH 식이 안은 고혈압 방지 식이 접근법이라는 연구에서 사용된 검사식이였다.

표 12-4 혈압감소를 위한 생활습관 변화

변화	권장 사항	기대되는 수축기혈압감소
체중 감량	건강체중유지(체질량 지수 25 이하)	5~20 mmHg/10 kg 감량
권장식사패턴	포화지방산을 낮춘 채소와 과일과 저지방 유제품이 풍부한 식이	8~14 mmHg
나트륨 제한	하루에 2,400 mg(소금은 6 g 이하) 이하로 나트륨 섭취 감소[a]	2~8 mmHg
신체 활동	주당 거의 매일 하루에 최소 30분 정도 유산소 운동	4~9 mmHg
적당량의 알코올 섭취	남자: 하루에 2잔으로 제한 여자와 체중이 가벼운 남자 : 하루에 1잔으로 제한	2~4 mmHg

[a] DRI 권장에 의하면 소듐 섭취는 하루에 2,300 mg으로 제한해야 함

고 적색육, 단 음식, 설탕을 함유한 음료, 포화지방(칼로리의 7%), 그리고 콜레스테롤(하루에 150 mg)을 제한하기 때문에 관상심장질환 위험을 감소하는 데에도 효과가 있음이 확인되었다. 이 식이는 2005년 미국인 식이 지침에 명시된 목표에 적합한 식이 형태이다.

DASH 식이는 저 나트륨섭취와 병행하면 효과가 배가 되는 것으로 보고되었다(나트륨 제한과 함께 DASH 식이로 혈압 저하 효과를 테스트한 연구에서 고혈압 환자가 나트륨을 1일 권장량인 2,400 mg보다 적은 1,500 mg을 섭취했을 때 가장 좋은 효과를 보였다. 일부 사람들이 저나트륨 식사를 지키기 어렵더라도 약간만 감소해도 혈압 개선에 도움을 주기 때문에 그 정도에 상관없이 나트륨 감소를 강조해야 한다고 발표하였다).

이러한 연구결과를 근거로 하여 표 12-5에 제시한 권장식사패턴은 2005년 한국인 영양섭취기준을 만족하는 1일 식사구성의 예를 보여준 것이다. 'How to'에는 대한영양사협회가 제안하는 소금섭취 감량을 위한 소금섭취 줄이기 3(단계) · 5(가지) 실천지침이 나타나 있다. 좀 더 자세한 내용은 표 13-1에서 볼 수 있다.

체중 감소 체중을 감량하면 혈압을 상당량 감소시킬 수 있다(표 12-4). 미국 NIH 보고서에 의하면 10 kg의 체중감량을 보인 연구 참여자는 수축기 혈압이 평균 7.0 mmHg 감소하였고, 체중감량과 혈압감소가 연관성이 있음이 확인되었다. 개선효과는 적어도 1년 반 지속되었고, 참여자들 중에서 체중 감량을 보인 사람들은 고혈압 발병률이 20~50% 줄은 것으로 밝혀졌다.

혈압감소를 위한 약물치료 고혈압을 가진 사람들 대부분은 정상혈압 유지를 위해 두 가지 이상의 약물을 복용한다. 서로 다른 방식으로 작용하는 약물을 함께 복용하면 각각의 약물이 요구하는 복용량을 감소시키고 부작용을 최소화할 수 있다. 가장 일반적으로 처방되는 약물은 혈액량 감소로 혈압을 낮추는 이뇨제이다.

흔히 처방되는 또 다른 약물로는 다양한 형태의 심장병 치료(p.303에 명시된 식이-약물과의 상관작용)를 위해 사용하는 것과 비슷하다. 복용량은 목표 혈압에 도달할 때까지 정기적인 진료 시에 조절할 필요가 있다.

표 12-5 권장식사패턴(식품군별 1일 권장섭취횟수)[1]

식사패턴(kcal)[2]	열량 섭취에 따른 권장 섭취횟수			
	1,200 kcal	1,600 kcal	2,000 kcal	2,600 kcal
곡류 및 전분류[3] (1회 분량 : 쌀 90 g, 쌀밥 1공기, 삶은 면 300 g = 한 대접, 흰떡 130 g, 식빵 100 g = 큰 것 2쪽)	2	2.5	3	3.5
곡류 및 전분류[4] (1회 분량 : 시리얼류 30 g, 감자 130 g = 中 1개, 고구마 90 g = 中 1/2개, 당면 30 g, 메밀묵 150 g, 밤 60 g = 大 3개, 절편 50 g)	1		1	
고기, 생선, 계란, 콩류[5] (1회 분량 : 육류 60 g, 생선 50 g, 생굴, 조갯살 80 g, 건멸치, 건조기, 건오징어 15 g, 계란 50 g = 中 1개, 검정콩, 대두 20 g, 두부 80 g, 두유 200 g)	2	4	5	6
채소류[6] (1회 분량 : 시금치 등 70 g, 나박김치, 오이소박이 60 g, 배추 김치 40 g, 우엉, 도라지, 파 25 g, 마늘 10 g, 토마토주스 100 g)	5	6	7	7
과일류[7] (1회 분량 : 딸기, 수박, 참외 200 g, 감, 귤, 바나나, 사과 복숭아, 오렌지, 포도 100 g, 주스류 200 g)	1	2	2	3
우유 및 유제품(저지방 혹은 무지방)[8] (1회 분량 : 우유 200 g = 1컵, 치즈 20 g = 1장, 호상 요구르트 110 g = 1/2컵, 액상 요쿠르트 150 g = 3/4컵, 아이스크림 100 g = 1/2컵)	1	1	1	1
유지, 견과 및 당류[9] (1회분량: 버터, 마요네즈, 기름, 커피프림 5 g, 깨, 깨소금 8 g, 땅콩 10 g, 꿀 설탕 시럽 사탕 10 g)	3	3	4	6

[1] 2005년도 한국인 영양섭취기준을 만족하는 권장섭취기준. 성인의 식사권장패턴으로 우유 1컵을 기준으로 식품군 횟수를 배분함. 개인의 기호도를 고려해 식품군의 배분 횟수 조정 가능함. 체중 조절 또는 기타 목적으로 1400 kcal 미만을 섭취할 경우에는 일부 영양소의 부족가능성이 있으므로 영양제 보충이 필요할 수도 있음

[2] 식사패턴(kcal): 각 열량에는 양념사용량이 포함되어 있음. 여기서 양념이란 조미료류(간장, 된장, 고추장, 미림, 식초, 케첩, 돈까스 소스 등)와 국이나 나물에 사용하는 소량의 마늘, 파 정도를 말하며, 부식량에 따라 70~90 kcal의 양념량이 사용된 것으로 계산됨

[3] 곡류 및 전분류 I : 식이섬유 섭취를 높이기 위해서는 잡곡류의 사용을 권장함

[4] 곡류 및 전분류 II : 부식 또는 간식류로 이용할 수 있으며, 주식(예, 밥 종류)으로 사용할 경우에는 백미 또는 잡곡 30 g으로 간주하고 밥량을 늘려도 됨

[5] 육류, 생선, 계란, 콩류: 육류의 경우 살코기 기준이며, 지방함량이 높은 식품을 이용할 경우에는 유지류를 추가 사용한 것으로 간주해야 함

[6] 채소류 : 염분의 목표섭취량(소금 5 g 이하)를 맞추기 위해 가능한 한 싱겁게 조리하도록 하며, 국, 찌개류의 경우 건더기 위주로 섭취하도록 함

[7] 과일류 : 식이섬유의 섭취를 늘이기 위해 주스보다는 생과일의 섭취를 권장함

[8] 우유 및 유제품 : 단순당질이 적게 함유된 제품을 권장함. 이 식사구성안은 성인의 식사패턴을 반영하여 우유 1컵을 기본으로 한 식품군 배분형태임. 그러나 충분한 칼슘섭취는 고혈압 방지에 도움이 되므로 식이에 칼슘함량이 높은 멸치, 뼈채 먹는 생선류, 짙푸른 채소, 해조류, 칼슘고형두부를 좀 더 자주 이용하여 칼슘 섭취에 신경을 써야함

[9] 유지, 견과류 및 당류: 조리시 사용되는 유지 및 당류의 경우에는 식품군(유지 및 당류)단위 수 범위 내에서 사용하도록 함

How To

대한영양사협회가 제안하는 소금섭취 줄이기 3단계 · 5가지 실천지침

- 소금의 양을 조금씩 줄여 서서히 싱거운 맛에 익숙해지기 위해 식품을 선택할 때, 조리할 때, 식사할 때 3단계에서 실천해야 할 5가지 행동을 뜻함

1 단계 식품 선택할 때 감량실천 5

① 생선은 자반보다는 날 생선을 선택한다.

② 가공식품보다는 가능한 자연식품을 선택한다.

③ 가공품은 영양표시를 꼭 읽고나트륨 함유량이 적은 것을 선택한다. 나트륨 목표 섭취량은 2,000 mg임을 기억한다.

④ 양념은 저염간장, 저염된장, 저나트륨 소금 등 저염제품을 선택한다. 단, 저나트륨 소금은 혈압을 낮추는 약물을 복용하거나, 신장기능이 저하된 환자는 의사의 지시에 따라 사용해야 한다.

⑤ 장아찌, 젓갈, 염장미역 등 염장식품을 되도록 선택하지 않는다.

2 단계 조리할 때 감량실천 5

① 조리시 마지막 단계에서 음식의 간을 한다.

② 소금을 적게 넣고 향미채소나 향신료 등을 사용하여 맛을 낸다. 향이 있는 채소나 양념(후춧가루, 고춧가루, 파, 마늘, 생강, 양파, 카레가루)을 사용하여 맛을 냄. 신맛과 단맛(식초, 레몬즙, 설탕)을 이용하여 맛을 냄. 음식을 무칠 때 김, 깨, 호두, 땅콩, 잣을 갈아 넣어 맛을 냄

③ 김치는 가능한 겉절이, 포기김치는 살짝 절여 싱겁게 담근다.

④ 라면, 즉석 국 등 가공식품을 조리할 때는 스프 양을 적게 넣는다.

⑤ 생선은 소금을 뿌리지 않고 굽는다.

3 단계 식사할 때 감량실천 5

① 하루 한 끼는 김치 대신 생채소와 쌈장을 먹는다.

② 튀김, 전, 구운 생선 및 회는 양념장에 살짝 찍어 먹는다.

③ 국(찌개)의 국물은 작은 그릇에 담아 적게 먹는다.

④ 탕 종류를 먹을 때는 소금보다 후춧가루, 고춧가루, 파 등을 먼저 넣는다.

⑤ 메뉴 주문 시 소금(혹은 소스나 양념 등)을 넣지 않도록 요청하고, 추가로 사용하는 소금, 장류, 소스, 드레싱을 줄인다.

기타

- 패스트푸드의 음식 대부분은 나트륨 함량이 매우 높으므로 이용을 피한다.
- 약 성분 표시에서 나트륨이란 용어를 점검한다. 흔히 제산제와 하제 중 일부는 성분에 나트륨이 함유되어 있다.

사례연구

심장혈관질환을 가진 컴퓨터 프로그래머

컴퓨터 프로그래머인 48세의 홍길동씨는 신장이 175 cm이고 체중은 110 kg이다. 그의 일은 주로 앉아서 하는 것이고 저녁에 집에 오면 운동을 하기에 너무 피곤하다.

그의 식사는 보통 쌀밥 2공기 이상, 지방함량이 높은 육류, 달걀, 햄, 소시지로 구성되어 있고 초콜릿, 쿠키, 케이크, 감자칩 같은 간식을 좋아한다.

외식을 할 때에는 한식집보다 패스트푸드 식당을 주로 이용하며 햄버거, 감자튀김, 콜라, 피자 등을 선택한다. 음료로는 커피를 하루 4잔 이상 마시는데 커피프림과 설탕을 많이 넣어 마시며 탄산음료를 즐긴다.

그는 관상심장질환과 고혈압 가족력을 가지고 있다. 그의 최근 검사결과는 혈압이 160/100 mmHg, LDL콜레스테롤은 160 mg/dℓ, 중성지방은 210 mg/dℓ, HDL 수준은 35 mg/dℓ였다.

그는 하루에 한 갑의 담배를 피우고 보통 점심과 저녁을 먹을 때 포도주 두 잔을 마신다.

1. 홍길동 씨의 관상심장질환과 고혈압의 주요 위험요인을 열거하라. 어떤 요인을 조절할 수 있나?

   만약 그가 혈액지질과 혈압 치료를 하지 않는다면 어떤 합병증이 발생할 수 있을까?

2. 홍길동 씨의 혈압, LDL과 HDL콜레스테롤을 개선하는 데 도움을 주기 위해 어떠한 식이 변화를 권장하겠는가?

   각 식이변화를 위한 이론적 근거를 설명하라. 권장식사패턴을 참고하여 홍길동 씨의 하루 식단을 준비해 보라.

3. 홍길동 씨 상태를 좀 더 잘 평가하기 위해 필요한 다른 검사나 측정에는 어떤 것이 있으며 그 이유는 무엇인가?

4. 홍길동 씨가 체중감소와 규칙적인 신체활동을 포함한 프로그램으로부터 얻을 수 있는 여러 효과에 대해 서술하라.

   왜 알코올 섭취가 보호작용도 하고 생활습관을 손상시킬 수 있는지 두 측면에서 설명하라.

5. 홍길동 씨가 그의 식이와 생활습관을 바꾸지 않고 심장마비로 고통받는다는 가정 하에, 그가 오래 살기 위해 중요할 것으로 예상되는 심장 재활프로그램 요소에 대해 논의해 보라.

핵심정리

- 우리나라 성인들은 거의 3명 중 한 명이 심장병, 심부전, 뇌졸중, 그리고 신부전 발병위험을 증가시키는 고혈압을 가지고 있다.
- 혈압은 혈액량, 심박수, 그리고 혈류에 대한 저항 증가와 같은 요인들에 의해 높아진다. 거의 모든 경우에서 고혈압의 근본적인 원인은 알려져 있지 않지만, 주요 위험 요인으로는 노화, 가족력, 인종적 차이, 비만, 그리고 특정한 식이 선택 등이 포함된다.
- 치료는 일반적으로 생활습관 교정과 약물치료를 함께 실시한다. 사례연구는 관상심장질환과 고혈압을 위한 치료와 위험요인을 고찰하는 기회를 줄 것이다.

울혈성 심부전

울혈성 심부전(congestive heart failure; CHF) 심장이 충분한 혈액을 박출할 수 없어서 심장으로 가는 정맥과 조직에 수분 울혈이 초래되는 상태

심장성 악액질(cardiac cachexia) 울혈성 심부전을 동반하는 심한 근육 손실과 체중 감소

울혈성 심부전은 심장기능 장애로 인해 충분한 혈액을 박출하지 못하게 된 상태를 말하며, 이로 인해 정맥과 조직에 수분이 축적된다. 흔히 관상심장질환과 같은 질병으로 인해서 심장으로 혈액이 들어오거나 박출하는 능력이 손상된 후에 울혈성 심부전이 나타날 수 있다.

심장은 평상시의 작업량에 대처하지 못하게 되고 이를 보상하기 위해 심장이 비대해지거나 더 빠르고 힘들게 펌핑을 하게 된다. 결국 과부하가 걸린 심장은 심하게 손상될 수 있다. 울혈성 심부전은 노인에게서 주로 나타난다. 미국에서는 울혈성심부전을 가진 사람의 대략 75%가 65세나 그이상의 노인들이다.

울혈성 심부전의 결과

울혈성 심부전의 경우 간, 복부, 하지에 수분이 축적될 수 있는데 이는 가슴 통증, 소화와 흡수 곤란, 다리와 발목 및 발에 부종을 초래할 수 있다. 때에 따라서는 수분이 폐까지 차올라 갈 수 있는데 이로 인해 호흡이 가빠지고 활동이 제한될 수 있다. 심한 경우 울혈성 심부전은 급성 호흡부전을 유발할 수 있다. 불충분한 혈류흐름은 간이나 신장과 같은 다른 내장의 기능을 손상시킬 수도 있다.

심부전은 또한 음식섭취도 감소시킬 수 있다. 복부 팽창과 간 비대가 진행되면 식사시 통증과 불편함이 심해질 수 있다. 심부전 말기에는 흔히 **심장성 악액질**(cardiac cachexia)를 동반하게 되는데 이 증상은 신체 화학적 변화 그리고 식욕과 음식섭취 감소에 의해 악화되어 나타나는 영양불량 상태이다. 심장성 악액질은 심한 체중감소와 조직 소모가 특징이다. 결국 허약해지는 것은 심각한 신체장애의 요인이 될 수 있다.

울혈성 심부전의 관리

울혈성 심부전은 잦은 입원이 요구되는 만성적 · 진행성 질병이다. 많은 환자들은 허약증상, 치료의 제한, 그리고 결과가 불확실하고 복잡한 상황에 직면하게 된다. 주요 치료 목표는 환자의 생활의 질을 높이고 질병 진행을 늦추는 것이다.

울혈성 심부전의 구체적인 치료는 질병의 특성과 심각성에 따라 다르다. 일반적으로 약물치료가 울혈을 관리하고 심장기능을 개선하는 데 도움이 된다. 수분 보유를 역전시키거나 방지하기 위해 이뇨제가 처방된다.

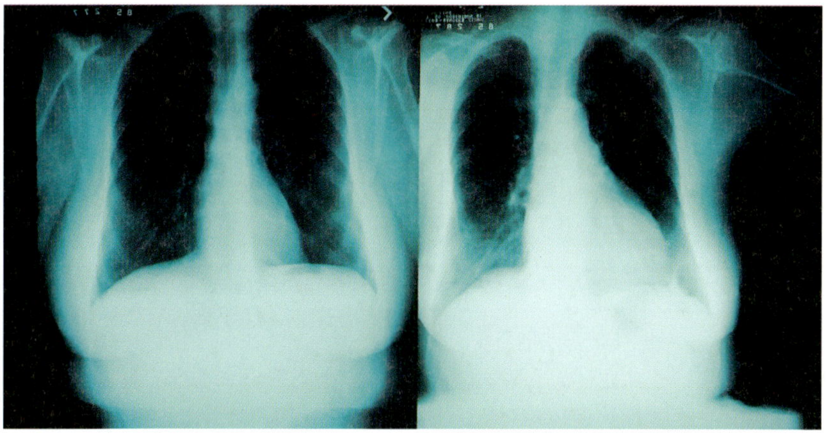
과부하된 심장이 조직에 혈액공급을 위해 힘들여 작업하게 되므로 비대해진다

식이 나트륨과 수분 제한은 수분 축적을 방지하는 데 도움이 될 수 있다. 독감과 폐렴을 위한 예방접종은 호흡계 감염 발병 위험을 감소시킬 수 있다. 또한 울혈성 심부전 환자는 신체장애가 생기는 것을 피하고 지구력을 개선하기 위해 운동 프로그램에 참여할 것을 권장한다.

울혈성 심부전을 위한 임상 영양치료 울혈성 심부전의 주요 식이 요법은 질병의 심각성에 따라 하루에 2,000~3,000 mg의 중등도의 나트륨 섭취이다.■ 나트륨 제한은 수분 보유를 감소시킨다.

■ 2,000~3000 mg의 나트륨 권장량은 심하게 제한하는 것은 아니다. 2005년 한국인영양섭취기준은 식이관련 만성질환 예방을 위해 나트륨 섭취 목표량 설정을 일일 2,000 mg으로 제한할 것을 권장하고 있다.

좀 더 심각한 울혈성 심부전 환자는 나트륨을 하루에 2,000 mg 혹은 더 감소시키는 것이 필요할 수도 있다. 또한 어떤 상황하에서는 수분제한이 필요하다. 복부나 가슴 통증으로 인해 음식을 먹는 데 어려움이 있는 환자를 위해서는 소량의 식사를 자주 하는 것이 양이 많은 식사보다 좋다.

다른 식이 권장 사항 울혈성 심부전환자는 이뇨제 사용과 신체활동 감소로 인해 변비가 나타날 가능성이 있다. 충분한 섬유소 섭취 유지는 변비 문제를 최소화하는 데 도움이 된다. 혈압과 심장 기능에 대한 알코올의 해로운 영향 때문에 알코올성 음료는 일부환자에서 제한하거나 피하는 것이 필요할 수 있다.

심장성 악액질을 회생시키는 치료법은 알려져 있지 않고 예후도 좋지 않다. 환자에 따라서는 치료와 더불어 수분보충, 관 급식, 혹은 정맥영양지원 등이 보조적으로 시행될 수 있다.

핵심정리

- 울혈성 심부전은 일반적으로 다른 심장혈관질환으로부터 초래된 만성적이고 점진적인 심장 상태이다.
- 울혈성 심부전에서, 심장은 조직에 혈액을 충분히 펌프하지 못한다. 결과적으로 정맥, 폐, 그리고 다른 기관의 울혈과 기관의 기능 손상을 초래한다.
- 울혈성 심부전의 치료는 울혈을 감소시키고 심장 기능을 증강시키는 약물치료가 포함된다. 주요 식이 요법은 중등도 나트륨 제한이다.

뇌졸중 혹은 중풍

뇌졸중은 암에 이어 우리나라의 2번째 사망요인이다. 대부분의 뇌졸중(약 88%)은 허혈성 뇌졸중으로 뇌 조직으로의 혈류흐름이 차단되어 나타난 결과이다. 뇌졸중은 알츠하이머 질환 다음으로 신경장애의 가장 흔한 두 번째 원인이다.

허혈성 뇌졸중(ischemic strokes) 뇌 조직으로 혈류 흐름이 차단되어 발생한 뇌졸중

출혈성 뇌졸중(hemorrhagic strokes) 뇌 안에 출혈이 일어나 뇌 조직을 파괴하거나 압박하는 뇌졸중

일과성 허혈 발작(transient ischemic attacks) 뇌에 일시적인 허혈증상으로 인해 시력이 흐려지고 분명하지 않은 말투, 무감각, 마비 혹은 언어 장애를 보이는 것

뇌조직으로의 혈류흐름이 차단되어 나타나는 것은 **허혈성 뇌졸중**이다. **출혈성 뇌졸중**은 뇌속 출혈로 인한 것이며, 이는 뇌조직에 손상을 입힌다. 미국의 경우 뇌출혈로 인한 뇌졸중에 비해 비만과 고지혈증 등으로 뇌혈관이 막히는 뇌경색환자가 대부분을 차지하고 있다.

우리나라는 고혈압으로 인한 뇌출혈의 비율이 높은 편이었으나 예전보다 많이 줄어들고 있는 반면, 식생활의 서구화로 인해 뇌경색 환자의 발병률이 점차 늘고 있는 추세이다. 대부분의 뇌졸중은 죽상동맥경화증이나 고혈압, 혹은 합병증의 결과로 인한 것이다.

갑자기 발병하고 2분에서 30분 정도 짧게 지속되는 뇌졸중은 **일과성 허혈 발작**이라 한다. 이렇게 짧게 나타나는 뇌졸중은 좀 더 심각한 뇌졸중이 발생할 수 있다는 경고 표시이다. 뇌졸중은 일반적으로 혈액응고를 방해하는 아스피린과 같은 약물로 치료한다.

■ 와파린은 비타민 K의 혈액응고 작용을 저해

뇌졸중 예방

뇌졸중은 질병의 위험요인을 인식하고 위험을 감소시키는 생활습관을 지키면 대부분 예방할 수 있다. 주요 위험요인은 심장병의 발병 원인과 비슷하며 이에는 고혈압, 흡연, 당뇨, 증가된 LDL 콜레스테롤과 심혈관계 질환 병력 등이 있다.

혈액응고를 억제하는 약물은 특히 처음 뇌졸중이 나타났거나 일과성 허혈발작으로 고통 받았던 사람의 허혈성 뇌졸중 위험을 감소하는 데 도움이 된다. 이런 약물로는 아스피린, 항혈소판 약물들, ■ 와파린과 같은 항응고제가 있다. 항응고제 요법은 정규적인 점검이 필요하고 과다한 출혈을 방지하기 위해 복용량을 조절하는 것이 요구된다.

뇌졸중 관리

뇌졸중 후유증은 손상된 뇌 부위에 따라 다양하다. 신체 움직임, 감각, 그리고 언어장애가 흔하다. 신체의 한쪽이 약해지거나 마비될 수 있다. 초기 진단과 치료가 뇌조직을 보존하고 장기간의 신체장애를 최소화하는 데 필수적이다. 혈전 용해제 약물은 더 이상의 뇌 손상을 방지하기 위해 허혈성 뇌졸중 직후 몇 시간 안에 투여된다.

영양 목표의 중요한 점은 환자의 영양 상태와 전체적인 건강을 유지하게 하는 것이다. 흔히 연하곤란은 뇌졸중에서 나타나는 합병증이고 예후가 좋지 않을 때 나타난다. 언어소통의 어려움은 음식섭취를 하는 데 나타날 수 있는 문제점에 대해 표현하고 음식 선호도에 대해 의사소통하는 것을 방해한다.

신체의 조정력 저하는 수저로 음식을 입으로 가져오는 일이 어렵게 될 수 있다. 어떤 환자는 다시 먹는 동작을 익힐 때까지 관급식이 필요할 수도 있다. 뇌졸중 후유증과 같은 신체장애를 가지고 있는 환자들의 음식섭취를 위해 선택할 수 있는 다양한 도구들은 제 7장의 실전 영양 '상부위장관 식이요법'을 참조하라.

영양평가 체크리스트

심장혈관계 질환 환자를 위한 것

1. 병력

① 진단 의료 기록 점검

- □ 관상동맥 질환
- □ 고혈압
- □ 울혈성 심부전
- □ 뇌졸중

② 심혈관계 질환과 관련된 합병증에 대한 의료 기록 고찰

- □ 심장마비
- □ 일과성 허혈 발작
- □ 심장성 악액질

③ 식이와 관련된 주목해야할 관상심장질환 위험요인

- □ 증가된 LDL 혹은 중성지방 수준
- □ 비만과 과체중
- □ 당뇨
- □ 고혈압

2. 약물들

심장혈관질환 치료 약물을 복용하는 사람들에서 주목해야 할 항목

- □ 식품섭취에 영향을 줄 수 있는 부작용
- □ 자몽주스와 상호작용할 수도 있는 약물들
- □ 비타민 K 섭취에 영향을 주는 와파린 사용
- □ 포타슘 불균형과 연관된 이뇨제 사용
- □ 식이-약물 혹은 허브-약물 상호작용 가능성

3. 식이섭취

① 관상심장질환이나 고혈압 환자들의 식이 평가 항목

- □ 에너지 섭취
- □ 포화지방, 트랜스 지방, 콜레스테롤과 나트륨 함량
- □ 가용성 섬유소와 대두단백질 함량
- □ 전곡류, 과일, 채소, 콩류, 견과류 섭취
- □ 알코올

② 심장혈관질환 관련 합병증을 가진 환자들에서 점검해야할 항목

- □ 울혈성 심부전을 가진 사람의 충분한 식품섭취 여부
- □ 뇌졸중에 뒤따른 음식선호도나 섭취를 방해할 수 있는 신체장애 여부

4. 신체계측 자료

① 기준 신장과 체중을 측정하고 매 의료점검 시 체중 재평가. 환자의 목표 체중 도달 여부평가 시 주목할 항목

- □ 과체중환자에서 체중감소나 유지
- □ 진전된 울혈성 심부전환자에서 체중 유지

② 체중은 특히 울혈성 심부전환자의 경우 수분보유로 인해 높게 나타날 수 있음에 주의

5. 검사 항목들

심장혈관질환을 가진 사람에서 모니터해야 할 검사 항목들

- □ LDL 콜레스테롤, 중성지방, HDL 콜레스테롤
- □ 당뇨병이 있는 사람은 혈당
- □ 이뇨제나 cardiac glycosides을 복용 하는 사람에서는 혈액 포타슘
- □ 울혈성 심부전을 가진 사람에서는 수분 보유 지표들
- □ 항응고제 복용하는 사람들에서 혈액응고 시간

6. 신체적 증상들

① 혈압측정이 특히 중요한 사람들

- □ 심혈관계 질환을 가진 사람
- □ 심장마비나 뇌졸중 경험자
- □ 관상동맥이나 고혈압 위험요인 가진 사람

② 증세를 주의 깊게 관찰해야 할 경우

- □ 이뇨제나 cardiac glycosides 복용하는 사람들의 경우 포타슘 불균형(근육 약화, 무감 각과 얼얼함), 불규칙한 심박동
- □ 울혈성 심부전환자에서 수분 과부하

핵심정리

- 두 종류의 주요한 허혈성과 출혈성 뇌졸중은 죽상동맥경화증, 고혈압 혹은 둘 다의 결과로 인한 것일 수 있다. 일과성 허혈발작은 잠시 나타나는 '미니성 뇌졸중'이고 더 심각한 뇌졸중이 나타날 수도 있다는 경고사인이다.
- 뇌졸중은 고혈압, 흡연, 당뇨병, 증가된 LDL 콜레스테롤과 같은 교정할 수 있는 위험요인들을 정상으로 되돌리게 되면 대부분 방지할 수 있다.
- 약물치료에는 혈액이 응고되는 것을 방지하기 위해 아스피린, 항 혈소판 약물들, 항응고제가 사용된다. 심한 뇌졸중이 있었던 환자는 신체 조정 능력 저하와 연하곤란으로 인해 정상적인 음식섭취를 하는 데 어려움이 있을 수 있다.

분석

임상 적용

1. 관상 심장질환의 위험요인을 열거하고 요인들 사이의 상호작용 가능성을 확인해 본다. 예를 들면 55세를 넘은 여성은 또한 당뇨 위험도 가지고 있다. 당뇨병 환자는 고혈압을 가지고 있을 경우가 더 많다.
2. 표 12-5에 보여준 권장식사패턴을 고찰해 본다. 권장식사패턴은 관상동맥 질환 위험을 감소할 뿐 아니라 혈압을 낮추는 데에도 도움이 된다.

- 생활습관변화 요법 식이 전략과 일치되는 권장식사패턴 식이 요소를 열거해 본다.
- 권장식사패턴 식이를 따르는 환자에서 다음과 같은 추가적인 식이 교정을 어떻게 달성할 수 있는지 그 방법을 제안해 본다.
  - 단일불포화지방 급원의 지방 섭취비율을 높인다.
  - 트랜스 지방산 섭취를 줄인다.
  - EPA와 DHA 그리고 식물성 스테롤을 섭취한다.

자가 평가

1. 관상동맥에서 허혈은 다음 중 어떤 질환의 원인이 되는가?
   a. 협심증
   b. 출혈성 뇌졸중
   c. 동맥류
   d. 고혈압

2. 동맥경화 위험요인들 중 해당되지 않는 것은?
   a. 흡연
   b. 고혈압
   c. 당뇨병
   d. 증가된 HDL 콜레스테롤

3. LDL 콜레스테롤 증가에 가장 큰 영향을 미치는 식이 지방은?
   a. 단일불포화지방
   b. 콜레스테롤
   c. 포화지방
   d. 식물성 스테롤

4. 심장병의 일부 위험요인을 개선할 수도 있는 오메가 3지방산인 EPA나 DHA 함유량이 풍부한 식품은?
   a. 지방이 풍부한 생선
   b. 대두 제품들
   c. 계란노른자와 내장육
   d. 견과류와 종자들

5. 중등도 알코올 섭취가 심장병 위험을 개선시킬 수 있는 근거는?
   a. 혈압을 감소
   b. 영양 상태를 개선
   c. 흡연으로부터의 손상을 상쇄
   d. HDL 콜레스테롤 수준을 증가

6. 고중성지방혈증 환자가 중성지방을 개선할 수 있는 방법은?
   a. 나트륨 섭취 감소
   b. 적당량의 알코올 섭취
   c. 고 탄수화물 섭취 피함
   d. 콜레스테롤 섭취 감소

7. 대부분의 고혈압 원인은?
   a. 과량의 알코올 섭취
   b. 죽상동맥경화증
   c. 호르몬 불균형
   d. 원인불명

8. 고혈압 환자는 다음과 같은 식이와 생활습관 교정으로 효과를 볼 수 있다. 예외는?
   a. 식이에 무 지방 혹은 저지방 우유제품을 포함
   b. 총 지방 섭취 감소
   c. 충분한 양의 과일, 채소, 콩류 그리고 견과류 섭취
   d. 나트륨 섭취 감소

9. 울혈성 심부전환자를 위한 임상 영양치료에 주로 적용되는 것은?
   a. 체중 감소
   b. 총 지방 섭취 감소
   c. 나트륨 제한
   d. 콜레스테롤 제한

10. 출혈성 뇌졸중은?
    a. 뇌졸중의 가장 흔한 형태이다.
    b. 뇌 조직에서 혈류흐름이 차단됨에 따라 나타난다.
    c. 갑작스럽게 나타나고 보통 30분까지 지속된다.
    d. 뇌 조직에 손상을 주는 뇌 안의 출혈로 인해 초래된다.

정답은 부록을 참조.

대사증후군

12장(당뇨병을 위한 탄수화물 조절 식이요법)에서는 근육, 지방, 간세포에서 인슐린에 대한 민감성이 감소되는 인슐린 저항성이 어떻게 고혈당과 고인슐린혈증을 유발할 수 있고 결국 제2형 당뇨가 되는지를 설명하고 있다.

인슐린 저항성은 또한 심장혈관질환 발병 위험을 크게 증가시키는 여러 개의 이상증상을 보이는 대사증후군의 중심에 있다. **대사증후군**은 고혈당, 비만, 고중성지방혈증, 감소된 HDL 콜레스테롤 수준, 그리고 고혈압이 적어도 3가지 이상 함께 공존하는 것이다.

실전 영양에서는 어떻게 대사증후군이 진단되고, 왜 대사증후군이 진행되는지와 그로 인한 결과 및 현재 치료 접근법에 대해 서술하고자 한다.

대사증후군은 어떻게 진단되나?

최근 신체활동량 감소와 고지방 식사로 인해 대사증후군 환자들이 늘고 있다. 2005년 국민건강영양조사에서 우리 국민 4명 중 1명이 대사증후군으로 진단됐다. 대한의사협회 산하 국민의학지식향상위원회 연구 결과에서는 우리나라 성인의 대사증후군 유병률이 서유럽보다 높아 매우 위험한 상황으로 밝혀졌다.

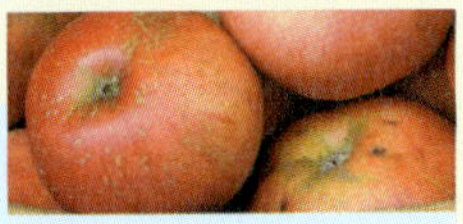

용어정리

에디포넥틴(adiponectin) : 지방세포에서 생성되는 호르몬으로 인슐린 민감성을 개선시킴

시토카인(cytokines) : 백혈구에서 생성되는 단백질로 면역세포 성장과 면역 반응을 조절

피브리노겐(fibrinogen) : 혈액응고 형성을 촉진시키는 간 단백질

대사증후군(metabolic syndrome) : 비만, 인슐린 저항성, 고혈압, 혈중지질 이상들이 상호 연관된 임상증상의 군집을 이루는 현상으로, 이 요인들이 합해지면 심혈관질환 위험이 두세 배 증가함. 대사증후군은 또한 X 신드롬 혹은 인슐린 저항성 신드롬이라고도함

산화질소(nitric oxide) : 확장과 수축을 포함해서 혈관 활성을 조절하는 데 도움을 주는 혈관세포 생성 화합물

plasminogen activator inhibitor-1 : 혈관에서 혈액응고 분해를 억제시켜 혈액 응고를 촉진시키는 단백질

레지스틴(resistin) : 지방세포에서 생성되는 호르몬으로 인슐린 저항성을 유도

표 NP12-1 대사증후군 특징

대사증후군은 다음과 같은 증상이 세 가지 이상일 때 진단된다.

증상	진단 기준
고혈당	공복혈당 ≥ 100 mg/dℓ
복부비만	허리둘레 남자 90 cm
	여자 80 cm 이상일 때
고중성지방혈증	≥ 150 mg/dℓ
감소된 HDL콜레스테롤	남자 < 40 mg/dℓ
	여자 < 50 mg/dℓ
고혈압	≥ 130/85 mmHg

* 2005년 미국 콜레스테롤 교육프로그램의 대사증후군 진단기준(허리둘레는 동양인 기준)

표 NP12-1에 대사증후군을 진단하는 검사 기준치를 제시하였다. 표에서 보여지듯이 대사증후군은 연령에 따라 증가한다. 미국 성인의 약 29%가 대사증후군인 것으로 보고되었으며, 인종에 따른 차이를 보여 특히 히스패닉계 미국인은 36%가 대사증후군인 것으로 나타났다.

대사증후군의 원인은 무엇인가?

대사증후군의 정확한 원인은 알려지지 않았으나, 복부비만과 인슐린 저항성 간에 밀접한 관련성이 있음이 밝혀졌다. 우리나라의 경우에도 비만 인구의 증가와 함께 대사증후군의 유병률은 점차 증가 추세에 있다는 사실이 이를 뒷받침하고 있다고 본다. 과도한 복부비만은 인슐린 저항성을 초래하는 대사 변화를 유도하고, 이것은 그런 다음 고혈당과 다른 이상증세로 이어질 수 있다.

어떤 종류의 대사 변화가 과다한 복부지방에 의해 유발되는가?

복부 부근에 있는 지방세포는 다른 부위에 있는 지방세포보다 대사적으로 더 활발하다. 따라서 중성지방은 좀 더 빠르게 분해되어 혈액에 지방산 수준을 증가시킨다. 이 높은 지방산 농도는 세포 표면에서 인슐린을 인식하고 결합시키는 단백질인 인슐린 수용체의 활성을 저해한다.

췌장이 이를 보상하기 위해 충분한 인슐린을 분비할 수 없다면 혈액으로부터 포도당 흡수는 감소되어 고혈당이 된다.

비만은 또한 지방세포에서 만들어지는 단백질과 호르몬 생성을 변경시킬 수 있다. 예를 들어, 인슐린 민감성을 개선시키는 호르몬인 **에디포넥틴**(adiponectin)의 분비 감소 원인이 된다.

반대로 인슐린 저항성에 기여하는 호르몬인 **레지스틴**(resistin)의 분비량은 더 많아진다. 비대해진 지방세포 또한 염증과 혈액응고를 촉진하는 간 단백질의 합성을 유도하는 특정한 **시토카인** 생성을 증대시킨다. 비만인은 흔히 심장혈관질환의 위험을 증가시키는 것과 연관되어 있는 염증 표지자인 C-반응성 단백질의 수준을 높인다.

비만은 대사증후군과 관련된 다른 문제들의 원인이 될 수 있는가?

비만은 대사증후군의 일반적 구성요소인 고혈압 발병 위험을 높인다. 이미 언급된 인슐린 저항성과 고인슐린혈증은 혈압을 높이는 것과 관계가 있을 수 있다. 인슐린 저항성은 혈관의 정상적인 이완과 확장을 저해한다.

고인슐린혈증은 신장에서 나트륨의 재흡수를 촉진시키고 수분 보유와 혈액량 증가를 초래한다. 이러한 작용은 혈압을 증가시키는 데 기여할 수 있다.

복부비만은 혈액 지질이상과 연관이 있다. 체중증가는 높아진 중성지방과 LDL 수준 그리고 낮아진 HDL 콜레스테롤과 연관이 있다. 비만의 결과 지방세포는 인슐린에 대한 반응이 감소하고 혈류로 더 많은 지방산을 방출한다.

동시에 지방세포는 카일로마이크론과 VLDL로부터 중성지방을 추출하고 저장하는 능력이 감소된다. 간은 더 많아진 지방산의 유입에 맞추어 VLDL 생성을 증강시켜야만 하고, 이로 인해 고중성지방혈증으로 진행하게 된다.

대사증후군은 심장혈관질환 위험에 어떻게 기여하는가?

비만, 지질 이상, 그리고 고혈압과 같은 대사증후군의 특징인 이상증상들은 모두 심장혈관질환에 독립적인 위험요인이다. 게다가 인슐린 저항성과 증가된 지단백질 수준은 모두 혈관손상의 원인이 될 수 있으며 이것이 죽상동맥경화증의 진행을 가속화시킨다.

혈관염증 결과는 간에서 혈액응고 형성을 촉진시키는 단백질인 **피브리노겐**의 분비를 유도한다. 염증과 비만으로 증가된 C-반응성 단백질은 혈관세포에 의한 **산화질소** 생성을 방해하게 되는데, 이것은 결국 혈관 활성을 손상시키고 또한 혈액 응고를 촉진시키게 되는 것이다.

또 다른 응고촉진제인 **plasminogen activator inhibitor-1**은 비만과 고인슐린혈증의 결과로 인해 과다 생산된다. 이러한 다수의 비정상적인 상황이 복합되어 나타나는 결과는 죽상동맥경화증을 악화시킬 수 있고 심장마비와 뇌졸중 발병 위험을 증가한다.

인슐린저항증을 가진 사람은 또한 심장혈관질환의 또 다른 주요 위험인자인 당뇨로 발전될 위험이 높다.

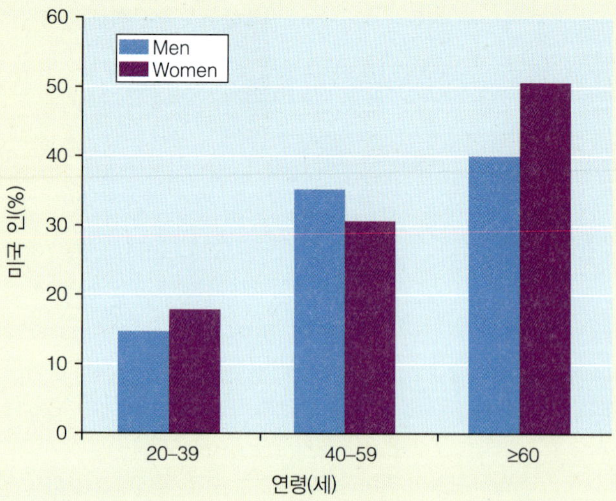

그림 NP12-1 미국인의 대사증후군 유병률

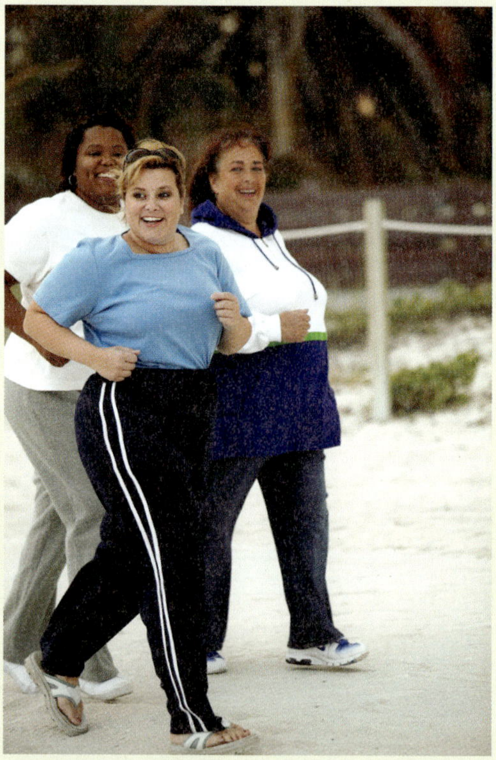

규칙적인 운동은 대사증후군, 심혈관계 질환과 제2형 당뇨 발병 위험을 감소시킬 수 있다.

대사증후군의 치료에는 어떤 것이 있나?

대사증후군은 심장혈관질환 위험을 증가시키는 이상증세를 교정하기 위해 우선적으로 식이와 생활습관 변화를 통해 치료된다. 대부분의 사람에서는 체중감소와 신체활동을 병행하면 인슐린 저항성, 혈압, 그리고 혈액지질 수준을 개선시킬 수 있다.

많은 사람들이 성취하기가 어렵다고 느끼지만 체중을 조금만 줄인 것도(4.5에서 9 kg) 증상을 개선시킬 수 있다.

추가적인 식이 전략은 환자의 특정 증상에 달려있다. 식이와 생활습관 변화가 성공적이지 못할 때, 약물이 처방될 수 있다. 효과적인 치료가 평생 동안 지켜져야 하기 때문에 건강 관리 종사자들은 환자들이 기꺼이 적용하려고 하는 치료계획을 수립하기 위해서는 환자들과의 협력이 필요하다.

체중감소 외에 어떠한 식이전략들이 대사증후군을 가진 사람들에게 권장되는가?

고중성지방혈증을 가진 사람들에게 일반적으로 권장되는 것은 설탕 첨가제품과 정제된 곡류제품(탄산음료, 흰밥, 흰빵, 가당 시리얼, 디저트) 섭취를 줄이고 전곡과 섬유소가 많은 음식의 제공 횟수를 증가하는 것이다.

일부사람에서는 탄수화물 제한이 혈액 중성지방 수준을 감소하고 고혈당을 개선하는 데 도움이 될 수 있다. 또한 매주 식사에 생선을 포함시키면 중성지방 수준을 개선할 수 있다.

고혈압을 가진 사람들은 나트륨 섭취를 줄이고 채소와 과일, 저지방 유제품 섭취를 늘려야 한다. 포화지방, 트랜스 지방, 콜레스테롤이 적게 함유된 식이는 LDL콜레스테롤 수준을 낮추는 데 도움이 된다. 12장에는 심장혈관질환 위험을 감소시킬 수 있는 식이 변화에 대한 추가적 정보를 포함하고 있다.

신체활동은 왜 대사증후군이 있는 사람들에게 권장되는가?

규칙적인 신체활동은 체중관리에 도움을 주고 또한 혈액지질 농도, 고혈압, 그리고 인슐린 저항성을 개선시킬 수 있다. 이런 모든 변화는 심장혈관질환 발병위험을 감소에 도움이 된다. 규칙적인 운동프로그램은 또한 위험요소를 가진 사람에서 당뇨병 발병을 방지하거나 지연시킬 수 있다.

유산소 운동과 근력 훈련을 함께하는 프로그램이 가장 좋다. 중등도의 유산소 활동(빨리 걷기, 조깅, 자전거 타기)은 매일 최소 30분 정도, 체중조절을 위해서는 한 시간 정도가 권장된다. 좌식생활습관은 대사증후군 진행을 악화시킬 수 있으므로 바꾸도록 해야 한다.

약물이 대사증후군을 치료하기 위해 이용되는가?

식이와 생활습관 변화가 성공적이지 못하면, 고중성지방혈증과 고혈압을 교정하기 위해 약물이 처방될 수 있다(12장에 자세하게 설명). 약물이 대사증후군을 가진 사람들에게 좋다는 증거가 불충분하기 때문에 비 당뇨인의 경우 항상 인슐린 저항성을 약물요법으로 치료하지 않는다.

대사증후군은 심혈관계 질환 위험을 증가시킬 수 있는 이상 현상들이 동시에 존재하는 것이다. 대사증후군의 일반적인 양상이 심장혈관질환에 독립적인 위험요인인 데 반하여, 이 요인들이 합해질 때는 위험이 두세 배로 커지게 된다. 대사증후군 치료에는 식이와 생활습관 변화가 강조된다.

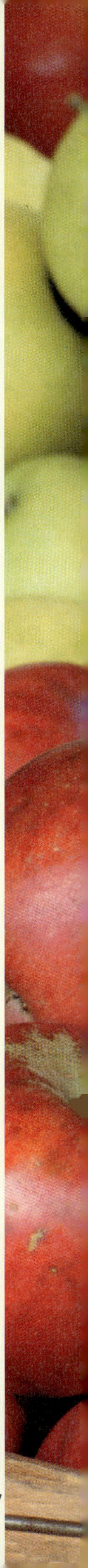

Chapter

13

신장질환을 위한 단백질 · 무기질 · 수분 조절 식사

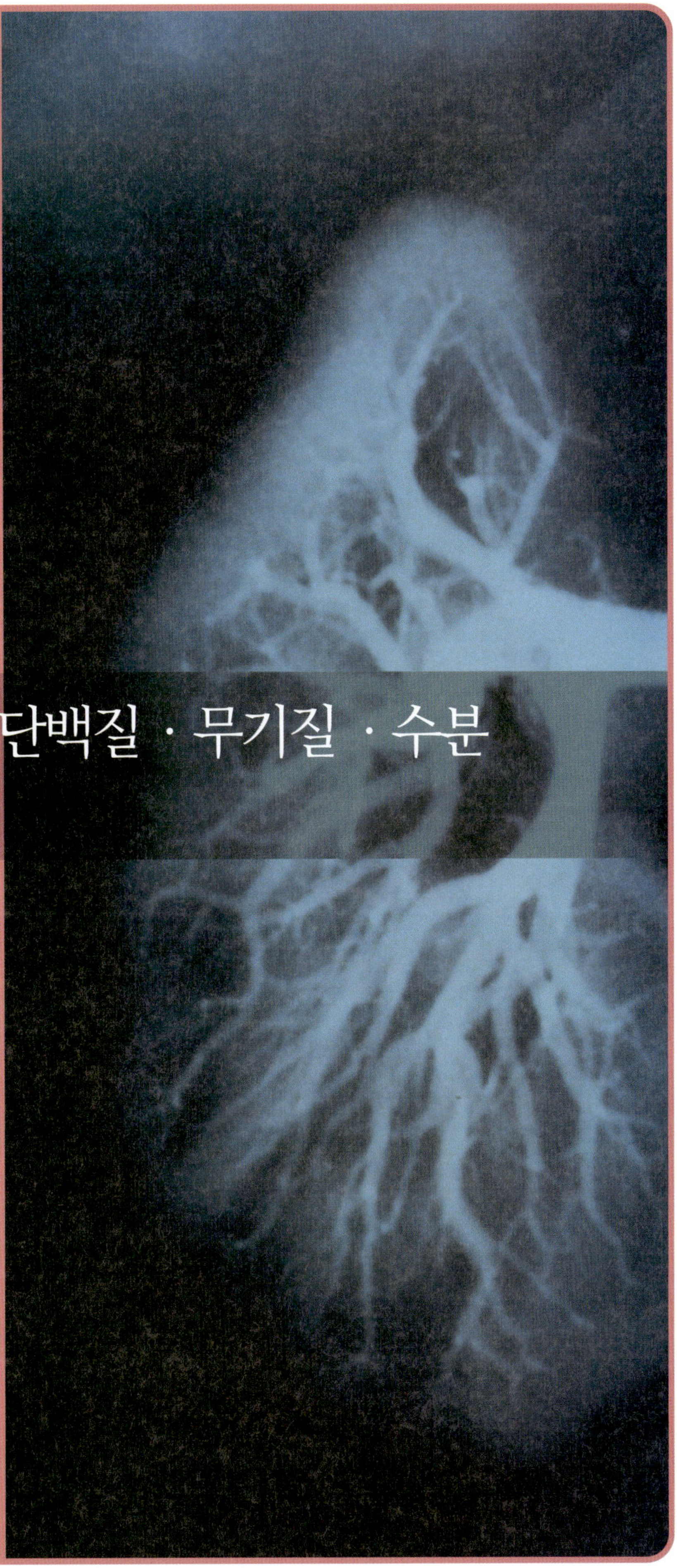

네프론(nephrone) 사구체와 세뇨관으로 구성된 신장의 최소 기능 단위

사구체(glomerulus) 네프론 내에 있는 모세혈관 덩어리로서, 혈액으로부터 수분과 용질을 걸러주어 요를 생성하는 기구

세뇨관(tubules) 요가 생성되는 동안 여과과정이 진행되는 네프론의 관 구조물. 세뇨관은 모세혈관에 의해 둘러싸여 있는데, 모세혈관에 의해 세뇨관 세포에서 보유하고 있는 물질들이 재흡수됨

에리스로포이에틴(erythropoietin) 신장에서 합성되는 호르몬으로 적혈구 생산을 자극함

신장(kidey)은 척추를 중심으로 좌우에 1개씩 있으며 허리선 위쪽에 위치하여 있다. 신장은 요생성기관(urinary system)의 일부로서 주로 혈액 중의 불필요한 수분과 노폐물을 제거하여 요(urine)로 배설하는 기능을 한다. 신장과 신장기능의 최소단위인 **네프론**의 위치, 구조 및 주요 기능은 그림 13-1에 나와 있다.

네프론마다 **사구체**라고 불리는 공모양의 모세혈관 덩어리가 있는데, 혈구와 혈장 단백질은 혈액에 남아 있도록 걸러주고 수분과 크기가 작은 용질들은 **세뇨관**으로 들어가도록 여과하는 체 역할을 한다. 여과액이 세뇨관을 통과하는 동안 일부 물질들은 혈관으로 재흡수되어 체내로 돌아가고, 나머지 물질들은 요를 형성하게 된다.

이런 방식으로 신장은 세포외액의 양과 삼투농도, 전해질 농도와 산염기 평형을 조절한다. 이외에도 요소(urea), 크레아티닌(creatinine)과 같은 대사성 노폐물과 다양한 약물과 독성물질들도 신장을 통해 요의 형태로 배설된다. 신장의 기타 기능은 다음과 같다.

- **레닌**(renin) 효소의 분비 : 혈압조절 기능
- **에리스로포이에틴** 호르몬의 생성 : 적혈구 생성을 자극
- **비타민 D**의 활성화 : 뼈조직의 밀도 유지를 도움

이와 같은 다양한 신장기능에 장해가 생기게 된다면 인체는 심각한 위협을 받게 될 것이다.

그림 13-1 신장과 네프론의 위치, 구조 및 주요 기능

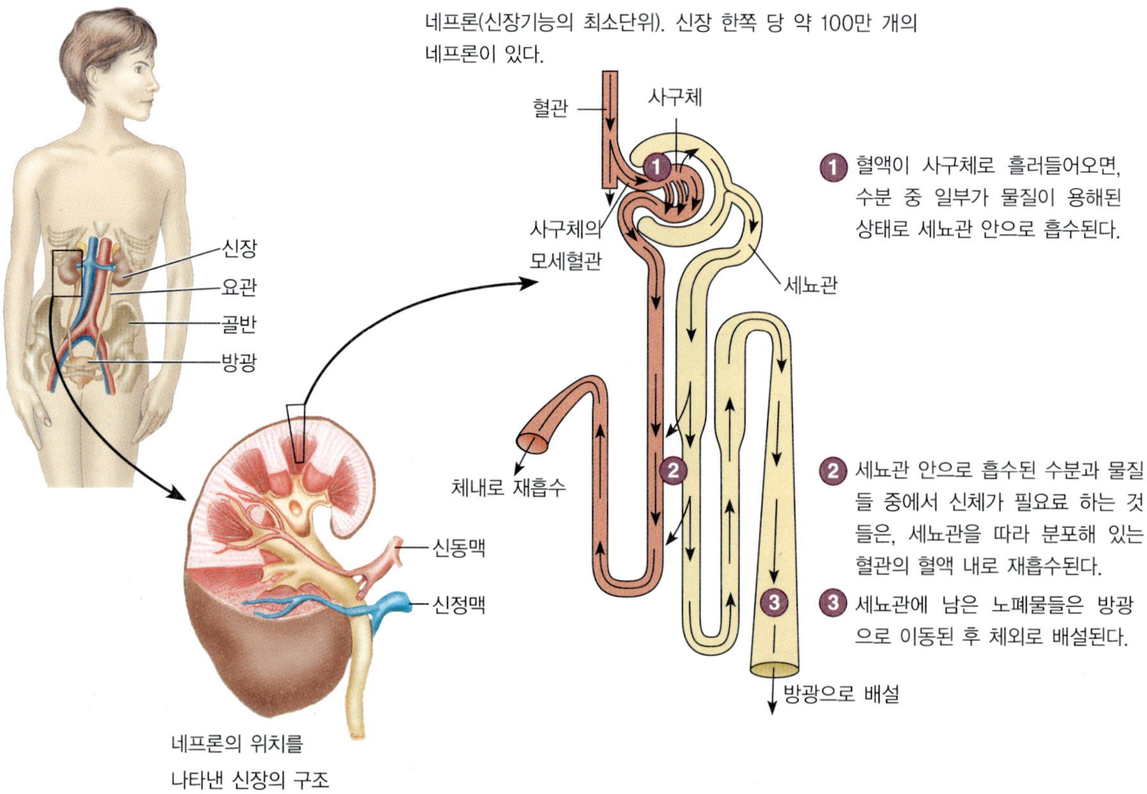

신증후군

신증후군은 특정한 한 가지 질병을 지칭하기보다 요로 단백질이 1일 3 g을 초과하여 배설(**단백뇨**)되는 모든 신장장애를 통틀어 일컫는 병명이다. 신증후군은 모든 연령층에서 발생할 수 있으나 특히 생후 1년 6개월에서 4년 사이의 어린이에게 가장 흔하게 나타난다.

단백뇨는 사구체가 손상되어 혈장 단백질의 투과율이 비정상적으로 증가하여 요로 배설됨으로써 발생하며, 감염, 화학물질에 의한 손상, 면역 이상, 유전질환, 당뇨병 등이 주요 원인이다. 단백뇨와 함께 나타나는 임상증상으로는 저알부민혈증, 부종, 혈액지질 농도 상승, 혈액응고 장애 등이 있다. 가끔 신증후군이 신부전으로 진행되기도 한다.

> **신증후군(nephrotic syndorome)** 단백뇨(3.5 g/d 이상)가 나타나는 신장 이상. 저알부민혈증, 고지혈증, 부종 등이 수반됨
>
> **단백뇨(proteinuria)** 단백질(알부민)이 요로 손실되는 증상. 일명, 알부민뇨증(albuminuria)

신증후군의 증상

신증후군은 평균 8 g 정도의 단백질이 매일 요로 배설되지만 신장 세뇨관 내에서 단백질 이화작용에 의한 단백질 손실이 부가적으로 발생한다. 이러한 단백질 손실을 만회하기 위하여 간에서는 일부 혈장 단백질의 합성량을 증가시키지만 결과적으로는 혈장 단백질의 종류별 합성량의 균형을 깨뜨리게 되어 오히려 신증후군이 더욱 악화된다.

부종(Edema) 혈액에서 가장 풍부한 단백질인 알부민이 요로 배설됨에 따라 혈액 중 수분이 혈관 밖으로 빠져 나와 세포 사이 사이에 축적되면서 부종이 생긴다.■ 게다가 신장기능 이상으로 소듐이 체내에 축적되므로 체수분이 더욱 증가하게 되어 부종이 더욱 심해진다.

■ 알부민과 같은 혈장 단백질은 혈액의 수분평형을 유지하도록 도와준다.

심혈관계질환의 위험 신증후군 환자들은 혈중 LDL(저밀도지단백질)과 VLDL(극저밀도지단백질)의 농도가 높고, 특히 LDL 중에서 혈관손상을 가장 많이 일으킨다고 보고된 지단백질(a)형의 농도가 높다. 게다가 혈액응고를 억제하는 단백질이 요로 손실되고 혈액응고를 돕는 혈장 단백질이 증가함에 따라 혈액응고의 위험이 더욱 증가한다. 결과적으로 심장질환과 뇌졸중으로 진행될 위험이 증가하게 된다.

신증후군의 기타 증상 요로 손실되는 단백질에는 항체, 비타민 D-결합단백질도 포함된다. 체내에서 항체가 고갈되면 감염에 대한 감수성이 증가하고, 비타민 D-결합단백질이 감소하면 비타민 D와 칼슘의 혈중 농도가 낮아져 어린이에게 구루병의 위험이 증가하게 된다. 만약 단백뇨 증상이 계속된다면, 단백질-에너지 결핍성 영양불량(PEM)과 근육소모로 진행될 수도 있다. 신증후군에서 단백뇨에 의해 유발되는 증상들이 그림 13-2에 요약되어 있다.

신증후군의 치료

치료의 목적은 신증후군의 증상을 완화하고 신장 손상을 예방하는 데 있다. 진단된 모든 증상들이 정상화되도록 해야 하며, 항염제(주로, 코르티코스테로이드), ACE 억제제(단백뇨 치료제), 이뇨제, 항고혈압제, 면역억제제, 고지혈증 치료제 등의 약물이 신증후군 치료에 가장 많이 사용된다. 영양치료(medical nutrition therapy)도 PEM을 예방하고 부종을 완화시키는 데 도움이 된다.

그림 13-2 신증후군의 단백뇨에 따른 증상들

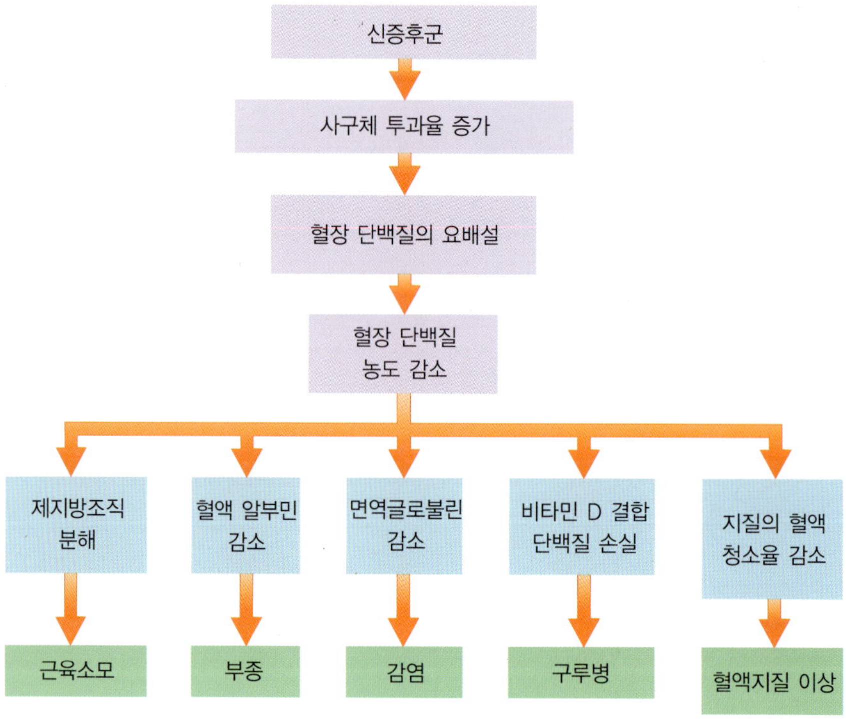

단백질과 에너지 환자의 단백질과 에너지 필요량을 충족시키면 근육조직의 손실을 최소화할 수 있다. 그러나 고단백 식사는 단백뇨 증상을 악화시킬 수도 있으므로 권장하지 않으며, 대신 1일 체중 1 kg당 0.8~1.0 g의 단백질 섭취를 권장한다. 에너지 섭취량은 1일에 체중 1 kg당 약 35 kcal 정도를 체중과 단백질 절약작용을 위하여 권장된다. 만약 체중이 감소하거나 감염증세가 있으면 에너지 섭취량을 증가시켜야 한다.

지방 제 12장에서 이미 설명했듯이 포화지방과 콜레스테롤, 정제설탕이 적은 식사는 상승된 혈액지질을 조절하는 데 도움이 된다. 그러나 신증후군 환자들은 종종 식사요법만으로는 혈액지질 농도를 조절하기 어려우므로 혈액지질 농도를 낮추는 약물도 함께 처방하는 것이 좋다.

소듐과 포타슘 소듐을 제한하면 부종을 관리하기 쉬우므로 1일 소듐 섭취량은 1~2 g으로 제한한다. 소듐 함량을 2 g으로 제한한 식사 지침이 표 13-1에 나와 있다. 만약 부종 때문에 이뇨제가 처방되었다면 포타슘이 크게 손실되므로 환자가 포타슘이 풍부한 식품을 섭취하도록 권고해야 한다.

비타민과 무기질 신증후군 환자들은 골손실과 구루병을 예방하기 위하여 비타민 D와 칼슘 보충제를 처방하는 게 바람직하며, 그 외에 발생할 수 있는 ▪ 영양결핍을 피하기 위하여 종합비타민제를 복용시키는 것도 권장된다.

▪ 영양소를 운반하는 단백질들이 요로 손실되는 경우에 해당 영양소의 결핍증이 생길 수 있다.

핵심정리

- 신증후군의 특징은 단백뇨로서 1일 단백질 뇨배설량이 3 g을 초과하는 것이다. 동반되는 부작용으로는 부종, 혈액지질 이상, 혈액응고 이상, 면역기능 감소, 구루병, 단백질-에너지 결핍성 영양불량(PEM) 등이 있다.

- 식사요법을 통해 건강을 유지할 수 있도록 충분한 단백질과 에너지가 제공되어야 하지만, 고단백식은 피해야 한다. 부종, 혈액지질 이상, 영양결핍 등을 치료하기 위하여 기타 영양 조정이 필요할 수도 있다.

표 13-1 나트륨 제한 식사

일반 지침

일반적인 식사에서 소듐의 약 75%는 가공식품으로부터, 약 10%는 가공되지 않은 자연식품으로부터, 나머지 15%는 식탁염으로부터 섭취한다. 그러므로 다음 사항을 명심하여 식사해야 한다.

- 신선한 자연식품, 소금이 첨가되지 않은 통조림이나 냉동식품을 선택하라.
- 조리하는 동안 소금을 넣지 말아라.
- 식탁에서 식사 중에 음식에 소금을 넣지 말아라.
- 외식할 때에는, 소금을 넣지 말고 요리해 달라고 미리 요청하라.

식품 속의 나트륨

모든 식품 속에는 나트륨이 들어 있지만, 식품마다 나트륨 함량에 차이가 있다. 식품의 평균 나트륨 함량에 대한 정보를 이용하여 개인 취향을 고려한 식품을 선택한다.

식품군	1회 섭취분량	나트륨 함량(mg)
신선한 육류 · 가금류 · 담수어류 ; 저염 육류 · 어류 통조림, 저염땅콩버터 · 치즈 ; 무염 코티지치즈 · 대두, 무염 식물성단백질 원료의 인조육류제품	1 oz(28.4 g)	20
무지방 · 저지방 · 일반 우유 및 요구르트	8 oz(226.8 g)	120
달걀류	1개	60
신선한 무, 당근, 셀러리, 겨자, 무우청, 케일	1/2컵	50
채소 통조림	1/2컵	300
흰빵, 통밀빵	1쪽	150
버터, 마가린	1 tsp	50
소금	1/2 tsp	1,000

기타 식품들

다음 식품들은 나트륨에 대해서는 비교적 자유롭게 섭취할 수 있다. (주의 : 일부 식품들은 체중 또는 혈액지질 농도를 조절하기 위해서 제한해야 하는 것도 있다.)

- 모든 과일과 과일주스
- 저염 채소 통조림 또는 저염 냉동 채소, 저염 채소주스
- 저염 제빵류, 쌀과 밀 뻥튀기, 조각낸 밀가루 시리얼, 쌀, 파스타
- 수프, 찜요리, 허용된 식품과 첨가물로 만든 기타 요리
- 무염 버터 · 마가린 · 견과류 · 소스류, 저염마요네즈 · 샐러드 드레싱, 쇼트닝
- 저염 케첩 · 머스타드 · 타바스코 소스 · 기타 양념류, 저염 베이킹 파우더

다음 식품 및 음식들은 나트륨 함량이 매우 높으므로 반드시 피해야 한다.

- 가공보존처리, 통조림처리, 가염처리 또는 훈연처리된 육류 · 가금류 · 어류(예 : 베이컨, 런천미트, 조각내어 염지한 쇠고기, 참치 통조림, 연어 통조림), 인조어육제품, 염처리된 식물성 단백질 원료의 인조육류제품, 땅콩버터 · 견과류
- 버터밀크, 일반 치즈
- 마라시노 체리, 설탕물 입힌 과일류, 나트륨 설파이트(sodium sulfite)가 첨가된 건조 과일
- 피클, 사워어크라우트(sauerkraut), 일반 채소주스
- 인스턴트, 초간편 조리된 가열시리얼, 자작 곡물가루로 만든 상업용 제빵류, 가염 스낵류
- 가염 돼지고기 · 베이컨, 상업적으로 판매되는 샐러드 드레싱, 올리브, 일반 그레비소스, 케첩, 베이킹파우더, 간장, 맑은 육수

표 13-1 나트륨 제한 식사 (계속)

나트륨 함량을 1일 2 g으로 제한한 식사의 예

상기 정보를 이용하여 개인의 필요량을 충족시키는 식사를 계획할 수 있다. 심장에 건강한 식사를 위한 지침에 따라 전형적인 식사 계획을 해보자.

식품군	나트륨 함량(mg)
육류군(6 oz, 170 g) = 6 × 20 mg	120
우유군(3컵) = 3 × 120 mg	360
과일군(3회 섭취분량)	무시함
채소류, 나트륨 함량이 있는 채소 1/2컵(1 x 50)	50
채소류, 기타 채소 및 두류 (2회 섭취분량)	무시함
전곡 제빵류(4쪽) = 4 × 150 mg	600
가염 마가린(6회 섭취분량) = 6 × 50 mg	300
총 계	1,430

참고사항 : 환자는 나머지 나트륨 허용량을 다른 식품을 통해 얻을 수 있으며, 식품 중의 나트륨 함량은 식품 포장지에 적혀있는 영양성분표를 확인하거나 공인된 식품성분표를 통하여 확인할 수 있다. 환자는 약간의 식탁염(1/4tsp) 또는 나트륨을 함유한 기호식품을 선택할 수 있다.

급성신부전

급성신부전은 신장기능이 수시간 또는 수일 내에 급속하게 손상되어 요배설량이 감소하고 질소성 노폐물이 혈액 내에 쌓이게 되는 질환이다. 신장의 기능 이상은 약한 정도에서 심각한 정도까지 다양하고 사망률은 35~65% 정도로 높은 편이지만, 즉시 치료하면 급성신부전은 가역적으로 치료되기도 한다.

급성신부전(acute renal failure) 일정 시간 또는 며칠 동안 신장기능이 갑작스럽게 감퇴하는 증상

감뇨증(oliguria) 요 배설량의 비정상적인 감소증. 가끔 400 mℓ/d 미만으로 감소하기도 함

급성신부전의 원인

급성신부전은 많은 다른 질병에 의해 발생하며, 종종 극심한 질병, 상처 또는 수술 등에 의해 이차적으로 초래되기도 한다. 일반적으로 진단과 치료를 쉽게 하기 위하여 급성신부전의 원인을 **신장전**(prerenal), **신장내**(intrarenal) 및 **신장후**(postrenal)의 3가지 요인으로 분류한다. 신장전 요인이란 신장 내로의 혈류량을 갑작스럽게 감소시키는 인자들을 의미하며, 종종 심부전, 쇼크, 혈액량 감소와 같은 극심한 스트레스 요인과 관련이 있다.

신장내 요인으로는 신장조직을 손상시키는 원인인 감염, 독성물질, 약물, 직접적인 외상 등이 해당된다. 신장후 요인에는 요관을 폐색시켜 요의 배설을 방해하는 인자들이 해당된다. 급성신부전을 일으킬 수 있는 특정 질환의 예가 표 13-2에 나와 있다.

급성신부전의 결과

신장기능의 저하는 혈액의 조성을 변하게 하며, 신장은 요를 생성하거나 전해질과 산, 질소성 노폐물의 혈중 농도를 조절하는 능력을 잃게 된다. 급성신부전은 원인이 되는 질병이 다양하고 임상증상도 미묘하므로 진단하기가 복잡한 편이다.

수분과 전해질 불균형 환자의 절반 가량에서 1일 요배설량이 400 mℓ 미만인 **감뇨증**이 나타나며 ▪ 이로 인해 수분과 전해질 배설이 정상적으로 이루어지지 않아 결과적으로

▪ 정상적인 1일 요배설량은 800 mℓ 를 초과하며 이는 수분 약 3.4~4컵 정도에 해당한다.

체내에 소듐이 축적되고 혈액 중의 포타슘과 인산, 마그네슘의 농도가 상승하게 된다.

혈중 포타슘 농도가 상승하는 **고칼륨혈증**은 심박수를 변하게 하고 심부전을 초래할 수 있으므로 특별한 주의가 필요하다. 혈청 인산농도가 상승하는 **고인산혈증**은 부갑상선 호르몬의 분비를 과도하게 자극하고 혈중 칼슘 농도를 감소시킨다.

급성신부전에서 가장 흔한 증상인 부종은 소듐의 체내 축적과 요 생성량의 감소로 인해 나타나며 얼굴과 손, 발과 발목의 붓기가 가장 두드러진다.

요독증 신장기능이 손상되면서 혈액 중에 질소성 노폐물(혈중요소질소(BUN), 크레아티닌, 요산)이 축적된다. ■이에 부가하여 질병과 함께 나타나는 조직의 이화작용으로 인해 질소성 노폐물이 정상일 때보다 더 많이 생성된다. 이러한 임상상태를 **요독증**이라고 하며 피로, 기면, 착란, 두통, 식욕부진, 미각변화(금속성 맛), 메스꺼움, 구토, 설사 등의 증상이 나타난다.

증세가 좀 더 심각해지면 혈압이 상승하고 심박수가 빨라지며, 발작, 착란이나 혼수상태를 초래할 수 있다. 가끔은 급성신부전의 원인이 되는 질환의 증상과 요독증의 증상을 구별하기가 어려울 수도 있다.

고인산혈증(hyperphosphatemia) 혈청 인산 농도가 상승한 상태

요독증(uremia) 질소함유 물질(특히, 요소)이 혈액에 비정상적으로 축적된 상태. 일명, 질소혈증(azotemia)

투석(dialysis) 신장기능이 정지한 후에, 혈액으로부터 과도하게 축적된 수분과 노폐물을 인위적으로 제거하는 과정. 가장 일반적인 형태는 혈액투석(hemodialysis)과 복막투석(peritoneal dialysis)이다. 참조: 실전 영양 13장)

이뇨증(dieresis) 요의 생성량이 증가한 상태

■ BUN 또는 크레아티닌 농도가 계속해서 증가한다면 이는 급성신부전이 생겼음을 의미하는 것이다. 정상 농도 수치는 표 4-5을 참고하시오.

급성신부전의 치료

급성신부전의 치료에는 수분과 전해질 균형을 회복하고 혈중 독성 노폐물의 농도를 최소화하기 위하여 약물요법과 **투석**■ 의학영양치료를 모두 사용한다. 그리고 신장 손상이 계속 악화되는 것을 막으려면 급성신부전의 원인이 된 질병을 반드시 치료해야 한다.

■ 실전 영양 13장에서 지속적인 신장대체요법을 포함한 일반적인 투석과정에 대하여 설명하였으며, 이 방법은 주로 급성신부전을 치료하는 데에 사용된다.

요를 생성하지 못하는 감뇨증 환자가 신부전에서 회복될 때에는 다량의 수분이 배설되는 **이뇨증**이 초기에 진행되기도 한다. 이 때에는 세뇨관 기능이 떨어진 상태이기 때문에 전해질이 충분히 재흡수되지 못하므로 수분 고갈과 전해질 불균형에 주의해야 한다. 이뇨증을 시작으로 하여 회복기를 맞는 환자들은 주로 세뇨관 손상에 의한 신부전 환자들인데, 수분과 전해질 대체를 필요로 하는 경우에는 세밀하게 관찰해야 한다.

약물 치료 많은 약물들이 요를 통해 배설되므로 신장 기능의 정도에 따라 복용할 약물의 양이 결정된다. 부종에는 이뇨제를 처방하며 주로 푸로세미드(Lasix)가 사용된다. 고칼륨혈증 환자에게는 위장관(GI)에서 포타슘 이온과 결합하는 포타슘 교환수지를 처방하여 식품으로 섭취된 포타슘을 대변으로 배설시킨다.

표 13-2 급성신부전의 원인

신장전 요인(60~70%)	신장내 요인(25~40%)	신장후 요인(5~10%)
■ **낮은 혈액량 또는 낮은 혈압 :** 용혈, 화상, 패혈증 또는 쇼크, 과민반응, 신증후군, 위장관 손실, 이뇨제, 항고혈압제 ■ **신장 동맥 장애 :** 혈전 또는 색전증, 협착, 동맥류, 외상 ■ **심장 장애 :** 울혈성, 심부전, 심장마비, 부정맥	■ **혈관 장애 :** 겸상적혈구병, 당뇨병, 수혈반응 ■ **폐색(신장내부) :** 염증, 종양, 결석, 상처조직 ■ **신장 손상 :** 감염, 환경 오염물질, 약물, 대장균성 식중독	■ **폐색(요관 또는 방광) :** 협착, 종양, 결석, 외상 ■ **전립선 장애 :** 암 또는 증식증 ■ **신장 정맥 혈전증** ■ **방광 장애 :** 신경계 조건, 방광 파열 ■ **임신**

고칼륨혈증의 급속한 치료를 위해서는 인슐린을 사용하여 세포 밖의 포타슘을 세포 내로 일시적으로 이동하도록 해야 한다. 단, 인슐린 사용 시 발생할 수 있는 저혈당증(hypoglycemia)을 방지하기 위하여 반드시 포도당을 함께 공급해야 한다. 만약 산독증(acidosis)이 있다면 중탄산염(bicarbonate)을 경구 또는 정맥으로 투여해야 한다.

단백질과 에너지 급성신부전은 대사과잉과 근육소모와 연관된 전형적인 이화상태를 나타낸다. 따라서 근육량을 보존하기 위해 충분한 단백질과 에너지가 반드시 공급되어야 한다. 초기에는 환자에게 1일 체중 1 kg당 35 kcal의 에너지를 공급하며, 에너지 섭취량이 충분한지 확인하기 위하여 계속 체중 변화를 감시해야 한다. 가능하다면 에너지 필요량을 정확하게 측정할 수 있도록 간접적인 열량측정법을 사용한다.

단백질은 질소 공급원이므로 신장에 부담을 증가시킨다. 그러나 음(−)의 질소평형과 근육소모를 예방하기 위해서는 충분한 단백질 섭취가 이루어져야 한다. 단백질 권장량은 신장 기능, 이화작용의 정도, 투석 여부에 의해 결정된다. 투석을 받지 않지만 신장기능이 약한 환자의 경우에는 1일 단백질 섭취량을 체중 1 kg당 0.6~0.8 g으로 제한한다.

신장 기능이 향상되었거나 투석을 하는 경우에는 1일 단백질 섭취량을 체중 1 kg 당 1.2~1.3 g으로 높이도록 권장한다. 이화 또는 패혈증 상태의 환자는 단백질 섭취량을 더 증가시켜야 하지만 증가되는 질소성 노폐물의 배설을 위하여 투석을 해야 한다.

수분 의료진은 체중변화와 혈압, 맥박수, 피부와 점막의 외양 등을 조사함으로써 체수분 상태를 평가할 수 있다. 혈청 나트륨 농도를 측정하는 것도 체수분을 평가하는 또 다른 방법이다. 혈청 나트륨 농도가 감소하면 수분섭취량의 과잉을 의미하며 나트륨 농도가 증가하면 수분 섭취량이 부족함을 의미한다.

과수화 또는 탈수된 환자는 수분 평형이 반드시 이루어져야 하므로, 수분 필요량은 요배설량에 피부, 폐, 땀으로 손실되는 수분량인 약 500 mℓ를 더하여 계산할 수 있다. 발열이나 구토, 설사를 하는 환자는 수분 섭취량을 더 증가시켜야 한다. 투석을 하는 환자는 좀 더 자유롭게 수분을 섭취할 수 있으며 체수분 상태에 따라 1일 1.5~2.0 ℓ 정도의 수분이 허용된다.

전해질 적절한 전해질 섭취량을 결정하기 위하여 혈청 전해질 농도를 정확하게 조사하며, 주로 포타슘과 인을 제한한다. 소듐은 체수분 저류와 고혈압을 예방하기 위하여 제한해야 하며, 특히 감뇨증이 있는 환자는 1일 소듐 섭취량을 2~3 g으로 제한해야 한다. 앞에서도 이야기했듯이, 회복기 초반에 과량의 이뇨증을 경험한 감뇨증 환자는 전해질의 요배설로 인한 손실을 보충하기 위하여 전해질 대체가 필요하다.

경관급식과 정맥영양 적절한 에너지를 공급받기 위하여 경관급식이나 정맥영양이 필요한 환자들도 있는데 일반적으로 감염과 패혈증의 위험이 정맥영양보다 낮은 경관급

핵심정리

- 급성신부전은 신장 기능이 급속하게 감소하여 수분과 전해질, 질소성 노폐물이 혈액에 축적되는 특징이 있다. 만약 고칼륨혈증이 나타나면 심장 기능에도 심각한 이상이 생길 가능성이 있다.
- 급성신부전은 약물과 식사요법, 투석으로 치료한다.

식을 선호한다. 신부전 환자용 경관급식 조제식(formula)은 표준 조제식에 비해 에너지밀도가 높고 단백질과 전해질 농도는 낮다. 중심정맥영양(total parenteral nutrition)은 환자가 심각한 영양불량이거나 14일 이상 식품을 섭취할 수 없을 경우에만 실시하도록 한다.

사례연구

급성신부전

길녀 씨(42세, 160.2 cm, 56.7 kg, 상점 지배인)가 병원의 집중관리병동으로 입원했다. 그녀가 응급실에 처음 도착했을 당시 극심한 부종과 두통, 메스꺼움, 구토 증세가 있었으며, 심박수가 매우 높았다.

그녀는 지난 이틀간 요배설량이 최소량 수준이었고, 그녀를 병원으로 데려온 아들의 말에 따르면 그녀가 여러 날 출근하지도 못했으며 정신이 혼란스러워 보이기도 했고, 계속 피곤해 했다고 하였다. 생화학적인 검사결과 혈청 크레아티닌, BUN, 포타슘 농도가 상승한 상태였다.

그녀가 주초에 페니실린을 복용했었다는 의료기록을 확인한 의사는 그녀가 약물반응에 의한 급성신부전인 것 같다고 진단하였다.

1. 길녀 씨가 요를 생성하지 못하게 된 가능한 이유들을 설명해보자. 페니실린에 대한 신체반응은 신부전을 유발한 신장전, 신장내 또는 신장후 요인 중에서 어느 것에 해당하는가?
   급성신부전을 일으키는 다른 원인들로는 어떤 것이 있는가?
2. 의사는 길녀 씨의 부종 증상과 고포타슘혈증을 치료하기 위하여 어떤 약을 처방할 수 있을까? 페니실린을 지속적으로 사용하는 것에 대하여 어떤 권고를 할 수 있겠는가?
3. 급성 신부전 상태인 길녀 씨의 에너지, 단백질, 수분과 전해질 필요량을 처방할 때에 명심해야 할 사항은 무엇인가? 투석치료를 하면 권장사항이 어떻게 변경되겠는가?
4. 치료가 시작된 후에 길녀 씨는 갑자기 요배설량이 엄청나게 증가하기 시작했다. 이러한 변화에 따라 식사처방은 어떻게 달라지겠는가?

만성신장질환에 대한 토의사항을 읽은 후에, 만약 길녀 씨의 신장질환이 만성으로 된다면 식사처방이 어떻게 변화되어야 할지 생각해 보자.

만성신장질환

만성신장질환(chronic kidney disease)은 신장 기능이 갑작스럽고 급격하게 감소하는 급성신부전과는 달리, 점진적이고 비가역적인 신장 기능의 손상이 특징이며, 만성신부전(chronic renal failure)이라고 불리기도 한다. 신장은 기능적인 예비력이 매우 큰 기관이므로 ■ 만성신장질환은 수년 동안 특별한 증상없이 진행되는 것이 일반적이다. 따라서 환자가 만성신장질환을 진단받을 때면 이미 신장기능을 75% 이상 상실한 경우가 대부분이다.

■ 네프론의 손실에도 불구하고 기능을 나타낼 수 있는 신장의 능력을 신장 예비력(renal reserve)이라 한다.

만성신장질환의 가장 대표적인 원인은 당뇨병과 고혈압으로 각각 총 환자의 43%와 26%에 해당된다. 그 밖의 원인으로는 신장에 직접적으로 관여하는 염증성, 면역성 또는 유전성 질환 등이 있다. 드문 경우지만 급성신부전이 만성신장질환으로 이환되기도 한다.

만성신장질환의 결과

만성신장질환의 초기 단계에는 저하된 신장의 기능을 보완하기 위하여 네프론이 비대해짐으로써 신장의 작업부담을 감당한다. 네프론이 점차로 파괴됨에 따라 나머지 네프론들이 감당해야 할 업무량이 더욱 증가하게 되고, 과로한 네프론들이 더욱 퇴화되면서 결국에는 신장이 적절한 기능을 수행하지 못하는 신부전(renal failure) 상태에 이르게 된다. 일단 신장이 손상된 만큼 투석이나 신장이식 등의 적극적인 치료가 반드시 필요하며, 이 때 신장 손상 정도는 **말기신장질환**으로 분류된다.

말기신장질환(End-stage of renal disease ; ESRD) 생명을 유지하기 위하여 투석이나 신장이식이 필요할 정도로 진행된 상태의 만성신장질환

표 13-3 만성신장질환의 임상 증상
초기 단계
■ 식욕부진 ■ 피로 ■ 두통 ■ 고혈압 ■ 가려움증 ■ 신장의 염증 또는 신증후군 ■ 매스꺼움과 구토 ■ 단백뇨, 혈뇨
진행된 단계
■ 빈혈, 출혈 경향 ■ 심혈관계 질환 ■ 착란, 정신적 손상 ■ 전해질 불균형 ■ 수분 저류 ■ 호르몬 불균형 ■ 대사성 산독증 ■ 말초신경염 ■ 단백질-에너지 결핍성 영양불량 ■ 면역 감퇴 ■ 신장에 의한 골형성장애

만성신장질환의 초기 단계와 진행된 단계에서의 일반적인 임상 증상은 표 13-3에 나와 있다.

신장질환은 신장의 여과액 생성 속도인 **사구체 여과율**을 이용하여 평가한다. 사구체 여과율은■ 혈청 크레아티닌 농도, 연령, 성별, 인종, 체격 등에 기초한 예측공식에 의해 계산할 수 있다. 예측공식으로 계산한 사구체 여과율에 따라 분류한 신장질환의 단계가 표 13-4에 나와 있다.

신장 기능을 평가하는 생화학적 방법으로는 BUN, 요 중의 단백질 배설량과 알부민 : 크레아티닌 비 등의 검사가 있다.

전해질과 호르몬 불균형 만성신장질환의 말기가 될 때까지 수분과 전해질 장애가 나타나지 않는다. 사구체 여과율이 감소함에 따라 손상되지 않은 네프론의 활성은 오히려 증가하여 정상적으로 전해질을 배설할 수 있도록 돕는다. 또한 수많은 호르몬이 감퇴된 신장기능을 보완하기 위한 변화를 일으켜 전해질 농도를 조절하지만, 이러한 변화는 합병증을 유발하게 된다.

그 예로, ■ 알도스테론 의 분비가 증가되어 혈청 포타슘의 상승을 억제하는 반면, 고혈압 경력이 있는 환자에게 오히려 고혈압을 진행시키는 부작용을 낳는다. 부갑상선 호르몬■도 분비가 증가되어 혈청 인의 상승은 억제하지만 골손실을 일으켜 **신장에 의한 골형성장애**의 원인이 된다.

전해질 불균형은 사구체 여과율이 극도로 감소되어 1분에 5 mℓ 미만이 될 때, 호르몬 변동이 부적절할 때, 또는 수분과 전해질 섭취가 매우 제한되었거나 과잉일 때 나타난다.

신장이 산염기 평형을 유지하는 주요 기관이기 때문에 만성신장질환에서는 종종 산독증이 발생한다. 비록 보통 수준의 산독증이 주로 나타나지만 혈중 산성물질을 중화하기 위하여 뼈에서 단백질과 인산염 같은 물질이 녹아 나오게 되어 신장에 의한 골질환을 악화시킬 수 있다.

요독증상 요독증은 만성신장질환의 말기에 사구체 여과율이 1분당 15 mℓ 미만이고 BUN이 60 mg/dℓ을 초과할 때 발생한다. 이 때 나타나는 다양한 증상들과 합병증을 **요독증상**이라 한다. 요독증은 미세한 정신 기능의 이상과 근육 경련, 수축, 다리 떨기(restless leg syndrome) 등의 신경근육계의 변화를 일으킨다.

기타 합병증은 다음과 같다.

- **호르몬 합성능력의 손상** 신장질환으로 인해 에리스로포이에틴의 생성이 불가능해지면서 빈혈을 일으킨다. 비타민 D의 활성화 기능도 감소되어 골질환이 발생할 수 있다.

표 13-4 만성신장질환의 평가

단계	설명	사구체 여과율*(mℓ/min/1.73 m²)
1	사구체 여과율 정상 또는 증가	≥90
2	사구체 여과율 약간 감소	60~89
3	사구체 여과율 중간 정도 감소	30~59
4	사구체 여과율 심하게 감소	15~29
5	신부전	<15(또는 투석 시행)

*사구체 여과율(GFR) 정상치는 1분 당 약 125 mℓ 임.

■ 크레아티닌은 근육세포 내의 질소함유 물질인 크레아틴의 노폐물이다.

■ 알도스테론은 소듐과 물의 보유 및 포타슘 배설을 촉진시킨다.

■ 부갑상선 호르몬은 혈청 칼슘과 인의 농도를 조절하도록 도와준다.

사구체 여과율(glomerular filtration rate ; GFR) 신장에서 여과물이 생성되는 속도. 정상수준은 약 125 mℓ/min

신장에 의한 골형성장애(renal osteodystrophy) 만성신장질환 환자에게 나타나는 뼈의 이상증상으로 뼈에서 칼슘이 용출되도록 자극하는 부갑상선 호르몬의 분비 증가와 혈청 칼슘 농도의 감소, 산독증, 신장의 비타민 D 활성화 기능 손상 등에 의해 나타난다.

요독증상(uremic syndrome) 사구체 여과율이 15 mℓ/min 미만일 때 나타나는 요독증, 빈혈, 골질환, 호르몬 불균형, 출혈 손상, 심혈관계질환의 위험 상승, 면역감퇴 등의 모든 증상

- **호르몬 분해능력의 손상** 성장, 생식, 수분평형, 혈당 조절, 영양소 대사 등에 관여하는 호르몬의 불균형이 발생한다.
- **출혈 이상** 혈소판 기능과 혈액응고인자의 결함에 의해 출혈시간이 지연되고 멍이 쉽게 들고, 소화기관의 출혈과 빈혈이 발생한다.
- **심혈관계 질환의 위험 증가** 심혈관계 질환 위험인자인 고혈압, 인슐린 저항성의 증가, 혈액 지질농도의 이상 등이 나타난다.
- **면역 감퇴** 요독증이 있는 환자들은 면역반응이 감퇴하여 감염의 위험이 크게 높아지고 이는 자주 사망의 원인이 된다.

단백질-에너지 결핍성 영양불량(PEM) 신장질환 환자들이 질병 초기 단계에서부터 단백질과 에너지 섭취가 부족하다는 연구결과에서 보여주듯이, 만성신장질환 환자들은 단백질-에너지 결핍성 영양불량과 근육소모가 종종 나타난다.

식품 섭취량이 불량한 주요 원인은 식욕부진 때문이며 호르몬 장애, 메스꺼움, 구토 등에 의해 식욕부진이 생기게 된다. 영양소 손실도 영양불량의 원인으로 작용하며 주로 구토, 설사, 위장관 출혈, 동반된 이화성 질병, 투석 등에 의해 나타난다.

만성신장질환의 치료

만성신장질환의 목적은 질병의 진행속도를 늦추고 증상을 완화시키거나 예방하는 데 있다. 식사량의 측정은 단백질-에너지 결핍성 영양불량과 체중감소를 예방하는 데 도움을 준다. 일단 신장질환이 말기에 이르게 되면 생존을 위하여 투석이나 신장이식을 해야 한다.

약물치료 약물치료는 만성신장질환과 관련된 일부 합병증을 조절하는 데 도움이 된다. 고혈압의 치료는 질병의 진행속도를 늦추고 심혈관계 질환의 위험을 낮추는데 가장 중요한 부분이므로 항고혈압제가 자주 처방된다(제 12장 참조). 빈혈의 치료는 주로 에리스로포이에틴(epoetin)을 주사 또는 정맥투여하도록 처방된다.

기타 일반적으로 사용되는 약물치료로는 혈청 인 농도를 감소시키기 위한 인산염 결합제(음식물과 함께 복용), 산독증을 중화하기 위한 소듐 중탄산염, 콜레스테롤 저하제 등이 사용된다. 비타민 D 활성형 보충제(calcitriol)도 혈청 칼슘 농도를 높이고 부갑상선 호르몬의 농도를 낮추는 데 도움이 된다.

투석 투석(dialysis)은 혈액의 과도한 수분과 노폐물을 제거함으로써 신장의 기능을 대체하는 치료방법이다. **혈액투석**은 **투석액**이 들어있는 **투석기**(인공신장)에 혈액을 통과하게 하여 혈액 중의 수분과 노폐물을 선택적으로 제거하는 치료방법이다.

복막투석은 투석액을 환자의 복강 내로 주입하여 혈액이 복막에 의해 여과되도록 하는 치료방법으로 불필요한 수분과 노폐물이 투석액으로 여과되어 수시간 후에 체외로 배출된다. 투석방법에 대한 자세한 설명은 실전영양 13장에서 다루도록 하겠다.

의학영양치료 환자의 식사는 질병의 진행 정도와 합병증에 의해 크게 영향을 받는다. 신장질환자의 식사는 복잡하며 영양소 필요량도 질병의 진행과정 동안 자주 바뀌게 되므로, 신장질환을 전문으로 하는 영양사에 의해 의학영양치료가 이루어지는 것이 가장 바람직하다.

혈액투석(hemodialysis) 투석기에 혈액을 통과시켜 혈액 중의 수분과 노폐물을 제거하는 것

투석기(dialyzer) 혈액투석에 사용되는 기계(일명 인공신장)

투석액(dialysate) 투석 시에 사용되는 용액으로, 혈액에서 노폐물과 수분을 유출시키는 용액

복막투석(peritoneal dialysis) 복막을 이용하여 혈액 중의 수분과 노폐물을 걸러내는 것

신장질환의 단계별 식사지침이 표 13-5에 요약되어 있다. 혈액투석과 복막투석은 영양소 필요량에 각기 다르게 영향을 미치므로 영양판정 결과에 따라 실제적인 권장량을 정해야 한다.

에너지 에너지는 표준체중을 유지하고 근육소모를 예방할 수 있도록 충분히 섭취해야 한다. 영양결핍을 예방하기 위하여 가능하면 고에너지 식품과 음료를 섭취하도록 하며, 딱딱한 사탕, 꿀, 설탕, 잼, 샐러드 드레싱, 소프트 마가린 같은 식품도 권장된다. 영양불량 환자들은 체중을 유지하기 위하여 관급식이나 영양보충제의 섭취를 고려하기도 한다.

■ 삼투압을 이용하여 혈액 중의 수분을 복강으로 빼내기 위하여 투석액에는 포도당이 함유되어 있다.

복막투석 환자들은 투석액에 포함된 1일 약 800 kcal 상당의■ 포도당을 투석과정 중에 공급받게 되므로 에너지 섭취량을 계산할 때 이 부분도 고려해야 한다. 복막투석을 장기간 지속하는 경우에는 가끔 체중 증가가 문제되기도 한다.

■ 한국인의 성인 단백질 권장섭취량은 0.83 g/kg 이다.

단백질 신장질환의 진행속도를 늦추기 위하여 저단백 식사가 자주 처방되는데, 1일 ■ 단백질 섭취량은 체중 1 kg당 0.6~0.75 g이 적당하다. 저단백 식사는 질소성 노폐물을 적게 생성하므로 요독증의 위험을 낮출 수 있고, 고단백 식사보다 인의 함량도 적어 고인산혈증의 위험도 줄일 수 있다.

그러나 신장질환 환자들에게 단백질-에너지 결핍성 영양불량이 종종 발생함을 고려하면 근육소모를 방지할 수준의 단백질 섭취는 반드시 필요하다. 섭취하는 단백질의 약 50%는 달걀류, 우유 및 유제품, 육류, 가금류, 어류, 두류와 같은 양질의 단백질을 섭취하여 필수 아미노산을 적절히 섭취할 수 있도록 한다.

저단백 빵류, 국수류, 기타 곡물제품은 신장질환 환자들이 단백질 섭취의 증가없이 에너지 섭취량을 늘릴 수 있는 유용한 제품들이다.

표 13-5 만성신장질환의 영양소 권장량

영양소	투석 전	혈액투석	복막투석
에너지(kcal/kg)[a]	60세 미만 : 35 60세 이상 : 30~35	60세 미만 : 35 60세 이상 : 30~35	60세 미만 : 35 60세 이상 : 30~35 (투석을 통해 흡수되는 에너지 포함)
단백질(g/kg), 50%는 동물성단백질로 공급	0.6~0.75	1.2	1.2~1.3
지방	건강한 혈중지질농도를 유지할 정도	건강한 혈중지질농도를 유지할 정도	건강한 혈중지질농도를 유지할 정도
수분(mℓ/일)	요배설량이 정상이면 제한하지 않음	1,000 + 요배설량	1,500~2,000 (세심한 감시 필요)
나트륨(mg/일)	2,000	2,000	2,000
포타슘(mg/일)	혈중 농도 검사결과에 따라 개별적 처방	2,000~3,000	3,000~4,000
칼슘(mg/일)	1,200	2,000 이하 (식사 + 약제)	2,000 이하 (식사 + 약제)
인(mg/일)	혈중농도 검사결과에 따라 개별적 처방	800~1,000	800~1,000

[a] 상기 권장량은 성인용이며, 어린이용은 영양섭취 기준에 준한다.

저단백 식사는 지속하기도 어렵고 환자들에게 근육소모의 위험도 높으므로 건강을 지키기 위하여 고단백 식사를 권하기도 한다. 일단 투석을 시작하면 질소성 노폐물뿐만 아니라 일부 아미노산도 손실되므로 단백질 제한 정도를 완화할 수 있다.

지질 만성신장질환 환자들은 상승된 혈액 지질농도를 조절하고 심장질환의 위험을 낮추기 위하여 포화지방과 콜레스테롤을 제한해야 한다. 전형적인 신장질환용 식사요법은 에너지 섭취량을 증가시키기 위하여 고지방 식품을 허용하고 있다. 따라서 고지방 식품을 선택할 때에는 견과류와 종실류, 샐러드 드레싱, 마요네즈, 아보카도, 콩제품 같은 불포화지방을 주로 섭취하도록 환자를 교육해야 한다.

수분과 나트륨 신장질환이 진행될수록 요배설량이 점점 더 감소하여 정상적인 나트륨과 수분량을 조절할 수 없게 된다. 수분과 나트륨의 섭취권장량은 총 요배설량, 체중의 변화, 혈압의 변화, 혈청 나트륨 농도에 의해 결정된다.

체중과 혈압의 상승은 체내에 나트륨과 수분이 많다는 의미이고, 반대로 감소하면 체수분이 배설되었음을 의미한다. 신장질환이 있는 대부분의 환자들은 나트륨이 체내에 축적되는 경향이 있으므로 나트륨을 약간만 제한해도 체수분 배설효과가 좋다. 드물기는 하지만 염분이 고갈되는 경우에는 식사를 통해 부가적인 나트륨 섭취를 해야 한다.

수분은 요배설이 감소하기 전에는 제한할 필요가 없다. 탈수 또는 과수화 상태가 아닌 경우의 1일 수분섭취량은 1일 요배설량에 의해 결정된다. 투석을 하는 경우에는 1일 약 2 lbs(약 900 g)의 체중 증가만 이루어지도록 수분과 나트륨의 섭취량을 조절하며, 이 때 증가한 과도한 수분은 다음 번 투석치료를 통해 제거된다.

환자들은 착향 젤라틴, 수프, 과일얼음, 과일주스 아이스바, 얼린 우유 등의 식품으로부터 공급되는 수분섭취량에 대해서도 주의해야 한다.

포타슘 투석을 하기 전에는 혈청 포타슘 농도에 따라 개인별로 포타슘 섭취량을 조절해야 하며, 포타슘을 배설시키는 이뇨제를 사용하는 경우에는 포타슘 보충제를 복용해야 한다.

투석을 하는 경우에는 고칼륨혈증이나 **저칼륨혈증**을 예방하기 위하여 포타슘 섭취량을 조절해야 한다. 혈액투석 환자는 주로 포타슘을 제한하는 반면, 복막투석 환자는 포타슘을 훨씬 더 자유롭게 섭취할 수 있다. 포타슘 권장량은 혈청 포타슘 농도, 신장 기능, 약물복용, 투석방법 등에 따라 결정된다.

모든 신선한 식품에 포타슘이 들어 있으나, 일부 과일과 채소에는 환자들이 섭취량을 제한해야 할 정도로 다량의 포타슘이 들어 있다. 예를 들면, 아보카도, 바나나, 브러셀 스프라우츠, 캔터로프, 건과류, 말린 콩류, 자두 주스, 시금치, 토마토, 겨울호박 등이 포타슘 함량이 높은 식품들이다.

이 밖에도 우유, 당밀, 견과류도 해당된다. 소금 대체품 중에서 포타슘을 함유한 종류는 포타슘 제한 식사 시에 피해야 한다.

칼슘과 인, 비타민 D 골질환을 예방하기 위하여, 신장질환 초기 단계에서도 칼슘과 인의 섭취량을 조절해야 한다.

저칼륨(저포타슘혈증)혈증(hypocalemia) 혈청 칼륨(포타슘) 농도가 낮은 상태.

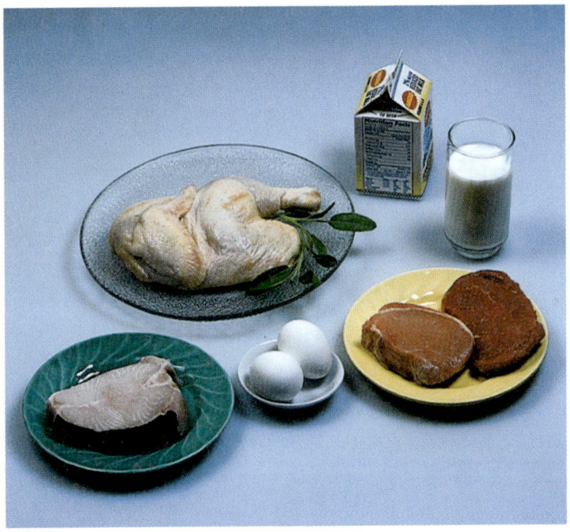

신장질환자의 식사에서는, 섭취 단백질의 1/2을 난류, 우유, 육류, 가금류, 어류 등과 같은 양질의 급원을 통해 공급해야 한다.

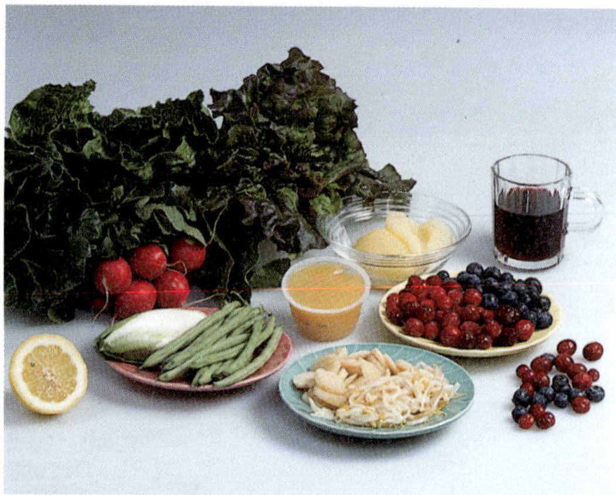

신장질환 식사요법 시에는 대부분의 과일과 채소를 제한된 양만큼만 섭취할 수 있다.

앞에서도 언급했듯이, 신장이 비타민 D를 활성화할 수 없어 칼슘 흡수기전에 큰 손상을 입게 된다. 혈청 인 농도가 높은 환자들은 인산 결합제를 식사와 함께 복용시켜 혈청 인 농도를 조절하도록 한다.

일단 투석치료가 시작되면 인의 제한과 칼슘 및 비타민 D의 보충이 기본적인 치료법이 된다. 칼슘과 비타민 D 보충제를 동시에 복용할 때 생길 수 있는 **고칼슘혈증**을 막기 위하여 혈청 칼슘 농도를 수시로 확인해야 한다.

고단백 식품에는 인의 함량도 많으므로 단백질 제한 식사를 하면 인의 섭취도 제한하게 된다. 그러나 투석치료가 시작된 이후에는 단백질 섭취가 자유롭기 때문에, 인 조절을 위하여 인산 결합제가 반드시 필요하다. 칼슘이 풍부한 우유 및 유제품과 같은 식품들은 인 함량도 풍부하므로 식사에서 제한한다. 그러므로 환자들은 칼슘 필요량을 충족시키기 위하여 칼슘 보충제를 반드시 복용해야 한다.

고칼슘혈증(hypercalcemia) 혈청 칼슘 농도가 상승된 상태

비타민과 무기질 신장질환을 위한 제한식사 시에는 비타민과 무기질의 섭취를 방해받기 때문에 결핍의 위험이 증가한다. 게다가 투석환자의 경우에는 수용성 비타민과 일부 미량 무기질이 투석액을 통하여 손실되기 때문에 보충제의 복용이 필수적이다.

일반적으로 신장질환 환자들에게 공급하는 비타민 보충제는 엽산 1 mg/dℓ과 비타민 B_6 10 mg/dℓ이 일반적이다. 이 밖에도 다른 수용성 비타민도 영양권장기준에 따라 보충하고, 비타민 C의 보충은 1일 100 mg으로 제한하여 과잉섭취로 인한 신장결석이 형성되지 않도록 한다. 비타민 A와 E를 함유한 보충제는 신장질환 환자들에게 과도하게 축적될 수 있으므로 권장하지 않는다.

How To

신장질환 식사요법을 잘 준수하려면?

신장질환 환자와 간병인은 신장질환 식사요법을 준수함에 따라 점차 상당한 어려움에 처하게 된다. 아래에 제시한 방법들이 도움이 될 것이다.

1. 수분 섭취량을 계산하는 방법
   - 1일 수분 필요량에 해당하는 물을 일정한 용기에 가득 채운 후, 액상음식이나 음료를 마실 때마다 동량의 물을 용기에서 덜어낸다. 용기에 남은 물이 그 날에 섭취할 수 있는 잔여 수분량이 된다.
   - 약물을 먹기에 충분한 물을 반드시 비축해야 한다.
2. 갈증을 조절하는 방법
   - 껌을 씹거나 딱딱한 사탕을 빨아 먹는다.
   - 음료를 얼려서 반고형 상태로 먹으면 동량의 수분을 오랫동안 섭취할 수 있어 도움이 된다.
   - 물에 레몬주스나 민트잎을 넣어 청량감을 증가시킨다.
   - 냉장보관한 구강청결제로 양치질을 한다.
3. 식사를 통해 에너지 섭취량을 증가시키는 방법
   - 밥, 국수, 빵, 크래커, 조리한 채소에 마가린이나 버터를 첨가하여 먹고, 샐러드에는 샐러드 드레싱이나 식용유를 듬뿍 뿌려 먹는다.
   - 디저트를 먹을 때 유제품을 제외한 거품형태의 고명(토핑)을 얹어 먹는다.
   - 식사에 튀김, 부침같은 음식을 포함시킨다.
4. 식사시에 좋아하는 채소를 더 먹을 수 있는 방법
   - 영양사나 간호사와 상담하여 채소에서 포타슘을 안전하게 제거하는 조리법을 배운다.
   - 채소에서 포타슘을 걸러내기 위하여, 채소를 0.3 cm 두께로 얇게 썰거나 작게 다져서 10배 가량의 따뜻한 물에 2시간 정도 담가둔다. 조리할 때는 채소의 5배 가량의 물을 이용한다.
5. 식사를 단조롭지 않게 즐기는 방법
   - 허용된 식품을 새롭게 조합하여 식단을 작성한다.
   - 유제품을 대신하여 단백질, 인, 포타슘 함량이 낮은 비유제품을 선택한다.
   - 식품에 마늘, 양파, 칠리고추가루, 카레가루, 오레가노, 민트, 바질, 파슬리, 후추 또는 레몬 주스와 같은 향신료를 넣어 맛을 낸다.
   - 제한된 식품이 꼭 먹고 싶을 때는 반드시 영양사나 간호사와의 상담을 통해 식단에 소량 첨가할 수 있다.

철분 결핍증은 혈액투석 환자에게 흔하게 나타나는데 위장관 출혈, 철분 흡수량 감소, 투석액을 통한 철분의 손실 등이 그 원인이다. 에리스로포이에틴 치료와 함께 철분을 정맥으로 투여하면 철분제를 경구복용하는 것보다 철분 상태가 훨씬 효과적으로 개선된다.

경관급식과 정맥영양 경관급식과 정맥영양은 음식물을 충분히 섭취하기 어려운 신장질환 환자들에게 도움이 된다. 급성신부전에서와 마찬가지로, 만성신장질환에 적합한 조제식은 표준 조제식에 비해 에너지밀도가 높고 단백질과 전해질 농도는 낮다.

투석 내 정맥영양(intradialytic parenteral nutrition)은 영양소 보충을 위해 선택적으로 사용하며, 이 방법은 혈액투석과 정맥영양을 함께 결합하여 실행한다. 이 방법의 장점은 주입되는 정맥영양액의 수분량이 투석과 동시에 제거된다는 것이다. 투석 내 정맥영양은 영양불량인 혈액투석 환자의 체중 증가, 근육량 증가, 체지방 증가에 성공적으로 사용되는 영양공급 방법이다.

투석 내 정맥영양(intradialytic parenteral nutrition) 혈액투석을 하는 동안 영양소를 주입하는 것으로 흔히 아미노산, 덱스트로즈, 지질, 일부 미량무기질 등을 공급한다.

식사 순응도 신장질환 환자의 치료에서 가장 어려운 점은 아마도 신장질환 식사요법을 따르는 것일 것이다. 특히, 다방면에서 식이 제한이 필요한 경우에는 환자의 식사 상담이 쇄도하게 된다. 신장질환 식사요법은 질병의 진행 단계와 혈액 검사 결과에 따라 단백질, 수분, 소듐, 포타슘, 인 등의 영양소를 제한해야 하며, 이에 맞추어 모든 주요 식품군에서 제한적으로 식품을 선택하게 된다.

이러한 식사요법은 너무 많은 제한이 있어서 환자의 순응도가 낮은 것이 문제점으로 대두된다. 'How To'에서는 신장질환 식사요법을 잘 준수할 수 있는 방법이 제시되어 있고, '사례연구'에서는 만성신장질환과 투석에 대한 기타 정보를 제공하고 있다.

신장 이식

말기신장질환에서 투석을 대체하는 가장 좋은 치료법은 신장이식(kidney transplants)이다. 성공적으로 신장을 이식하면 신장 기능이 회복되고 훨씬 자유로운 식사가 허용되며 더 이상 투석을 하지 않아도 된다. 많은 환자들이 신장이식을 택하만 수요에 비해 공급량은 크게 미치지 못하는 실정이다.

사례연구

만성신장질환

흥국(55세, 173 cm, 평상시 체중 73 kg, 은행가) 씨는 고혈압 때문에 만성신장질환이 발생했다. 그의 질병은 정기검진에서 혈청 크레아티닌과 BUN 농도의 상승을 발견하면서 여러 해 전에 알게 되었다.

그 이후 그는 항고혈압제를 복용하고 식이 소듐을 제한해 왔으나, 처방된 저단백 식사를 준수하는 데에는 어려움이 있었다.

최근에 흥국 씨는 주치의에게 요 배설량이 감소하고 손과 발의 감각이 둔해졌다는 호소를 하였다. 또한 직장에서 졸음이 오고 평소보다 멍이 더 잘 생긴다고 하였다. 검진결과, 지난 번 방문 이후로 약 4 kg의 체중이 증가했으며 발과 발목도 부어 있었고, 사구체 여과율은 10 mℓ/min.로 떨어졌다.

1. 만성신장질환의 진행과정을 설명하라. 신장기능이 감퇴됨에 따라 사구체 여과율, 혈청 크레아티닌과 BUN의 농도에 어떠한 변화가 있는가?
2. 신부전이 진행됨에 따라 신장질환 말기에 나타나게 될 임상효과에 대하여 설명하라. 흥국씨의 각 신체증상의 중요성에 대하여 설명하라.
3. 과거에 흥국 씨에게 저염식과 저단백식이 처방된 이유를 설명하라. 에너지와 단백질 섭취량은 얼마나 권장되었는가?
4. 의사는 흥국 씨의 신장질환이 말기상태에 이르렀다고 진단하였으며, 투석을 처방하였다. 투석을 하면 흥국씨의 식사가 어떻게 변화하겠는가? 새로 처방될 에너지와 단백질 필요량을 계산하고 이전의 식사와 비교하라.

   이 외에도 고려해야 할 다른 영양소는 무엇이 있겠는가?

식이-약물 상호작용

이 장에서 논의된 약물과 영양소 간의 효과 중 현저한 것을 이 표에서 확인하시오.

항염제/면역억제제	위장관 효과	식인성 물질과의 상호작용	대사성 효과
코르티코스테로이드	—	—	포도당 불내증, 소듐 축적, 음의 질소평형, 식욕자극, 체중증가, 성장억제(어린이)
싸이클로스포린	—	*자몽주스는 약물 농도를 상승시켜 독성의 위험이 증가됨 *포타슘 보충제와 포타슘이 함유된 소금 대체물을 피할 것 *쑥은 약물의 효능을 변화시킬 수 있음	고칼륨혈증, 저마그네슘혈증, 고혈당증, 고지질혈증
인산결합제(칼슘 함유)	변비	—	전해질 불균형
포타슘 교환수지(나트륨 폴리스티렌 설포네이트)	—	—	체수분 축적, 저칼륨혈증, 저칼슘혈증
포타슘 싸이트레이트	메스꺼움, 구토,복통, 설사	—	고칼륨혈증

또한 연령, 불량한 건강상태, 경제적인 어려움, 요관의 이상 등도 신장이식에 장애가 되는 요인들이다. 실제로 말기신장질환(ESRD) 환자 중에서 신장이식을 받는 경우는 환자의 20%에도 미치지 못한다.

면역억제제 치료법 신장이식수술 후에 환자들은 조직거부 증상을 예방하기 위하여 다량의 면역억제제를 투여받게 된다. 이 약물들은 영양상태를 변화시킬 수 있을 만큼 다양한 효과를 나타내어, 메스꺼움, 구토, 설사, 포도당 불내증, 혈액 지질 농도의 변동, 체수분 축적, 고혈압, 감염 등의 부작용이 발생한다. 식사와 약물 간의 상호작용은 아래에 요약되어 있다. 면역억제제 치료를 하면 식품매개성 감염의 위험이 증가하므로 식품 안전에 대한 지침을 환자와 보호자에게 제공해야 한다.

영양치료 신장이식수술로 인한 스트레스와 약물치료의 이화작용 효과 때문에 단백질과 에너지의 요구량이 증가한다. 일단 회복이 진행 중이면 약물에 의한 부작용이 식사요법에 강력하게 영향을 미치게 된다. 신장이식에서 처방되는 전형적인 식사지침은 표 13-6에 나와 있다. 약물치료로 인해 생기는 고혈당증은 경구용 약물이나 인슐린 치료뿐만 아니라 탄수화물 섭취량을 조절하여 개선할 수 있다.

혈액 지질농도는 자주 상승되므로 환자들은 포화지방과 콜레스테롤의 섭취를 제한해야 한다. 소듐과 포타슘, 인은 신장이식 이후에는 자유롭게 섭취할 수 있지만, 일부 면역억제제 때문에 고칼륨혈증이나 저인산혈증이 생길 수 있으므로 혈청 전해질 농도를 세밀하게 관찰해야 한다.

또한, 면역억제제로 자주 사용되는 코르티코스테로이드(corticosteroids) 때문에 요로 칼슘이 손실되므로 칼슘 보충제가 권장된다. 환자들은 날고기 또는 불충분하게 가열된 육류 · 어류 · 난류, 멸균하지 않은 우유 · 주스류, 멸균하지 않은 우유로 만든 유제품, 날 콩나물처럼 식품매개성 질병을 일으킬 가능성이 있는 식품들은 피해야 한다.

표 13-6 신장이식에서 처방되는 식사지침

- **에너지 :** 초기에는 1일 체중 1 kg당 30~35 kcal, 점차로 에너지 섭취량을 감소시켜 건강체중을 유지할 수 있을 정도로 1일 체중 1 kg 당 25~30 kcal를 처방한다.
- **단백질 :** 초기에는 1일 체중 1 kg 당 1.3~1.5 g, 6~8주 후에는 단백질 섭취량을 1일 체중 1 kg당 1.0 g으로 감소하여 처방한다.
- **탄수화물 :** 고혈당증인 경우에는 식사와 간식을 통한 탄수화물 섭취량을 일관성 있게 유지한다.
- **지방 :** 포화지방산은 총 에너지의 10% 미만으로, 콜레스테롤은 1일 300 mg 미만으로 제한하여 혈청 지질농도를 조절한다.
- **나트륨 :** 일반적으로 제한하지 않으며, 체수분이 축적되고 고혈압이 나타나는 경우에만 1일 2~4 g으로 제한한다.
- **포타슘 :** 일반적으로 제한하지 않으며, 혈청 포타슘 농도에 따라 필요한 경우에만 제한한다.
- **칼슘 :** 약물치료 시 수반되는 골손실을 최소화하기 위하여 1일 1,200 mg의 칼슘을 처방한다.
- **인 :** 제한하지 않는다.
- **수분 :** 제한하지 않는다.

자료 출처 : J. A. Beto and V. K. Bansal, Medical nutrition therapy in chronic kidney failure: Integrating clinical practice guidelines, *Journal of the American Dietetic Association 104* (2004): 404-409.

핵심정리

- 만성신장질환은 점진적으로 신장 기능이 손실되는 특징이 있으며, 장기간 진행된 당뇨병이나 고혈압이 가장 흔한 원인이다.
- 만성신장질환의 합병증은 질병의 진행 단계에 따라 나타나며 주로 수분과 전해질 이상, 고혈압, 신장 골이형성증, 정신 손상, 출혈 이상, 빈혈, 면역 감퇴, 혈액 지질 농도 이상, 인슐린 저항성 등이 발생한다.
- 치료방법은 약물치료, 의학영양치료, 정기적인 투석이 처방되며, 식사처방에는 저단백식, 수분과 소듐 조절식, 포타슘과 인 제한식, 칼슘과 비타민 D 보충제 복용 등이 포함된다.
- 신장이식은 신장 기능을 회복시키며 제한된 식사를 보다 자유롭게 만들어 준다.

신장결석

미국인 70대 연령층 남자의 약 12%, 여자의 약 5%에서 1개 이상의 **신장결석**이 발견된다. 신장결석은 뇨관 내에서 형성되는 결정(crystalline) 덩어리로 보통은 증상이 없지만 결석이 뇨관을 막거나 이동을 하게 되면 극심한 통증을 일으킬 수 있다. 결석은 재발하는 경향이 있으나 식사처방과 의학치료에 의해 예방할 수 있다.

신장결석(kidney stones) 요관에서 형성되는 결정체 덩어리로서 신석증(neph-rolithiasis)이라고도 한다.

신장결석의 형성

신장결석은 결석 구성물질들이 요에서 농축되어 작은 결정체를 만들고 결정체가 덩어리로 자라면서 만들어진다. 신장결석의 약 75%는 수산칼슘(calcium oxalate)으로 구성되며, 나머지는 요산(uric acid), 아미노산(struvite) 또는 암모늄 인산마그네슘(struvite) 등으로 만들어진다. 뇨량이 감소되거나 요관이 막히거나 결석을 형성하는 물질의 농도가 증가하게 되면 결석 형성이 촉진된다.

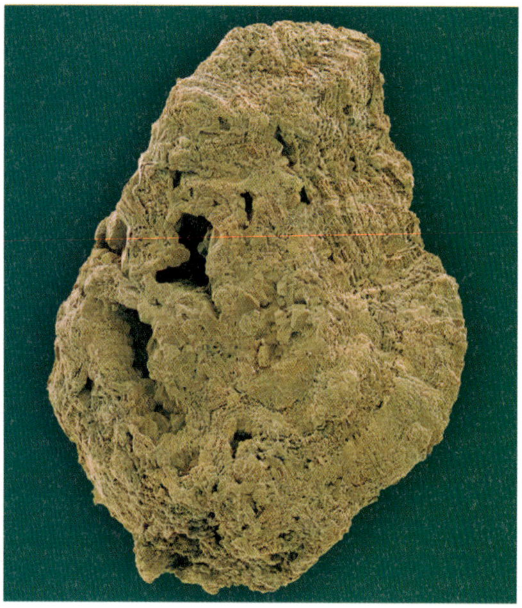

신장결석 중에서 가장 많은 형태인 수산칼슘 결석

수산칼슘 결석 수산칼슘 결석이 있는 환자들(Calcium Oxalate Stones)이 겪는 가장 흔한 증상은 **고칼슘뇨증**이다. 고칼슘뇨증은 소장에서 칼슘이 과도하게 흡수되거나 신장 세뇨관에서의 칼슘 재흡수가 손상될 때, 또는 혈청 부갑상선 호르몬이나 비타민 D의 농도가 상승할 때 발생한다. 그러나 일부 환자들은 수산칼슘 결석이 있음에도 불구하고 칼슘의 요배설량이 정상인 경우도 있어서 정확한 결석의 형성 원인은 아직까지 불분명하다.

요로 배설되는 수산의 농도가 증가하는 **고수산뇨증**도 수산결석의 결정체 형성을 촉진한다. 고수산뇨증이 발생하는 원인은 수산의 체내 합성량 증가나 식사를 통한 수산의 흡수량 증가 때문이므로 ■ 수산칼슘 결석 환자들은 식사를 통한 수산의 섭취(표 13-7)를 줄이고 체내에서 수산을 분해하는 비타민 C를 보충제 형태로 과복용하지 않도록 주의를 기울여야 한다.

■ 지방 흡수불량은 수산의 흡수를 촉진하여 수산칼슘 결석의 형성 위험을 증가시킨다. 제9장 참조.

요산 결석 요산 결석은 요가 비정상적으로 산성이거나 요에 요산함량이 과도하게 많은 경우에 생성된다. 이 결석은 혈액과 요중에 요산 농도가 상승하는 대사성 장애인 **통풍**과도 종종 관련이 있으며, 기타 관련있는 질병으로는 백혈병과 림프종(lymphoma)이 요산 결석의 위험을 증가시킨다. **퓨린**이 풍부한 식사도 혈중 요산농도를 증가시키는 원인이 된다(표 13-8).

시스틴 결석과 스트루비트 결석 시스틴 결석(cystine stones)은 유전병인 **시스틴뇨증** 환자에게 형성될 수 있는 결석으로, 신장 세뇨관에서 아미노산인 시스틴을 재흡수하지

고칼슘뇨증(hypercalciuria) 요의 칼슘 농도가 상승된 상태

고수산뇨증(hyperoxaluria) 요의 수산 농도가 상승된 상태

통풍(gout) 혈액과 요의 요산 농도 상승, 관절 주변의 요산 축적 등의 특징을 나타내는 대사성 장애로서 급성 관절염의 원인이 된다.

퓨린(purine) 요산으로 분해되는 뉴클레오티드 대사산물

시스틴뇨증(cystinuria) 시스틴을 포함한 여러 아미노산의 요 배설량이 증가하는 특징이 있는 유전질환의 일종

표 13-7 수산 함량이 높은 식품

채소류	과일류	기타
두류(완두콩, 강낭콩)	검은 딸기	초콜렛과 초콜렛 음료*
무*	블루베리(월귤나무 열매)	코코아
셀러리	붉은 건포도	커피
근대(스위스 산)	구즈베리	생맥주
녹색 콜라드(케일의 일종)	포도(콩코드)	과일 케이크
녹색 민들레	레몬껍질	오트밀(메귀리)
가지	라임껍질	견과류, 견과류 버터*
꽃상추	오렌지껍질	후추
부추	나무딸기	콩 크래커
두류(꼬투리 콩)	장군풀(대황)*	차*
오크라	딸기*	두부
파슬리		밀기울*
고구마		맥아
시금치*		
애호박		

주의 : 모든 식품들의 수산 함량이 분석된 것은 아니며, 일부 연구를 통하여 얻은 수산의 뇨배설량을 증가시키는 식품들에 대한 분석자료임. *수산의 뇨배설량을 증가시킨다고 보고된 식품이므로 칼슘 결석이 있는 사람들은 피해야 하는 식품임.

표 13-8 퓨린 함량이 높은 식품

내장육	육류와 육류 가공품	해산물
뇌, 신장, 간, 췌장 또는 흉선	사냥한 고기, 고깃국물, 육류 추출액	멸치, 청어, 고등어, 정어리, 가리비

자료 출처: J.A.T.Pennington, *Bowes and Church's Food Values of Portions Commonly Used* (Philadelphia: J.B. Lippincott, 1994), p.387.

못하여 요 중의 시스틴 농도가 비정상적으로 상승하게 되므로 결과적으로 결정체가 만들어지면서 결석이 형성된다.

스트루비트(struvite) 결석은 주로 암모늄 인산마그네슘(magnesium ammonium phosphate)으로 구성되어 있으며, 요소가 세균에 의해 분해되어 암모니아를 생성함으로써 요가 알칼리성이 되어 생성된 결석이다. 만성적인 요관 감염이나 요의 흐름을 방해하는 질병에 수반되어 스트루비트 결석이 생성되기도 한다.

스트루비트(struvite) 암모늄 인산마그네슘의 결정체

신장 급성통증(renal colic) 신장결석이 요관을 통과할 때 발생하는 극심한 통증

혈뇨(hematuria) 요로 혈액이 배설되는 상태

신장결석의 증상

대부분의 신장결석은 의학적으로 심각한 문제를 일으키지 않으며, 작은 결석은 최소한의 치료만으로도 요관을 통하여 쉽게 체외로 배설시킬 수 있다.

신장 급성통증 결석이 요관을 통과하여 지나갈 때에 지속적으로 극심한 통증을 일으킬 수 있는데 이를 **신장 급성통증**이라고 한다. 통증은 일반적으로 등쪽에서 시작되며 결석이 방광으로 이동함에 따라 통증의 강도가 심해진다(그림 13-1 참조).

통증이 심해지면 메스꺼움과 구토가 일어나므로 필요하면 약을 복용하도록 하며, 결석이 방광에 도달하면 통증이 순식간에 멈추게 된다. 결석이 이동하는 과정 중에 신장이나 요관에 손상이 생기면 **혈뇨**가 나타날 수도 있다.

요로 합병증(Urinary Tract Complications) 결석의 위치에 따라 긴급한 배뇨, 잦은 배뇨 또는 배뇨 불능과 같은 합병증이 나타난다. 요관을 통과할 수 없는 결석은 요로 폐색의 원인으로 작용하여 감염을 일으킬 수도 있다.

신장결석의 예방과 치료

희석된 요에 용해되어 있는 용질은 결정체를 이루어 결석을 형성하기가 쉽지 않으므로,신장결석이 생기는 사람들은 1일 요배설량이 최소한 2.5 ℓ가 되도록 날마다 12~16컵의 수분을 섭취하는 것이 바람직하다. 허용 가능한 수분 공급원으로는 차, 커피, 포도주, 맥주 등이 있지만 사과나 포도 주스는 결석의 위험을 증가시키므로 제한해야 한다.

수산칼슘 결석 식사처방과 약물치료는 요 중의 칼슘과 수산의 농도를 감소시키는 것을 목표로 하여 처방하며, 요산 결정체를 만들어 결석이 형성될 수도 있으므로 요 중의 요산 농도도 반드시 낮추어야 한다. 티아자이드(Thiazide) 계열의 이뇨제는 신장 세뇨관에서의 칼슘 재흡수를 증가시켜 칼슘의 요배설량을 감소시키는 데 사용한다.

수산의 흡수를 방해하는 콜레스티라민(cholestyramine), 체내에서 요산의 생성을 저하시키는 알로퓨리놀(allopurinol)과 같은 약물들도 사용된다. 구연산포타슘(potassium

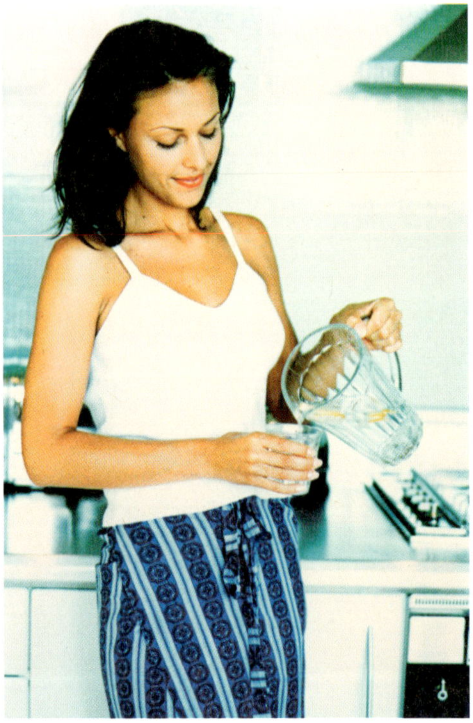

하루에 다량의 물을 마시는 것이 신장결석을 예방하는 가장 중요한 방법이다.

citrate)도 결정체의 형성과 성장을 억제하지만 부작용으로 속이 불편해지고 설사증상이 나타날 수 있다.

영양치료에서는 칼슘과 수산, 단백질, 나트륨의 섭취량을 조정하여 처방하는데 식이 칼슘은 장에서 수산과 결합하여 수산의 체내 흡수를 방해하므로 고수산뇨증(hyperoxaluria)의 조절을 위하여 800~1,200 mg/d의 칼슘을■ 식품으로 섭취하도록 한다.

이와 반대로 저칼슘 식사를 하면 수산의 흡수가 촉진되어 요의 수산 농도가 증가하게 된다. 수산이 풍부한 식품을 섭취하면 수산의 요배설량도 증가하므로 이러한 식품들은 제한해야 한다(표 13-7). 단백질과 소듐을 다량 섭취하면 칼슘의 요배설량이 증가하므로 적절한 단백질 섭취와 소듐 제한이 권장된다.

■ 칼슘 보충제는 칼슘의 뇨 배설량을 증가시킬 수 있으므로 식품급원으로 통한 칼슘 섭취만큼 도움이 되지는 않는다.

요산 결석 요산결석을 치료하는 약물로는 요산의 요배설량을 감소시키는 알로퓨리놀와 요의 산도를 개선시키는 구연산포타슘이 사용되며, 퓨린 제한식도 요의 요산 함량을 조절하는 데 도움이 된다(표 13-8).

모든 육류와 가금류, 어류, 패류에는 상당량의 퓨린이 함유되어 있기 때문에 장기간 엄격한 식이조절을 하는 것은 현실적으로 어려운 일이다. 그리고 퓨린 제한식의 치료효과에 대해서 아직 불분명한 점이 많다.

시스틴 결석와 스트루비트 결석 어떤 환자들은 다량의 수분 섭취로 시스틴 결석의 형성을 예방할 수 있는 반면, 또 다른 환자들은 체내에서 시스틴 생성을 감소시키는 약물치료를 통해 시스틴 결석을 예방할 수 있다.

흔하게 처방되는 약물로는 시스틴 농도를 낮춰주는 페니실라민(penicillamine)과 티오프로닌(tiopronine), 요의 산도를 개선시키는 구연산포타슘 등이 사용된다. 스트루비트 결석은 요로 감염을 예방하는 것만으로도 예방이 가능한데, 이미 결석이 생긴 경우에는 항생제 치료가 필요하다.

핵심정리

- 신장결석은 수산칼슘, 요산, 시스틴 또는 암모늄 인산마그네슘과 같은 결석 조성물들이 요에서 결정체를 형성함으로써 생성된다.
- 신장결석은 1일 요배설량을 최소한 1.5 ℓ 정도를 유지함으로써 예방할 수 있다. 기타 식사처방으로는 수산 흡수량을 조절하기 위한 충분한 칼슘 섭취, 수산과 퓨린 제한, 적절한 단백질 섭취, 소듐 제한 등이 포함된다.

영양평가 체크리스트

신장질환 환자를 위한 영양평가 체크 리스트

1. 의료기록

① 검사된 의료기록을 확인한다.

- □ 신장 기능의 정도
- □ 신증후군 또는 신부전의 원인
- □ 투석 형태
- □ 신장이식 여부
- □ 신장결석의 종류

② 영양처방에 영향을 줄만한 합병증 기록을 확인한다.

- □ 빈혈
- □ 당뇨병
- □ 부종 또는 감뇨증
- □ 고지혈증
- □ 고혈압
- □ 대사성 스트레스 또는 감염
- □ 단백질-에너지 결핍성 영양불량

2. 신체계측

키와 체중 측정치의 정확한 기준선을 정하고, 다음 사항을 명심한다.

- □ 신증후군 또는 신부전에 의한 수분이 체내에 축적되면 체중이 증가하여 영양불량 상태가 가려질 수 있다.
- □ 투석환자의 경우에는, 투석 직후에 측정한 체중인 건조체중(dry weight)이 환자의 가장 정확한 참 체중으로 사용된다. 만약 체내에 수분이 과도하게 축적된다면 환자가 식사처방을 잘 이해하고 준수하고 있는지 확인하기 위하여 수분섭취량을 관찰해야 한다.

3. 약물처방

① 다음 사항들과 관련된 약물에 의한 영양불량의 위험정도를 평가한다.

- □ 장기간 약물 복용
- □ 여러 약물의 혼용(특히, 약물이 영양상태에 영향을 미치는 경우)

② 신장질환이 있는 모든 환자는 다음 사항을 주의해야 한다.

- □ 약물 또는 보충제에 조절해야 하는 전해질이 들어있지는 않은가?
- □ 신장 독성이 있는 약물이나 향신채소를 사용하고 있지는 않은가?

4. 생화학적 검사

① 신증후군 또는 신부전 환자는 혈청 단백질 농도가 종종 낮으므로, 신장기능과 치료에 대한 반응 정도를 평가하기 위하여 다음의 생화학적 검사결과를 관찰한다.

- □ 사구체 여과율(GFR)
- □ 크레아티닌
- □ 뇨단백질
- □ 혈중요소질소(BUN)
- □ 혈청 전해질

② 신장질환과 관련된 합병증에 대한 다음의 생화학적 검사결과를 확인한다.

- □ 빈혈
- □ 고혈당증
- □ 고지혈증
- □ 부갑상선항진증(hyperparathyroidism) : 골질환과 관련됨

5. 식사섭취

① 신증후군, 신부전 또는 신장이식 환자들은 다음 영양소의 섭취량을 평가해야 한다.

- □ 단백질과 에너지
- □ 수분
- □ 비타민(특히, 비타민 D)
- □ 무기질(특히, 칼슘, 인, 철분, 전해질)

② 신장결석이 현재 있거나 과거에 있었던 환자들은 다음 사항을 따른다.

- □ 하루 종일 다량의 수분을 마시도록 강력하게 권고한다.
- □ 결석의 종류에 적합하게 칼슘, 수산, 소듐, 단백질, 퓨린 또는 비타민 C의 섭취량을 평가한다.

6. 신체적 징후

신증후군 또는 신부전 환자들의 다음 신체적 징후들을 관찰한다.

- □ 탈수 또는 체수분 축적
- □ 철분 결핍
- □ 요독증
- □ 골질환
- □ 고칼륨혈증

분석

임상 적용

1. 만성신장질환 환자는 질병의 진행속도를 조절하고 질병의 증상과 합병증을 치료하기 위하여 여러 약물을 함께 사용하게 된다. 당뇨와 고지혈증에서 만성신장질환으로 진행된 경우에는 인슐린, 경구 혈당강하제, 항고혈압제, 이뇨제, 혈액지질 강하약물, 인산결합제 등의 약물이 사용될 수 있다. 이들 약물들이 영양과 관련하여 나타내는 부작용을 알아보고, 이들 약물이 환자의 영양상태를 유지하기 어렵게 만드는 기전을 설명하도록 한다.

2. 만성신장질환 환자를 위한 식사요법이 매우 제한적이어서 환자는 장기간 식사요법을 따르는 데 어려움을 겪는다. p.326의 'How To'에서 제시한 지침들을 살펴보고 도움이 될만한 부가적인 지침들을 생각해보자.

자가 평가

1. 다음 중 신장의 기능이 아닌 것은?
   a. 비타민 K의 활성화
   b. 산염기 평형의 유지
   c. 대사성 노폐물의 배설
   d. 수분과 전해질의 균형 유지

2. 신증후군에서 흔하게 나타나는 증상은 어느 것인가?
   a. 요독증
   b. 감뇨증
   c. 부종
   d. 신장 급성통증

3. 신증후군 환자의 영양 권장사항은 어느 것인가?
   a. 고단백질 섭취
   b. 소듐 제한
   c. 포타슘과 인 제한
   d. 수분 제한

4. 고칼륨혈증의 치료 방법은 무엇인가?
   a. 포타슘을 제거한 식사요법
   b. 포타슘 배설을 증가시키기 위하여 이뇨제 복용
   c. 수분 섭취량의 증가
   d. 소화기관에서 포타슘과 결합하는 포타슘 교환수지를 복용

5. 감뇨증 환자에게 적당한 수분 권장량은 1일 요배설량에 약 ______mℓ의 수분을 더한 값으로 정한다. ______에 알맞은 수분량은?
   a. 100
   b. 300
   c. 500
   d. 730

6. 만성신장질환의 가장 주된 원인은 무엇인가?
   a. 당뇨병
   b. 고혈압
   c. 자가면역질환
   d. 독성물질에의 노출

7. 수 년간 신장질환 식사요법을 해 온 만성신장질환 환자가 투석치료를 시작하려고 한다. 적절한 식사처방은 무엇인가?
   a. 단백질의 섭취량 감소
   b. 단백질을 보다 자유롭게 섭취
   c. 소듐과 수분의 섭취량 증가
   d. 포타슘과 인을 보다 자유롭게 섭취

8. 다음 영양소 중에서, 비록 의도하지 않더라도 신장질환 식사요법을 따를 때 자동적으로 제한되는 영양소는 무엇인가?
   a. 수분
   b. 칼슘
   c. 포타슘
   d. 인

9. 대부분의 신장결석은 어떤 물질에 의해 주로 형성되는가?
   a. 스트루비트
   b. 요산
   c. 수산칼슘
   d. 시스틴

10. 모든 종류의 신장결석에 적용될 수 있는 치료방법은 무엇인가?
   a. 수산 제한 식사요법
   b. 단백질 제한 식사요법
   c. 비타민 C 보충제 복용
   d. 1일 뇨량이 최소한 2.5 ℓ가 유지되도록 충분한 수분을 섭취

정답은 부록을 참조.

사람의 신장을 대신 할만한 완벽한 대체물은 존재하지 않지만, 신부전으로 진행된 만성신장질환 환자들에게 투석은 생명을 유지시켜주는 중요한 대체방법이 될 수 있다. 투석은 영구적인 치료방법으로 사용되거나, 적합한 신장기증자가 나타날 때까지 일시적으로 생명을 유지시키는 방법으로 사용된다.

또한 투석은 급성신부전 환자의 수분과 전해질 평형을 회복시키는 데에도 사용될 수 있다. 따라서 신장질환 환자들을 다루는 의사들은 투석과정이 어떤 방법으로 진행되는지 정확하게 알아야 한다. 본 장에서는 투석의 종류별 진행과정과 개요에 대하여 설명하고자 한다.

투석의 원리

투석은 체내에 불필요하게 축적된 수분과 노폐물을 **확산**과 **삼투**, **초여과**라는 세 가지 과정에 의하여 제거한다(그림 NP13-1). 투석액은 정상적인 혈액 조성과 비슷한 용액인데, **반투막**을 중심으로 어느 한편으로 공급되며, 반대편으로는 환자의 혈액이 흐르게 된다. 반투막은 거름막(filter)의 역할을 하기 때문에 요소와 포도당처럼 입자가 작은 분자들은 반투막의 미세구멍을 통하여 쉽게 통과할 수 있지만 입자가 큰 분자들은 반투막을 통과하지 못한다.

혈액투석에서는 투석기를 통과하여 혈액을 운반하는 가느다란 관이 반투막 성질을 갖는 재료로 만들어져 있으며, 복막투석에서는 혈관이 풍부하게 분포한 복막이 혈액의 거름막 역할을 한다.

투석을 통하여 혈액으로부터 용질을 제거하는 방법

투석액의 화학조성은 용질이 반투막을 통과하는 데 영향을 준다. 어떤 물질의 혈중 농도가 투석액보다 높으면, 그 물질은 반투막을 지나서 혈액 밖으로 확산되어 나오게 될 것이다. 요소같은 노폐물은 혈액에서 최대한 제거해야 하므로 투석액 중에는 요소가 전혀 들어있지 않다.

기타 대부분의 용질의 경우에는 체내에 과잉 축적된 양만 제거할 수 있도록 투석액의 그 농도가 구성되어 있다. 특히, 투석액에는 포타슘이 어느 정도 들어있어야 하는데 그렇지 않으면 혈중 포타슘 농도가 지나치게 낮아지게 된다.

한편, 투석액은 체내에 필요한 물질들을 혈액으로 다시 공급하기 위해서 사용되기도 하는데, 예를 들면 산독증이 있는 환자에게 중탄산염(bicarbonate)같은 염기성 물질을 투석액에 첨가하여 혈액으로 확산되어 들어가도록 유도함으로써 환자의 산독증을 경감시킬 수 있다.

혈액에서 수분이 제거되는 방법

혈액 중의 알부민과 기타 단백질들은 혈액 중에 수분을 보유하게 하는 강한 능력이 있어서 삼투 과정만으로는 혈액에 과잉 축적된 수분을 제거하기가 쉽지 않다. 혈액투석에서는 혈액과 투석액 간의 **압력차**에 의해 수분을 제거하는데, 대부분의 현대적인 투석기들은 혈액 부분에는 **양압**(positive pressure)을 주고 투석액 부분에는 **음압**(negative pressure)을 줌으로써, 용질과 함께 수분이 반투막을 통과하도록 "밀어주기 효과"를 만들어 낸다.

용어정리

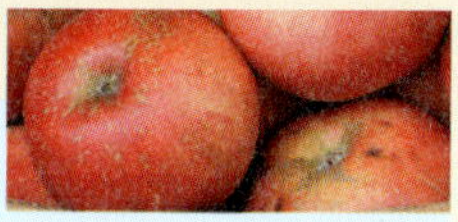

지속형 휴대형 복막투석(continuous ambulatory peritoneal dialysis; CAPD) : 복막투석에서 가장 흔하게 사용되는 방법. 복강에 투석액을 주입한 후 하루에 몇 차례 투석액을 교환하는 방법이다.

신장대체요법(continuous renal replacement therapy; CRRT) : 천천히 지속적으로 혈액 중의 용질과 수분을 제거하기 위하여, 오랜 시간에 혈액이 여과막을 서서히 통과하도록 밀어내어 방법이다.

확산(diffusion) : 고농도 영역에서 저농도 영역으로 용질이 이동하는 현상

혈액여과(hemofiltration) : 삼투압의 작용이 없이 혈액이 막을 통과하도록 밀어내어 수분과 용질을 제거하는 것

삼투압(oncotic pressure) : 막의 한쪽 편에 있는 수분에 의하여 나타난 압력(삼투현상의 결과)

삼투(osmosis) : 수분이 막을 통과하여 용질의 농도가 좀 더 높은 쪽으로 이동하는 현상

복막염(peritonitis) : 복막의 염증

압력차(pressure gradient) : 주어진 거리에 대한 압력의 차이(변화). 투석에서는 혈액과 투석액 간에 압력차가 생기게 된다.

반투막(semipermeable membrane) : 어떤 입자는 통과시키지만, 어떤 입자는 통과시키지 않는 막

초여과(untrafiltration) : 혈액이 반투막을 통과할 수 있도록 압력을 가하여 혈액으로부터 수분과 용질을 제거하는 것

요소운동역학모형(urea kinetic modeling) : 혈액으로부터의 요소청소율을 계산함으로써 투석치료의 적합도를 측정하는 방법

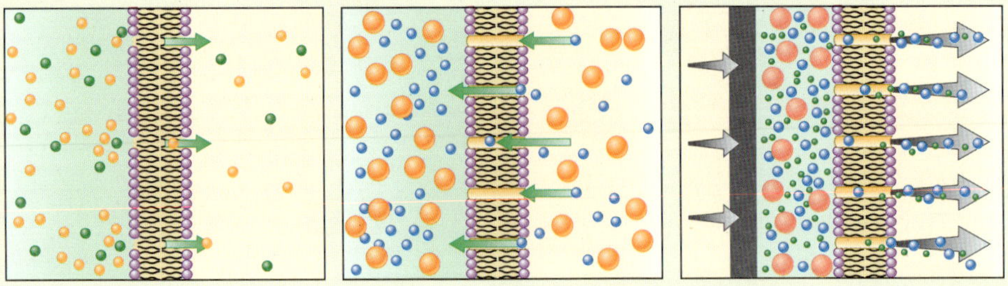

작은 분자(전해질, 노폐물)가 고농도 영역에서 저농도 영역으로 이동하는 현상

수분량이 많은 영역에서 수분량이 적은 영역으로 물이 이동하는 현상. 즉, 용질이 좀 더 농축되어 있는 영역 쪽으로 수분이 이동하는 현상.

압력을 가하여 수분과 작은 분자들이 반투막의 구멍을 통과하도록 밀어내는 현상

그림 NP13-1 **확산, 삼투 및 초여과**

이 과정을 **초여과**라 하며 펌프에 의하여 혈액과 투석액 간에 적당한 속도의 물질 이동이 나타나는 초여과 현상이 유지된다.

투석의 치료효과를 평가하는 방법

투석치료가 적절하였는지 확인하는 수많은 방법들이 있는데, 그 중에서 가장 흔하게 사용되는 방법이 **요소운동역학모형**(urea kinetic modeling)이다. 이 방법은 혈액으로부터 제거된 요소의 양을 평가하는 것으로서, 가장 흔하게 사용되는 계산식은 Kt/V(K=제거된 요소의 양, t=투석에 소요된 시간, V=혈액량)이다.

이 계산식에 의하여 얻은 값은 환자가 충분한 투석을 받았는지를 나타내며, 약 1.2의 값을 얻어야 투석치료가 충분히 효과적이라고 판정할 수 있다. 이 계산식에는 투석기 청소율(clearance) 자료, 혈류속도, 투석액 흐름속도 등과 같은 기술적인 자료들이 반영되므로 주로 컴퓨터 분석을 이용하여 계산한다.

최근의 치료 지침에 따르면 투석 중에 문제가 발생하거나 환자가 투석을 제대로 받고 있지 않은 경우에는 투석 적합도(dialysis adequacy) 평가를 최소한 한달에 한 번이나 그보다 자주 평가해야 한다.

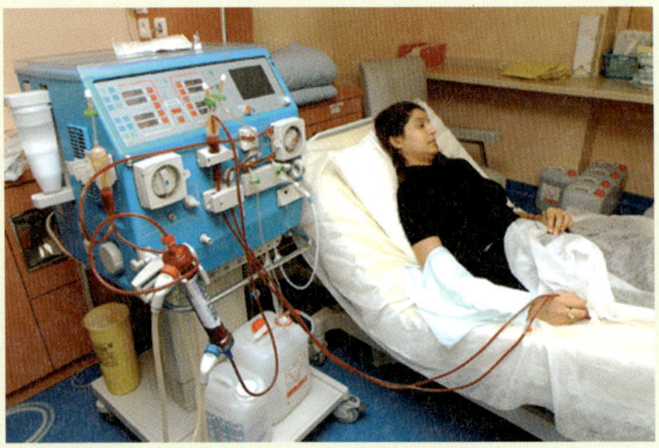

혈액투석을 하는 동안 혈액이 투석기를 통과하면서 노폐물은 제거되고, 깨끗해진 혈액이 체내로 다시 돌아가게 된다.

혈액투석 치료 시간

혈액투석으로 환자의 혈액을 정화할 때에는 투석기를 사용하며 투석기의 종류에 따라 효율은 다르지만 보통 1회 투석에 3~4시간이 소요되고 적어도 1주일에 3회 정도 실시한다. 혈액투석을 매일 2~2.5시간 정도로 짧게 실행하는 경우에 투석치료를 견디기가 더 쉽고 합병증도 더 적었다는 일부 연구보고도 있으나, 널리 적용되지는 않는다.

대부분의 환자들은 투석 센터를 방문하여 치료를 받고 있다. 가정에서 혈액투석을 할 수도 있으나 전체 환자의 약 2%만이 가정용 혈액투석 프로그램(home dialysis program)을 이용한다.

혈액투석과 관련된 합병증

혈액투석으로 생명을 구할 수는 있지만 수많은 합병증이 동반된다. 혈관연결 부위에서는 감염과 혈액응고와 같은 문제들이 발생하며, 혈액이 투석기를 순환하는 동안에는 저혈압이 나타날 수 있다.

투석과정 중에 종종 손이나 발, 다리 등에서 근육경련이 발생하기도 하며, 이미 심각한 빈혈증세가 있는 환자의 2/3 가량의 경우에 혈액투석으로 인한 혈액손실이 빈혈증세를 더욱 악화시킬 수 있다. 이외에도 두통, 허약, 메스꺼움, 구토, 들뜸(restless), 흥분(agitation) 등의 증상이 나타난다.

복막투석의 원리

복막투석에서 복부의 장기를 둘러싸고 있는 복막이 반투막의 역할을 한다. 투석액은 카테터(catheter)를 통하여 복강 내의 소장주변의 빈 공간으로 주입된다(그림 NP13-2).

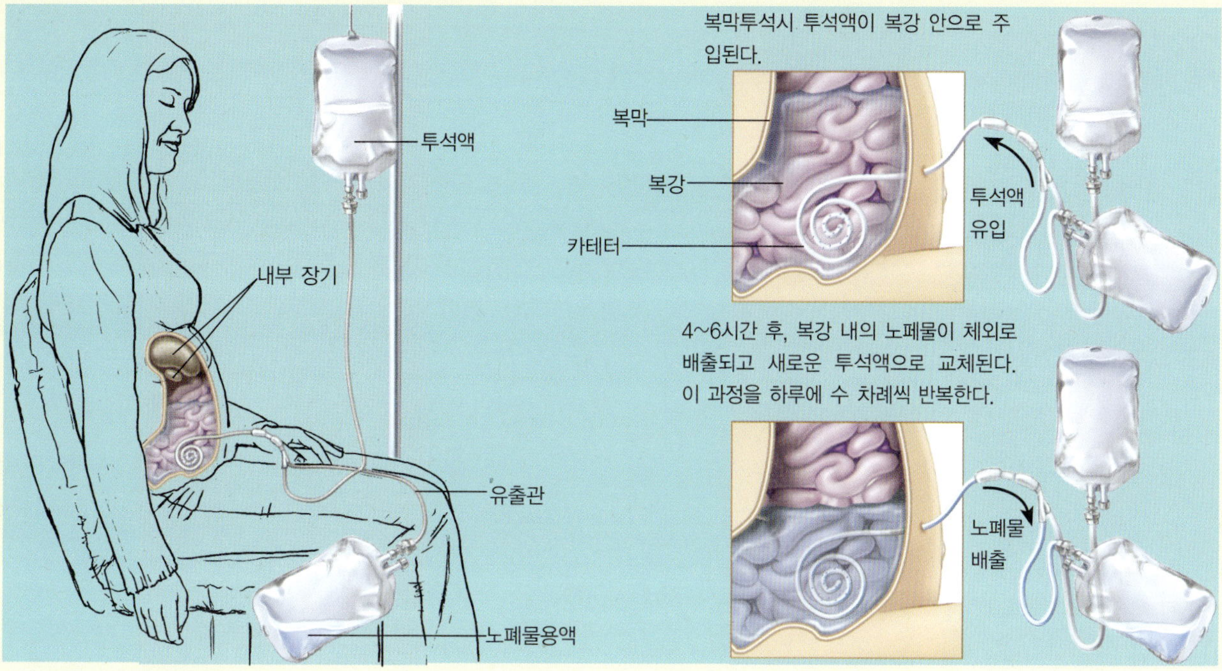

그림 NP13-2 **복막투석**

가장 흔하게 사용되는 복막투석 방법은 **지속형 휴대형 복막투석**(continuous ambulatory peritoneal dialysis, CAPD)으로 투석액이 복강 내에 4~6시간 동안 머무른 후에 체외로 배출되고 다시 새로운 투석액으로 교체된다(성인의 경우 약 2~3 ℓ). 일반적으로 투석액은 하루에 4회 교체되며 투석액을 배출하고 새로 교체하는 데에는 약 30분 가량 소요된다.

복강에서는 투석기처럼 압력차를 만들 수 없기 때문에, 혈액에서 수분을 빼낼 수 있을 만큼 충분한 **삼투압**(oncotic pressure)이 생기도록 투석액의 포도당 농도를 충분히 높여야 한다. 그러나 장시간 다량의 포도당이 환자의 혈액으로 흡수됨에 따라 체중이 증가할 수 있으며 일부 환자에서는 고혈당증과 고중성지방혈증(hypertriglyderidemia)도 발생한다.

복막투석의 장점과 단점

복막투석은 혈관주입이 필요없고, 식사 제한도 적으며, 투석을 편리하게 원하는 때에 할 수 있는 등의 혈액투석에 비하여 많은 장점을 가지고 있다. 반면에 합병증으로는 카테터 부위 또는 복강 내에서 발생하는 감염(**복막염**)이 흔하게 나타난다.

이 밖에 나타날 수 있는 문제점으로는 카테터 내의 혈액응고, 카테터의 위치이동, 투석액 부피에 의한 복부탈장(abdominal hernia) 등이 있다.

지속적인 신장대체요법의 특징

급성신부전 환자는 지속적인 **신장대체요법**(continuous renal replacement therapy; CRRT)을 통하여 체내에 축적된 수분과 노폐물을 제거한다. CRRT는 오랜 시간 동안 혈액을 서서히 여과막을 통과시키는 **혈액여과**(hemofiltration) 과정을 이용한 방법으로, 혈액 중의 노폐물을 투석액으로 확산시키는 투석치료와는 차이가 있다. 펌프나 환자의 혈압에 의하여 혈액이 막을 통과함으로써, 수분과 용질이 제거된다.

어떤 환자들은 CRRT를 하는 동안 적절한 혈액량을 유지하기 위하여 수분의 대체 공급이 필요할 수 있으므로 반드시 체수분 포화상태를 검사해야 한다.

CRRT는 갑작스럽게 혈액량이 변화시키지 않으므로 급격한 혈액량 변화에 대한 내성이 약한 급성기 환자들에게 유익하다. 또한 수분의 대체 공급이 필요한 경우에 수분평형을 깨뜨리지 않고 정맥영양을 이용할 수 있는 장점이 있다. 합병증으로는 혈액응고로 인한 문제, 동맥 손상, 고혈압 환자의 경우 부적절한 혈류속도 등이 있다.

투석과 CRRT는 건강한 신장에 의하여 정상적으로 제거되어야 하는 불필요한 수분과 노폐물을 인공적으로 제거하도록 돕는 방법이다.

이 방법들이 신장의 호르몬 기능까지 대체할 수는 없지만 요독증, 고혈압, 부종과 같은 증상들을 완화시킴으로써 생명을 구하는 수단이 될 수 있다.

Chapter

14

대사 및 호흡 스트레스를 위한 에너지, 단백질 조절 식사

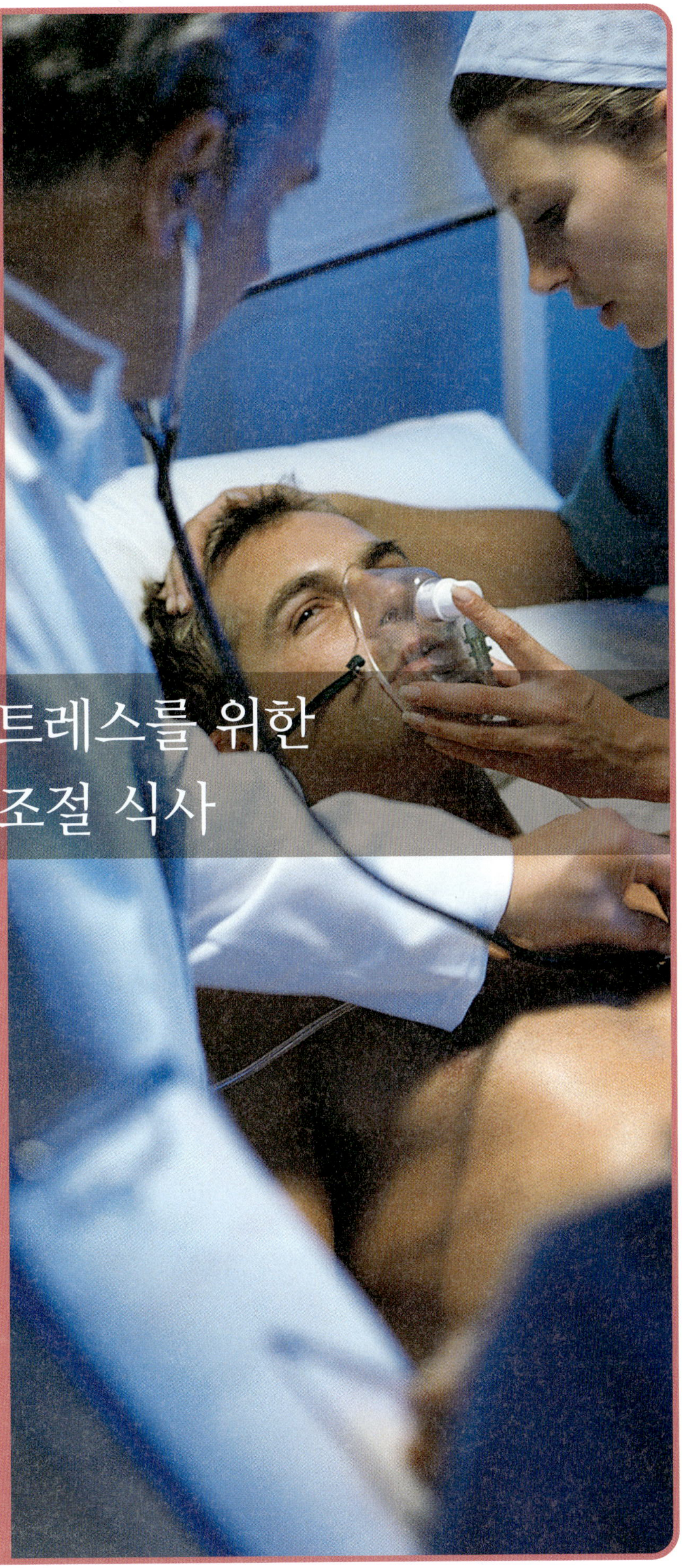

스트레스와 손상에 대한 몸의 반응
- 스트레스에 대한 호르몬 반응
- 염증 반응

급성 스트레스에 대한 영양치료
- 영양요구량 결정
- 영양관리 방법

영양과 호흡 스트레스
- 만성 폐쇄성 폐질환(COPD)
- 호흡부전

실전 영양
- 복합기관 부전

대사적 스트레스(metabolic stress) 질병 또는 손상으로 몸의 화학적 환경이 파괴된다. 대사적 스트레스는 대사율, 심박률, 혈압, 호르몬의 상태와 영양소 대사를 변경시킨다.

호흡성 스트레스(respiratory stress) 공기와 혈액 사이의 불충분한 가스교환은 정상보다 더 낮은 산소 수준이 이산화탄소 수준은 정상보다 더 높기 때문이다.

과대사(hypermetabolism) 정상 대사율보다 더 높다.

소모(wasting) 질병 또는 영양불량으로 인한 근육조직의 분해 때문이다.

스트레스 반응(stress response) 스트레스 동안 몸에 일어나는 화학적 · 신체적 변화를 말한다.

심한 스트레스에 대한 몸의 반응은 생존을 위협할 수 있을 정도로 대사를 바꿀 수 있다. 많은 환자들은 생명유지 측정과 집중적인 관찰이 요구된다. 또한 스트레스는 상당한 영양적 요구를 하게 되고, 이전에 건강했던 사람까지도 영양실조의 위험에 빠트린다. 몸 내부의 화학적 환경의 붕괴가 일어나는 **대사적 스트레스**는 억제되지 않는 감염 또는 깊이 침투하는 상처나 다발성 골절과 같은 광범한 조직 손상의 결과를 초래할 수 있다.

이 장의 첫 부분에 나오는 것처럼 몸의 스트레스 반응은 균형을 회복하려고 하지만 그것은 유익한 효과와 해로운 효과 둘 다 가질 수 있다. 이 장의 마지막에는 **호흡기 스트레스**를 기술하는데, 이것은 혈액과 조직에 불충분한 산소와 과다한 이산화탄소에 의한 것이다. 대사와 호흡기 스트레스 둘 다 **과대사**(정상보다 높은 대사율), **소모성**(근육량의 분해와 체력의 손실), 그리고 심각한 환경, 생명을 위협하는 합병증을 초래할 수 있다.

스트레스와 손상에 대한 몸의 반응

스트레스 반응은 감염, 골절, 외과적 수술, 화상 등과 같은 다양한 스트레스 요인에 대한 몸의 비특이적 반응이다. 스트레스를 받는 동안, 몸의 대사적 작용 초점은 당면한 생존이며, 보다 덜 중요한 작용은 지연시킨다. 에너지는 제일 중요한 것이므로 저장된 열량 영양소를 동원하여 혈액 내에서 이용할 수 있게 한다.

심박수와 호흡(호흡률)은 산소와 영양소를 더 빨리 세포에 전달하기 위해 증가하고 혈압이 올라간다. 그동안 에너지는 성장, 생식과 장기간의 면역같은 생명유지가 아닌 과정에 사용된다. 만약 스트레스가 장기간 계속되면 이러한 과정이 방해를 받아 손상의 원인이 되고, 성장지연과 질병을 초래하게 된다.

스트레스에 대한 호르몬 반응

스트레스 반응은 몇 개의 호르몬에 의해서 조정되고, 호르몬은 손상 직후 곧 혈액으로 방출된다(표 14-1). ■카테콜라민(에피네피린과 노르에피네피린) 또는 'fight-or-flight'이라고 불리는 호르몬은 심장근육을 자극하고, 혈류량을 변경시키며, 대사율을 증가시킨다. 에피네피린은 또한 췌장에서 글루카곤 분비를 촉진시키고 저장된 영양소의 분해를 촉진한다. 스테로이드인 코티솔은 단백질 분해를 증가시켜서, 혈액의 아미노산 수준 상승과 아미노산에서 포도당으로 전환하는 데 이용할 수 있다.

■ 카테콜라민, 글루카곤과 코티솔은 인슐린의 작용과 반대로 작용하므로 가끔 길항호르몬이라 한다.

이들 호르몬들은 글리코겐의 분해, 아미노산에서 포도당 생산과 지방조직에서 중성지방 분해와 같이 포도당과 지방대사에 유사하게 작용한다. 스트레스에 의해 유도된 또 다른 두 호르몬인 알도스테론과 항이뇨호르몬은 각각 신장을 자극하여 더 많은 나트륨과 물을 재흡수하여 혈액량을 유지하도록 한다.

코티솔은 스트레스가 장기적으로 지속될 때 해롭다. 코티솔 과잉은 근육, 골격, 결합조직과 피부에서 단백질 고갈의 원인이 된다. 이는 상처치유를 지연시키므로 높은 코티솔 수준은 특히 심각한 상처를 가진 환자에게는 위험하다. 코티솔이 단백질 합성을 억제하기 때문에 더 많은 단백질의 섭취로 조직이 손실되는 것을 막을 수 있다. 또한 과잉의 코티솔은 칼슘대사 혼란과 인슐린 저항성을 유발하고 지방분해가 비정상적이 되며 면역반응을 억제하고 감염에 대한 민감도를 증가시킨다. 코티솔의 약품 형태는 보통 항염증약제(코티손과 프레드니손과 같은)로 이런 약제를 오래 사용하면 근육소모, 피부가 얇아지거나 당뇨병과 조기의 골다공증과 같은 부작용을 일으킬 수 있다.

표 14-1 스트레스 반응 동안 방출된 호르몬의 대사적 효과

호르몬	대사적 효과
카테콜라민	■ 대사율 증가 ■ 간과 근육에서 글리코겐 분해 ■ 아미노산으로부터 포도당 생산 ■ 지방조직으로부터 지방산 방출 ■ 췌장으로부터 글루카곤 분비
글루카곤	■ 간에서 글리코겐 분해 ■ 아미노산으로부터 포도당 생산 ■ 지방조직으로부터 지방산 방출
코티솔	■ 단백질 분해 ■ 간 글리코겐에 대한 글루카곤 작용의 상승 ■ 아미노산으로부터 포도당 생산 ■ 지방조직으로부터 지방산 방출
알도스테론	■ 나트륨 보유
항이뇨호르몬	■ 수분 보유

염증 반응

면역체계 세포들은 감염이나 조직 손상에 대해서 빠르고, 비특이적 반응을 갖추게 된다. 이것은 소위 **염증 반응**으로 감염원(과 그들의 생산물)을 억제하고 파괴시키며 더 나아가 조직손상을 방지한다.

스트레스 반응으로서 더 이상의 손상으로부터 조직을 보호하는 반응과 조직에 대해서 부가적인 손상을 일으킬 수 있는 지나친 반응 사이에 미묘한 균형이 있다.

염증과정 염증 반응은 손상된 조직(소동맥)으로 혈액을 전달하여 혈관이 팽창되는 것과 감염조직(소정맥)에서 떨어진 곳에 혈액을 운반하여 소혈관이 수축되는 것으로 시작한다. 손상된 조직 안의 모세혈관은 조직에 체액이 축적되도록 더 쉽게 침투하게 되고 유입을 허용하여 국부적 부종의 원인이 된다.

혈관에서의 이러한 변화는 감염 전파를 예방하고 면역세포들의 역할을 촉진하여 이물질을 파괴할 수 있다(그림 14-1). ■ 제일 먼저 도착하는 세포들 중에 하나는 혈관벽을 형성하는 내피 세포들 틈 사이로 들어갈 **식세포**이다.

식세포는 가수분해효소와 산화반응으로 미생물들을 삼키고 파괴한다. 염증이 만성이 되면 보통은 이러한 유익한 식세포가 건강한 조직까지 손상을 입힐 수 있다.

염증의 매개물질 수많은 화학물질이 염증과정을 조정한다. 이 매개물질들은 손상된 조직, 혈관세포, 활성화된(activated) 면역세포에 의하여 방출된다. 이러한 매개물질들은 염증 반응의 과정들 중 하나 이상을 통제한다. 히스타민(구조상 아미노산과 비슷한 작은 분자)은 **비만세포** 안의 낟알(granules)에서 나와 혈관확장과 모세혈관의 삼투성(permeability)를 높여준다. ■

이 밖에 염증과정에 참여하는 단백질로는 백혈구에서 생성된 **사이토킨**과 식사(dietary) 지방산에서 유래된 **아이코사노이드**가 있다.

■ 변경된 혈류에 수반하는 전형적인 염증의 증상들 :

- *종창*–손상조직에 액체의 축적으로
- *발적*–손상된 조직 부위의 소혈관 팽창(비대)
- *열감*–더운 동맥혈액의 유입
- *아픔*–손상된 조직 내에 부종의 압력과 아픔수용기에 어떤 화학적 매개물의 작용

■ 항히스타민제는 히스타민의 효과를 감소시키는 약물이다.

염증 반응(inflammatory response) 감염 또는 손상에 대한 면역체계의 대사적 반응이다.

식세포(phagocytes) 백혈구(호중구와 대식세포)는 항원을 삼켜서 파괴하는 능력이 있다. phagein = to eat

비만세포(mast cells) 결합조직(혈관에 인접)내의 세포는 히스타민을 생산하고 방출한다.

사이토킨(cytokines) 백혈구에 의해 생산된 단백질로 면역세포 발육과 면역반응을 조절한다.

아이코사노이드(eicosanoids) 식사지방산에서 유래된 탄소 수 20개로 혈압, 혈액응고와 다른 체기능을 조절하는 것을 돕고 있다. eicosa = twenty(20)

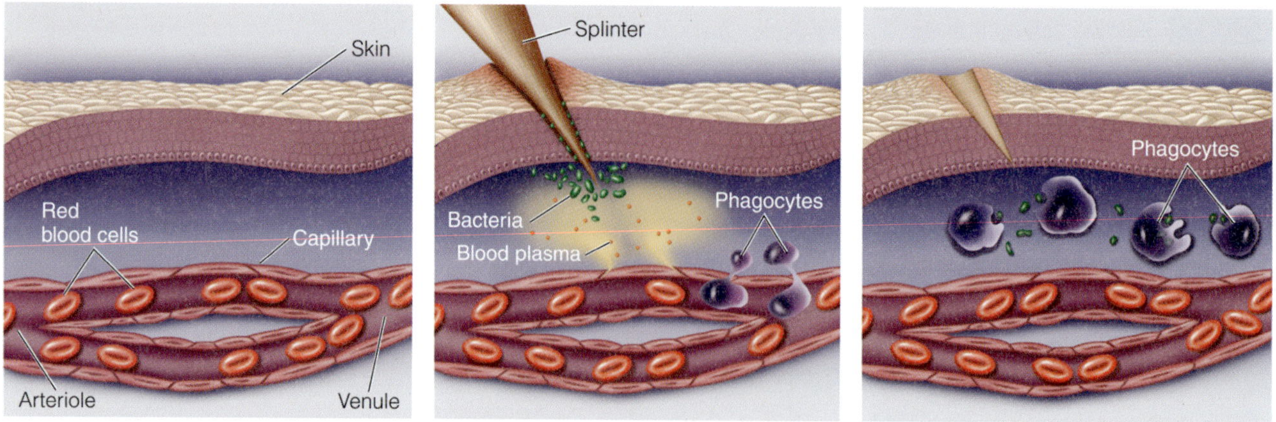

혈관 내층 세포들은 서로 밀접해 있어서 정상적으로는 조직 속에 내용물을 허용할 수 없다.

조직이 손상됐을 때, 면역세포는 히스타민을 방출하고, 히스타민이 혈관을 팽창시키고, 손상된 부위에 혈류를 증가시킨다. 액체는 모세혈관에서 빠져나오고(종창의 원인), 식세포는 투과성이 커진 혈관벽을 누출해 빠져 나온다.

식세포는 세균을 삼키고 가수분해효소로 소화하고 산화시킨다.

그림 14-1 **염증과정**

스테로이드 약품과 비스테로이드 항염증 약품과 같은 대부분의 항염증 약품들은 아이코사노이드 합성을 막음으로써 작용한다는 것을 알아둬야 한다.

식이지방의 급원을 바꾸는 것은 염증과정에 미묘한 영향들을 끼칠 수 있다. 아이코사노이드의 주요 전구물질은 식물성 기름의 오메가 6 지방산으로부터 유래되는 아라키도닉산이다. 어떤 오메가 3 지방산은 아라키도닉 산과 경쟁(compete)하며, 가장 강력한 염증 매개물질들의 생산을 억제한다. 오메가 6 지방산의 함량이 풍부한 식물성 기름을 오메가 3 지방산이 높은 급원(예 : 생선기름)으로 일부 대체하는 것은 염증을 억제하도록 돕지만 확실한 치료는 되지 못한다.

■ C-반응단백질은 급성단계 반응의 최상의 임상적 지표이고, 또한 많은 만성질병으로 상승된다.

염증의 전신적 효과 염증과정은 국소적 영향 말고도 **전신적** 영향도 미친다. 염증, 감염 또는 심한 부상 후 몇 시간 내(어떤 때는 며칠)에 간은 **급성단계 반응**으로 알려진 특정한 단백질 생산을 촉진한다. 이 급성단계 단백질에는 ■**C-반응단백질**, **보체**, 피브리노겐, 프로트롬빈과 또 다른 것과 같은 혈액응고 단백질 등이 있다.

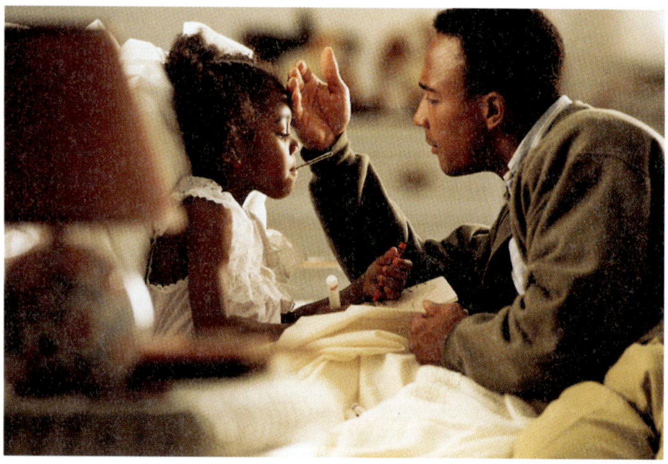

심한 대사적 스트레스가 중대한 손상을 가져올 수도 있지만, 건강한 사람은 빠르고 효과적으로 작은 스트레스를 처리한다.

동시에 알부민, 철, 아연의 혈장농도는 떨어진다(14장의 알부민 농도는 건강과 영양 상태를 평가하기 위하여 종종 측정된다).

급성단계 반응은 근육 분해에 의해 포도당 생산을 할 수 있는 아미노산을 만들고, 조직 복구와 면역단백질 합성하므로, 음질소 균형(그리고 소모)이 빈번히 발생한다. 또 다른 임상적인 특징들은 높아진 대사율, 증가된 호중성구수, 혼수상태, 거식증, 그리고 종종 열을 포함한다.

며칠씩이나 지속되는 심한 염증은 생명에 위협을 줄 수 있다(**전신적 염증 반응 증후군 ; SIRS**).

SIRS는 미정의 염증에 대한 전신 반응이며 환자의 건강 상태가 심박률, 호흡률, 백혈구 수, 그리고 체온(體溫)이 위독할 정도로 올라 심각해지면 진단받는다. 만약 똑같은 증세가 감염으로 인하여 나타나면 그 상태를 **패혈증**이라 한다. SIRS나 패혈증과 관련된 합병증에는 과잉의 체액축적과 조직 부종, 저혈압, 저하된 혈류 등이 있다. 조직에 충분한 혈액을 공급하지 못하면 여러 기관의 기능을 위협하는 증후군인 쇼크를 일으킬 수 있다. **쇼크**와 여러 기관의 부전은 뒤의 '실전 영양에서' 더 자세히 논하게 될 것이다.

핵심정리

- 스트레스 반응과 염증 반응은 감염과 손상을 일으키는 스트레스 요인에 대한 비특이적 반응이다.
- 스트레스 반응은 카테콜라민 호르몬, 코티솔과 글루카곤에 의해 조정되는데, 이런 호르몬들이 함께 혈액 중의 영양소 수준을 올리고, 심박률을 자극하며, 그리고 혈관을 수축시킨다. 알도스테론과 항이뇨호르몬은 적당한 혈액량을 유지하는 데 기여한다.
- 염증과정은 대사, 심박률, 혈압, 체온과 면역세포 기능을 변화시키는 체계적인 작용을 일으킬 수 있다.

급성 스트레스에 대한 영양치료

앞에서 언급했듯이 대사 스트레스에 대한 과잉 반응은 병을 악화시키거나 생존까지도 위협할 수 있다. 그러므로 위기관리 단계는 스트레스를 유발한 급성의료 상태와 스트레스와 염증 반응으로 인한 합병증 둘 다 관리해야 한다. 심한 스트레스를 앓는 동안에는 소실된 수분과 전해질을 회복하는 것과 근원적인 스트레스 요인을 제거하는 것이 중요하다.

초기 치료법은 수분과 전해질 불균형을 수정하기 위해 정맥용액을 투여하고, 감염 치료, 부상회복, **종기**치료, 그리고 **죽은 조직(debridement)을 제거**하는 것이다. 안정되면 영양소 요구량은 측정 가능하며 임상 영양 치료를 제공한다.

영양요구량 결정

대사 스트레스를 겪고 있는 환자들에게 있어서 가장 중요한 대사적 변화는 높은 신진대사, 음질소 균형, 고혈당과 인슐린 저항성이다. 과대사와 음질소 균형은 기관기능 악화와 회복을 지연시키는 소모가 일어난다. 고혈당은 심각한 질병 중에 위험한 문제인 감염의 위험성을 증가시킨다. 그러므로 식사요법의 주요한 목표는 제지방조직량을 보존하고 면역방어를 유지하며, 회복을 촉진시키는 식사를 제공하는 것이다.

급성질환 환자 급식은 쉽지 않다. 과급식은 ■ 재급식 증후군과 이와 관련된 고혈당의 위험성을 증가시킨다. 부족한 급식은 질소평형을 악화시키고 제지방 손실을 증가시킬 수 있다. 영양요구량 평가는 복잡하다. 왜냐하면 체액 불균형은 정확한 체중 측정이 어려우며, 생화학적 결과는 개인의 영양상태 반영이라기보다는 병의 대사적 변화를 반영하기 때문이다.

급성질환 동안에 공급해야 할 단백질과 에너지량은 논쟁이 분분하며 아직도 연구 중이다. 왜냐하면 중증 질환자들에게는 실험이 어렵기 때문이다.

■ 재급식 증후군은 심각하게 영양이 결핍된 사람이 급식을 했을 때 걸릴 수 있다. 그것은 체액과 전해질 불균형과 고혈당과 관련되어 있다.

체계(systemic) 전신과 관련

급성단계 반응(acute-phase response) 몸에서 화학작용은 감염, 염증, 또는 손상으로 인해 변화 된다 ; 혈장 단백질의 변화가 특징적이다.

C-반응 단백질(C-reactive protein) 급성단계 단백질은 급성염증이나 스트레스 동안에 간에서 방출된다.

보체(complement) 혈장단백질은 항체의 활동을 돕는다.

전신적 염증 반응 증후군(systemic inflammatory response syndrome ; SIRS) 급성염증에 대한 전신반응이다 ; 심박률과 호흡률, 비정상적인 백혈구 수의 증가, 체온 변화가 특징이다.

패혈증(sepsis) 급성염증 반응은 감염에 의해 유발된다 ; SIRS와 비슷한 증상이 특징이다.

쇼크(shock) 손상, 출혈, 또는 감염에 대한 위험한 생리적인 반응은 불충분한 혈액공급 때문이다 ; 감소된 혈압과 연관이 있고, 심박률과 호흡률을 올리고, 근육을 허약하게 한다.

종기(abscesses) 염증조직 주변에 고름 축적

죽은조직 제거(debridement) 화상 또는 상처로 인해서 죽고 손상되거나 오염된 조직의 수술을 통한 제거는 감염을 예방하고 치유촉진을 돕는다.

또한 대사 스트레스를 일으키는 급성임상 상태의 광범위한 분류는 각 환자의 상황을 약간 독특하게 한다. 여기서 제시된 지침들은 영양소 섭취와 공급과 관련된 복잡한 문제를 해결하기 위한 새로운 연구결과에 의해서 변화될 수 있다.

모든 경우에 임상의들은 환자들의 급식에 대한 반응을 면밀히 관찰하고 필요하다면 영양소 섭취를 재조정해야 한다.

에너지 요구량의 측정 급성 스트레스 환자들의 에너지요구량 측정을 위해 보통 방법은 스트레스 해소와 건강 회복에 필요한 증가한 에너지 요구량을 계산하기 위해 휴식대사율(RMR)을 측정하고 나서 계산한 결과에 부상계수를 곱하는 것이다. RMR 측정을 위해 사용된 일반적인 계산방법을 소개한다.

부상계수는 병과 환자의 영양 상태의 심각성에 의해 좌우되며, 사용되는 특정한 계수들은 학회에 따라 다르다. 심각하게 아픈 대부분의 환자들에게는 부상계수 1.2가 적당량의 에너지를 공급하고, 더 높은 계수들은 과급식을 초래할 수 있다.

일반적으로 감염, 화상, 외과적인 합병증을 앓고 있는 환자들은 가장 높은 에너지 요구량을 필요로 한다. 표 14-2는 급성대사 스트레스의 부상계수의 사용을 나타내고 있고 중환자들에게 적합한 예를 제공하고 있다. ■

■ 아주 위중한 환자의 에너지 요구량은 1일 25~30 kcal/kg로 떨어진다.

단백질 요구량의 측정 체지방 조직의 보존을 위하여 급성 스트레스를 앓는 동안 단백질 섭취 권장량은 DRI 값보다 더 높다. ■ 심지어 적당량의 단백질도 음질소 균형을 막을 수 없다. 왜냐하면 스트레스 동안 대사과정이 단백질 분해를 촉진하기 때문이다.

■ 성인을 위한 단백질 RDA는 0.8 g/kg이다.

단백질 요구량은 부상이나 병의 심각성에 따라 다르지만 대개 1일 1 kg 당 1.0~2.0 g 사이이다. 화상환자들은 화상에 의한 다량의 단백질 손실로 인하여 매일 1 kg당 2.0~2.5 g이 요구된다.

표 14-2 급성대사 스트레스를 위한 에너지 요구량 산출

1단계 : 휴식에너지 대사율(RMR)을 유지하기 위한 에너지 요구량 산출은 간접 칼로칼로리메트리나 앞의 방정식(표 4-9)을 사용한다.

2단계 : 환자의 RMR에 급성질환에 적절한 스트레스계수를 곱한다. 스트레스계수의 예로 :

- 심한 간질환 : 1.0~1.16
- 염증성 장질환(활동성) : 1.05~1.10
- 췌장염 : 1.13~1.21
- 수술 : 1.2~1.4
- 백혈병 : 1.25~1.35
- 기계적 환기 : 1.32~1.34
- 화상(체표면적의 20~30%) : 1.6~1.7
- 화상(체표면적의 30~40%) : 1.8~1.9
- 화상(체표면적의 40~45%) : 2.0

비만을 위한 조정 : BMI가 30이 넘는 사람은 RMR공식에 조정체중을 사용한다. 한 제안은 이상체중(IBW)에 기초한 조정체중을 사용하는 것이다 :

조정체중 = IBW + [0.5 × (실제 체중 − IBW)]

자료 출처 : American Dietetic Association, *Nutrition Care Manual*(Chicago American Dietitic Association,2007)

글루타민과 알기닌은 급성 스트레스 환자와 면역불능 환자들의 식사에 가끔 추가된다. 몇 개의 연구들은 글루타민 보충제가 중환자들에게 더 적은 감염, 더 짧은 입원기간, 그리고 사망률 감소와 연관이 있다고 제시하고 있다.

알기닌 보충은 수술 후 환자들의 면역반응에 효과적인 영향을 미치는 것으로 보여주었다. 글루타민과 알기닌이 상처 치료와 면역 증가를 촉진하기 위해 종종 경장영양액에 추가되나, 그것의 사용은 아직도 논쟁 중에 있다.

탄수화물과 지방 대부분의 에너지는 탄수화물과 지방으로부터 공급된다. 탄수화물은 보통 주에너지원이며, 총칼로리 요구량의 50~60%를 공급한다. 정맥영양이 필수불가결할 때, 포도당(dextrose)은 분당 5 mg/kg 이하를 중환자들에게 공급한다.

▪ 혈액 중의 중성지방 수준이 300 mg/dℓ가 넘는 환자는 지방의 제한이 필요하다.

지방은 에너지와 필수 지방산을 모두 공급한다.▪ 고중성지방혈증을 갖고 있지 않은 환자들은 1일 1~1.5 g/kg의 지방이 주어진다. 심한 고혈당인 환자들에게는 비록 높은 지방섭취가 면역기능을 억제하고 감염과 고중성지방혈증 유발의 위험성을 증가시키지만, 칼로리의 50%까지 지방을 공급할 수 있다.

미량영양소 급성 스트레스 환자들은 미량의 영양소요구량이 증가될 수 있지만, 정확한 요구량은 아직도 밝혀지지 않았다. 과대사 환자들의 비타민 B의 요구량을 에너지대사의 증가를 돕기 위하여 높일 수 있다. 아연, 비타민 C, 비타민 A와 같은 여러 미량영양소들은 면역과 부상회복에 중요한 역할을 하고, 미량영양소의 보충은 일부 경우에 회복을 촉진시킬 수 있다. 화상과 조직 손상을 앓는 환자들은 조직손실로 인하여 미량 무기질의 요구량이 증가될 것이다. 몇 개의 연구에 따르면 아연, 구리, 셀레늄의 보충은 회복기 화상환자들의 감염률을 감소시킨 것으로 나왔다.

미량영양소의 혈장수준은 종종 심각한 병을 앓는 동안 변화한다. 급성단계 반응은 그것의 혈액 수준을 더 낮추는 몇 개의 미량영양소(아연과 철 같은)의 재분배를 야기한다. 그러므로 미량영양소 상태는 가끔 해석하기 어렵다. 미량무기질의 혈액농도가 정맥 내로 과잉 공급되지 않도록 하기 위하여 정맥영양지원을 받고 있는 환자는 관찰해야 한다.

영양관리 방법

앞에서 언급한 바와 같이, 급성 스트레스의 초기관리는 체액과 전해질의 평형을 유지하는 데 중점을 둔다. 단순한 정맥영양액은 대부분 덱스트로오스을 포함하고, 최소량의 칼로리를 공급한다. 일단 급식이 시작되면 환자들의 영양요구량을 섭취를 위해 하나의 조합된 방법이 필요할 수 있다. 만약 임상적 문제나 임상적 과정(기계적 환기와 같은)으로 인해 식욕이 떨어졌다면, 식품섭취가 어려우므로, 영양지원을 해야 한다.

경장영양 지원은 정상적인 장기능을 가진 환자에게 정맥영양보다 우선시 한다. 그러나 정맥영양 지원은 환자들이 경장급식으로 충분한 영양소 섭취를 못할 경우 필요할 수 있다. 중증 환자를 대상으로 한 연구에 따르면, 53%만이 경장급식만으로 영양소 요구량을 충족시킬 수 있었으며, 에너지 섭취는 평균적으로 처방된 양의 77%였다. 그러므로 정맥영양은 가끔 경장영양을 보충할 때 사용한다. 심한 질환 중에 영양결핍이 될 수 있는 환자를 위하여, 정맥영양은 주요 영양소 공급원이 될 수도 있다.

일단 환자들이 구강급식을 하면, 단백질과 에너지 요구량을 달성하는 것이 어려울 수도 있어서, 경장영양액은 종종 식사를 보충하기 위하여 주어진다.

그러한 많은 영양액은 영양밀도가 높고, 비타민 A, 아연, 그리고 아미노산인 알기닌, 글루타민과 같이 치료를 촉진하는 특별한 영양소을 함유하기도 한다. 고에너지 · 고단백 식사는 재급식 증후군이나 고혈당을 유발할 수 있는 위험을 가지고 있는 환자들에게 과하게 제공하지 않도록 관리가 꼭 필요하지만, 종종 처방된다. 영양소 요구량은 환자의 상태가 안정될 때까지 자주 측정해야 한다.

핵심정리

- 스트레스 중에 영양관리의 목표는 근육 조직을 유지하고, 면역을 방어하며, 회복을 촉진할 수 있도록 식사를 제공하는 것이다.
- 에너지 섭취는 질소 균형을 유지해야 하지만 과급식으로 이어져서는 안 된다. 단백질은 조직소모의 예방과 손상된 조직의 치유를 증가시킨다.
- 경장과 정맥급식은 가끔 급성 스트레스 환자의 높은 영양소 요구량을 충족시키기 위해 필요하다.

만성 폐쇄성 폐질환(chronic obstructive pulmonary disease ; COPD) 폐와 기도를 통하여 지속적으로 공기의 흐름에 장애를 가진 것이 특징인 만성 기관지염과 폐기종을 포함한 폐질환군이다.

만성 기관지염(chronic bronchitis) 폐의 주기도 안쪽 점막의 지속적인 염증이다. 만성 염증은 기도를 더 좁게 하여 호흡곤란이 되게 한다.

폐기종(emphysema) 폐의 폐포(공기주머니)가 점진적으로 손상되어 호흡곤란의 원인이 되는 폐질환이다.

기관지(bronchi) 세기관지 : 폐의 주기도이다. **기관지(bronchioles)**의 각각 형태가 **기관지(bronchus)**이다.

폐포(alveoli) 폐에 있는 공기 주머니이다. 한 개의 주머니가 **폐포(alveolus)**이다.

호흡곤란(dyspnea) 숨 가쁨이다.

영양과 호흡 스트레스

어떤 의학적 상태는 공기와 혈액 사이의 가스교환 과정의 혼란으로 혈액의 산소공급 감소와 이산화탄소 농도의 증가로 인한 호흡 스트레스가 유발된다. 혈액에 과잉 이산화탄소의 증가는 호흡패턴에 혼란을 일으키고 어떤 사람들에게는 식품섭취를 방해할 수 있다. 더구나 호흡질환으로 인한 거친 호흡은 정상적인 호흡을 할 때보다 더 높은 양의 에너지 손실이 수반되며, 더 나아가 에너지 요구량이 올라가고 이산화탄소 생산도 증가한다. 폐질환은 육체적 활동을 어렵게 하고, 결국 근육소모로까지 이어질 수 있다. 그러므로 체중손실과 영양결핍은 몇 가지 형태의 호흡 스트레스에서 위험한 결과가 될 수 있다.

만성 폐쇄성 폐질환(COPD)

만성 폐쇄성 폐질환(COPD)은 폐를 통한 공기 흐름의 지속적인 장애 증상이 나타나는 것을 뜻한다. COPD의 두 가지 주요한 형태는 **만성 기관지염**과 **폐기종**이며, 많은 환자들은 두 질병 모두의 증상을 나타낸다. 그림 14-2는 정상적인 호흡기계의 주요 기도들

사례연구

심각한 화상을 입은 홍길동 씨

42세의 부동산 중개인인 홍길동 씨는 집중치료를 받고 있다. 그는 화재빌딩 안에 갇혀서 몸 전체의 35%의 심한 화상을 입었다. 그의 아내는 간호사에게 홍씨의 키가 195 cm 체중은 80 kg라고 말해 주었다.

의사는 혈청 단백질 농도를 포함한 실험실 데이터를 주문했지만, 결과는 아직 받지 못했다.

1. 화상을 입고 난 후의 홍길동 씨가 당장 필요한 것이 무엇인가? 그리고 홍씨가 병원에 도착하고 나서 의료진이 초기에 고려할 것과 대책은 무엇인지 설명하라.
2. 홍씨의 상태를 고려하면 그의 영양상태를 평가하기 위한 정보를 얻으려고 할 때 의료진이 무슨 문제를 직면하게 될까?
3. 홍씨의 에너지와 단백질 요구량(단백질 지수 2 g/kg)을 계산하라. 회복기간 동안에 고려될만한 다른 영양소들에 대하여 논하라.
4. 관급식 동안 발생한 합병증들 때문에 홍씨는 65%의 에너지 필요량을 섭취할 수 있었다. 관급식 외에 또 무슨 급식방법이 고려될 만한가?

(**기관지**와 **세(細)기관지들**)과 공기 주머니(**폐포**)를 보여주고, 그림 14-3은 그것들이 COPD에서 어떻게 바뀌는지 보여주고 있다. 만성 기관지염에서는 과잉의 점액 분비가 폐의 기도를 막고, 이로 인하여 기도는 더 굵어지고 충분한 점액 제거를 하기에는 너무 좁아진다. 주요 증상은 만성적인 잦은 기침이다.

폐기종은 폐의 탄성 조직의 붕괴와 세(細)기관지와 폐포벽의 파괴가 일어나고, 이러한 현상들은 호흡과 관련된 표면적을 크게 감소시키는 변화를 야기한다. 만성 기관지염과 폐기종 둘 다 혈액 중의 정상적인 산소와 이산화탄소 농도를 유지하지 위하여 폐의 용량을 감소시킨다. 이로 인하여 숨 가쁨(**호흡곤란**)이 발생하며 결국에는 호흡기나 심부전을 일으킬 수 있다. COPD는 미국의 사망원인 4위이다.

COPD는 사람을 쇠약하게 하는 병이다. 일반적으로 호흡곤란 상태가 점진적으로 악화되고, 육체적 활동 감소와 삶의 질 저하로 이어진다. 목욕과 옷 입기와 같은 일상적 활동도 극도의 피로를 유발하거나 숨을 가쁘게 할 수 있다.

주로 근육소모가 발생하고 부분적인 운동으로만 이 현상에 대응할 수 있다. 다른 만성질환들과 같이 불안과 우울증이 관련되어 있고, 이러한 정신적 질환은 COPD 환자들의 치료 요구에 대응할 수 있는 능력을 감소시킬 수 있다.

COPD의 원인 흡연은 COPD의 주요 위험요소이며 호흡감염이나 먼지, 화학품, 등에 직업적으로 노출될 때 특히 치명적이다. 아주 적은 수의 흡연자(15~20%)들만 COPD를 앓지만 그

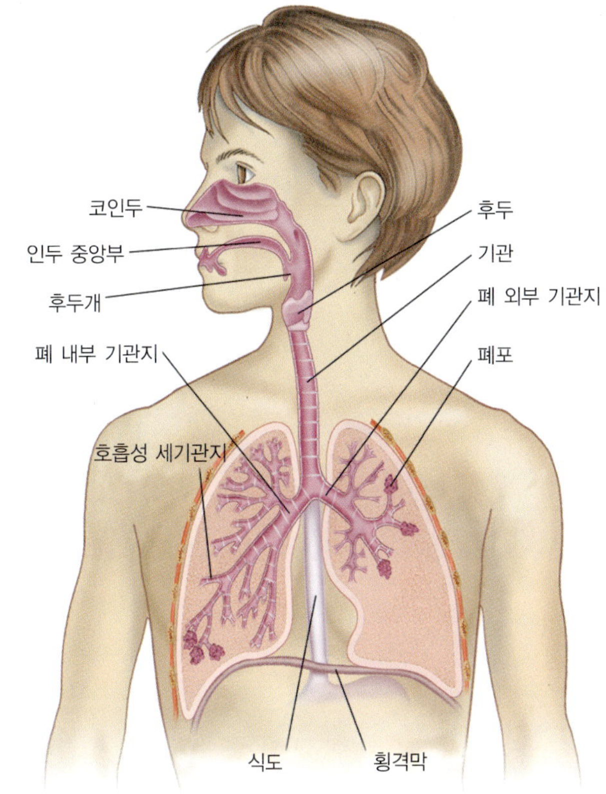

그림 14-2 호흡체계

기관을 통한 기관지와 세기관지까지의 공기 흡입은 폐의 주요한 호흡 통로이다. 산소와 이산화탄소는 모세혈관으로 둘러싸인 얇은 폐포벽에서 가스교환 된다.

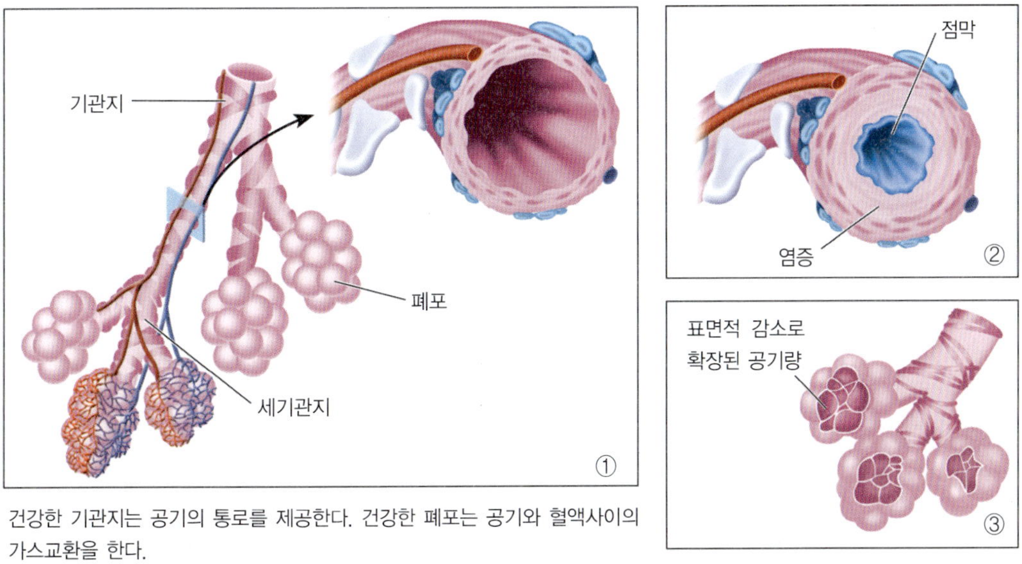

건강한 기관지는 공기의 통로를 제공한다. 건강한 폐포는 공기와 혈액사이의 가스교환을 한다.

만성 기관지염은 염증을 일으키고, 점막에서 분비물이 과도하게 분비되어 기관지를 좁게 하여 정상적인 공기 흐름을 감소시킨다.

폐기종은 벽의 점차적인 파괴로 폐포를 분리하고 폐 탄력성을 감소시킨다.

그림 14-3 만성 폐쇄성 폐질환

사진 ①과 ②는 건강한 기관지와 제 3기 기관지염 상태, 사진 ③은 폐기종의 원인과 위험요인, Emphysema-Symptons.com. 2005

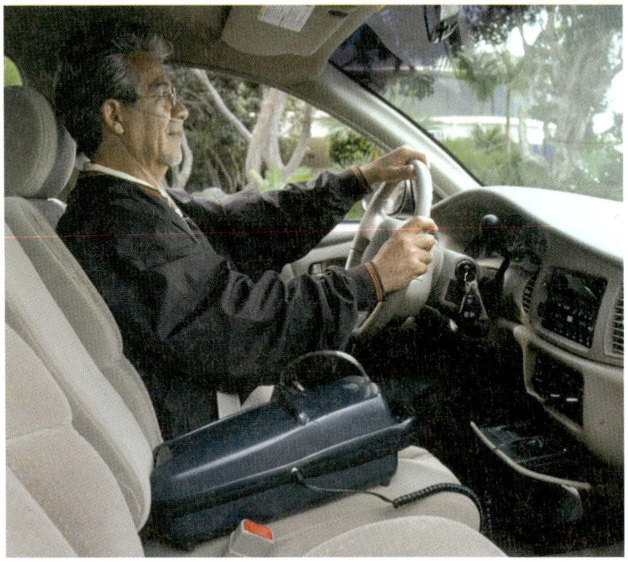

산소보충이 필요한 환자는 자유롭게 이동할 수 있는 경량의 휴대용 장비를 사용할 수 있다.

로 인하여 유전적 감수성 또한 COPD의 발전의 원인이 된다.

유전적 요인들은 COPD의 초기 발병환자들에게 특히 잘 나타난다. 유전적인 장애로 인한 알파-1 항트립신결핍은 COPD 환자들 중 1~2%에서 일어난다. 이러한 사람들은 보통 폐의 결합조직의 효소적 붕괴를 막는 혈장 단백질(알파-1 항트립신)의 혈액 중 농도가 부족하다.

COPD의 치료 만성 폐쇄성 폐질환 치료의 주목적은 이 병이 더 발전하는 것을 방지하고 주요 증상들(호흡곤란과 기침)을 누그러 뜨리는 것이다. COPD를 가지고 있는 사람들은 병이 진행되는 것을 막고 합병증을 피하기 위하여 인플루엔자 독감과 폐렴에 대하여 면역력이 생기게 하기 위해 금연을 해야 할 것이다.

가장 많이 처방되는 약물은 공기의 흐름을 개선하는 기관지 확장제와 증상이 재발하는 것을 막는■ 코르티 코스테로이드(항염증성 약품)이다(식이-약물 상호작용 참조).

■ 코르티 코스테로이드는 이화작용을 촉진하고 종종 COPD를 수반하는 근육소모를 악화시킬 수 있다.

심한 COPD를 가지고 있는 사람들에게는 보충적 산소 치료법이(매일 12시간) 혈액의 정상적인 산소농도를 유지해주고 사망위험도 줄일 수 있다.

임상 영양요법의 주요 목표는 건강한 체중유지를 도와주고 근육 손실을 막는 것이다. 연구원들은 저체중과 증가하는 사망위험이 서로 연관되어 있다는 것을 알아냈다. 재생 프로그램에는 운동내성을 기르기 위한 운동 트레이닝을 포함하고 있고 이를 통해 환자들 굶떠진다든가 부가적인 근육량 손실의 가능성을 줄인다.

■ COPD를 가진 환자에서 미각의 변화는 만성적인 구강호흡 때문으로 구강이 건조하게 된다. 미각은 또한 몇몇 기관지 확장제를 포함한 약물의 사용에 영향을 받는다.

음식섭취의 개선 음식섭취는 주로 COPD가 심한 경우에 줄어들지만 환자들마다 그 이유가 각각 다르다. 호흡곤란은 씹기나 삼키기를 방해할 수도 있다. 식욕은 약물, 우울증, 불안 또는 입맛의 변화로 인해 영향을 받을 수 있다.■

횡격막과 폐의 물리적 변화는 복부 용량을 줄이므로 조금만 먹어도 포만감을 느끼게 한다. 어떤 환자들은 심한 장애로 음식을 사거나 요리를 할 수 없게 되며 집에서 충분한 지원을 받지 못하는 경우가 있을 수 있다. 영양사는 식사 관리 계획을 세우기 전에 COPD 환자의 고유의 필요량을 측정해 보아야 한다.

어떤 환자는 두세 번의 많은 식사보다 소량씩 자주 먹는 것이 도움이 될 수 있다. 소식의 낮은 열량 함량은 이산화탄소량을 줄이고, 복부불편과 호흡곤란을 줄일 수 있다. 만약 복부팽창(고창) 문제라면, 가스를 형성하는 음식들은 피하여야 한다.

어떤 환자는 식사시간에 산소가 공급된다면 더 잘 먹을 수 있을 것이다. 충분한 수분섭취는 심하게 두꺼워진 점막의 점액 분비를 막기 위하여 반드시 권장되어야 한다. 그러나 어떤 환자는 음식섭취를 원활하게 하기 위하여 식사 사이에 수분섭취를 해야 한다.

영양 부족인 환자를 위하여 고칼로리, 고단백식이 도움이 될 수 있지만, 과잉 에너지 섭취는 이산화탄소 배출량과 호흡 스트레스를 증가시킨다. 수분 보충은 체중 증가와 운동지구력을 개선하기 위하여 식사 사이에 보충하지만, 고에너지 급식(250칼로리 초과)은 포만감 유발과 식사시간에 에너지 섭취를 감소시킬 수 있다.

어떤 만성 폐쇄성 폐질환 환자들은 호흡기에 무리를 가하는 체중과다나 비만 증상이 있을 수 있다. 이러한 환자의 점차적인 체중감소를 위한 에너지 제한 식사를 권장한다.

경관용액 폐질환에 사용할 수 있는 몇 개의 경장용액은 표준용액보다 지방에서 더 많은 칼로리를 공급하고 탄수화물로에서 더 적은 양을 공급한다. 세포에서 이산화탄소 생산과 산소소비의 비율은 지방이 섭취되었을 때 더 낮다.

이론적으로 이런 영양액은 호흡 요구량을 더 낮추어야 할 것이다. 그러나 임상 연구에서 아직 감소된 탄수화물용액이 만성 폐쇄성 폐질환 환자의 호흡 스트레스를 줄인다는 것을 단정짓지 못하였고, 감소된 탄수화물용액은 아직 치료의 한 부분으로 추천되지 않는다.

운동 프로그램의 포함 근육손실은 치료계획이 잘 구상된 운동 프로그램이 포함되어 있다면 쉽게 예방하거나 역전시킬 수 있다. 운동을 함으로써, 환자들은 내성이 증진되고 육체적 한계에 대한 두려움이 줄어드는 것을 확인할 수 있을 것이다.

어떤 환자들에게는 운동계획과 구강보충의 두 가지 치료방법을 적용하는 것이 체중유지와 근육상태를 향상시키는 데 큰 도움이 될 수 있다.

식이-약물 상호작용

이 장에서 설명한 약물과 중요한 영양소와 관련된 영향을 이 표에서 참고하자.

약물	위, 장의 작용	음식물과 상호작용	대사효과
기관지 확장제 (theophylline, dyphylline)	위산분비, 위산역류증가	카페인은 약물 작용을 높일 수 있다	—
코르티 코스테로이드 (prednisone)	—	—	당불내증, 나트륨 보유(정체), 음질소 균형, 식욕자극, 체중증가, 어린이의 성장억제

사례연구

폐기종을 앓고 있는 노인

82세 강 노인은 폐기종으로 양쪽 폐가 모두 심하게 손상되었다. 그는 키가 170 cm이고 현재 체중은 69 kg이며 한참 때의 몸무게보다 9 kg 적은 것이다.

그는 딸과 사위와 같이 살며, 가족과 함께 식사를 한다. 그는 먹을 때와 돌아다닐 때 숨이 차며, 항상 피곤을 느낀다. 병원에서는 최근 집에서 사용하는 산소 치료를 처방했으나, 아직 의료기구들이 도착하지 않았다. 강씨의 딸은 아버지의 최근 체중감소와 호흡곤란에 대하여 걱정하고 있다.

1. 강씨의 영양결핍의 위험을 평가하라. 그의 체중소모의 원인은 무엇인가?
2. 강씨가 식사에 어려움을 겪는 이유는 무엇일까? 그의 식욕과 음식섭취를 개선하는데 도움이 될 수 있는 식단을 나열해 보라. 산소치료가 어떻게 도움이 되는가?
3. 기왕력에 따르면, 강씨의 피곤함의 원인이 될 수 있는 요인들은 무엇인가? 당신은 육체적 활동과 관련하여 강씨와 그의 딸에게 무슨 조언을 해줄 수 있는가?

급성 호흡곤란 증후군(acute respiratory distress syndrome ; ARDS) 급성 폐 손상으로 유발된 호흡부전은 ; 호흡곤란과 폐부종을 유발하는 의료적 긴급상태이고 보통 (기계적인)환기장치의 도움이 필요하다.

저산소혈증(hypoxemia) 혈중 산소 농도가 낮다.

탄산과잉증(hypercapnia) 혈중 과잉의 이산화탄소

저산소증(hypoxia) 체조직에 산소량 부족

산독증(acidosis) 체조직에 산 축적 ; 중추신경계를 억제하고 혼미하게 하여 결국 혼수상태 유발

치아노제(cyanosis) 산소 결핍 때문에 혈액이 검푸르게 되는 상태) : 피부가 푸른 빛 띄게 되는 것은 환원 헤모글로빈 때문이다. 청색증은 피부가 더 얇아지는 것이 가장 특징이다 ; 주로 입술, 뺨, 귀와 손톱, 발톱에서 볼 수 있다.

호흡부전

호흡부전은 공기와 순환하는 혈액 사이의 가스교환은 심하게 악화되는 증상이 나타난다. 이 상태는 COPD와 같은 만성질환으로부터 발생하거나 갑자기 나타날 수 있다(급성 호흡부전). 또는 폐 기능에 영향을 주는 다양한 요인들이 원인이 될 수 있다. 호흡부전은 상기도의 장애나 허약 또는 호흡에 관련된 근육들의 마비로 일어날 수 있다. 폐 안에 위치한 색전이 혈류를 방해하거나 유독물질들이 폐 조직을 손상시킬 수 있다.

가끔 수술은 마취의 악영향으로 인하여 호흡부전이 유발되거나 내시경(abdominal procedure)이 호흡에 영향을 주어 호흡부전이 나타날 수 있다. 심한 외상과 감염은 보통 광범위한 폐손상에 의해 현저한 급성형 호흡부전인, **급성 호흡곤란 증후군(ARDS)**을 발병시킨다. ARDS는 대개 정상적인 산소와 이산화탄소의 농도를 회복하기 위하여 기계적 환기를 해야 하는 생명에 치명적인 위협을 주는 상태이다.

호흡부전의 결과 손상된 가스교환은 **저산소혈증**(혈중 낮은 산소농도)과 **탄산과잉증**(혈중 과다 이산화탄소)을 야기한다. 조직 안의 불충분한 산소공급(**저산소증**)은 세포기능을 막고 결국에는 세포를 죽게 한다. 탄산과잉증은 중추신경계와 심장의 기능을 방해하는 **산독증**을 유발한다.

호흡부전을 복원하기 위해서 환자는 좀 더 빨리 호흡하게 되고 심박률도 빨라진다. 피부는 땀이 나고 검푸르게 된다(**청색증, 치아노제**). 두통, 의식장애, 그리고 어지럼증이 발생할 수 있다. 호흡부전이 심한 경우에는 부정맥을 유발할 수 있으며 결국에는 혼수에 이르게 된다.

호흡부전의 치료 호흡부전의 치료는 폐기능과 기존의 장애를 치료하는 데 중점을 둔다. 호흡부전이 여러 가지 다른 상태로 인하여 발생할 수 있으므로 치료계획은 그에 따라 상당히 다를 수 있다. 만성폐질환을 가지고 있는 환자들은 얼굴 마스크나 코를 통한 배관을 통하여 산소를 공급하는 치료법이 증상을 완화할 수 있으나 ARDS를 가진 환자들은 대개 스스로 숨을 쉴 수 있을 때까지 기계호흡을 해야 한다.

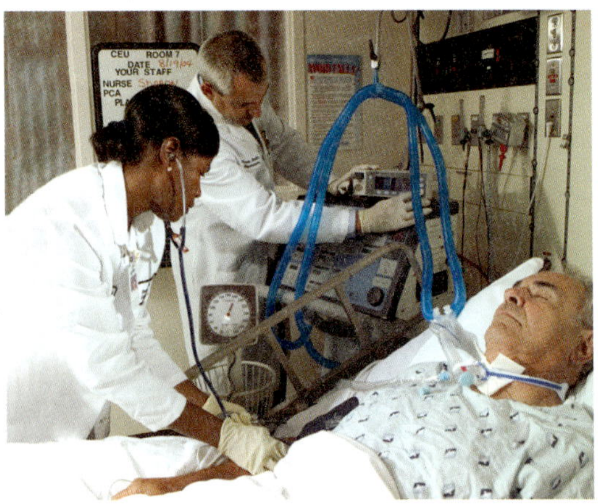

기계적 환기장치는 환자의 기도에 공급되는 산소의 속도와 양을 조절한다.

체액은 체액균형을 유지하고 과다 공급을 막기 위하여 세심한 관찰이 필요할 수 있다. 이뇨제는 폐조직에 쌓인 체액을 동원하기 위하여 가끔 처방된다. 약물은 감염을 치료하거나 기도를 계속 열어 놓거나 염증을 완화하는 데 쓰일 수 있다. 합병증은 ARDS 환자들에게 흔한 것이며, 복합기관의 기능장애를 막을 수 있도록 예방해야 한다.

급성호흡부전을 위한 식이요법 권장하는 식사요법은 환자의 상태에 따라 개별적이다. 주된 목적은 이미 면역반응이 약한 호흡기에 무리를 주지 않으면서 폐기능 보완을 위하여 충분한 에너지와 단백질을 공급하는 것이다.

체액 제한은 폐수종을 회복하는데 꼭 필요할 수 있다. 대체로 영양자원이 필요할 때 경장영양이 정맥영양보다 우선시 된다.

- **에너지** 에너지 필요량은 RMR을 결정하는 예상계산을 이용하여 산정할 수 있고 그 결과에 적합한 부상계수로 조정한다. 체중은 급성 호흡부전 환자들에게 흔히 있는 부종을 고치기 위해 조정이 필요하다.

  1.2의 스트레스계수는 초기에 사용될 수 있지만, 영양부족 환자나 또는 열이나 감염이 있다면 필요량은 더 높아질 수 있다.

  기계호흡을 하는 환자에게 스트레스계수인 1.34와 1.32는 주로 남성과 여성에게 각각 적합하지만, 어떤 환자는 에너지 소비를 줄일 수 있다. RMR의 1.5배보다 더 큰 에너지 섭취는 급성호흡부전을 겪고 있는 환자들에게는 추천하지 않는다는 것을 염두에 둘 필요가 있다. 왜냐하면 과잉 에너지 섭취는 여분의 이산화탄소를 발생하고 합병증의 위험을 높일 수 있기 때문이다.

- **수분** 탈수는 낮은 수분섭취, 기관지의 점액 분비 증가나 이뇨제 처방으로 인하여 나타날 수 있다. 탈수가 원활한 폐의 분비활동을 방해할 수 있지만, 대부분 존재하는 폐부종의 경우, 수분제한을 통해 폐조직에 더 많은 수분이 쌓이는 것을 막는데 필요하다. 폐부종은 심하게 아픈 환자가 체중을 유지하는지 여부를 측정하는 것을 어렵게 한다.

영양지원 급성 호흡부전 환자들은 자주 식사를 할 수가 없고 영양지원이 필요할 수 있다. 경관급식은 장의 기능이 정상일 때 보통 사용되고, 장급식은 흡인의 위험을 줄이므로 위 급식보다 선호된다.

영양밀도가 높은 영양액(2 kcal/mℓ)은 수분제한 환자들에게 사용될 수 있다. 영양액은 탄수화물을 더 적게 공급하고 더 많은 양의 지방을 이용할 수 있지만(감소된 탄수화물이 이산화탄소 생산을 감소시킨다는 가정하의 경우), 그러나 이것이 더 좋은 결과를 가져왔다는 것은 증명되지 않았다. 만약 경장급식을 계속하여 흡인의 위험이 너무 높으면 정맥영양 지원을 고려해볼 만하다.

핵심정리

- 만성 폐쇄성 폐질환(COPD)은 쇠약하게하고 점진적인 병으로 영양결핍, 근육소모와 활동부적합을 유발할 수 있다. 개인에게 요구량이 달렸으나 식사요법의 목표는 식품섭취를 증진하고, 적절한 체중유지, 근육량 유지와 운동지구력 증진하는 것이다.
- 급성 호흡부전은 COPD로부터 발병할 수 있거나, 폐질환력이 없는 사람에게도 발생할 수 있다. 그것은 종종 감염, 외상이나 독성물질의 흡입 때문에 발생한다. 임상식사요법은 영양지원과 수분제한을 포함할 수 있다.

영양평가 체크리스트

대사적이나 호흡 스트레스를 앓고 있는 사람을 위한

1. 환자의 병력

① 판정을 위한 의무기록 점검

- □ 스트레스의 원인
- □ 스트레스의 괴로움
- □ 급식방법(구강, 관급식, 또는 정맥)
- □ 어떤 기관체제를 할 것인지 결정

② COPD가 있는 환자를 위한 판정 점검

- □ 호흡곤란의 정도
- □ 산소치료의 사용
- □ 활동 부적응

③ 감식이나 과식과 관련된 합병증을 위한 의무기록 재검토, 다음과 같다.

- □ 탈수나 수분 축적
- □ 전해질 불균형
- □ 지방간
- □ 고혈당
- □ 고중성지방혈증

2. 약물치료

모든 약물 기록과 주의

- □ 식품섭취나 영양 상태를 변경시킬 수 있는 부작용
- □ 카페인 사용 금지가 필요한 환자에게 테오필린의 사용

3. 식사섭취

만약 환자의 영양목표에 도달하지 못한다면

- □ 환자가 정해진 식사를 받아들이고 섭취하도록 관찰
- □ 식욕문제나 먹기가 곤란한지를 조사
- □ 식품섭취를 증진하기 위해서 조정을 고려
- □ 보충제의 필요를 고려
- □ COPD를 가진 환자는 식품을 조리하여 먹는 것이 방해될지도 모르는 문제를 고려

4. 신체계측 자료

기준선 신장과 체중 측정과 매일 체중 관찰 : 수분제한을 받고 있는 급성질환자들의 체중은 불안정하다는 것을 인식해야 한다. 일단 환자의 체중은 안정시켜야 한다.

- □ 단백질과 에너지 요구량 재평가
- □ 체중 목표를 위한 에너지 처방을 변경할 필요를 고려

5. 생화학적 검사

① 생화학적 시험은 질환에 의해 영향을 받으므로 포함된 자료 해석의 주의가 요구됨

- □ 알부민
- □ 트랜스페린
- □ 프리알부민
- □ C-반응 단백질
- □ 혈청 철과 아연
- □ 총 백혈구 수(백혈구수가 종종 증가됨)

② 다음 증후들을 위한 생화학적 관찰

- □ 탈수나 수분축적
- □ 전해질과 산-염기 불균형
- □ 고혈당
- □ 고중성지방혈증
- □ 영양소 결핍
- □ 음질소 균형
- □ 기관 기능의 장애나 기관 기능이 정상화

6. 신체적 징후

① 바이탈 사인(vital signs)을 규칙적으로 측정

- □ 혈압
- □ 맥박
- □ 체온
- □ 호흡

② 신체적 징후 관찰

- □ 단백질-에너지 영양결핍
- □ 탈수나 수분축적
- □ 영양소 결핍과 과잉

분석

임상 적용

1. 아담은 49세의 남성으로 키는 195 cm이며, 몸무게는 81 kg이다. 그는 그가 일하던 화학연구소의 폭발로 인하여 큰 부상을 입었고 지금은 집중치료를 받고 있다. 4장에 나오는 'How To'의 방법을 사용하여, 아담의 에너지 필요량을 스트레스 요인 1.2를 써서 계산하라. 그의 단백질 요구량을 요인 1.5 g/kg을 사용하여 산출하시오.

2. 1번에서 설명한 사례에서, 아담은 경관급식이 필요하고 표준 경장용액을 견뎌낼 수 있다고 가정해보자. 영양지원팀이 경관급식을 위해 이용할 최소한 세 개의 영양액을 찾아라.

   아담의 에너지와 단백질 요구량을 충족시키기 위해 필요한 각 영양액들의 용량을 결정하라. 이 용량이 또한 비타민과 무기질 요구량도 충족시킬까?

3. 23세의 법대생 아일라는 교통사고로 뼈가 여러 개 부러지고 소장의 일부가 파열되어 병원에 입원하였다.

   그녀는 몇 주 동안 병원에 입원해 있었고 최근 식탁음식을 먹기 시작했다. 차를 몰았던 그녀의 동생도 크게 다쳤고 거의 목숨을 잃을 뻔했다.

   사고의 스트레스에 의해 부과된 후유증으로 인한 증가된 영양 요구량 말고도, 다음 요인들이 어떻게 아일라의 영양 상태를 개선할 수 있는지 논하라.

   - 아일라의 부상으로 인한 통증이 매우 심하다.
   - 아일라가 먹는 약이 졸음을 불러일으킨다.
   - 아일라는 우울하다.
   - 아일라는 메뉴와 음식이 올 때 자주 X-ray 촬영과 다른 진단 테스트를 하러 나온다.
   - 아일라의 음식섭취는 그녀가 겪고 있는 과정 때문에 가끔 제한하고 있다.

   아일라의 음식섭취를 개선하기 위하여 이 문제들을 어떻게 해결할 것인가?

자가 평가

1. 다음 대사변화들 중 급성 스트레스에 따르는 것은?
   a. 줄어든 포도당과 지방산의 혈장농도
   b. 감소된 혈액량과 혈압
   c. 증가된 인슐린 작용
   d. 골격근과 결합조직에서의 단백질 분해

2. 조직상해에는 무엇이 뒤따르는가?
   a. 손상된 조직에 수분축적
   b. 상처 입은 조직으로 혈류량 감소
   c. 모세혈관 투과성 감소
   d. 체온이 내려감

3. 오메가 6 지방산이 풍부한 식물성 지방을 오메가 3 지방산이 풍부한 기름과 대체하면 다음 중 무슨 효과가 일어나는가?
   a. 혈액순환 개선
   b. 염증억제
   c. 패혈증으로부터 보호
   d. 고중성지방혈증

4. 급성 단계 반응에서 혈장 중의 농도가 증가되는 것은?
   a. 알부민
   b. 철
   c. C-반응 단백질
   d. 아연

5. 다음 보기들 중 급성대사 스트레스를 앓는 동안 에너지와 단백질 권장량에 관하여 옳은 것은?
   a. 단백질과 에너지 권장량은 건강한 사람들과 비슷하다.
   b. 단백질과 에너지 권장량은 질환자가 정상적인 영양소 대사를 할 수 없기 때문에 감소한다.
   c. 급성질환자들은 제공할 수 있는 만큼 많이 단백질과 에너지를 주면 회복에 도움이 된다.
   d. 단백질과 에너지 권장량은 근육소모를 최소화하기 위해 높다.

6. 체중이 68 kg인 급성 스트레스 환자에게 권장하는 단백질 양은 하루에 몇 g인가?
   a. 55~85
   b. 68~136
   c. 126~158
   d. 150~300

7. COPD(만성폐질환)의 주요 위험요소는?
   a. 알파-1 안티트립신 결핍
   b. 먼지나 화학물질에 직업적 노출
   c. 담배흡연
   d. 호흡성 감염

8. 폐기종의 주요한 특징은?
   a. 기관지 내의 장애
   b. 세기관지 내의 장애
   c. 폐포와 분리된 벽의 파괴
   d. 과도한 폐 탄력

9. COPD에 의한 체중감소와 소모의 원인은 다음 중 무엇인가?
   a. 감소된 식품섭취
   b. 증가된 대사율
   c. 감소된 운동 내성
   d. 위의 모든 것

10. 호흡부전을 겪는 사람들을 위한 임상영양치료는 다음 중 무엇을 포함하는가?
   a. 충분한 에너지공급을 위한 세심한 주의(단, 너무 많은 에너지는 아니다)
   b. 점액정화를 잘 진행시키기 위한 많은 수분섭취
   c. 체중손실을 막기 위한 고지방 섭취
   d. 이산화탄소 생산을 제한하기 위한 고탄수화물 섭취

정답은 부록을 참조.

CHAPTER 14 **실전 영양**

복합기관 부전

복합기관 부전(복합기관 기능부전 증후군이라고도 부른다)은 집중 치료환자들의 사망원인중 50%를 차지한다. 두 개 이상의 체내기관의 부전으로 정의되는 복합기관 기능부전은 종종 폐, 간, 신장, 위장기관(GI)의 이상과 관련되어 있다. 세 개 이상의 기관의 부전은 사망률이 100%이다.

복합기관 부전은 그 자체로 질병은 아니지만 심한 염증적 반응으로 인한 병이나 부상의 늦은 단계이다(4장에 나와 있음). 복합기관 부전은 급성호흡부전, 외상, 패혈증, 화상, 심한 수술, 그리고 췌장염을 포함한 여러 개의 아주 다른 심각한 병들에 의하여 시작될 수 있다.

이 '실전 영양' 부분에서는 복합기관 부전이 어떻게 발전하는지, 어떻게 치료되는지, 또 예방의 중요성에 대하여 논할 것이다.

복합기관 부전이 얼마동안 주 임상문제가 되어왔나?

복합기관 부전은 세계 2차 대전 이후 처음으로 발견되었다. 20세기 중반 전, 심한 병이나 많은 부상을 가진 환자들은 종종 쇼크나 혈액순환 부전으로 죽었다.

체액교환과 수혈이 표준치료 방법이 되고 나서 신장이 가장 높은 위험에 처한 기관이 되었고 신장부전은 사망의 가장 흔한 원인이 되었다.

결과적으로 의사들은 적합한 전해물질을 공급하고 소변을 개선함으로써 신장기능을 더 효과적으로 보완하게 되었다.

신장치료가 개선된 후 심한 수술 후의 가장 취약한 기관으로 폐가 자리 잡게 되었다. 호흡부전의 개선된 치료법은 끝내 현재의 상황까지 이르게 하였다. 세심한 보살핌은 환자들이 심한 질병이나 부상으로부터 살아남게 해주었으나 몸의 면역작용은 주로 해를 입지 않은 기관들에 무리를 가한다.

왜 심한 질병이 복합기관 부전으로 이어지나?

이 장에서 논한 바와 같이 부상과 감염은 전신적인 영향을 미치는 화학 매개물 분비의 원인이다. 심하고 지속적인 염증은 열, 증가된 심장박동수와 호흡수, 그리고 비정상적 백혈구수를 포함한 한 무리의 증상들과 관련된 전신의 염증 반응증상(SIRS)을 일으킬 수 있다.

SIRS는 심한 손상에 대한 정상적 적응적 반응이나 만약에 빨리 치료하지 않으면 쇼크로 발전할 수 있으며 이것은 극단적으로 낮은 혈압과 체내의 조직들과 기관들로의 불충분한 혈액공급량이 특징이다.

혈액량의 전신적 감소에서 예상할 수 있는 것과 같이 쇼크는 수많은 기관에 해를 입힐 수 있다. 조직의 비정상적인 산소와 영양의 공급과 불충분한 노폐물 제거는 조직과 세포에 돌이킬 수 없는 결과를 가져올 수 있다. 각 기관마다 다르게 영향을 받지만 결과적으로 하나 이상의 기관의 작동이 멈출 수 있다.

한 기관의 부전은 타 기관의 무리를 초래할 수 있으며 다른 기관들 또한 작동을 멈추게 한다. 복합기관 부전으로의 SIRS의 발전은 지속되고 강력한 염증 반응에 맞설 수 있는 몸의 방어체계와 임상치료의 불능을 보여준다.

복합기관 부전에 대한 구체적인 병리생리학은 아직 미숙한 점이 많은 학문이다. 초기의 연구들이 복합기관 부전의 발전을 패혈증과 직접적으로 연관시키려 해보았으나 패혈증은 모든 경우에 생기는 것이 아니다. 감염은 주로 손상된 면역기능의 결과이고 그러므로 종종 복합기관 부전의 결과이다.

그림 NP14-1 **SIRS, 패혈증과 복합기관 부전 사이의 관계**

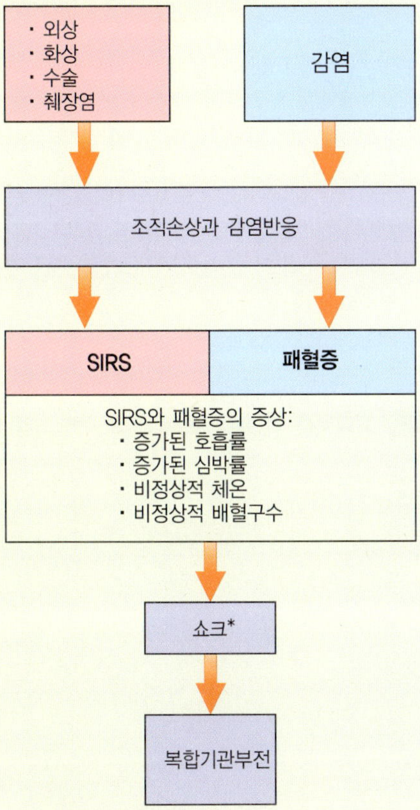

*심각한 손상 후에 쇼크는 가끔 먼저 일어날 수도 있고 SIRS의 원인도 된다.

표 NP14-1 기관이나 시스템 부전의 생리적 영향

기관이나 시스템	부전의 영향
폐	가스교환을 할 수 없다
간	대사과정 변경
신장	혈액량 조절, 전해질 유지.
	노폐물 제거를 할 수 없다.
심장	낮은 심박출량, 저혈압, 불충분한 순환,
	쇼크
소화관	소화와 흡수장애, 비정상 출혈,
	세균 전좌
면역체계	감염, 패혈증
응고체계	지나친 출혈이나 응고
중추신경계	지각력 감소, 뇌 손상, 혼수

그렇다고 감염이 꼭 기관 기능장애의 근원적인 원인이라고 할 수 없다. 이번 장의 내용을 환기시켜 보면 패혈증은 SIRS로 보이는 동일한 증상들을 유발시킨다. 그림 NP14-1은 SIRS, 감염, 패혈증, 복합기관 부전 사이의 관계를 보여주고 있다.

기관들은 특정한 양식(패턴)으로 제 기능을 못하는가?

환자들 사이의 치료방법은 크게 다르나 복합기관 부전의 순서는 모두 비슷한 양식을 따른다. 처음에 폐의 기능이 멈추고 다음으로 간, 마지막으로는 신장, 위장기관(GI)나 심장이 멈춘다.

다른 기관들이나 시스템들이 관련될 수도 있으며 기관 부전의 수가 더해지면 생존 가능성이 줄어든다. 표 NP14-1은 복합기관 부전과 그 부전으로 인한 잠재적인 결과들과 관련된 기관들과 시스템들을 나열하고 있다.

표 NP14-2 복합기관 부전의 위험에 영향 주는 요소

55세 이상
만성질환자
지속성의 SIRS
주요 감염
수혈
조직손상의 고통
손상과 입원 사이의 기간
영양결핍

복합기관 부전의 위험요소들이 무엇인가?

면역학 연구는 위험을 증대시키는 여러 요인들을 발견했다. 예를 들면, 복합기관 부전인 사람들은 주로 나이가 들었으며 여러 부상이나 심한 부상을 겪고 있고, 심한 감염에 시달리고 있었다.

표 NP14-2는 복합기관 부전과 관련이 있는 주요 위험요인을 나열하고 있다. 다음은 그 위험요인들에 대한 설명이다.

- **나이 :** 55세가 넘은 환자들은 어린 환자들보다 복합기관 부전을 겪을 확률이 높다. 나이가 많은 환자들에게 심장병, 폐병, 당뇨병, 간 기능 손상 등과 같은 만성질환의 존재로 인한 기관의 기능에 직접적인 영향으로 인해 위험이 증대된다.

  또한 노화는 기관들의 기능 수행력을 떨어뜨려 나이 먹은 환자들이 질병 중에 생기는 합병증에 대응할 수 있는 힘을 저하시킨다.

- **SIRS의 심각성 :** SIRS가 지속된 시간의 길이는 복합기관 부전의 발전과 연관되어 있다. 한 연구에 따르면 3일 이상 지속된 SIRS를 가진 환자들은 2일 이하의 SIRS를 가진 환자들보다 복합기관 부전에 걸릴 가능성이 더 높았다.

- **감염 :** 연장된 SIRS는 면역기능을 방해하고 감염이 될 위험을 증대시킨다. 입원기간 중, 심하게 앓은 환자들은 폐렴에 자주 걸린다. 폐렴은 복합기능 부전과 관련된 주요한 감염이다.

  감염의 위험과 패혈증은 산소공급, 정맥수분회복, 영양공급, 그리고 소변정화를 위한 집중치료기간 동안 자주 필요한 침입성 카데터의 사용과 함께 크게 증가한다.

- **수혈 :** 수혈은 면역억제적이고 환자가 감염이나 패혈증에 걸릴 위험을 증대시킬 수 있다. 그러나 수혈은 종종 부작용을 야기한다. 부작용으로는 급성 폐질환, 알레르기성 반응, 적혈구 파괴, 그리고 다른 합병증 등이 있다.

복합기관 부전의 치료법은 무엇인가?

복합기관 부전이 생기고 나서부터 광범위한 염증 반응이 소멸할 때까지 의학적 지원이 필요하다. 불행하게도 극단적 치료는 오히려 역효과를 낳을 수 있고 이미 기관부전에 의해서 약해진 기관들을 더 많이 손상시킬 수 있다.

보건업에 종사하는 사람들은 극단적 처방의 역효과에 대하여 인식하고 있어야 하고 환자들의 치료에 대한 반응에 대하여 항상 심혈을 기울여야 한다. 다음은 기관부전을 완화하는데 주로 사용되는 치료법들의 예이다.

- **폐기능 지원 :** 기계적 환기는 손상된 폐에 도움이 되며 가스교환을 더 원활하게 해준다.
- **수분 회복 :** 수분과 전해물질은 혈액량을 회복시키고 전해물질의 균형을 유지하는 데 투입된다.
- **심장과 혈관의 기능 :** 약품들은 강심제의 효과를 지속시키거나 증대시키고 적당한 혈압을 유지한다.
- **신장 지원 :** 혈액여과와 투석은 혈액에 유독성 대사산물이 쌓이는 것을 예방한다.
- **감염에 대한 방어 :** 항생제 치료법은 감염에 맞서거나 감염을 미리 막게 해준다.
- **영양지원 :** 경장과 정맥의 영양지원은 영양을 공급하고 과다소모를 막는 것을 도와주고 회복을 촉진한다.

복합기관 부전의 발생률을 감소시키려면?

복합기관 부전의 사망률이 매우 높으므로 질병의 초기단계에 진압해야 과한 염증 반응에 의한 더 큰 손상을 막을 수 있다. 보건업 종사자들은 질병의 과정이나 염증 반응, 기관 지원을 제공하는 것이 목적인 극단적 치료 중 무엇이 기관 스트레스를 일으킬 수 있는 상태들인지 인식하는 법을 알아냈다.

수십 년간 치료법이 개선되어 집중치료기간 동안 발생하는 합병증들을 감소시켰으나 복합기관 부전에 의한 사망률은 변하지 않았다. 그러므로 예방은 추가 치료의 선택에 이르게 할 복합기관 부전의 병리 생리학적 연구가 더 진행될 때까지 매우 중요할 것이다.

Chapter

15

암과 HIV 감염환자를 위한 에너지와 단백질 변경식이

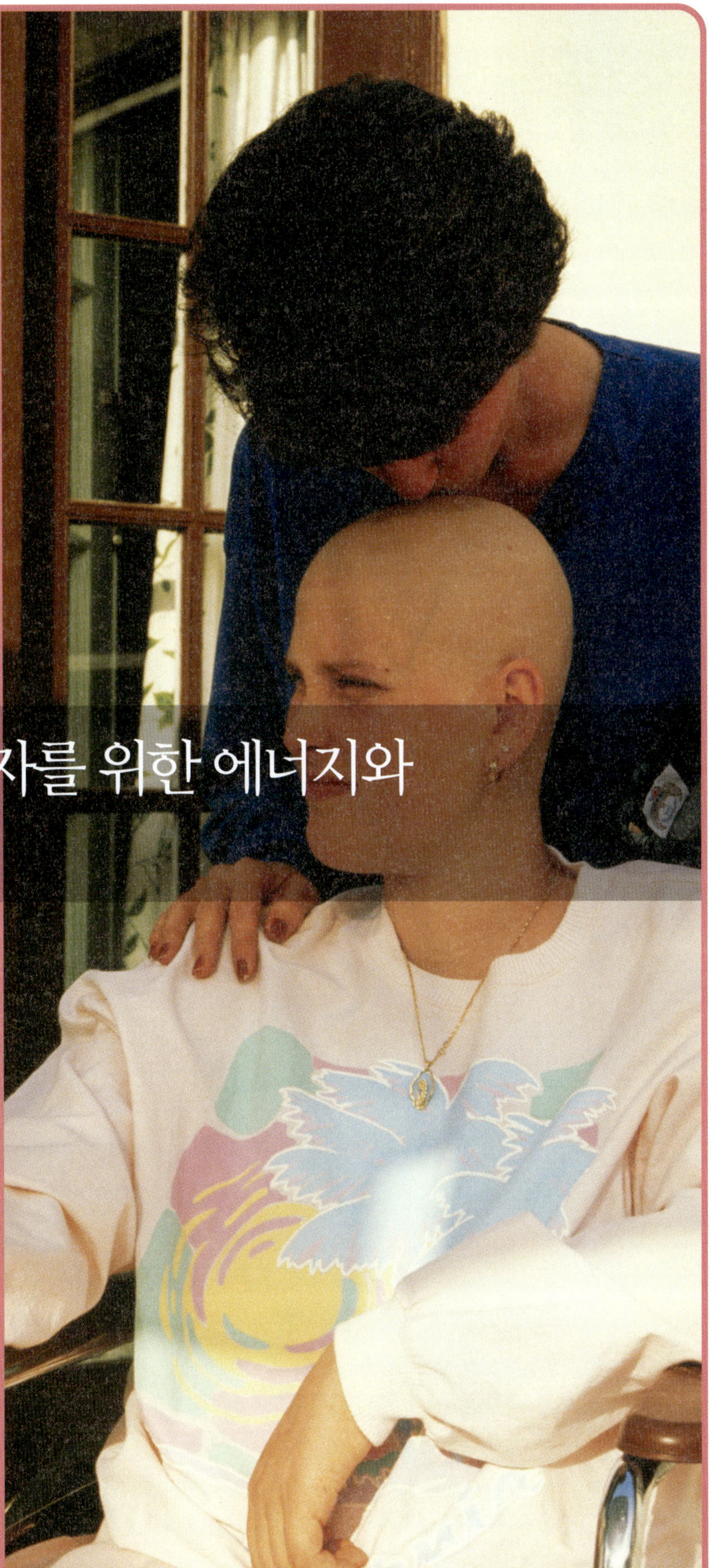

암

- 암은 어떻게 발생하는가?
- 영양과 암 위험
- 암의 결과들
- 암치료법
- 암환자를 위한 임상영양치료

HIV 감염

- HIV 감염의 결과들
- HIV 감염 치료법
- HIV 감염자를 위한 임상영양치료

실전 영양

- 영양치료에서 윤리적 문제

영양학의 입장에서 보면, **암**과 **HIV**감염은 명백하게 다른 질병이지만, 두 질병은 비슷한 점이 약간 있다. 두 질병 모두(영양적 요구에 영향을 미치는) 신체를 쇠약하게 하여 영양요구량에 영향을 미치며, 또한 둘 다 병이 진행됨에 따라 심한 체조직소모가 일어날 수 있다. 두 질병은 모두 뚜렷한 증상과 증상이 나타난 부위에 따라 고도로 개별화된 임상영양치료가 필요하다.

암

악성조직의 성장인 암은 우리나라에서 1996년 이후 계속해서 사망원인 1위를 차지하고 있으며, 사망률 또한 매년 증가하고 있다. 그러나 암은 단 한 개의 독립된 병이 아니라 종류가 많다.

암은 형태에 따라 각기 다른 특성을 가지며, 체내에서도 각기 다른 부위에 발생하며, 각기 다른 과정을 거치고, 각기 다른 치료가 필요하다. ■

■ 암의 분류(암이 발생하는 조직이나 세포에 의한 분류)

- 선종(Adenoma) : 선조직에서 발생
- 상피암(Carcinoma) : 상피조직에서 발생
- 신경교종(Gliomas) : 신경계 아교세포(glial cell)에서 발생
- 백혈병(Leukemias) : 백혈구 전구체에서 발생
- 림프종(Lymphomas) : 림프조직에서 발생
- 흑색종(Melanomas) : 착색된 피부세포에서 발생
- 육종(Sarcomas) : 근육이나 뼈와 같은 결합조직에서 발생

피부암은 주변의 건강한 부분과의 경계가 분명하여 퍼지지 않으며, 영양상태에 영향을 주지 않으므로 수술로 제거하기 쉬운 반면, 특히 소화관, 췌장암 같이 진행된 암들은 영양 상태를 심각하게 손상시킬 수 있다.

암은 어떻게 발생하는가?

암의 발생을 **암화과정**이라고 부르는데, 천천히 진행되고 수십 년 동안 진행된다. 암은 1개 세포에서 세포분열을 조절하는 유전자의 돌연변이에서 발생한다. 이러한 돌연변이들은 세포성장을 촉진할 수도 있고, 성장억제를 방해할 수도 있고, 세포의 사멸을 방지할 수도 있다. 그리하여 돌연변이 세포는 세포분열을 멈추는 원래 타고난 능력을 잃어버리고 같은 유전적 결함을 가진 딸세포를 생성한다.

종양이라고 불리는 ■비정상적인 양의 세포들이 성장하면 종양의 성장에 필요한 영양분을 제공하기 위해 혈관이 생성된다. 종양은 그 주변에 있는 정상조직의 기능을 방해할 수 있고, 일부 종양세포들이 체내 다른 조직으로 옮겨가면서 **전이**될 수도 있다. 백혈병(백혈구에 영향을 주는 암)의 경우 세포들은 종양을 형성하는 게 아니라 오히려 혈액 및 다른 조직에 축적된다.

■ 암이 아닌 세포들의 비정상적인 집단을 양성종양(benign tumor)이라고 불림

암이 발생하는 이유는 다양하다. DNA 구조, 기능, 보수가 변경되어 유전적인 결함을 가지고 태어나는 것처럼, 암에 대한 취약점은 유전된다.

그림 15-1 암 발생

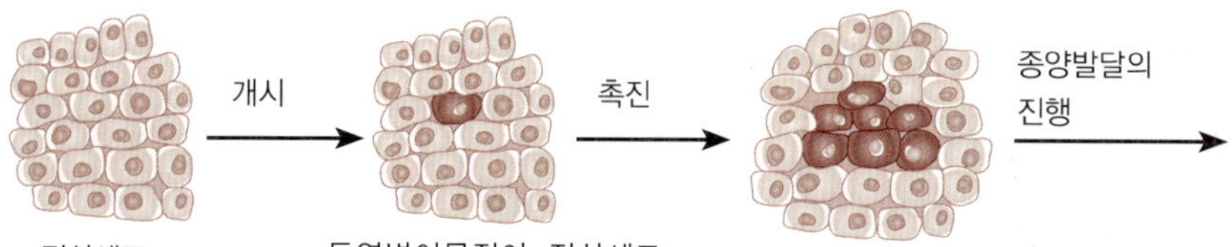

정상세포

돌연변이물질이 정상세포 중 한 세포 내에 있는 DNA를 변형시키며, 이 비정상적인 세포의 분열을 유도한다.

촉진물질이 변형된 세포의 증식을 유도해서 종양을 형성한다.

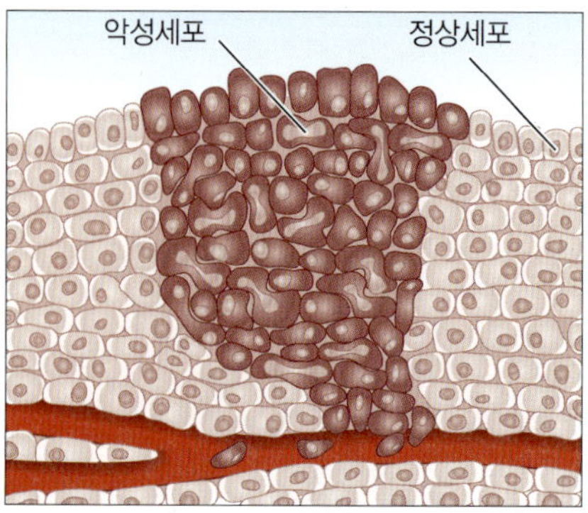

암종양의 일부 세포들이 혈류나 림프계로 방출된다(전이).

표 15-1 암 위험을 증가시키는 환경인자들

환경인자	암 부위
아플라톡신 (곰팡이 핀 땅콩이나 곡물에 생성된 독소)	간
알코올[a]	구강, 인두, 식도, 후두, 간, 대장, 직장, 유방
석면(Asbestos)[b]	폐, 늑막, 복막
크롬(6가)화합물	폐
에스트로겐, 프로제스테론 대체요법	유방
면역억제제	림프조직
헬리코박터 파일로리 감염	위
B형과 C형 간염 바이러스 감염	간
파필로마바이러스(HPV) 감염	자궁
방사선 조사	백혈구(백혈병), 유방, 갑상선, 폐
태양광 노출(자외선 조사)	피부
담배	폐, 구강, 인두, 식도, 후두, 신우, 췌장, 방광, 신장

[a] 알코올과 흡연을 동시에 할 경우 구강암, 인두암, 후두암, 식도암의 발병위험은 곱으로 증가한다.
[b] 흡연자의 경우 위험이 크게 증가한다.

자료 출처 : W. J. Blot. Epidemiology of cancer. in L. Goldman and D. Ausiello, eds. *Cecil Textbok of Medicine* (Philadelphia: Saunders, 2004), pp. 1116-1120.

면역세포인 식세포가 DNA 손상을 일으킬 수 있는 산화물질을 생성할 때, 혹은 만성 감염이 세포분열속도를 증가시킬 때, 어떤 대사 과정이 해로운 돌연변이의 위험을 증가시키면서 암화과정을 개시할지도 모른다.

한 개인의 유전자와 환경물질 간의 상호작용에 의해 더욱 암이 잘 발생할 수 있다. 암을 일으키는 물질 혹은 **발암원**에의 노출은 암을 초래하는 유전적 돌연변이를 유도하거나 암화세포들의 증식을 촉진할 수도 있다. 표 15-1에 암 위험을 증가시킬 수 있는 환경인자들의 예를 제시하였다.

영양과 암 위험

다른 환경 요인들처럼 식이와 생활습관이 암 발생 위험에 강하게 영향을 미친다. 어떤 식품성분들은 직접 DNA를 손상시키거나, 간효소에 의해 발암원의 대사를 변경시키거나, 체내 발암원의 형성을 방해할 수도 있다.

또한 에너지 균형과 성장속도는 세포분열의 속도에 영향을 주고 결과적으로 돌연변이를 형성하고 복제되는 속도에 영향을 준다. 표 15-2에는 암 전개 위험을 증가시키거나 감소시킬 수 있는 영양과 관련된 인자들을 제시하였다.

영양과 암발생 위험 증가 비만은 표 15-2에 보이듯이 대장암, 폐경 후 유방암 같은 몇몇 종류의 비교적 흔한 암을 포함해 여러 종류의 암 위험인자이다.

비만은 부분적으로는 성호르몬, 인슐린, 몇 가지 성장인자같은 세포성장에 영향을 미치는 호르몬 수치를 변경시킴으로써 암 위험을 증가시킨다.

암(cancers) 세포분열이 비정상적이고 통제되지 않아 생기는 악성 성장이나 종양

HIV(human immunodeficiency virus) 후천적 면역결핍증을 일으키는 바이러스. HIV는 면역세포를 파괴하고 점진적으로 신체가 감염과 특정 암과 싸울 능력을 방해한다.

악성(malignant) 건강한 조직을 해치거나 암을 다른 조직으로 퍼트릴 수 있는 세포나 종양을 묘사한다.

암화과정(carcinogenesis) 암발생 과정

종양(tumor) 생리적인 기능이 없는 비정상조직 덩어리로 신생물(neoplasm)이라고도 함

전이(metastasize) 신체 한부분에서 다른부분으로 암세포가 퍼짐

발암원(carcinogens) 암을 일으키는 물질

표 15-2 암위험에 영향을 주는 영양관련요인들

	영양관련 인자[a]	암부위
암위험증가 요인	비만	대장(결장), 신장, 췌장, 식도, 자궁내막, 방광, 유방(폐경기 여성)
	총지방[b]	대장(결장), 전립선
	붉은색 육류, 가공유	전립선, 대장, 직장
	칼슘(매일 1500 mg 이상 섭취)	전립선
	짠음식, 염장식품	위
	신체활동량 감소	대장(결장), 전립선, 유방, 자궁내막
암위험감소 요인	과일과 채소	폐, 식도, 위 대장(결장), 직장
	토마토 가공품	전립선
	십자화과 채소(브로콜리, 칼리플라워, 아기양배추)	전립선, 방광, 폐
	알리움 채소(양파, 마늘)	위
	구연산 채소	폐
	엽산함유식품과 보충제	대장, 식도, 유방, 백혈구(백혈병)
	칼슘(매일 1000 mg 이내)	대장, 직장
	신체활동량 증가	대장, 전립선, 유방, 자궁내막

[a] 변경된 암발생 위험은 위에 적힌 식이 물질의 다량섭취와 관련이 있다. 알코올과 관련된 암발생 위험은 표 15-1에 수록되어 있다.
[b] 지방의 효과는 에너지의 다량섭취(비만)나 붉은 육류의 다량섭취와 직접 관련되어 질 수 있다.

예를 들면 지방조직이 에스트로겐을 생성하며 마른 여성보다 비만 여성의 에스트로겐 수치가 더 높은 것을 보면, 폐경기 여성의 유방암의 경우 에스트로겐이 관여하는 것처럼 보인다.

비록 동물연구는 고지방 식이가 암성장을 촉진시킬 수 있다고 하지만, 인체연구는 지방의 효과가 에너지 섭취량, 신체활동량과 무관하다는 것을 입증하지 못했다. 모집단 연구의 증거는 다양하다. 항상 그렇지는 않지만 고지방식은 높은 발암률과 상관이 있다. 그러나 단일 모집단 내의 발암률은 지방 섭취량과 거의 무관하다.

오히려 섭취한 지방의 형태가 더 중요할 수도 있다. 전립선암의 경우 동물성 지방과 관련이 있지만 식물성 지방은 관련이 없으며, 기름진 생선의 섭취가 오히려 암에서 보호할 수도 있다.

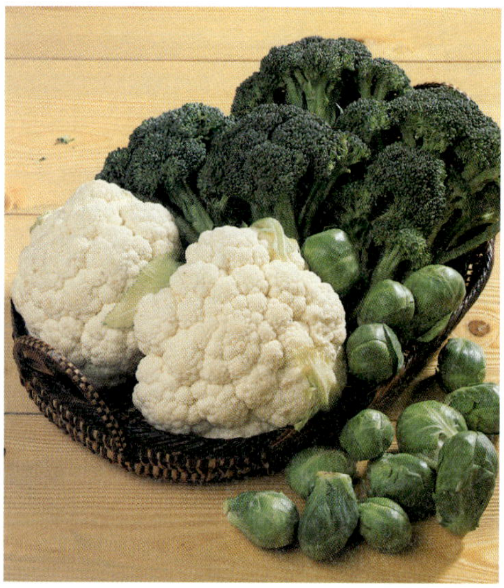

컬리플라워, 브로콜리, 아기양배추(brussels sprout)같은 십자화과 채소류는 암 발생을 억제하는 영양소와 피토케미컬을 함유한다.

식품조리 방법들이 식품 내 발암물질을 생성할 수도 있다. 육류, 가금류, 생선은 고온 조리시 식품표면에 발암물질이 생성된다. 발암물질은 그릴에 굽는 동안 연기 속에 존재하거나, 육류와 생선의 태운 표면에 존재한다.

그러나 이러한 발암물질들의 생물학적인 작용은 채소나 다른 식물성 식품에 들어있는 성분을 포함해서, 다른 식품성분에 의해 변경되기 때문에 식품섭취로 인한 암발병의 위험은 명확하지 않다. 몇몇 연구에서는 잘 익힌 육류의 섭취가 대장암, 유방암, 위암과 관련이 있다는 보고도 있다.

영양과 암 발생 위험감소 상당수의 인체연구에서 과일과 채소류의 섭취로 몇 종류(표 15-2)의 암발병률이 감소되었음을 발견하였다. 과일과 채소는 영양소와 항산화작용이 있는 피토케미컬(phytochemicals)을 함유하고 있으며, 이러한 물질들은 DNA 손상을 일으킬 수 있는 세포내 산화반응을

표 15-3 암발생 위험을 감소시키기 위한 권장사항들

건강체중을 유지한다.
■ 에너지 섭취량과 적절한 신체활동간에 균형을 유지한다. ■ 일생동안 체중이 과도하게 증가하는 것을 피한다. ■ 과체중이거나 비만에 해당되면 건강체중이 될 때까지 줄인다.
신체적으로 활발히 움직인다.
■ 성인의 경우 적어도 일주일에 5일은 30분 동안 보통활동 혹은 심한 활동을 한다. 45~60분이 바람직하다. ■ 어린이나 청소년의 경우 적어도 일주일에 5일은 60분 동안 보통활동 혹은 심한 활동을 한다.
식물성 급원의 섭취를 강조하는 건강식을 선택한다.
■ 하루에 다양한 종류의 채소와 과일을 5회 이상 섭취한다. ■ 가공되거나 정제된 곡물보다 전곡제품을 선택한다. ■ 육류와 가공육의 섭취를 제한한다.
알코올 섭취를 제한한다.
■ 여성의 경우 매일 한 잔 이상은 마시지 않는다. ■ 남성의 경우 매일 2잔 이상은 마시지 않는다.

자료 출처: LH Kushi and coauthors, American cancer Society guidelines on nutrition and physical activity for cancer prevention: Reducing the risk of cancer with healthy food choices and physical activity, *CA: A cancer journal for Clinicians* 56 (2006): 254-281

예방하거나 감소시킨다.

피토케미컬은 또한 체내에서 발암물질의 생성을 막도록 도와주거나, 암 발생을 막기 위해 면역기능이 증진되는 것을 돕거나, 발암물질을 불활성화시키는 효소의 작용을 촉진시킨다. 뿐만 아니라 어떤 과일과 채소는 비타민 B군의 하나인 엽산을 제공한다.

엽산은 DNA 합성과 수선에 관여하므로 엽산 섭취가 부적절하면 DNA 손상이 누적될 수도 있다.

비록 1970년대와 1980년대 연구 보고서에서 섬유소가 풍부한 식이가 대장암을 예방할 수 있다고 했지만 최근 연구에선 초기 분석들을 다시 조사하고 있다. 초기 연구는 지난 몇년 간 대장암 환자들이 섭취한 식품의 기억능력에만 의존하였다. 게다가 섬유소가 암을 예방한다고 발견한 연구들은 암발병에 영향을 줄 수 있는 신체활동, 흡연, 엽산섭취량 같은 인자들을 분석하지 않았다.

그러나 최근 연구들은 대부분 장기간(10~20년간)의 환자의 건강 행동과 암발생을 추적한 결과로 하여 좀더 믿을 만하다. 고섬유 소식이는 보통 영양소와 피토케미컬이 풍부하기 때문에, 부분적으로 암을 예방할 가능성을 가진다. 표 15-3에 암 발달 위험을 감소시키는 데 도움을 주는 식이와 생활방식(lifestyle practices)을 요약하였다.

암의 결과들

일단 암이 나타나면 그 결과는 종양의 위치, 심한 정도, 그리고 치료에 따라 달라진다. 합병증의 증상은 자주 종양이 주변 조직을 침해했는지에 따라 달라진다. 암으로 인한 일반적인 증상은 식욕부진, 무기력, 체중감소, 식은 땀과 발열이다. 초기 단계에는 많은 암들이 증상을 나타내지 않아 사람들은 암에 걸린 사실을 모를 수도 있다.

암과 관련된 (체조직)소모 식욕부진(anorexia), 근육소모, 체중감소, 피로는 **암악액질**로 분류된다. 이는 암환자의 80% 정도에서 발생한다.

암악액질(cancer cachexia) 암과 관련된 소모성 증후군으로 식욕부진(a), 근육소모, 체중감소, 피로의 특징을 보임

암이라는 사실을 알 때야 비로소 체중감소의 사실도 알게 되며, 흔히 암 말기 단계에 심한 영양불량이 나타나면 많은 경우에 죽음을 초래한다. 적절한 에너지와 영양소가 없으면 신체는 정상적인 기관의 기능 유지, 면역 방어 지원, 손상된 조직의 치료 및 재생 등이 이루어지기 어렵다. 의도하지 않은 10% 이상의 체중감소는 심각한 영양불량을 나타내기 때문에 관심을 가져야 한다.

많은 요인들이 암과 관련된 체조직 소모에 관여한다. ■ 사이토킨(cytokines)은 암세포와 면역세포 모두에서 방출되는데 대사항진과 분해상태를 유발한다. 식욕부진, 대사항진과 비정상적인 대사 그리고 암성장 쪽으로의 영양소 치우침 등은 영양 요구량이 특히 많은 시점에서 에너지와 영양소의 공급부족을 초래한다. 환자에게 처방되는 치료와 약물은 식욕과 식품섭취량을 더더욱 감소시킨다.

■ 조직상해에 대한 면역반응은 혈액으로 *사이토카인(cytokines)*의 방출을 포함한다(14장에서 기술).

대사적 변화 암으로 인한 대사적 변화는 앞서 언급한 체조직 소모를 악화시킨다. 암환자는 ■ 단백질 전환율이 증가하지만 근육단백질 합성은 감소한다. 근육은 아미노산을 포도당생성에 사용하여 한층 더 단백질의 공급을 어렵게 한다.

■ *단백질 전환(Protein turnover)* 체단백질의 지속적인 분해와 합성

중성지질 분해가 증가하면 혈중 지질이 증가되어 많은 환자들이 인슐린 저항성을 나타낸다. 암환자들이 적절한 에너지와 영양소를 섭취하고 있더라도 근육을 회복하거나 건강한 체중을 유지하기가 어려운 이유는 이러한 비정상적인 대사들 때문이다.

표 15-4 수술 암환자의 영양 관련 부작용들

머리와 목 수술
씹고 삼키기 곤란
씹고 삼키는 능력 상실
식도 절제
설사
누공형성(Fistula formation)
위산분비 감소
위운동 감소
지방변증
변비
위절제
덤핑 증후군
흡수불량
저혈당
위산 부족
비타민 B_{12} 흡수불량
소장절제
블라인드 루프 증후군 (Blind loop syndrome)
설사
체액과 전해질 불균형
고수산뇨증(Hyperoxaluria)
흡수불량
지방변증
췌장절제
당뇨병
흡수불량

식욕부진과 식이섭취량의 감소 식욕부진은 암으로 인한 체조직 소모의 주된 요인이다. 식욕부진에 기여하거나 식품섭취를 감소시키는 몇 가지 요인들은 다음과 같다.

- **만성적 메스꺼움과 조기 만복감** 암환자들은 빈번하게 메스꺼움을 느끼고, 소량의 식품섭취에도 조기 만복감을 보인다.
- **피로** 암환자는 자주 쉽게 피로하며 식사를 준비해서 먹을 만한 에너지가 부족하다. 일단 암악액질이 나타나면 이러한 일을 하는 것은 더욱더 어려워진다.
- **통증** 통증이 있고, 특히 먹을 때 통증이 심해지면, 먹는 데 거의 관심이 없어진다.
- **정신적 스트레스** 암으로 진단받으면 좌절, 분노, 우울증이 생기며, 이들은 모두 식욕을 감소시킨다. 암치료를 직면하거나 받고 있는 경우에도 또 다른 심리적 스트레스가 발생한다.
- **암치료의 영향** 암치료요법(약물, 화학요법, 방사선 조사, 수술, 골수이식을 포함)은 메스꺼움, 구토, 입맛변화, 식품혐오, 구강 식도의 염증, 구강 상흔, 연하곤란, 장 경련, 설사, 변비 등의 합병증을 유발하여 식품섭취에 영향을 줄 수 있다.
- **폐색** 소화기관의 일부분이 종양으로 인해 부분적으로 막히거나 완전히 막혀서 이로 인해 메스꺼움, 구토, 조기 만복감, 위배출력 지연, 설사, 변비 등이 생길 수 있다.

암치료법

암에 대한 일차적인 임상 치료법들인 수술, 화학요법, 방사선요법 혹은 이들 세 가지 요법의 혼합치료는 암세포를 제거하고, 종양이 더 커지는 것을 막고, 증상을 경감시키는 데 목표를 둔다. 조기진단과 중재가 가장 효과적인 치료법이다. 치료법 결정이 어렵고 암치료 요법들은 상당한 부작용을 일으키므로 환자들은 치료방법을 의료 관계자들의 결정에 따르게 된다.

수술 종양을 제거하기 위해서, 암의 정도를 결정하기 위해서, 그리고 인근조직으로 전

표 15-5 화학요법과 방사선요법에 따른 영양관련 부작용

	영양소 섭취 감소	영양소 손실 증가	대사 변경
화학요법	복부통증	설사	체액과 전해질 불균형
	식욕부진	장궤양	고혈당
	구강궤양	흡수불량	비타민, 다른 대사물질의 방해
	메스꺼움	구토	음의 질소평형와 음의 칼슘평형
	미각변화		영양불량, 감염, 조직손상(염증)의 2차 영향
	구토		
방사선요법	식욕부진	장과 방광으로 혈액손실	구토, 설사, 흡수불량으로 인한 체액과 전해질 불균형
	이와 턱의 손상	설사	영양불량, 감염, 조직손상(염증)의 2차 영향
	섭식불량	누공	
	식도염	장폐색	
	구강궤양	흡수불량	
	메스꺼움	방사선 장염	
	타액분비 감소	구토	
	입맛변화		
	침샘분비 과다, 구토		

이 되었는지를 확인하기 위해서 수술이 이루어진다. 자주 새로운 종양의 성장을 막기 위해 수술에 이어 다른 암치료를 실시해야 한다. 수술에 의한 급성 대사적 스트레스는 단백질과 에너지 요구량을 증가시키고, 체력소모를 악화시킬 수 있다.

또한 수술로 인한 통증, 피로, 식욕부진은 영양요구량이 상당히 증가한 시점에서 식품섭취를 감소시킬 수 있다. 혈액 손실에 의한 영양손실은 영양불량을 악화시킨다. 어떤 수술은 영양상태에 장기적인 영향을 미칠 수도 있다(표 15-4).

화학요법 **화학요법**은 암성장을 억제하는 약물을 사용하여 치료한다. 세포분열 과정을 방해하거나 휴지기에 있는 세포들을 쓸모없게 만들어 실제로■분열하지 못하도록 한다. 이상적으로는 화학요법이 건강한 세포를 파괴하지 않고 암세포만 없애는 것이지만, 불행하게도 이러한 약들의 대부분은 정상세포에도 독성을 나타내며, 특히 빨리 분열하는 세포의 경우 소화기관, 피부, 골수세포를 손상시킨다. 암세포의 특성에만 작용하도록 하여 체조직이 좀 더 견뎌낼 수 있도록 하는 신약이 개발하고 있다.

■ DNA 합성에 필요한 엽산과 구조가 비슷하며, 엽산이 활성형으로 전환하는 데 필요한 효소의 작용을 방해하여 세포분열을 저해한다.

표 15-5에는 화학요법에 의해 발생하는 영양관련 부작용들을 요약해 놓았다.

방사선요법 **방사선요법**은 암세포를 X-선, 감마선, 혹은 다양한 원자입자로 암세포에 충격을 가해 암세포를 위협하여 DNA를 손상시키고 암세포를 사멸시킨다. 현재 직접 암세포에 집중 조사해서 인접조직에 손상을 최소화하는 새로운 기술이 개발 중에 있다.

방사선요법은 수술요법에 비해 기관의 구조와 기능을 유지한 채 종양의 크기를 위축시킬 수 있으며, 화학요법과 달리 전체 세포가 아닌 특정세포에 작용시킬 수 있다. 그럼에도 불구하고 방사선요법은 건강한 조직을 손상시킬 수 있고, 때때로 영양상태를 장기간 악화시킬 수 있다(표 15-5).

머리와 목 부위에 방사선 조사는 침샘과 미뢰(맛봉우리)를 손상시켜서 염증, 구강건조, 미각감퇴를 초래한다. 심한 경우에는 영구적인 손상이 일어날 수도 있다. 하복부에 방사선 조사는 소장에 염증이 생기는 **방사선 장염**을 초래하여 메스꺼움, 구토, 흡수불량과 설사를 일으킬 수 있다.

화학요법(chemotherapy) 암세포를 파괴하거나 억제하기 위한 약물 사용. 그러한 약물을 항암제(anti-neop lastic agents)라고 함

방사선요법(radiation therapy) 암세포를 파괴하기 위해 X선, 감마선, 원자입자의 사용

방사선 장염(radiation enteritis) 방사선 노출로 생긴 장조직의 염증

골수이식(bone marrow transplants) 암치료로 파괴된 골수를 바꾸는 과정, 골수암이나 혈액암(백혈병)등 치료에도 사용됨

조직 거부(tissue rejection) 수용자의 면역계에 의한 이식조직의 파괴, 이식세포를 이물질로 인식

골수이식 **골수이식**은 화학요법이나 방사선 조사에 의해 손상된 골수를 대체하는 것으로 백혈병 치료의 일차적인 치료법이기도 한다. 골수세포는 가능하다면 화학요법이나 방사선요법을 시작하기 전에 환자 본인에게서 채취하므로 다른 골수 기증자를 찾을 필요가 없다. 다른 사람의 골수세포를 사용하는 경우에, 환자는 **조직거부**를 막기 위해 면역억제제 치료를 받아야 한다.

골수이식 환자에게 사용된 과정들은 식품섭취와 영양상태에 상당한 영향을 줄 수 있다. 강도 높은 화학요법, 방사선 치료 그리고 면역억제제, 이들 모두는 면역기능을 상당히 손상시키므로 식품에 의한 질병 위험을 증가시킬 수 있다. 흔한 합병증으로는 식욕부진, 구강건조, 입맛변화, 점막염증, 흡수불량, 메스꺼움, 구토, 설사 등이 있다. 환자들은 자주 적절한 식품을 섭취할 수 없으므로 영양지원이 필요할 수도 있다.

식욕부진과 (체조직)소모를 극복하기 위한 약 식욕부진을 극복하기 위해서는 식욕과 체중증가를 촉진시키는 약이 처방되어야 한다. 가장 효과적인 약의 하나인 메게스테롤 아세테이트(megestrol acetate)는 프로제스테론과 비슷한 구조를 가진 합성제제이다.

드로나비놀(dronabinol)은 마리화나의 신경흥분제 성분과 비슷한데 신경을 자극하는 최소량이 식욕을 자극한다. 동화작용이 있는 스테로이드(anabolic steroids), 성장호르몬, 인슐린과 비슷한 성장인자 등 제지방조직을 회복시키는 데 도움이 될만한 약들이 임상실험 중에 있다.

대체요법 많은 환자들이 암을 극복하기 위해 ■ 대체의학(*complementary and alternative medicine, CAM*)을 선택하고 있다. 비록 전형적인 암 치료법을 포기하는 사람은 거의 없지만, 환자의 80% 이상이 그러한 암 치료와 함께 한두 개 이상의 대체요법을 병행한다. 그러나 의사와 대체제 사용에 대해 상의하는 사람은 거의 없다. 식이보충제와 허브 제제가 CAM요법에 가장 자주 사용된다.

■ 대체의학(comple-mentory and alter native medicine(CAM))은 효과가 입증되지 않은 의료방법으로 전형적인 의료 행위에 포함되지 않는다.

비록 많은 보충제가 위험하진 않지만 어떤 것은 전형적인 치료에 악영향을 미치거나 방해가 될 수도 있다. 이를테면, 허브제제인 제절초(St. John' wort)는 항암제의 효과를 감소시킬 수 있으며, 어떤 항산화보충제는 화학요법과 방사선 요법을 방해한다는 보고가 있다. 몇몇 종류의 인기있는 보충제의 임상실험은 그들의 잠재적인 효과와 처치와의 상호작용에 대해 더 많은 것을 알기 위해 진행하고 있다.

암환자를 위한 임상영양치료

암환자에 대한 임상영양치료의 목적은 체중과 근육 감소를 최소화하고 영양소 결핍을 수정하고 합병증에도 불구하고 견뎌내거나 즐길 수 있는 식사를 제공하는 것이다. 적절한 영양관리는 환자로 하여금 기력을 보존하게 하며, 스트레스로 힘든 암치료 후 회복을 증진시킨다. 영양불량인 암환자의 경우는 합병증이 더 많이 나타나며, 영양상태가 양호한 환자보다 생존시간이 더 짧다.

다양한 형태의 암이 있고 치료 또한 다양하기 때문에 암환자들마다 영양요구량이 상당히 다르다. 게다가 개개인의 요구도 암단계에 따라 다르다. 환자들은 암이 진단될 때 영양불량이 선별되어야 하고, 치료와 회복기간 동안에도 영양상태의 재평가가 이루어져야 한다.

단백질과 에너지 체중감소와 체조직 소모 위험이 있는 환자들은 단백질과 에너지 필

How To

식사내 열량과 단백질을 증가시키는 방법

식사의 에너지 함량을 증가시키기 위해 다음과 같이 해보세요.

- 버터나 마가린 : 파스타, 감자, 쌀, 익힌 채소에 녹인다. 뜨거운 시리얼, 캐서롤, 수프에 첨가한다. 빵, 크래커, 롤에 마음껏 바른다.
- 마요네즈 : 파스타, 참치, 감자샐러드에 첨가한다. 생채소나 익힌 채소에 드레싱으로 사용한다.
- 크림치즈 : 생채소, 토스트, 크래커에 바른다. 다진 과일과 섞는다. 런천미트 등으로 만든 샌드위치의 스프레드로 사용한다.
- 우유와 크림 혼합물(half-and-half)과 크림 : 스프, 소스, 핫초코, 후식류, 으깬 감자, 차거나 익힌 곡물류 등에 우유나 물 대신에 우유와 크림 혼합물 혹은 크림을 사용한다.
- 견과류 : 다진 견과를 파스타 음식, 야채튀김, 과일 샐러드, 그린 샐러드에 첨가하고 굽는 요리엔 너트미트(견과육)를 사용한다.
- 음료 : 물이나 무칼로리 음료를 가당음료, 과일주스, 밀크셰이크로 바꾼다.
- 식사에 단백질을 첨가하는 방법
- 분유(가능하면 전유) : 우유를 포함21하는 레시피에 첨가한다. 우유 함유 음료에 분유를 더 첨가한다.
  뜨거운 곡류, 감자 음식, 캐서롤, 소스에 넣어 저어준다. 스크램블에그, 햄버거, 미트로프에 첨가한다.
- 치즈 : 버거, 미트로프, 익힌 채소, 스크램블드 에그, 캐서롤, 감자에 녹인다. 캐서롤, 계란요리, 파스타 재료, 샐러드 드레싱에 커티지 치즈를 첨가한다. 경질치즈를 갈아서 스프, 샐러드, 익힌 채소 음식 위에 뿌린다.
- 계란 : 캐서롤, 미트볼, 햄버거를 만들 때 날계란을 첨가한다. 샐러드, 채소음식류, 샌드위치 속재료, 파스타와 감자 샐러드에 익힌 계란 다진 것을 첨가한다.
- 육류 : 고기조각을 스프, 계란음식, 캐서롤, 콩음식, 파스타 소스에 첨가한다. 저민 고기를 채소음식에 첨가한다. 익힌 닭이나 칠면조를 샐러드에 첨가한다.

요량이 상당히 증가한다. 단백질 권장량은 스트레스를 받지 않은 환자에 대해서는 체중 1 kg 당 1.0~1.2 g이고, 치료중인 환자는 1.2~1.5 g, 암악액질 환자의 경우 1.5~2.5 g이다. 에너지 필요량은 환자의 현재 체중, 활동수준, 대사적 스트레스 정도, 체중 증가와 조직재생에 필요한 에너지에 따라서 체중 1 kg당 25~35 kcal이다.

의료진은 정기적으로 환자의 체중변화를 점검해야 하며, 필요에 따라 섭취권장량을 조정해야 한다. 적정량의 식품을 섭취할 수 없는 환자는 영양소 고농축제를 식이에 첨가해 줌으로써 필요량을 충족시켜 줄 수 있다. 위에 'How to'에 식이 내에 열량과 단백질 함량을 증가시킬 수 있는 방법이 제시되어 있다.

많은 암환자들의 경우 체중감소가 문제이지만 유방암 환자는 흔히 체중이 증가한다. 한 연구에서 유방암 환자의 63%가 체중이 2~12 kg가 증가했다는 보고가 있다. 체중증가는 흔히 폐경기 여성과 광범위한 화학요법 치료를 받는 사람에게서 발생한다. 의료진은 진단 후 바로 환자에게 표준 체중을 유지하도록 하고, 신체활동을 권장함으로써 불필요한 체중증가를 막도록 해야 한다.

증상과 합병증 다루기 영양평가를 완벽하게 함으로써 식품섭취를 방해하는 특정 문제들이 파악될 수 있다. 표 15-6에는 신체부위별로 암과 관련된 문제들을 나열했다. 'How to'에는 식품섭취를 증가시키고 증상을 경감하기 위한 다양한 식이요법을 요약하였다. 이에 대한 환자들의 반응은 상당히 다양하므로 경우에 따라 조정이 필요하다.

경장과 비경장영양지원 영양지원은 암치료 동안 제한된 상황에서 사용한다. 일반적으로 경장영양과 정맥영양은 장기간 혹은 영구적인 소화관 손상이나 식품섭취를 방해하는 합병증이 있는 환자들에게 적용된다. 이를테면 ■ 머리와 목 주변의 암으로 방사선 치료를 받고 있는 환자들은 장기간 관급영양이 필요하며 집에서도 계속 유지해야 하는 경우도 있다.

■ 머리와 목부위의 방사선 조사로 흔히 식욕감퇴, 구강상흔이 발생함

How To

환자의 식품관련 문제를 다루는 방법

암환자나 HIV 감염자의 경우 다양한 합병증으로 식사에 방해를 받는다. 의료진은 환자가 가지고 있는 문제를 확인하여 적절하게 문제를 해결해 줄 수 있다. 환자들에게 모든 제안이 다 통하지는 않지만, 환자가 실험하여 최선의 전략을 발견하게 격려할 수 있다.

"식욕이 없어."

- 끼니와 간식을 매일 규칙적으로 먹는다.
- 하루 중 기분이 최상인 시간에 많이 먹는다.
- 매 식사에 영양소 밀도가 높은 음식을 포함시키며 다른 음식을 먹기 전에 먼저 먹는다.
- 하루 종일 좋아하는 음식에 몰두한다. 음식을 맛깔스럽게 공급한다.
- 식사 전과 식사 중에 음료를 많이 마시지 않도록 한다.
- 유쾌하고 편안한 환경에서 식사한다. 가능하면 가족과 친구와 함께 식사한다.
- 좋아하는 음악을 듣거나 식사 중 TV 프로그램을 즐긴다.
- 식사 전에 산책을 한다.

"너무 피곤해서 조리할 수도 먹을 수도 없어."

- 가족구성원과 친구가 음식을 만들도록 한다.

"이 맛이 아니야. 음식 맛이 이상해."

- 양치질을 하거나 식사 전 구강세척제를 사용한다.
- 음식을 차게 혹은 실온 상태로 먹는다.
- 육류 대신에 난류, 생선류, 가금류, 유제품을 선택한다.
- 식욕을 증진시키기 위해 소스, 향신료, 허브, 양념류를 시도해 본다(실험한다).
- 금속보다는 플라스틱 식기류를 사용한다.
- 메스꺼움을 느끼기 전까지 좋아하는 음식을 즐긴다.

"자주 메스껍고 가끔 토하기도 해."

- 손실된 체액을 보충하기 위해 온종일 수분을 섭취한다.
- 만일 전에 화학요법으로 메스꺼웠던 적이 있다면 적어도 치료 전 2시간 동안 음식물을 먹지 않는다.
- 평소보다 소량을 섭취하고 천천히 먹는다.
- 향미가 강하거나 기름지거나 가스를 형성하는 식품과 음식의 섭취를 피한다.

"음식을 씹고 삼키는 게 힘들어."

- 식품의 경도를 실험해서 가장 섭취하기 쉬운 식품을 찾아낸다.
- 묽은 액체, 말린 식품, 점성이 있는 식품(예: 피넛버터)은 자주 삼키기가 어렵다.
- 건조식품에는 소스와 육즙을 첨가한다.
- 씹고 삼키기가 쉽도록 식사와 함께 음료를 마신다.
- 액체음료는 빨대를 사용하도록 한다.
- 머리를 앞뒤로 기울여 보아 더 쉽게 삼킬 수 있는 위치를 확인한다.

"입안이 쓰리고 음식을 먹을 때 아파."

- 차거나 얼린 음식을 사용한다. 그것들은 종종 통증을 진정시킨다.
- 아이스크림, 밀크셰이크, 바나나, 애플소스, 으깬 감자, 코티지치즈, 마카로니와 치즈 같은 부드러운 음식을 시도한다.
- 오렌지 계열 과일과 주스, 토마토, 토마토로 만든 식품, 양념을 한 식품, 너무 짠 식품, 씨가 있는 식품(양귀비씨, 참깨), 생채소와 토스트같이 거친 식품 등 입안을 쓰리게 하는 식품들을 피한다.
- 통증을 줄이기 위해 먹기 전에 리도케인(lidocaine) 같은 국소 마취액을 사용해도 좋은지 의사에게 물어본다.
- 액체음료는 상처 부위에 닿지 않도록 빨대를 사용한다.

"입안이 건조해."

- 입을 따뜻한 소금물이나 구강세척제(mouthwash)로 자주 닦는다. 알코올을 함유한 구강세척제의 사용은 피한다.
- 식사와 식사 중간에 자주 소량의 음료를 마신다.
- 구강건조를 도와줄 수 있는 약이 있는지 의사나 약사와 상의한다.
- 침분비를 자극하기 위해 새콤한 사탕이나 껌을 사용한다.
- 건조식품에 육즙, 소스, 고깃국물, 마요네즈, 버터, 마가린을 첨가한다.
- 충치와 구강감염을 막기 위해 양치질을 반드시 하고, 치실을 이용하여 규칙적으로 치간청소를 한다.

"설사로 고생해."

- 음료를 충분히 마신다. 짠 육수와 스프, 묽은 과일주스, 스포츠 음료가 좋다. 심한 설사의 경우에는 시판되는 구강 수분 보충제를 시도한다.
- 콩류, 양파, 양배추 계열 채소, 솔비톨이나 만니톨을 함유하는 식품, 탄산음료 같은 가스를 증가시키는 식품과 음료는 피한다.
- 유당불내증이 있는 경우에는 유제품을 사용할 때 유당분해효소 효소첨가제(lact ase enzyme relacement)를 사용하도록 한다. 우유나 신선한 치즈보다 요구르트나 숙성치즈를 선택한다.
- 지방을 견디기 힘들면 고지방식은 피한다.
- 카페인의 섭취를 피한다.
- 소량을 섭취하고 좀 더 자주 섭취한다.
- 장기간 설사 시에는 의사와 함께 소화효소 첨가제 사용에 대해 체크한다.

"변비가 심해."

- 수분을 충분히 섭취한다. 특히 아침에는 따뜻한 음료를 마신다.
- 전곡빵과 시리얼, 견과류, 생과일, 채소류, 푸룬, 푸룬 주스를 먹는다. 흰식빵, 백미, 파스타 같은 정제 탄수화물의 섭취를 피한다.
- 규칙적인 신체활동(운동)을 한다.

표 15-6 암종류에 따라 식사시 고려해야 할 점

암부위	흔한 합병증[a]	가능한 식사방법들
뇌와 신경계	씹고 삼키기 어려움, 혼자먹기 곤란	기계적 연식, 적응이 쉬운 도구사용
머리와 목[b]	연하곤란, 사래, 점막염증, 구강건조, 입맛변화	관급식, 기계적 연식
식도	연하곤란, 식도막힘, 위산역류, 점막염증	관급식, 기계적 연식
위	거식증, 위배출 지연, 조기 만복감, 덤핑 증후군, 흡수불량	관급식(폐색 혹은 다루기 힘든 덤핑 증후군의 경우), 위절제후식, 소량 자주 급식, 당류와 불용성 섬유소 제한(7장 참조)
소장	수분 전해질 불균형, 장기능 변경, 흡수불량, 유당불내증, 점막염증, 세균의 지나친 증식, 단장증후군(절제시), 장폐색	장폐색, 장염 혹은 단장 증후군 시 관급식 혹은 TPN, 지방제한식 혹은 유당제한식
췌장	흡수불량, 담즙부족, 고혈당	지방제한식, 효소대체(9장 참조), 소량 자주 급식, 탄수화물 조절식(11장 참조)

[a] 실제합병증은 암을 치료하는 방법에 따라 달라진다.
[b] 인두, 후두, 침샘, 구강, 비강에 발생하는 암을 포함한다.

정맥영양은 만성 방사선 장염(radiation enteritis)과 같이 소화관 기능에 문제가 있는 환자에게 적절하다.

그러나 가능하다면 소화관 기능을 유지하고 감염을 막기 위해서라도 정맥영양보다는 경장영양이 가장 우선되어야 한다. 골수이식 환자는 치료전 과정(과량의 화학요법이나 방사선 치료 포함)에 의해 소화관이 흔히 심하게 손상되기 때문에 이식 전후에는 TPN이 필요하다.

소화관 기능이 회복되면 TPN과 함께 소량의 음식 섭취를 시작할 수 있다. 경구급식이 증가하면 TPN은 점차 줄이도록 한다. 골수이식을 받은 환자는 극히 면역 무방비 상태이므로 식품으로 인한 질병을 최소화하기 위해 안전한 식품취급이 이루어지도록 이에 대한 교육을 해야 한다. 또한 생과일과 채소, 덜 익힌 육류, 가금류, 난류 같은 식품들은 세균수가 많아 감염이 일어날 수 있으므로 섭취를 피한다.

이어지는 사례연구는 영양과 암에 관한 정보를 실제 임상상태에 적용할 수 있도록 도움을 준다.

핵심정리

- 암은 세포분열을 조절하는 유전자내 돌연변이로 발생한다. 어떤 식이물질은 암화(carcinogenesis)를 촉진하는 반면 어떤 성분은 암을 예방한다.
- 영양상태에 미치는 암의 영향은 암의 형태, 심한 정도, 치료방법에 따라 다르다. 암악액질(cancer cachexia)은 암의 흔한 합병증으로 식욕부진, 대사 변경, 치료에 대한 반응과 연결된다.
- 암환자를 위한 임상영양치료의 목표는 체중감소와 (체조직)소모를 최소화하고, 결핍증을 치유하며, 식품섭취 손상으로 인한 합병증을 예방하는 데 있다.

사례연구

암에 걸린 홍보고문

후란은 58세의 여성으로 홍보 고문이다. 최근에 일반 대장내시경을 한 결과 대장암으로 진단되었다.

후란은 종양부분을 제거하기 위해서 그리고 암세포가 주변 림프절까지 퍼졌는지 조사하기 위해 수술을 받기로 하였다.

영양판정을 끝낸 의료진은 후란이 165 cm, 80.7 kg라는 것을 알았다. 후란은 하루의 대부분을 거의 앉아서 지내고 여가운동을 할 시간이 거의 없었다.

지방함량이 높은 식사를 해왔고 점심과 저녁에는 늘 육류를 섭취했다. 녹엽채소를 좋아하는 편은 아니지만 매일 과일과 채소를 2~3회(servings) 섭취하였다. 거의 우유를 마시지 않으며 유제품도 먹지 않는다.

1. 표 15-2를 다시 보고 후란의 대장암 발달에 기여한 식사와 생활습관 인자를 서술하라.
2. 대장수술 후 어떤 증상과 합병증이 생길 수 있으며, 영양 상태에 손상이 일어날 수 있는가?
   만일 수술 후 화학요법을 할 필요가 있다면, 화학요법은 그녀의 영양 상태에 어떤 영향을 미칠 것인가?
3. 후란이 치료에 반응하지 않고 암이 진행된다면 암악액질(cancer cachexia)이 발생할 수도 있다.
   이 증상과 그 원인을 묘사하라. 암과 관련된 소모를 예방하거나 회복시키는 것의 장점은 무엇인가?
4. 식욕감퇴, 피로, 맛 변경(식감변경), 메스꺼움과 구토, 씹고 삼키기 곤란, 입안이 헐음, 구강건조, 설사, 체중감소 같은 문제들이 발생할 경우 이에 대처해야 하는 방법들을 제안하라.

표 15-7 HIV와 AIDS 발병률(2006)

	전세계	북미
HIV나 AIDS 감염자	39,500,000	1,400,000
HIV 신감염자	4,300,000	43,000
AIDS 사망자	2,900,000	18,000

자료 출처 : UNAIDS/WHO, AIDS *epidemic update: December* 2006 http:// data.unaids.org/pub/EpiReport/2006/2006_EpiUpdate_en.pdf.site visited January 6, 2007.

HIV 감염

후천성 면역결핍 증후군을 초래하는 HIV 감염의 진단은 병을 악화시킬 수 있다. HIV(human immunode ficiency virus)는 면역체계를 공격해서 감염과 일부 암에 대한 체내 방어를 무력화시킨다.

환자들은 병이 지속적으로 악화되며, 결국에는 사망하리라고 예측한다. 그러나 최근에 치료방법의 선택이 확대되었고, 환자들은 삶의 질 면에서 상당히 개선되어 보다 나은 혜택을 받고 있다.

HIV 또는 AIDS는 특히 아프리카 사하라 남부 지역에서 국가 간의 경계를 넘어서 계속 발병하고 있다. 표 15-7은 세계 전역과 미국에서의 영향을 보여준다. 여러 해 동안 HIV의 파괴적인 기세가 멈추지 않을 듯 했지만 1990년대 중 후반기에는 AIDS 사망률이 미국 내에서 감소하기 시작했고 HIV에서 AIDS로의 진행이 상당히 감소했다.

질병은 여전히 완치되지는 않았지만 HIV 감염을 이해하고 치료하는 데 현저한 진보가 이루어졌다. 완치가 안된다면 가장 중요한 과정은 예방이다.

HIV는 흔히 성접촉에 의해 전파되며, 혈액, 정액, 질분비물, 모유와 같은 감염된 체액과의 직접 접촉에 의해 퍼질 수도 있다.

표 5-8 HIV감염의 위험인자들

요인 기초대사량에 미치는 영향
■ 1978~1985년 사이 수혈이나 항응고인자를 받은 적이 있는 사람
■ HIV 감염자에서 태어난 아기
■ 한 바늘로 여러 사람에게 혈관 약물 주입
■ 여러 사람과의 성접촉
■ 혈관 약물 주입자, 매춘부, HIV 감염자, 성병환자와의 성접촉
■ 불안전한 성기구 사용

많은 사람들이 감염 초기에는 증상이 없기 때문에 자신이 다른 사람에게 병을 옮기리라고는 생각지도 못한다. HIV감염이 퍼지는 것을 막기 위해서, 위험군(표 15-8)에 있는 사람들의 조사를 독려하고 있다.

혈액검사는 일반적으로 감염 후 수개월 내 생성된 HIV 항체를 추정할 수 있으며, 흔히 1주나 2주 후에도 가능하다. 미국 내 HIV에 감염된 사람의 25% 정도가 감염된 사실을 모르고 있다고 한다.

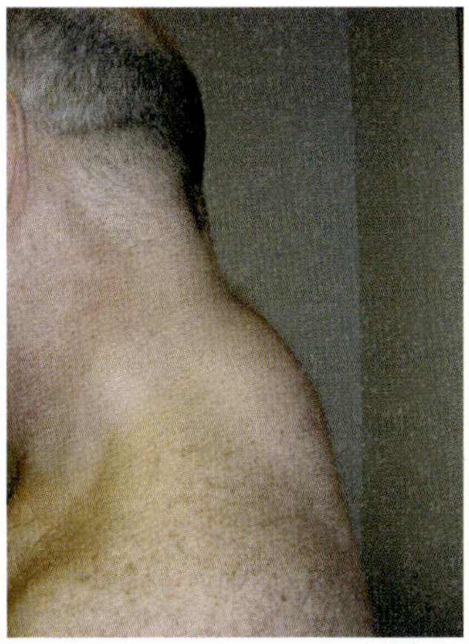

HIV 지질 이영양증은 가끔 목 뒷부분에 지방이 축적되는, 소위 '버팔로 혹'이라 불리는 증상이 나타난다.

HIV 감염의 결과들

HIV 감염은 세포표면에 CD4로 불리는 단백질을 가진 면역세포를 파괴한다. 영향을 받는 세포는 ■ **조력 T세포**로 CD4의 존재가 일차적인 특징인 관계로 CD4+T세포라고도 불린다. HIV 감염의 초기증상은 별다른 특징이 없으며(비특이적), 열, 목통증, 병증, 피부발진, 메스꺼움, 근관절통, 설사 등이 나타난다.

■ T세포는 흉선에서 발달되는 림프구이다. 다른 림프구로 B세포(골수에서 발달)와 자연살해세포(natural killer cell)에 있다.

이후로도 많은 사람들이 5~6년 혹은 그 이상 동안에도 증세가 없을 수 있다. 그러나 HIV감염을 치유하지 않으면 결국 T세포의 감소로 건강한 사람에게는 질병을 일으키지 않는 미생물에 의해 **기회적 감염**에 걸리기 쉽다.

AIDS라는 용어는 HIV감염의 최종 단계에 적용된다. 질병에 대한 무력감으로 많은 심각한 질병과 합병증이 나타난다. 그러한 **AIDS 확정 질환**에는 심한 감염들, 일부 암들, 근육소모를 포함한다. 의료진은 조력 T세포 농도, 순환 바이러스의 농도(*viral load* 라고 함)를 측정함으로써, 그리고 임상증상을 주시함으로써 병의 진전을 평가한다. 비록 현재의 약물요법이 HIV 감염의 진행을 현저하게 늦추고는 있지만 아래에 언급하는 약물 부작용이 환자로 하여금 치료에 몰두하기 어렵게 한다.

지질이영양증 HIV 감염을 억제하는 많은 약물치료는 환자의 25~50% 정도에서 포도당과 지방대사 이상을 초래한다. 이러한 합병증은 총체적으로 **HIV 지질이영양 증후군**으로 알려져 있는데, 체지방의 재분포, 비정상적인 혈액지질수준, 인슐린 저항성을 포함한다.

환자들은 복부에 지방을 축적하고 얼굴, 팔, 다리에는 지방이 줄어들어 배만 볼록하며 전체적으로 야위어 보인다(배불뚝이, 올챙이배). 또한 유방비대(남녀 모두), 목 아래쪽의 지방축적(**버팔로 혹**), 지방조직으로 구성된 양성 종양(**지방종양**이라 불림)이 관찰된다.

체구성성분의 변화로 외관이 망가지고 신체기형이 되며, 게다가 환자는 자주 고중성지방혈증, HDL 콜레스테롤 수치의 감소, 포도당불내증과 고인슐린혈증이 나타난다. 지질이영양증이 나타나는 이유는 아직 밝혀지지 않았다.

체중감소와 (체조직)소모 HIV 감염을 효과적으로 치료하더라도 HIV 감염자에게는 체중감소와 근육쇠약의 문제가 지속적으로 나타난다. 질병관리본부(미국)는 원인을 모른 채 30일이상 설사나 열을 동반하면서 6개월 내 체중이 10% 감소하는 경우를 AIDS 관련된 소모증후군(AIDS-related wasting syndrome)으로 정의하고 있다.

체조직 소모는 질병의 진행촉진, 원기쇠약(reduced strength), 피로와 연결된다. AIDS 후반기에는 체조직 소모가 심해지며, 사망 위험이 증가한다. 암과 마찬가지로 HIV 감염과 관련된 체조직 소모의 원인은 식욕부진, 부적절한 식품섭취, 대사변경, 흡수불량, 만성설사, 식사-약물상호관계 등을 포함하여 다양하게 존재한다.

후천성 면역결핍 증후군(acquired immune deficiency syndrome ; AIDS) HIV감염으로 발생된 병의 말기단계로 면역기능이 심하게 손상됨

조력 T세포(Helper T cell) 세포표면에 CD4로 일컫는 특정 단백질을 지닌 림프구. CD4+ T세포로도 알려짐. HIV감염에 의해 가장 영향받는 세포

기회적 감염(opportunistic infections) 건강한 사람에게는 병원체가 아니지만 면역체계 이상인 사람에겐 손상을 일으키는 감염

AIDS 확정 질환(AIDS-defining illnesses) HIV감염 말기단계와 관련있는 질환과 합병증. 이를테면 (체력)소모, 세균성 폐렴의 재발, 기회적 감염, 특정 암

HIV 지질이영양증 증후군(HIV-lipodystrophy syndrome) HIV 약물치료로 인해 나타나는 지방과 포도당 대사이상의 총체; 체지방 재분포, 비정상적인 혈중 지질 수준, 인슐린 저항성; 복부지방의 축적을 때론 단백질분해효소 주머니(올챙이배)라고 불림

버팔로 혹(buffalo hump) 목 아래 부분에 지방의 축적

지방종양(lipomas) 지방조직으로 이루어진 양성종양

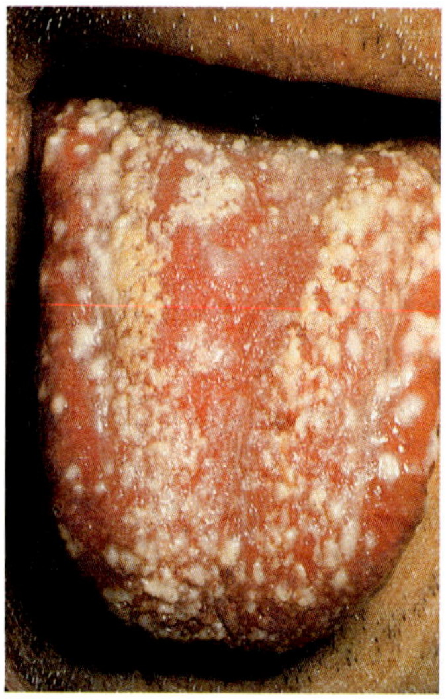

구강감염인 아구창은 혓바닥에 특이적인 우유같은 하얀 반점들이 생겨 쉽게 구분된다.

식욕부진과 식이섭취 감소 부적절한 식이섭취는 체조직 소모가 일어나는 주된 인자이다. 식품섭취 부족은 다음과 같이 여러 요인에 의해 발생한다.

- **감정적 우울, 통증, 피로** 만성질병을 동반하는 신체적 · 사회적 문제는 공포, 불안, 우울증이 생기는데, 이들은 식욕부진을 일으킨다. 일부 질병의 합병증인 통증과 피로도 식욕부진과 섭식곤란을 일으킬 수 있다.
- **구강감염** HIV 감염과 관계있는 구강감염은 식품섭취시 통증이나 불편함으로 식품섭취를 방해할 수 있다. 흔한 감염으로 **아구창**과 **단순포진 바이러스**가 있다. 아구창은 입안 통증과 연하곤란 장애를 일으키고, 미각을 변경시키며, 단순포진 바이러스는 입술주변과 구강내 통증성 상흔을 일으킨다.
- **호흡기 질환**(respiratory disorders) 폐렴과 결핵을 포함하는 호흡기 감염은 HIV 감염자에게는 흔한 일이다. 흔히 나타나는 흉통, 가쁜 숨, 기침 등의 증상은 섭식을 방해하고, 식욕부진을 일으킨다.
- **암** 앞서 언급했듯이 암은 다양한 이유로 식욕부진을 일으킨다. **카포시 육종**은 HIV 감염과 관련된 흔한 암의 형태로 입과 목에 상흔이 생겨 먹는 데 통증을 일으킨다.
- **약물** HIV 감염과 기타 다른 감염, 암 등의 치료를 위해 먹는 약들은 흔히 식욕부진, 메스꺼움, 구토, 입맛변화, 식품혐오, 설사를 일으킨다.

소화기계 합병증 소화기계를 포함하는 합병증은 기회적 감염, 약물, HIV 감염 그 자체로 부터 비롯될 수 있다. 앞서 묘사한 구강 감염뿐만 아니라 흔히 위와 장에도 감염이 퍼진다. AIDS가 진행됨에 따라 흔히 소화관 감염과 마찬가지로 소장 점막 층에 특징적인 변화가 생긴다. 융모가 짧아지고 편평해지며 흡수면적이 상당히 감소한다.■ 이로 인해 흡수불량, 지방변증, 설사를 일으킨다.

■ 소장점막에 AIDS 관련해서 생긴 비정상적이 상태를 때론 HIV 장염(HIV enteropathy)이라고도 부른다.

앞서 언급했듯이 많은 환자들은 HIV을 억제하기 위해 먹는 약을 견딜 수 없으며, 메스꺼움, 구토, 설사를 보인다. 더욱 소화관 바이러스, 기생충, 곰팡이 감염을 치료하는 약물은 오히려 박테리아의 성장에 기여한다. 이리하여 HIV 감염자는 장 흡수불량, 과도한 세균 성장, 구토와 설사로 인한 영양소 손실이 합쳐져서 매우 위험한 영양불량에 직면하게 된다.

아구창(thrush) *Candida albicans*에 의해 가장 흔하게 생기는 입과 목의 곰팡이 감염

단순포진 바이러스(herpes simplex virus) 입술과 입안에 물집같은 상흔을 일으키는 흔한 바이러스

카포시 육종(Kaposi's sarcoma) 피부, 폐, 소화관내에 상흔이 특징인 HIV 감염자에게 흔한 암

HIV 감염 치료법

비록 HIV감염을 완치할 수는 없지만, 치료를 통해 진행을 늦추고, 합병증을 감소시키며, 통증을 줄일 수 있다. HIV감염을 억제하기 위한 표준 치료는 고활성항역전사바이러스 요법(*highly active antire troviral therapy* ; *HAART*)이라 불리는데, 보통 3개 이상의 항역전사바이러스제를 혼합하여 사용한다.*

표 15-9는 항역전사바이러스 요법에 포함된 주요 약물 항목을 나열하였고, 약물의 작용방식을 묘사했다. 이러한 항역전사바이러스제들은 장기간 복용하면 견디기 힘든 다양한 부작용이 나타난다. 앞서 언급한 소화관 작용뿐만 아니라, 다른 부작용으로 피부발진, 두통, 빈혈, 따끔거림, 간염, 췌장염, 신결석이 있다.

HAART가 많은 환자들의 수명과 삶의 질을 개선했지만, 약물복용을 견디기가 어렵고, 지속적인 관리가 필요한 합병증들이 나타난다. 식이-약물 상호작용 표에는 항역전사바이러스제와 앞서 언급한 다른 약제들의 영양소 관련 효과들이 요약되어 있다.

표 15-9 HIV 감염 치료를 위한 항역전사바이러스제

구분(category)	예	작용방식
뉴클레오시드 역전사효소 억제제 (NRTI)	지도부딘(AZT) 디다노신(Didanosine) 라미뷰딘(Lamivudine)	DNA 합성에 필요한 뉴클레오시드 유사체로서 NRTI는 HIV의 역전사효소의 능력을 손상시켜 필요없는 DNA 복제품을 생성한다.
비뉴클레오시드 역전사효소 억제제 (NNRTI)	네비라핀(Nevirapine) 델라버딘(Delavirdine) 에파비렌즈(Efavirenz)	NNRTI는 HIV 역전사효소의 활성부위에 결합해서 HIV의 DNA 복제를 막는다.
단백질분해효소 억제제 (PI)	사퀴나버(Saquinavir) 리토나버(Ritonavir) 인디나버(Indinavir)	PI는 HIV 단백질 분해효소를 억제해서, HIV 유전자를 쓸모없는 구조단백질로 절단한다.
용해억제제(Fusion Inhibitors)	엔퓨버티드(Enfuvirtide)	용해억제제는 HIV가 세포로 들어가는 것을 막는다.

식이-약물 상호작용

본 장에서 논의된 약물들의 주목할 만한 영양관련 효과에 대해 이 표를 확인하라.

약물	소화기관 부작용	식이물질과의 상호작용	대사 부작용
식욕촉진제 (megestrol acetate, dronabinol)	메스꺼움, 구토, 설사	—	고혈당 (megestrol acetate)
디다노신 (Didanosine)	메스꺼움, 구토, 구강건조, 입맛변화, 거식증, 변비	알코올 제한, 알루미늄과 마그네슘 함유 제산제 섭취제한	췌장염
엔퓨버티드 (Enfuvirtide)	메스꺼움, 구토, 거식증, 설사, 변비	—	췌장염, 혈중 중성지질 증가
메토트렉 (Methotrexate)	메스꺼움, 구토, 설사, 비타민 B_{12}흡수 감소 칼슘흡수 감소	우유와 함께 복용 시 약물 흡수 감소	혈중 요산 농도 증가, 빈혈, 간독성
리토나버 (Ritonavir)	메스꺼움, 구토, 입맛변화, 거식증, 설사	—	췌장염, 당뇨병, 혈중 구리, 아연 농도 감소, 혈중 중성지질농도, 간효소, 크레아틴 키나아제, 요산 농도 증가,
지도부딘 (Zidovudine ; AZT)	메스꺼움, 구토, 입맛변화, 거식증, 입안헐음(mouth sores), 변비	—	빈혈, 혈중 구리, 아연 농도 감소

Note : HIV 감염 치료제로 사용하는 다른 약물들도 소화관 부작용과 대사 부작용이 있다. 몇 개만 예시한 것임.

식욕부진과 (체조직)소모의 조절 식욕촉진제, 신체활동, 동화호르몬은 HIV 감염자의 체중손실을 막고, 근육량을 증가시키는 데 대단히 효과적으로 작용한다. 메제스트롤 아세테이트와 드로나비놀은 때때로 식욕촉진과 체중 증가를 위해 처방되기도 한다.

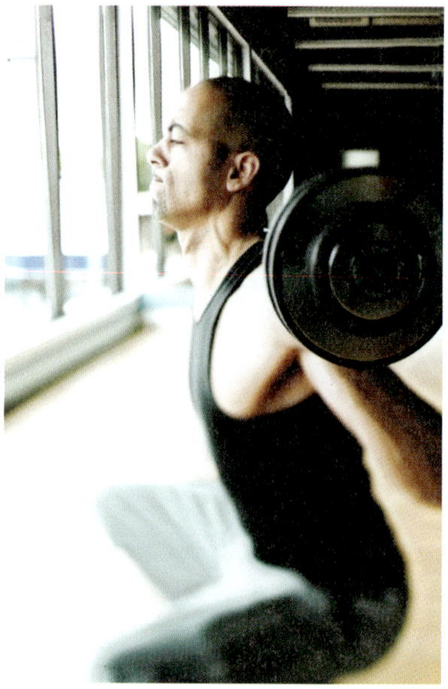

저항력 훈련은 HIV 감염자가 근육량과 힘을 유지하도록 도와줄 수 있다.

테스토스테론과 인간 성장호르몬(HGH)은 특히 저항력 운동(resistance training)과 병행하면 양의 질소평형과 제조직의 증가를 보인다. 저항력 운동의 규칙적인 프로그램은 근육의 강도를 증가시킬 수 있으며, HIV 감염자에게 흔한 일부 대사 부작용(혈중 지질, 인슐린 저항성 변경)을 바로 잡을 수 있다.

지질이영양증의 조절 지질이영양증 치료 전략들이 연구 중이다. 비록 일부 환자들은 성형수술을 택하기도 하지만, 유산소 활동과 저항력 운동 모두 복부지방 감소에 도움이 된다. 때론 환자의 증상을 줄이기 위해 다른 항역전사바이러스제가 처방되기도 하며, 비정상적인 혈중지질과 인슐린 저항을 치료하기 위한 약물이 처방되기도 한다.

대체요법 암환자 같이 HIV 감염자와 AIDS 환자는 자주 다른 대체요법의 유혹을 받는다. 비록 많은 대체요법들이 해롭지는 않더라도 금전적으로 비싼 편이다. 영양소와 약물의 상호작용, 허브와 약물의 상호작용의 가능성을 줄이기 위해 식이보충제의 사용을 점검하는 것이 반드시 필요하다.

HIV 감염자를 위한 임상영양치료

HIV 감염자의 초기 영양평가는 질병의 전체 진행과정 동안의 경과를 지켜보기 위한 기초자료를 제공한다. 평가에는 체중과 체구성 성분이 포함되어야 하며, 식사권장량과 약물요법의 조정을 위해 지속적인 추적조사가 필요하다.

체중유지 영양치료의 1차 목적은 체중과 근육조직을 유지하는 것이다. 의료진은 환자의 식품섭취, 식욕, 신체활동을 방해하는 식사 요인과 생활습관 요인을 확인해서 앞으로 발생할 체중 문제를 예방하기 위한 방안을 수립한다. 식품섭취가 어렵다면 소량씩 자주 급식하는 것이 다량의 일반적인 3회 급식보다 견디기가 수월하다.

영양밀도가 높은 스낵류, 단백질이나 에너지 바, 구강보충제로 에너지 섭취량을 증가시킨다. 너무 피곤해서 먹을 수 없거나 식사를 준비할 수 없는 사람에게는 액상 조제액이 특히 유용하다. 'How to'는 식사에 에너지와 단백질을 첨가하는 방법을 제시하고 있다.

비타민과 무기질 HIV 감염자의 비타민과 무기질 필요량은 매우 다양하며 특정 요구량에 대한 정보가 거의 없다. 영양결핍증이 식이섭취 감소, 흡수불량, 식사-약물 상호작용, 영양소 손실로부터 초래하므로 복합비타민-무기질 보충제를 흔히 권장한다.

대사합병증 항역전사바이러스제를 사용하는 HIV 감염자는 자주 인슐린 저항성과 높은 중성지질과 LDL-콜레스테롤 수치를 보인다. 약이 처방되기 전에 식이 조정이 이루어져야 한다.

환자는 표준체중을 유지하도록 하며, 포화지방 대신 단일불포화지방과 다불포화지방으로 섭취하고, 트랜스 지방산과 콜레스테롤의 섭취를 제한한다. 당함량이 높은 식품보다 복합다당류를 섭취하도록 한다. 규칙적인 신체활동은 혈중지질과■ 인슐린 저항성을 개선하기 위해 권장된다. 만일 문제가 지속되면 때때로 약물을 바꾸어 준다.

■ 인슐린 저항성과 고지혈증 치료를 위한 제안은 각각 제11장과 12장을 참고할 것)

증세관리 앞서 언급했듯이 항역전사바이러스제 복용과 기회적 소화관 감염들은 식품섭취를 방해하는 문제를 일으킬 수 있고, 이러한 문제 중의 일부는 수분과 전해질의 손

사례연구

HIV 감염자인 영화제작자

영화제작자인 34세의 무룡은 3년 전 피로하고, 입과 혀에 하얀 곰팡이성 감염으로 통증을 느끼자 병원을 찾아갔다. 아구창에다가 최근의 체중감소와 빈혈로 의사는 HIV 감염 가능성을 의심했다. HIV 양성판정을 받자 그와 그의 가족, 친구들은 몹시 놀랐다.

3년 동안 항 역전사바이러스제를 복용하면서 체중은 그대로 유지되었지만 지질이영양증과 고중성지방혈증이 나타났다. 무룡은 신장 183 cm에, 현재 체중이 84 kg이며, 가끔 설사를 했고 때때로 식욕부진 나타나곤 한다.

1. 지질이영양증를 기술하고 HIV 감염자에서 보이는 전형적인 형태를 논하라. 치료와 생활습관을 어떻게 조정하면 도움이 될까?
2. 무룡을 위한 적절한 식사를 기술하라. 설사와 식욕부진의 문제를 개선할 수 전략은 무엇인가? 왜 HIV 감염자는 설사와 식욕부진을 보이는지 이유를 설명하라.
3. 왜 HIV 감염자는 말기 단계로 진행됨에 따라 체력 소모가 일어나는지 이유를 설명하라. 만일 체력 소모가 문제라면 무룡의 식사는 어떻게 변해야 하는가?

실을 증가시킬 수 있다. 'How to'(p.374)는 식품과 수분 섭취량을 증가시키고, 메스꺼움, 구토, 설사, 구강상흔, 입맛변화에 처한 환자의 불편함을 줄이기 위한 방법이 기술되어 있다.

식품안전 HIV 감염자의 면역력 감소로 인해 식품으로 인한 감염발생 위험의 가능성이 상당히 높다. 식품으로 인한 감염에 상당히 민감하므로 조심해야 한다. 식품의 안전한 취급과 조리에 관한 세심한 지침에 따라야 한다.

물 또한 식품으로 인한 감염의 급원이 될 수 있는데, HIV 감염자에게는 **기생충 감염**의 흔한 원인이 된다. 마시고 얼리기 위한 물은 1분 동안 끓여서 사용해야 한다. 정수물이나 병에 든 물이 안전하기는 하지만 무조건 안전한 것은 아니다.

> 기생충 감염(cryptosporidiosis) *Cryptosporidium parvum*에 의해 발생하는 식품에 의한 질병

경장과 비경장영양지원 질병의 말기에는 HIV 감염자가 식품을 충분히 섭취할 수 없는 경우 적극적인 영양지원이 필요하다. 소화기관의 기능이 작용하는 한 경관급식을 우선으로 한다. 낮 동안 섭취한 경구급식량을 보충하기 위해 밤에 지원해 주는 것이 좋다. 제조식의 세균오염을 막는 것이 특히 중요하다.

핵심정리

- 면역세포를 공격함으로써 HIV는 면역작용에 점진적인 손상을 일으켜 결국 AIDS를 초래할 수 있다.
- 개선된 약물요법이 HIV 감염을 지연시켜 왔지만 이러한 약물들은 체지방의 재배치, 비정상적인 지질수준, 인슐린 저항성으로 특징지워지는 HIV 지질이영양증후군을 촉진시킬 수 있다.
- HIV 감염은 흔히 체중감소와 체조직 소모, 식욕부진, 그리고 식품섭취에 영향을 주는 다양한 합병증과 관련 있다. 식사조정, 저항력 운동, 그리고 약물요법이 체중을 유지하고 체조직 소모를 막는 데 도움을 줄 수 있다.
- HIV 감염자는 식품으로 인한 감염을 막기 위해 식품안전 지침에 엄격하게 따라야 한다.

정맥영양은 경장영양이 불가능한 경우, 이를테면 식품섭취를 막는 소화관 폐색인 경우에 지원한다. 심한 흡수불량인 경우에는 중쇄지방(MCT)을 함유한 가수분해 조제식을 경구로 투여한다.

이는 체중감소와 체력소모를 회복하는 데 정맥영양만큼이나 효과적일 수도 있다.

영양평가 체크리스트

암환자 혹은 HIV감염자를 위한 영양판정 점검사항(checklist)

1. 병력

① 병력을 체크한다.

- □ 암의 형태와 단계
- □ HIV감염 단계

② 임상영양치료를 바꿀 수 있는 합병증에 대한 병력을 재검토한다.

- □ 기관기능 변경
- □ 맛 기능 변경
- □ 식욕부진
- □ 구강건조와 구강감염
- □ 소화관 증상과 감염
- □ 고지혈증
- □ 인슐린 저항성
- □ 영양불량과 소모

2. 약물

① 암환자나 HIV 감염자에 대해

- □ 잠재적인 식이-약물간 상호작용을 확인하기 위해 복용하는 약물을 확인한다.
- □ 필요하다면 식사시간에 항메스꺼움제의 사용을 권한다.
- □ 허브치료를 포함한 식이보충제의 사용에 관해 물어본다.

② 화학요법이 필요한 암환자들에 대해

- □ 식품혐오를 예방할 만한 계획을 권장한다.
- □ 약물관련 합병증을 다루기 위한 방안을 제공한다.

③ 항역전사바이러스제를 먹고 있는 HIV 감염자에 대해

- □ 식품과 함께 먹을 때 흡수가 더 잘되는 약과 빈속에 먹어야 하는 약을 환자에게 상기시킨다.
- □ 생활형태에 적합하며 음식 섭취면에서 적절하게 배정된 투약 스케줄이 되도록 한다.
- □ 약물과 관련된 합병증을 이겨낼 방안을 제시한다.

3. 식이섭취

① 식이섭취 부족과 체중 감소가 있는 환자에 대해

- □ 식이섭취 감소에 대한 이유를 조사한다.
- □ 식이섭취를 개선할 적절한 방안을 제시한다.
- □ 체중 감소가 너무 심해지기 전에 조정에 들어간다.

② 체중증가가 있는 HIV 감염자에 대해서는

- □ 식사내 에너지, 총지방, 지질 형태, 탄수화물, 섬유소, 당류에 대해 추정한다.
- □ 고지혈증에 대해서는 포화지방산, 트랜스 지방산, 당류 함량이 낮은 식사를 권장한다.
- □ 고혈당인 경우에는 다당류의 섭취를 강조하고 일정량의 탄수화물 섭취를 권장한다.
- □ 체중조절과 혈중지질 수준과 인슐린 저항성을 개선하기 위해 규칙적인 운동을 권장한다.

4. 신체계측 자료

기초자료로 신장과 체중을 측정하고, 규칙적으로 체중을 점검하며, 필요하다면, 체중유지를 위한 식사조절을 제안한다. 체구성성분은 체중에 영향을 주지 않고도 변할 수 있다는 점을 기억한다.

항역전사바이러스제를 사용하고 있는 HIV 감염자에 대해 기초조사 후 정기적인 체구성 성분을 측정한다.

5. 생화학적 검사

① 알부민과 다른 혈청 단백질이 암환자와 HIV 감염자의 경우 감소할 수 있음을 주목한다. 소모가 일어나고 있는 경우에는 특히 다음 지표에 대해 분석 결과를 확인한다.

- □ 빈혈
- □ 탈수
- □ 중성지질의 상승
- □ LDL 콜레스테롤의 상승
- □ 고혈당

② HIV 감염자에 대해서는 다음을 체크하여 질병의 진행을 평가한다.

- □ 조력 T세포수
- □ viral load

6. 임상병리 검사

다음의 임상증상을 찾아본다.

- □ 단백질 에너지 영양불량과 소모
- □ 탈수(특히 열, 구토, 설사를 하는 경우)
- □ 구강감염
- □ 카포시 근종(Kaposi' s sarcorma)

분석

임상 적용

1. 어눌한 어투와 오른쪽 마비(혀 포함)가 온 36세 악성뇌종양 여성에게서 나타나는 영양문제를 생각해보자. 그녀는 구토와 졸음이 오는 진통제를 먹고 있다. 그녀의 생존가능 기간은 약 6개월이다.
   - 오른손잡이라면, 뇌종양은 음식섭취를 어떻게 방해하는가? 이런 문제를 극복하기 위한 방법은?
   - 그녀의 영양상태는 원활하지 않은 의사소통으로 인해 어떤 일이 일어날 수 있는가? 어떤 제안이 도움이 되는가?
   - 섭취하고 있는 통증약(진통제)이 영양상태에 미치는 영향을 기술하라.
2. 만성질환의 다양한 형태가 체중감소와 소모를 초래할 수 있다. 크론병이나 글루텐과민성장질환(Celiac disease)의 경우(8, 9장)는 식이로 치료가 가능하지만, 암이나 HIV 감염의 경우에는 영양은 보조적인 역할을 한다.

   영양이 질병의 치료에 일차적 역할을 하는지 보조적인 역할을 하는지를 결정하는 것은 무엇인가?

자가 평가

1. 암을 예방해줄 수 있는 식이 물질은?
   a. 알코올
   b. 잘 익은 육류, 가금류, 생선류
   c. 동물성 지방
   d. 채소와 과일의 피토케미컬

2. 암으로 인해 흔히 나타나는 대사변화는?
   a. 지질 합성 증가
   b. 단백질 전환률 증가
   c. 근육단백질 합성 증가
   d. 혈중 지질 감소

3. 화학요법에 비해 방사선요법의 장점은?
   a. 방사선은 빨리 분열하는 세포에는 영향을 주지 않는다.
   b. 방사선의 부작용에는 영양불량이 포함되지 않는다.
   c. 암 부위에 방사선을 직접 조사할 수 있다.
   d. 사용된 방사선은 너무 약해서 소화관 조직을 손상시키지 않는다.

4. 비록 대부분의 암환자들은 체중이 감소하지만 종종 체중이 증가하는 암은?
   a. 신장암
   b. 유방암
   c. 대장암
   d. 카포시 근종(Kaposi's sarcoma)

5. 골수이식 후 경구급식에서 제한해야하는 것은?
   a. 섬유소
   b. 탄수화물
   c. 고단백식품
   d. 생과일과 채소

6. HIV에 의해 가장 심하게 손상되는 면역세포는?
   a. B세포
   b. 조력 T세포
   c. 자연킬러세포(natural killer cell)
   d. 중성구

7. HIV 지질이영양증의 증후는 체조성에 어떤 변화로 특징지어지는가?
   a. 중심(복부)과 말초지방의 증가
   b. 중심(복부)과 말초지방의 감소
   c. 중심(복부)지방의 증가와 말초지방의 감소
   d. 중심(복부)지방의 감소와 말초지방의 증가

8. HIV 감염자에서 생기는 구강상흔(입안이 헐음)은 흔히 어떤 원인에 의한 것인가?
   a. 구강 감염　　b. 탈수
   c. 영양부족　　d. 식품으로 인한 병(식이성 질환)

9. 메제스테롤 아세테이트와 드로나비놀 약제는 ?
   a. 체중증가를 촉진하기 위해 사용된다.
   b. HIV 감염과 싸우는 프로테아제 억제제이다.
   c. AIDS 환자에서 나타나는 일반적인 기회적 감염을 치료한다.
   d. HIV 지질이영양증 증후군을 치료한다.

10. 기생충 감염의 예방을 위해 HIV 감염자가 해야할 필요가 있는 것은?
   a. 육류, 가금류, 생선류를 적절한 온도로 요리한다.
   b. 덜 익힌 계란의 섭취를 피한다.
   c. 아프거나 피부감염이 있는 사람이 준비한 식품의 섭취를 피한다.
   d. 1분 동안 음료수를 끓인다.

정답은 부록을 참조.

영양치료에서 윤리적 문제

다른 의료기술과 마찬가지로 전문화된 영양지원의 유용성은 의료진들을 어려운 **윤리적인** 문제에 봉착하게 만든다. 의료치료가 단순히 사망을 지연시키는 생명의 연장일 때 남은 생존기간의 삶의 질적수준이 극히 낮아진다.

이번 토론에서는 의사가 중점 치료 환자를 다룰 때 직면해야만 하는 윤리적인 한계를 알아보고자 한다. 동반하는 용어정리에는 해당 용어를 정의하였다.

영양지원을 해도 회복이 어렵다면 영양지원을 전혀 권하지 말아야 하는가? 또는 하던 치료를 중지해야 하는가?

이와 같은 질문에 답하기 위해서는 의료전문가는 다음의 윤리적인 원칙을 고려해야만 한다.

- 환자는 비록 치료거부가 사망을 초래하더라도 자신의 웰빙(well-being)에 관해 결정할 권리를 가진다(**환자 자치권**). 환자의 선택이 다른 사람의 요청보다 선행되어야 한다는 것은 일반적으로 인정하고 있다.
- 환자는 공정하고 정직한 방식으로 치료의 이점과 위험에 대해 모든것을 알아야한다(**정보공개**). 적절하게 알려진 치료를 환자가 수용하면 **주지된 동의**로 간주된다.
- 환자는 적절한 건강치료를 결정할 수 있는 정신능력이 있어야 한다(**의사 결정력**). 환자가 정신적으로 그렇게 할 수 없다면 환자가 인정한 사람이 **대리인**으로 결정에 관여해야 한다.
- 치료의 잠재적 **선행**(beneficence)이 잠재적 **악행**보다 비중이 더 커야한다.
- 의료공급자는 한 환자에 대한 치료제공이 다른 환자의 치료를 부당하게 제한하는지를 결정해야 한다(**분배적 정의**).

비록 이러한 원칙은 단순하고 명백한 것 같아도 집중치료 동안 취해야 할 적절한 행위를 결정하는 것은 쉽지 않다. 의사와 가족의 의견이 다를 때는 법원의 판결에 의존한다.

어떤 종류의 치료가 환자의 생명을 지속시키는 데 도움이 될 수 있을까?

영양지원과 수분공급(hydration)은 억제하거나 제거하면 사망을 초래할 수 있기 때문에 둘 다 생명유지를 위한 치료로 간주한다. 다른 생명유지 치료로 **심폐 소생술(CPR)**이 있는데 산소를 공급해서 숨쉬는 능력을 회복하고 혈액을 공급한다.

전기충격은 전기기구가 심장에 충격을 주어 정상수축을 재수립한다. **기계적 호흡**은 폐의 기능을 대신해주고, **투석**은 신장기능을 대신해준다.

환자는 생명유지 치료에 대한 권리가 있는가?

비록 생명유지 치료가 병에서 회복할 가능성이 높은 환자에게는 기꺼이 제공되지만, 때때로 죽어가는 혹은 의식이 회복될 것 같지 않는 환자에게도 좋은 과정인지 결정하는 것은 쉽지 않다.

그러한 상황에서 그러한 치료가 질병을 이겨내거나 환자의 안락함과 웰빙을 증가시킬 수 없기 때문에, **쓸모없는** 것으로 생각될 수도 있다.

만일 환자나 환자보호자가 의사가 쓸데없다고 결정한 치료를 요구한다면 법적인 해결이 요구된다. 역으로 의료진이 구명기구를 제거하면 환자가 사망한다는 것을 알 경우 반대할 수도 있다.

어떻게 법정은 영양지원이 연루된 충돌을 해결했는가?

영양지원이 연루된 대표적인 사례 중의 하나는 Nancy Cruzan 사례이다. 26세 때인 1983년 Nancy는 차사고로 영구적이고 회복이 불가능한 뇌손상을 입었다.

5년 동안 **지속적인 식물인간** 상태로 있은 후에 그녀의 부모가 급식관을 제거해 달라는 요청을 했다. 그러나 병원 스태프들은 요청을 받아들이는 것을 거절했고, 그 사안은 법정으로 갔다.

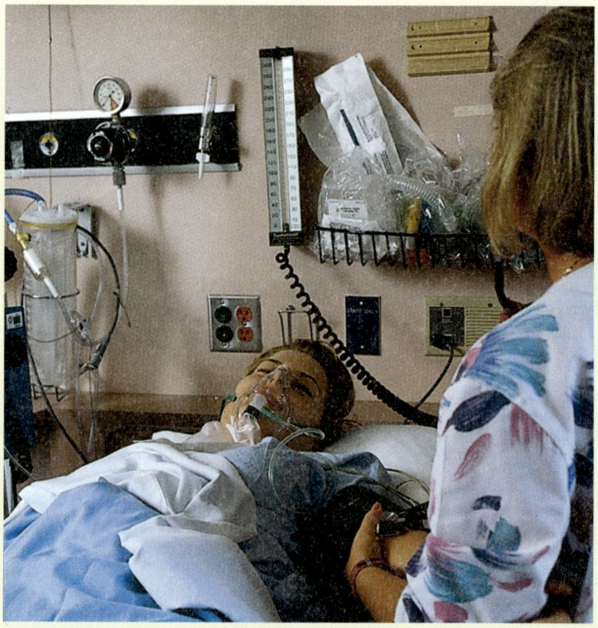

영양지원을 멈추거나 제거하는 것이 도덕적으로 그리고 법적으로 적절한가?

용어정리

사전지시서(advance directive) : 식물인간 상태에서 사용되어질 의료치료에 대한 개인의 선택에 관한 기술된 지시 혹은 구두지시

선행(beneficence) : 해로운 것보다는 오히려 이로운 일를 행하는 행위

심폐소생술(cadiopulmonary resuscitation ; CRP) : 산소를 공급하여 호흡과 심장박동 능력을 회복하는 생명유지치료법

의사 결정력(decision-making capacity) : 관련된 정보를 이해하고 적절한 결정을 내리는 능력; 법적 시스템 안에서 의사결정권한으로 알려진

전기충격(defibrillation) : 심장에 충격을 주어서 정상적인 심장박동이 재개되도록 전기기구를 사용하는 생명유지치료법. 부정맥이거나 심장마비가 일어날 때 행해짐

투석(dialysis) : 환자의 혈액이 반투막을 통해 선택적 확산으로 걸러지는 생명유지 치료법 ; 예를 들면 신장기능 대체제

정보공개(disclosure) : 관련된 정보를 표현하는 행위. 예를 들면, 의사는 제안된 시험과 과정, 이점과 위험, 대안들을 정확하게 설명해야 한다.

분배적 정의(distributive justice) : 자원의 동등 분배

소생방치 지시(do-not-resuscitate(DNR) order : 심폐소생술을 보류하라(withhold)는 환자나 보호자(대변인)에 의한 요청

항구적인 위임권(durable power of attorney) : 식물인간 상황에서 다른 사람(*의료보호인*)에게 의료결정 권한을 주는 법적문서(때론 **의료보호 위임권**)

윤리적인(ethical) : 옳고 그름에 대하여 널리 인정된 원칙에 부합하는

쓸모없는(futile) : 환자의 의료상황을 개선시키지 못할 의료행위

의료보호인(health care agent) : 무능력상황에서 환자를 위한 의료결정을 하도록 법적권한이 주어진 사람

입각한 동의(informed consent) : 적절하게 알려진 치료를 수행하기 위한 환자나 보호자의 동의. 사람들은 의사결정을 내리기에 정신적으로 충분한 자격이 있어야 한다.

생전 유언장, 사망선택 유언(living will) : 사람이 의사전달을 할 수 없거나 무능력상태일 때 원하거나 혹은 원치않는 치료과정을 명시한 진술서. **의료지시서**(medical directive)라고도 함.

악행(maleficence) : 악을 행하거나 해로운 행위

기계적 호흡(mechanical ventilation) : 인공호흡기가 손상된 폐기능을 대신해주는 생명유지치료법

환자자치권(patient autonomy) : 자기결정원칙. 비록 그의 생명을 연장하는 것을 거절하는 의료중재를 선택하더라도 환자(혹은 결정 대리인)는 자신이 수용할 만한 의료 중재를 선택하는 것이 자유롭다.

지속적인 식물인간 상태(persistant vegetative state ; PVS) : 적어도 한달 동안 지속적인 뇌손상으로부터 초래한 식물과 같은 정신 상태. 환자는 의식과 사고능력이 없지만 비인지적인 기능, 이를테면 운동반사와 정상수면 패턴은 유지한다.

대리인(보호자 ; surrogate) : 대리인, 다른 사람을 대신하는 사람

미주리 대법원은 Nancy가 전혀 명백하게 죽을 권리를 원하는 진술을 한 적이 없으므로 그녀의 부모는 그녀에 대한 그러한 요청을 할 수 없다고 결정했다. 법원은 또한 어떤 삶일지라도 생명을 보전하는 것은 다른 무엇보다도 우선적으로 고려되어야 한다고 진술했다. Nancy의 부모는 판결을 항소했지만 미대법원은 1990에 5 : 4의 결정으로 미주리 대법원 판결을 지지했다.

낸시가 그러한 상황에서 생명연장의 처치를 원하지 않는다는 것을 입증할 수 있는 3명의 목격자가 발견되었고 법정은 마침내 급식관의 제거를 허락하였다.

이 사례는 환자가 식물인간 상태일 경우 의료치료에 대한 개인의 선택을 명백하게 명시한 (환자의) **사전지시서**(뒷부분에서 언급할)의 필요성을 보여주었다는 점에서 중요하다.

널리 매스컴의 집중을 받았던 최근 사례에는 식물인간 상태의 환자 남편과 부모가 의료치료에 대해 10년간 법정투쟁을 해온 예를 들 수 있다.

1990년 25세 나이의 Terri Schiavo는 완전한 심장마비를 일으켰다. 처음에 혼수 상태에 빠졌지만 이후에 회복 불가능한 식물인간 상태가 되었다. 신경과 전문의의 진단과 광대한 뇌손상을 보이는 일련의 CT와 MRI 촬영 결과에도 불구하고 그녀의 부모는 최소한 의식이 있으며, 정밀한 치료로 나아질 거라며 치료를 유지했다.

법적으로 그녀를 돌볼 책임이 있는 남편은 아내가 식물인간 상태로 살아가는 것을 결코 원치않을 거라고 주장했다. Nancy Cruzan처럼 Terri도 결코 사전지시서에 생전 유언을 한 적이 없었다.

1998년에 Terri의 남편이 급식관을 제거해 달라는 소원을 제출했고, Florida 법원은 2000년 2월에 승인했다. Terri의 부모가 항소했지만 항소법정은 이전 결정을 확정했고, 플로리다 대법원은 사건을 기각했다. 2001년 4월에 Terri의 담당 의사가 급식관을 제거했지만, 며칠 내 연방순회법정은 관을 재삽입하도록 명령하였고, 재판이 재개되었다.

부모에 의해 제기된 신청은 각하되었고, Terri의 급식관은 2003년 10월에 두 번째로 제거되었다. 며칠 내에 플로리다 주의회는 "Terri의 법"이라고 알려진, 주지사가 중재권을 가지는 법안을 통과시켰고, 주지사 Jeb Bush는 급식관을 재부착하도록 명령했다.

1년 후에 플로리다 대법원은 "Terri의 법"이 위헌이라고 선고했다. 주지사가 그 결정에 항소했지만, 항소는 2005년 1월에 각하되었다.

Terri의 급식관은 2005년 3월에 세 번째로 제거되었다. 그녀 부모의 긴급 탄원과 그녀의 경우를 재고하려는 미국 의회의 시도에도 불구하고, 대법원은 금지명령 허용을 거부하였으며, 관을 제거한 지 13일 째 Terri는 사망했다.

어떻게 사람들은 자신이 식물인간 상태에서 자신의 소원이 고려될지를 확신할 수 있을까?

사람들은 때론 **의료지시서(medical directive)**라 불리는 생전 **유언장(living will)** 속에 의료치료에 대한 선택을 선언할 수 있다. 유언장에는 그 사람이 원하거나 원치않는 생명유지 과정에 관한 상세한 지시를 포함할 수 있다.

사전지시서(advance directive)는 의료기록 속에 첨부되며 최근의 것으로 적절하게 교체된다. 그러나 환자가 가능한 치료법을 이해하고 결정할 능력이 없다고 의사가 결정할 때에만 그것은 효력을 발생한다.

또 다른 중요한 서류는 환자가 식물인간 상태 시 다른 사람(의료보호대리인)이 의사결정을 하기로 약정하는 **항구적인 위임권**(때론 **의료보호위임권(health care proxy)**이라 불리는)이다. 대리인은 환자의 의료 선택에 대해 잘 이해해야 하며, 절대적으로 신뢰할 만해야 한다. 오직 한 사람만이 지정될 수 있다.

비록 한 두 사람이 추가로 기재될 수도 있지만. 대리인(보호자)이 치료를 감독할 만한 이해력이 있으면 대리인은 의료진, 의료기관, 의료과정을 결정할 수도 있다.

사전 지시서에 관한 법률이 주마다 다양하다. 어떤 주에서는 영양과 수분공급을 생명유지 치료로 생각하지 않기 때문에 이에 대한 지시는 따로이 지시될 필요가 있다. 어떤 주에서는 말기질환에 대해서 사전지시서의 사용을 제한하거나 임산부인 경우에는 사용을 허락하지 않는다.

일반적으로 한 주에서 작성된 사전지시서는 다른 주에서도 인정된다. 만일 사전지시서가 없어서 환자의 선택을 모른다면 바로 가족구성원에 의해 환자의 최대 관심에 근거를 두고 결정이 이루어진다.

소생방치 "do-not-resuscitate(DNR)"는 사전 지시서와 어떻게 다른가?

소생방치 지시는 너무 급격히 발생하여 신중한 결정이 불가능한 상황, 이를테면 심장마비 같은 상황에서 무의미한 심폐소생술을 허용하지 않도록 하기 위해 자주 사용된다. 소생방치(DNR)지시는 의무기록지에 다른 지시서와 마찬가지로 쓰여진다. 그러나 다른 생명연장 기구 사용을 배제하지는 않는다.

소생방치 지시는 흔히 심각한 질병이나 노령인 환자에게 사용된다. 어떤 의료기관에서는 예후가 좋지 않은 환자에 대해 내과의사가 소생방치 지시를 적도록 허용하고 있지만 그 의사는 그렇게 되었음을 환자나 대리인(보호자)에게 알려야만 한다.

사전지시서는 의료보호가 제공되는 방식을 바꾸었는가?

사실은 그렇지 않다. 미국내 인구의 약 20%만이 사전지시서를 작성했다. 더욱 사전지시서는 집중보호결정이 이루어질 때에는 흔히 가용하지 않다. 사전지시서가 있다고 표시된 환자 차트의 57.5% 만이 실제 사본을 발견했다. 뿐만 아니라 의사는 흔히 처음에는 환자나 간병인과 상의하지 않고 치료방법을 결정한다.

많은 경우에 생명유지 치료가 환자나 의사결정 대리인이 사전에 알지도 못한 채 시작되며, 또는 환자가 그만두기를 원하더라도 치료가 지속된다.

사전지시서는 때때로 너무 일반적이거나 애매모호해서 치료결정을 인도하지 못한다. 치료 선택종목을 완전히 알고 있고 확실하게 원하는 선택을 말하는 환자들만이 그들이 원하는 의료혜택을 받을 수 있다.

Answers to Self Check Questions(정답)

Chapter 1

1. d　2. b　3. c　4. d　5. d
6. b　7. a　8. a　9. b　10. c

Chapter 2

1. b　2. a　3. a　4. c　5. b
6. c　7. d　8. b　9. c　10. b

Chapter 3

1. b　2. a　3. b　4. c　5. d
6. c　7. d　8. b　9. a　10. d

Chapter 4

1. b　2. d　3. c　4. d　5. a
6. d　7. a　8. c　9. c　10. b

Chapter 5

1. d　2. d　3. a　4. c　5. d
6. b　7. d　8. c　9. c　10. b

Chapter 6

1. d　2. c　3. a　4. b　5. c
6. d　7. b　8. a　9. a　10. c

Chapter 7

1. a　2. c　3. b　4. d　5. a
6. c　7. d　8. b　9. b　10. c

Chapter 8

1. b　2. c　3. d　4. c　5. d
6. a　7. b　8. b　9. a　10. c

Chapter 9

1. d　2. c　3. b　4. b　5. a
6. c　7. a　8. c　9. a　10. d

Chapter 10

1. d　2. a　3. b　4. a　5. b
6. d　7. d　8. a　9. b　10. c

Chapter 11

1. b　2. d　3. d　4. c　5. a
6. c　7. d　8. c　9. a　10. b

Chapter 12

1. a　2. d　3. c　4. a　5. d
6. c　7. d　8. b　9. c　10. d

Chapter 13

1. a　2. c　3. b　4. d　5. c
6. a　7. b　8. b　9. c　10. d

Chapter 14

1. d　2. a　3. b　4. c　5. d
6. b　7. c　8. c　9. d　10. a

Chapter 15

1. d　2. b　3. c　4. b　5. d
6. b　7. c　8. a　9. a　10. d

INDEX

A

B

C

D

E

F

INDEX

O

P

R

S

T

U

V

W

X

색인

색인

번역집필진

김혜영	성신여자대학교(식품영양학과)	송경희	명지대학교(식품영양학과)
고성희	성신여자대학교(식품영양학과)	이경자	전주기전대학(식품영양학과)
권순형	한양여자대학(식품영양학과)	이복희	중앙대학교(식품영양학과)
김명희	목포과학대학(식품영양과)	이상업	삼육대학교(식품영양학과)
김지명	한북대학교(식품영양학과)	이미숙	대원과학대학(식품영양과)
김현주	대전보건대학(식품영양학과)	이영남	경희대학교(외식산업학과)
라혜복	서울여자대학교(식품영양학과)	이홍미	대진대학교(식품영양학과)
박영심	신흥대학교(식품영양과)	진효상	전주대학교(대체의학대학)
박유신	한양대학교(식품영양학과)	한경희	서원대학교(식품영양학과)
변기원	부천대(식품영양학과)	한정순	총신대학교(가정학과)
서광희	배화여자대학(식품영양과)		

식이요법 Nutrition & Diet Therapy

2008년 8월 20일 초 판 발행
2011년 8월 20일 수정판 발행

저 자 DeBruyne / Pinna / Whitney

역 자 김혜영 / 고성희 / 권순형 / 김명희 / 김지명
김현주 / 라혜복 / 박영심 / 박유신 / 변기원
서광희 / 송경희 / 이경자 / 이미숙 / 이복희
이상업 / 이영남 / 이홍미 / 진효상 / 한경희
한정순

발행인 주병오

발행처 지구문화사 JIGU PUBLISHING Co.

경기도 파주시 교하읍 문발리
파주출판문화정보산업단지 518-2
영업부 (031) 955-7566·7577
편집부 (031) 955-7731
FAX (031) 955-7730

등록번호 1979년 7월 13일 제 59 호

ISBN 978-89-7006-557-1 정가 28,000 원

CENGAGE Learning

한국인 영양섭취기준(KDRIs, Dietary Recommended Intakes for Koreans, 2015) – 미량무기질

보건복지부, 한국영양학회, 2015

성별	연령	철(mg/일)				아연(mg/일)				구리(μg/일)				불소(mg/일)			
		평균 필요량	권장 섭취량	충분 섭취량	상한 섭취량	평균 필요량	권장 섭취량	충분 섭취량	상한 섭취량	평균 필요량	권장 섭취량	충분 섭취량	상한 섭취량	평균 필요량	권장 섭취량	충분 섭취량	상한 섭취량
영아	0-5(개월)			0.3	40			2				240				0.01	0.6
	6-11	5	6		40	2	3					310				0.5	0.9
유아	1-2(세)	4	6		40	2	3		6	220	280		1,500			0.6	1.2
	3-5	5	6		40	3	4		9	250	320		2,000			0.8	1.7
남자	6-8(세)	7	9		40	5	6		13	340	440		3,000			1.0	2.5
	9-11	8	10		40	7	8		20	440	580		5,000			2.0	10.0
	12-14	11	14		40	7	8		30	570	740		7,000			2.5	10.0
	15-18	11	14		45	8	10		35	650	840		7,000			3.0	10.0
	19-29	8	10		45	8	10		35	600	800		10,000			3.5	10.0
	30-49	8	10		45	8	10		35	600	800		10,000			3.0	10.0
	50-64	7	10		45	8	9		35	600	800		10,000			3.0	10.0
	65-74	7	9		45	7	9		35	600	800		10,000			3.0	10.0
	75 이상	7	9		45	7	9		35	600	800		10,000			3.0	10.0
여자	6-8(세)	6	8		40	4	5		13	340	440		3,000			1.0	2.5
	9-11	7	10		40	6	8		20	440	580		5,000			2.0	10.0
	12-14	13	16		40	6	8		25	570	740		7,000			2.5	10.0
	15-18	11	14		45	7	9		30	650	840		7,000			2.5	10.0
	19-29	11	14		45	7	8		35	600	800		10,000			3.0	10.0
	30-49	11	14		45	7	8		35	600	800		10,000			2.5	10.0
	50-64	6	8		45	6	7		35	600	800		10,000			2.5	10.0
	65-74	6	8		45	6	7		35	600	800		10,000			2.5	10.0
	75 이상	5	7		45	6	7		35	600	800		10,000			2.5	10.0
임신부		+8	+10		45	+2.0	+2.5		35	+100	+130		10,000			+0	10.0
수유부		+0	+0		45	+4.0	+5.0		35	+370	+480		10,000			+0	10.0

성별	연령	망간(mg/일)				요오드(μg/일)				셀레늄(μg/일)				몰리브덴(μg/일)				크롬(μg/일)			
		필요 추정량	권장 섭취량	충분 섭취량	상한 섭취량	평균 필요량	권장 섭취량	충분 섭취량	상한 섭취량	평균 필요량	권장 섭취량	충분 섭취량	상한 섭취량	평균 필요량	권장 섭취량	충분 섭취량	상한 섭취량	평균 필요량	권장 섭취량	충분 섭취량	상한 섭취량
영아	0-5(개월)			0.01				130	250			9	45							0.2	
	6-11			0.8				170	250			11	65							5.0	
유아	1-2(세)			1.5	2.0	55	80		300	19	23		75				100			12	
	3-5			2.0	3.0	65	90		300	22	25		100				100			12	
남자	6-8(세)			2.5	4.0	75	100		500	30	35		150				200			20	
	9-11			3.0	5.0	85	110		500	39	45		200				300			25	
	12-14			4.0	7.0	90	130		1,800	49	60		300				400			35	
	15-18			4.0	9.0	95	130		2,200	55	65		300				500			40	
	19-29			4.0	11.0	95	150		2,400	50	60		400	25	30		550			35	
	30-49			4.0	11.0	95	150		2,400	50	60		400	20	25		550			35	
	50-64			4.0	11.0	95	150		2,400	50	60		400	20	25		550			35	
	65-74			4.0	11.0	95	150		2,400	50	60		400	20	25		550			35	
	75 이상			4.0	11.0	95	150		2,400	50	60		400	20	25		550			35	
여자	6-8(세)			2.5	4.0	75	100		500	30	35		150				200			15	
	9-11			3.0	5.0	85	110		500	39	45		200				300			20	
	12-14			3.5	7.0	90	130		2,000	49	60		300				400			25	
	15-18			3.5	9.0	95	130		2,200	55	65		300				400			25	
	19-29			3.5	11.0	95	150		2,400	50	60		400	20	25		450			25	
	30-49			3.5	11.0	95	150		2,400	50	60		400	20	25		450			25	
	50-64			3.5	11.0	95	150		2,400	50	60		400	20	25		450			25	
	65-74			3.5	11.0	95	150		2,400	50	60		400	20	25		450			25	
	75 이상			3.5	11.0	95	150		2,400	50	60		400	20	25		450			25	
임신부				+0	11.0	+65	+90			+3	+4		400				450			+5	
수유부				+0	11.0	+130	+190			+9	+10		400				450			+20	

한국인 영양섭취기준(KDRIs, Dietary Recommended Intakes for Koreans, 2015) – 다량무기질

보건복지부, 한국영양학회, 2015

성별	연령	칼슘(mg/일)				인(mg/일)				나트륨(mg/일)				
		평균필요량	권장섭취량	충분섭취량	상한섭취량	평균필요량	권장섭취량	충분섭취량	상한섭취량	평균필요량	권장섭취량	충분섭취량	상한섭취량	목표섭취량
영아	0-5(개월)			210	1,000			100				120		
	6-11			300	1,500			300				370		
유아	1-2(세)	390	500		2,500	380	450		3,000			900		
	3-5	470	600		2,500	460	550		3,000			1,000		
남자	6-8(세)	580	700		2,500	490	600		3,000			1,200		
	9-11	650	800		3,000	1,000	1,200		3,500			1,400		2,000
	12-14	800	1,000		3,000	1,000	1,200		3,500			1,500		2,000
	15-19	720	900		3,000	1,000	1,200		3,500			1,500		2,000
	20-29	650	800		2,500	580	700		3,500			1,500		2,000
	30-49	630	800		2,500	580	700		3,500			1,500		2,000
	50-64	600	750		2,000	580	700		3,500			1,500		2,000
	65-74	570	700		2,000	580	700		3,500			1,300		2,000
	75 이상	570	700		2,000	580	700		3,000			1,100		2,000
여자	6-8(세)	580	700		2,500	450	550		3,000			1,200		
	9-11	650	800		3,000	1,000	1,200		3,500			1,400		2,000
	12-14	740	900		3,000	1,000	1,200		3,500			1,500		2,000
	15-19	660	800		3,000	1,000	1,200		3,500			1,500		2,000
	20-29	530	700		2,500	580	700		3,500			1,500		2,000
	30-49	510	700		2,500	580	700		3,500			1,500		2,000
	50-64	580	800		2,000	580	700		3,500			1,500		2,000
	65-74	560	800		2,000	580	700		3,500			1,300		2,000
	75 이상	560	800		2,000	580	700		3,000			1,100		2,000
임신부		+0	+0		2,500	+0	+0		3,000			1,500		2,000
수유부		+0	+0		2,500	+0	+0		3,500			1,500		2,000

성별	연령	염소(mg/일)				칼륨(mg/일)				마그네슘(mg/일)			
		평균필요량	권장섭취량	충분섭취량	상한섭취량	평균필요량	권장섭취량	충분섭취량	상한섭취량	평균필요량	권장섭취량	충분섭취량	상한섭취량[1]
영아	0-5(개월)			180				400				30	
	6-11			560				700				55	
유아	1-2(세)			1,300				2,000		65	80		65
	3-5			1,500				2,300		85	100		90
남자	6-8(세)			1,900				2,600		135	160		130
	9-11			2,100				3,000		190	230		180
	12-14			2,300				3,500		265	320		250
	15-18			2,300				3,500		335	400		350
	19-29			2,300				3,500		295	350		350
	30-49			2,300				3,500		305	370		350
	50-64			2,300				3,500		305	370		350
	65-74			2,000				3,500		305	370		350
	75 이상			1,700				3,500		305	370		350
여자	6-8(세)			1,900				2,600		125	150		130
	9-11			2,100				3,000		180	210		180
	12-14			2,300				3,500		245	290		250
	15-18			2,300				3,500		285	340		350
	19-29			2,300				3,500		235	280		350
	30-49			2,300				3,500		235	280		350
	50-64			2,300				3,500		235	280		350
	65-74			2,000				3,500		235	280		350
	75 이상			1,700				3,500		235	280		350
임신부				2,300				+0		+32	+40		350
수유부				2,300				+400		+0	+0		350

[1] 식품외 급원의 마그네슘에만 해당